The Pediatric Medicine Volume

Interpretation
of Clinical Pathway

2022年版

临床路径释义

INTERPRETATION OF CLINICAL PATHWAY

小儿内科分册

主 编 申昆玲 王天有

中国协和医科大学出版社
北 京

图书在版编目（CIP）数据

临床路径释义·小儿内科分册/申昆玲，王天有主编. —北京：中国协和医科大学出版社，2022.5

ISBN 978-7-5679-1946-4

Ⅰ.①临… Ⅱ.①申… ②王… Ⅲ.①临床医学-技术操作规程 ②小儿疾病-内科-诊疗-技术操作规程 Ⅳ.①R4-65

中国版本图书馆 CIP 数据核字（2022）第 042085 号

临床路径释义·小儿内科分册

主　　编：申昆玲　王天有
责任编辑：许进力　王朝霞
丛书总策划：张晶晶　冯佳佳
本书策划：张晶晶　边林娜

出版发行：中国协和医科大学出版社
（北京市东城区东单三条 9 号　邮编 100730　电话 010-65260431）
网　　址：www. pumcp. com
经　　销：新华书店总店北京发行所
印　　刷：北京虎彩文化传播有限公司

开　　本：787mm×1092mm　1/16
印　　张：50. 5
字　　数：1340 千字
版　　次：2022 年 5 月第 1 版
印　　次：2022 年 5 月第 1 次印刷
定　　价：228. 00 元

ISBN 978-7-5679-1946-4

编 委 会

编写指导专家委员会（按姓氏笔画排序）

申昆玲　首都医科大学附属北京儿童医院
刘小梅　首都医科大学附属北京儿童医院
沈　颖　首都医科大学附属北京儿童医院
宋红梅　中国医学科学院北京协和医院
张　欣　北京大学第一医院
金润铭　华中科技大学同济医学院附属协和医院
闻德亮　中国医科大学附属第四医院
秦　炯　北京大学第一医院
曹　丽　首都儿科研究所
魏　珉　中国医学科学院北京协和医院

主　编

申昆玲　王天有

副主编

杜立中　金润铭　徐保平

编　委（按姓氏笔画排序）

丁昌红　首都医科大学附属北京儿童医院
马晓路　浙江大学医学院附属儿童医院
王天有　首都医科大学附属北京儿童医院
王肖然　首都医科大学宣武医院
王晓慧　首都医科大学附属北京儿童医院
毛建华　浙江大学医学院附属儿童医院
方　方　首都医科大学附属北京儿童医院
邓　劼　首都医科大学附属北京儿童医院
邓　莉　首都儿科研究所
石　琳　首都儿科研究所
申昆玲　首都医科大学附属北京儿童医院
冯　琪　北京大学第一医院
巩纯秀　首都医科大学附属北京儿童医院
吕晓菊　四川大学华西医院

刘　军　首都医科大学附属北京儿童医院
刘　钢　首都医科大学附属北京儿童医院
刘　敏　首都医科大学附属北京儿童医院
刘小梅　首都医科大学附属北京儿童医院
刘玉峰　郑州大学附属第一医院
刘正印　中国医学科学院北京协和医院
刘爱民　中国医学科学院北京协和医院
孙立荣　青岛大学附属医院
杜立中　浙江大学医学院附属儿童医院
李在玲　北京大学第三医院
李丽静　天津市儿童医院
杨　菁　首都医科大学附属北京儿童医院
杨传忠　深圳市妇幼保健院
陈　伟　北京协和医院
邱奕宁　华中科技大学同济医学院附属协和医院
吴小艳　华中科技大学同济医学院附属协和医院
沈　颖　首都医科大学附属北京儿童医院
陈　宁　中国医科大学附属盛京医院
陈　强　江西省儿童医院
陈春红　首都医科大学附属北京儿童医院
陈理华　浙江大学医学院附属儿童医院
尚云晓　中国医科大学附属盛京医院
竺晓凡　中国医学科学院血液病医院
金润铭　华中科技大学同济医学院附属协和医院
周小凤　首都医科大学宣武医院
郑胡镛　首都医科大学附属北京儿童医院
赵　捷　深圳市妇幼保健院
赵东赤　武汉大学中南医院
段彦龙　首都医科大学附属北京儿童医院
秦安京　首都医科大学附属复兴医院
袁　越　首都医科大学附属北京儿童医院
徐金福　上海市肺科医院
徐保平　首都医科大学附属北京儿童医院
殷　菊　首都医科大学附属北京儿童医院
郭　萍　华北油田总医院
黄　爽　首都医科大学附属北京儿童医院
黄松明　南京医科大学附属儿童医院
曹　玲　首都儿科研究所附属儿童医院
龚四堂　广州妇女儿童医疗中心
盛光耀　郑州大学附属第一医院

梁学军　首都医科大学附属北京儿童医院
童笑梅　北京大学第三医院
富建华　中国医科大学附属盛京医院
鲍一笑　上海交通大学医学院附属新华医院
谭守勇　广州市胸科医院
魏　珉　中国医学科学院北京协和医院

序 言

儿童时期是人生发展的关键时期，“少年强则国强”。为儿童提供健康安全的生存发展环境、最大程度维护儿童身心健康对民族的进化至关重要。

随着生命科学和医学科技的飞速发展，临床儿科学（即：儿科诊疗学）的进步和新技术的运用势不可挡。而当前儿科医疗服务的供求矛盾、儿科医疗水平之地域间的不均衡，使儿科医疗机构和儿科从业者所面临的职业规范化标准化成为亟待解决的问题，具有紧迫性和挑战性。

20 世纪 80 年代开始运用于美国、2009 年在我国启动并逐渐推广的临床路径（Clinical pathway）是针对某一疾病以循证医学和指南为指导制定的一套标准化治疗模式与治疗程序。基于临床路径的管理有利于避免同一疾病在不同地区、不同医院和不同医师之间的差异和随意性，以保证患者所接受的诊断治疗项目精细化、标准化、程序化和可量化的过程评估，最终起到规范医疗行为，减少变异，降低成本，提高质量的作用。

《临床路径释义 · 小儿内科分册》前三版分别于 2013 年、2016 年和 2018 年编纂出版，在全国范围内逐渐推广使用。该版在前三版基础上进一步拓展增补了涉及 9 个儿科学亚专业共计 50 个儿科常见病多发病的临床路径。考虑到儿科临床情况较成人更具多样性且变数大的实际特点，考虑到既往临床路径制定和实施中涉及的难点和问题，该版在编纂中更注重多维度多学科的综合考量和试用论证，以期避免与现行法律法规和政策间的矛盾，减少儿科临床路径的变异，达到实用好用且便于患者依从的结果。最终有利于在各级儿科医疗服务中广泛推进临床路径的实施和管理，实现儿科医疗保健的多快好省。

诚望儿科同道们在该版临床路径的使用中积极献策踊跃提供改进意见，以利不断完善！

中华医学会儿科学分会主任委员

序言

前言

开展临床路径工作是我国医药卫生改革的重要举措。临床路径在医疗机构中的实施为医院医疗质量管理提供标准和依据，是医院管理的抓手，是实实在在的医院内涵建设的基础，是一场重要的医院管理革命。

为更好地贯彻国务院深化医药卫生体制改革的有关精神，帮助各级医疗机构开展临床路径管理，保证临床路径工作顺利进行，自2011年起，受国家卫生健康管理部门委托，中国医学科学院承担了组织编写《临床路径释义》的工作。

在医院管理实践中，提高医疗质量、降低医疗费用、防止过度医疗是世界各国都在努力解决的问题。其重点在于规范医疗行为，控制成本过快增长与有效利用资源。研究与实践证实，临床路径管理是解决上述问题的有效途径，尤其在优化资源利用、节省成本、避免不必要检查与药物应用、建立较好医疗组合、提高患者满意度、减少文书作业、减少人为疏失等诸多方面优势明显。因此，临床路径管理在医改中扮演着重要角色。2016年11月，中共中央办公厅、国务院办公厅转发《国务院深化医药卫生体制改革领导小组关于进一步推广深化医药卫生体制改革经验的若干意见》，提出加强公立医院精细化管理，将推进临床路径管理作为一项重要的经验和任务予以强调。国家卫生健康管理部门也提出了临床路径管理“四个结合”的要求，即临床路径管理与医疗质量控制和绩效考核相结合、与医疗服务费用调整相结合、与支付方式改革相结合、与医疗机构信息化建设相结合。2021年1月，国家卫健委、医保局、财政部等8部委联合下发《关于进一步规范医疗行为促进合理医疗检查的指导意见》，明确要求国家卫健委组织制定国家临床诊疗指南、临床技术操作规范、合理用药指导原则、临床路径等；并要求截至2022年底前，三级医院50%出院患者、二级医院70%出院患者要按照临床路径管理。

临床路径管理工作中遇到的问题，既有临床方面的问题，也有管理方面的问题，最主要是对临床路径的理解一致性问题。这就需要统一思想，在实践中探索解决问题的最佳方案。《临床路径释义》是对临床路径的答疑解惑及补充说明，通过解读每一个具体操作流程，提高医疗机构管理人员和医务人员对临床路径管理工作的认识，帮助相关人员准确地理解、把握和正确运用临床路径，合理配置医疗资源，规范医疗行为，提高医疗质量，保证医疗安全。

本书由申昆玲教授、王天有教授等数位知名专家亲自编写审定。编写前，各位专家认真研讨了临床路径在实施过程中各级医院遇到的普遍性问题，在专业与管理两个层面，从医师、药师、护士、患者多个角度进行了释义和补充，供临床路径管理者和实践者参考。

对于每个病种，我们在临床路径原文基础上补充了“医疗质量控制指标”“疾病编码”和“检索方法”“国家医疗保障疾病诊断相关分组”四个项目，将临床路径表单细化为“医师表单”“护士表单”和“患者表单”，并对临床路径及释义中涉及的“给药方案”进行了详细的解读，即细化为“给药流程图”“用药选择”“药学提示”“注意事项”，同时补充了“护理规范”“营养治疗规范”“患者健康宣教”等内容。在本书最后，为帮助实现临床路径病案质量的全程监控，我们在附录中增设“病案质量监控表单”，作为医务人员书写病案时的参考，同时作为病案质控人员在监控及评估时评定标准的指导。

“疾病编码”可以看作适用对象的释义，兼具标准化意义，使全国各医疗机构能够有统一标准，明确进入临床路径的范围。对于临床路径公布时个别不准确的编码我们也给予了修正和补充。增加“检索方法”是为了使医院运用信息化工具管理临床路径时，可以全面考虑所有因素，避免漏检、误检数据。这样医院检索获取的数据才能更完整，也有助于卫生行政部门的统计和考核。增加“国家医疗保障疾病诊断相关分组”是将临床路径与DRG有机结合起来，临床路径的实施可为DRG支付方式的实施提供医疗质量与安全保障，弥补其对临床诊疗过程监管的不足。随着更多病例进入临床路径，也有助于DRG支付方式的科学管理，临床路径与DRG支付方式具有协同互促的效应。

依国际惯例，临床路径表单细化为“医师表单”“护士表单”和“患者表单”，责权分明，便于使用。这些仅为专家的建议方案，具体施行起来，各医疗机构还需根据实际情况修改。

实施临床路径管理意义重大，但同时也艰巨而复杂。在组织编写这套释义的过程中，我们对此深有体会。本书附录对制定/修订《临床路径释义》的基本方法与程序进行了详细的描述，因时间和条件限制，书中不足之处难免，欢迎同行诸君批评指正。

编　者

2022年2月

目录

第一章

新生儿窒息临床路径释义

【医疗质量控制指标】（专家建议）

指标一、低 Apgar 评分并不等同于窒息，诊断需结合产前病史、临床表现和脐动脉血气分析。

指标二、正确规范的复苏对降低窒息的死亡率、伤残率至关重要。

指标三、对符合亚低温指征的重度窒息患儿尽早实施该项治疗。

一、新生儿窒息编码

1. 原编码：

疾病名称及编码：新生儿窒息（ICD-10：P21.900）

2. 修改编码：

疾病名称及编码：出生窒息（ICD-10：P21）

二、临床路径检索方法

P21

三、国家医疗保障疾病诊断相关分组（CHS-DRG）

MDC 编码：MDCP（新生儿及其他围产期新生儿疾病）

四、新生儿窒息临床路径标准住院流程

（一）适用对象

第一诊断为新生儿窒息（ICD-10：P21.900）。

释义

■ 适用对象编码参见第一部分。

■ 本症是指由于分娩过程中的各种原因使新生儿出生后不能建立正常呼吸，引起缺氧、酸中毒，严重时可导致全身多器官损害的一种病理生理状况。

■ 本路径适用对象为临床诊断为新生儿窒息的患儿，可能合并多器官损害（参照 2016 年中华围产医学杂志《新生儿窒息多器官损害的临床诊断标准》），若多器官损害（如弥漫性脑损害、继发性癫痫、肾衰竭、肝衰竭、需外科处理的坏死性小肠结肠炎等）需要特殊检查和较长时间住院治疗，则不进入此路径或进入其他路径。

（二）诊断依据

根据《实用新生儿学》（第 4 版）（人民卫生出版社），《临床诊疗指南·小儿内科分册》（中华医学会编著，人民卫生出版社），《诸福棠实用儿科学》（第 7 版）（人民卫生出版社）。

1. 有导致窒息的高危因素。

2. 出生时有严重呼吸抑制、至出生后 1 分钟仍不能建立有效自主呼吸且 Apgar 评分≤7 分，包括持续至出生后 5 分钟仍未建立有效自主呼吸且 Apgar 评分≤7 分，或出生时 Apgar 评分

不低、但至出生后5分钟降至≤7分者。
3. 脐动脉血气分析：pH＜7.15。
4. 除外其他引起低Apgar评分的病因。

释义

■ 本路径的制订主要参考国内权威参考书籍和诊疗指南。

■ 诊断依据中2~4为必要条件，1为参考标准。

■ 随着新生儿复苏技术水平的提高，对正确认识Apgar评分在新生儿窒息诊断中的价值也产生了新的认识，2016年中华医学会围产医学分会新生儿复苏学组提出关于结合Apgar评分及脐动脉血气pH诊断新生儿窒息的方案（参照《新生儿窒息诊断的专家共识》，中华围产医学杂志，2016）：①轻度窒息：Apgar评分1min≤7分，或5min≤7分，伴脐动脉血pH＜7.2；②重度窒息：Apgar评分1min ≤3分或5min ≤5分，伴脐动脉血pH＜7.0。未取得动脉血气分析结果的，Apgar评分≤3分列入严重新生儿窒息，Apgar评分≤7分列入轻或中度新生儿窒息。

■ 低Apgar评分并不等同于窒息，低评分的原因可能不是宫内缺氧，如早产儿由于肌张力弱和对刺激反应差，其Apgar评分可低于正常。

■ Apgar评分虽可识别新生儿有无抑制，但不能区别抑制的原因，敏感度高而特异度低，受个体主观影响较大，脐动脉血气（pH和碱剩余）特异度较高而敏感度较低，两者结合可增加对窒息诊断的准确性。因此，有条件的医院需同时结合Apgar评分和脐动脉血气结果进行判断。

（三）治疗方案的选择

根据《实用新生儿学》（第4版）（人民卫生出版社），《临床诊疗指南·小儿内科分册》（中华医学会编著，人民卫生出版社），《诸福棠实用儿科学》（第7版）（人民卫生出版社）。
1. 窒息复苏治疗：根据出生窒息情况进行合理复苏，包括气管插管。依照具体流程图进行。
2. 基础治疗：维持适中环境温度、合理给氧、呼吸支持。
3. 多器官功能损害的治疗：改善脑、心、肾、肺、胃肠、肝等组织脏器损伤，并对症支持治疗。
4. 控制并减轻脑水肿。
5. 维持血糖正常水平。
6. 预防或治疗DIC。
7. 评估及随访组织脏器损伤程度及预后，尤其神经系统。

释义

■ 正确、规范化的复苏是降低新生儿窒息死亡率、减少窒息后并发症、改善预后的重要手段。根据病史和新生儿娩出后快速评估给予合理复苏，如何进行正确、规范的新生儿复苏可参考“2016年中国新生儿复苏指南”。

■ 新生儿窒息复苏后需立即转入NICU监测各项生命体征，进行基础治疗和保护器官功能的针对性治疗。基础治疗包括维持适中环境温度（早期有指征者予亚低温治疗、避免体温过高）、合理给氧（根据经皮氧饱和度或动脉血气分析合理用氧）、适当的呼吸支持（无创和有创正压通气）、适量的液体治疗、维持血压、血气、血糖及电解质稳定。

■ 发生严重窒息的新生儿容易发生多器官损害（诊断参照2016年中华围产医学杂志《新生儿窒息多器官损害的临床诊断标准》），需针对脑、肺、心、肾、胃肠及肝脏等重要器官进行连续评估及对症处理。

■ 控制并减轻脑水肿，控制惊厥发作，有条件可使用新生儿振幅整合脑电图在生后早期进行连续监测。

■ 心电图、超声心动图可用于评估心脏功能，维持循环稳定，营养心肌，改善心脏功能。

■ 肾功能及多普勒超声肾血流检测用于评估肾损害，改善肾血流，避免使用影响肾功能药物，促进肾功能恢复。监测肝功能，避免使用肝损害药物，护肝支持治疗。

■ 根据患儿腹部情况（有无喂养不耐受和胃潴留、腹胀、呕吐、肠鸣音减弱或消失，结合腹部X线片），不宜长期禁食，如果情况允许应尽早开奶，提倡母乳喂养，促进胃肠功能恢复，喂养不足者给予肠外营养支持。

■ 发生窒息后是一个综合性治疗过程，目的在于维持内环境稳定，保护器官功能，减少多器官损害的发生，降低死亡和伤残率。

（四）标准住院日为10~15天

释义

■ 符合新生儿窒息诊断，没有影响住院时间的严重并发症或者合并症发生。

■ 诊断本病者入院即开始综合治疗，监测各项生命体征，生后6小时内有亚低温指征者给予亚低温治疗，早期（生后2~3天）维持呼吸、循环、出入量、血压、血糖、酸碱平衡及电解质稳定，控制惊厥、降低低颅内压，保护并促进重要器官功能恢复（如脑、心、肺、肾、胃肠等），第4~15天机体内环境基本稳定，各器官功能逐渐恢复，监测头颅超声、脑功能，完成头颅MRI，评估神经系统损伤程度。轻度窒息不伴多器官损害患儿住院时间7~10天，重度窒息伴多器官损害患儿，病情恢复慢，根据器官损害后恢复情况，住院时间可能延迟至15天或更长。

（五）进入路径标准

1. 第一诊断必须符合新生儿窒息ICD-10：P21.900疾病编码。
2. 当患儿同时具有其他疾病诊断，但是住院期间不需要特殊处理也不影响第一诊断的临床路径流程实施时，可以进入路径。

释义

■ 进入本路径的患儿第一诊断为新生儿窒息。

■ 合并其他诊断（如早产儿、低出生体重儿等），但病情不重，不需要特殊治疗，只是加强护理和观察，可以进入此路径，但可能增加住院费用，延长住院时间。若发生多器官损害（如弥漫性脑损害、继发性癫痫、肾衰竭、肝衰竭、需外科处理的坏死性小肠结肠炎等）需要特殊检查和较长时间住院治疗，则不进入此路径或进入其他路径。

（六）住院期间的检查项目

1. 必需检查的项目：

（1）血常规、尿常规、大便常规。

（2）监测动脉血气、电解质和血糖。

（3）血生化全套、凝血功能、心电图、X线胸片、头颅超声。

2. 根据患儿病情可选择的检查项目：脑电图、头颅MRI、脑功能监测、腹部超声。

释义

■ 血常规、尿常规、便常规是最基本的三大常规检查，进入路径的患儿均需完成。

■ 监测动脉血气、电解质和血糖可以动态了解患儿有无缺氧、酸中毒、电解质紊乱、低/高血糖。生化、凝血功能检测、腹部超声（多普勒超声肾血流监测）、心电图、X线胸片、头颅超声、脑功能监测、头颅MRI可以进一步了解患儿是否发生多器官损害（如脑、心、肺、肝、肾、胃肠等）。同时评估有无其他合并疾病，是否影响住院时间、费用及其治疗预后。

（七）治疗方案与药物选择

1. 维持良好的通气换气功能，根据患儿情况选择合适的呼吸支持方式及用氧浓度。

2. 维持良好的循环，必要时应用血管活性药物。

3. 维持血糖正常高值，维持电解质平衡。

4. 控制惊厥：首选苯巴比妥，负荷量为20mg/kg，静脉缓慢注射或肌注，负荷量最大可达30mg/kg，12小时后予维持量5mg/(kg·d)，一般用到临床症状明显好转停药。

5. 降低颅内压：适当限制静脉输液量，必要时应用药物降低颅内压。

6. 胎龄≥35周、出生6小时内的中重度窒息建议亚低温治疗。

7. 评估及随访组织脏器损伤程度及预后，尤其神经系统。

释义

■ 确诊本病的患儿入院后应立即进行综合治疗，包括基本治疗、药物治疗和亚低温治疗，目的在于缓解临床症状、改善组织脏器功能（尤其神经系统）、减少并发症的发生。

■ 基本治疗包括适当的呼吸支持和用氧，使血气维持正常范围。维持周身和各脏器足够的血液灌注，给予血管活性药。合理的静脉液体量，维持血糖和电解质平衡，控制惊厥。

■ 药物治疗主要包括控制惊厥（首选苯巴比妥）、降低颅内压（呋塞米、甘露醇），给予血管活性药物（多巴胺）。

■ 目前文献认为多数中心将胎龄≥35周、出生6小时内的中重度窒息纳入亚低温治疗范围内。但对于胎龄<35周早产儿是否使用尚缺乏循证医学的证据。

■ 我国亚低温治疗具体实施可参照《亚低温治疗新生儿缺氧缺血性脑病方案（2011）》（中国循证儿科杂志，2011）。

（八）出院标准

1. 生命体征平稳，各组织脏器损害好转。

2. 能自行完成奶量，体重增长良好。

释义

■ 患儿出院前应完成所有必需检查项目，生命体征平稳，各组织器官损害已恢复或好转（如不需要呼吸支持，心率、血压正常，尿量正常，脑功能监测、心电图、生化等正常或好转）。

■ 经口喂养良好，不需要肠外营养支持，体重稳定增长。若发生严重脑损害和需外科处理的坏死性小肠结肠炎导致经口喂养困难，或者需要肠外营养支持，则不进入此路径或进入其他路径。

（九）变异及原因分析

1. 体重＜2500g。

2. 出现其他严重并发症，如肾衰竭、肝衰竭、坏死性小肠结肠炎等。

释义

■ 低体重儿，但病情不重，不需要特殊治疗，只是加强护理和观察，可以进入此路径，但可能增加住院费用，延长住院时间，需医师在表单中予以说明。极低、超低体重儿，因本身容易发生多种合并症，需要特殊检查和治疗，住院时间长，医疗费用高，不进入此路径。

■ 发生严重的器官损害（如弥漫性脑损害、继发性癫痫、肾衰竭、肝衰竭、需外科处理的坏死性小肠结肠炎等），需要特殊检查和较长时间住院治疗，则不进入此路径或进入其他路径。

■ 因患儿方面的主观原因导致执行路径出现变异，需医师在表单中予以说明。

五、新生儿窒息给药方案

1. 发生窒息后应立即进行综合性治疗。

2. 基础治疗包括：心电监护，保暖，适量的静脉输液，维持血糖、血压稳定，纠正酸碱平衡和电解质紊乱，维持出入量平衡等。

3. 针对重要器官损害的治疗包括：脑部治疗—亚低温治疗、控制惊厥（首选苯巴比妥）、降低颅内压（呋塞米、甘露醇）、营养脑细胞等。心脏治疗——血管活性药物（多巴胺）、营养心肌等。肺部治疗——给氧、呼吸支持（无创和有创正压通气）。肾脏治疗——改善肾脏血流灌注（维持血压）。胃肠治疗—尽早开奶，提倡母乳喂养，肠外营养支持等。

【用药选择】

1. 控制惊厥药物：首选苯巴比妥，负荷量20mg/kg，静脉缓慢注射或肌注，负荷量最大可达30mg/kg，12小时后给予维持量5mg/(kg·d)，一般用到临床症状明显好转停药。

2. 降低颅内压药物：呋塞米1mg/kg，6小时候后如前囟仍紧张或膨隆，可用甘露醇0.25～0.50g/kg静脉注射，4～6小时可重复应用，第2～3天逐渐延长时间，力争在2～3天内使颅内压明显下降便可停用。

3. 血管活性药物：血压下降伴心率减慢者首选多巴胺10μg/（kg·min）静脉滴注，增加心肌收缩力和改善肾血流。血压持续降低者，可逐渐增加多巴胺至<20μg/（kg·min）或可加用多巴酚丁胺10~15μg/（kg·min），与多巴胺合用。

【药学提示】

1. 苯巴比妥：用于镇静、抗惊厥治疗，不良反应包括久用可产生耐受性及依赖性，多次连用应警惕蓄积中毒，少数患儿可出现皮疹、剥脱性皮炎等过敏反应。
2. 甘露醇：用于降低颅内压、减轻脑水肿、利尿。不良反应以水和电解质紊乱最为常见。不适当利尿会导致血容量减少。已确诊为急性肾小管坏死的无尿患儿、颅内活动性出血者、急性肺水肿是禁忌证。
3. 多巴胺：用于补充血容量后休克仍不能纠正者，尤其有少尿及周围血管阻力正常或较低的休克。不良反应包括外周血管长时期收缩，可能导致局部坏死或坏疽，过量时可出现血压升高。

【注意事项】

1. 苯巴比妥：该药物静脉注射速度过快或联合其他镇静药物使用时可引起呼吸抑制，故使用本药物前需评估患儿呼吸状况，出现呼吸抑制需及时给予呼吸支持。
2. 甘露醇：甘露醇遇冷易结晶，使用前应仔细检查，不可使用有结晶的药物。注意监测尿量，适当补充电解质。本药使用后会短时间内增加血容量，有明显心肺功能损害者可引起心力衰竭。
3. 多巴胺：在滴注该品时须进行血压、心排血量、心电图及尿量的监测。对肢端循环不良的患儿须严密监测，注意坏死及坏疽的可能性。频繁室性心律失常时应用本药也须谨慎。

六、新生儿窒息护理规范

1. 配合医师按ABCDE程序进行复苏。
2. 给氧，待呼吸平稳，肤色转红半小时后停止吸氧。对重度窒息的呼吸衰竭患儿随时准备使用人工呼吸机治疗，纠正血气异常。
3. 复苏后保持呼吸道通畅，监测体温、血糖，观察呼吸、心率、血压、肤色、末梢循环、神经反射、意识状态、哭声、眼神、瞳孔反应、吸吮力、肌张力、抽搐、震颤、注意酸碱平衡、电解质紊乱及大小便等问题。
4. 根据医嘱及患儿的临床情况给予相应的奶量及喂养方式，防止呕吐物再度引起窒息。
5. 对于胎龄≥36周的婴儿，如果接受了高级别的复苏，应明确是否有新生儿缺氧缺血性脑病的证据，确定是否符合亚低温治疗的标准。
6. 新生儿稳定后，如果低温低于36℃，且不计划进行亚低温治疗时，应立即复温，以避免发生与低体温相关的并发症。复温可快速（0.5℃/h）或慢速（<0.5℃/h）进行。

七、新生儿窒息营养治疗规范

1. 喂养前清除呼吸道分泌物，取半卧位，头偏向一侧，选择奶孔大小适宜的奶嘴，防止窒息。
2. 新生儿肝功能发育不成熟，糖原储存低，复苏后很可能迅速地耗尽而发生低血糖症。且窒息后低血糖症加重脑损伤，一定要监测血糖，维持血糖在正常水平。
3. 经复苏的患儿可有消化道出血，并且有早期喂养不耐受及发生坏死性小肠结肠炎的可能，需开始数天予肠道外营养，并谨慎给予母乳喂养，逐渐增加奶量。

八、新生儿窒息健康宣教

1. 住院时向家属讲解窒息的严重性以及可能会出现的后遗症。给予安慰，以减轻家属不良情绪。
2. 临床一旦发现患儿有脑损伤时，尽早告知家属对患儿进行早期功能训练和智能开发，并鼓励家属坚持长期治疗和随访，以提升患儿生存质量。

九、推荐表单

（一）医师表单

新生儿窒息临床路径医师表单

适用对象：第一诊断为新生儿窒息（ICD-10：P21.900）

患儿姓名：	性别：　　年龄：　　门诊号：	住院号：
出生时间：　　年　月　日　时　分		
住院日期：　　年　月　日	出院日期：　　年　月　日	标准住院日：10～15 天

时间	住院第 1 天	住院第 2 天
主要诊疗工作	□ 依照新生儿复苏流程进行复苏抢救 □ 病情稳定后由产房或手术室转移至新生儿重症病房 □ 询问病史及体格检查 □ 病情告知 □ 及时通知上级医师	□ 上级医师查房，明确诊断 □ 监测生命体征、血糖、酸碱电解质平衡、出入量等 □ 监测各系统症状、注意防治并发症 □ 监测胆红素水平 □ 与家属沟通病情
重点医嘱	**长期医嘱：** □ 新生儿/早产儿护理常规 □ 心肺监护 □ 根据患儿消化系统损害情况决定喂养情况 □ 合理的呼吸支持 □ 合理选用对症支持药物 **临时医嘱：** □ 血常规、尿常规、大便常规 □ 监测动脉血气、电解质和血糖 □ 血生化全套、凝血功能 □ 心电图、X 线胸片 □ 头颅、心脏及腹部超声 □ 改善循环、凝血功能、纠酸等 □ 防治颅内压增高、控制惊厥 □ 监测胆红素，必要时光疗 □ 必要时输血 □ 有条件可监测脑功能 □ 根据情况开始亚低温治疗	**长期医嘱：** □ 新生儿/早产儿护理常规 □ 心肺监护 □ 根据消化系统损伤程度决定喂养情况 □ 合理的呼吸支持 □ 合理选用对症支持药物 **临时医嘱：** □ 控制出入量 □ 改善各组织脏器损害情况 □ 改善循环、凝血功能、纠酸等 □ 监测胆红素 □ 监测电解质、血糖 □ 防治颅内压增高、控制惊厥 □ 有条件可监测脑功能 □ 根据情况继续亚低温治疗
病情变异记录	□ 无　□ 有，原因： 1. 2.	□ 无　□ 有，原因： 1. 2.
医师签名		

<table>
<tr><th>时间</th><th>住院第 3~9 天</th><th>住院第 10~15 天（出院日）</th></tr>
<tr><td>主要诊疗工作</td><td>□ 上级医师查房
□ 检测胆红素、血气、电解质、血糖
□ 评估各系统功能、出入量等
□ 维持内环境稳定
□ 完善脑损伤相关检查</td><td>□ 上级医师查房，同意其出院
□ 完成出院小结
□ 出院宣教</td></tr>
<tr><td>重点医嘱</td><td>长期医嘱：
□ 新生儿/早产儿护理常规
□ 根据消化系统损伤程度决定喂养方式，酌情增加奶量
临时医嘱：
□ 控制出入量
□ 改善各组织脏器损害情况
□ 改善循环、凝血功能等
□ 监测胆红素
□ 继续监测血气、血糖、电解质等内环境变化
□ 若条件允许可考虑头颅 MRI 检查
□ 脑功能检测</td><td>临时医嘱：
□ 通知出院
□ 出院带药</td></tr>
<tr><td>病情变异记录</td><td>□ 无 □ 有，原因：
1.
2.</td><td>□ 无 □ 有，原因：
1.
2.</td></tr>
<tr><td>医师签名</td><td></td><td></td></tr>
</table>

（二）护士表单

新生儿窒息临床路径护士表单

适用对象：第一诊断为新生儿窒息（ICD-10：P21.900）

患儿姓名：	性别：　年龄：　门诊号：	住院号：
出生时间：　年　月　日　时　分		
住院日期：　年　月　日	出院日期：　年　月　日	标准住院日：10~15 天

时间	住院第 1 天	住院第 2 天
病情评估	□ 生命体征 □ 神经系统症状体征 □ 呼吸和血氧饱和度变化 □ 黄疸变化	□ 生命体征 □ 神经系统症状体征 □ 呼吸和血氧饱和度变化 □ 黄疸变化
护理处置	□ 重症监护 □ 严密观察病情变化 □ 保暖、清理气道、给氧 □ 建立静脉通路 □ 记录 24 小时出入量 □ 使用甘露醇时注意加强巡视 □ 采集血、尿、大便标本 □ 床边医技检查 □ 各项基础护理 □ 做好各项护理记录 □ 有条件可监测脑功能 □ 做好亚低温治疗时体温监测	□ 重症监护 □ 严密观察病情变化 □ 保暖、气道管理、给氧 □ 建立静脉通路 □ 记录 24 小时出入量 □ 使用甘露醇时注意加强巡视 □ 采集血标本 □ 床边医技检查 □ 各项基础护理 □ 做好各项护理记录 □ 母乳或人工喂养护理 □ 做好亚低温治疗时体温监测
健康宣教	□ 入院宣教 □ 介绍主管医师、护士 □ 介绍探视和陪伴制度 □ 母乳采集运送制度 □ 同家属核对患儿，佩戴腕带	□ 母乳采集运送制度
病情变异记录	□ 无　□ 有，原因： 1. 2.	□ 无　□ 有，原因： 1. 2.
护士签名		

时间	住院第 3~9 天	住院第 10~15 天（出院日）
病情评估	□ 生命体征 □ 呼吸和血氧饱和度变化 □ 神经系统症状体征	□ 生命体征 □ 神经系统症状体征
护理处置	□ 重症监护 □ 严密观察病情变化 □ 保暖、气道管理、给氧 □ 记录 24 小时出入量 □ 各项基础护理 □ 做好各项护理记录 □ 母乳或人工喂养护理 □ 亚低温治疗结束复温护理 □ 光疗护理：保护眼睛和会阴部	□ 特级护理 □ 严密观察病情变化 □ 做好各项护理记录
健康宣教	□ 母乳采集运送制度	□ 出院宣教 □ 向家属交代出院后注意事项 □ 指导办理出院手续
病情变异记录	□ 无 □ 有，原因： 1. 2.	□ 无 □ 有，原因： 1. 2.
护士签名		

（三）患儿表单

新生儿窒息临床路径患儿表单

适用对象：第一诊断为新生儿窒息（ICD-10：P21.900）

患儿姓名：	性别：　年龄：　门诊号：	住院号：
出生时间：　年　月　日　时　分		
住院日期：　年　月　日	出院日期：　年　月　日	标准住院日：10~15天

时间	住院第1天	住院第2天
医患配合	□ 接受入院宣教 □ 接受入院护理评估 □ 接受病史询问及体格检查 □ 病情告知 □ 如患儿病情重，家属与上级医师沟通 □ 签署必要的文书（如抢救知情同意书、有创知情同意书、亚低温治疗同意书等） □ 接受相关检查及治疗 □ 患儿病情变化时及时通知家属，家属及时到病区	□ 家属与医师交流了解病情 □ 接受相关的检查及治疗
重点诊疗及检查	**重点诊疗：** □ 保暖、清理气道、给氧 □ 建立静脉通路 □ 呼吸支持 □ 降颅压、控制惊厥 □ 根据情况开始亚低温治疗 □ 根据患儿消化道损害情况决定喂养情况 **重要检查：** □ 血常规、尿常规、大便常规 □ 监测动脉血气、电解质和血糖 □ 血生化全套、凝血功能 □ 心电图、X线胸片 □ 头颅、心脏及腹部超声 □ 有条件可监测脑功能	**重点诊疗：** □ 呼吸支持 □ 降颅压、控制惊厥 □ 根据情况继续亚低温治疗 □ 根据患儿消化道损害情况决定喂养情况 □ 根据胆红素结果决定是否光疗 **重要检查：** □ 监测胆红素 □ 监测电解质、血糖 □ 有条件可监测脑功能
病情变异记录	□ 无　□ 有，原因： 1. 2.	□ 无　□ 有，原因： 1. 2.
患儿监护人签字		

时间	住院第 3~9 天	住院第 10~15 天（出院日）
医患配合	□ 家属与医师交流了解病情 □ 接受相关的检查及治疗	□ 接受出院前宣教 □ 了解出院注意事项 □ 了解随诊复查程序 □ 办理出院手续 □ 获取出院诊断证明书 □ 获取出院带药（必要时）
重点诊疗及检查	**重点诊疗：** □ 根据消化系统损伤程度决定喂养方式，酌情增加奶量 □ 根据情况继续亚低温治疗 □ 亚低温治疗结束给予复温治疗 □ 根据胆红素结果决定是否光疗 **重要检查：** □ 监测胆红素 □ 继续监测血气、血糖、电解质 □ 若条件允许可考虑头颅 MRI 检查 □ 脑功能检测	**重点诊疗：** □ 出院宣教 □ 出院带药（必要时） □ 门诊随访方案
病情变异记录	□ 无 □ 有，原因： 1. 2.	□ 无 □ 有，原因： 1. 2.
患儿监护人签字		

附：原表单（2016年版）

新生儿窒息临床路径表单

适用对象：第一诊断为新生儿窒息（ICD-10：P21.900）

患儿姓名：	性别：　　年龄：　　门诊号：	住院号：
出生时间：　　年　月　日　时　分		
住院日期：　　年　月　日	出院日期：　　年　月　日	标准住院日：10~15天

时间	住院第1天	住院第2天
主要诊疗工作	□ 依照新生儿复苏流程进行复苏抢救 □ 病情稳定后由产房或手术室转移至新生儿重症病房 □ 询问病史及体格检查 □ 病情告知 □ 及时通知上级医师	□ 上级医师查房，明确诊断 □ 监测生命体征、血糖、酸碱电解质平衡、出入量等 □ 检测各系统症状、注意防治并发症 □ 监测胆红素水平 □ 和家属沟通病情
重点医嘱	**长期医嘱：** □ 新生儿/早产儿护理常规 □ 心肺监护 □ 根据患儿消化系统损害情况决定喂养情况 □ 合理的呼吸支持 □ 合理选用对症支持药物 **临时医嘱：** □ 血常规、尿常规、大便常规 □ 监测动脉血气、电解质和血糖 □ 血生化全套、凝血功能 □ 心电图、X线胸片 □ 头颅、心脏及腹部超声 □ 改善循环、凝血功能、纠酸等 □ 防治颅内压增高、控制惊厥 □ 监测胆红素、必要时光疗 □ 必要时输血 □ 有条件可监测脑功能 □ 根据情况亚低温治疗	**长期医嘱：** □ 新生儿/早产儿护理常规 □ 心肺监护 □ 根据消化系统损伤程度决定喂养情况 □ 合理的呼吸支持 □ 合理选用对症支持药物 **临时医嘱：** □ 控制出入量 □ 改善各组织脏器损害情况 □ 改善循环、凝血功能、纠酸等 □ 监测胆红素 □ 监测电解质、血糖 □ 防治颅内压增高、控制惊厥 □ 有条件可监测脑功能 □ 根据情况亚低温治疗
主要护理工作	□ 参与抢救 □ 建立静脉通路及用药 □ 入院宣教 □ 注意出入量和生命体征、循环、凝血功能、血糖等变化情况	□ 注意出入量和生命体征、循环、凝血功能、血糖等变化情况 □ 注意胆红素水平的变化 □ 注意各脏器功能的变化
病情变异记录	□ 无　□ 有，原因： 1. 2.	□ 无　□ 有，原因： 1. 2.
护士签名		
医师签名		

时间	住院第 3~9 天	住院第 10~15 天（出院日）
主要诊疗工作	□ 上级医师查房 □ 检测胆红素、血气、电解质、血糖 □ 评估各系统功能、出入量等 □ 维持内环境稳定 □ 完善脑损伤相关检查	□ 上级医师查房，同意其出院 □ 完成出院小结 □ 出院宣教
重点医嘱	**长期医嘱：** □ 新生儿/早产儿护理常规 □ 根据消化系统损伤程度决定喂养方式，酌情增加奶量 **临时医嘱：** □ 控制出入量 □ 改善各组织脏器损害情况 □ 改善循环、凝血功能等 □ 监测胆红素 □ 继续监测血气、血糖、电解质等内环境变化 □ 若条件允许可考虑头颅 MRI 检查 □ 脑功能检测	**临时医嘱：** □ 通知出院 □ 出院带药
主要护理工作	□ 光疗护理：保护眼睛和会阴部 □ 注意黄疸变化情况 □ 注意患儿各系统变化情况	□ 出院宣教
病情变异记录	□ 无 □ 有，原因： 1. 2.	□ 无 □ 有，原因： 1. 2.
护士签名		
医师签名		

第二章

新生儿呼吸窘迫综合征临床路径释义

【医疗质量控制指标】（专家建议）

指标一、诊断需结合孕产史、临床表现和胸片改变。

指标二、对于临床诊断的病例应尽早提供呼吸支持和外源性表面活性物质。

指标三、对早产儿应加强全身性综合治疗。

一、新生儿呼吸窘迫综合征编码

1. 原编码：

疾病名称及编码：新生儿呼吸窘迫综合征（ICD-10：J80. x00）

2. 修改编码：

疾病名称及编码：新生儿呼吸窘迫综合征（ICD-10：P22. 001）

二、临床路径检索方法

P22. 001

三、国家医疗保障疾病诊断相关分组（CHS-DRG）

MDC 编码：MDCP（新生儿及其他围产期新生儿疾病）

ADRG 编码：PR1（新生儿呼吸窘迫综合征）

四、新生儿呼吸窘迫综合征临床路径标准住院流程

（一）适用对象

符合新生儿呼吸窘迫综合征诊断（ICD-10：P22. 001）且无其他严重疾患的早产儿。

释义

■ 适用对象编码参见第一部分。

■ 本临床路径的适用对象是第一诊断为新生儿呼吸窘迫综合征的患儿，如合并动脉导管未闭、气胸等并发症，需进入其他相应疾病路径。

（二）诊断依据

根据《实用新生儿学》（第 4 版，邵肖梅，人民卫生出版社，2011 年）、《诸福棠实用儿科学》（第 8 版，胡亚美、江载芳、申昆玲，人民卫生出版社，2015 年）、2016 年欧洲 RDS 防治指南。

1. 病史：早产、剖宫产、糖尿病母亲及其他 RDS 高危因素。

2. 生后进行性呼吸困难，呼气呻吟、双肺呼吸音低。

3. 肺部 X 线变化：Ⅰ级，毛玻璃样改变；Ⅱ级，毛玻璃样改变+支气管充气征；Ⅲ级，透亮度更低，心缘/膈缘模糊；Ⅳ级，白肺。

释义

■ 本路径的释义主要参考《实用新生儿学》（第5版）、新生儿呼吸窘迫综合征管理的欧洲指南（2019版）和中国新生儿肺表面活性物质临床应用专家共识（2021版）。

■ 新生儿呼吸窘迫综合征为肺表面活性物质缺乏所致，多见于早产儿，特别是产前未应用糖皮质激素的母亲所生的早产儿。也可见于足月儿，特别是择期剖宫产、糖尿病母亲所生的婴儿，其他罕见原因还包括肺表面活性物质蛋白功能缺陷。

■ 新生儿呼吸窘迫综合征患儿生后不久即出现呼吸窘迫，且症状进行性加重，生后24~48小时病情最重。体格检查可见气促、呼气性呻吟、吸气时三凹征，两肺呼吸音减弱。

■ 本病X线胸片有特征性改变，按病情程度可将X线胸片改变分为4级。Ⅰ级：两肺普遍充气减少，透亮度降低，可见均匀散在的细小颗粒影，整个肺野呈磨玻璃样。Ⅱ级：除Ⅰ级变化加重外，可见支气管充气征，延伸至肺野中外带。Ⅲ级：病变加重，肺野透亮度进一步降低，心缘、膈缘模糊。Ⅳ级：整个肺野呈白肺，心缘、膈缘无法区分，支气管充气征明显。

■ 结合以上病史、体征和典型X线胸片改变，可明确诊断。

（三）进入路径标准

1. 第一诊断符合新生儿呼吸窘迫综合征（ICD-10：P22.001）。
2. 当患儿同时具有其他疾病诊断，但在住院期间不需要特殊处理也不影响第一诊断的临床路径流程实施时，可以进入路径。

释义

■ 进入本路径的患儿第一诊断为呼吸窘迫综合征。

■ 需与肺炎、湿肺、吸入综合征等疾病鉴别。

（四）标准住院日

不同胎龄差异较大，平均21~28天。

释义

■ 由于呼吸窘迫综合征主要发生于脏器功能未发育成熟的早产儿，容易出现其他并发症，对住院时间的影响较大。出生胎龄越小，出生体重越低，所需住院时间越长。如果住院期间出现其他并发症，引起变异，可能显著延长住院时间，增加住院费用。

（五）住院期间的检查项目

1. 必需的检查项目：
（1）血常规、尿常规、大便常规、血培养。

（2）定期监测血气分析、血生化、电解质、血糖，监测频率随胎龄、病情严重程度而定。

（3）胸部X线片，并复查。

（4）心脏超声。

2. 根据患儿病情进行的检查项目：需要与肺部感染相鉴别，检查痰培养、血培养、TORCH检查。

释义

■ 血常规、尿常规、大便常规是最基本的三大常规检查，每个进入路径的患儿均需完成。注意新生儿早期血常规正常值范围的变化。有条件的医院可同时查C反应蛋白，综合判断是否合并感染。

■ 血气分析和电解质、血糖可评估呼吸功能及内环境状态，在治疗过程中应根据病情变化复查，根据血气结果调整呼吸支持治疗方案。因本病患儿大部分为早产儿，自身糖原储备少，疾病应激状态下代谢率增加，因此低血糖的风险很高；定期监测血糖，防止低血糖引起的神经损伤很重要。

■ X线胸片有助于判断病情严重程度及治疗效果。

■ 本病需与其他引起呼吸困难的疾病相鉴别。不能排除感染时，应送检气道分泌物培养、血培养等病原学检查以帮助诊断。

（六）治疗方案的选择

根据《实用新生儿学》（第4版，邵肖梅，人民卫生出版社，2011年）、《诸福棠实用儿科学》（第8版，胡亚美、江载芳、申昆玲，人民卫生出版社，2015年）、2016年欧洲RDS防治指南。

1. 肺表面活性物质治疗：诊断明确后尽早给药，每次100~200mg/kg；胎龄＜26w或＜1000g可以预防性使用；或26~32w需氧浓度较高者（$FiO_2>0.4$）在拍片确诊前尽早给药；部分患儿需重复给药者，间隔时间10~12h。

2. 呼吸支持

（1）CPAP：尽早应用可减少机械通气的使用。

（2）机械通气：如CPAP后仍呼吸困难，或PaO_2低于正常，或$PaCO_2$高于60mmHg，或反复呼吸暂停，应改为机械通气。

3. 持续监测脉搏氧饱和度、定期检测血气，及时调整呼吸机参数或CPAP的给氧浓度，避免高氧性损伤和呼吸机相关性损伤，监测其他生命体征。

4. 心超检查，了解心脏发育、PDA和PPHN的存在否、及心功能。

5. 定期复查胸片，了解肺部病变、排除肺部感染和呼吸机相关性肺炎等。

6. 营养、液体疗法和支持疗法：尽早开始肠外营养支持直至足量的胃肠喂养；如无禁忌症应尽早开始喂养；纠正酸碱平衡及电解质紊乱；限制液体入量避免肺水肿。

7. 并发症治疗：包含动脉导管未闭（PDA）、肺动脉高压（PPHN）、肺部感染、气胸、早产儿视网膜病、早产儿脑病等。

释义

■ 外源性肺表面活性物质对新生儿呼吸窘迫综合征具有肯定的疗效。提倡早期给药，一旦出现呼吸窘迫症状，立即给药，不必等到X线胸片出现典型改变。胎龄较小的早产儿也可考虑在出现症状前就给予预防性用药。给药剂量应根据不同剂型的推荐剂量，重症患儿如果首剂应用之后无改善或缓解后又加重，可考虑重复给药。

■ CPAP能使肺泡在呼气末保持正压，防止肺泡萎陷，并有助于萎陷的肺泡重新张开，提倡尽早使用CPAP，以减少气管插管和机械通气的应用。

■ 病情严重的患儿，或CPAP治疗失败的患儿，应及时使用机械通气，通气模式上除了传统的常频同步间歇指令通气（SIMV）外，也可选择高频振荡通气（HFOV）。定期复查X线胸片和血气分析，观察肺部充气扩张情况；根据血气分析结果及时调整呼吸机参数，避免低碳酸血症和高氧血症，避免呼吸机相关性肺损伤。有试验证明，联用枸橼酸咖啡因能显著缩短通气时间。

■ 呼吸窘迫和肺部感染常难以鉴别，可先经验性应用抗生素，待辅助检查完善后再调整抗生素治疗方案。

■ 重视早产儿的营养支持，早期补液量不宜过多，以免造成肺水肿，出现并发症应及时治疗。

（七）预防性抗菌药物选择与使用时机

依据孕产史、临床症状体征及辅助检查，经验性选择抗生素治疗，依据病原学结果调整治疗方案。

（八）出院标准。

1. 病情稳定，自主呼吸平稳，不需要呼吸支持，血气分析及胸部X线片好转或正常。
2. 早产儿体重达到1800~2000g，体温正常，可经口喂养。
3. 不伴有需要住院治疗的合并症和/或并发症。

释义

■ 出院标准以患儿临床症状、体征和辅助检查为评判标准。患儿出院时应自主呼吸平稳，生命体征稳定，体重稳定增长。早产儿还应符合早产儿相应的出院标准。

（九）变异及原因分析

1. 治疗无效或者病情进展，需根据病情调整治疗方案，导致医疗费用增加。
2. 伴有影响本病治疗效果的合并症和/或并发症，如早产儿呼吸暂停、BPD、喂养不耐受、PDA等，需要进行相关检查及治疗，导致住院时间延长，增加医疗费用。

释义

■ 患儿出现并发症，如动脉导管开放、肺部感染、慢性肺部疾病等需要干预处理时应终止本路径，转入相应流程。由于并发症导致住院时间延长、住院费用增加，应在表单中加以说明。

■ 为便于总结和在工作中不断完善和修订临床路径，应将变异原因归纳、总结，以便重新修订临床路径时作为参考。

■ 因患儿方面的主要原因导致执行路径出现变异，应在表单中加以说明。

五、呼吸窘迫综合征给药方案

（一）用药选择

目前肺表面活性物质对于新生儿呼吸窘迫综合征的疗效已得到充分肯定。早期给药是治疗成败的关键。我国目前有两种表面活性物质制剂，分别来源于猪肺和牛肺提取物，均为天然型肺表面活性物质制剂，效果优于人工合成剂型。

（二）药学提示

给药剂量应根据不同剂型推荐，如猪肺表面活性物质一般每次 100～200mg/kg，但首剂200mg/kg 效果更优；牛肺表面活性物质一般每次 70～100mg/kg。重症患儿可按需重复给药。

（三）注意事项

表面活性物质有混悬液和干粉两种剂型，都需要冷冻保存。干粉剂用前先加生理盐水充分摇匀，混悬剂用前解冻摇匀，两者均需预热至 37℃。给药途径除传统的气管插管内给药以外，近年还发现，对于存在自主呼吸的早产儿，通过微创的方法将细导管插入气管进行表面活性物质给药，可以不间断无创呼吸支持并避免气管插管所致的损伤。

给药后，患儿萎陷的肺泡张开，肺顺应性迅速改善，肺血管阻力下降，此时密切监测患儿生命体征和氧合，并及时调整呼吸机参数，复查血气分析，避免气胸、肺出血等并发症。

六、新生儿呼吸窘迫综合征护理规范

1. 密切监测生命体征和氧合，及时调整吸入氧浓度，强调安全用氧，避免低氧和/或高氧性损伤。

2. CPAP 支持的患儿需妥善固定鼻塞或鼻罩，避免鼻中隔黏膜、皮肤损伤。

3. 避免频繁脱开呼吸机或 CPAP 进行气道内吸引，以免肺泡在失去正压支持后再次发生萎陷。表面活性物质给药后 6 小时内不应进行气管内吸引。

七、新生儿呼吸窘迫综合征营养治疗规范

1. 血流动力学稳定且没有喂养禁忌的患儿，尽早开始微量肠内营养。无法肠内营养的患儿应尽早开始肠外营养。

2. 重症患儿最初几天常出现少尿，应适当控制补液量，避免肺水肿，并控制输液速度，24 小时均匀输入。

八、新生儿呼吸窘迫综合征健康宣教

1. 及时向家长解释病情，可能出现的并发症，应用表面活性物质的必要性等，让家长了解疾病发展、转归的规律。

2. 接受氧疗的早产儿需定期进行眼底检查，出院后需定期随访，和家长一起制订随访计划。

九、推荐表单

（一）医师表单

新生儿呼吸窘迫综合征临床路径医师表单

适用对象：第一诊断为新生儿呼吸窘迫综合征（ICD-10：P22.001）

患儿姓名：	性别： 年龄： 门诊号：	住院号：
住院日期： 年 月 日	出院日期： 年 月 日	标准住院日：21~28天

时间	住院第1天	住院第2天	住院第3天
主要诊疗工作	□ 完成询问病史和体格检查，按要求完成病历书写 □ 评估呼吸困难严重程度，给予恰当的氧疗和呼吸支持 □ 完善常规检查 □ 家属谈话，签署用氧疗和机械通气知情同意书	□ 上级医师查房 □ 明确下一步诊疗计划 □ 完成上级医师查房记录 □ 根据血气分析、X线胸片情况，调整呼吸支持的模式及参数 □ 注意防治并发症，如病情重、缺氧明显，要考虑发生持续肺动脉高压、气漏 □ 评估患儿营养支持的需求，决定是否开始肠内喂养	□ 上级医师查房 □ 完成三级查房记录 □ 注意动脉导管开放、脑室内出血等并发症 □ 注意继发肺部感染 □ 评估患儿营养支持的需求
重点医嘱	**长期医嘱：** □ 新生儿/早产儿护理常规 □ 根据需要选择暖箱或辐射抢救台 □ 根据患儿呼吸情况，选择呼吸支持方法 □ 心肺监护 □ 预防性抗生素应用 **临时医嘱：** □ 血常规、尿常规、大便常规 □ 血气分析 □ X线胸片 □ 血清胆红素、肝功能、肾功能、电解质 □ 监测血糖 □ 使用肺表面活性物质	**长期医嘱：** □ 新生儿/早产儿护理常规 □ 调整呼吸支持的模式及参数 □ 肠内或肠外营养支持 **临时医嘱：** □ 复查血气分析 □ 复查X线胸片 □ 监测胆红素 □ 复查异常血生化指标	**长期医嘱：** □ 新生儿/早产儿护理常规 □ 调整呼吸支持的模式及参数 □ 肠内或肠外营养支持 **临时医嘱：** □ 复查血气分析、胸部X线片 □ 气管分泌物培养 □ 监测胆红素 □ 复查异常血生化指标 □ 床旁头颅和心脏超声检查
病情变异记录	□ 无 □ 有，原因： 1. 2.	□ 无 □ 有，原因： 1. 2.	□ 无 □ 有，原因： 1. 2.
医师签名			

时间	住院第 4～20 天	住院第 21～28 天 （出院日）
主要诊疗工作	□ 明确各种呼吸支持的指征，评估呼吸情况 □ 根据病情演变调整、选择合适的呼吸支持模式及参数 □ 观察早产儿各种并发症 □ 评估营养支持的需求，逐渐增加肠内营养所占比重 □ 上级医师查房及诊疗评估 □ 完成查房记录	□ 上级医师查房，确定能否出院 □ 通知出院处 □ 通知患儿及家属准备出院 □ 向患儿及家属交代出院后注意事项，预约随访复诊时间 □ 如果患儿不能出院，在病程记录中说明原因和继续治疗的方案
重点医嘱	**长期医嘱：** □ 根据患儿情况逐步调整奶量 □ 根据临床和实验室检查结果调整抗生素 □ 呼吸道管理医嘱 □ 其他对症治疗 **临时医嘱：** □ 复查血气分析、X 线胸片 □ 监测胆红素水平 □ 复查异常血生化指标	**临时医嘱：** □ 出院带药 □ 门诊随诊
病情变异记录	□ 无　□ 有，原因： 1. 2.	□ 无　□ 有，原因： 1. 2.
医师签名		

（二）护士表单

新生儿呼吸窘迫综合征临床路径护士表单

适用对象：第一诊断为新生儿呼吸窘迫综合征（ICD-10：P22.001）

患儿姓名：	性别： 年龄： 门诊号：	住院号：
住院日期： 年 月 日	出院日期： 年 月 日	标准住院日：21~28天

时间	住院第1天	住院第2天	住院第3天
健康宣教	□ 入院宣教，向家属 □ 介绍主管医师 □ 介绍环境、设施 □ 介绍住院注意事项 □ 介绍探视制度	□ 母乳喂养宣教，向家属 □ 介绍母乳喂养的好处 □ 采集母乳的方法	□ 新生儿护理宣教
护理处置	□ 核对患儿，佩戴腕带 □ 建立入院护理病历 □ 留取各种标本 □ 测量体重	□ 测量体重	□ 测量体重
基础护理	□ 口腔护理 □ 皮肤护理 □ 脐部护理	□ 口腔护理 □ 皮肤护理 □ 脐部护理	□ 口腔护理 □ 皮肤护理 □ 脐部护理
专科护理	□ 护理查体 □ 病情观察 □ 遵医嘱补液用药 □ 气道护理，注意无菌操作 □ 注意出入量情况 □ 注意生命体征、血氧饱和度变化 □ 注意呼吸支持设施的管理和维护	□ 病情观察 □ 遵医嘱补液用药 □ 各种置管护理 □ 气道护理 □ 注意出入量情况 □ 注意生命体征、血氧饱和度变化 □ 注意呼吸支持设施的管理和维护	□ 病情观察 □ 遵医嘱补液用药 □ 各种置管护理 □ 气道护理 □ 注意出入量情况 □ 注意生命体征、血氧饱和度变化 □ 注意呼吸支持设施的管理和维护 □ 肠内喂养护理，注意消化道症状体征
重点医嘱	□ 详见医嘱执行单	□ 详见医嘱执行单	□ 详见医嘱执行单
病情变异记录	□ 无 □ 有，原因： 1. 2.	□ 无 □ 有，原因： 1. 2.	□ 无 □ 有，原因： 1. 2.
护士签名			

时间	住院第 4~20 天	住院第 21~28 天 （出院日）
健康宣教	□ 喂养宣教	□ 出院宣教 □ 复查时间 □ 出院带药用法用量 □ 喂养指导 □ 指导办理出院手续
护理处置	□ 测量体重 □ 遵医嘱完成相关检查	□ 测量体重 □ 办理出院手续 □ 书写出院小结
基础护理	□ 口腔护理 □ 皮肤护理 □ 脐部护理	□ 口腔护理 □ 皮肤护理 □ 脐部护理
专科护理	□ 病情观察 □ 遵医嘱补液用药 □ 气道护理，注意无菌操作 □ 注意出入量情况 □ 注意生命体征、血氧饱和度变化 □ 注意呼吸支持设施的管理和维护	□ 病情观察 □ 出院指导
重点医嘱	□ 详见医嘱执行单	□ 详见医嘱执行单
病情变异记录	□ 无　□ 有，原因： 1. 2.	□ 无　□ 有，原因： 1. 2.
护士签名		

（三）患儿表单

新生儿呼吸窘迫综合征临床路径患儿表单

适用对象：第一诊断为新生儿呼吸窘迫综合征（ICD-10：P22.001）

患儿姓名：	性别： 年龄： 门诊号：	住院号：
住院日期： 年 月 日	出院日期： 年 月 日	标准住院日：21~28天

时间	入院日	住院期间	出院日
医患配合	□ 配合询问病史、收集资料 □ 保持通讯畅通 □ 获知病情 □ 签署知情同意书	□ 配合完善相关检查 □ 及时来院探视，获知病情	□ 接受出院前指导 □ 了解复查随访程序 □ 获取出院诊断书
护患配合	□ 配合完成入院护理评估 □ 接受入院宣教 □ 配合执行探视制度	□ 接受母乳喂养宣教 □ 接受喂养指导 □ 接受新生儿护理宣教	□ 接受出院宣教 □ 办理出院手续 □ 获取出院带药 □ 明确服药方法、作用、注意事项 □ 知道复印病历程序

附：原表单（2017 年版）

新生儿呼吸窘迫综合征临床路径表单

适用对象：第一诊断为新生儿呼吸窘迫综合征（ICD-10：P22.001）

患儿姓名：	性别： 年龄： 门诊号：	住院号：
住院日期： 年 月 日	出院日期： 年 月 日	标准住院日 21-28 天

时间	住院第 1 天	住院第 2 天	住院第 3 天
主要诊疗工作	□ 询问病史及体格检查 □ 病情初步评估及告知 □ 家属谈话，签署用氧、机械通气知情同意书 □ 根据呼吸情况、血气分析及胸片改变，选择呼吸支持方法 □ 尽早应用表面活性物质 □ 如患儿病情重，应尽快给予呼吸支持，及时通知上级医师	□ 上级医师查房 □ 根据患儿呼吸情况、血气分析及胸片情况，调整呼吸机参数 □ 注意防治并发症，如病情重，缺氧明显，需要考虑 PPHN 或气胸等 □ 根据病情变化调整治疗方案	□ 上级医师查房 □ 早产儿需要注意 PDA、颅内出血等 □ 注意呼吸道感染情况
重点医嘱	**长期医嘱：** □ 新生儿/早产儿护理常规 □ 根据需要选择暖箱或辐射抢救台 □ 根据呼吸情况，选择呼吸支持方法 □ 心电血氧监护，血压监测 □ 预防性抗生素使用 **临时医嘱：** □ 血常规、尿常规、大便常规 □ 血气分析 □ 血培养 □ 监测血糖、C 反应蛋白 □ 胸部 X 线片 □ 表面活性物质应用 □ 其他：纠酸、静脉营养	**长期医嘱：** □ 新生儿/早产儿护理常规 □ 心电血氧监护，血压监测 □ 营养支持治疗 **临时医嘱：** □ 血气分析 □ 胸部 X 线片 □ 监测血糖 □ 监测胆红素 □ 查血常规、生化电解质 □ 调整用氧或呼吸机参数 □ 必要时给以第二剂表面活性物质	**长期医嘱：** □ 新生儿/早产儿护理常规 □ 心电血氧监护 □ 调整用氧或呼吸机参数 □ 适时开奶 **临时医嘱：** □ 复查血气分析 □ 痰培养 □ 根据病情复查：生化电解质、肝肾功能 □ 头颅和心脏超声
主要护理工作	□ 入院宣教 □ 气道护理：注意无菌操作 □ 注意出入量情况 □ 注意血氧饱和度变化	□ 气道护理：气道分泌物 □ 注意黄疸变化情况 □ 注意血氧饱和度变化、循环情况	□ 气道护理：注意气道分泌物，无菌操作 □ 注意喂养情况 □ 注意血氧饱和度变化
变异	□ 无 □ 有，原因： 1. 2.	□ 无 □ 有，原因： 1. 2.	□ 无 □ 有，原因： 1. 2.
护士签名			
医师签名			

时间	住院第 4-14 天	住院第 15-28 天 （出院日）
主要诊疗工作	□ 根据呼吸情况、血气分析、胸部 X 线片，调整呼吸支持方法 □ 排查早产儿的各种并发症 □ 增加营养供给，密切观察体重头围增长 □ 防治院内感染 □ 黄疸治疗	□ 上级医师查房，同意出院 □ 完成出院小结 □ 出院宣教
重点医嘱	**长期医嘱：** □ 新生儿/早产儿护理常规 □ 心电监护 □ 呼吸道管理 □ 根据患儿情况逐步增加奶量 □ 根据临床症状及实验室结果调整抗菌药物 **临时医嘱：** □ 呼吸支持 □ 呼吸监测 □ 补液及静脉营养 □ 监测胆红素水平、血糖、CRP □ 完善感染相关检查、痰培养 □ 定期复查血气分析、血常规、肝肾功能、电解质、血脂（每周 1 次） □ 检查甲状腺功能 □ 新生儿疾病筛查、听力筛查、眼底检查	**临时医嘱：** □ 通知出院 □ 出院带药
主要护理工作	□ 定期量体重、头围、身长 □ 注意呼吸和吃奶情况 □ 气道护理，注意气道分泌物 □ 注意患儿生命体征	□ 出院宣教
变异	□ 无　□ 有，原因： 1. 2.	□ 无　□ 有，原因： 1. 2.
护士签名		
医师签名		

第三章

新生儿胎粪吸入综合征临床路径释义

【医疗质量控制指标】（专家建议）

指标一、诊断需结合出生史、临床表现和影像学检查。

指标二、对呼吸窘迫的患儿应尽快提供恰当的呼吸支持。

指标三、治疗过程中注意相关并发症的预防。

一、新生儿胎粪吸入综合征编码

疾病名称及编码：新生儿胎粪吸入综合征（ICD-10：P24.0）

二、临床路径检索方法

P24.0

三、国家医疗保障疾病诊断相关分组（CHS-DRG）

MDC 编码：MDCP（新生儿及其他围产期新生儿疾病）

四、新生儿胎粪吸入综合征临床路径标准住院流程

（一）适用对象

第一诊断为新生儿胎粪吸入综合征（ICD-10：P24.0）。

释义

■ 适用对象编码参见第一部分。

■ 本临床路径的适用对象是第一诊断为新生儿胎粪吸入综合征的患儿。

（二）诊断依据

根据《临床诊疗指南·小儿内科分册》（中华医学会编著，人民卫生出版社，2005）、《诸福棠实用儿科学（第8版）》（人民卫生出版社，2015）。

1. 患儿多为足月儿，有窒息史，羊水被胎粪污染。
2. 患儿皮肤、指（趾）甲、脐部被胎粪染黄，生后出现呼吸困难、三凹征、青紫。
3. X线胸片显示双肺纹理增多增粗，有斑点状、团块状高密度渗出影，同时伴有不同程度的肺气肿。严重病例伴有气漏。

释义

■ 新生儿胎粪吸入综合征是由于胎儿在宫内排出胎粪污染羊水，产前或产时又将胎粪污染的羊水吸入肺内所产生的肺部疾病。

■ 本病多见于足月儿和过期产儿，常有胎儿宫内窘迫病史。

■临床表现为生后逐渐出现气促、发绀、吸气性凹陷等呼吸困难和低氧血症症状。生后12~24小时，胎粪颗粒逐步进入远端小气道，并刺激肺部产生显著的炎症反应，病情进一步加重。

■X线胸片上，小气道被胎粪颗粒完全堵塞的区域出现肺不张，未完全堵塞的区域则出现肺气肿，严重病例可出现气胸、纵隔气肿等气漏表现。生后12~24小时，由于胎粪吸入所致的化学性炎症和继发性表面活性物质失活，胸片改变往往较前更为显著，出现斑片渗出影。

（三）治疗方案的选择

根据《临床诊疗指南·小儿内科分册》（中华医学会编著，人民卫生出版社，2005），《诸福棠实用儿科学（第8版）》（人民卫生出版社，2015）：

1. 头罩吸氧：患儿出现低氧和呼吸困难，可先鼻导管或头罩吸氧。
2. 机械通气：如头罩吸氧后仍有低氧和呼吸困难，或 PaO_2 低于正常，或 $PaCO_2$ 高于60mmHg，应考虑给予机械通气。
3. 抗菌药物：已有明确细菌感染证据者可使用抗菌药物；无明确细菌感染证据者，若入院时一般情况差，可给予预防性应用抗菌药物但需在48小时后明确是否依然有应用抗菌药物的指证；应用抗菌药物之前需做血培养及药敏试验。
4. 合并症治疗：合并严重气漏须胸腔引流，合并持续肺动脉高压应选择降低肺动脉压力的综合治疗（包括机械通气、纠正酸中毒、提高体循环压、吸入一氧化氮或应用其他扩血管药物）。

释义

■新生儿胎粪吸入综合征在不同的患儿严重程度不一。轻症者仅表现轻度呼吸困难，一般氧疗即可，重症者需要机械通气，常频呼吸机无效或并发气漏时可改用高频振荡通气。

■由于继发性肺表面治性物质失活，机械通气者可酌情考虑使用肺表面活性物质。

■本病极易并发气胸，在机械通气过程中可适当镇静，减少人机对抗。呼吸机参数设置上，由于气道阻力明显增加，容易出现二氧化碳潴留，应保证足够的呼气时间。出现张力性气胸时应进行胸腔闭式引流。

■重症患儿可并发持续肺动脉高压，使病情变得极为复杂，治疗棘手，应及早干预。保持患儿安静，必要时镇静和镇痛。注意维持体循环血压、纠正酸中毒、维持正常氧合，必要时应用一氧化氮吸入和肺血管扩张剂。过度通气所致的呼吸性碱中毒虽然可以使肺动脉压力下降，但显著减少脑血流，因此应尽量避免。

■仅凭临床表现和胸片改变很难将本病和感染性肺炎进行鉴别，可先选择经验性抗生素治疗，同时积极寻找细菌感染证据。

■罹患新生儿胎粪吸入综合征患儿容易出现继发性细菌感染，临床治疗过程中需注意动态监测及评估。

■严重肺部病变和/或合并持续肺动脉高压并经常规治疗无改善者，应评估是否需要体外膜肺氧合（ECMO）治疗。ECMO是替代原发病变可恢复

（四）无合并症者，标准住院日为10~15天，存在合并症者住院日酌情延长

释义

■ 单纯新生儿胎粪吸入综合征经过上述方案治疗后，随着肺内胎粪颗粒被巨噬细胞吞噬清除，炎症渗出逐渐吸收，病情好转。但如果合并气漏、持续肺动脉高压、肺部感染等，病情趋于复杂，住院时间延长，甚至因为变异而终止路径。

（五）进入路径标准

1. 第一诊断必须符合新生儿胎粪吸入综合征（ICD-10：P24.0）。

2. 当患儿同时具有其他疾病诊断，只要住院期间不需要特殊处理也不影响第一诊断的临床路径流程实施时，可以进入路径。

释义

■ 进入本路径的患儿第一诊断为胎粪吸入综合征。

■ 需与感染性肺炎、新生儿呼吸窘迫综合征、湿肺等疾病鉴别。

（六）入院后1~2天

1. 必需的检查项目：

（1）血常规、尿常规、大便常规。

（2）血气分析、电解质。

（3）X线胸片。

（4）若应用抗菌药物则必须查血培养+药敏试验。

2. 如需要吸入一氧化氮，则要查凝血功能。

释义

■ 血常规、尿常规、大便常规是最基本的三大常规检查，每个进入路径的患儿均需完成。注意新生儿早期血常规正常值的变化。有条件的医院可同时查C反应蛋白，综合判断是否合并感染。

■ 血气分析和电解质可以评估呼吸功能及内环境状态，在治疗过程中应根据病情的轻重程度决定复查的频率，并根据血气结果调整呼吸支持的模式和参数设置。

■ X线胸片有助于判断病情严重程度及治疗效果，病情发生变化时可以通过胸片评估是否出现气胸、纵隔气肿等并发症。

■ 本病需与其他引起呼吸困难的疾病相鉴别。不能排除感染时，应送检痰培养、血培养以帮助诊断。

■ 本病发生是因为胎儿期缺氧所致，严重病例易伴出生时窒息，因此，本病患儿除肺部病变外，容易并存全身多器官系统损伤。因此应全面分析及动态评估各器官系统功能。

■本病易并发肺动脉高压，给予呼吸支持和综合性治疗后，若仍存在严重发绀、低氧血症，尤其动脉导管前、后的氧饱和度差＞5%时应考虑到肺动脉高压可能。超声心动图检查可明确诊断，并评估肺动脉压力。

■因为一氧化氮吸入潜在的副作用包括凝血功能障碍和高铁血红蛋白血症，因此合并肺动脉高压的重症患儿在一氧化氮吸入治疗开始前和开始后，都应该监测凝血功能和高铁血红蛋白水平。

（七）呼吸支持的注意事项

1. 氧疗注意事项：

（1）按照《临床技术操作规范·儿科学分册》（中华医学会编著，人民军医出版社）执行。

（2）监测经皮血氧饱和度，根据血氧饱和度调整吸入氧浓度，尽可能调低吸入氧浓度。

2. 机械通气注意事项：

（1）气管插管要熟练，速度快，动作轻巧。

（2）根据血气分析调节呼吸机参数，避免通气不足或过度通气。

3. 合并症注意事项：

（1）按照《临床技术操作规范·儿科学分册》（中华医学会编著，人民军医出版社）执行。

（2）掌握机械通气的使用方法，防止发生气漏。

（3）注意发生持续肺动脉高压的临床表现。

释义

■新生儿胎粪吸入综合征氧疗中应注意高氧对新生儿脏器的损害，尤其是高氧带来的肺损伤，应注意监测氧饱和度和氧分压，控制吸入氧浓度。

■机械通气时应避免压力、容量等带来的呼吸机相关性肺损伤。二氧化碳潴留所致的呼吸性酸中毒使肺血管阻力进一步升高，应避免。过度通气所致的低碳酸血症使脑血管收缩，脑血流减少，亦应避免。

■使用肺表面活性物质时注意及时调节正压通气压力，防免气漏。

■呼吸支持治疗效果不好时，需关注循环情况。

■必要时镇静、镇痛，需关注缺氧造成的多器官功能损伤。

■如患儿病情严重有可能或确需进行ECMO治疗，应转至有救治能力的新生儿救治中心。

（八）必须复查的检查项目

1. 血常规。

2. 血气分析：在机械通气期间，每天要复查血气分析。

3. X线胸片：根据病情变化，复查X线胸片。

释义

■ 严重病例可考虑肺部CT检查

■ 各器官系统功能监测：包括实验室检查，影像学检查、电生理检查等。

（九）出院标准

生命体征平稳，血气分析和X线胸片正常或好转，不需要呼吸支持，在全肠内喂养情况下没有喂养不耐受的表现且体重较前增长。

释义

■ 出院标准以患儿临床症状、体征和辅助检查为评判标准。患儿出院时应自主呼吸平稳，生命体征稳定，不用吸氧就能维持正常氧合。

（十）变异及原因分析

1. 胎粪吸入综合征合并症较多，如发生合并症，病情变异很大。
2. 机械通气易发生肺部感染，病情差异非常大。

释义

■ 患儿出现并发症，如气漏、肺动脉高压、呼吸机相关性肺炎等，需要干预处理。由于并发症导致住院时间延长、住院费用增加，应在表单中加以说明。

■ 为便于总结和在工作中不断完善和修订临床路径，应将变异原因归纳、总结，以便重新修订临床路径时作为参考。

■ 因患儿方面的主要原因导致执行路径出现变异，应在表单中加以说明。

五、胎粪吸入综合征给药方案

（一）用药选择

疾病早期因难以与肺部感染相鉴别，可给予抗生素经验性治疗，同时积极查找病原学依据。

如并发肺动脉高压，应积极纠正酸中毒，必要时应用多巴胺、多巴酚丁胺等血管活性药物提高体循环血压，并给予一氧化氮吸入和其他肺血管扩张剂降低肺动脉压力。磷酸二酯酶抑制剂，如西地那非也可用于肺动脉高压的治疗。

胎粪吸入综合征可导致肺表面活性物质（pulmonary surfactant，PS）缺乏，严重者发生急性呼吸窘迫综合征（acuterespiratorydistresssyndrome，ARDS）。随机对照临床研究显示，PS治疗可降低病情严重程度，改善氧合和症状，缩短机械通气时间。

（二）药学提示

多巴胺和多巴酚丁胺的作用与剂量有关。并发肺动脉高压时，为提高体循环压力，一般选用多巴胺10~20μg/（kg·min）、多巴酚丁胺10~15μg/（kg·min）。

西地那非是磷酸二酯酶-5抑制剂，常用剂量为每次0.5~1mg/kg，每6~8小时1次口服。常见的副作用为体循环低血压。

一氧化氮是选择性肺血管扩张剂，应用后对体循环血压没有显著影响。一氧化氮吸入能改善氧合，减少体外膜氧合的应用，已成为并发肺动脉高压时的常规治疗手段。吸入的初始剂量为20ppm，若氧合稳定，12~24小时后逐渐降为5~6 ppm。

（三）注意事项

一氧化氮吸入过程中应监测高铁血红蛋白浓度和凝血功能。待患儿病情稳定，肺动脉高压缓解后，一氧化氮应缓慢撤离，以防止肺动脉高压的反跳。

六、新生儿胎粪吸入综合征护理规范

1. 维持最佳环境温度，避免应激刺激，必要时镇静镇痛。

2. 密切监测生命体征和氧合，及时调整吸入氧浓度，强调安全用氧，避免低氧和/或高氧性损伤。

3. 对于机械通气的患儿，切实固定气管插管，加强口腔和呼吸道护理，预防呼吸机相关性肺炎。

七、新生儿胎粪吸入综合征营养治疗规范

1. 血流动力学稳定且没有喂养禁忌的患儿，尽早开始肠内营养。合并围产期窒息的患儿，根据窒息程度适当延迟肠内喂养。无法肠内营养的患儿应尽早开始肠外营养。

2. 胎粪吸入综合征的患儿如果合并围产期窒息，最初几天需适当控制补液量，避免脑水肿。

八、新生儿胎粪吸入综合征健康宣教

1. 及时向家长解释病情以及可能出现的并发症、预后等，让家长了解疾病发展、转归的规律。

2. 告知出院后的注意事项以及定期随访的必要性，制定随访计划。

九、推荐表单

（一）医师表单

新生儿胎粪吸入综合征临床路径医师表单

适用对象：第一诊断为新生儿胎粪吸入综合征（ICD-10：P24.0）

患儿姓名：	性别：　　年龄：　　门诊号：	住院号：
住院日期：　　年　月　日	出院日期：　　年　月　日	标准住院日：10~15 天

时间	住院第 1 天	住院第 2 天	住院第 3 天
主要诊疗工作	□ 完成询问病史和体格检查，按要求完成病历书写 □ 评估呼吸困难严重程度，给予恰当的氧疗和呼吸支持 □ 安排完善常规检查 □ 家属谈话，签署用氧和机械通气知情同意书	□ 上级医师查房 □ 明确下一步诊疗计划 □ 完成上级医师查房记录 □ 根据血气分析、X 线胸片情况，调整呼吸支持的模式及参数 □ 注意防治并发症，如病情重，缺氧明显，要考虑发生持续肺动脉高压、气漏 □ 评估患儿营养支持的需求，决定是否开始肠内喂养	□ 上级医师查房 □ 完成三级查房记录 □ 注意肺动脉高压、气漏等并发症 □ 注意继发肺部感染 □ 评估患儿营养支持的需求
重点医嘱	**长期医嘱：** □ 新生儿/早产儿护理常规 □ 根据患儿呼吸情况，选择呼吸支持方法 □ 心肺监护 □ 预防性抗生素应用 □ 机械通气者，尤其是合并肺动脉高压者镇痛/镇静 □ 记 24 小时出入水量 **临时医嘱：** □ 血常规、尿常规、大便常规 □ 血气分析 □ X 线胸片 □ 血清胆红素、肝功能、肾功能、电解质 □ 监测心脏超声 □ 开放静脉医嘱 □ 维持输液医嘱 □ 留置胃管	**长期医嘱：** □ 新生儿/早产儿护理常规 □ 调整呼吸支持的模式及参数 □ 肠内或肠外营养支持 **临时医嘱：** □ 复查血气分析 □ 复查 X 线胸片（必要时）	**长期医嘱：** □ 新生儿/早产儿护理常规 □ 调整呼吸支持的模式及参数 □ 肠内或肠外营养支持 **临时医嘱：** □ 复查血气分析、X 线胸片（必要时） □ 痰培养
病情变异记录	□ 无　□ 有，原因： 1. 2.	□ 无　□ 有，原因： 1. 2.	□ 无　□ 有，原因： 1. 2.
医师签名			

时间	住院第 4~9 天	住院第 10~15 天 （出院日）
主要诊疗工作	□ 明确各种呼吸支持的指征，评估呼吸情况 □ 根据病情演变调整、选择合适的呼吸支持模式及参数 □ 密切观察患儿病情，根据呼吸情况、血气分析、X 线胸片，改变呼吸支持方法 □ 评估营养支持的需求，逐渐增加肠内营养所占比重 □ 上级医师查房及诊疗评估 □ 完成查房记录	□ 上级医师查房，确定能否出院 □ 通知出院处 □ 通知患儿及家属准备出院 □ 向患儿及家属交代出院后注意事项，预约随访复诊时间 □ 如果患儿不能出院，在病程记录中说明原因和继续治疗的方案
重点医嘱	**长期医嘱：** □ 根据患儿情况逐步调整奶量 □ 根据临床和实验室检查结果调整抗生素 □ 呼吸道管理医嘱 □ 其他对症治疗 **临时医嘱：** □ 复查血气分析、X 线胸片 □ 痰培养	**临时医嘱：** □ 出院带药 □ 门诊随诊
病情变异记录	□ 无 □ 有，原因： 1. 2.	□ 无 □ 有，原因： 1. 2.
医师签名		

（二）护士表单

新生儿胎粪吸入综合征临床路径护士表单

适用对象：第一诊断为新生儿胎粪吸入综合征（ICD-10：P24.0）

患儿姓名：	性别：　　年龄：　　门诊号：	住院号：
住院日期：　　年　月　日	出院日期：　　年　月　日	标准住院日：10~15 天

时间	住院第 1 天	住院第 2 天	住院第 3 天
健康宣教	□ 入院宣教，向家属 □ 介绍主管医师 □ 介绍环境、设施 □ 介绍住院注意事项 □ 介绍探视制度	□ 母乳喂养宣教，向家属 □ 介绍母乳喂养的好处 □ 采集母乳的方法	□ 新生儿护理宣教
护理处置	□ 核对患儿，佩戴腕带 □ 建立入院护理病历 □ 留取各种标本 □ 测量体重	□ 测量体重	□ 测量体重
基础护理	□ 口腔护理 □ 皮肤护理 □ 脐部护理	□ 口腔护理 □ 皮肤护理 □ 脐部护理	□ 口腔护理 □ 皮肤护理 □ 脐部护理
专科护理	□ 护理查体 □ 病情观察 □ 遵医嘱补液用药 □ 气道护理，注意无菌操作 □ 注意出入量情况 □ 注意生命体征、血氧饱和度变化 □ 注意呼吸支持设施的管理和维护	□ 病情观察 □ 遵医嘱补液用药 □ 各种置管护理 □ 气道护理 □ 注意出入量情况 □ 注意生命体征、血氧饱和度变化 □ 注意呼吸支持设施的管理和维护	□ 病情观察 □ 遵医嘱补液用药 □ 各种置管护理 □ 气道护理 □ 注意出入量情况 □ 注意生命体征、血氧饱和度变化 □ 注意呼吸支持设施的管理和维护 □ 肠内喂养护理，注意消化道症状体征
重点医嘱	□ 详见医嘱执行单	□ 详见医嘱执行单	□ 详见医嘱执行单
病情变异记录	□ 无　□ 有，原因： 1. 2.	□ 无　□ 有，原因： 1. 2.	□ 无　□ 有，原因： 1. 2.
护士签名			

时间	住院第 4~9 天	住院第 10~15 天 (出院日)
健康宣教	□ 喂养宣教	□ 出院宣教 □ 复查时间 □ 出院带药用法用量 □ 喂养指导 □ 指导办理出院手续
护理处置	□ 测量体重 □ 遵医嘱完成相关检查	□ 测量体重 □ 办理出院手续 □ 书写出院小结
基础护理	□ 口腔护理 □ 皮肤护理 □ 脐部护理	□ 口腔护理 □ 皮肤护理 □ 脐部护理
专科护理	□ 病情观察 □ 遵医嘱补液用药 □ 气道护理，注意无菌操作 □ 注意出入量情况 □ 注意生命体征、血氧饱和度变化 □ 注意呼吸支持设施的管理和维护	□ 病情观察 □ 出院指导
重点医嘱	□ 详见医嘱执行单	□ 详见医嘱执行单
病情变异记录	□ 无 □ 有，原因： 1. 2.	□ 无 □ 有，原因： 1. 2.
护士签名		

（三）患儿表单

新生儿胎粪吸入综合征临床路径患儿表单

适用对象：第一诊断为新生儿胎粪吸入综合征（ICD-10：P24.0）

患儿姓名：	性别：　　年龄：　　门诊号：	住院号：
住院日期：　　年　月　日	出院日期：　　年　月　日	标准住院日：10~15天

时间	入院日	住院期间	出院日
医患配合	□ 配合询问病史、收集资料 □ 保持通讯畅通 □ 获知病情 □ 签署知情同意书	□ 配合完善相关检查 □ 及时来院探视，获知病情	□ 接受出院前指导 □ 了解复查随访程序 □ 获取出院诊断书
护患配合	□ 配合完成入院护理评估 □ 接受入院宣教 □ 配合执行探视制度	□ 接受母乳喂养宣教 □ 接受喂养指导 □ 接受新生儿护理宣教	□ 接受出院宣教 □ 办理出院手续 □ 获取出院带药 □ 知道服药方法、作用、注意事项 □ 知道复印病历程序

附：原表单（2019年版）

新生儿胎粪吸入综合征临床路径表单

适用对象：第一诊断为新生儿胎粪吸入综合征（ICD-10：P24.0）

患儿姓名：	性别：　年龄：　门诊号：	住院号：
住院日期：　年　月　日	出院日期：　年　月　日	标准住院日：10~15天

时间	住院第1天	住院第2天	住院第3天
主要诊疗工作	□ 完成询问病史和体格检查，按要求完成病历书写 □ 评估呼吸状况，给予恰当的氧疗和呼吸支持 □ 完善血培养及常规血生化检查 □ 建立稳定的静脉通路 □ 生命体征及内环境监测 □ 家属谈话，签署各种知情同意书（ie 用氧，机械通气，中心静脉置管，PS） □ 入院8h内完成主治查房	□ 入院24小时内完成上级医师查房及查房记录 □ 明确下一步诊疗计划 □ 根据情况调整呼吸支持的模式及参数、确定PS是否应用 □ 明确是否发生持续肺动脉高压、气漏等并发症 □ 评估患儿营养支持的需求，决定是否开始肠内喂养	□ 上级医师查房 □ 完成三级查房记录 □ 根据情况调整呼吸支持的模式及参数、确定PS是否应用 □ 明确是否发生持续肺动脉高压、气漏等并发症 □ 评估患儿营养支持的需求，明确肠内肠外营养方案 □ 入院后48小时明确是否继续应用抗菌药物
重点医嘱	**长期医嘱：** □ 新生儿/早产儿护理常规 □ 记24小时出入水量 □ 根据患儿呼吸情况，选择呼吸支持方法 □ 心脑肺、血氧、血糖、血气监护 □ 预防性抗菌药物应用 □ 禁食 □ 留置胃管 **临时医嘱：** □ 镇痛镇静 □ 输液维持血糖在正常高值，静脉补充氨基酸 □ 三大常规检查：血常规、尿常规、大便常规 □ 病原学检查：血培养，胃液培养，耳拭子培养 □ 血生化：CRP，肝肾功能 □ 血气及血糖监测 □ 影像学检查：X线胸片 □ 心脏超声	**长期医嘱：** □ 新生儿/早产儿护理常规 □ 记24小时出入水量 □ 调整呼吸支持的模式及参数 □ 肠内或肠外营养支持 □ 心脑肺、血氧、血糖、血气监护 □ 预防性抗菌药物应用 □ 根据情况决定是否开始肠内喂养 **临时医嘱：** □ 镇痛镇静 □ 输液维持血糖在正常高值，静脉补充氨基酸 □ 复查血气分析、电解质 □ 监测血胆红素或经皮胆红素水平 □ 根据情况决定X线胸腹片检查 □ 怀疑或明确肺动脉高压的需复查心脏超声 □ 必要的血生化检查	**长期医嘱：** □ 新生儿/早产儿护理常规 □ 记24小时出入水量 □ 调整呼吸支持的模式及参数 □ 明确肠内或肠外营养支持方案 □ 心脑肺、血氧、血糖、血气监护 □ 根据情况决定抗菌药物是否停用 □ 根据情况增加肠内喂养 **临时医嘱：** □ 输液维持血糖在正常高值 □ 复查血气分析 □ 根据情况复查相关血液检查，如生化、血常规、电解质、胆红素等 □ 根据情况决定X线胸腹片、心脏超声检查

续 表

时间	住院第 1 天	住院第 2 天	住院第 3 天
主要护理工作	□ 入院宣教 □ 气道护理：注意无菌操作 □ 注意出入量情况 □ 注意血氧饱和度的变化	□ 气道护理：气道分泌物，无菌操作 □ 注意黄疸变化情况 □ 注意患儿喂养情况 □ 注意血氧饱和度的变化	□ 气道护理：注意气道分泌物，无菌操作 □ 注意患儿喂养情况
病情变异记录	□ 无 □ 有，原因： 1. 2.	□ 无 □ 有，原因： 1. 2.	□ 无 □ 有，原因： 1. 2.
护士签名			
医师签名			

时间	住院第 4~9 天	住院第 10~15 天 （出院日）
主要诊疗工作	□ 明确各种呼吸支持的指征，评估呼吸情况 □ 根据病情演变调整、选择合适的呼吸支持模式及参数 □ 密切观察患儿病情，根据呼吸情况、血气分析、X 线胸片，改变呼吸支持方法 □ 评估营养支持的需求，逐渐增加肠内营养所占比重 □ 上级医师查房及诊疗评估 □ 完成查房记录	□ 上级医师查房，确定能否出院 □ 通知出院处 □ 通知患儿及家属准备出院 □ 向患儿及家属交代出院后注意事项，预约随访复诊时间 □ 如果患儿不能出院，在病程记录中说明原因和继续治疗的方案
重点医嘱	**长期医嘱：** □ 根据患儿情况逐步调整奶量 □ 根据临床和实验室检查结果调整抗菌药物 □ 呼吸道管理医嘱 □ 其他对症治疗 **临时医嘱：** □ 必要时复查血常规、电解质、胆红素 □ 必要时复查血气分析 □ 必要时复查 X 线胸片	**长期医嘱：** □ 出院带药 □ 门诊随诊 **临时医嘱** □ 出院前复查 1 次血常规、血气
主要护理工作	□ 注意呼吸变化情况 □ 注意气道分泌物 □ 注意患儿生命体征变化 □ 气道相关护理	□ 出院宣教
病情变异记录	□ 无 □ 有，原因： 1. 2.	□ 无 □ 有，原因： 1. 2.
护士签名		
医师签名		

第四章

母婴ABO血型不合溶血病临床路径释义

【医疗质量控制指标】（专家建议）

指标一、结合母婴血型信息，完善新生儿溶血相关实验室检查。

指标二、对于ABO血型不符新生儿黄疸患儿，应密切观察血清胆红素的快速增加。

指标三、合理、正确地应用新生儿高胆红素血症的光疗和换血指证。

一、母婴ABO血型不合溶血病编码

疾病名称及编码：母婴ABO血型不合溶血病（ICD-10：P55.1）［原路径编码（ICD-10：P55.101）］

手术操作及编码：光疗（ICD-10：99.83）或换血治疗（ICD-10：99.01）

二、临床路径检索方法

P51.1伴99.83或99.01母婴血型不合溶血病有不同的临床表现，可以用不同的尾码区分，故路径编码只保留P55.1

三、国家医疗保障疾病诊断相关分组（CHS-DRG）

MDC编码：MDCQ（血液、造血器官及免疫疾病和功能障碍）

ADRC编码：QD1（血液、造血器官及免疫系统其他手术）

四、母婴ABO血型不合溶血病临床路径标准住院流程

（一）适用对象

第一诊断为母婴ABO血型不合溶血病（ICD-10：P55.101）。

行光疗99.83或换血治疗99.01。

释义

■ 本临床路径的适用对象是第一诊断为母婴ABO血型不合溶血病的患儿。

■ 其他溶血病，如Rh血型不合或其他血型系统不合引起的新生儿溶血病，或经过初步检查，考虑为先天性红细胞膜异常、葡萄糖-6-磷酸脱氢酶缺乏症等疾病，进入其他临床路径。

■ 第一诊断为母婴ABO血型不合溶血病，合并其他诊断（如早产儿、低出生体重儿），但病情不重，不需要特别治疗，只是加强护理和观察，可以进入此路径。但合并其他疾病如新生儿窒息、肺炎、败血症等，需要特别检查和治疗，则不进入此路径或进入其他路径。

（二）诊断依据

根据《临床诊疗指南·小儿内科分册》（中华医学会编著，人民卫生出版社），《诸福棠实用儿科学》（第7版）（人民卫生出版社），《实用新生儿学》（第4版）（邵肖梅、叶鸿瑁、丘

小汕主编，人民卫生出版社）。

1. 黄疸出现早，黄疸程度重，达到病理性黄疸诊断标准。
2. 母婴血型不合：母亲血型多为 O 型，婴儿血型为 A 型或 B 型。
3. 实验室检查可以有血红蛋白下降、网织和/或有核红细胞升高、高间接胆红素血症等溶血依据。Coombs（抗人球蛋白）试验阳性和/或抗体释放试验阳性可明确诊断。

释义

■ 新生儿黄疸是新生儿时期常见症状，尤其是早期新生儿。它可以是新生儿正常发育过程中出现的症状，也可以是某些疾病的表现。因此，新生儿出现黄疸，应辨别是正常情况下的生理性黄疸还是异常的病理性黄疸，这对新生儿黄疸的诊断和处理十分重要。

■ 新生儿生理性黄疸系单纯由于新生儿胆红素代谢的特殊性引起的黄疸。一般生后 2~3 天出现，4~6 天达高峰，足月儿 10~14 天消退，早产儿 2~3 周消退，一般情况好，无其他临床症状，血清胆红素水平低于新生儿黄疸的干预水平（见新生儿黄疸推荐干预方案）。

■ 新生儿溶血病患儿黄疸出现早（可在生后 24 小时内出现），黄疸程度重，达到新生儿黄疸的干预标准（根据时龄胆红素水平、胎龄、日龄及是否存在胆红素脑病的高危因素来综合判断），还可表现为血清胆红素快速上升，每天上升 > 85. 5μmol/L（5mg/dl）。

■ 母婴 ABO 血型不合溶血病主要发生在母亲 O 型，新生儿 A 型或 B 型的情况下。母亲血型 A 型，新生儿 B 型或 AB 型，母亲血型 B 型，新生儿 A 型或 AB 型，因为抗体效价较低，临床上出现溶血不多见。

■ ABO 溶血病患儿红细胞上的抗体往往结合得不多，故直接抗人球蛋白（Coombs）试验常阴性，改良直接抗人球蛋白试验时用“最适合稀释度”的抗人球蛋白血清与充分洗涤后的患儿红细胞盐水悬液混合再做检测，可提高阳性检出率。

■ 改良 Coombs 试验或释放试验阳性的患儿，有一部分并不发病，所以临床上诊断溶血病时要有红细胞破坏增加［血细胞比容（Hct）或血红蛋白（Hb）进行性下降］、红细胞破坏后代谢产物胆红素水平进行性上升、呼气末 CO 水平或血中碳氧血红蛋白比例增高，以及继发造血系统功能活跃（网织红细胞、有核红细胞等增加）的证据。

（三）治疗方案的选择

根据《临床诊疗指南·小儿内科分册》（中华医学会编著，人民卫生出版社），《诸福棠实用儿科学》（第 7 版）（人民卫生出版社），《实用新生儿学》（第 4 版）（邵肖梅、叶鸿瑁、丘小汕主编，人民卫生出版社）。

1. 降低胆红素治疗：根据高胆红素血症的程度决定光疗、换血等措施。
2. 预防高胆红素脑病：必要时使用白蛋白。
3. 减轻溶血：必要时给予静注丙种球蛋白。
4. 纠正贫血：必要时输血。

释义

■ 新生儿黄疸的治疗目的是防止胆红素的进一步上升，对于达到干预水平的高胆红素血症积极干预，使胆红素水平尽快下降，防止胆红素脑损伤的发生。治疗方法有光疗、换血等。

■ 目前国际上新生儿光疗或换血的标准主要依据美国儿科学会 2004 年发表的胎龄≥35 周高胆红素血症管理指南和 2010 年英国国家卫生研究院的新生儿黄疸临床实践指南。2014 年中华医学会儿科分会新生儿学组的建议也是基于 AAP2004 年发表的胎龄≥35 周高胆红素血症管理指南（图 1、图 2）。

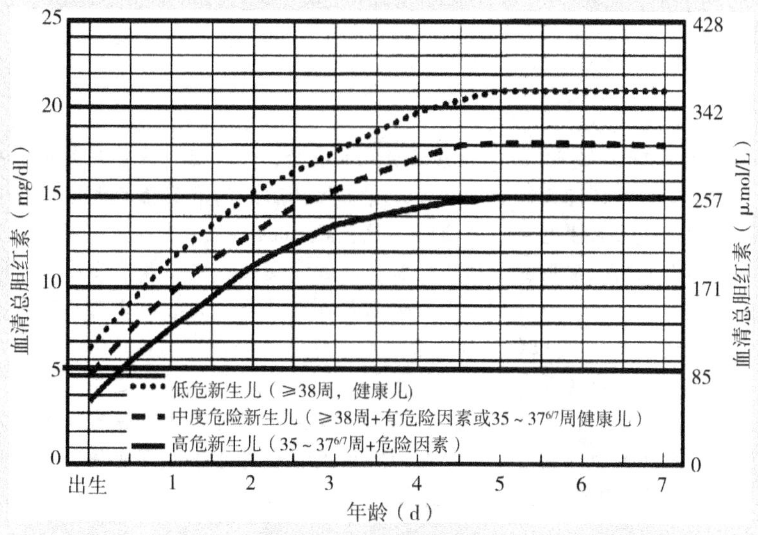

图 1　胎龄＞35 周的光疗参考曲线

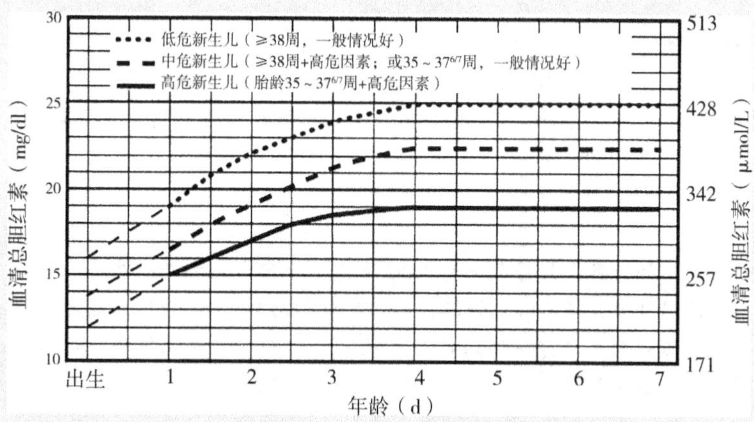

图 2　胎龄＞35 周的换血参考曲线

■ 对严重高胆红素血症或低蛋白血症者，可给予白蛋白静注，每次 1g/kg，增加与胆红素的连接，减少游离的非结合胆红素。

■ 对于确诊为母婴 ABO 血型不合溶血病的早期新生儿，为减轻溶血可以使用静脉用丙种球蛋白，以封闭单核-吞噬细胞系统吞噬细胞上的相应受体减少红细胞破坏。0.5～1g/kg 1 次，于 2～4 小时静脉滴注。必要时重复 1 次。

■ 母婴 ABO 血型不合溶血病一般病情较轻，多不需要输血纠正贫血。对早期溶血严重者，往往因为需要换血治疗而使贫血得到纠正，一般也不需要输血。如果因为严重贫血出现心率增快、呼吸急促、体重不增等，可以选择不具有引发溶血可能的血型，适当输血。

■ 对严重病例，可进行换血。

（四）标准住院日为 7~10 天

释义

■ 怀疑母婴 ABO 血型不合溶血病的患儿入院后，应按照急诊患儿处理，尽早明确诊断。若达到光疗指标及时开始光疗，有胆红素脑病高危因素的也可以提前开始光疗。第 1~2 天完善相关检查，行血型、改良 Coombs 试验、血涂片、网织红细胞计数等检查。动态监测血常规、血细胞比容、胆红素变化。完善各项常规检查如尿常规、肝肾功能及电解质、白蛋白水平。如需要换血应同时完善输血前感染筛查。结合患儿临床表现明确母婴 ABO 血型不合溶血病诊断，评估有无各系统并发症。因新生儿同时有生理性黄疸的因素叠加，后者高峰期为生后 4~6 天，患儿多需要观察到生理性黄疸高峰期结束，故最短住院时间约为 7 天。有时由于静脉采血及换血等操作较多，可能预防性使用抗菌药物以及为观察是否合并感染等可能住院时间稍有延长。总住院时间 7~10 天符合本路径要求。

（五）进入路径标准

1. 第一诊断必须符合母婴 ABO 血型不合溶血病 ICD-10：P55.101 疾病编码。
2. 当患儿同时具有其他疾病诊断，只要住院期间不需要特殊处理也不影响第一诊断的临床路径流程实施时，可以进入路径。

释义

■ 进入本路径的患儿需符合母婴 ABO 血型不合溶血病诊断标准。

■ 当患儿同时合并其他疾病诊断，经系统评估后对母婴 ABO 血型不合溶血病诊断、治疗无特殊影响，仅需要加强护理和观察者，可以进入此路径，但可能会增加医疗费用，延长住院时间。

（六）住院期间检查项目

1. 必需检查的项目：

（1）血常规和网织红细胞计数、尿常规、大便常规。

（2）患儿及其母亲血型鉴定。

（3）监测血清胆红素及间隔监测经皮胆红素。

（4）血生化全套。

（5）Coombs（抗人球蛋白）试验和/或抗体释放试验。

释义

■ 血常规、尿常规、大便常规是最基本的三大常规检查，每个进入路径的患儿均需完成。但因为本路径患儿多为生后1~2天的新生儿，若无特殊情况（如高度怀疑感染、消化道出血等），可待胎便排尽后查大便常规。注意新生儿早期血常规的变化。可以同时查C反应蛋白（细菌感染的敏感指标，增高提示存在细菌性感染），综合判断是否存在感染。

■ 血红蛋白检测用以了解患儿有无溶血导致的贫血。有核红细胞、网织红细胞增加均提示患儿可能存在溶血，但不能凭此诊断。

■ 患儿及其母亲血型鉴定包括ABO血型及Rh血型，是确诊所必需的，同时也为换血治疗做准备。

■ 在治疗过程中监测胆红素水平变化，帮助调整治疗方案、判断治疗效果等。测定血清胆红素及间隔经皮胆红素监测。当胆红素水平较高时或光疗后短时间内需要了解胆红素水平，则需测定血清胆红素。

■ 生化检查可评估有无基础疾病以及重要脏器功能及内环境情况。

■ ABO溶血病患儿红细胞上的抗体往往结合得不多，故直接抗人球蛋白试验常阴性。改良直接抗人球蛋白试验可提高阳性检出率。释放试验阳性说明血中有致敏的红细胞。

2. 根据患儿病情可选择的检查项目：如需行换血，则要完善凝血功能、感染性疾病筛查。

释义

■ 需要换血治疗时，不但需要有血常规（关注血红蛋白、血小板等水平）、患儿及其母亲ABO血型及Rh血型检查，还必须完成输血前感染筛查（乙肝、HIV、HCV、梅毒）以及凝血功能检查（了解换血治疗风险）。

（七）治疗方案与药物选择

1. 根据光疗曲线进行光疗：

（1）光疗过程中注意适当增加补液量，以防光疗中体液丢失过多。

（2）注意监测体温。

（3）光疗中注意保护患儿的双眼和会阴部。

释义

■ 根据光疗曲线对达到光疗干预标准的新生儿及时进行光疗，应注意参照的是有高危因素的参考曲线。

■ 因为光疗后胆红素结构发生改变，胆红素转变为水溶性的异构体需要从尿中排出。充足的液体量保证有足够的尿量排出也是提高光疗效果的重要因素。同时光疗时全身皮肤暴露较多，经皮肤丢失的水分较多，需要额外补充液体量以保证足够的尿量。一般每天需额外增加10ml/kg的液体入量。

■ 光疗时患儿的全身暴露较多，必须有合适的保暖措施。光疗箱箱温过高时容易发热，所以光疗时需要监测体温。

■ 光疗采用的光波波长易对眼底黄斑造成伤害，也有可能对生殖器有损害，光疗时应用黑色眼罩遮住双眼，生殖器也用遮光的尿布遮盖。

2. 溶血病诊断明确，可考虑应用丙种球蛋白0.5~1g/kg，必要时复用1次。

释义

■ 对于确诊为母婴ABO血型不合溶血病的早期新生儿，可以使用静脉用丙种球蛋白，以封闭单核-吞噬细胞系统吞噬细胞上的相应受体减少红细胞破坏。0.5~1g/kg 1次，必要时重复1次。

3. 根据胆红素水平，酌情应用白蛋白，每次1g/kg。

释义

■ 对严重高胆红素血症或低蛋白血症者，可予白蛋白每次1g/kg，增加与胆红素的连接，减少游离的非结合胆红素。

4. 换血疗法：
（1）掌握换血指征，必须签署换血同意书。
（2）换血量：双倍血容量进行换血。
（3）选择合适的血源。

释义

■ 严格掌握换血指征。推荐使用美国儿科学会2004版新生儿高胆红素血症管理指南中胎龄35周以上早产儿及足月儿依据不同胎龄、日龄以及是否存在胆红素脑病的高危因素的换血参考标准。换血疗法有一定的风险和并发症，换血前应有家长签署的换血知情同意书。

■ 血源的选择：ABO溶血病如母亲O型血，患儿为A型或B型时，首选O型红细胞和AB型血浆的混合血。紧急情况下也可选择O型或同型血。建议红细胞与血浆比例为（2~3）：1。

■ 换血量：为新生儿血容量的2倍。新生儿血容量一般为80ml/kg，因此换血量一般为150~180ml/kg。

5. 光疗和换血前后均需密切监测胆红素水平、血常规+网织红细胞。

释义

■ 光疗过程中密切监测血清胆红素水平的变化，一般 6~12 小时监测 1 次。对于溶血症或血清胆红素水平接近换血水平的患儿需在光疗开始后每 4~6 小时内监测。光疗结束后 12~18 小时应监测血清胆红素，以防反跳。换血后也会发生 TSB 反跳，应继续光疗，并每 4 小时监测 TSB。如果监测 TSB 超过换血前水平应再次换血。

■ 血常规及网织红细胞可帮助观察病情，了解治疗效果及贫血情况，同时可以了解是否合并感染，可作为动态监测指标。

（八）出院标准

1. 血清胆红素稳定下降，结束光疗 24~48 小时后，胆红素仍低于需要临床干预的标准。
2. 血红蛋白稳定，＞80g/L。
3. 患儿一般情况良好。

释义

■ 患儿入院后经过光疗等治疗后胆红素稳定下降，且停止光疗 24~48 小时后胆红素无显著反跳，低于需要干预的标准，患儿一般情况良好，晚期新生儿血红蛋白稳定在 80g/L 以上，可以出院。出院后仍存在胆红素反跳以及贫血等可能，必要时 48~72 小时复测胆红素，定期检测血红蛋白。

（九）变异及原因分析

1. 存在使高胆红素血症进一步加重的其他情况，需要处理干预。
2. 患儿如发生胆红素脑病，需要其他相关检查及处理，延长住院治疗时间。

释义

■ 患儿出现使高胆红素血症进一步加重的其他情况，需要处理干预，如感染（包括不明部位感染、败血症、肺炎等）、轻度窒息、呼吸暂停、低氧及需要各种呼吸支持、喂养不耐受、电解质紊乱、血糖异常（高血糖或低血糖）等，导致住院时间延长，住院肺炎增加。医师需要在表单中说明。

■ 患儿如发生胆红素脑病，需要其他相关检查及处理，延长住院治疗时间。医师需要在表单中说明。

■ 由于存在医疗、护理、患儿、环境等多方面事前未预知的对本路径治疗可能产生影响的情况，需要中止执行路径或者是延长治疗时间、增加治疗费用，医师需要在表单中说明。为便于总结和在工作中不断完善和修订临床路径，应将变异原因归纳、总结，以便重新修订临床路径时参考。

（十）参考费用标准

释义

■ 总费用一般为3500元［包括化验检查费1500元，治疗费1000元（包括光疗），住院7天左右的护理、床位费、诊疗费1000元左右］。

■ 如需用静脉用丙种球蛋白以及白蛋白需额外增加约700元。脑干听觉诱发电位以及MR检查需额外增加约1000元。

五、母婴ABO血型不合溶血病给药方案

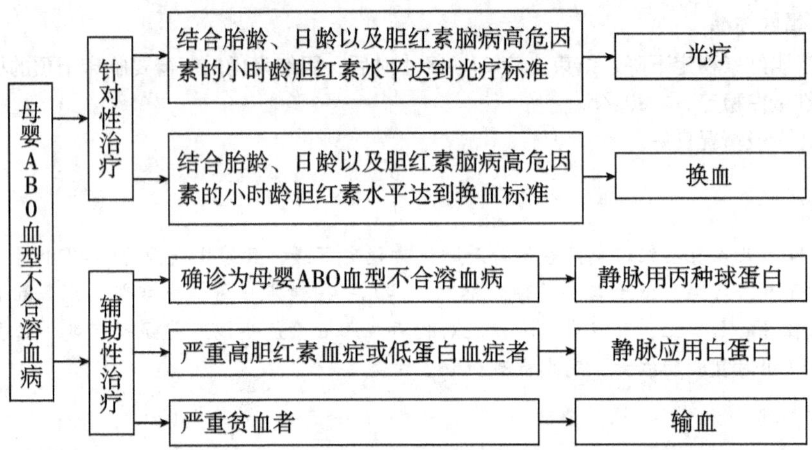

（一）用药选择

1. 静脉用丙种球蛋白：丙种球蛋白可以封闭单核-吞噬细胞系统吞噬细胞表面的相应受体，减少致敏红细胞的破坏，减轻溶血。

2. 白蛋白：游离的非结合胆红素可以通过血脑屏障，造成胆红素脑病。静脉应用白蛋白，可以增加与非结合胆红素的连接，减少血中游离的非结合胆红素，预防胆红素脑病的发生。

（二）药学提示

1. 静脉用丙种球蛋白：确诊为母婴ABO血型不合溶血病的早期新生儿，溶血严重时可以使用。每次0.5~1.0g/kg，可用5%葡萄糖稀释1~2倍后，于2~4小时静脉滴注。必要时可以重复使用1次。禁用于：对人免疫球蛋白过敏或有其他严重过敏史者禁用，有抗IgA抗体的选择性IgA缺乏症患儿禁用。

2. 白蛋白：适用于严重高胆红素血症，尤其是达到或接近换血标准的患儿。

禁用于：对白蛋白严重过敏者；急性心脏病患儿、正常血容量或高血容量的心力衰竭患儿，严重贫血患儿；肾功能不全者。

（三）注意事项

1. 白蛋白不得用注射用水稀释，否则会导致患儿溶血。

2. 为预防胆红素脑病应尽可能避免应用可与胆红素竞争白蛋白结合的药物。

六、母婴ABO血型不合溶血病护理规范

1. 密切观察皮肤黄染和患儿哭声、吃奶、呼吸和神经系统表现。

2. 鼓励患儿家长进行母乳喂养，尽可能进行经肠道喂养。
3. 光疗期间应密切观察生命体征。

七、母婴 ABO 血型不合溶血病营养治疗规范

根据新生儿胆红素代谢特点，为减少胆红素的肠-肝循环，应鼓励经肠道喂养，并保证充分的营养与液量摄入。

八、母婴 ABO 血型不合溶血病患儿健康宣教

可以通过新生儿胆红素筛查和对重度高胆红素血症进行及时干预来避免胆红素脑病的发生；对于产科出院较早的新生儿，鼓励家长遵循随访制度，在产科出院后对胆红素进行定期复查，以早期发现严重的高胆红素血症。

九、推荐表单

（一）医师表单

母婴 ABO 血型不合溶血病临床路径医师表单

适用对象：第一诊断为母婴 ABO 血型不合溶血病（ICD-10：P55.101）
行光疗 99.83 或换血 99.01

患儿姓名：	性别： 年龄： 门诊号：	住院号：
住院日期： 年 月 日	出院日期： 年 月 日	标准住院日：7~10 天

时间	住院第 1 天	住院第 2~6 天
主要诊疗工作	□ 询问病史及体格检查 □ 病情告知 □ 如患儿病情重，应及时通知上级医师	□ 上级医师查房，明确诊断 □ 根据血清胆红素变化情况判断是否继续光疗 □ 酌情换血或输血
重要医嘱	**长期医嘱：** □ 新生儿/早产儿护理常规 □ 根据患儿一般情况决定能否开奶 □ 抗生素（必要时） **临时医嘱：** □ 血常规、尿常规、大便常规 □ 网织红细胞计数 □ 患儿及其母亲血型鉴定 □ 监测血清胆红素及间隔测定经皮胆红素 □ 血生化全套 □ Coombs 试验和/或抗体释放试验 □ 血气分析、电解质 □ 心电监测 □ 光疗（必要时） □ 补液（必要时） □ 静注白蛋白、丙种球蛋白（必要时） □ 换血或输血（必要时） □ 凝血功能、感染性疾病筛查（必要时）	**长期医嘱：** □ 新生儿/早产儿护理常规 □ 根据患儿喂养耐受情况调整奶量 □ 抗生素（必要时） **临时医嘱：** □ 心电监测 □ 补液 □ 光疗（必要时） □ 监测血清血胆红素 □ 血常规 □ 静注白蛋白、丙种球蛋白（必要时） □ 换血或输血（必要时）
病情变异记录	□ 无 □ 有，原因： 1. 2.	□ 无 □ 有，原因： 1. 2.
医师签名		

<table>
<tr><td rowspan="2">时间</td><td colspan="2">住院第 天（换血日）</td><td rowspan="2">住院第7~10天（出院日）</td></tr>
<tr><td>换血前</td><td>换血后</td></tr>
<tr><td>主要诊疗工作</td><td>□ 明确换血指征，检查有无禁忌证
□ 完善换血前实验室检查
□ 家属谈话，签署换血同意书
□ 换血前仍积极光疗</td><td>□ 换血后继续光疗
□ 密切观察患儿病情，监测血清胆红素水平决定是否需要第二次换血
□ 观察有无胆红素脑病征象</td><td>□ 上级医师查房，同意其出院
□ 完成出院小结
□ 出院宣教</td></tr>
<tr><td>重点医嘱</td><td>长期医嘱：
□ 新生儿/早产儿护理常规
□ 根据患儿一般情况决定能否开奶
□ 抗生素（必要时）
临时医嘱：
□ 心电监护
□ 光疗
□ 换血前4小时起禁食
□ 禁食后增加补液
□ 置管医嘱
□ 换血医嘱
□ 镇静
□ 血常规
□ 血气分析、电解质
□ 凝血功能
□ 血生化全套
□ 血培养</td><td>长期医嘱：
□ 根据患儿情况调整奶量
□ 抗生素（必要时）
临时医嘱：
□ 心电监护
□ 光疗
□ 监测血清胆红素水平
□ 血常规
□ 血生化全套
□ 血气分析、电解质
□ 血培养</td><td>临时医嘱：
□ 出院前可考虑检查脑干听觉诱发电位和头颅MRI
□ 通知出院</td></tr>
<tr><td>病情变异情况</td><td>□ 无 □ 有，原因：
1.
2.</td><td>□ 无 □ 有，原因：
1.
2.</td><td>□ 无 □ 有，原因：
1.
2.</td></tr>
<tr><td>医师签名</td><td></td><td></td><td></td></tr>
</table>

（二）护士表单

母婴ABO血型不合溶血病临床路径护士表单

适用对象：第一诊断为母婴 ABO 血型不合溶血病（ICD-10：P55.101）
行光疗 99.83 或换血 99.01

患儿姓名：	性别： 年龄： 门诊号：	住院号：
住院日期： 年 月 日	出院日期： 年 月 日	标准住院日：7~10 天

时间	住院第 1 天	住院第 2~6 天
主要护理工作	□ 入院宣教（环境、设施、人员等） □ 入院护理评估（生命体征、营养状况等） □ 询问病史，相应体格检查 □ 协助完成相关检查 □ 注意液体出入量和黄疸情况 □ 光疗护理：注意保护眼睛和会阴部；注意体温变化，有无皮疹及腹胀、腹泻情况	□ 生活护理（称体重、沐浴、喂养、换尿布等） □ 光疗护理：注意保护眼睛和会阴部；注意体温变化，有无皮疹及腹胀、腹泻情况 □ 注意黄疸变化情况 □ 注意喂养情况
重要医嘱	**长期医嘱：** □ 新生儿/早产儿护理常规 □ 根据患儿一般情况决定能否开奶 □ 抗生素（必要时） **临时医嘱：** □ 血常规、尿常规、大便常规 □ 网织红细胞计数 □ 患儿及其母亲血型鉴定 □ 监测血清胆红素及间隔测定经皮胆红素 □ 血生化全套 □ Coombs 试验和/或抗体释放试验 □ 血气分析、电解质 □ 心电监测 □ 光疗（必要时） □ 补液（必要时） □ 静注白蛋白、丙种球蛋白（必要时） □ 换血或输血（必要时） □ 凝血功能、感染性疾病筛查（必要时）	**长期医嘱：** □ 新生儿/早产儿护理常规 □ 根据患儿喂养耐受情况调整奶量 □ 抗生素（必要时） **临时医嘱：** □ 心电监测 □ 补液 □ 光疗（必要时） □ 监测血清血胆红素 □ 血常规 □ 静注白蛋白、丙种球蛋白（必要时） □ 换血或输血（必要时）
病情变异记录	□ 无 □ 有，原因： 1. 2.	□ 无 □ 有，原因： 1. 2.
护士签名		

<table>
<tr><td rowspan="2">时间</td><td colspan="2">住院第　　天（换血日）</td><td rowspan="2">住院第7~10天（出院日）</td></tr>
<tr><td>换血前</td><td>换血后</td></tr>
<tr><td>主要护理工作</td><td>□ 注意黄疸变化情况
□ 注意患儿生命体征变化
□ 光疗相关护理
□ 换血前仍协助医师配液、置管、记录等
□ 注意穿刺部位护理</td><td>□ 注意黄疸变化情况
□ 注意患儿生命体征
□ 光疗相关护理
□ 注意穿刺部位护理</td><td>□ 生活护理（称体重、沐浴、喂养、换尿布等）
□ 出院宣教
□ 出院宣教</td></tr>
<tr><td>重点医嘱</td><td>长期医嘱：
□ 新生儿/早产儿护理常规
□ 根据患儿一般情况决定能否开奶
□ 抗生素（必要时）
临时医嘱：
□ 心电监护
□ 换血前光疗
□ 换血前4小时起禁食
□ 禁食后增加补液
□ 置管医嘱
□ 换血医嘱
□ 镇静
□ 血常规
□ 血气分析、电解质
□ 凝血功能
□ 血生化全套
□ 血培养</td><td>长期医嘱：
□ 根据患儿情况调整奶量
□ 抗生素（必要时）
临时医嘱：
□ 心电监护
□ 光疗
□ 监测血清胆红素水平
□ 血常规
□ 血气分析、电解质
□ 血生化全套
□ 血培养</td><td>临时医嘱：
□ 出院前可考虑检查脑干听觉诱发电位和头颅MRI
□ 通知出院</td></tr>
<tr><td>病情变异情况</td><td>□ 无　□ 有，原因：
1.
2.</td><td>□ 无　□ 有，原因：
1.
2.</td><td>□ 无　□ 有，原因：
1.
2.</td></tr>
<tr><td>护士签名</td><td></td><td></td><td></td></tr>
</table>

（三）患儿表单

母婴 ABO 血型不合溶血病临床路径患儿表单

适用对象：第一诊断为母婴 ABO 血型不合溶血病（ICD-10：P55.101）
行光疗 99.83 或换血 99.01

患儿姓名：	性别：　年龄：　门诊号：	住院号：
住院日期：　年　月　日	出院日期：　年　月　日	标准住院日：7~10 天

时间	住院第 1 天	住院第 2~6 天
医患配合	□ 接受入院宣教 □ 接受入院护理评估 □ 接受病史询问及体格检查 □ 病情告知 □ 如患儿病情重，家属与上级医师沟通 □ 签署必要的文书（如输血、换血同意书、抢救知情同意书、有创知情同意书等） □ 接受相关检查及治疗 □ 患儿病情变化时及时通知家属，家属及时到病区	□ 家属与医师交流了解病情 □ 接受相关的检查及治疗
重点诊疗及检查	**重点诊疗：** □ 光疗 □ 必要时静脉注射白蛋白、丙种球蛋白 □ 必要时换血或输血 □ 抗生素（必要时） □ 哺乳 □ 维持水、电解质平衡，血糖稳定 **重要检查：** □ 血常规、尿常规、大便常规 □ 网织红细胞计数 □ 患儿及其母亲血型鉴定 □ 监测血清胆红素及间隔测定经皮胆红素 □ 血生化全套 □ Coombs 试验和/或抗体释放试验 □ 血气分析、电解质 □ 凝血功能、感染性疾病筛查（必要时）	**重点诊疗：** □ 光疗 □ 必要时静脉注射白蛋白、丙种球蛋白 □ 必要时换血或输血 □ 抗生素（必要时） □ 调整奶量 **重要检查：** □ 监测血清胆红素 □ 血常规
病情变异记录	□ 无　□ 有，原因： 1. 2.	□ 无　□ 有，原因： 1. 2.
监护人签字		

<table>
<tr><th rowspan="2">时间</th><th colspan="2">住院第　　天（换血日）</th><th rowspan="2">住院第 7~10 天（出院日）</th></tr>
<tr><th>换血前及换血时</th><th>换血后</th></tr>
<tr><td>医患配合</td><td>□ 医师向家属病情告知
□ 继续接受治疗及检查
□ 签署换血同意书
□ 严格按照技术要求完成置管及换血治疗
□ 换血前积极光疗</td><td>□ 继续接受治疗及检查
□ 病情危重时及时与医师交流</td><td>□ 接受出院前宣教
□ 了解出院注意事项
□ 了解随诊复查程序
□ 办理出院手续
□ 获取出院诊断证明书
□ 获取出院带药（必要时）</td></tr>
<tr><td>重点诊疗及检查</td><td>重点诊疗：
□ 换血前常规筛查及准备
□ 心电、血压监测
□ 镇静
□ 换血前应用白蛋白
□ 换血前 4 小时前禁食
□ 禁食后增加补液
□ 抗生素（必要时）
重要检查：
□ 换血前血型及感染筛查
□ 血常规
□ 血气分析、电解质
□ 血生化
□ 凝血功能
□ 血培养</td><td>重点诊疗：
□ 根据患儿情况适时开奶
□ 心电、血压监测
□ 光疗
重要检查：
□ 复查血常规
□ 监测血清胆红素水平</td><td>重点诊疗：
□ 出院前检查脑干听觉诱发电位和头颅 MRI
□ 出院宣教
□ 出院带药
□ 门诊随访方案</td></tr>
<tr><td>病情变异记录</td><td>□ 无　□ 有，原因：
1.
2.</td><td>□ 无　□ 有，原因：
1.
2.</td><td>□ 无　□ 有，原因：
1.
2.</td></tr>
<tr><td>监护人签字</td><td></td><td></td><td></td></tr>
</table>

附：原表单（2016年版）

母婴ABO血型不合溶血病临床路径表单

适用对象：第一诊断为母婴ABO血型不合溶血病（ICD-10：P55.101）
行光疗99.83或换血99.01

患儿姓名：	性别： 年龄： 门诊号：	住院号：
住院日期： 年 月 日	出院日期： 年 月 日	标准住院日：7~10天

时间	住院第1天	住院第2~6天	住院第7~10天（出院日）
主要诊疗工作	□ 询问病史及体格检查 □ 病情告知 □ 如患儿病情重，应及时通知上级医师	□ 上级医师查房，明确诊断 □ 根据胆红素变化情况判断是否继续光疗 □ 酌情换血或输血	□ 上级医师查房，同意其出院 □ 完成出院小结 □ 出院宣教出院
重点医嘱	**长期医嘱：** □ 新生儿/早产儿护理常规 □ 根据患儿一般情况决定能否开奶 □ 抗生素（必要时） **临时医嘱：** □ 血常规、尿常规、大便常规 □ 网织红细胞计数 □ 患儿及其母亲血型鉴定 □ 监测血清胆红素及间隔测定经皮胆红素 □ 血生化全套 □ Coombs试验和/或抗体释放试验 □ 血气分析 □ 心电监测 □ 光疗（必要时） □ 补液（必要时） □ 静注白蛋白、丙种球蛋白（必要时） □ 换血或输血（必要时） □ 凝血功能、感染性疾病筛查（必要时）	**长期医嘱：** □ 新生儿/早产儿护理常规 □ 根据患儿喂养耐受情况调整奶量 □ 抗生素（必要时） **临时医嘱：** □ 心电监测 □ 补液 □ 光疗（必要时） □ 监测血清胆红素 □ 静注白蛋白、丙种球蛋白（必要时） □ 换血或输血（必要时）	**临时医嘱：** □ 出院前可考虑脑干听觉诱发电位和头颅MRI检查 □ 通知出院
主要护理工作	□ 入院宣教 □ 光疗护理：保护眼睛和会阴部 □ 注意出入量和黄疸变化情况	□ 光疗护理：保护眼睛和会阴部 □ 注意黄疸变化情况 □ 注意患儿喂养情况	□ 出院宣教
病情变异记录	□ 无 □ 有，原因： 1. 2.	□ 无 □ 有，原因： 1. 2.	□ 无 □ 有，原因： 1. 2.
护士签名			
医师签名			

附表：换血医嘱

<table>
<tr><td rowspan="2">时间</td><td colspan="2">住院第　　天（换血日）</td></tr>
<tr><td>换血前</td><td>换血后</td></tr>
<tr><td>主要诊疗工作</td><td>□ 明确换血指征，检查有无禁忌证
□ 完善换血前实验室检查
□ 家属谈话，签署换血同意书
□ 换血前仍积极光疗</td><td>□ 换血后继续光疗
□ 密切观察患儿病情，监测胆红素水平决定是否需要第二次换血
□ 观察有无胆红素脑病征象</td></tr>
<tr><td>重点医嘱</td><td>长期医嘱：
□ 新生儿/早产儿护理常规
□ 根据患儿一般情况决定能否开奶
□ 抗生素（必要时）
临时医嘱：
□ 心电监护
□ 光疗
□ 换血前4小时起禁食
□ 禁食后增加补液
□ 置管医嘱
□ 换血医嘱
□ 镇静
□ 血常规
□ 血生化全套
□ 血培养</td><td>长期医嘱：
□ 根据患儿情况调整奶量
□ 抗生素（必要时）
临时医嘱：
□ 心电监护
□ 光疗
□ 监测血清胆红素水平
□ 血常规
□ 血生化全套
□ 血培养</td></tr>
<tr><td>主要护理工作</td><td>□ 注意黄疸变化情况
□ 注意患儿生命体征变化
□ 光疗相关护理</td><td>□ 注意黄疸变化情况
□ 注意患儿生命体征变化
□ 光疗相关护理</td></tr>
<tr><td>病情变异记录</td><td>□ 无　□ 有，原因：
1.
2.</td><td>□ 无　□ 有，原因：
1.
2.</td></tr>
<tr><td>护士签名</td><td></td><td></td></tr>
<tr><td>医师签名</td><td></td><td></td></tr>
</table>

第五章

新生儿高胆红素血症临床路径释义

【医疗质量控制指标】(专家建议)

指标一、新生儿高胆红素血症的诊断与日龄、胎龄及是否存在高危因素有关。

指标二、参考日龄或小时胆红素列线图进行生后早期筛查和随访是高胆红素血症管理的核心。

指标三、要重视引起新生儿高胆红素血症的高危因素、特别是对溶血的管理。

指标四、对达到干预标准的新生儿高胆红素血症进行光疗是最有效和安全的治疗手段。

一、新生儿高胆红素血症编码

1. 原编码:

疾病名称及编码:新生儿高胆红素血症(ICD-10:P59.901)

2. 修改编码:

疾病名称及编码:新生儿高胆红素血症(ICD-10:P59)

二、临床路径检索方法

P59

三、国家医疗保障疾病诊断相关分组(CHS-DRG)

MDC 编码:MDCH(肝、胆、胰疾病及功能障碍)

ADRG 编码:HZ1(其他肝脏疾患)

四、新生儿高胆红素血症临床路径标准住院流程

(一)适用对象

第一诊断为新生儿高胆红素血症(ICD-10:P59.901)。

释义

■ 本路径适用对象是第一诊断为新生儿高胆红素血症的患儿。

■ 如第一诊断为新生儿高胆红素血症的患儿,合并其他诊断(如早产儿、低出生体重儿),但病情不重,不需要特别治疗,只是加强护理和观察,可以进入此路径。但合并其他疾病(如早产儿、低出生体重儿),以及合并新生儿窒息、肺炎、败血症、出血或胆道梗阻等症,需要特别检查和治疗,则不进入此路径或进入其他路径。

(二)诊断依据

根据《临床诊疗指南·小儿内科分册》(中华医学会编著,人民卫生出版社),《诸福棠实用儿科学》(第7版)(人民卫生出版社),《实用新生儿学》(第4版)(邵肖梅、叶鸿瑁、丘小汕主编,人民卫生出版社)。

对于出生胎龄35周以上的晚期早产儿和足月儿,血清总胆红素水平超过 Bhutani 新生儿小时龄胆红素列线图的95百分位。

释义

■ 本路径的制订主要参考国内权威参考书籍和诊疗指南或共识。

■ 新生儿出生后的胆红素水平是一个动态变化的过程。目前倾向于采用小时龄胆红素值来评估高胆红素血症的风险，同时根据不同胎龄和出生后小时龄以及是否存在高危因素来判断胆红素水平是否处于正常或安全，是否需要干预，而不是以一固定值来表述。对于胎龄≥35 周的早产儿或足月新生儿，目前多采用美国 Bhutani 教授制作的新生儿小时龄胆红素列线图作为标准，当小时胆红素值超过 95 百分位或达到 AAP 的光疗曲线阀值时将其定义为高胆红素血症（图 3）。

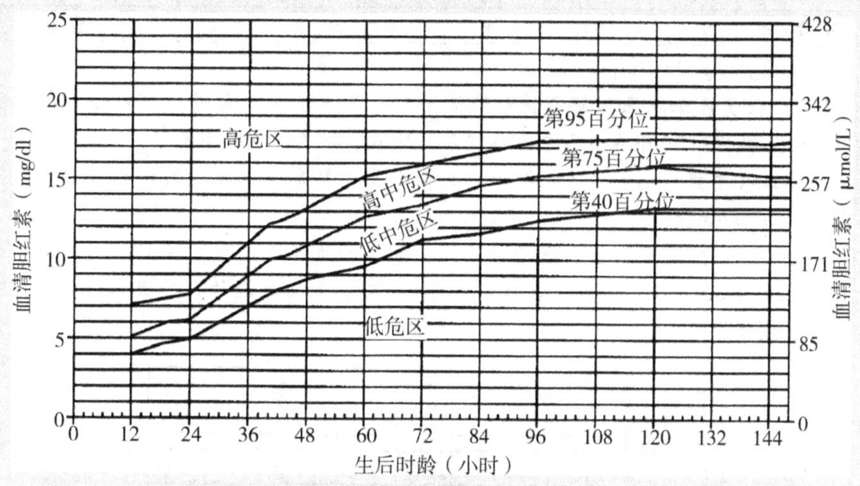

图 3 Bhutani 小时胆红素列线图

（三）治疗方案的选择

根据《临床诊疗指南·小儿内科分册》（中华医学会编著，人民卫生出版社），《诸福棠实用儿科学》（第 7 版）（人民卫生出版社），《实用新生儿学》（第 4 版）（邵肖梅、叶鸿瑁、丘小汕主编，人民卫生出版社）。

1. 降低胆红素：根据高胆红素血症的程度决定光疗、换血等措施。
2. 预防高胆红素脑病：必要时使用白蛋白。
3. 减轻溶血：必要时给予静注丙种球蛋白。
4. 纠正贫血：必要时输血。

释义

■ 新生儿高胆红素血症病因多样，需要一系列的化验检查来确定病因。

■ 本治疗方案主要针对的是高间接胆红素血症。

■ 根据高胆红素血症的程度决定光疗或换血来降低胆红素水平。光疗或换血指征：多采用美国儿科学会 2004 年版新生儿高胆红素血症管理指南中胎龄≥35 周早产儿或足月儿光疗或换血标准参考曲线（图 4、图 5）。对于出生体重＜2500g 的早产儿，光疗和换血的标准可参照《中华儿科杂志》2014 年发表的“新生儿高胆红素血症诊断和治疗专家共识”（表 1）。

表1 出生体重<2500g的早产儿光疗和换血参考标准［总胆红素（mg/dl）］

BW	TSB（mg/dl）											
	<24h		24~48h		48~72h		72~96h		96~120h		≥120h	
	光疗	换血	光疗	换血	光疗	换血	光疗	换血	光疗	换血	光疗	换血
<1000g	4	8	5	10	6	12	7	12	8	15	8	15
1000~1249g	5	10	6	12	7	15	9	15	10	18	10	18
1250~1999g	6	10	7	12	9	15	10	15	12	18	12	18
2000~2299g	7	12	8	15	10	18	12	20	13	20	14	20
2300~2499g	9	12	12	18	14	20	16	22	17	23	18	23

总胆红素：1mg/dl=17.1μmol/L

■对于接受换血浅且血浆白蛋白较低的新生儿输注人血白蛋白可以增加与胆红素的联结，减少血中游离的非结合胆红素，降低胆红素脑病的风险。

■ 溶血（主要指同族免疫性溶血）较为严重的早期新生儿尚可用丙种球蛋白静注以减少红细胞破坏。

■ 当临床上出现血红蛋白进行性下降，早期新生儿血红蛋白≤120g/L，晚期新生儿血红蛋白≤80g/L，或出现贫血相关的症状时，如心率增快、呼吸急促、体重不增等可考虑输血。

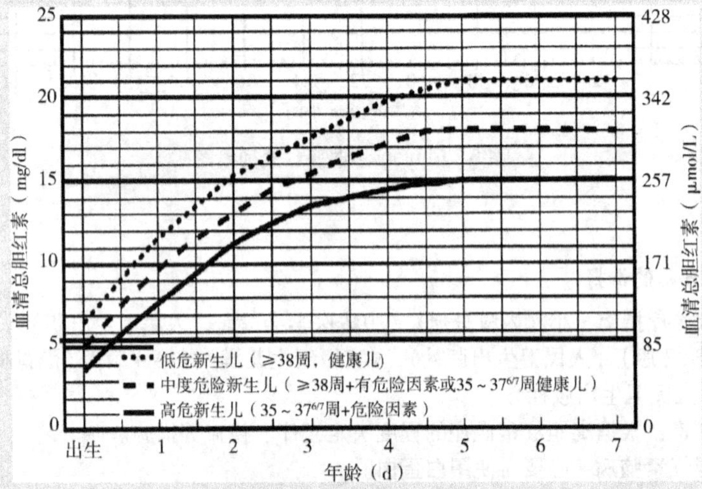

图4 胎龄>35周的光疗参考曲线

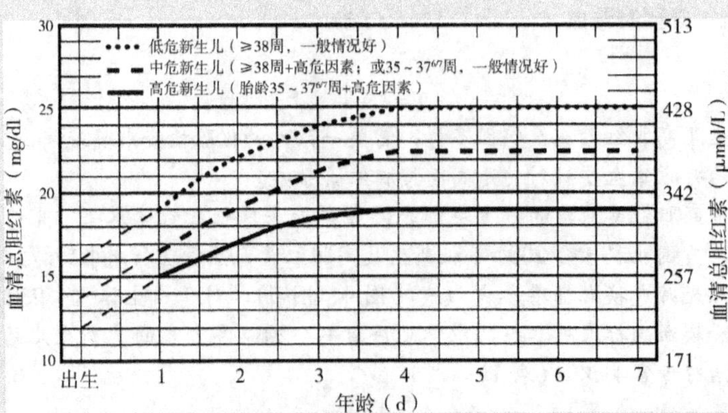

图5 胎龄>35周的换血参考曲线

（四）标准住院日为5~10天

释义

■ 新生儿高胆红素血症患儿入院后，应按照急诊患儿处理，尽早明确诊断；常将血清胆红素作为测定的“金标准”。若达到光疗指标及时开始光疗，有胆红素脑病高危因素的也可以提前开始光疗。第1~2天完善相关检查，行血常规、血细胞比容、尿常规、肝肾功能及电解质、白蛋白水平，监测胆红素水平变化，完善肝胆超声等检查。如需要换血应同时完善输血前感染筛查。结合患儿临床表现评估有无感染、出血、胆道闭锁、肝炎等并发症。因新生儿同时有生理性黄疸的因素叠加，后者高峰期为生后4~6天，患儿多需要观察到生理性黄疸高峰期结束，故住院时间约为7天。有时由于静脉采血及换血等操作较多，可预防性使用抗菌药物以及为观察是否合并感染等可能住院时间稍有延长。总住院时间5~7天，部分患儿血胆红素下降缓慢，住院时间可能延长到10天。

（五）进入路径标准

1. 第一诊断必须符合新生高胆红素血症（ICD-10：P59.901）疾病编码。
2. 当患儿同时具有其他疾病诊断，只要住院期间不需要特殊处理也不影响第一诊断的临床路径流程实施时，可以进入路径。

释义

■ 进入本路径的患儿第一诊断为新生儿高胆红素血症。

■ 合并其他诊断（如早产儿、低出生体重儿），但病情不重，不需要特别治疗，只是加强护理和观察，可以进入此路径，但可能增加医疗费用，延长住院时间。如合并其他疾病（如早产儿、低出生体重儿），以及合并新生儿窒息、肺炎、败血症、出血或胆道梗阻等症，需要特别检查和治疗，则不进入此路径或进入其他路径。

（六）住院期间的检查项目

1. 必需的检查项目：
（1）血常规、血型、外周血网织红细胞计数、尿常规、大便常规。
（2）CRP。
（3）监测血清胆红素。
（4）血生化全套。
（5）血气分析。
（6）抗人球蛋白试验（Coombs试验）。
2. 根据患儿病情进行的检查项目：
（1）甲状腺功能减低症和葡萄糖6-磷酸脱氢酶缺乏症的筛查。
（2）血TORCH。
（3）腹部B超。
（4）红细胞形态。

（5）听力检查。
（6）头颅 MRI。
（7）遗传代谢性疾病筛查。
（8）血培养+药敏。

释义

■ 血常规、尿常规、大便常规是最基本的三大常规检查，进入路径的患儿均需完成。血红蛋白、网织红细胞检测可以进一步了解患儿有无溶血导致的贫血。血型检查是为了解是否存在母婴血型不合，是否需要行溶血病筛查。血白细胞计数分类以及 CRP 有助于判断是否合并感染。监测血清胆红素水平来决定需要什么样的干预措施以及干预后的效果，并决定是否可以出院。肝肾功能、血气分析、电解质有助于高胆红素血症的病因鉴别以及评估有无基础疾病，是否影响住院时间、费用及其治疗预后。抗人球蛋白试验是诊断同族免疫性溶血（ABO 或 Rh 溶血）的主要方法。

■ 新生儿高胆红素血症病因比较复杂，如有溶血的依据而又排除了同族免疫性溶血，可以行 G6PD 筛查以确定是否存在 G6PD 缺乏导致的溶血。红细胞形态异常，如遗传性球形红细胞增多症，遗传性椭圆形红细胞增多症，遗传性口形红细胞增多症由于细胞膜结构异常使红细胞易于破坏导致溶血，可以通过红细胞形态检查明确。如怀疑宫内感染或生后细菌感染，需行 TORCH 检查或血培养检查。甲状腺素缺乏，可能影响肝细胞 UGT 的发育，从而使 UGT 的活性下降，使黄疸加重或迁延不退，对于此类病例查甲状腺功能可以确诊。其他导致新生儿高胆红素血症的少见原因有遗传代谢性疾病，常规检查未能明确病因，同时存在一些代谢异常征象时可行遗传代谢性疾病筛查。

■ 严重的高胆红素血症可以导致脑损伤，听力筛查和头颅 MRI 是目前反映胆红素脑损伤较为敏感的检查手段。在急性胆红素脑病阶段，脑干听觉诱发电位可出现变化，表现为Ⅲ和 V 波异常，随疾病严重性增加，所有 ABR 波均可消失。急性期 MRI T1 加权像在苍白球、丘脑底核显示信号增高，但并不代表预后不良，如相应部位在慢性期出现 MRI T2 高信号则提示预后不良。

（七）治疗方案与药物选择

1. 根据光疗曲线进行光疗：
（1）光疗过程中注意适当增加补液量，以防光疗中体液丢失过多。
（2）注意监测体温。
（3）光疗中注意保护患儿的双眼和会阴部。

释义

■ 因为光疗后胆红素结构发生改变，胆红素转变为水溶性的光异构体或光红素需要从尿中排出。充足的液体量保证有足够的尿量排出也是提高光疗效果的重要因素。同时光疗时全身皮肤暴露较多，经皮肤丢失的水分较多，需要额外补充液体量以保证足够的尿量。一般每天需额外增加 10ml/kg。

■ 光疗时患儿的全身暴露较多，必须有合适的保暖措施。光疗箱箱温过高时容易发热，所以光疗时需要监测体温。

■ 光疗采用的光波波长易对眼底黄斑造成伤害，也有可能对生殖器有损害，光疗时应用黑色眼罩遮住双眼，生殖器也用遮光的尿布遮盖。

2. 根据胆红素水平，酌情应用白蛋白，每次 1g/kg。

3. 换血疗法：

（1）掌握换血指征，必须签署换血同意书。

（2）换血量：双倍血容量进行换血。

（3）选择合适的血源。

释义

■ 换血指征：

1. 各种原因所致的高胆红素血症达到换血标准时应进行换血。推荐使用美国儿科学会 2004 版新生儿高胆红素血症管理指南中胎龄 35 周以上早产儿及足月儿依据不同胎龄、日龄以及是否存在胆红素脑病的高危因素的换血参考标准。对于出生体重＜2500g 的早产儿，换血的标准可参照《中华儿科杂志》2014 年发表的“新生儿高胆红素血症诊断和治疗专家共识”。

2. 产前诊断明确为新生儿溶血病者，多为 Rh 血型不符溶血，出生时脐血胆红素＞4mg/dl（68μmol/L），血红蛋白＜120g/L，伴有水肿、肝脾大和心力衰竭。

3. 在生后 12 小时内每小时胆红素上升＞0. 7mg/dl（12μmol/L）。

4. 接近换血标准，光疗失败者。即光疗 4~6 小时，血清胆红素水平未下降甚至上升者。

5. 严重高胆红素血症已表现出急性胆红素脑病的临床表现者。

■ 血源的选择：Rh 溶血病换血选择 Rh 血型同母亲，ABO 血型同患儿的血源。紧急情况下也可选择 O 型血。ABO 溶血病如母亲 O 型血，患儿为 A 型或 B 型，首选 O 型红细胞和 AB 型血浆的混合血。紧急情况下也可选择 O 型或同型血。建议红细胞与血浆比例为（2~3）：1。

■ 换血量：为新生儿血容量的 2 倍。新生儿血容量一般为 80ml/kg，因此换血量一般为 150~180ml/kg。

■ 换血有一定的风险及并发症，应签署换血同意书。换血过程中应注意监测生命体征，并做好记录。注意严格无菌操作，并注意监测血气、血糖、电解质、血钙等。

4. 光疗和换血前后均需密切监测胆红素水平、血常规+网织红细胞。

释义

■ 光疗过程中密切监测血清胆红素水平的变化，一般 6~12 小时监测 1 次。对于溶血症或血清胆红素水平接近换血水平的患儿需在光疗开始后每 4~6 小时内监测。

光疗结束后12~18小时应监测血清胆红素，以防反跳。换血后也会发生胆红素反跳，应继续光疗，并每4小时监测TSB。如果监测胆红素超过换血前水平应再次换血。

■ 血常规及网织红细胞可帮助观察病情，了解治疗效果及贫血情况，同时可以了解是否合并感染，可作为动态监测指标。

5. 必要时应用抗菌药物。

释义

■ 应谨慎使用抗菌药物。换血后可以短时间预防性应用抗菌药物防止感染。如合并有细菌感染则应用抗菌药物来治疗。

（八）出院标准

1. 血清胆红素稳定下降，结束光疗24~48小时后，胆红素仍低于需要临床干预的标准。
2. 血红蛋白稳定，＞80g/L。
3. 患儿一般情况良好。

释义

■ 患儿入院后经过相应的化验检查，排除了感染、胆汁淤积等因素，患儿一般情况良好，晚期新生儿血红蛋白稳定在80g/L以上，经过光疗等治疗后胆红素稳定下降，且停止光疗24~48小时后胆红素无显著反跳，低于需要干预的标准时可以出院。出院后仍存在胆红素反跳可能，必要时48~72小时复测血清胆红素，也可以通过经皮胆红素测定随访。

（九）变异及原因分析

1. 存在使高胆红素血症进一步加重的其他情况，需要处理干预。
2. 患儿如发生胆红素脑病，需要其他相关检查及处理，延长住院治疗时间。
3. 入院治疗过程中发生严重并发症者（包括重度贫血、水肿、胆汁淤积等），则退出路径/转入其他相应疾病路径。

释义

■ 患儿出现使高胆红素血症进一步加重的其他情况，需要处理干预，如感染（包括不明部位感染、败血症、肺炎等）、轻度窒息、呼吸暂停、低氧及需要各种呼吸支持、喂养不耐受、电解质紊乱、血糖异常（高血糖或低血糖）等，导致住院时间延长，住院费用增加。医师需要在表单中说明。

■ 患儿如发生胆红素脑病，需要其他相关检查及处理，延长住院治疗时间。医师需要在表单中说明。

■ 治疗过程中发现严重并发症，如重度贫血、水肿、胆汁淤积等，需调整药物治疗或继续其他基础疾病的治疗，则中止本路径。

■ 由于存在医疗、护理、患儿、环境等多方面事前未预知的对本路径治疗可能产生影响的情况，需要终止执行路径或者是延长治疗时间、增加治疗费用，医师需要在表单中说明。为便于总结和在工作中不断完善和修订临床路径，应将变异原因归纳、总结，以便重新修订临床路径时参考。

（十）参考费用标准

释义

■ 总费用一般为 4000 元［包括化验检查费 2000 元，治疗费 1000 元（包括光疗），住院 7 天左右的护理、床位费、诊疗费 1000 元左右］。

五、新生儿高胆红素血症给药方案

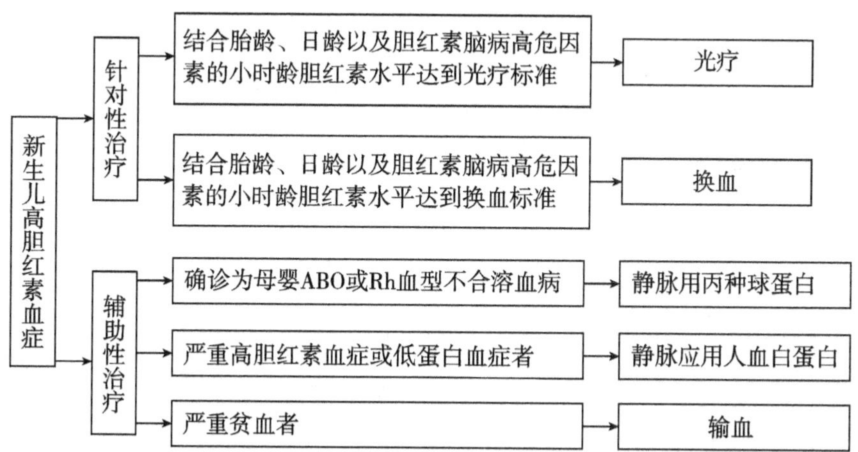

（一）用药选择

静脉用丙种球蛋白：丙种球蛋白可以封闭单核-吞噬细胞系统吞噬细胞表面的相应受体，减少致敏红细胞的破坏，减轻溶血。

（二）药学提示

静脉用丙种球蛋白：确诊为母婴 ABO 血型不合溶血病的早期新生儿，溶血严重时可以使用。每次 0.5~1.0g/kg，可用 5%葡萄糖稀释 1~2 倍后，于 2~4 小时静脉滴注。必要时可以重复使用 1 次。对人免疫球蛋白过敏或有其他严重过敏史者禁用，有抗 IgA 抗体的选择性 IgA 缺乏症患儿禁用。

六、新生儿高胆红素血症护理规范

1. 密切观察皮肤黄染和患儿哭声、吃奶、呼吸和神经系统表现。
2. 鼓励患儿家长进行母乳喂养，尽可能进行经肠道喂养。
3. 光疗期间应密切观察生命体征。

七、新生儿高胆红素血症营养治疗规范

根据新生儿胆红素代谢特点，为减少胆红素的肠-肝循环，应鼓励经肠道喂养，并保证充分的营养与液量摄入。

八、新生儿高胆红素血症患儿健康宣教

可以通过新生儿胆红素筛查和对重度高胆红素血症进行及时干预来避免胆红素脑病的发生；对于产科出院较早的新生儿，鼓励家长遵循随访制度，在产科出院后对胆红素进行定期复查，以早期发现严重的高胆红素血症。

九、推荐表单

（一）医师表单

新生儿高胆红素血症临床路径医师表单

适用对象：第一诊断为新生儿高胆红素血症（ICD-10：P59.901）

患儿姓名：	性别： 年龄： 门诊号：	住院号：
住院日期： 年 月 日	出院日期： 年 月 日	标准住院日：5~10 天

时间	住院第 1 天	住院第 2~4 天
主要诊疗工作	□ 询问病史及体格检查 □ 病情告知 □ 如患儿病情重，应及时通知上级医师 □ 光疗，并酌情换血或输血	□ 上级医师查房，明确诊断并分析高胆红素血症病因 □ 监测胆红素变化情况，判断是否继续光疗 □ 酌情换血或输血 □ 注意防治并发症
重要医嘱	**长期医嘱：** □ 新生儿护理常规 □ 根据患儿情况决定能否开奶 □ 抗生素（必要时） **临时医嘱：** □ 血常规、尿常规、大便常规 □ 血型、网织红细胞计数（必要时） □ CRP、血培养+药敏 □ 监测胆红素 □ 血生化全套 □ 血气分析 □ 外周血细胞涂片（必要时） □ Coombs 试验（必要时） □ 心电监测 □ 光疗 □ 静注白蛋白、丙种球蛋白（必要时） □ 换血或输血（必要时）	**长期医嘱：** □ 新生儿护理常规 □ 根据患儿喂养耐受情况调整奶量 □ 抗生素（必要时） **临时医嘱：** □ 心电监测 □ 光疗 □ 血清胆红素测定（必要时） □ 血 TORCH（必要时） □ 甲状腺功能减低症和葡萄糖 6-磷酸脱氢酶缺乏症的筛查（必要时） □ 腹部 B 超 □ 红细胞形态（必要时） □ 遗传代谢性疾病筛查 □ 静注白蛋白、丙种球蛋白（必要时） □ 换血或输血（必要时）
病情变异记录	□ 无 □ 有，原因： 1. 2.	□ 无 □ 有，原因： 1. 2.
医师签名		

<table>
<tr><th rowspan="2">时间</th><th colspan="2">住院第　天（换血日）</th><th rowspan="2">院第 5~10 天（出院日）</th></tr>
<tr><th>换血前</th><th>换血后</th></tr>
<tr><td>主要诊疗工作</td><td>□ 明确换血指征，检查有无禁忌证
□ 完善换血前实验室检查
□ 家属谈话，签署换血同意书
□ 换血前仍积极光疗</td><td>□ 换血后继续光疗
□ 密切观察患儿病情，监测胆红素水平决定是否需要第二次换血
□ 观察有无胆红素脑病征象</td><td>□ 上级医师查房，同意其出院
□ 完成出院小结
□ 出院宣教</td></tr>
<tr><td>重点医嘱</td><td>长期医嘱：
□ 新生儿/早产儿护理常规
□ 根据患儿一般情况决定能否开奶
□ 抗生素（必要时）
临时医嘱：
□ 心电监护
□ 光疗
□ 换血前 4 小时起禁食
□ 禁食后增加补液
□ 置管医嘱
□ 换血医嘱
□ 镇静
□ 血常规
□ 血气分析、电解质
□ 凝血功能
□ 血生化全套
□ 血培养</td><td>长期医嘱：
□ 根据患儿情况调整奶量
□ 抗生素（必要时）
临时医嘱：
□ 心电监护
□ 光疗
□ 监测血清胆红素水平
□ 血常规
□ 血生化全套
□ 血气分析、电解质
□ 血培养</td><td>临时医嘱：
□ 出院前可考虑检查脑干听觉诱发电位和头颅 MRI
□ 通知出院</td></tr>
<tr><td>病情变异情况</td><td>□ 无　□ 有，原因：
1.
2.</td><td>□ 无　□ 有，原因：
1.
2.</td><td>□ 无　□ 有，原因：
1.
2.</td></tr>
<tr><td>医师签名</td><td></td><td></td><td></td></tr>
</table>

（二）护士表单

新生儿高胆红素血症临床路径护士表单

适用对象：第一诊断为新生儿高胆红素血症（ICD-10：P59.901）

患儿姓名：	性别：　　年龄：　　门诊号：	住院号：
住院日期：　　年　月　日	出院日期：　　年　月　日	标准住院日：5~10天

时间	住院第1天	住院第2~4天
主要护理工作	□ 入院宣教（环境、设施、人员等） □ 入院护理评估（生命体征、营养状况等） □ 询问病史，相应体格检查 □ 协助完成相关检查 □ 注意液体出入量和黄疸情况 □ 光疗护理：注意保护眼睛和会阴部；注意体温变化，有无皮疹及腹胀、腹泻情况	□ 生活护理（称体重、洗澡、喂养、换尿布等） □ 光疗护理：注意保护眼睛和会阴部；注意体温变化，有无皮疹及腹胀、腹泻情况 □ 注意黄疸变化情况 □ 注意喂养情况
重要医嘱	**长期医嘱：** □ 新生儿护理常规 □ 根据患儿情况决定能否开奶 □ 抗生素（必要时） **临时医嘱：** □ 血常规、尿常规、大便常规 □ 血型、网织红细胞计数（必要时） □ CRP、血培养+药敏 □ 监测血清胆红素 □ 血生化全套 □ 血气分析 □ 外周血细胞涂片（必要时） □ Coombs 试验（必要时） □ 心电监测 □ 光疗 □ 静注白蛋白、丙种球蛋白（必要时） □ 换血或输血（必要时）	**长期医嘱：** □ 新生儿护理常规 □ 根据患儿喂养耐受情况调整奶量 □ 抗生素（必要时） **临时医嘱：** □ 心电监测 □ 光疗 □ 血清胆红素测定（必要时） □ 血 TORCH（必要时） □ 甲状腺功能减低症和葡萄糖-6-磷酸脱氢酶缺乏症的筛查（必要时） □ 腹部B超 □ 红细胞形态（必要时） □ 遗传代谢性疾病筛查 □ 静注白蛋白、丙种球蛋白（必要时） □ 换血或输血（必要时）
病情变异记录	□ 无　□ 有，原因： 1. 2.	□ 无　□ 有，原因： 1. 2.
护士签名		

<table>
<tr><th rowspan="2">时间</th><th colspan="2">住院第　天（换血日）</th><th rowspan="2">住院第 5~10 天（出院日）</th></tr>
<tr><th>换血前</th><th>换血后</th></tr>
<tr><td>主要护理工作</td><td>□ 注意黄疸变化情况
□ 注意患儿生命体征变化
□ 光疗相关护理
□ 换血前仍协助医师配液、置管、记录等
□ 注意穿刺部位护理</td><td>□ 注意黄疸变化情况
□ 注意患儿生命体征
□ 光疗相关护理
□ 注意穿刺部位护理</td><td>□ 生活护理（称体重、洗澡、喂养、换尿布等）
□ 出院宣教
□ 出院宣教</td></tr>
<tr><td>重点医嘱</td><td>长期医嘱：
□ 新生儿/早产儿护理常规
□ 抗生素（必要时）
临时医嘱：
□ 心电监护
□ 换血前光疗
□ 换血前 4 小时起禁食
□ 禁食后增加补液
□ 置管医嘱
□ 换血医嘱
□ 镇静
□ 血常规
□ 血气分析、电解质
□ 凝血功能
□ 血生化全套
□ 血培养</td><td>长期医嘱：
□ 根据患儿情况调整奶量
□ 抗生素（必要时）
临时医嘱：
□ 心电监护
□ 光疗
□ 监测血清胆红素水平
□ 血常规
□ 血气分析、电解质
□ 血生化全套
□ 血培养</td><td>临时医嘱：
□ 出院前可考虑检查脑干听觉诱发电位和头颅 MRI
□ 通知出院</td></tr>
<tr><td>病情变异情况</td><td>□ 无　□ 有，原因：
1.
2.</td><td>□ 无　□ 有，原因：
1.
2.</td><td>□ 无　□ 有，原因：
1.
2.</td></tr>
<tr><td>护士签名</td><td></td><td></td><td></td></tr>
</table>

（三）患儿表单

新生儿高胆红素血症临床路径患儿表单

适用对象：第一诊断为新生儿高胆红素血症（ICD-10：P59.901）

患儿姓名：	性别： 年龄： 门诊号：	住院号：
住院日期： 年 月 日	出院日期： 年 月 日	标准住院日：5~10天

时间	住院第1天	住院第2~4天
医患配合	□ 接受入院宣教 □ 接受入院护理评估 □ 接受病史询问及体格检查 □ 病情告知 □ 如患儿病情重，家属与上级医师沟通 □ 签署必要的文书（如输血、换血同意书、抢救知情同意书、有创知情同意书等） □ 接受相关检查及治疗 □ 患儿病情变化时及时通知家属，家属及时到病区	□ 家属与医师交流了解病情 □ 接受相关的检查及治疗
重点诊疗及检查	**重点诊疗：** □ 光疗 □ 必要时静脉注射白蛋白、丙种球蛋白 □ 必要时换血或输血 □ 抗生素（必要时） □ 吃奶 □ 维持水、电解质平衡，血糖稳定 **重要检查：** □ 血常规、尿常规、大便常规 □ 血型、网织红细胞计数（必要时） □ CRP、血培养+药敏 □ 监测血清胆红素 □ 血生化全套 □ 血气分析 □ 外周血细胞涂片（必要时） □ Coombs试验（必要时）	**重点诊疗：** □ 光疗 □ 必要时静脉注射白蛋白、丙种球蛋白 □ 必要时换血或输血 □ 抗生素（必要时） □ 调整奶量 **重要检查：** □ 监测血清胆红素，血红蛋白 □ 血 TORCH（必要时） □ 红细胞形态（必要时） □ 遗传代谢性疾病筛查 □ 甲状腺功能减低症和葡萄糖-6-磷酸脱氢酶缺乏症的筛查（必要时） □ 腹部B超
病情变异记录	□ 无 □ 有，原因： 1. 2.	□ 无 □ 有，原因： 1. 2.
患儿监护人签字		

时间	住院第　天（换血日）		住院第 5~10 天（出院日）
	换血前及换血时	**换血后**	
医患配合	□ 医师向家属病情告知 □ 继续接受治疗及检查 □ 签署换血同意书 □ 严格按照技术要求完成置管及换血治疗 □ 换血前积极光疗	□ 继续接受治疗及检查 □ 病情危重时及时与医师交流	□ 接受出院前宣教 □ 了解出院注意事项 □ 了解随诊复查程序 □ 办理出院手续 □ 获取出院诊断证明书 □ 获取出院带药（必要时）
重点诊疗及检查	**重点诊疗：** □ 换血前常规筛查及准备 □ 心电、血压监测 □ 镇静 □ 换血前应用白蛋白 □ 换血前 4 小时前禁食 □ 禁食后增加补液 □ 抗生素（必要时） **重要检查：** □ 换血前血型及感染筛查 □ 血常规 □ 血气分析、电解质 □ 血生化 □ 凝血功能 □ 血培养	**重点诊疗：** □ 根据患儿情况适时开奶 □ 心电、血压监测 □ 光疗 **重要检查：** □ 复查血常规 □ 监测血清胆红素水平	**重点诊疗：** □ 出院前检查脑干听觉诱发电位和头颅 MRI □ 出院宣教 □ 出院带药 □ 门诊随访方案
病情变异记录	□ 无　□ 有，原因： 1. 2.	□ 无　□ 有，原因： 1. 2.	□ 无　□ 有，原因： 1. 2.
患儿监护人签字			

附：原表单（2016 年版）

新生儿高胆红素血症临床路径表单

适用对象：第一诊断为新生儿高胆红素血症（ICD-10：P59.901）

患儿姓名：	性别：　　年龄：　　门诊号：	住院号：
住院日期：　　年　月　日	出院日期：　　年　月　日	标准住院日：5~10 天

时间	住院第 1 天	住院第 2~4 天	住院第 5~10 天（出院日）
主要诊疗工作	□ 询问病史及体格检查 □ 病情告知 □ 如患儿病情重，应及时通知上级医师 □ 光疗，并酌情换血或输血	□ 上级医师查房，明确诊断并分析高胆红素血症病因 □ 监测胆红素变化情况，判断是否继续光疗 □ 酌情换血或输血 □ 注意防治并发症	□ 上级医师查房，同意其出院 □ 完成出院小结 □ 出院宣教出院
重要医嘱	**长期医嘱：** □ 新生儿护理常规 □ 根据患儿情况决定能否开奶 □ 抗生素（必要时） **临时医嘱：** □ 血常规、尿常规、大便常规 □ 血型、网织红细胞计数（必要时） □ CRP、血培养+药敏 □ 监测血清胆红素 □ 血生化全套 □ 血气分析 □ 外周血细胞涂片（必要时） □ Coombs 试验（必要时） □ 心电监测 □ 光疗 □ 静注白蛋白、丙种球蛋白（必要时） □ 换血或输血（必要时）	**长期医嘱：** □ 新生儿护理常规 □ 根据患儿喂养耐受情况调整奶量 □ 抗生素（必要时） **临时医嘱：** □ 心电监测 □ 光疗 □ 血胆血清红素测定（必要时） □ 血 TORCH（必要时） □ 甲状腺功能减低症和葡萄糖-6-磷酸脱氢酶缺乏症的筛查（必要时） □ 腹部 B 超 □ 红细胞形态（必要时） □ 遗传代谢性疾病筛查 □ 静注白蛋白、丙种球蛋白（必要时） □ 换血或输血（必要时）	**临时医嘱：** □ 出院前可考虑检查脑干听觉诱发电位和头颅 MRI □ 通知出院
护理重点	□ 入院宣教 □ 光疗护理 □ 注意出入量和黄疸变化情况	□ 光疗护理 □ 注意黄疸变化情况 □ 注意患儿喂养情况	□ 出院宣教
病情变异记录	□ 无　□ 有，原因： 1. 2.	□ 无　□ 有，原因： 1. 2.	□ 无　□ 有，原因： 1. 2.
护士签名			
医师签名			

附表：换血医嘱

<table>
<tr><td rowspan="2">时间</td><td colspan="2">住院第　天（换血日）</td></tr>
<tr><td>换血前</td><td>换血后</td></tr>
<tr><td>主要诊疗工作</td><td>□ 明确换血指征，检查有无禁忌证
□ 完善换血前实验室检查
□ 家属谈话，签署换血同意书
□ 换血前仍积极光疗</td><td>□ 换血后继续光疗
□ 密切观察患儿病情，监测胆红素水平决定是否需要第二次换血
□ 观察有无胆红素脑病征象</td></tr>
<tr><td>重点医嘱</td><td>长期医嘱：
□ 新生儿/早产儿护理常规
□ 根据患儿一般情况决定能否开奶
□ 抗生素（必要时）
临时医嘱：
□ 心电监护
□ 光疗
□ 换血前4小时起禁食
□ 禁食后增加补液
□ 置管医嘱
□ 换血医嘱
□ 镇静
□ 血常规
□ 血生化全套
□ 血培养</td><td>长期医嘱：
□ 根据患儿情况调整奶量
□ 抗生素（必要时）
临时医嘱：
□ 心电监护
□ 光疗
□ 监测血清胆红素水平
□ 血常规
□ 血生化全套
□ 血培养</td></tr>
<tr><td>主要护理工作</td><td>□ 注意黄疸变化情况
□ 注意患儿生命体征变化
□ 光疗相关护理</td><td>□ 注意黄疸变化情况
□ 注意患儿生命体征变化
□ 光疗相关护理</td></tr>
<tr><td>病情变异记录</td><td>□ 无　□ 有，原因：
1.
2.</td><td>□ 无　□ 有，原因：
1.
2.</td></tr>
<tr><td>护士签名</td><td></td><td></td></tr>
<tr><td>医师签名</td><td></td><td></td></tr>
</table>

第六章

新生儿低血糖症临床路径释义

【医疗质量控制指标】(专家建议)

指标一、新生儿期临床表现不典型，凡有高危因素者，出生后应定期监测血糖，及早发现和治疗本病。

指标二、低血糖高危儿应尽早开始胃肠道喂养，若不能耐受喂养或喂养禁忌，应及时开始静脉补糖。

指标三、顽固的持续性低血糖需积极查找原发疾病。

一、新生儿低血糖症编码

1. 原编码：

疾病名称及编码：新生儿低血糖症（ICD-10：P70.400）

2. 修改编码：

疾病名称及编码：新生儿低血糖症（ICD-10：P70.4）

二、临床路径检索方法

P70.4 住院科别为儿科

三、国家医疗保障疾病诊断相关分组（CHS-DRG）

MDC 编码：MDCP（新生儿及其他围产期新生儿疾病）

ADRG 编码：MDCP 主诊表，主诊编码：P00

四、新生儿低血糖症临床路径标准住院流程

（一）适用对象

第一诊断为新生儿低血糖症（ICD-10：P70.400）。

释义

■ 适用对象编码参见第一部分。

■ 本路径适用对象为临床诊断为新生儿低血糖症的患儿，如低血糖是由高胰岛素血症、遗传代谢病、内分泌和代谢性疾病等引起，需进入其他相应路径。

（二）诊断依据

根据《实用新生儿学》（第 5 版）（人民卫生出版社），《临床诊疗指南·小儿内科分册》（中华医学会编著，人民卫生出版社），《诸福棠实用儿科学》（第 8 版）（人民卫生出版社）。

1. 有低血糖高危因素。

2. 临床表现：反应差、阵发性发绀、惊厥、呼吸暂停、嗜睡等非特异性表现。

3. 血糖测定：全血血糖低于 2.2mmol/L。

释义

■本路径的制订主要参考国内权威参考书籍和诊疗指南。

■新生儿期临床表现不典型，凡有高危因素者，出生后1小时内应监测血糖，及早发现和治疗本病。

（三）治疗方案的选择

根据《实用新生儿学》（第5版）（人民卫生出版社），《临床诊疗指南·小儿内科分册》（中华医学会编著，人民卫生出版社），《诸福棠实用儿科学》（第8版）（人民卫生出版社）。

1. 低血糖高危儿尽早开始胃肠道喂养，若不能耐受喂养或喂养禁忌，及时开始静脉补糖。
2. 若血糖< 2.6mmol/L，需开始静脉补糖。
3. 积极治疗原发病。
4. 合理监测血糖。

释义

■脑细胞代谢的能量来源于葡萄糖，当血糖< 2.6mmol/L，即使无症状仍需开始静脉补糖维持血糖在2.6mmol/L以上，防止脑损伤。

（四）标准住院日为4~10天

释义

由非先天性内分泌和遗传代谢性疾病引起的低血糖在原发疾病改善及胃肠喂养建立后即可纠正，持续时间不长，总住院时间不超过10天符合本路径要求。

（五）进入路径标准

1. 第一诊断必须符合ICD-10：P70.400新生儿低血糖症疾病编码。
2. 当患儿同时具有其他疾病诊断，只要住院期间不需要特殊处理也不影响第一诊断的临床路径流程实施时，可以进入路径。

释义

■进入本路径的患儿第一诊断为新生儿低血糖症，若有窒息、溶血病、败血症等疾病，经系统评估后对新生儿低血糖症诊断治疗无特殊影响者，可以进入路径，但可能增加医疗费用，延长住院时间。

■入院后检查发现原发病是先天性内分泌和遗传代谢性疾病，除补糖外还需药物治疗者，不进入该路径或进入其他相关路径。

（六）住院期间检查项目

1. 必需检查的项目：

（1）血常规、尿常规、大便常规。
（2）监测血糖。
（3）血气分析。
（4）血生化全套。
（5）遗传代谢性疾病筛查。
2. 可选择的检查：头颅 MRI。

释义

■ 血常规、尿常规、大便常规是最基本的三大常规检查，进入路径的患儿均需完成。

■ 低血糖高危儿出生后 1 小时内应监测血糖，根据血糖结果定时监测。末梢血糖和全血血糖相结合。监测血糖来决定需要什么样的干预措施，以及干预后的效果，并决定是否可以出院。

■ 血白细胞计数分类，以及 CRP、降钙素原有助于判断是否合并感染。肝肾功能、血气分析、电解质、遗传代谢性疾病筛查有助于低血糖的病因鉴别，以及评估有无基础疾病，是否影响住院时间、费用及其治疗预后。

■ 其他导致新生儿低血糖症的少见原因有内分泌及遗传代谢性疾病，常规检查未能明确病因，同时存在一些代谢异常征象时可行激素水平及遗传代谢性疾病筛查，可选择的检查如：血清胰岛素、皮质醇、生长激素、ACTH、甲状腺功能、血及尿氨基酸、尿酮体及尿有机酸等。

■ 严重的低血糖导致的脑损伤可遗留有认知障碍、视觉障碍、枕叶癫痫、脑瘫等后遗症，低血糖脑损伤受累部位主要是大脑皮层表层的神经细胞，其中顶枕叶皮层最易受累，必要时可选择进行视觉诱发电位检查，患儿可表现 视觉诱发电位异常。头颅 MRI 是目前反映低血糖脑损伤较为敏感的检查手段，急性期 MRI 表现为病变区域 T_1 加权像高信号，T_2 加权像低信号。

（七）治疗方案与药物选择

1. 低血糖高危儿尽早开始胃肠道喂养，若不能耐受喂养或喂养禁忌，及时开始静脉补糖。
2. 若血糖< 2.6mmol/L，需开始静脉补糖。开始可以 10% 葡萄糖 2ml/kg 静脉推注，随后以 6~8mg/(kg · min) 的速度静脉维持，并于 20~30 分钟后复测血糖，随后根据情况决定复查血糖频率，直至稳定。若静脉输糖后，血糖值仍不能维持，可逐步提升输糖速度［每次提升 2mg/(kg · min)，直至 12~13mg/(kg · min)］。若液体糖浓度> 12.5%，需放置中心静脉置管。当低血糖症状消失，血糖正常 12~24 小时后逐步降低输糖速度，并及时喂奶。
3. 积极治疗原发病。
4. 合理监测血糖。
5. 顽固的持续性低血糖需积极查找原发疾病，并考虑加用氢化可的松、二氮嗪、胰高血糖素、生长抑素等药物。

释义

■ 当血糖<2.6mmol/L 时，即使未发生低血糖症状也可能造成脑损伤，因此，即使无症状也需要开始静脉补糖；若有低血糖症状，可以开始用 10%葡萄糖 2ml/kg 静脉推注，随后以 6~8mg/(kg·min) 的速度静脉维持。

■ 中心静脉置管静脉补糖时输注液体的糖浓度<25%，外周静脉补糖时输注液体的糖浓度<12.5%。当血糖稳定后 12~24 小时逐步降低输糖速度，每次降低 1~2mg/(kg·min)。

■ 顽固的持续性低血糖除静脉补糖，需加用适当的药物（常用氢化可的松、胰高糖素）以防止或最大程度减少低血糖对新生儿神经系统的影响。

（八）出院标准

停静脉输液后，足量喂养下血糖正常并稳定 24 小时。

释义

■ 患儿出院前应完成所有必需检查项目，生命体征平稳，

■ 足量喂养下血糖正常并稳定 24 小时。

（九）变异及原因分析

1. 顽固的持续低血糖，除补糖外需要应用其他药物。
2. 出现低血糖脑损伤。

释义

■ 按标准治疗方案如出现顽固的持续性低血糖且需要应用其他药物维持血糖，或出现低血糖脑损伤，导致住院时间延长，住院费用增加，医师需要在表单中说明。

■ 由于存在医疗、护理、患儿、环境等多方面事前未预知的对本路径治疗可能产生影响的情况，需要终止执行路径或者是延长治疗时间、增加治疗费用，医师需要在表单中说明。为便于总结和在工作中不断完善和修订临床路径，应将变异原因归纳、总结，以便重新修订临床路径时参考。

五、新生儿低血糖症给药方案

（一）用药选择

对于顽固的持续性低血糖用药，主要包括氢化可的松、二氮嗪、胰高血糖素、生长抑素。

氢化可的松：5~10mg/(kg·d)，分 3 次静脉滴注，至症状消失，血糖恢复后 24~48 小时停用。

胰高血糖素：迅速分解肝糖原，促进糖异生，加快脂肪代谢，每次 0.1~0.3mg/kg 肌注或静滴，最大剂量每次 1mg/kg，必要时 6~12 小时可重复 1 剂。

二氮嗪：ATP 敏感性钾离子通道激动剂，高胰岛素血症一线用药，5~20mg/(kg·d)，口服，3 次/日。

（二）药学提示

氢化可的松不良反应包括大量长期使用会引起如血压升高、水钠潴留、消化道溃疡等，突然停药可以起停药综合征。

胰高血糖素不良反应包括常见不良反应为游走性坏死性红斑，停药后可消退。

二氮嗪不良反应包括多毛症，水钠潴留。

（三）注意事项

高浓度的胰高血糖素易导致反应性胰岛素分泌，需静脉输入葡萄糖以预防低血糖的发生，一般只作为紧急治疗严重低血糖的药物，不宜长期用。

当新生儿使用氢化可的松治疗时，如应用时间过长、使用剂量过大，可能导致消化道出血、NEC、穿孔、继发感染、抑制神经系统发育等严重并发症，用药持续时间一般小于 1 周；如仍存在顽固性低血糖，应进一步查找病因。

在小于胎龄儿或早产儿，由于糖原储备少，使用胰高糖素的资料有限。

六、新生儿低血糖症护理规范

1. 加强保暖，保持新生儿温度维持在 36.5~37.5℃之间，减少能量消耗。新生儿病室室温应保持在 22~26℃，相对湿度 55%~65%。

2. 迅速建立静脉通道，遵医嘱补充葡萄糖，控制输液速度。评估葡萄糖的浓度，外周静脉输注葡萄糖的最大浓度为 12.5%，超过此浓度应经中心静脉输液。

3. 早期多次足量喂养，是预防和治疗新生儿低血糖症的关键措施。早喂养可促进胃肠激素的分泌。加速肠黏膜生长和胆汁分泌，促进肠蠕动，吸吮吞咽功能差者，可采用管饲喂养，同时予以非营养性吸吮。

4. 监测血糖：遵医嘱按时监测血糖。

5. 密切观察病情变化：生命体征、精神状态、哭声、肤色、肌张力、吃奶、大小便和睡眠状况等。及时发现低血糖的早期临床表现如震颤、多汗、呼吸暂停等。如发现呼吸暂停，应立即给予刺激足底、吸氧、吸痰等抢救措施，根据缺氧情况，给予不同的氧疗方式，合理用氧。

七、新生儿低血糖症营养治疗规范

1. 新生儿应尽早开奶，根据体重、日龄、耐受情况，小量渐增原则进行喂养，对吸吮力较弱的进行鼻饲喂养，观察消化情况。

2. 早产儿和小于胎龄儿应每 2~3 小时喂养 1 次，足月儿按需喂养。

3. 提倡母乳喂养。每次喂奶前均应洗手，清洁奶头，避免人为污染。如人工喂养时应注意奶嘴、奶瓶等奶具清洁煮沸消毒。

八、新生儿低血糖症患儿健康宣教

1. 对有高危因素的患儿家属应积极告知父母低血糖发生的原因及预后，以配合治疗及出院后定期随访。

2. 指导家属识别低血糖的表现，如喂养困难、呼吸暂停、出冷汗等，及时就诊。

3. 必要时指导家属进行微量血糖监测方法。

4. 告知家属：新生儿低血糖的预后与低血糖持续时间、发作次数、严重程度及潜在病因有关。对于有症状的、持续的发作的低血糖易引起脑损伤，通常表现为脑瘫、智力低下、视觉障碍、惊厥、小头畸形等；无症状性低血糖的预后目前仍没有一致的结论，但对于早产儿而言，多次无症状低血糖发作仍需定期随访运动和精神发育等。

九、推荐表单

（一）医师表单

新生儿低血糖症临床路径医师表单

适用对象：第一诊断为新生儿低血糖症（ICD-10：P70.400）

患儿姓名：	性别： 年龄： 门诊号：	住院号：
住院日期： 年 月 日	出院日期： 年 月 日	标准住院日：4~10天

时间	住院第1天	住院第2~3天	住院第4~10天（出院日）
主要诊疗工作	□ 询问病史及体格检查 □ 病情告知 □ 如患儿病情重，应及时通知上级医师	□ 上级医师查房，明确诊断 □ 根据血糖变化情况判断是否继续增高或降低糖速 □ 注意防治并发症	□ 上级医师查房，同意其出院 □ 完成出院小结 □ 出院宣教
重要医嘱	**长期医嘱：** □ 新生儿/早产儿护理常规 □ 根据患儿情况决定能否开奶，如能进食，按患儿孕周、日龄、体重等开奶 □ 监测血糖 **临时医嘱：** □ 血常规、尿常规、大便常规 □ 血生化全套、血气分析 □ 补液（必要时） □ 纠正低血糖	**长期医嘱：** □ 新生儿/早产儿护理常规 □ 根据喂养耐受情况调整奶量 □ 检测血糖（据病情可调整频次） **临时医嘱：** □ 补液（必要时） □ 维持正常血糖 □ 遗传代谢性疾病 □ 头颅MRI（必要时） □ 血清胰岛素（必要时） □ 皮质醇水平（必要时） □ CRP、降钙素原（必要时） □ 视觉诱发电位（必要时）	**临时医嘱：** □ 通知出院 □ 出院带药（必要时）
病情变异记录	□ 无 □ 有，原因： 1. 2.	□ 无 □ 有，原因： 1. 2.	□ 无 □ 有，原因： 1. 2.
医师签名			

（二）护士表单

新生儿低血糖症临床路径护士表单

适用对象：第一诊断为新生儿低血糖症（ICD-10：P70.400）

患儿姓名：	性别：　　年龄：　　门诊号：	住院号：
住院日期：　　年　月　日	出院日期：　　年　月　日	标准住院日：4~10天

时间	住院第1天	住院第2~3天	住院第4~10天（出院日）
病情评估	□ 生命体征 □ 神经系统症状体征 □ 呼吸和血氧饱和度变化	□ 生命体征 □ 神经系统症状体征 □ 呼吸和血氧饱和度变化	□ 生命体征 □ 神经系统症状体征 □ 呼吸和血氧饱和度变化
护理处置	□ 重症监护 □ 严密观察病情变化 □ 保暖 □ 建立静脉通路 □ 记录24小时出入量 □ 监测血糖 □ 采集血、尿、便标本 □ 协助床边医技检查 □ 各项基础护理 □ 做好各项护理记录 □ 有条件可监测脑功能 □ 观察喂养情况	□ 重症监护 □ 严密观察病情变化 □ 保暖 □ 建立静脉通路 □ 记录24小时出入量 □ 监测血糖 □ 采集血、尿、便标本 □ 协助床边医技检查 □ 各项基础护理 □ 做好各项护理记录 □ 有条件可监测脑功能 □ 观察喂养情况	□ 特级护理 □ 严密观察病情变化 □ 做好各项护理记录
健康宣教	□ 入院宣教 □ 介绍主管医师、护士 □ 介绍探视和陪伴制度 □ 母乳采集运送制度 □ 同家属核对患儿，佩戴腕带	□ 母乳采集运送制度	□ 出院宣教 □ 向家属交代出院后注意事项 □ 指导办理出院手续
病情变异记录	□ 无　□ 有，原因： 1. 2.	□ 无　□ 有，原因： 1. 2.	□ 无　□ 有，原因： 1. 2.
护士签名			

（三）患儿表单

新生儿低血糖症临床路径患儿表单

适用对象：第一诊断为新生儿低血糖症（ICD-10：P70.400）

患儿姓名：	性别： 年龄： 门诊号：	住院号：
住院日期： 年 月 日	出院日期： 年 月 日	标准住院日：4~10天

时间	住院第1天	住院第2~3天	住院第4~10天（出院日）
医患配合	□ 接受入院宣教 □ 接受入院护理评估 □ 接受病史询问及体格检查 □ 病情告知 □ 如患儿病情重，家属与上级医师沟通 □ 签署必要的文书（如中心静脉置管同意书、抢救知情同意书、有创知情同意书等） □ 接受相关检查及治疗 □ 患儿病情变化时及时通知家属，家属及时到病区	□ 家属与医师交流了解病情 □ 接受相关的检查及治疗	□ 接受出院前宣教 □ 了解出院注意事项 □ 了解随诊复查程序 □ 办理出院手续 □ 获取出院诊断证明书 □ 获取出院带药（必要时）
重点诊疗及检查	**重点诊疗：** □ 监测血糖 □ 根据患儿情况开奶 □ 静脉输液（必要时） □ 观察喂养情况 □ 记录24小时出入量 **重要检查：** □ 血常规、尿常规、大便常规 □ 血生化全套 □ 血气分析	**重点诊疗：** □ 根据血糖调整监测频次（必要时） □ 调整奶量 □ 根据血糖调整静脉输液（必要时） □ 记录24小时出入量 **重要检查：** □ 遗传代谢性疾病 □ 头颅MRI（必要时） □ 血清胰岛素（必要时） □ 皮质醇水平（必要时） □ CRP、降钙素原（必要时） □ 视觉诱发电位（必要时）	**重点诊疗：** □ 出院宣教 □ 出院带药（必要时） □ 门诊随访方案
病情变异记录	□ 无 □ 有，原因： 1. 2.	□ 无 □ 有，原因： 1. 2.	□ 无 □ 有，原因： 1. 2.
患儿监护人签字			

附：原表单（2016 版）

新生儿低血糖症临床路径表单

适用对象：第一诊断为新生儿低血糖症（ICD-10：P70.400）

患儿姓名：	性别：　　年龄：　　门诊号：	住院号：
住院日期：　　年　月　日	出院日期：　　年　月　日	标准住院日：4~10 天

时间	住院第 1 天	住院第 2~3 天	住院第 4~10 天（出院日）
主要诊疗工作	□ 询问病史及体格检查 □ 病情告知 □ 如患儿病情重，应及时通知上级医师	□ 上级医师查房，明确诊断 □ 根据血糖变化情况判断是否继续增高或降低糖速 □ 注意防治并发症	□ 上级医师查房，同意其出院 □ 完成出院小结 □ 出院宣教
重要医嘱	**长期医嘱：** □ 新生儿/早产儿护理常规 □ 根据患儿情况决定能否开奶。如能进食，按患儿孕周、日龄、体重等开奶 □ 监测血糖 **临时医嘱：** □ 血常规、尿常规、大便常规 □ 血生化全套、血气分析 □ 补液（必要时） □ 纠正低血糖	**长期医嘱：** □ 新生儿/早产儿护理常规 □ 根据喂养耐受情况调整奶量 □ 监测血糖（据病情可调整频次） **临时医嘱：** □ 补液（必要时） □ 维持正常血糖 □ 遗传代谢性疾病 □ 头颅 MRI（必要时）	**临时医嘱：** □ 通知出院 □ 出院带药
主要护理工作	□ 入院宣教 □ 注意出入量 □ 注意血糖变化情况 □ 注意有无其他系统症状	□ 注意出入量 □ 注意患儿喂养情况 □ 注意血糖变化情况 □ 注意有无其他系统症状	□ 出院宣教
病情变异记录	□ 无　□ 有，原因： 1. 2.	□ 无　□ 有，原因： 1. 2.	□ 无　□ 有，原因： 1. 2.
护士签名			
医师签名			

第七章

新生儿臂丛神经麻痹临床路径释义

【质量控制指标】

指标一、根据病史和体格检查进行正确的诊断。

指标二、对臂丛神经麻痹急性期进行正确的处理。

指标三、鉴别和排除可能并发的其他产伤或/和上肢活动障碍相关疾病。

一、新生儿臂丛神经麻痹编码

疾病名称及编码：臂丛神经麻痹（ICD-10：P14.301）

二、临床路径检索方法

P14.301

三、国家医疗保障疾病诊断相关分组（CHS-DRG）

MDC 编码：MDCP（新生儿及其他围产期新生儿疾病）

ADRG 编码：PV1［源于新生儿（29 天≤出生年龄<1 周岁）诊断的婴儿疾患］

四、新生儿臂丛神经麻痹临床路径标准住院流程

（一）适用对象

第一诊断为新生儿臂丛神经麻痹（ICD-10：P14.301）的患儿。

释义

■ 本路径适用对象是第一诊断为新生儿臂丛神经麻痹的患儿。

■ 如第一诊断为新生儿臂丛神经麻痹的患儿，合并其他诊断（如巨大儿、锁骨骨折等），如病情不重，不需要特别治疗，只需加强护理和观察，可进入此路径。但合并其他疾病（如有并发症的巨大儿、新生儿窒息、缺氧缺血性脑病、糖尿病母亲所生新生儿等），需特别检查和治疗，则不进入此次路径，需进入其他路径。

（二）诊断依据

根据《实用新生儿学（第 4 版，邵肖梅，人民卫生出版社，2011 年）》、《诸福棠实用儿科学（第 8 版，胡亚美、江载芳、申昆玲，人民卫生出版社，2015 年）》

1. 新生儿病史中有肩难产及上肢牵拉。

2. 出生后立即出现一侧上肢部分或完全性软瘫，伴特殊体位（如“服务员指尖”）。

3. 特殊体征：

1 型：肩外展及曲肘不能，肩关节内收及内旋，肘关节伸展，前臂旋前，手腕及手指屈曲。二头肌肌腱反射消失，拥抱反射不对称，握持反射存在。

2 型：手内肌及手腕与手指长屈肌无力。握持反射消失，二头肌肌腱反射能被引出，同侧 Horner 征（眼睑下垂、瞳孔缩小及半侧面部无汗）。

3 型：全上肢松弛，反射消失，胸锁乳突肌血肿，锁骨及肱骨骨折。

释义

■ 本路径的制定主要参考国内权威参考书籍。

■ 新生儿臂丛神经麻痹是临床较为常见的产伤，上述 3 种表现形式与特殊的神经损伤部位相关；临床以 I 型最为常见；目前尚没有明确的助产措施能导致或避免臂丛神经损伤的发生。

（三）进入路径标准

1. 第一诊断必须符合新生儿臂丛神经麻痹（ICD－10：P14.301），排除骨性损伤及其他脑损伤。

2. 当患儿同时具有其他疾病诊断，只要住院期间不需要特殊处理也不影响第一诊断的临床路径流程实施时，可以进入路径。

释义

■ 进入本路径的患儿第一诊断为新生儿臂丛神经麻痹，但是如果出现一些疾病需要特殊处理时，则不能进入路径，如合并肱骨骨折、新生儿窒息、缺氧缺血性脑病、颅内出血、糖尿病母亲所生新生儿并发低血糖、胎粪吸入综合征等。

（四）标准住院日

标准住院日为 7~10 天。

释义

■ 臂丛神经麻痹需通过临床评估，结合神经-肌电图及影像学检查进行鉴别诊断。首选保守治疗，第 1 周进行前臂固定，1 周后进行对肩、肘及腕关节进行活动训练；1 周后可考虑出院，由父母进行患儿关节活动训练。总住院时间不超过 10 天，符合本路径要求。

（五）住院期间的检查项目

1. 必需的检查项目：

（1）血常规、尿常规、大便常规。

（2）肢体 X 线片；肌电图。

（3）超声检查。

2. 根据患儿病情进行的检查项目：

（1）血培养、尿培养、CRP 等排除感染及细菌性关节炎、肱骨骨髓炎。

（2）血电解质、肌酶谱排除肌病，血气，血糖、乳酸，丙酮酸，血氨等排除代谢性疾病。

释义

■ 血常规、尿常规、大便常规是最基本的三大常规检查。

■ 新生儿臂丛神经麻痹的同时，也可并发其他产伤，如肱骨骨折、锁骨骨折、窒息及胎粪吸入肺炎等，进行胸部及上肢 X 线摄片可排除骨折和肺部病变；肌电图检查可辅助鉴别神经损伤的程度；超声检查可对局部肌层的厚薄进行探测，以鉴别损伤程度。

■ 可根据病情进行选择性检查，如感染指标的检查、电解质和代谢指标等，有助于排除其他因素所致的肌张力改变和上肢运动异常。

（六）治疗方案的选择

根据《实用新生儿学（第 4 版，邵肖梅，人民卫生出版社，2011 年）》、《诸福棠实用儿科学（第 8 版，胡亚美、江载芳、申昆玲，人民卫生出版社，2015 年）》

1. 保守治疗：前臂固定在上腹部以减少不适。
2. 物理疗法：对肩关节、肘关节及手腕关节进行移动度活动，腕部夹板预防肌肉痉挛。

释义

■ 上述措施属于保守治疗，是首选的方式。第 1 周的保守治疗常在新生儿病房进行；经医生指导后，患儿出院后可由家长进行移动度活动训练。

（七）出院标准

度过第 1 周制动期，病情改善，无需要住院治疗的合并症和/或并发症。

释义

■ 患儿出院前应完成必要的检查项目，排除其他继发因素所致的上肢活动障碍，如骨折、代谢性疾病、中枢神经系统损伤、感染等。

■ 出院时上肢活动能力可以尚未恢复，其症状可持续到 1 年，但 90% 的臂丛神经麻痹最终可自行恢复，应该对患儿进行出院后随访。

（八）变异及原因分析

严重损伤，神经完全撕裂，神经及神经根断裂，治疗无效或病情进展，需进一步手术治疗，需进行相关检查及治疗，导致住院时间延长，增加医疗费用。

释义

■ 认可的变异原因主要是指患儿入选路径后，在检查和治疗中发现该新生儿臂丛神经麻痹的程度超过了常规可预测的范围，需要终止执行路径或延长治疗时间、增加医疗费用。医师需要在表单中明确说明。

■ 因患儿家属的主观原因导致执行路径出现变异，需医师在表单中予以说明。

五、推荐表单

（一）医师表单

新生儿臂丛神经麻痹临床路径医师表单

适用对象：第一诊断新生儿臂丛神经麻痹（ICD-10：P14.301）

患儿姓名：	性别：　　年龄：　　门诊号：	住院号：
住院日期：　　年　月　日	出院日期：　　年　月　日	标准住院日：7-10 天

时间	住院第 1 天	住院第 2 天
主要诊疗工作	□ 询问病史及体格检查 □ 病情告知 □ 申请相应检查 □ 保持前臂固定	□ 上级医师查房，明确诊断 □ 请小儿外科会诊 □ 根据病情调整治疗
重点医嘱	**长期医嘱：** □ 新生儿/早产儿常规护理 □ 暖箱或辐射台 □ 前臂固定 □ 监测血氧及血压，尿量 □ 喂养，静脉补液维持血糖稳定 **临时医嘱：** □ 血常规、尿常规、大便常规 □ 血气分析 □ 血培养，CRP □ 胸部及双上肢 X 线 □ 血糖，乳酸，丙酮酸，血	**长期医嘱：** □ 新生儿/早产儿常规护理 □ 血氧，血压及心电监测 □ 前臂固定 □ 增加喂养量，静脉补液 **临时医嘱：** □ 监测血糖 □ 监测感染指标 □ 监测胆红素 □ 申请腹部 B 超
病情变异记录	□ 无　□ 有，原因： 1. 2.	□ 无　□ 有，原因： 1. 2.
医师签名		

时间	住院第3~7天	住院第8~10天 （出院日）
主要诊疗工作	□ 继续完善肌酶及肌电图检查 □ 预防感染，严格制动 □ 监测黄疸及行必要治疗	□ 上级医师查房，择期出院 □ 联系小儿外科及康复科 □ 建立随访档案
重点医嘱	**长期医嘱：** □ 新生儿/早产儿常规护理 □ 暖箱或辐射台 □ 前臂固定 □ 监测血氧及血压，尿量 □ 喂养，静脉补液维持血糖稳定 **临时医嘱** □ 肌酶谱 □ 肌电图 □ 必要时完善 MRI 及 EEG 检查	**临时医嘱：** □ 通知出院
病情变异记录	□ 无 □ 有，原因： 1. 2.	□ 无 □ 有，原因： 1. 2.
医师签名		

（二）护士表单

新生儿臂丛神经麻痹临床路径护士表单

适用对象：第一诊断新生儿臂丛神经麻痹（ICD-10：P14.301）

患儿姓名：	性别：　　年龄：　　门诊号：	住院号：
住院日期：　　年　月　日	出院日期：　　年　月　日	标准住院日：7-10 天

时间	住院第 1 天	住院第 2 天
主要护理工作	□ 入院宣教（环境、设施、人员等） □ 入院护理评估（生命体征、面色、呼吸窘迫、外周循环等情况） □ 询问病史，相应体格检查 □ 协助完成相关检查 □ 常规护理：保持呼吸道通畅；无呼吸窘迫程度变化、血氧饱和度变化、气道分泌物等情况	□ 生活护理（一般生活护理、合理喂养并注意呼吸困难时喂养引起的反流与呕吐） □ 呼吸护理：注意保持呼吸道通畅，及时清理呼吸道，合适的体位（必要时给以俯卧位通气） □ 注意腹胀对呼吸的影响，必要时胃管排气 □ 注意喂养情况
重要医嘱	**长期医嘱：** □ 新生儿/早产儿护理常规 □ 根据需要选择暖箱或辐射抢救台 □ 根据呼吸情况，选择呼吸支持方法 □ 心电血氧监护，血压监测 □ 合理喂养 □ 抗生素使用 □ 雾化、理疗	**长期医嘱：** □ 新生儿/早产儿护理常规 □ 心电血氧监护，血压监测 □ 营养支持治疗 □ 合理喂养 □ 抗生素 □ 雾化、理疗
病情变异记录	□ 无　□ 有，原因： 1. 2.	□ 无　□ 有，原因： 1. 2.
护士签名		

时间	住院第 3~7 天	住院第 8~10 天 （出院日）
主要护理工作	**长期医嘱：** □ 新生儿/早产儿护理常规 □ 根据需要选择暖箱或辐射抢救台 □ 根据呼吸情况，选择呼吸支持方法 □ 心电血氧监护，血压监测 □ 合理喂养 □ 抗生素使用 □ 雾化、理疗	□ 生活护理（称体重、沐浴、喂养、换尿布等） □ 出院宣教 □ 出院宣教
重点医嘱	**长期医嘱：** □ 呼吸道护理常规 □ 根据呼吸窘迫情况，选择呼吸支持方法 □ 心电血氧监护 □ 合理喂养 □ 雾化、理疗	**出院医嘱：** □ 观察呼吸状态 □ 合理喂养 □ 注意手卫生 □ 注意保暖
病情变异情况	□ 无 □ 有，原因： 1. 2.	□ 无 □ 有，原因： 1. 2.
护士签名		

（三）患儿表单

新生儿臂丛神经麻痹临床路径患儿表单

适用对象：第一诊断新生儿臂丛神经麻痹（ICD-10：P14.301）

患儿姓名：	性别：　　年龄：　　门诊号：	住院号：
住院日期：　　年　月　日	出院日期：　　年　月　日	标准住院日：7~10 天

时间	住院第 1 天	住院第 2~3 天
医患配合	□ 接受入院宣教 □ 接受入院护理评估 □ 接受病史询问及体格检查 □ 病情告知 □ 如患儿病情重，家属与上级医师沟通 □ 签署必要的文书（如机械通气等有创呼吸支持同意书、腰椎穿刺同意书、输血同意书、抢救知情同意书等） □ 接受相关检查及治疗 □ 患儿病情变化时及时通知家属，家属及时到病区	□ 家属与医师交流了解病情 □ 接受相关的检查及治疗
重点诊疗及检查	**重点诊疗：** □ 呼吸道护理常规 □ 根据呼吸窘迫情况，选择呼吸支持方法 □ 心电血氧监护 □ 合理喂养 □ 雾化、理疗	**重点诊疗：** □ 呼吸道护理常规 □ 根据呼吸窘迫情况，选择呼吸支持方法 □ 心电血氧监护 □ 合理喂养 □ 雾化、理疗
病情变异记录	□ 无　□ 有，原因： 1. 2.	□ 无　□ 有，原因： 1. 2.
患儿监护人签字		

时间	住院第 4~13 天	住院第 14 天（出院日）
医患配合	□ 医师向家属病情告知 □ 继续接受治疗及检查 □ 进一步完善相关知情同意书	□ 接受出院前宣教 □ 了解出院注意事项 □ 了解随诊复查程序 □ 办理出院手续 □ 获取出院诊断证明书 □ 获取出院带药（必要时）
重点诊疗及检查	**重点诊疗：** □ 呼吸道护理常规 □ 根据呼吸窘迫情况，选择呼吸支持方法 □ 心电血氧监护 □ 合理喂养 □ 雾化、理疗	**出院医嘱：** □ 观察呼吸状态 □ 合理喂养 □ 注意手卫生 □ 注意保暖
病情变异记录	□ 无 □ 有，原因： 1. 2.	□ 无 □ 有，原因： 1. 2.
患儿监护人签字		

附：原表单（2017年版）

新生儿臂丛神经麻痹临床路径表单

适用对象：第一诊断新生儿臂丛神经麻痹（ICD-10：P14.301）

患儿姓名：	性别： 年龄： 门诊号：	住院号：
住院日期： 年 月 日	出院日期： 年 月 日	标准住院日：7~10天

时间	住院第1天	住院第2天
主要诊疗工作	□ 询问病史及体格检查 □ 病情告知 □ 申请相应检查 □ 保持前臂固定	□ 上级医师查房，明确诊断 □ 请小儿外科会诊 □ 根据病情调整治疗
重点医嘱	**长期医嘱：** □ 新生儿/早产儿常规护理 □ 暖箱或辐射台 □ 前臂固定 □ 监测血氧及血压，尿量 □ 喂养，静脉补液维持血糖稳定 **临时医嘱：** □ 血常规、尿常规、大便常规 □ 血气分析 □ 血培养，CRP □ 胸部及双上肢X线 □ 血糖，乳酸，丙酮酸，血	**长期医嘱：** □ 新生儿/早产儿常规护理 □ 血氧，血压及心电监测 □ 前臂固定 □ 增加喂养量，静脉补液 **临时医嘱：** □ 监测血糖 □ 监测感染指标 □ 监测胆红素 □ 申请腹部B超
主要护理工作	□ 入院宣教 □ 注意护理，避免再次损伤 □ 注意出入量情况 □ 注意血氧饱和度的变化	□ 注意黄疸变化情况 □ 注意患儿喂养情况 □ 注意血氧饱和度的变化
病情变异记录	□ 无 □ 有，原因： 1. 2.	□ 无 □ 有，原因： 1. 2.
护士签名		
医师签名		

时间	住院第 3~7 天	住院第 8~10 天 （出院日）
主要诊疗工作	□ 继续完善肌酶及肌电图检查 □ 预防感染，严格制动 □ 监测黄疸及行必要治疗	□ 上级医师查房，择期出院 □ 联系小儿外科及康复科 □ 建立随访档案
重点医嘱	**长期医嘱：** □ 新生儿/早产儿常规护理 □ 暖箱或辐射台 □ 前臂固定 □ 监测血氧及血压，尿量 □ 喂养，静脉补液维持血糖稳定 **临时医嘱：** □ 肌酶谱 □ 肌电图 □ 必要时完善 MRI 及 EEG 检查	**临时医嘱：** □ 通知出院
主要护理工作	□ 注意操作，避免再次损伤	□ 出院宣教
病情变异记录	□ 无 □ 有，原因： 1. 2.	□ 无 □ 有，原因： 1. 2.
护士签名		
医师签名		

第八章

新生儿化脓性脑膜炎临床路径释义

【医疗质量控制指标】（专家建议）

指标一、诊断需结合高危因素、临床表现及脑脊液检查。

指标二、部分患儿首次脑脊液检查无异常，但临床表现支持，需多次复查脑脊液以免漏诊。

指标三、抗菌药物治疗应尽早选用大剂量及易进入脑脊液的杀菌药，病原菌不明时联合使用广谱抗菌药物，病原菌明确者可参考药敏结合临床用药。

一、新生儿化脓性脑膜炎编码

1. 原编码：

疾病名称及编码：新生儿化脓性脑膜炎（ICD-10 G00.902）

2. 修改编码：

疾病名称及编码：新生儿化脓性脑膜炎（ICD-10：G00.902）

二、临床路径检索方法

G00.902

三、国家医疗保障疾病诊断相关分组（CHS-DRG）

MDC 编码：MDCP（新生儿及其他围产期新生儿疾病）

ADRG 编码：PU1（足月儿）PV1 源于新生儿（29 天≤出生年龄＜1 周岁）诊断的婴儿疾患

四、新生儿化脓性脑膜炎临床路径标准住院流程

（一）适用对象

第一诊断为新生儿化脓性脑膜炎（ICD-10：G00.902）。

释义

■ 适用对象编码参见第一部分。

■ 本路径适用对象为临床诊断为新生儿化脓性脑膜炎者。

（二）诊断依据

根据《实用新生儿学》（第 5 版）（人民卫生出版社）。

1. 有感染高危因素。

2. 临床表现非特异性：嗜睡、喂养困难、体温不稳定、呼吸暂停、呕吐、腹胀和腹泻等。

3. 神经系统表现：易激惹、惊厥、前囟饱满、颅缝增宽、肌张力改变、昏迷等。

4. 实验室检查：脑脊液压力增高，外观浑浊，足月儿白细胞数＞32×10^6/L（日龄＜1 周）或＞10×10^6/L（日龄＞1 周），早产儿白细胞数＞29×10^6/L，糖降低，蛋白增高。

5. 头颅影像学检查：头颅 CT、MRI、B 超可协助诊断，并发现脑脓肿、脑积水、硬膜下积液等并发症。

释义

■ 本路径的制订主要参考国内权威书籍。

■ 病史和临床症状是诊断新生儿化脓性脑膜炎的初步依据，但新生儿往往临床表现不典型，如体温升高或不升、吃奶差、易激惹或嗜睡、双目发呆、呼吸暂停，可同时伴黄疸出现、腹胀、休克等，而前囟紧张、颅缝增宽等颅高压出现较晚，颈强直少见。部分患儿第一次脑脊液检查无异常，但临床表现支持，需多次复查脑脊液以免漏诊；临床表现不典型时，脑脊液检查异常，亦可以进入路径。脑脊液检查需在使用抗生素前送检。

（三）治疗方案的选择

1. 抗生素治疗：选用易通过血脑屏障的抗生素。
2. 对症治疗：控制惊厥，降低颅内压。
3. 支持治疗：维持水电解质平稳和能量供给。

释义

■ 本病确诊后即应选用大剂量易进入脑脊液的杀菌药，病原菌不明时联合使用广谱抗菌药物，病原菌明确者可参考药敏结合临床用药。如用药正确但疗效不佳时需注意有无脑室管膜炎、脑脓肿、硬膜下积液等并发症的发生。

■ 支持对症疗法不可忽视，是改善预后的重要原因。早期应限制输液量，有频繁呼吸暂停者给予合理的呼吸支持，不能胃肠喂养者给予胃肠外营养、免疫支持治疗等。

（四）标准住院日为 14~28 天

释义

■ 怀疑新生儿化脓性脑膜炎患儿入院后即可行脑脊液检查，检查后即开始治疗，G^-杆菌脑膜炎的疗程 3~4 周，G^+菌 2~3 周，主要观察临床症状和实验室检查缓解情况，总住院时间不超过 28 天符合本路径要求。

（五）进入标准路径

1. 第一诊断必须符合新生儿化脓性脑膜炎（ICD-10：G00.902）。
2. 当患儿同时具有其他疾病诊断，但在住院期间不需要特殊处理也不影响第一诊断的临床路径流程实施时，可以进入路径。

释义

■ 进入本路径的患儿第一诊断为化脓性脑膜炎，需除外脑脓肿、脑室膜炎、硬膜下积液等并发症。

■ 入院后常规检查发现有其他疾病，如败血症、肺部感染、脐部感染、颅内出血等，经系统评价后对化脓性脑膜炎诊断治疗无特殊影响者，可以进入路径，但可能增加医疗费用，延长住院时间。

（六）住院期间检查项目

1. 必需的检查项目：
（1）血常规、尿常规、大便常规。
（2）PCT、CRP。
（3）血生化全套。
（4）血气分析。
（5）血培养及药敏。
（6）脑脊液常规、生化、培养。
（7）X 线胸片。
（8）头颅超声。
2. 可选择的检查项目：
（1）头颅 MRI。
（2）脑电图。
（3）病原的分子生物学检查。

释义

■ 血常规、尿常规、便常规是最基本的三大常规检查，进入路径的患儿均需完成。PCT、CRP、血培养及药敏了解患儿有无全身感染及程度。脑脊液常规、生化和培养、病原分子生物学检查用于明确诊断和病原菌同时指导治疗；生化、血气、X 线胸片、头颅超声可进一步了解患儿有无其他疾病。头颅 MRI、脑电图用于了解颅内病变及脑功能变化，评估预后。

（七）治疗方案与药物选择

1. 抗生素治疗：选用易通过血脑屏障的抗生素，如头孢曲松、头孢噻肟、头孢哌酮、美罗培南、青霉素、氨苄青霉素等，根据药敏结果进行调整。
2. 对症支持治疗：
（1）控制惊厥：首选苯巴比妥，负荷量为 20mg/kg，静脉缓慢注射或肌注，负荷量最大可达 30mg/kg，12 小时后予维持量 5mg/（kg · d），一般用到临床症状明显好转停药。
（2）降低颅内压：甘露醇、呋塞米。
（3）支持治疗：维持内环境稳定，保证能量供给。

释义

■ 确诊本病的患儿一定要选用易通过血脑屏障的抗生素，未获得药敏前按经验用药，考虑 B 族链球菌（GBS）感染可首选青霉素，李斯特菌感染可选氨苄青霉素治疗。药敏有结果后再进行调整。

■ 除了抗感染治疗，对症支持治疗有助于疾病的恢复。

（八）出院标准

症状体征消失，至少连续2次脑脊液检查恢复正常。

释义

■ 患儿出院前应完成所有必须检查项目，症状体征消失且至少连续2次脑脊液检查正常，抗生素疗程足，无严重并发症。

（九）变异及原因分析

治疗过程中出现脑积水、脑室管膜炎、脑脓肿、硬膜下积液等并发症时应当及时退出新生儿化脓性脑膜炎临床路径。

释义

■ 经正确用药治疗后发现脑脊液检查反复异常，治疗疗程长，费用高者，需退出本路径。出现脑积水、脑室管膜炎、脑脓肿、硬膜下积液等并发症时应当及时退出本路径。

■ 认可的变异因素主要指患儿入路径后，在检查及治疗过程中发现患儿合并存在事前未预知的、对本路径治疗可能产生影响的情况，需要中止执行路径或延长治疗时间，增加费用。医师需要在表单中明确说明。

■ 因患儿方面的主观原因导致执行路径出现变异，医师需在表单中说明。

五、新生儿化脓性脑膜炎给药方案

（一）用药选择

β-内酰胺类抗生素：三代头孢菌素对多种β-内酰胺酶稳定，对革兰阳性菌和阴性菌均有显著的抗菌活性。特别对革兰阴性杆菌的抗菌谱广、抗菌作用强。有些品种对铜绿假单胞菌或脆弱拟杆菌亦有很好的抗菌作用。美罗培南为人工合成的广谱碳青霉烯类抗生素，通过抑制细菌细胞壁的合成而产生抗菌作用。

（二）药学提示

头孢菌素和美罗培南均属广谱β-内酰胺类抗生素，用于治疗多种不同的感染，主要不良反应包括皮疹、腹泻、肝功异常等，偶见过敏性休克。

（三）注意事项

对碳青霉烯类抗生素、青霉素类或其他β-内酰胺类抗生素过敏感染患儿慎用，使用过程中应监测患儿的肝功能。

美罗培南不推荐用于耐甲氧西林葡萄球菌引起的感染。

六、新生儿化脓性脑膜炎护理规范

1. 密切观察病情变化，监测生命体征，记录24小时出入量。监测体温的动态变化，每4小时测体温1次，体温高者，给予温水浴或减少盖被物理降温措施，并记录降温效果。体温不升者，给予保暖。

2. 遵医嘱应用足量足疗程敏感抗生素，有效控制感染。

3. 加强营养支持：不能吸吮的患儿给鼻饲喂养，必要时给静脉高营养。呕吐频繁者，将头偏向一侧，防止呕吐物误吸入气管造成窒息。

4. 保持环境安静，各项治疗、护理操作尽量集中进行。惊厥时及时给予止惊药物。

5. 发现患儿前囟持续饱满、头围迅速增大、反复呕吐、惊厥、嗜睡、昏迷、骨缝分离、双眼落日征，提示有硬脑膜下积液或脑积水的可能，要立即通知医师，并协助处理。

七、新生儿化脓性脑膜炎营养治疗规范

1. 根据患儿的体重、日龄、病情等给予合理的喂养。

2. 有条件的新生儿室鼓励母乳喂养，母乳中含有多种抗体，可增强新生儿的抵抗力。

3. 无条件母乳喂养的新生儿要保证营养的供给，静脉营养液输注可避免肠内营养的不足。

八、新生儿化脓性脑膜炎患儿健康宣教

1. 安慰、关心家长，使其接受疾病的事实，鼓励其树立战胜疾病的信心。根据家长的接受程度，介绍病情，讲清治疗、护理方法，使其主动配合。

2. 定期复诊，对恢复期和有神经系统后遗症的患儿，指导家长给予相应护理，提供康复相关知识和寻求康复帮助的途径，减少后遗症的发生。

九、推荐表单

(一) 医师表单

新生儿化脓性脑膜炎临床路径医师表单

适用对象：第一诊断为新生儿化脓性脑膜炎（ICD-10：G00.902）

患儿姓名：	性别：　年龄：　门诊号：	住院号：
住院日期：　年　月　日	出院日期：　年　月　日	标准住院日：14~28 天

时间	住院第 1~2 天	住院第 3~13 天	住院第 14~28 天 （出院日）
主要诊疗工作	□ 询问病史及体格检查 □ 初步确定诊断 □ 病情告知，必要时向家属发病重或病危通知，并签署病重或病危通知书 □ 抗感染、止惊、降颅压等对症治疗	□ 观察患儿病情（体温波动、生命体征） □ 根据实验室检查结果调整治疗方案 □ 抗感染、止惊、降颅压等对症治疗	□ 上级医师查房，同意其出院 □ 完成出院小结 □ 向家属交代出院后注意事项
重要医嘱	**长期医嘱：** □ 新生儿护理常规 □ 母乳或人工喂养 □ 抗生素治疗 □ 止惊、降颅压等对症治疗 **临时医嘱：** □ 血常规、尿常规、大便常规 □ PCT、CRP □ 血生化全套 □ 血气分析 □ 血培养及药敏 □ 脑脊液常规、生化、培养 □ 头颅超声 □ 静脉营养（必要时） □ 头颅 MRI（必要时） □ 有条件可考虑脑功能监测	**长期医嘱：** □ 新生儿护理常规 □ 母乳或人工喂养 □ 抗生素治疗 □ 止惊、降颅压等对症治疗 **临时医嘱：** □ 血常规、PCT、CRP □ 肝肾功能、电解质 □ 脑脊液常规、生化、培养 □ 血培养及药敏（必要时） □ 静脉营养（必要时） □ 头颅 MRI（必要时） □ 有条件可考虑脑功能监测	**出院医嘱：** □ 通知出院
病情变异记录	□ 无　□ 有，原因： 1. 2.	□ 无　□ 有，原因： 1. 2.	□ 无　□ 有，原因： 1. 2.
医师签名			

（二）护士表单

新生儿化脓性脑膜炎临床路径护士表单

适用对象：第一诊断为新生儿化脓性脑膜炎（ICD-10：G00.902）

患儿姓名：	性别：　　年龄：　　门诊号：	住院号：
住院日期：　　年　月　日	出院日期：　　年　月　日	标准住院日：14~28天

时间	住院第1~2天	住院第3~13天	住院第14~28天（出院日）
病情评估	□ 生命体征 □ 神经系统症状体征 □ 注意呼吸和血氧饱和度变化 □ 评估黄疸变化	□ 生命体征 □ 注意呼吸和血氧饱和度变化 □ 评估黄疸变化 □ 密切观察并发症	□ 生命体征 □ 注意呼吸和血氧饱和度变化 □ 密切观察并发症 □ 出院评估
护理处置	□ 重症监护 □ 严密观察病情变化 □ 保暖、清理气道、给氧 □ 建立静脉通路 □ 记录24小时出入量 □ 使用甘露醇时注意加强巡视 □ 做好腰穿后护理 □ 采集血、尿、便标本 □ 陪同医技检查 □ 各项基础护理 □ 做好各项护理记录 □ 母乳或人工喂养护理	□ 重症监护 □ 严密观察病情变化 □ 保暖、气道管理 □ 建立静脉通路 □ 记录24小时出入量 □ 使用甘露醇时注意加强巡视 □ 采集血、尿、便标本 □ 陪同医技检查 □ 各项基础护理 □ 做好各项护理记录 □ 母乳或人工喂养护理	□ 特级护理 □ 严密观察病情变化 □ 做好各项护理记录
健康宣教	□ 入院宣教 □ 介绍主管医师、护士 □ 介绍住院注意事项 □ 介绍探视和陪伴制度 □ 母乳采集运送制度 □ 核对患儿，佩戴腕带	□ 母乳采集运送制度	□ 出院宣教 □ 向家属交代出院后注意事项 □ 指导办理出院手续
病情变异记录	□ 无　□ 有，原因： 1. 2.	□ 无　□ 有，原因： 1. 2.	□ 无　□ 有，原因： 1. 2.
护士签名			

（三）患儿表单

新生儿化脓性脑膜炎临床路径患儿表单

适用对象：第一诊断为新生儿化脓性脑膜炎（ICD-10：G00.902）

患儿姓名：	性别：　年龄：　门诊号：	住院号：
住院日期：　年　月　日	出院日期：　年　月　日	标准住院日：14~28 天

时间	住院第 1~2 天	住院第 3~13 天	住院第 14~28 天 （出院日）
医患配合	□ 接受入院宣教 □ 接受入院护理评估 □ 接受病史询问及体格检查 □ 病情告知 □ 如患儿病情重，家属与上级医师沟通 □ 签署必要的文书（如腰椎穿刺同意书、抢救知情同意书等） □ 接受相关检查及治疗 □ 患儿病情变化时及时通知家属，家属及时到病区	□ 家属与医师交流了解病情 □ 接受相关的检查及治疗	□ 接受出院前宣教 □ 了解出院注意事项 □ 了解随诊复查程序 □ 办理出院手续 □ 获取出院诊断证明书 □ 获取出院带药（必要时）
重点诊疗及检查	**重点诊疗：** □ 抗生素治疗 □ 止惊、降颅压等对症治疗 □ 心电监护 □ 哺乳（母乳喂养） **重要检查：** □ 血常规、尿常规、大便常规 □ PCT、CRP □ 血生化全套 □ 血气分析 □ 血培养及药敏 □ 脑脊液常规、生化、培养 □ 头颅超声 □ 头颅 MRI（必要时） □ 有条件可考虑脑功能监测	**重点诊疗：** □ 抗生素治疗 □ 止惊、降颅压等对症治疗 □ 心电监护 □ 调整奶量 **重要检查：** □ 血常规、PCT、CRP □ 肝肾功能、电解质 □ 脑脊液常规、生化、培养 □ 血培养及药敏（必要时） □ 头颅 MRI（必要时） □ 有条件可考虑脑功能监测	□ 出院宣教 □ 出院带药（必要时） □ 门诊随访方案
病情变异记录	□ 无　□ 有，原因： 1. 2.	□ 无　□ 有，原因： 1. 2.	□ 无　□ 有，原因： 1. 2.
患儿监护人签字			

附：原表单（2016 版）

新生儿化脓性脑膜炎临床路径表单

适用对象：第一诊断为新生儿化脓性脑膜炎（ICD-10：G00.902）

患儿姓名：	性别：　　年龄：　　门诊号：	住院号：
住院日期：　　年　月　日	出院日期：　　年　月　日	标准住院日：14~28 天

时间	住院第 1~2 天	住院第 3~13 天	住院第 14~28 天 （出院日）
主要诊疗工作	□ 询问病史及体格检查 □ 初步确定诊断 □ 病情告知，必要时向家属发病重或病危通知，并签署病重或病危通知书 □ 抗感染、止惊、降颅压等对症治疗	□ 观察患儿病情（体温波动、生命体征） □ 根据实验室检查结果调整治疗方案 □ 抗感染、止惊、降颅压等对症治疗	□ 上级医师查房，同意其出院 □ 完成出院小结 □ 向家属交代出院后注意事项
重要医嘱	**长期医嘱：** □ 新生儿护理常规 □ 母乳或人工喂养 □ 抗生素治疗 □ 止惊、降颅压等对症治疗 **临时医嘱：** □ 血常规、尿常规、大便常规 □ PCT、CRP □ 血生化全套 □ 血气分析 □ 血培养及药敏 □ 脑脊液常规、生化、培养 □ 头颅超声 □ 静脉营养（必要时） □ 头颅 MRI（必要时） □ 有条件可考虑脑功能监测	**长期医嘱：** □ 新生儿护理常规 □ 母乳或人工喂养 □ 抗生素治疗 □ 止惊、降颅压等对症治疗 **临时医嘱：** □ 血常规、PCT、CRP □ 肝肾功能、电解质 □ 脑脊液常规、生化、培养 □ 血培养及药敏（必要时） □ 静脉营养（必要时） □ 头颅 MRI（必要时） □ 有条件可考虑脑功能监测	**出院医嘱：** □ 通知出院
主要护理工作	□ 入院宣教 □ 密切观察体温变化及生命体征 □ 监测出入液体量	□ 密切监测体温变化 □ 观察生命体征 □ 监测出入液体量	□ 出院宣教
病情变异记录	□ 无　□ 有，原因： 1. 2.	□ 无　□ 有，原因： 1. 2.	□ 无　□ 有，原因： 1. 2.
护士签名			
医师签名			

第九章

新生儿颅内出血临床路径释义

【医疗质量控制指标】（专家建议）

指标一、诊断需结合出生史、临床表现和影像学检查。

指标二、根据不同出血部位、出血严重程度给予相应治疗。

指标三、出血后脑积水若进展迅速，需要神经外科尽早处理。

一、新生儿颅内出血编码

疾病名称及编码：新生儿颅内出血（ICD-10：P52.901）

二、临床路径检索方法

P52.901

三、国家医疗保障疾病诊断相关分组（CHS-DRG）

MDC 编码：MDCP（新生儿及其他围产期新生儿疾病）

四、新生儿颅内出血临床路径标准住院流程

（一）适用对象

符合新生儿颅内出血诊断（ICD-10：P52.901）且无其他严重疾患的新生儿。

释义

- 适用对象编码参见第一部分。
- 本临床路径的适用对象是第一诊断为新生儿颅内出血的患儿。

（二）诊断依据

根据《实用新生儿学》（第 4 版，邵肖梅，人民卫生出版社，2011 年）、《诸福棠实用儿科学》（第 8 版，胡亚美、江载芳、申昆玲，人民卫生出版社，2015 年）。

1. 病史：早产、产伤病史（巨大儿、头大、胎位异常难产、高位产钳助产）、窒息缺氧病史、低血糖、酸中毒等其他高危因素的新生儿。

2. 临床表现根据出血部位及程度不同有不同临床表现：轻症一般无临床表现，重症在数小时或者数天内断续进展，出现神经系统表现（兴奋或抑制症状），甚至死亡。

3. 实验室检查：颅脑影像学检查（B 超、CT、MRI）。

释义

- 本路径的释义主要参考《实用新生儿学》（第 5 版）。

■ 新生儿颅内出血根据不同的病因可发生于不同部位，其中脑室周围-脑室内出血主要发生于早产儿，且胎龄越小的早产儿越容易发生。硬膜下出血则主要发生于有产伤、创伤的新生儿。

■ 不同出血部位和出血程度的患儿临床症状体征差异很大，轻症患儿可无任何临床表现，仅在常规头颅超声筛查中发现，或仅有轻微的非特异性症状，容易被忽略。重症患儿的症状随着出血量的逐渐增加可持续进展，从最初的激惹、烦躁、惊厥等逐渐转为昏迷、肌张力减低、中枢性呼吸异常等抑制症状。

■ 结合出生史、现病史、临床表现和影像学检查结果可明确诊断。

（三）进入路径标准

1. 第一诊断符合新生儿颅内出血（ICD-10：P52.901）的新生儿 。

2. 当患儿同时具有其他疾病诊断，但在住院期间不需要特殊处理也不影响第一诊断的临床路径流程实施时，可以进入路径。

释义

■ 进入本路径的患儿第一诊断为新生儿颅内出血。

■ 需与化脓性脑膜炎、先天性脑积水等疾病鉴别。

（四）标准住院日

不同部位及程度的出血差异较大，平均 7~14 天。

释义

■ 如果是少量的颅内出血，无明显神经系统症状，仅需对症处理，可待其自行吸收。

■ 如果是大量的颅内出血，可能出现脑疝、脑干压迫症状，需要神经外科急诊处理，住院时间势必延长。

（五）住院期间的检查项目

1. 必需的检查项目：

（1）血常规、凝血功能。

（2）定期监测颅脑影像学。

2. 根据患儿病情进行的检查项目：对出血后梗阻性脑积水的患儿，需脑外科干预。

释义

■ 颅内出血的患儿应常规检查血常规和凝血功能。血小板减少可能是颅内出血的原因，也可能是颅内出血后血小板大量消耗所致。凝血功能障碍可使颅内出血进一步加剧，因此应积极纠正。

■ 影像学检查有助于明确出血的部位、波及范围、出血严重程度。动态的随访可评估脑室增大的情况，判断脑积水的进展。头颅超声检查因其无创、便捷、可在床边完成而成为首选的筛查手段。

■ 在脑功能的评估上，反映神经电生理的振幅整合脑电图的应用也越来越普及。

■ 需要神经外科干预的患儿，应根据手术要求完成术前常规检查项目。

（六）治疗方案的选择

根据《实用新生儿学（第 4 版，邵肖梅，人民卫生出版社，2011 年）》、《诸福棠实用儿科学（第 8 版，胡亚美、江载芳、申昆玲，人民卫生出版社，2015 年）》。

1. 一般治疗：常规采用止血药物：维生素 K_1。有惊厥时使用镇静药物，按需给予氧疗或其他呼吸支持，及时纠正缺氧和酸中毒，维持体内代谢平衡，可预防性使用抗生素。
2. 外科治疗：对于危及生命的较大血肿需紧急手术治疗。
3. 出血后梗阻性脑积水需脑外科干预。

释义

■ 出血量不多、生命体征稳定的患儿只需要一般的对症支持治疗。存在感染高危因素或怀疑合并颅内感染的患儿可酌情预防性应用抗生素，首选能够透过血脑屏障的抗生素。

■ 对于出血量较大，可能导致脑疝或压迫脑干的危及生命的颅内出血，如硬膜下出血、脑实质出血、小脑出血等，需要神经外科紧急干预。

■ 出血后脑积水是新生儿颅内出血最常见的并发症，因此需动态监测头围和颅脑超声，观察脑室大小的变化。部分患儿脑积水迅速进展，前囟隆起，头围每周增长＞14mm，则需要脑外科手术干预，常用手术方式包括埋植储液囊进行侧脑室引流或皮下埋植分流管进行侧脑室-腹膜腔分流，外科医生应严格掌握不同手术的适应证。

（七）出院标准

1. 病情稳定，自主呼吸平稳，不需要呼吸支持，血气分析及颅脑影像学好转或正常。
2. 定期复查头颅影像学变化。
3. 无需要住院治疗的合并症和/或并发症。

释义

■ 出院标准以患儿临床症状、体征和辅助检查为评判标准。患儿出院时应自主呼吸平稳，生命体征稳定，体重稳定增长，并发症已经得到控制。早产儿还应符合早产儿相应的出院标准。

（八）变异及原因分析

伴有影响本病治疗效果的合并症和/或并发症，如脑积水等，需要脑外科进行干预，导致住院时间延长，增加医疗费用。

释义

■ 新生儿颅内出血的常见并发症除了出血后脑积水、脑梗死以外，还有颅内感染、癫痫等。出现这些并发症的患儿住院时间明显延长，治疗费用也显著增加。出现这些并发症的患儿应终止本路径，转入相应流程。

五、新生儿颅内出血给药方案

（一）用药选择

对症支持治疗为主，贫血患儿需要输注红细胞，严重血小板减少患儿需输注血小板，凝血功能障碍患儿需补充凝血因子或输注新鲜冷冻血浆，出现惊厥的患儿应给予抗惊厥药物。

（二）药学提示

抗惊厥药物首选苯巴比妥，首剂负荷量 20mg/kg，最大量 40mg/kg，肌注或静脉推注，首剂后 12~24 小时开始维持量每天 5mg/kg，间隔 12 小时给药。惊厥持续状态可用米达唑仑，负荷量 0. 15mg/kg 静脉推注，维持量每分钟 1~7μg/kg。

（三）注意事项

抗惊厥药物应用过程中应密切监测呼吸功能。

六、新生儿颅内出血护理规范

1. 密切监测生命体征，观察患儿的意识、瞳孔、肌张力及前囟张力、头围等变化，注意有无惊厥。
2. 减少对患儿的刺激，各项操作集中进行。
3. 及时清理呼吸道分泌物，保持呼吸道通畅。
4. 需要外科干预的患儿根据医嘱做好术前准备和护理。

七、新生儿颅内出血营养治疗规范

1. 血流动力学稳定且没有喂养禁忌的患儿，尽早开始微量肠内营养。无法肠内营养的患儿应尽早开始肠外营养。
2. 维持血糖、血钙、电解质稳定。

八、新生儿颅内出血患儿健康宣教

1. 及时向家长解释病情，告知可能出现的并发症以及预测的远期预后。
2. 向家长解释定期随访接受神经发育评估的重要性，尽早开始康复干预，以改善远期预后。

九、推荐表单

（一）医师表单

新生儿颅内出血临床路径表单

适用对象：第一诊断新生儿颅内出血（ICD-10：P52.901）

患儿姓名：	性别：　　年龄：　　门诊号：	住院号：
住院日期：　　年　月　日	出院日期：　　年　月　日	标准住院日 7-14 天

时间	住院第 1 天	住院第 2 天	住院第 3 天
主要诊疗工作	□ 询问病史及体格检查 □ 病情初步评估及告知 □ 家属谈话，签署用氧、机械通气、腰穿知情同意书 □ 根据呼吸情况、血气分析及选择头颅影像学检查 □ 如患儿病情重，应尽快联系外科手术	□ 上级医师查房 □ 监测患儿呼吸、心率情况 □ 注意防治并发症 □ 根据病情变化调整治疗方案	□ 上级医师查房 □ 注意呼吸道感染情况
重点医嘱	**长期医嘱：** □ 新生儿/早产儿护理常规 □ 止血、纠正凝血障碍 □ 根据需要选择暖箱或辐射抢救台 □ 根据呼吸情况，选择呼吸支持方法 □ 心电血氧监护，血压监测 **临时医嘱：** □ 血常规、尿常规、大便常规 □ 血气分析 □ 凝血功能、血糖、C 反应蛋白 □ 颅脑影像学	**长期医嘱：** □ 新生儿/早产儿护理常规 □ 心电血氧监护，血压监测 □ 营养支持治疗 **临时医嘱：** □ 监测血糖 □ 监测胆红素	**长期医嘱：** □ 新生儿/早产儿护理常规 □ 心电血氧监护 **临时医嘱：** □ 监测胆红素 □ 必要时复查头颅影像学
病情变异记录	□ 无 □ 有，原因： 1. 2.	□ 无 □ 有，原因： 1. 2.	□ 无 □ 有，原因： 1. 2.
医师签名			

时间	住院第 4-6 天	住院第 7-14 天 （出院日）
主要诊疗工作	□ 监测患儿呼吸、心率情况 □ 排查早产儿的各种并发症 □ 密切观察头围增长 □ 防治院内感染 □ 黄疸治疗	□ 上级医师查房，同意出院 □ 完成出院小结 □ 出院宣教
重点医嘱	**长期医嘱：** □ 新生儿/早产儿护理常规 □ 心电监护 □ 呼吸道管理 □ 根据患儿情况逐步增加奶量 **临时医嘱：** □ 呼吸监测 □ 补液及静脉营养 □ 监测胆红素水平、血糖、CRP □ 定期复查颅脑影像学检查，必要时行腰椎穿刺 □ 新生儿疾病筛查、听力筛查	**临时医嘱：** □ 通知出院 □ 出院带药
主要护理工作	□ 定期量体重、头围、身长 □ 注意呼吸情况、授乳情况 □ 气道护理，注意气道分泌物 □ 注意患儿生命体征	□ 出院宣教
病情变异记录	□ 无　□ 有，原因： 1. 2.	□ 无　□ 有，原因： 1. 2.
护士签名		
医师签名		

（二）护士表单

新生儿颅内出血临床路径护士表单

适用对象：第一诊断新生儿颅内出血（ICD-10：P52.901）

患儿姓名：	性别： 年龄： 门诊号：	住院号：
住院日期： 年 月 日	出院日期： 年 月 日	标准住院日 7-14 天

时间	住院第 1 天	住院第 2 天	住院第 3 天
健康宣教	□ 入院宣教，向家属 □ 介绍主管医师 □ 介绍环境、设施 □ 介绍住院注意事项 □ 介绍探视制度	□ 母乳喂养宣教，向家属 □ 介绍母乳喂养的好处 □ 采集母乳的方法	□ 新生儿护理宣教
护理处置	□ 核对患儿，佩戴腕带 □ 建立入院护理病历 □ 留取各种标本 □ 测量体重	□ 测量体重	□ 测量体重
基础护理	□ 口腔护理 □ 皮肤护理 □ 脐部护理	□ 口腔护理 □ 皮肤护理 □ 脐部护理	□ 口腔护理 □ 皮肤护理 □ 脐部护理
专科护理	□ 护理查体 □ 病情观察 □ 遵医嘱补液用药 □ 气道护理，注意无菌操作 □ 注意出入量情况 □ 注意生命体征、血氧饱和度变化 □ 注意呼吸支持设施的管理和维护	□ 病情观察 □ 遵医嘱补液用药 □ 各种置管护理 □ 气道护理 □ 注意出入量情况 □ 注意生命体征、血氧饱和度变化 □ 注意呼吸支持设施的管理和维护	□ 病情观察 □ 遵医嘱补液用药 □ 各种置管护理 □ 气道护理 □ 注意出入量情况 □ 注意生命体征、血氧饱和度变化 □ 注意呼吸支持设施的管理和维护 □ 肠内喂养护理，注意消化道症状体征
重点医嘱	□ 详见医嘱执行单	□ 详见医嘱执行单	□ 详见医嘱执行单
病情变异记录	□ 无 □ 有，原因： 1. 2.	□ 无 □ 有，原因： 1. 2.	□ 无 □ 有，原因： 1. 2.
护士签名			

时间	住院第4~6天	住院第7~14天 （出院日）
健康宣教	□ 喂养宣教	□ 出院宣教 □ 复查时间 □ 出院带药用法用量 □ 喂养指导 □ 指导办理出院手续
护理处置	□ 测量体重 □ 遵医嘱完成相关检查	□ 测量体重 □ 办理出院手续 □ 书写出院小结
基础护理	□ 口腔护理 □ 皮肤护理 □ 脐部护理	□ 口腔护理 □ 皮肤护理 □ 脐部护理
专科护理	□ 病情观察 □ 遵医嘱补液用药 □ 气道护理，注意无菌操作 □ 注意出入量情况 □ 注意生命体征、血氧饱和度变化 □ 注意呼吸支持设施的管理和维护	□ 病情观察 □ 出院指导
重点医嘱	□ 详见医嘱执行单	□ 详见医嘱执行单
病情变异记录	□ 无　□ 有，原因： 1. 2.	□ 无　□ 有，原因： 1. 2.
护士签名		

（三）患儿表单

新生儿颅内出血临床路径患儿表单

适用对象：第一诊断新生儿颅内出血（ICD-10：P52.901）

患儿姓名：	性别： 年龄： 门诊号：	住院号：
住院日期： 年 月 日	出院日期： 年 月 日	标准住院日 7-14 天

时间	入院日	住院期间	出院日
医患配合	□ 配合询问病史、收集资料 □ 保持通讯畅通 □ 获知病情 □ 签署知情同意书	□ 配合完善相关检查 □ 及时来院探视，获知病情	□ 接受出院前指导 □ 了解复查随访程序 □ 获取出院诊断书
护患配合	□ 配合完成入院护理评估 □ 接受入院宣教 □ 配合执行探视制度	□ 接受母乳喂养宣教 □ 接受喂养指导 □ 接受新生儿护理宣教	□ 接受出院宣教 □ 办理出院手续 □ 获取出院带药 □ 明确服药方法、作用、注意事项 □ 知道复印病历程序

附：原表单（2017年版）

新生儿颅内出血临床路径表单

适用对象：第一诊断新生儿颅内出血（ICD-10：P52.901）

患儿姓名：	性别：　年龄：　门诊号：	住院号：
住院日期：　年　月　日	出院日期：　年　月　日	标准住院日 7-14 天

时间	住院第 1 天	住院第 2 天	住院第 3 天
主要诊疗工作	□ 询问病史及体格检查 □ 病情初步评估及告知 □ 家属谈话，签署用氧、机械通气、腰穿知情同意书 □ 根据呼吸情况、血气分析及选择头颅影像学检查 □ 如患儿病情重，应尽快联系外科手术	□ 上级医师查房 □ 监测患儿呼吸、心率情况 □ 注意防治并发症 □ 根据病情变化调整治疗方案	□ 上级医师查房 □ 注意呼吸道感染情况
重点医嘱	**长期医嘱：** □ 新生儿/早产儿护理常规 □ 止血、纠正凝血障碍 □ 根据需要选择暖箱或辐射抢救台 □ 根据呼吸情况，选择呼吸支持方法 □ 心电血氧监护，血压监测 **临时医嘱：** □ 血常规、尿常规、大便常规 □ 血气分析 □ 凝血功能、血糖、C 反应蛋白 □ 颅脑影像学	**长期医嘱：** □ 新生儿/早产儿护理常规 □ 心电血氧监护，血压监测 □ 营养支持治疗 **临时医嘱：** □ 监测血糖 □ 监测胆红素	**长期医嘱：** □ 新生儿/早产儿护理常规 □ 心电血氧监护 **临时医嘱：** □ 监测胆红素 □ 必要时复查头颅影像学
主要护理工作	□ 入院宣教 □ 注意呼吸、心率 □ 注意出入量情况 □ 注意血氧饱和度变化	□ 气道护理：气道分泌物 □ 注意黄疸变化情况 □ 注意血氧饱和度变化、循环情况	□ 气道护理：注意气道分泌物，无菌操作 □ 注意喂养情况 □ 注意血氧饱和度变化
病情变异记录	□ 无　□ 有，原因： 1. 2.	□ 无　□ 有，原因： 1. 2.	□ 无　□ 有，原因： 1. 2.
护士签名			
医师签名			

时间	住院第 4-6 天	住院第 7-14 天 （出院日）
主要诊疗工作	□ 监测患儿呼吸、心率情况 □ 排查早产儿的各种并发症 □ 密切观察头围增长 □ 防治院内感染 □ 黄疸治疗	□ 上级医师查房，同意出院 □ 完成出院小结 □ 出院宣教
重点医嘱	**长期医嘱：** □ 新生儿/早产儿护理常规 □ 心电监护 □ 呼吸道管理 □ 根据患儿情况逐步增加奶量 **临时医嘱：** □ 呼吸监测 □ 补液及静脉营养 □ 监测胆红素水平、血糖、CRP □ 定期复查颅脑影像学检查，必要时行腰椎穿刺 □ 新生儿疾病筛查、听力筛查	**临时医嘱：** □ 通知出院 □ 出院带药
主要护理工作	□ 定期量体重、头围、身长 □ 注意呼吸情况吃奶情况 □ 气道护理，注意气道分泌物 □ 注意患儿生命体征	□ 出院宣教
病情变异记录	□ 无　□ 有，原因： 1. 2.	□ 无　□ 有，原因： 1. 2.
护士签名		
医师签名		

第十章

早产儿动脉导管未闭临床路径释义

【医疗质量控制指标】（专家建议）

指标一、诊断需结合临床症状、体征和超声心动图检查。

指标二、血流动力学有意义的动脉导管首选药物治疗。

指标三、药物治疗无效或存在药物治疗禁忌证时选择手术治疗。

一、早产儿动脉导管未闭编码

疾病名称及编码：早产儿动脉导管未闭（ICD-10：Q25.001）

二、临床路径检索方法

Q25.001

三、国家医疗保障疾病诊断相关分组（CHS-DRG）

MDC 编码：MDCP（新生儿及其他围产期新生儿疾病）

四、早产儿动脉导管未闭临床路径标准住院流程

（一）适用对象

第一诊断为早产儿动脉导管未闭（ICD-10：Q25.001）

释义

■ 适用对象编码参见第一部分。

■ 本临床路径的使用对象是第一诊断为早产儿动脉导管未闭的患儿，如合并呼吸窘迫综合征、颅内出血、坏死性小肠结肠炎等并发症，需进入其他相应疾病路径。

（二）诊断依据

根据《实用新生儿学》（第 4 版，邵肖梅，人民卫生出版社，2011 年）、《诸福棠实用儿科学》（第 8 版，胡亚美、江载芳、申昆玲，人民卫生出版社，2015 年）。

1. 临床症状：临床表现差异较大，分为症状性 PDA 和无症状性 PDA。典型病例，脉压增大（>25~35mmHg）、心前区搏动增强、水冲脉；胸骨左缘第二、第三肋间可闻及收缩期杂音；心动过速（HR>160~170 次/分）；部分病例呈现难以改善的呼吸困难导致需要氧疗、机械通气时间延长，喂养不耐受等。

2. 超声心动图：二维超声及多普勒可助诊断及鉴别诊断，彩色多普勒超声直接显示经动脉导管的异常分流束。

释义

■ 直径较小、仅有少量分流的 PDA 不引起显著的血流动力学改变，一般无临床症状，无须干预，可等待其自行关闭。

■ 直径较大、分流明显的 PDA，由于肺循环血流增加，主动脉血流不足而出现显著的血流动力学改变，临床症状体征显著，表现为呼吸窘迫、对吸入氧浓度和/或呼吸支持的需求增加、喂养不耐受、心率增快、心前区搏动增强、血压尤其舒张压降低、脉压增大、末梢灌注不良、代谢性酸中毒、乳酸升高等。胎龄和出生体重越小，发生有血流动力学意义的 PDA 风险越大。

■ 超声心动图可以直接观察动脉导管的开放情况，测量导管的直径，分流的方向和分流速度，并评估心功能，是诊断 PDA 的"金标准"。同时通过一系列超声心动图检查可以观察动脉导管的动态变化，评价治疗的效果，另外还可以评估其他心脏、大血管的结构畸形，排除动脉导管依赖的先天性心脏病。

（三）进入路径标准

1. 第一诊断必须符合早产儿动脉导管未闭（ICD-10：Q25.001）。

2. 当患儿同时具有其他疾病诊断，但在住院期间不需要特殊处理也不影响第一诊断的临床路径流程实施时，可以进入路径。

释义

■ 进入本路径的患儿第一诊断为早产儿动脉导管未闭。

■ 需与肺炎、呼吸窘迫综合征、其他先天性心脏病相鉴别。

（四）标准住院日

根据胎龄、PDA 导管大小及疾病严重程度不同有较大差异，平均住院 7~14 天。

释义

■ 由于 PDA 发生于脏器功能未发育成熟的早产儿，容易出现其他并发症，对住院时间的影响较大。出生胎龄越小，出生体重越低，所需住院时间越长。如果住院期间出现其他并发症，引起变异，可能显著延长住院时间，增加住院费用。

（五）住院期间的检查项目

1. 必需的检查项目：

（1）血常规、尿常规、大便常规。

（2）心电图、超声心动图、头颅超声。

（3）胸部 X 线片。

（4）肝肾功能。

（5）凝血功能。

2. 根据患儿病情进行的检查项目：

血气分析、心肌酶、血清肌钙蛋白（cTnI）、脑利钠肽（BNP）或 NT-proBNP。

释义

■ 血常规、尿常规、大便常规是最基本的三大常规检查，每个进入路径的患儿均需完成。注意新生儿早期血常规正常值范围的变化。

■ 超声心动图是诊断 PDA 的“金标准”。PDA 引起的血流动力学改变导致主动脉血流减少，颅内灌注减少，易引起早产儿颅内出血，因此需检查头颅超声以明确是否并发颅内出血。对于左心室舒张期负荷过重的患儿，心电图左胸导联可见高的 R 波和深的 Q 波，T 波高耸直立，ST 段可以抬高，可以辅助诊断。

■ 胸部 X 片：分流量大者心脏增大，以左心室、左心房增大为主。肺血增多。

■ 主动脉血流减少可导致肾动脉灌注不足，肾小球滤过率下降，急性肾功能损伤。另外，早产儿 PDA 的常用治疗药物的不良反应包括肾功能损伤、抑制血小板聚集功能而增加出血风险、肝功能损害等，因此在治疗前后应常规监测肝肾功能和凝血功能。

■ 其他生化标志物如心肌酶、血清肌钙蛋白（cTnI）、脑利钠肽（BNP）或 NT-proBNP 等由于缺乏特异性，其临床应用价值比较有限，并非必须。

（六）治疗方案的选择

根据《实用新生儿学》（第 4 版，邵肖梅，人民卫生出版社，2011 年）、《诸福棠实用儿科学》（第 8 版，胡亚美、江载芳、申昆玲，人民卫生出版社，2015 年）。

1. 一般治疗措施：①限制液体量：对早产儿的补液方案是限制液体量的同时保证满足生理需要；②氧疗、机械通气：纠正低氧血症和酸中毒。

2. 关闭 PDA 药物的应用：

（1）吲哚美辛：目前国内吲哚美辛通常为肠溶片，但首选是静脉制剂，常用剂量首剂 0.2mg/kg，间隔 12~24 小时用第 2 剂和第 3 剂，每次 0.1mg/kg，出现以下情况应延迟用药：①尿量＜ 1ml/(kg · h）超过 8 小时；②PLT＜60×10^9/L；③12 小时内发现 IVH；④血肌酐＞140μmol/L；⑤活动性出血。

（2）布洛芬：推荐使用剂量：第 1 剂 10mg/kg，第 2、第 3 剂 5mg/kg 间隔 24 小时，口服布洛芬的胃肠道不良反应少，与吲哚美辛对 PDA 的治疗作用无明显差别。

最佳的药物治疗时间是生后 4~7 天。通常需要 1~2 个疗程。

3. 手术治疗：多无需手术。对存在药物治疗禁忌和第二疗程失败的症状性 PDA 可行手术干预，但手术治疗近期及远期不良预后的风险更大，对于新生儿期 PDA 结扎手术的选择需审慎。

释义

■ 一般治疗包括维持正常氧合，提供适宜的呼吸支持，纠正贫血，适当限制液体入量。氧是促进动脉导管收缩的重要因素，纠正低氧有助于 PDA 关闭。限制液体入量可减轻肺水肿。

■ 有血流动力学意义的 PDA 可给予药物治疗。常用环氧化酶抑制剂吲哚美辛或布洛芬，近年对乙酰氨基酚的应用也有报道。国内目前均为口服制剂。

■ 手术治疗并非首选，仅在药物治疗无效或有药物禁忌时考虑。手术结扎后可能出现血压不稳定、心功能不全、感染、气胸、乳糜胸等并发症，术后应加强心功能监护。

（七）预防性抗菌药物选择与使用时机

按照《抗菌药物临床应用指导原则》（卫医发〔2004〕285号）执行，根据其母孕产史、临床症状体征及辅助检查，合理使用抗菌药物。

释义

■ 一般不需要预防性应用抗菌药物。

（八）出院标准

1. 病情稳定，一般情况良好，完成复查项目，超声心动图检查显示动脉导管关闭。
2. 早产儿体重超过1800~2000g，体温正常，可经口喂养。
3. 无需要住院治疗的合并症和/或并发症。

释义

■ 出院标准以患儿临床症状、体征和辅助检查为评判标准。患儿出院时自主呼吸平稳，生命体征稳定，不需要呼吸支持。早产儿能够经口完成足量奶量，无须鼻饲，且体重稳步增长。

（九）变异及原因分析

1. 胎龄越小，PDA关闭机会小，即使关闭也可反复开放，导致症状反复加重、住院时间延长，增加医疗费用。
2. 药物治疗无效或者严重的症状性PDA，容易合并导管相关性肺部感染、喂养不耐受、NEC、IVH等而导致病情反复甚至病情加重，增加相应检查及治疗项目、增加医疗费用。
3. 部分严重病例或持续不好转的病人需手术治疗，而转入外科治疗途径。

释义

■ 早产儿PDA出现呼吸机相关性肺炎、坏死性小肠结肠炎、颅内出血、支气管肺发育不良等合并症时，应终止本路径，转入相应流程。

五、早产儿动脉导管未闭给药方案

（一）用药选择

早产儿PDA的治疗药物主要为环氧化酶抑制剂，通过抑制前列腺素的产生来促进动脉导管关闭。

1. 吲哚美辛：日龄<2天的剂量：首剂0.2mg/kg，第2剂和第3剂0.1mg/kg，间隔12~24小时；日龄2~7天的剂量：3剂均为0.2mg/kg，间隔12~24小时；日龄>7天的剂量：首剂0.2mg/kg，第2和第3剂0.25mg/kg，间隔12~24小时。
2. 布洛芬：首剂10mg/kg，第2和第3剂5mg/kg，间隔24小时。
3. 对乙酰氨基酚：每次15mg/kg，每6小时1次，持续3天。

（二）药学提示

环氧化酶抑制剂均有一定不良反应。吲哚美辛可减少胃肠道和肾脏血流，抑制血小板聚集功能，引起肾功能损伤、自发性肠穿孔、坏死性小肠结肠炎，增加出血风险。布洛芬对胃肠道和肾脏血流的影响较吲哚美辛更小。对乙酰氨基酚的主要不良反应为肝脏毒性。

第一个疗程结束后动脉导管仍然开放的早产儿，可尝试第二疗程。胎龄越小的早产儿，药物治疗失败的可能性越大。年龄超过 1 个月以后动脉导管的收缩对前列腺素的依赖性下降，药物治疗的成功率也逐渐降低。

（三）注意事项

药物治疗前后密切关注患儿的生命体征、尿量、出血情况和消化道症状，监测血小板水平和肝肾功能。出现少尿、严重颅内出血、坏死性小肠结肠炎、肠穿孔等应终止治疗。

六、早产儿动脉导管未闭护理规范

1. 监测生命体征、氧合水平，及时调整吸入氧浓度，强调安全用氧，避免低氧和/或高氧性损伤。

2. 药物治疗过程中密切注意尿量，观察出血、喂养不耐受等情况，观察药物的不良反应。

3. 术后患儿应加强心功能的评估，注意感染、气胸、乳糜胸等手术并发症的观察。

七、早产儿动脉导管未闭营养治疗规范

1. 应适当限制液体入量以避免肺水肿、充血性心力衰竭。

2. 存在大量左向右分流的血流动力学不稳定的患儿，喂养不耐受和坏死性小肠结肠炎的风险较高，肠内营养须谨慎，应以肠外营养为主。

3. 在药物治疗期间，应密切观察消化道症状体征，若出现胃潴留、腹胀等喂养不耐受或可疑坏死性小肠结肠炎表现，应减少肠内喂养量，必要时禁食。

八、早产儿动脉导管未闭患儿健康宣教

1. 及时向家长解释动脉导管开放的血流动力学改变对患儿的影响，以及不同治疗方案的选择，家长了解疾病发展、转归的规律。

2. 向家长告知不同治疗方案可能出现的并发症及其处理。

3. 患儿本身为早产儿，可能伴有其他并发症，出院后需定期随访。和家长一起制订随访计划。

九、推荐表单

（一）医师表单

早产儿动脉导管未闭临床路径表单

适用对象：第一诊断早产儿动脉导管未闭（ICD-10：Q25.001）

患儿姓名：	性别：　年龄：　门诊号：	住院号：
住院日期：　年　月　日	出院日期：　年　月　日	标准住院日 7~14 天

时间	住院第 1 天	住院第 2 天	住院第 3~7 天	住院第 8~14 天
主要诊疗工作	□ 询问病史及体格检查 □ 病情初步评估及告知 □ 病情告知 □ 如患儿病情重，应及时通知上级医师	□ 上级医师查房 □ 根据患儿病情及检查项目报告，及时向上级医师汇报并做处理，分析并详细记录 □ 观察患儿病情（呼吸情况、心脏体征及尿量等） □ 观察药物不良反应，注意防治并发症	□ 上级医师查房 □ 早产儿颅内出血或其他活动性出血等 □ 注意患儿呼吸、胃肠道情况及尿量等	□ 上级医师查房，同意出院 □ 完成出院小结 □ 出院宣教
重点医嘱	**长期医嘱：** □ 早产儿护理常规 □ 根据需要选择暖箱或辐射抢救台 □ 根据呼吸情况和血气，选择呼吸支持方法 □ 心电血氧监护，血压监测 **临时医嘱：** □ 血常规、尿常规、大便常规、肝肾功能、凝血功能 □ 血气分析、CnTI、BNP □ 胸部 X 线片 □ 超声心动图、头颅超声 □ 监测血糖 □ 依据临床的必要治疗	**长期医嘱：** □ 早产儿护理常规 □ 心电血氧监护，血压监测 □ 营养及支持治疗 □ 适时开奶 □ 记尿量 **临时医嘱：** □ 监测血糖 □ 药物治疗（布洛芬/吲哚美辛）	**长期医嘱：** □ 早产儿护理常规 □ 心电血氧监护 □ 营养及支持治疗 □ 增加奶量 **临时医嘱：** □ 复查血气分析 □ 药物治疗（布洛芬需减量） □ 必要时第二疗程药物应用 □ 必要时请心外科会诊	**临时医嘱：** □ 复查心脏超声心动图 □ 通知出院
病情变异记录	□ 无　□ 有，原因： 1. 2.	□ 无　□ 有，原因： 1. 2.	□ 无　□ 有，原因： 1. 2.	□ 无　□ 有，原因： 1. 2.
医师签名				

（二）护士表单

早产儿动脉导管未闭临床路径护士表单

适用对象：第一诊断早产儿动脉导管未闭（ICD-10：Q25.001）

患儿姓名：	性别：　　年龄：　　门诊号：	住院号：
住院日期：　　年　月　日	出院日期：　　年　月　日	标准住院日 7~14 天

时间	住院第 1 天	住院第 2~7 天	住院第 8~14 天
健康宣教	□ 入院宣教，向家属 □ 介绍主管医师 □ 介绍环境、设施 □ 介绍住院注意事项 □ 介绍探视制度	□ 母乳喂养宣教，向家属 □ 介绍母乳喂养的好处 □ 采集母乳的方法	□ 出院宣教 □ 复查时间 □ 出院带药用法用量 □ 喂养指导 □ 指导办理出院手续
护理处置	□ 核对患儿，佩戴腕带 □ 建立入院护理病历 □ 留取各种标本 □ 测量体重	□ 测量体重	□ 测量体重 □ 办理出院手续 □ 书写出院小结
基础护理	□ 口腔护理 □ 皮肤护理 □ 脐部护理	□ 口腔护理 □ 皮肤护理 □ 脐部护理	□ 口腔护理 □ 皮肤护理 □ 脐部护理
专科护理	□ 护理查体 □ 病情观察 □ 遵医嘱补液用药 □ 气道护理，注意无菌操作 □ 注意出入量情况 □ 注意生命体征、血氧饱和度变化 □ 注意呼吸支持设施的管理和维护	□ 病情观察 □ 遵医嘱补液用药 □ 各种置管护理 □ 气道护理 □ 注意出入量情况 □ 注意生命体征、血氧饱和度变化 □ 注意呼吸支持设施的管理和维护	□ 病情观察 □ 出院指导
重点医嘱	□ 详见医嘱执行单	□ 详见医嘱执行单	□ 详见医嘱执行单
病情变异记录	□ 无　□ 有，原因： 1. 2.	□ 无　□ 有，原因： 1. 2.	□ 无　□ 有，原因： 1. 2.
护士签名			

（三）患儿表单

早产儿动脉导管未闭临床路径患儿表单

适用对象：第一诊断早产儿动脉导管未闭（ICD-10：Q25.001）

患儿姓名：	性别：　年龄：　门诊号：	住院号：
住院日期：　年　月　日	出院日期：　年　月　日	标准住院日 7~14 天

时间	入院日	住院期间	出院日
医患配合	□ 配合询问病史、收集资料 □ 保持通讯畅通 □ 获知病情 □ 签署知情同意书	□ 配合完善相关检查 □ 及时来院探视，获知病情	□ 接受出院前指导 □ 了解复查随访程序 □ 获取出院诊断书
护患配合	□ 配合完成入院护理评估 □ 接受入院宣教 □ 配合执行探视制度	□ 接受母乳喂养宣教 □ 接受喂养指导 □ 接受新生儿护理宣教	□ 接受出院宣教 □ 办理出院手续 □ 获取出院带药 □ 明确服药方法、作用、注意事项 □ 知道复印病历程序

附：原表单（2017年版）

早产儿动脉导管未闭临床路径表单

适用对象：第一诊断早产儿动脉导管未闭（ICD-10：Q25.001）

患儿姓名：	性别：　　年龄：　　门诊号：	住院号：
住院日期：　　年　月　日	出院日期：　　年　月　日	标准住院日 7~14 天

时间	住院第1天	住院第2天	住院第3~7天	住院第8~14天
主要诊疗工作	□ 询问病史及体格检查 □ 病情初步评估及告知 □ 病情告知 □ 如患儿病情重，应及时通知上级医师	□ 上级医师查房 □ 根据患儿病情及检查项目报告，及时向上级医师汇报并做处理，分析并详细记录 □ 观察患儿病情（呼吸情况、心脏体征及尿量等） □ 观察药物不良反应，注意防治并发症	□ 上级医师查房 □ 早产儿颅内出血或其他活动性出血等 □ 注意患儿呼吸、胃肠道情况及尿量等	□ 上级医师查房，同意出院 □ 完成出院小结 □ 出院宣教
重点医嘱	**长期医嘱：** □ 早产儿护理常规 □ 根据需要选择暖箱或辐射抢救台 □ 根据呼吸情况和血气，选择呼吸支持方法 □ 心电血氧监护，血压监测 **临时医嘱：** □ 血常规、尿常规、大便常规、肝肾功能、凝血功能 □ 血气分析、CnTI、BNP □ 胸部X线片 □ 超声心动图、头颅超声 □ 监测血糖 □ 依据临床的必要治疗	**长期医嘱：** □ 早产儿护理常规 □ 心电血氧监护，血压监测 □ 营养及支持治疗 □ 适时开奶 □ 记尿量 **临时医嘱：** □ 监测血糖 □ 药物治疗（布洛芬/吲哚美辛）	**长期医嘱：** □ 早产儿护理常规 □ 心电血氧监护 □ 营养及支持治疗 □ 增加奶量 **临时医嘱：** □ 复查血气分析 □ 药物治疗（布洛芬需减量） □ 必要时第二疗程药物应用 □ 必要时请心外科会诊	**临时医嘱：** □ 复查心脏超声心动图 □ 通知出院

续 表

时间	住院第1天	住院第2天	住院第3~7天	住院第8~14天
主要护理工作	□ 入院宣教 □ 气道护理：注意无菌操作 □ 注意出入量情况 □ 注意血氧饱和度变化	□ 注意黄疸变化情况 □ 注意喂养情况 □ 注意血氧饱和度变化 □ 注意尿量 □ 注意神经系统症状及大便性状	□ 注意喂养情况 □ 注意血氧饱和度变化 □ 注意神经系统症状及大便性状	□ 出院宣教
病情变异记录	□ 无 □ 有，原因： 1. 2.	□ 无 □ 有，原因： 1. 2.	□ 无 □ 有，原因： 1. 2.	□ 无 □ 有，原因： 1. 2.
护士签名				
医师签名				

第十一章

新生儿败血症临床路径释义

【医疗质量控制指标】(专家建议)

指标一、血培养阳性率低，诊断需结合临床表现、高危因素、非特异性检查等。

指标二、对临床诊断病例尽早给予经验性抗菌药物治疗。

指标三、及时根据药敏结果，选用最合适的抗菌剂治疗。

指标四、抗菌药物使用需早期、联合、足量、足疗程。

一、新生儿败血症编码

1. 原编码：

疾病名称及编码：新生儿败血症（ICD-10：A41.900）

2. 修改编码：

疾病名称及编码：新生儿败血症（ICD-10：P36）

二、临床路径检索方法

P36

三、国家医疗保障疾病诊断相关分组（CHS-DRG）

MDC 编码：MDCP（新生儿及其他围产期新生儿疾病）

ADRG 编码：MDCP 主诊表，主诊编码：P00

四、新生儿败血症临床路径标准住院流程

（一）适用对象

第一诊断为新生儿败血症（ICD-10：A41.900）。

释义

■ 适用对象编码参见第一部分。

■ 本路径适用对象为诊断为新生儿败血症的患儿，指新生儿期细菌侵入血循环并在其中生长繁殖，产生毒素所造成的全身炎症反应综合征。如合并化脓性脑膜炎、弥散性血管内凝血等并发症，需进入其他相应路径。

（二）诊断依据

根据《实用新生儿学》（第 4 版，邵肖梅，人民卫生出版社，2011）、《诸福棠实用儿科学》（第 8 版，胡亚美、江载芳、申昆玲，人民卫生出版社，2015）。

1. 临床表现：包括体温不升或发热、少吃、少哭、少动、黄疸、呕吐、腹泻、腹胀、皮肤发花或硬肿、呼吸暂停甚至惊厥等。

2. 实验室检查：

（1）白细胞总数增加或减少，未成熟中性粒细胞增加，C 反应蛋白、血清降钙素原升高，血

小板降低。

(2) 血培养出现阳性结果。

临床表现加血培养阳性结果可确诊。具有临床表现，血培养阴性但其他非特异检查符合≥2条可诊断临床败血症。

释义

■ 本路径的制订主要参考国内权威参考书籍和诊疗指南。

■ 如出现肝脾大、出血倾向、面色苍白、血压低、尿少、无尿等特殊表现时常提示本病。

■ 具有临床表现，血培养阴性但其他非特异检查符合≥2条可诊断临床败血症，其他非特异性检查包括：

1. 白细胞计数：WBC＜5×10^9/L或≤3天WBC＞30×10^9/L，＞3天WBC＞20×10^9/L。

2. 白细胞分类：刚出生未成熟中性粒细胞/中性粒细胞比率≥0.16，6~12小时后≥0.12。

3. C反应蛋白（CRP）增高。

4. 血清降钙素原（PCT）增高。

5. 血小板计数≤100×10^9/L。

6. 血沉≥5mm/h。

（三）治疗方案的选择

根据《实用新生儿学》（第4版，邵肖梅，人民卫生出版社，2011）、《诸福棠实用儿科学》（第8版，胡亚美、江载芳、申昆玲，人民卫生出版社，2015）。

1. 抗感染治疗。
2. 对症支持治疗。

释义

■ 一旦考虑本病，应及早开始抗感染治疗，目的在于尽快控制感染，缓解临床症状，减少并发症的发生。

（四）进入路径标准

1. 第一诊断必须符合新生儿败血症（ICD-10：A41.900）。
2. 当患儿同时具有其他疾病诊断，但在住院期间不需要特殊处理也不影响第一诊断的临床路径流程实施时，可以进入路径。

释义

■ 进入本路径的患儿第一诊断为新生儿败血症，需除外如合并化脓性脑膜炎、弥散性血管内凝血等并发症。

■ 入院后常规检查发现有其他疾病，经系统评估对败血症诊断治疗无特殊影响者，可进入路径。但可能增加医疗费用，延长住院时间。

（五）住院期间的检查项目

必需的检查项目：

1. 血常规、尿常规、大便常规，需要随病情变化而复查。
2. C 反应蛋白、血清降钙素原，监测血气分析、电解质、血糖，需要随病情变化而复查。
3. 血培养，必要时复查。
4. 腰椎穿刺，脑脊液检查，排除化脓性脑膜炎。

释义

■ 血常规、尿常规、大便常规是最基本的三大常规检查，进入路径的患儿均需完成。

■ 监测血常规、C 反应蛋白、血清降钙素原了解感染控制情况，监测血气分析、电解质、血糖了解患儿有无酸中毒、低/高血糖、电解质紊乱，进一步了解患儿有无内环境紊乱，评估临床治疗，同时评估有无其他合并疾病，是否影响住院时间、费用及其治疗预后。

（六）治疗方案与药物选择

1. 抗感染治疗：收集标本送检培养后，及时使用抗生素。根据患儿情况初步判断可能的病原，经验性选用抗生素。一旦有药敏结果，及时进行相应调整。败血症的抗生素疗程 7～14 天。
2. 支持对症治疗：扩容、输注血浆、应用血管活性药物。在肠内足量喂养之前给予胃肠外营养。
3. 监测血压、心率、经皮血氧饱和度、尿量、凝血功能，及时发现感染性休克、弥散性血管内凝血（DIC）等并发症的早期征象。

释义

■ 临床表现高度怀疑本病的患儿入院后应立即进行综合治疗，包括抗感染治疗、对症治疗，一定争取在抗感染治疗前留取标本，提高病原菌检出率。

■ 通常经验性治疗应以当地 NICU、新生儿母婴病房和社区环境中监测到的常见细菌分离株抗生素耐药模式给药。实验室确诊后参考具体病原体及其药敏结果，选用最合适的抗菌剂治疗。抗感染治疗要早期、联合、足疗程，减少并发症的发生。

■ 对症治疗包括维持呼吸循环稳定（合适的呼吸支持和用氧、维持血压稳定，合理的静脉液体量），维持血糖和电解质平衡，早期胃肠外营养。发生高（间接）胆红素血症时可用光疗。

（七）出院标准

病情恢复，血培养转阴，其他非特异性指标恢复正常，抗生素疗程已完成。

释义

■ 患儿出院前应完成所有必需检查及复查项目，生命体征平稳，血培养转阴，完成抗生素疗程。

（八）标准住院日

标准住院日为8~15天。

释义

■ 诊断本病者入院后即开始治疗，对于特殊病原菌感染或出现并发症，住院时间超过15天者不符合本路径要求。

五、新生儿败血症给药方案

【用药选择】

β-内酰胺类抗生素：三代头孢菌素对多种β-内酰胺酶稳定，对革兰阳性菌和阴性菌均有显著的抗菌活性。特别对革兰阴性杆菌的抗菌谱广、抗菌作用强。有些品种对铜绿假单胞菌或脆弱拟杆菌亦有很好的抗菌作用。碳青霉烯类抗生素（如亚胺培南西司他丁、美罗培南）为人工合成的广谱抗生素，通过抑制细菌细胞壁的合成而产生抗菌作用。广谱的产生β-内酰胺酶（ESBL）的肠杆菌属引起的侵袭性感染最好选择碳青霉烯类抗菌药物治疗。

针对GBS，青霉素或氨苄青霉素有效，庆大霉素具有协同作用。万古霉素是对β-内酰胺类药物（包括耐青霉素酶青霉素）具有耐药性的GBS菌株感染治疗的首选药物。

【药学提示】

头孢菌素和碳青霉烯类抗生素均属广谱β-内酰胺类抗生素，用于治疗多种不同的感染，主要不良反应包括皮疹、腹泻、肝功异常等，偶见过敏性休克。

万古霉素属糖肽类抗生素，对革兰阳性菌有较强的杀菌作用，尤其是对其他抗菌药耐药的耐甲氧西林菌株。不良反应包括过敏反应、耳毒性、肾毒性、静脉炎，偶有假膜结肠炎发生。

【注意事项】

对碳青霉烯类抗生素、青霉素类或其他β-内酰胺类抗生素过敏感染患儿慎用，使用过程中应监测患儿的肝功能。

美罗培南不推荐用于耐甲氧西林葡萄球菌引起的感染。

万古霉素因可致剧烈疼痛不可肌内注射，输入药液过浓可致血栓性静脉炎，应适当控制药液浓度和输液速度，已知对糖肽类抗生素过敏的患儿禁用，肾功能不全者慎用或禁用。

六、新生儿败血症护理规范

1. 孕妇分娩过程中和脐带结扎应严格执行无菌技术操作。
2. 保持室内正常的温湿度，定时开窗通风换气；严格执行消毒隔离制度，预防交叉感染。
3. 加强新生儿基础护理：加强皮肤护理，清除局部病灶；做好皮肤、口腔、脐部等护理。

4. 控制感染：遵医嘱及时、准确应用抗菌药物，应熟悉各种药物的作用、副作用，保证抗菌药物有效进入体内，观察药物疗效。

5. 严格无菌技术操作：①静脉用药液须专人配制，尤其是静脉营养液，严格执行无菌技术操作，防止医源性感染；②各种留置导管必须专人护理，定时观察记录，发现局部异常及时拔出导管，并且送导管头端行培养；③遵医嘱在抗生素使用前准确留取血、尿、便标本、脐部或皮肤脓疱疮感染灶标本进行培养，以便尽早明确病原菌。

6. 其他护理：①每天监测体温 4 次，体温不稳定者每 1~2 小时测 1 次，维持体温恒定。体温不升或低体温时，及时予以保暖措施；体温过高时，予以松开包被、温水擦浴等物理降温措施，一般不予药物降温；②加强巡视，密切注意患儿生命体征，注意呼吸、血氧饱和度的变化，观察有无黄疸、休克或各系统的异常表现，记录 24 小时出入量，观察喂养情况，发现问题及时通知医师，积极处理。

七、新生儿败血症营养治疗规范

1. 及时纠正酸中毒、电解质紊乱，休克患儿可用血浆和白蛋白扩容。

2. 可少量多次输血或输血浆以增加机体抵抗力。

3. 保证营养供给，细心喂养。不能经口喂养者可行鼻饲或静脉补充营养，以改善营养，静脉营养配制和输入过程中应严格无菌操作，同时为维持营养液的安全性和稳定性，应用输液泵匀速输入，输液用具每天更换。

八、新生儿败血症患儿健康宣教

1. 入院时介绍科室探视及陪伴制度，母乳采集转运制度。

2. 出院时指导家长注意观察婴儿有无异常症状的发生，如精神食欲欠佳、嗜睡、哭声减弱、体温改变、面色有无灰白或苍灰、皮肤发花、脐轮红肿、脐部有脓性渗液等，若有应立即就诊。

3. 出院时指导家长做好日常护理，预防感染，保持婴儿皮肤黏膜、臀部及脐部的清洁干燥，接触婴儿前洗手，避免患病者接触婴儿。

九、推荐表单

（一）医师表单

新生儿败血症临床路径医师表单

适用对象：第一诊断为新生儿败血症（ICD-10：A41.900）

患儿姓名：	性别：　　年龄：　　门诊号：	住院号：
住院日期：　　年　月　日	出院日期：　　年　月　日	标准住院日：8~15 天

时间	住院第 1 天	住院第 2 天	住院第 3 天
主要诊疗工作	□ 询问病史及体格检查 □ 病情告知 □ 家属谈话，签署知情同意书 □ 送检相关检查 □ 开始经验性抗生素治疗	□ 上级医师查房，明确诊断 □ 注意是否出现感染性休克、DIC、化脓性脑膜炎等并发症	□ 上级医师查房 □ 注意败血症的各种并发症
重要医嘱	**长期医嘱：** □ 新生儿护理常规 □ 心肺监护 □ 开始经验性抗生素治疗 □ 根据患儿情况，酌情开奶 **临时医嘱：** □ 血常规、尿常规、便常规 □ 血气分析、C 反应蛋白 □ 血培养 □ 血清胆红素、肝功能、肾功能、电解质	**长期医嘱：** □ 新生儿护理常规 □ 监测胆红素水平 □ 营养支持，根据喂养耐受情况酌情增加奶量 **临时医嘱：** □ 复查血常规 □ 复查 C 反应蛋白	**长期医嘱：** □ 新生儿护理常规 □ 营养支持，根据喂养耐受情况酌情增加奶量 **临时医嘱：** □ 复查血常规 □ 复查 C 反应蛋白
病情变异记录	□ 无　□ 有，原因： 1. 2.	□ 无　□ 有，原因： 1. 2.	□ 无　□ 有，原因： 1. 2.
医师签名			

时间	住院第 4~7 天	住院第 8~15 天 （出院日）
主要诊疗工作	□ 密切观察患儿病情 □ 明确血培养结果，根据药敏试验调整抗生素	□ 上级医师查房，同意其出院 □ 完成出院小结 □ 出院宣教
重点医嘱	**长期医嘱：** □ 新生儿护理常规 □ 营养支持，根据喂养耐受情况酌情增加奶量 **临时医嘱：** □ 完善感染检查 □ 监测胆红素，必要时复查血培养、血常规	**临时医嘱：** □ 通知出院 □ 出院带药（必要时）
病情变异记录	□ 无 □ 有，原因： 1. 2.	□ 无 □ 有，原因： 1. 2.
医师签名		

（二）护士表单

新生儿败血症临床路径护士表单

适用对象：第一诊断为新生儿败血症（ICD-10：A41.900）

患儿姓名：	性别：　年龄：　门诊号：	住院号：
住院日期：　年　月　日	出院日期：　年　月　日	标准住院日：8~15 天

时间	住院第 1 天	住院第 2 天	住院第 3 天
病情评估	□ 生命体征 □ 神经系统症状体征 □ 注意呼吸和血氧饱和度变化 □ 评估黄疸变化	□ 生命体征 □ 神经系统症状体征 □ 注意呼吸和血氧饱和度变化 □ 评估黄疸变化	□ 生命体征 □ 神经系统症状体征 □ 注意呼吸和血氧饱和度变化 □ 评估黄疸变化
护理处置	□ 重症监护 □ 严密观察病情变化 □ 保暖、清理气道、给氧 □ 建立静脉通路 □ 记录 24 小时出入量 □ 采集血、尿、便标本 □ 协助医技检查 □ 各项基础护理 □ 做好各项护理记录 □ 观察喂养情况	□ 重症监护 □ 严密观察病情变化 □ 保暖、清理气道、给氧 □ 建立静脉通路 □ 记录 24 小时出入量 □ 采集血、尿、便标本 □ 协助医技检查 □ 各项基础护理 □ 做好各项护理记录 □ 观察喂养情况	□ 重症监护 □ 严密观察病情变化 □ 保暖、清理气道、给氧 □ 建立静脉通路 □ 记录 24 小时出入量 □ 采集血、尿、便标本 □ 协助医技检查 □ 各项基础护理 □ 做好各项护理记录 □ 观察喂养情况
健康宣教	□ 入院宣教 □ 介绍主管医师、护士 □ 介绍住院注意事项 □ 介绍探视和陪伴制度 □ 母乳采集运送制度 □ 核对患儿，佩戴腕带	□ 母乳采集运送制度	□ 母乳采集运送制度
病情变异记录	□ 无　□ 有，原因： 1. 2.	□ 无　□ 有，原因： 1. 2.	□ 无　□ 有，原因： 1. 2.
护士签名			

时间	住院第 4~7 天	住院第 8~15 天 （出院日）
病情评估	□ 生命体征 □ 神经系统症状体征 □ 注意呼吸和血氧饱和度变化 □ 评估黄疸变化	□ 生命体征 □ 注意呼吸和血氧饱和度变化 □ 密切观察并发症 □ 出院评估
护理处置	□ 重症监护 □ 严密观察病情变化 □ 保暖、清理气道、给氧 □ 建立静脉通路 □ 记录 24 小时出入量 □ 采集血、尿、便标本 □ 协助医技检查 □ 各项基础护理 □ 做好各项护理记录 □ 观察喂养情况	□ 特级护理 □ 严密观察病情变化 □ 做好各项护理记录
健康宣教	□ 母乳采集运送制度	□ 出院宣教 □ 向家属交代出院后注意事项 □ 指导办理出院手续
病情变异记录	□ 无　□ 有，原因： 1. 2.	□ 无　□ 有，原因： 1. 2.
护士签名		

（三）患儿表单

新生儿败血症临床路径患儿表单

适用对象：第一诊断为新生儿败血症（ICD-10：A41.900）

患儿姓名：	性别：　年龄：　门诊号：	住院号：
住院日期：　年　月　日	出院日期：　年　月　日	标准住院日：8~15天

时间	住院第1天	住院第2天	住院第3天
医患配合	□ 接受入院宣教 □ 接受入院护理评估 □ 接受病史询问及体格检查 □ 病情告知 □ 如患儿病情重，家属与上级医师沟通 □ 签署必要的文书（如抢救知情同意书、有创治疗知情同意书等） □ 接受相关检查及治疗 □ 患儿病情变化时及时通知家属，家属及时到病区	□ 家属与医师交流了解病情 □ 接受相关的检查及治疗	□ 家属与医师交流了解病情 □ 接受相关的检查及治疗
重点诊疗及检查	**重点诊疗：** □ 抗菌药物治疗 □ 根据患儿情况，酌情开奶 □ 心电监护 **重要检查：** □ 血常规、尿常规、大便常规 □ CRP □ 血气分析 □ 血培养 □ 血清胆红素、肝肾功能、电解质	**重点诊疗：** □ 抗菌药物治疗 □ 根据患儿情况，酌情开奶 □ 心电监护 □ 监测并发症 **重要检查：** □ 复查血常规 □ 复查 CRP	**重点诊疗：** □ 抗菌药物治疗 □ 调整奶量 □ 心电监护 □ 监测并发症 **重要检查：** □ 复查血常规 □ 复查 CRP
病情变异记录	□ 无　□ 有，原因： 1. 2.	□ 无　□ 有，原因： 1. 2.	□ 无　□ 有，原因： 1. 2.
患儿监护人签字			

时间	住院第 4~7 天	住院第 8~15 天 （出院日）
医患配合	□ 家属与医师交流了解病情 □ 接受相关的检查及治疗	□ 接受出院前宣教 □ 了解出院注意事项 □ 了解随诊复查程序 □ 办理出院手续 □ 获取出院诊断证明书 □ 获取出院带药（必要时）
重点诊疗及检查	**重点诊疗：** □ 抗菌药物治疗 □ 调整奶量 □ 心电监护 **重要检查：** □ 监测胆红素 □ 复查血培养（必要时） □ 复查血常规、CRP（必要时）	□ 出院宣教 □ 出院带药（必要时） □ 门诊随访方案
病情变异记录	□ 无　□ 有，原因： 1. 2.	□ 无　□ 有，原因： 1. 2.
患儿监护人签字		

附：原表单（2016版）

新生儿败血症临床路径表单

适用对象：第一诊断为新生儿败血症（ICD-10：A41.900）

患儿姓名：	性别：　　年龄：　　门诊号：	住院号：
住院日期：　　年　月　日	出院日期：　　年　月　日	标准住院日：8~15天

时间	住院第1天	住院第2天	住院第3天
主要诊疗工作	□ 询问病史及体格检查 □ 病情告知 □ 家属谈话，签署知情同意书 □ 送检相关检查 □ 开始经验性抗菌药物治疗	□ 上级医师查房，明确诊断 □ 注意是否出现感染性休克、DIC、化脓性脑膜炎等并发症	□ 上级医师查房 □ 注意败血症的各种并发症
重要医嘱	**长期医嘱：** □ 新生儿护理常规 □ 心肺监护 □ 开始经验性抗菌药物治疗 □ 根据患儿情况，酌情开奶 **临时医嘱：** □ 血常规、尿常规、大便常规 □ 血气分析、C反应蛋白 □ 血培养 □ 血清胆红素、肝功能、肾功能、电解质	**长期医嘱：** □ 新生儿护理常规 □ 监测胆红素水平 □ 营养支持，根据喂养耐受情况酌情增加奶量 **临时医嘱：** □ 复查血常规 □ 复查C反应蛋白	**长期医嘱：** □ 新生儿护理常规 □ 营养支持，根据喂养耐受情况酌情增加奶量 **临时医嘱：** □ 复查血常规 □ 复查C反应蛋白
主要护理工作	□ 入院宣教 □ 注意出入量情况 □ 注意监测生命体征 □ 注意喂养耐受情况	□ 注意外周循环状况 □ 注意黄疸变化情况 □ 注意患儿喂养情况 □ 注意生命体征的变化	□ 注意外周循环状况 □ 注意黄疸变化情况 □ 注意患儿喂养情况 □ 注意生命体征的变化
病情变异记录	□ 无　□ 有，原因： 1. 2.	□ 无　□ 有，原因： 1. 2.	□ 无　□ 有，原因： 1. 2.
护士签名			
医师签名			

时间	住院第 4~7 天	住院第 8~15 天 （出院日）
主要诊疗工作	□ 密切观察患儿病情 □ 明确血培养结果，根据药敏试验调整抗菌药物	□ 上级医师查房，同意其出院 □ 完成出院小结 □ 出院宣教
重点医嘱	**长期医嘱：** □ 新生儿护理常规 □ 营养支持，根据喂养耐受情况酌情增加奶量 **临时医嘱：** □ 完善感染检查 □ 监测胆红素，必要时复查血培养、血常规	**临时医嘱：** □ 通知出院 □ 出院带药
主要护理工作	□ 注意外周循环状况 □ 注意患儿生命体征变化 □ 注意喂养情况	□ 出院宣教
病情变异记录	□ 无　□ 有，原因： 1. 2.	□ 无　□ 有，原因： 1. 2.
护士签名		
医师签名		

第十二章
新生儿感染性肺炎临床路径释义

【医疗质量控制指标】

指标一、新生儿感染性肺炎的诊断需根据围产期病史、临床表现、辅助检查（主要是胸部X线检查）做出。

指标二、新生儿感染性肺炎应该与其他出现类似呼吸系统症状的疾病进行鉴别。

指标三、新生儿感染性肺炎首先根据临床资料进行经验性治疗，再根据特殊的病原检测结果选择敏感药物。

指标四、新生儿感染性肺炎的胸部物理治疗、氧疗和呼吸支持有重要地位。

一、新生儿感染性肺炎编码

疾病名称及编码：新生儿感染性肺炎诊断（ICD-10：P23.904）

二、临床路径检索方法

P23.904

三、国家医疗保障疾病诊断相关分组（CHS-DRG）

MDC编码：MDCP（新生儿及其他围产期新生儿疾病）

ADRG编码：PV1［源于新生儿（29天≤出生年龄<1周岁）诊断的婴儿疾患］

四、新生儿感染性肺炎临床路径标准住院流程

（一）适用对象

符合新生儿感染性肺炎诊断（ICD-10：P23.904）且无其他严重疾患的新生儿。

释义

■ 本路径适用对象是第一诊断为新生儿感染性肺炎；

■ 如原发病不是感染性肺炎，而是新生儿湿肺、早产儿呼吸窘迫综合征、新生儿胎粪吸入肺炎、先天性心脏病所致的低氧或呼吸困难、新生儿膈疝、乳糜胸等胸腔大量积液、自发性气胸等呼吸困难及低氧等相关疾病，不适合本临床路径，需进入其他相应路径。

（二）诊断依据

根据《实用新生儿学（第4版，邵肖梅，人民卫生出版社，2011年）》、《诸福棠实用儿科学（第8版，胡亚美、江载芳、申昆玲，人民卫生出版社，2015年）》。

1. 病史：肺炎感染的前驱病史，包括流涕、咳嗽、发热或体温不升、吃奶差等。

2. 以出现症状早晚将新生儿感染性肺炎分为早发性（生后7天内）及晚发性（出生7天后），临床症状表现不典型，可有吃奶差，吐奶、呛奶、也可表现为气急、发绀、呼吸困难等。肺部体检可发现双肺呼吸音低、可有干湿啰音。

3. 实验室检查：血气、血常规、C 反应蛋白、痰培养及呼吸道病原检测等。
4. 肺部 X 线变化：肺炎的 X 线表现。

释义

■ 本路径的制订主要参考国内权威参考书籍。

■ 新生儿感染性肺炎的诊断应区分宫内或产时感染及生后感染；前者常有母亲感染史，如产前发热、羊水早破、既往流产或早产史、产前 B 族链球菌筛查阳性而未进行预防等病史；后者常有上呼吸道感染的先驱症状，或有创呼吸支持使用时间较长，或有全身感染史。

■ 患儿常有呼吸系统的临床表现，如气急、发绀、吸气性凹陷、呻吟等；但新生儿肺炎的非特异性表现，如吃奶差、哭声低下、全身反应差等也可作为肺炎的症状。

■ 胸部 X 线片是新生儿肺炎的重要诊断手段，而 CT 仅用于复杂病例。

■ 血液或呼吸道病原检测常有助于对特殊病原所引起的肺炎做出较明确的病因诊断，以指导有效治疗。

（三）进入路径标准

1. 第一诊断符合新生儿感染性肺炎诊断（ICD-10：P23.904）且无其他严重疾患的新生儿。
2. 当患儿同时具有其他疾病诊断，但在住院期间不需要特殊处理也不影响第一诊断的临床路径流程实施时，可以进入路径。

释义

■ 进入本路径标准为第一诊断是新生儿感染性肺炎（ICD-10：P23.904）。

■ 当患儿同时具有其他疾病诊断或检查后发现以往没有发现的基础疾病（如先天性心脏病房间隔、室间隔缺损，糖尿病母亲所生新生儿、轻度胎粪吸入性肺炎等），经系统评估对新生儿感染性肺炎的诊断、治疗无特殊影响，可进入本路径，但可能会增加医疗费用，延长住院时间。

■ 但出现需要临床特殊处理的疾病时，则不能进入路径，如出现心力衰竭、呼吸衰竭、脑病、肺出血、休克等并发症。

（四）标准住院日

平均 7~14 天。

释义

■ 考虑到感染性肺炎在入院当天即开始以抗感染治疗，入院当天完善 X 线胸片检查、入院后 1~3 天完善病原学检查，住院期间进行呼吸道护理、物理治疗、观察症状、氧合改善情况及药物疗效和不良反应等，总住院时间小于 14 天符合路径要求。

（五）住院期间的检查项目

1. 必需的检查项目：

（1）血常规、尿常规、大便常规、血培养、痰培养、呼吸道病原检测。

（2）定期监测血气分析、血生化、电解质、血糖，监测频率随胎龄、病情严重性而定。

（3）胸部X线片，并复查。

（4）心脏超声。

2. 根据患儿病情进行的检查项目：

（1）可能需要反复检查痰培养、血培养、TORCH检查。

（2）如伴随全身感染时需做尿培养、腰穿排除其他部位感染。

释义

■ 血常规、尿常规、大便常规是临床基本的“三大常规”。新生儿感染性肺炎因进行血培养、痰培养和呼吸道其他病原检测，有助于对特殊病原所引起的肺炎做出较明确的病因诊断，以指导有效治疗。

■ 胸部X线片是新生儿肺炎的重要诊断手段，而CT仅用于复杂病例。

■ 血气分析对了解酸碱平衡，尤其是低氧血症和高碳酸血症的诊断有重要意义；血生化、电解质监测有助于了解内环境和脏器功能状态。

■ 心脏超声检查有助于排除结构性心脏畸形所致的呼吸困难和低氧，也有助于肺炎状态下的心功能评估。肺部超声有助于胸腔积液、肺水肿的评估。

（六）治疗方案的选择

根据《实用新生儿学（第4版，邵肖梅，人民卫生出版社，2011年）》、《诸福棠实用儿科学（第8版，胡亚美、江载芳、申昆玲，人民卫生出版社，2015年）》。

1. 抗感染治疗：诊断明确后尽早给药，在未明确病原以前，可经验性使用抗菌药物。如为晚发感染性肺炎，则注意区分社区感染和院内感染。

2. 呼吸支持：

（1）鼻导管给氧：改善低氧血症。

（2）CPAP：尽早应用可减少机械通气的使用。

（3）机械通气：严重肺炎患儿、用CPAP仍不能纠正低氧血症等，使用机械通气治疗。

3. 持续监测脉氧、定期检测血气，及时调整呼吸机参数或CPAP的给氧浓度，监测其他生命体征。

4. 心超检查，了解心功能，排除结构性心脏病。

5. 定期复查胸片，了解肺部病变的动态变化以及是否出现呼吸机相关性肺炎。

6. 营养、液体疗法和支持疗法：尽早开始肠外营养支持直至足量的胃肠喂养；如无禁忌证应尽早开始喂养；纠正酸碱平衡及电解质紊乱；限制液体入量避免肺水肿。

7. 并发症治疗：包含肺动脉高压（PPHN）、肺不张、气胸、心衰等。

释义

■ 对新生儿感染性肺炎的治疗，抗感染是主要手段。首先，在病因未明确的情况下，应根据疾病的发病时间、围产期病史、临床特征进行经验性抗感染治疗；在明确病原后选择敏感药物。

■ 新生儿肺炎的治疗中，呼吸道护理、物理治疗、保持充分的肠内或肠外营养非常重要。

■ 对于有低氧血症的新生儿肺炎，应根据血氧和二氧化碳分压监测，使用正确氧疗方法，对于严重病例，进行辅助通气治疗。有研究提示，辅助通气联用注射用牛肺表面活性剂可降低重症肺炎患儿严重并发症的发生率，可根据患儿需要酌情使用。

（七）预防性抗菌药物选择与使用时机

早期预防性使用抗菌药物：鉴于新生儿感染性肺炎常常是败血症的一部分，来势凶猛、病情进展快，建议立即给予经验性抗菌药物治疗，待病原学明确后再进行调整，疗程一般7~14天。如合并脑膜炎者适当延长疗程。

释义

■ 以上指的是：如同时合并新生儿败血症，而病原不明确，可以经验性使用抗菌药物（可参考新生儿败血症相关路径）。

■ 抗菌药物疗程7~14天。如合并脑膜炎者适当延长疗程。

（八）出院标准

1. 病情稳定，自主呼吸平稳，不需要呼吸支持，血气分析及胸部X线片好转或正常。
2. 体温正常，足量经口喂养。
3. 无需要住院治疗的合并症和/或并发症。

释义

■ 新生儿感染性肺炎在临床稳定后，如在大气状态下无呼吸窘迫和低氧，且抗感染治疗已达疗程，患儿已经能全量经口喂养，可以出院，一般需7~14天。

（九）变异及原因分析

1. 治疗无效或者病情进展，需根据病情调整治疗方案，使医疗费用增加。
2. 伴有影响本病治疗效果的合并症和/或并发症，如心脏超声诊断先天性心脏病等，需要进行相关检查及治疗，导致住院时间延长，增加医疗费用。

释义

■ 新生儿重症感染性肺炎，需要较长时间呼吸支持或并发急性呼吸窘迫综合征（ARDS）时常需要延长住院时间，增加医疗费用。

■ 伴有先天性心脏病者可发生感染性心内膜炎，使治疗时间延长。

■ 出现混合感染，如真菌感染，常使住院时间延长。

五、新生儿感染性肺炎给药方案

【用药选择】

关于抗菌药物和抗病毒药物使用原则是：根据发病时间、围产期病史（如母亲 GBS 筛查情况）、临床表现、肺部病理特征等资料，首先进行经验性抗菌药物（或抗病毒药物）应用；再根据血培养、气道分泌物等病原检测，进行药物调整），其他具体选择可参照新生儿败血症路径。

六、推荐表单

（一）医师表单

适用对象：第一诊断新生儿感染性肺炎（ICD-10：P23.904）

患儿姓名：	性别：　　年龄：　　门诊号：	住院号：
住院日期：　　年　月　日	出院日期：　　年　月　日	标准住院日 7~14 天

时间	住院第 1 天	住院第 2 天	住院第 3 天
主要诊疗工作	□ 询问病史及体格检查 □ 病情初步评估及告知 □ 家属谈话，签署用氧、机械通气知情同意书 □ 根据呼吸情况、血气分析及胸片改变，选择呼吸支持方法及抗菌药物 □ 如患儿病情重，应尽快给予呼吸支持，及时通知上级医师	□ 上级医师查房 □ 根据患儿呼吸情况、血气分析及胸部 X 线片情况，调整呼吸机参数 □ 注意防治并发症，如病情重，缺氧明显，需要考虑气道畸形及先天性心脏病等 □ 根据病情变化调整治疗方案	□ 上级医师查房 □ 新生儿肺炎的并发症等 □ 注意合并症情况
重点医嘱	**长期医嘱：** □ 新生儿/早产儿护理常规 □ 根据需要选择暖箱或辐射抢救台 □ 根据呼吸情况，选择呼吸支持方法 □ 心电血氧监护，血压监测 □ 合理喂养 □ 抗菌药物使用 □ 雾化、理疗 **临时医嘱：** □ 血常规、尿常规、大便常规 □ 血气分析 □ 血培养、痰培养、尿培养 □ 血糖、C 反应蛋白 □ 胸部 X 线片 □ 其他：纠酸、静脉营养	**长期医嘱：** □ 新生儿/早产儿护理常规 □ 心电血氧监护，血压监测 □ 营养支持治疗 □ 合理喂养 □ 抗菌药物 □ 雾化、理疗 **临时医嘱：** □ 血气分析 □ 胸部 X 线片 □ 监测血糖 □ 监测心电图、心脏超声 □ 查血常规、生化电解质 □ 调整用氧或呼吸机参数	**长期医嘱：** □ 新生儿/早产儿护理常规 □ 心电血氧监护 □ 调整用氧或呼吸机参数 □ 合理喂养 □ 抗菌药物 □ 雾化、理疗 **临时医嘱：** □ 复查血气分析 □ 复查痰培养 □ 根据病情复查：生化电解质、肝肾功能
病情变异记录	□ 无　□ 有，原因： 1. 2.	□ 无　□ 有，原因： 1. 2.	□ 无　□ 有，原因： 1. 2.
医师签名			

时间	住院第4~13天	住院14天
主要诊疗工作	□ 根据呼吸情况、血气分析、胸部X线片，调整呼吸支持方法 □ 排查肺炎各种并发症 □ 增加营养供给，密切观察体重等发育指标增长 □ 抗菌药物 □ 雾化、理疗	□ 上级医师查房，同意其出院 □ 完成出院小结 □ 出院宣教
重点医嘱	**长期医嘱：** □ 新生儿/早产儿护理常规 □ 心电监护 □ 呼吸道管理 □ 根据患儿情况逐步增加奶量 □ 根据临床症状及实验室结果调整抗菌药物 **临时医嘱：** □ 呼吸支持 □ 呼吸监测 □ 补液及静脉营养 □ 监测胆红素水平、血糖、CRP □ 完善感染相关检查、痰培养 □ 定期复查血气分析、血常规、肝肾功能、电解质、血脂（每周1次）	**临时医嘱：** □ 通知出院 □ 出院带药
病情变异记录	□ 无 □ 有，原因： 1. 2.	
医师签名		

（二）护士表单

适用对象：第一诊断新生儿感染性肺炎（ICD-10：P23.904）

患儿姓名：	性别： 年龄： 门诊号：	住院号：
住院日期： 年 月 日	出院日期： 年 月 日	标准住院日：7~14 天

时间	住院第 1 天	住院第 2~3 天
主要护理工作	□ 入院宣教（环境、设施、人员等） □ 入院护理评估（生命体征、面色、呼吸窘迫、外周循环等情况） □ 询问病史，相应体格检查 □ 协助完成相关检查 □ 常规护理：保持呼吸道通畅；无呼吸窘迫程度变化、血氧饱和度变化、气道分泌物等情况	□ 生活护理（一般生活护理、合理喂养并注意呼吸困难时喂养引起的反流与呕吐） □ 呼吸护理：注意保持呼吸道通畅，及时清理呼吸道，合适的体位（必要时给以俯卧位通气） □ 注意腹胀对呼吸的影响，必要时胃管排气 □ 注意喂养情况
重要医嘱	**长期医嘱：** □ 新生儿/早产儿护理常规 □ 根据需要选择暖箱或辐射抢救台 □ 根据呼吸情况，选择呼吸支持方法 □ 心电血氧监护，血压监测 □ 合理喂养 □ 抗菌药物使用 □ 雾化、理疗	**长期医嘱：** □ 新生儿/早产儿护理常规 □ 心电血氧监护，血压监测 □ 营养支持治疗 □ 合理喂养 □ 抗菌药物 □ 雾化、理疗
病情变异记录	□ 无 □ 有，原因： 1. 2.	□ 无 □ 有，原因： 1. 2.
护士签名		

时间	住院第 4～13 天	住院第 14 天（出院日）
主要护理工作	长期医嘱： □ 新生儿/早产儿护理常规 □ 根据需要选择暖箱或辐射抢救台 □ 根据呼吸情况，选择呼吸支持方法 □ 心电血氧监护，血压监测 □ 合理喂养 □ 抗菌药物使用 □ 雾化、理疗	□ 生活护理（称体重、沐浴、喂养、换尿布等） □ 出院宣教 □ 出院宣教
重点医嘱	长期医嘱： □ 呼吸道护理常规 □ 根据呼吸窘迫情况，选择呼吸支持方法 □ 心电血氧监护 □ 合理喂养 □ 雾化、理疗	出院医嘱： □ 观察呼吸状态 □ 合理喂养 □ 注意手卫生 □ 注意保暖
病情变异情况	□ 无 □ 有，原因： 1. 2.	□ 无 □ 有，原因： 1. 2.
护士签名		

（三）患儿表单

适用对象：第一诊断新生儿感染性肺炎（ICD-10：P23.904）

患儿姓名：	性别：　　年龄：　　门诊号：	住院号：
住院日期：　　年　月　日	出院日期：　　年　月　日	标准住院日 7~14 天

时间	住院第 1 天	住院第 2~3 天
医患配合	□ 接受入院宣教 □ 接受入院护理评估 □ 接受病史询问及体格检查 □ 病情告知 □ 如患儿病情重，家属与上级医师沟通 □ 签署必要的文书（如机械通气等有创呼吸支持同意书、腰椎穿刺同意书、输血同意书、抢救知情同意书等） □ 接受相关检查及治疗 □ 患儿病情变化时及时通知家属，家属及时到病区	□ 家属与医师交流了解病情 □ 接受相关的检查及治疗
重点诊疗及检查	**重点诊疗：** □ 呼吸道护理常规 □ 根据呼吸窘迫情况，选择呼吸支持方法 □ 心电血氧监护 □ 合理喂养 □ 雾化、理疗	**重点诊疗：** □ 呼吸道护理常规 □ 根据呼吸窘迫情况，选择呼吸支持方法 □ 心电血氧监护 □ 合理喂养 □ 雾化、理疗
病情变异记录	□ 无　□ 有，原因： 1. 2.	□ 无　□ 有，原因： 1. 2.
患儿监护人签字		

时间	住院第 4~13 天	住院第 14 天（出院日）
医患配合	□ 医师向家属病情告知 □ 继续接受治疗及检查 □ 进一步完善相关知情同意书	□ 接受出院前宣教 □ 了解出院注意事项 □ 了解随诊复查程序 □ 办理出院手续 □ 获取出院诊断证明书 □ 获取出院带药（必要时）
重点诊疗及检查	**重点诊疗：** □ 呼吸道护理常规 □ 根据呼吸窘迫情况，选择呼吸支持方法 □ 心电血氧监护 □ 合理喂养 □ 雾化、理疗	**出院医嘱：** □ 观察呼吸状态 □ 合理喂养 □ 注意手卫生 □ 注意保暖
病情变异记录	□ 无 □ 有，原因： 1. 2.	□ 无 □ 有，原因： 1. 2.
患儿监护人签字		

附：原表单（2017年版）

新生儿感染性肺炎临床路径表单

适用对象：第一诊断新生儿感染性肺炎（ICD-10：P23.904）

患儿姓名：	性别： 年龄： 门诊号：	住院号：
住院日期： 年 月 日	出院日期： 年 月 日	标准住院日 7~14 天

时间	住院第 1 天	住院第 2 天	住院第 3 天
主要诊疗工作	□ 询问病史及体格检查 □ 病情初步评估及告知 □ 家属谈话，签署用氧、机械通气知情同意书 □ 根据呼吸情况、血气分析及胸片改变，选择呼吸支持方法及抗菌药物 □ 如患儿病情重，应尽快给予呼吸支持，及时通知上级医师	□ 上级医师查房 □ 根据患儿呼吸情况、血气分析及胸部 X 线片情况，调整呼吸机参数 □ 注意防治并发症，如病情重，缺氧明显，需要考虑气道畸形及先天性心脏病等 □ 根据病情变化调整治疗方案	□ 上级医师查房 □ 新生儿肺炎的并发症等 □ 注意合并症情况
重点医嘱	**长期医嘱：** □ 新生儿/早产儿护理常规 □ 根据需要选择暖箱或辐射抢救台 □ 根据呼吸情况，选择呼吸支持方法 □ 心电血氧监护，血压监测 □ 合理喂养 □ 抗菌药物使用 □ 雾化、理疗 **临时医嘱：** □ 血常规、尿常规、大便常规 □ 血气分析 □ 血培养、痰培养、尿培养 □ 血糖、C 反应蛋白 □ 胸部 X 线片 □ 其他：纠酸、静脉营养	**长期医嘱：** □ 新生儿/早产儿护理常规 □ 心电血氧监护，血压监测 □ 营养支持治疗 □ 合理喂养 □ 抗菌药物 □ 雾化、理疗 **临时医嘱：** □ 血气分析 □ 胸部 X 线片 □ 监测血糖 □ 监测心电图、心脏超声 □ 查血常规、生化电解质 □ 调整用氧或呼吸机参数	**长期医嘱：** □ 新生儿/早产儿护理常规 □ 心电血氧监护 □ 调整用氧或呼吸机参数 □ 合理喂养 □ 抗菌药物 □ 雾化、理疗 **临时医嘱：** □ 复查血气分析 □ 复查痰培养 □ 根据病情复查：生化电解质、肝肾功能
主要护理工作	□ 入院宣教 □ 气道护理：注意无菌操作 □ 注意出入量情况 □ 注意血氧饱和度变化	□ 气道护理：气道分泌物 □ 注意黄疸变化情况 □ 注意血氧饱和度变化、循环情况	□ 气道护理：注意气道分泌物，无菌操作 □ 注意喂养情况 □ 注意血氧饱和度变化
病情变异记录	□ 无 □ 有，原因： 1. 2.	□ 无 □ 有，原因： 1. 2.	□ 无 □ 有，原因： 1. 2.
护士签名			
医师签名			

时间	住院第 4~13 天	住院 14 天
主要诊疗工作	□ 根据呼吸情况、血气分析、胸部 X 线片，调整呼吸支持方法 □ 排查肺炎各种并发症 □ 增加营养供给，密切观察体重等发育指标增长 □ 抗菌药物 □ 雾化、理疗	□ 上级医师查房，同意其出院 □ 完成出院小结 □ 出院宣教
重点医嘱	**长期医嘱：** □ 新生儿/早产儿护理常规 □ 心电监护 □ 呼吸道管理 □ 根据患儿情况逐步增加奶量 □ 根据临床症状及实验室结果调整抗菌药物 **临时医嘱：** □ 呼吸支持 □ 呼吸监测 □ 补液及静脉营养 □ 监测胆红素水平、血糖、CRP □ 完善感染相关检查、痰培养 □ 定期复查血气分析、血常规、肝肾功能、电解质、血脂（每周 1 次）	**临时医嘱：** □ 通知出院 □ 出院带药
主要护理工作	□ 定期量体重、头围、身长 □ 注意呼吸情况吃奶情况 □ 气道护理，注意气道分泌物 □ 注意患儿生命体征	□ 出院宣教
病情变异记录	□ 无 □ 有，原因： 1. 2.	□ 无 □ 有，原因： 1. 2.
护士签名		
医师签名		

第十三章

癫痫临床路径释义

【医疗质量控制指标】（专家建议）

指标一：根据患儿的临床表现及辅助检查，对癫痫做出正确且全面的诊断。

指标二：脑电图、头颅磁共振、基因检测等辅助检查的正确选择。

指标三：制定合理的抗癫痫治疗方案。

一、癫痫编码

疾病名称及编码：癫痫（ICD-10：G40）

二、临床路径检索方法

G40

三、国家医疗保障疾病诊断相关分组（CHS-DRG）

MDC 编码：MDCB（神经系统疾病及功能障碍）

ADRC 编码：BV1（癫痫病）

四、癫痫临床路径标准住院流程

（一）适用对象

第一诊断为癫痫（ICD-10：G40）。

释义

■ 癫痫（epilepsy）是一种脑部疾患，其特点是容易出现反复癫痫发作，并具有一定的神经生物、认知、心理及社会学后果。

■ 癫痫发作（epileptic seizure）是由于大脑神经元异常过度或同步化的活动所引起的一过性的体征和/或症状。

（二）诊断依据

根据《实用儿科学》（胡亚美名誉主编，江载芳、申昆玲、沈颖主编，人民卫生出版社，2015 年，第 8 版）、《尼尔森儿科学》（Richard E. Behrman 主编，北京大学医学出版社，2007 年，第 7 版）、《临床诊疗指南·癫痫病分册》（中华医学会编著，人民卫生出版社，2015）。

1. 病史：临床至少发作 1 次以上。
2. 可能存在发作易感性：包括遗传、外伤、发热等因素。
3. 伴或不伴神经心理损害。
4. 除外其他原因引起的惊厥发作。
5. 实验室检查：脑电图和影像学检查。

释义

■ 国际抗癫痫联盟（ILAE）2014 年癫痫的实用性定义：符合以下任一条：①临床上至少 2 次非诱发（或反射性）发作，间隔 24 小时以上；②1 次非诱发（或反射性）发作，且存在较高的再发风险（未来 10 年内再次出现相似发作的可能性大于 60%，包括遗传、外伤等因素）；③诊断为某个癫痫综合征。

■ 癫痫的诊断分为 5 个层次，首先应明确是否为癫痫，注意与有明确诱因的发作如低钙性手足搐搦及非痫性发作如晕厥、抽动症等相鉴别。

■ 其次，应判断发作类型，此为指导治疗、判断预后的重要依据，主要根据发作时有无意识丧失及脑电图检查结果进行区别；可参考国际抗癫痫联盟（ILAE）2017 年癫痫发作类型的操作性分类。

1. 全面性发作（general seizure）：伴有意识丧失、起始时为双侧大脑半球同时放电，又可具体分为强直-阵挛发作、失神发作、肌阵挛发作等。

2. 部分性发作（partial seizure）：亦称局灶性发作（focal seizure），脑电图异常电活动起源于一侧大脑半球或局部区域，其中简单部分性发作包括运动性、感觉性、自主神经发作等。复杂部分性发作伴有不同程度的意识障碍，可有自动症。部分性发作继发全面性发作。同期视频脑电图结合肌电图监测有助于明确发作类型及起源。

3. 无法分类的发作：癫痫性痉挛。

■ 第三，应完善检查寻找病因，如查血氨、乳酸、维生素 B_{12}、同型半胱氨酸及血、尿代谢筛查等了解有无代谢性疾病。查脑脊液糖与血糖比值除外 I 型葡萄糖转运体缺乏症。静注维生素 B_6 观察癫痫发作控制情况以除外吡多醇依赖症。行头颅 MRI 了解有无皮层发育不良、胼胝体发育不良、软化灶形成等结构性异常，行头颅 MRA+MRV 了解有无脑血管病变。查脑脊液抗 NMDA-R 抗体、CASPAR 抗体等自身免疫性抗体，协助诊断自身免疫性脑炎及免疫性癫痫。可行染色体核型分析及癫痫相关基因检测，协助诊断遗传性癫痫。

■ 根据临床表现及脑电图特点确定是否符合特定的癫痫综合征，对于指导治疗、判断预后具有重要意义。常见的症状性癫痫如婴儿痉挛症，特发性癫痫如儿童失神癫痫、儿童良性癫痫伴中央颞区棘波等。

（三）治疗方案的选择

根据《实用儿科学》（胡亚美名誉主编，江载芳、申昆玲、沈颖主编，人民卫生出版社，2015 年，第 8 版）、《尼尔森儿科学》（Richard E. Behrman 主编，北京大学医学出版社，2007 年，第 7 版）、《临床诊疗指南·癫痫病分册》（中华医学会编著，人民卫生出版社，2015）。

1. 药物治疗。

2. 药物控制不佳或其他特殊癫痫综合征者可考虑生酮治疗或请神经外科会诊进行相应治疗。

释义

■ 抗癫痫药物/抗惊厥药物是癫痫治疗的基础，药物难治性癫痫需评估病情，寻找病因，考虑非药物治疗及术前评估。

（四）标准住院日为 7~21 天

释义

■ 完善检查、明确诊断后，加用抗癫痫药物治疗者一般住院时间为 7~21 天或更短。如需应用 ACTH、生酮饮食等疗法，可致住院时间延长，必要时可退出路径。

（五）进入路径标准

1. 第一诊断必须符合 ICD-10：G40 癫痫疾病编码。
2. 当患儿同时具有其他疾病诊断，但在住院期间不需要特殊处理也不影响第一诊断的临床路径流程实施时，可以进入路径。

释义

■ 如合并重症感染，或癫痫持续状态难以控制及其他情况需转入 ICU 等影响第一诊断的临床路径流程实施时，均不适合进入临床路径。

（六）入院后第 1~2 天

1. 必需的检查项目：
（1）血常规、尿常规、大便常规。
（2）肝肾功能、电解质、骨代谢、血糖、血氨、血乳酸、心电图。
（3）脑电图。
（4）头颅 MRI 或 CT。
2. 根据患儿病情可选择的检查项目：相关血药浓度测定、感染性及免疫性疾病筛查、血维生素浓度测定、心脏彩超、智力测试、血和/或尿代谢筛查、肌酸代谢筛查、血及脑脊液糖比值测定、脑脊液叶酸测定、基因检查等。

释义

■ 血电解质、心电图检查及心脏彩超等，有助于与电解质紊乱、阿斯发作引起的抽搐、晕厥等非痫性发作相鉴别。

■ 血清学、脑脊液、内分泌、自身抗体、代谢筛查、头颅影像、基因等检查有助于寻找病因。

■ 视频脑电图监测有助于明确发作类型及综合征，或排除非痫性发作。

（七）治疗方案与药物选择

1. 开始治疗的指征：一般在第二次无诱因发作之后才开始抗癫痫药物治疗。特殊情况可以在首次发作后考虑开始治疗，例如癫痫持续状态。
2. 口服抗癫痫药物治疗的基本原则：应当依据发作类型选药。根据疗效和安全性，结合既往用药情况调整。
3. 药物选择时还需要考虑肝肾功能、药物之间的相互作用以及药物来源和费用等。

释义

■ 药物难治性癫痫：合理应用 2 种适宜且可耐受的抗癫痫药物（单用或联合）无法控制发作，此时需再次评估，建议退出路径。

（八）出院标准

1. 诊断明确，药物治疗方案确定，病情稳定，可门诊随访。
2. 有手术指征者转入神经外科接受手术治疗。

释义

■ 手术治疗可致住院时间延长、费用增加，必要时应退出路径。

（九）变异及原因分析

1. 发作可能为非癫痫性发作，经住院检查和观察确认后，中止抗癫痫药物治疗并让患儿出院。
2. 患儿在住院期间出现癫痫持续状态，转入癫痫持续状态临床路径。

释义

■ 微小变异：因为医院检验项目的及时性，不能按照要求完成检查；因为节假日不能按照要求完成检查；患儿不愿配合完成相应检查，短期不愿按照要求出院随诊。

■ 重大变异：诊断为特殊病因或癫痫综合征，需特定的治疗方案及较长的疗程，如自身免疫性脑炎/癫痫需应用丙种球蛋白及激素冲击治疗，婴儿痉挛症需应用 ACTH 治疗，有手术指征者需完善术前评估、转入神经外科进一步治疗；因合并重症感染等需要其他治疗措施，致住院时间延长；医院与患儿或家属发生医疗纠纷，患儿要求离院或转院；不愿按照要求出院随诊而导致入院时间明显延长，或应用抗癫痫药物出现过敏等严重不良反应，需抗过敏等其他治疗等。

五、儿童癫痫给药方案

（一）用药选择

1. 如突发抽搐，可予临时短效镇静止惊药物，首选地西泮静推，亦可选用水合氯醛灌肠、苯巴比妥肌注等。
2. 如发生癫痫持续状态，可予咪达唑仑泵维持，需密切监护生命体征，必要时需二线药物如丙戊酸钠、左乙拉西坦静点、丙泊酚诱导昏迷、激素等，需转入 ICU 进一步治疗，应退出路径。
3. 确诊癫痫后，应根据病因、发作类型及综合征、脑电图表现、可能的药物相互作用及副作用等综合选择抗癫痫药物，起始为单药治疗、逐渐加量，部分药物需监测血药浓度。

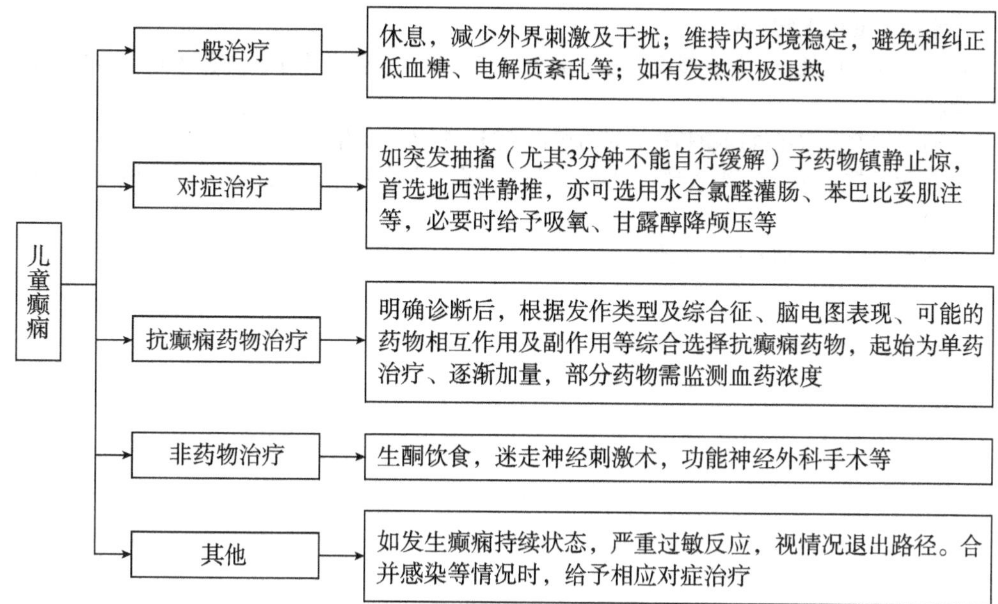

4. 药物难治性癫痫及某些特殊类型的癫痫，应考虑非药物治疗，如生酮饮食、迷走神经刺激术，功能神经外科手术等，需再次综合评估，可致住院时间延长，必要时退出路径。

（二）药学提示

1. 丙戊酸钠、苯巴比妥主要在肝脏代谢，对肝脏细胞色素 P450 酶等代谢酶有一定影响，故需监测血常规、肝功能、凝血功能及血药浓度，应注意与其他药物的相互作用，并有一定过敏风险。

2. 托吡酯、左乙拉西坦主要通过肾脏代谢，肾功能不全者应根据其肌酐清除率酌情减量。

3. 汉族人群 HLA-B1502 基因阳性率相对较高，该基因与卡马西平过敏有明确相关性，故使用前有条件者均应行该基因检测，阳性者禁用卡马西平，慎用奥卡西平、拉莫三嗪。

（三）注意事项

对于癫痫的病因学、治疗方法等方面的研究近年来进展很快，及时的诊断、准确的判断发作类型及综合征、积极寻找病因、合理的选择治疗方案，有助于改善预后。

六、儿童癫痫护理规范

1. 癫痫发作期的处理：立即通知医生，保持患儿呼吸道通畅，可平躺、头偏向一侧，移除患儿周围尖锐等危险物品，必要时给予吸氧、建立静脉通道，若发作持续超过 3~5 分钟未能自行缓解，遵医嘱给予地西泮静推等镇静处理。

2. 抗癫痫药物：了解常用抗癫痫药物的种类、剂型、含量以及服药相关注意事项。

3. 癫痫患儿的日常生活护理：合理作息，规律服药，避免感染发热、睡眠不足等发作诱因，避免跌倒等意外伤害。

4. 癫痫患儿及家属的宣教。

七、儿童癫痫营养治疗规范

癫痫患儿应均衡饮食，避免摄入酒精，避免咖啡、茶叶等富含咖啡因的食物，余无特殊忌口。

八、儿童癫痫患儿健康宣教

1. 生活作息应规律，保证睡眠充足，避免过度劳累，在保证安全的前提下可适当进行体育活动。

2. 规律遵医嘱服用抗癫痫药物，切勿擅自减药、停药、换药。

3. 记录病情，包括发作表现、频率，服药情况，体重变化，合并症及合并用药，不良反应等。

4. 神经科门诊定期复诊，复查。

九、推荐表单

（一）医师表单

癫痫临床路径医师表单

适用对象：第一诊断为癫痫（ICD-10：G40）

患儿姓名：	性别：　年龄：　门诊号：	住院号：
住院日期：　年　月　日	出院日期：　年　月　日	标准住院日：7~14 天

时间	住院第 1 天	住院第 2 天	住院第 3~4 天
主要诊疗工作	□ 询问病史，体格检查 □ 查看既往辅助检查：血电解质、骨代谢、心电图、心脏彩超、头颅影像学、脑电图等 □ 初步诊断，初步明确发作形式 □ 向患儿及家属交代病情，与患儿家长沟通，了解其治疗目的 □ 开化验单及相关检查单 □ 确定抗癫痫药物治疗方案 □ 完成首次病程记录等病历书写	□ 上级医师查房，书写上级医师查房记录 □ 明确癫痫诊断和癫痫发作类型、癫痫综合征 □ 分析引起癫痫的病因 □ 向患儿及家长介绍病情变化及相关检查 □ 记录并分析发作形式和发作频率 □ 根据患儿病情、既往辅助检查结果等确认或修正治疗方案	□ 上级医师查房，书写上级医师查房记录 □ 记录并分析发作形式和发作频率 □ 必要时修正诊断和治疗方案 □ 根据患儿病情及辅助检查结果等决定是否请神经外科会诊 □ 必要时向患儿及家长介绍病情变化及相关检查结果
重点医嘱	**长期医嘱：** □ 神经科护理常规 □ 二级护理 □ 饮食 □ 口服药物 **临时医嘱：** □ 血常规、尿常规、大便常规 □ 肝肾功能、电解质、骨代谢、血糖、必要时行乳酸、血氨、维生素 B_{12}、叶酸、肌酶、血脂、传染性疾病筛查 □ 脑电图，心电图 □ 头颅 MRI 或 CT、心脏彩超 □ 有条件者可行血药浓度测定 □ 必要时行血和/或尿代谢病筛查、肌酸代谢筛查，血及脑脊液糖比值测定、脑脊液叶酸测定等	**长期医嘱：** □ 神经科护理常规 □ 二级护理 □ 饮食 □ 口服药物	**长期医嘱：** □ 神经科护理常规 □ 二级护理 □ 饮食 □ 口服药物 **临时医嘱：** □ 必要时神经外科会诊 □ 必要时酌情进行智力测试、孤独症测查、多动症测试等
疾病变异记录	□ 无　□ 有，原因： 1. 2.	□ 无　□ 有，原因： 1. 2.	□ 无　□ 有，原因： 1. 2.
医师签名			

时间	住院第 5~12 天	住院第 6~13 天	住院第 7~14 天 （出院日）
主要诊疗工作	□ 三级医师查房，完成病程记录和查房记录 □ 观察患儿癫痫发作情况及病情变化，评价药物治疗效果以及是否需要调整药物 □ 必要时向患儿及家长介绍病情变化及相关检查结果 □ 必要时需与神经外科协商有否具有手术指征 □ 记录会诊意见 □ 必要时生酮饮食治疗	□ 对内科治疗者，根据发作类型和综合征分类调整抗癫痫药物，拟行出院，癫痫门诊随诊 □ 向患儿家长介绍病情及出院后注意事项 □ 书写病程记录及出院小结 □ 确定为难治性局灶性癫痫患儿，致痫灶定位明确，可转入神经外科 □ 转科患儿书写转科记录	□ 再次向患儿家长介绍病情出院后注意事项 □ 患儿办理出院手续，出院 □ 转科患儿办理转科手续
重点医嘱	**长期医嘱：** □ 神经科护理常规 □ 二级护理 □ 饮食 □ 口服药物 **临时医嘱** □ 必要时神经外科会诊 □ 必要时生酮饮食治疗	**长期医嘱：** □ 神经科护理常规 □ 二级护理 □ 饮食 □ 口服药物 **临时医嘱：** □ 明日出院或转科	**出院医嘱：** □ 出院带药 □ 针对具体情况作个体化指导（如生酮饮食的制作等） □ 门诊随诊
病情变异记录	□ 无 □ 有，原因： 1. 2.	□ 无 □ 有，原因： 1. 2.	□ 无 □ 有，原因： 1. 2.
医师签名			

（二）护士表单

癫痫临床路径护士表单

适用对象：第一诊断为癫痫（ICD-10：G40）

患儿姓名：	性别：　　年龄：　　门诊号：	住院号：
住院日期：　　年　月　日	出院日期：　　年　月　日	标准住院日：7~14 天

时间	住院第 1 天	住院第 2 天	住院第 3~4 天
健康宣教	□ 介绍主管医师、护士 □ 介绍环境、设施 □ 介绍住院注意事项 □ 向患儿宣教饮食、合理作息、规律服药的重要性	□ 指导患儿正确留取检查标本 □ 主管护士与患儿及家长沟通 □ 宣教疾病知识、用药知识及特殊检查操作过程 □ 告知检查及操作前后饮食、活动及探视注意事项及应对方式	□ 疾病及用药知识宣教 □ 抽搐发作时的处理方法及注意事项
护理处置	□ 核对患儿、佩戴腕带 □ 建立入院护理病历 □ 卫生处置：剪指（趾）甲、沐浴、更换病号服	□ 随时观察患儿病情变化 □ 遵医嘱正确使用药物 □ 协助医生完成各项检查化验	□ 随时观察患儿病情变化 □ 遵医嘱正确使用药物 □ 协助医生完成各项检查化验
基础护理	□ 二级护理 □ 晨晚间护理 □ 患儿安全管理	□ 二级护理 □ 晨晚间护理 □ 患儿安全管理	□ 二级护理 □ 晨晚间护理 □ 患儿安全管理
专科护理	□ 护理查体 □ 抽搐发作记录 □ 需要时填写跌倒及压疮防范表 □ 需要时请家属陪伴 □ 书写护理病历 □ 协助行视频脑电图或脑电监测的患儿做好检查前准备	□ 观察并记录抽搐发作情况 □ 发作时的对症处理及安全护理 □ 遵医嘱完成相关检查 □ 督导服药，避免自行减药及停药	□ 观察并记录抽搐发作情况 □ 发作时的对症处理及安全护理 □ 遵医嘱完成相关检查 □ 督导服药，避免自行减药及停药 □ 健康教育：针对具体情况作个体化指导
重点医嘱	□ 详见医嘱执行单	□ 详见医嘱执行单	□ 详见医嘱执行单
病情变异记录	□ 无　□ 有，原因： 1. 2.	□ 无　□ 有，原因： 1. 2.	□ 无　□ 有，原因： 1. 2.
护士签名			

时间	住院第5~12天	住院第13~14天 （出院日）
健康宣教	□ 疾病及用药知识宣教 □ 抽搐发作时的处理方法及注意事项	□ 规律服用抗癫痫药物宣教 □ 门诊复诊及复查宣教
护理处置	□ 随时观察患儿病情变化 □ 遵医嘱正确使用药物 □ 协助医师完成各项检查化验	□ 办理出院手续 □ 书写出院小结
基础护理	□ 二级护理 □ 晨晚间护理 □ 患儿安全管理	□ 二级护理 □ 晨晚间护理 □ 患儿安全管理
专科护理	□ 观察并记录抽搐发作情况 □ 发作时的对症处理 □ 预防意外伤害 □ 遵医嘱完成相关检查 □ 督导服药，避免自行减药及停药 □ 健康教育：针对具体情况作个体化指导	□ 出院带药服用指导 □ 告知复诊时间和地点 □ 交代常见的药物不良反应，嘱其定期癫痫门诊复诊
重点医嘱	□ 详见医嘱执行单	□ 详见医嘱执行单
病情变异记录	□ 无 □ 有，原因： 1. 2.	□ 无 □ 有，原因： 1. 2.
护士签名		

（三）患儿表单

癫痫临床路径患儿表单

适用对象：第一诊断为癫痫（ICD-10：G40）

患儿姓名：	性别：　　年龄：　　门诊号：	住院号：
住院日期：　　年　月　日	出院日期：　　年　月　日	标准住院日：7~14 天

时间	入院当日	住院期间（第 2~6 天）	住院第 7~14 天 （出院日）
护患配合	□ 配合测量体温、脉搏、呼吸、血压、出入量、体重 □ 配合完成入院护理评估单（简单询问病史、过敏史、用药史） □ 接受入院宣教（环境介绍、病室规定、订餐制度、贵重物品保管等） □ 有任何不适告知护士	□ 配合测量体温、脉搏、呼吸，询问每日抽搐发作情况 □ 接受相关化验检查宣教，正确留取标本，配合检查 □ 有任何不适告知护士 □ 接受输液、服药治疗 □ 注意安全，避免坠床或跌倒 □ 配合执行探视及陪伴 □ 接受疾病及用药等相关知识指导	□ 接受出院宣教 □ 办理出院手续 □ 获取出院带药 □ 知道服药方法、作用、不良反应、注意事项 □ 知道复印病历方法 □ 知道门诊复诊时间、复查内容
饮食	□ 无特殊	□ 无特殊	□ 无特殊
活动	□ 适度活动	□ 适度活动	□ 适度活动

附：原表单（2010年版）

癫痫临床路径表单

适用对象：第一诊断为癫痫（ICD-10：G40）

患儿姓名：	性别： 年龄： 门诊号：	住院号：
住院日期： 年 月 日	出院日期： 年 月 日	标准住院日：4~7天

时间	住院第1天
主要诊疗工作	□ 询问病史及体格检查 □ 完成病历书写 □ 开化验单 □ 初步诊断，初步明确发作形式 □ 向患儿家属交代病情，与患儿家属沟通，了解其治疗目的
重点医嘱	**长期医嘱：** □ 神经科护理常规 □ 二级护理 □ 饮食 □ 口服药物 **临时医嘱：** □ 血常规、尿常规、大便常规 □ 肝肾功能、电解质、血糖、血氨、血乳酸、感染性疾病筛查 □ 脑电图，心电图，智力测定 □ 头颅 MRI 或 CT □ 酌情行血药浓度测定
主要护理工作	□ 介绍病房环境、设施和设备 □ 入院护理评估 □ 指导患儿家属相关注意事项 □ 书写护理病历 □ 宣教
病情变异记录	□ 无 □ 有，原因： 1. 2.
护士签名	
医师签名	

时间	住院第 2~3 天	住院第 4~7 天 （出院日）
主要诊疗工作	□ 上级医师查房 □ 完成入院检查 □ 明确癫痫诊断和癫痫发作类型或癫痫综合征 □ 分析引起癫痫的病因 □ 制订或调整治疗方案，交代常见的药物不良反应 □ 整理送检项目报告，有异常者应当及时向上级医师汇报，并予相应处理 □ 向患儿家属交代病情及其注意事项	□ 三级医师查房，完成病程记录和查房记录 □ 观察病情变化，评价治疗效果 □ 酌情调整药物 □ 上级医师查房，进行评估，同意其出院 □ 完成出院小结、病案首页等 □ 出院宣教：向患儿家属交代出院注意事项，如复诊时间、随访项目、发生紧急情况时的处理等
重点医嘱	**长期医嘱：** □ 神经科护理常规 □ 二级护理 □ 饮食 □ 口服药物	**出院医嘱：** □ 出院带药 □ 定期门诊随诊
主要护理工作	□ 做好安全护理 □ 根据医嘱督导服药，避免自行减药及停药 □ 书写护理记录 □ 观察患儿病情变化，记录发作情况 □ 健康教育：针对具体情况作个体化指导	□ 出院宣教 □ 出院带药服用指导 □ 特殊护理指导
病情变异记录	□ 无　□ 有，原因： 1. 2.	□ 无　□ 有，原因： 1. 2.
护士签名		
医师签名		

第十四章

热性惊厥临床路径释义

【医疗质量控制指标】（专家建议）

指标一、热性惊厥的正确诊断，单纯型与复杂型的区分。

指标二、制定合理的检查及治疗方面，避免过度检查和治疗。

一、热性惊厥编码

疾病名称及编码：热性惊厥（ICD-10：R56.0）

二、临床路径检索方法

R56.0

三、国家医疗保障疾病诊断相关分组（CHS-DRG）

MDC 编码：MDCB（神经系统疾病及功能障碍）

ADRC 编码：BZ1（神经系统其他疾患）

四、热性惊厥临床路径标准住院流程

（一）适用对象

第一诊断为热性惊厥（FS）（ICD-10：R56.0）。

（二）诊断依据

根据《实用儿科学》（胡亚美名誉主编，江载芳、申昆玲、沈颖主编，人民卫生出版社，2015 年，第 8 版）《临床诊疗指南-癫痫病分册》（中华医学会编著，人民卫生出版社，2015 年）。

1. 初次发作在 3 个月至 5 岁。
2. 体温在 38℃以上时突然出现惊厥。
3. 排除颅内感染和其他导致惊厥的器质性或代谢性异常。
4. 既往没有无热惊厥史。
5. 临床分型：单纯型 FS 与复杂 FS。

（单纯型 FS：惊厥持续时间在 15 分钟以内，惊厥发作类型为全面性，24 小时惊厥发生的次数 1 次；复杂型 FS：惊厥持续时间在 15 分钟以上，惊厥发作类型为局灶性发作，一次热程中惊厥反复发作）。

释义

■ 除上述主要特征外，复杂型 FS 还可具有以下表现：起病年龄<6 个月或>5 岁；发作时为低热；发作前后有神经系统检查异常更常见。

（三）治疗方案的选择

根据《实用儿科学》（胡亚美名誉主编，江载芳、申昆玲、沈颖主编，人民卫生出版社，

2015年，第8版）和《临床诊疗指南·癫痫病分册》（中华医学会编著，人民卫生出版社，2015）。

1. 急救治疗：积极退热，惊厥持续5分钟以上进行止惊药物治疗，一线药物为苯二氮䓬类，静脉注射或灌肠。

2. 预防治疗：①间歇短程预防治疗；②间歇短程预防治疗无效，有高危因素者可酌情长期抗癫痫药物预防治疗。

释义

■ 间歇短程预防治疗指征：①短时间内频繁惊厥发作（6个月内≥3次或1年内≥4次）；②发生惊厥持续状态，需止惊药物治疗才能中止发作。

■ 长期预防治疗：单纯型热性惊厥远期预后良好，不推荐长期抗癫痫药物治疗。热性惊厥持续状态、复杂性热性惊厥、热性惊厥附加症等具有复发或存在发生癫痫高风险的患儿，可考虑长期抗癫痫治疗，多选择左乙拉西坦口服或丙戊酸。

■ 高热患儿应及早退热，避免高热对神经系统的损伤。对于口服药依从性差或伴有呕吐的高热患儿，可应用右旋布洛芬栓置肛。

（四）标准住院日为5~7天

（五）进入路径标准

1. 第一诊断必须符合ICD-10：R56.0热性惊厥疾病编码。

2. 符合需要住院指征：首次发热惊厥发作；惊厥持续时间长；反复发作，就诊时处于热性惊厥急性期；惊厥缓解后仍存在意识障碍或精神状况欠佳者。

3. 当患儿同时具有其他疾病诊断，但在住院期间不需要特殊处理，也不影响第一诊断的临床路径流程实施时，可以进入路径。

释义

■ 热性惊厥持续状态：指热性惊厥发作持续≥30分钟，或30分钟内反复发作、间期意识状态不能恢复至基线水平，可导致脑损伤及神经系统后遗症，必要时需退出路径。

■ 热性惊厥附加症：指热性惊厥发展为典型癫痫之前出现无热惊厥，或在6岁之后仍有热性惊厥，应退出路径。

（六）明确诊断及入院常规检查需2~3天（工作日）

1. 必需的检查项目：

（1）血常规+CRP、尿常规、大便常规。

（2）肝肾功能、电解质、骨代谢、血清镁、血糖检测。

（3）脑电图检查。

2. 疑有颅内感染，特别是<1岁婴儿，行脑脊液检查。

3. 首次发病，尤其对于惊厥发作为部分性发作，有局灶性神经系统体征，有明显的发育迟滞，头围异常，有咖啡牛奶斑、色素脱失斑等神经皮肤综合征表现等，或疑有颅内感染或其他颅内病变者可选择影像学检查。

释义

■ 疑有中枢神经系统感染或其他颅内病变者可完善病原微生物检查、头颅 MRI 检查等影像学检查，一旦确诊后应退出路径。

■ 疑有遗传代谢性疾病者可完善血及尿代谢筛查，一旦确诊后应退出路径。

■ FS 无特征性脑电图异常，脑电图不能预测将来是否发展为癫痫，亦不影响治疗，故非常规检查。

（七）治疗开始于诊断第 1 天

（八）选择用药

1. 急救治疗：

（1）一般治疗：保持呼吸道通畅、给氧；监护生命体征；建立静脉输液通路；对症治疗：退热药或物理降温，维持内环境稳定等。

（2）终止发作：惊厥持续 5 分钟以上进行止惊药物治疗。

1）苯二氮䓬类：为一线药物。地西泮 0.2~0.5mg/kg 缓慢静脉推注，最大剂量不超过 10mg；或地西泮溶液灌肠/栓剂。

2）水合氯醛：10%水合氯醛 0.2~0.5ml/kg 保留灌肠，一次最大剂量 10ml。

3）苯巴比妥钠：惊厥未能控制或再次发作，负荷量每次 8~10mg/kg，一次最大剂量 0.2~0.3g。

2. 预防治疗：没有统一方案，效果亦不确定，应根据具体情况和家长协商决定，长期预防用药主要适用于高危患儿。

（1）间歇短程预防治疗：每次发热时，应用地西泮溶液灌肠或口服地西泮栓剂，每次 0.5mg/kg，必要时 8 小时重复，24 小时内不超过 4 次。

（2）间歇短程预防治疗无效时，有高危因素者可酌情长期抗癫痫药物预防治疗。

高危因素：复杂型 FS，癫痫阳性家族史，发育迟缓，已存在神经系统疾病，低热惊厥、热惊厥频繁发作、热性惊厥持续状态，脑电图有局灶性放电等。

（3）长期抗癫痫药物预防治疗：可选择丙戊酸钠、左乙拉西坦等。

释义

■ 循证医学研究表明，退热治疗不能降低再次发生热性惊厥的概率。

■ 热性惊厥终止发作治疗可选择咪达唑仑肌内注射或静脉推注 0.3mg/kg，最大剂量不超过 10mg。

■ 一些疫苗（如肺炎链球菌、百白破、麻风腮、三价灭活流感疫苗）接种后可能会引起发热并导致惊厥，但不必因此禁忌接种。

（九）出院标准

惊厥控制，病情稳定，排除引起惊厥的其他病因。

（十）变异及原因分析

若明确惊厥的其他病因，则退出本路径。

五、热性惊厥给药方案

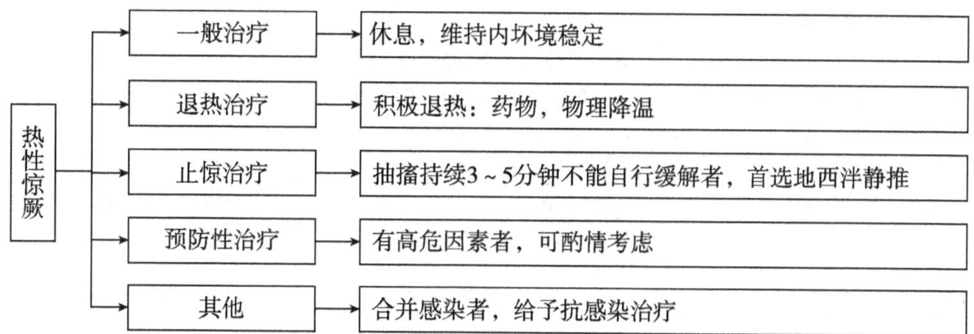
热性惊厥
一般治疗
休息，维持内环境稳定
退热治疗
积极退热：药物，物理降温
止惊治疗
抽搐持续3～5分钟不能自行缓解者，首选地西泮静推
预防性治疗
有高危因素者，可酌情考虑
其他
合并感染者，给予抗感染治疗

（一）用药选择

1. 对症止惊药物应选择起效快者，故首选为地西泮静推。若无静脉通道，可选择地西泮肛栓、水合氯醛灌肠、咪达唑仑肌注等。

2. 少数具有高危因素的患儿可考虑长期应用抗癫痫药物预防性治疗，应选择广谱抗癫痫药如丙戊酸、左乙拉西坦，应单药治疗，剂量可偏小，疗程一般比癫痫患儿短。

（二）药学提示

1. 若曾应用苯巴比妥，应注意复查血常规、肝功、凝血功能，注意与其他药物的相互作用，以及可能出现过敏反应。

2. 应用苯二氮䓬类药物应注意呼吸抑制。

（三）注意事项

热性惊厥为儿童期最常发生的惊厥原因，其发病率3%～7%，多数患儿预后良好。但需注意的是，某些癫痫，尤其是特发性/遗传性癫痫综合征常以热性惊厥为首发表现，如Dravet综合征、Doose综合征等，故需注意有无低热惊厥、部分性发作、惊厥时间长、一次热程中反复发作、起病年龄过早/过迟、阳性家族史等高危因素，以早期识别、及时干预。

六、热性惊厥护理规范

1. 监测体温等生命体征变化，如有发热积极退热处理。
2. 惊厥发作时的处理。
3. 患儿及家长宣教。

七、热性惊厥营养治疗规范

均衡饮食，可适当多饮水，余无特殊。

八、热性惊厥患儿健康宣教

1. 加强护理，避免感染，若出现咳嗽、呕吐、腹泻等呼吸道、消化道等感染症状，积极抗感染等治疗，密切监测体温，积极物理降温，若体温超过38℃，则口服布洛芬等退热药物。

2. 若患儿出现惊厥发作，将患儿侧卧位平躺防止意外伤害，清除口腔异物或分泌物防止误吸，惊厥多可自行缓解，若发作持续3～5分钟未能缓解，应及时至就近医疗机构镇静处理。

3. 热性惊厥相关知识：①热性惊厥的疾病特点：热性惊厥的发生与年龄、发热和神经系统易感性相关，虽然人群中患病率较高，为3.0%～5.0%，但单纯型热性惊厥远期预后良好；②热性惊厥的复发与预后：复发与首发年龄相关，小于12月龄婴儿首次单纯性热性惊厥后复发率高于12月龄以上幼儿；两次单纯性热性惊厥后不论发病年龄，复发率为50%。单纯型热性惊厥患儿继发癫痫发生率仅轻度增高，为1.0%～1.5%；复杂型热性惊厥患儿癫痫发生率增高。

九、推荐表单

（一）医师表单

热性惊厥临床路径医师表单

适用对象：第一诊断为热性惊厥（FS）（ICD-10：R56.0）

患儿姓名：	性别：　年龄：　门诊号：	住院号：
住院日期：　年　月　日	出院日期：　年　月　日	标准住院日：5~7 天

时间	住院第 1 天	住院第 2 天	住院第 3 天
主要诊疗工作	□ 询问病史及体格检查 □ 完善检查 □ 做出初步诊断 □ 告知患儿家属该病一般情况 □ 完成首次病程记录和病历资料 □ 根据患儿病情制订治疗方案	□ 上级医师查房，完成上级医师查房记录 □ 实施检查项目并评估检查结果 □ 根据患儿病情制订治疗方案	□ 主任医师查房，完成上级医师查房记录 □ 实施检查项目并评估检查结果 □ 根据患儿病情制订治疗方案 □ 向患儿家属告知病情、检查结果及治疗方案 □ 对家属进行健康宣教
重点医嘱	**长期医嘱：** □ 神经科护理常规 □ 一（<3 岁）/二级护理 □ 饮食 □ 积极抗感染治疗 □ 对症药物治疗 **临时医嘱：** □ 血常规、尿常规、大便常规 □ 肝肾功能、电解质、血糖、肌酶、乳酸、血氨、血气分析、感染性疾病筛查 □ X 线胸片、心电图、头颅 CT、必要时预约脑电图 □ 鉴别诊断需要时，可行脑脊液检查、头颅 MRI □ 酌情选用退热药、镇静药	**长期医嘱：** □ 神经科护理常规 □ 一（<3 岁）/二级护理 □ 饮食 □ 积极抗感染治疗 □ 对症药物治疗 **临时医嘱：** □ 酌情可选用退热药、镇静药	**长期医嘱：** □ 神经科护理常规 □ 一（<3 岁）/二级护理 □ 饮食 □ 积极抗感染治疗 □ 对症药物治疗 **临时医嘱：** □ 酌情可选用退热药、镇静药
病情变异记录	□ 无　□ 有，原因： 1. 2.	□ 无　□ 有，原因： 1. 2.	□ 无　□ 有，原因： 1. 2.
医师签名			

时间	住院第 4 天	住院第 5~7 天（出院日）
主要诊疗工作	□ 三级医师查房，完成上级医师查房记录 □ 通知患儿及其家属明天出院 □ 如果患儿不能出院，在病程记录中说明原因和继续治疗的方案	□ 告知患儿家属出院后监测指标及相关注意事项 □ 预约复诊日期 □ 通知出院处办理出院 □ 开具出院诊断书 □ 完成出院记录
重点医嘱	**长期医嘱：** □ 神经科护理常规 □ 二级护理 □ 饮食 **临时医嘱：** □ 辅助药物治疗 □ 复查异常化验指标 □ 通知患儿明日出院	**临时医嘱：** □ 出院带药 □ 门诊随诊
病情变异记录	□ 无　□ 有，原因： 1. 2.	□ 无　□ 有，原因： 1. 2.
医师签名		

（二）护士表单

热性惊厥临床路径护士表单

适用对象：第一诊断为热性惊厥（FS）（ICD-10：R56.0）

患儿姓名：	性别：　年龄：　门诊号：	住院号：
住院日期：　年　月　日	出院日期：　年　月　日	标准住院日：5~7天

时间	住院第1天	住院第2天	住院第3天
健康宣教	□ 介绍主管医师、护士 □ 介绍环境、设施 □ 介绍住院注意事项	□ 指导患儿正确留取检查标本 □ 主管护士与患儿及家属沟通 □ 宣教特殊检查操作过程 □ 告知检查及操作前后饮食、活动及探视注意事项及应对方式	□ 疾病知识宣教 □ 指导退热药物的使用及物理降温方法 □ 惊厥发作时的处理方法及注意事项
护理处置	□ 核对患儿、佩戴腕带 □ 建立入院护理病历 □ 卫生处置：剪指（趾）甲、沐浴、更换病号服 □ 遵医嘱正确使用药物及退热处理 □ 协助医师完成各项检查化验	□ 随时观察患儿病情变化 □ 遵医嘱正确使用药物及退热处理 □ 协助医师完成各项检查化验	□ 随时观察患儿病情变化 □ 遵医嘱正确使用药物及退热处理 □ 协助医师完成各项检查化验
基础护理	□ 一（<3岁）/二级护理 □ 晨晚间护理 □ 患儿安全管理	□ 一（<3岁）/二级护理 □ 晨晚间护理 □ 患儿安全管理	□ 一（<3岁）/二级护理 □ 晨晚间护理 □ 患儿安全管理
专科护理	□ 护理查体 □ 观察一般情况及生命体征 □ 惊厥发作记录 □ 需要时填写跌倒防范表 □ 需要时请家属陪伴 □ 书写护理病历 □ 协助患儿做好检查前准备	□ 观察并记录惊厥发作情况 □ 发作时的对症处理及安全护理 □ 遵医嘱应用退热药物，协助物理降温 □ 遵医嘱完成相关检查	□ 观察并记录惊厥发作情况 □ 发作时的对症处理及安全护理 □ 遵医嘱应用退热药物，协助物理降温 □ 遵医嘱完成相关检查
重点医嘱	□ 详见医嘱执行单	□ 详见医嘱执行单	□ 详见医嘱执行单
病情变异记录	□ 无　□ 有，原因： 1. 2.	□ 无　□ 有，原因： 1. 2.	□ 无　□ 有，原因： 1. 2.
护士签名			

时间	住院第 4 天	住院第 5~7 天 （出院日）
健康宣教	□ 疾病知识宣教 □ 指导退热药物的使用及物理降温方法 □ 惊厥发作时的处理方法及注意事项	□ 发热及惊厥时的应对方法、注意事项 □ 门诊复诊及复查宣教
护理处置	□ 随时观察患儿病情变化 □ 遵医嘱正确使用药物及退热处理 □ 协助医师完成各项检查化验	□ 办理出院手续 □ 书写出院小结
基础护理	□ 二级护理 □ 晨晚间护理 □ 患儿安全管理	□ 二级护理 □ 晨晚间护理 □ 患儿安全管理
专科护理	□ 观察并记录惊厥发作情况 □ 发作时的对症处理及安全护理 □ 遵医嘱应用退热药物，协助物理降温 □ 遵医嘱完成相关检查	□ 出院带药服用指导 □ 告知复诊时间和地点 □ 告知定期复查内容
重点医嘱	□ 详见医嘱执行单	□ 详见医嘱执行单
病情变异记录	□ 无　□ 有，原因： 1. 2.	□ 无　□ 有，原因： 1. 2.
护士签名		

（三）患儿表单

热性惊厥临床路径患儿表单

适用对象：第一诊断为热性惊厥（FS）（ICD-10：R56.0）

患儿姓名：	性别： 年龄： 门诊号：	住院号：
住院日期： 年 月 日	出院日期： 年 月 日	标准住院日：5~7天

时间	入院当日	住院期间（第2~4天）	住院第5~7天（出院日）
护患配合	□ 配合测量体温、脉搏、呼吸、血压、出入量、体重 □ 配合完成入院护理评估单（简单询问病史、过敏史、用药史） □ 接受入院宣教（环境介绍、病室规定、订餐制度、贵重物品保管等） □ 有任何不适告知护士	□ 配合测量体温、脉搏、呼吸，询问每日惊厥发作情况 □ 接受相关化验检查宣教，正确留取标本，配合检查 □ 有任何不适告知护士 □ 接受输液、服药治疗 □ 配合物理降温 □ 注意安全，避免坠床或跌倒 □ 配合执行探视及陪伴 □ 接受疾病及用药等相关知识指导	□ 接受出院宣教 □ 办理出院手续 □ 获取出院带药 □ 了解服药方法、作用、不良反应、注意事项 □ 了解发热及惊厥时的应对方法和注意事项 □ 知道复印病历方法 □ 知道门诊复诊时间、复查内容
饮食	□ 无特殊	□ 无特殊	□ 无特殊
活动	□ 可适度活动	□ 可适度活动	□ 适度活动

附：原表单（2017 年版）

热性惊厥临床路径表单

适用对象：第一诊断为热性惊厥（FS）（ICD-10：R56.0）

患儿姓名：	性别：　　年龄：　　门诊号：	住院号：
住院日期：　　年　月　日	出院日期：　　年　月　日	标准住院日：5~7 天

时间	住院第 1 天	住院第 2 天	住院第 3 天
主要诊疗工作	□ 询问病史及体格检查 □ 完善检查 □ 做出初步诊断 □ 告知患儿家属该病一般情况 □ 完成首次病程记录和病历资料 □ 根据患儿病情制订治疗方案	□ 上级医师查房，完成上级医师查房记录 □ 实施检查项目并评估检查结果 □ 根据患儿病情制订治疗方案	□ 主任医师查房，完成上级医师查房记录 □ 实施检查项目并评估检查结果 □ 根据患儿病情制订治疗方案 □ 向患儿家属告知病情、检查结果及治疗方案 □ 对家属进行健康宣教
重点医嘱	**长期医嘱：** □ 神经科护理常规 □ 一级护理（<3 岁）/二级护理 □ 饮食 □ 积极抗感染治疗 □ 对症药物治疗 **临时医嘱：** □ 血常规、尿常规、大便常规 □ 肝肾功能、电解质、血糖、肌酶、乳酸、血氨、血气分析、感染性疾病筛查 □ X 线胸片、心电图、头颅 CT、必要时预约脑电图 □ 鉴别诊断需要时，可行脑脊液检查、头颅 MRI	**长期医嘱：** □ 神经科护理常规 □ 一级护理（<3 岁）/二级护理 □ 饮食 □ 积极抗感染治疗 □ 对症药物治疗 **临时医嘱：** □ 酌情可选用退热药、镇静药	**长期医嘱：** □ 神经科护理常规 □ 一级护理（<3 岁）/二级护理 □ 饮食 □ 积极抗感染治疗 □ 对症药物治疗 **临时医嘱：** □ 酌情可选用退热药、镇静药
主要护理工作	□ 介绍病房环境、设施和设备 □ 入院护理评估 □ 宣教	□ 观察患儿病情变化	□ 观察患儿病情变化
病情变异记录	□ 无　□ 有，原因： 1. 2.	□ 无　□ 有，原因： 1. 2.	□ 无　□ 有，原因： 1. 2.
护士签名			
医师签名			

时间	住院第4天	住院第5~7天（出院日）
主要诊疗工作	□ 三级医师查房，完成上级医师查房记录 □ 通知患儿及其家属明天出院 □ 如果患儿不能出院，在病程记录中说明原因和继续治疗的方案	□ 告知患儿家属出院后监测指标及相关注意事项 □ 预约复诊日期 □ 通知出院处办理出院 □ 开具出院诊断书 □ 完成出院记录
重点医嘱	**长期医嘱：** □ 神经科护理常规 □ 二级护理 □ 饮食 **临时医嘱：** □ 辅助药物治疗 □ 复查异常实验室检查指标 □ 通知患儿明日出院	**临时医嘱：** □ 出院带药 □ 门诊随诊
主要护理工作	□ 观察患儿病情变化	□ 指导患儿办理出院手续
病情变异记录	□ 无 □ 有，原因： 1. 2.	□ 无 □ 有，原因： 1. 2.
护士签名		
医师签名		

第十五章

儿童急性上呼吸道感染临床路径释义

【医疗质量控制指标】（专家建议）

指标一、本病结合病史、临床表现即可初步诊断。

指标二、病情轻、发热时间短、呼吸道症状轻的患儿，病原学检测及胸部X线不做为常规检查。

指标三、病毒性上呼吸道感染不需全身使用抗病毒药物，积极对症治疗。

指标四、合并细菌感染或者原发细菌感染者可以根据上呼吸道感染常见病原菌经验性选择抗菌药物，在病原学检测结果回报后可根据药敏结果选择敏感抗菌药物。

指标五、肺炎支原体或肺炎衣原体感染者，可选择大环内酯类抗菌药物治疗。

一、儿童急性上呼吸道感染编码

1. 原编码：

疾病名称及编码：急性上呼吸道感染（ICD-10：J15.901）

2. 修改编码：

疾病名称及编码：急性鼻咽炎（ICD-10：J00）
急性咽炎（ICD-10：J02）［除溃疡性（ICD-10：J02.903）］
急性扁桃体炎（ICD-10：J03）
急性喉炎（ICD-10：J04.0）（3度以下）
急性咽喉炎（ICD-10：J06.0）
急性上呼吸道感染（ICD-10：J06.9）
流行性感冒伴有呼吸道表现，流感病毒被标明（ICD-10：J10.1）
流行性感冒伴有呼吸道表现，病毒未标明（ICD-10：J11.1）
疱疹性咽峡炎（ICD-10：B08.501）

二、临床路径检索方法

J00/ J02/ J03/J04.0（3度以下）/J06.9/J10.1/J11.1 / B08.501 且年龄≤14

三、国家医疗保障疾病诊断相关分组（CHS-DRG）

MDC编码：MDCD（头颈、耳、鼻、口、咽疾病及功能障碍）

ADRG编码：DT1（中耳炎及上呼吸道感染）

四、儿童急性上呼吸道感染临床路径标准住院流程

（一）适用对象

第一诊断为急性上呼吸道感染（ICD-10：J15.901）。

释义

■ 本路径适用对象为临床诊断急性上呼吸道的患儿，或者口鼻咽部局部炎症的患儿，如急性化脓性扁桃体炎、急性咽炎、咽结合膜热、疱疹性咽峡炎。

■ 少部分婴幼儿在起病后1~2天可因高热引起惊厥，抽搐控制后精神状态良好，没有神经系统异常体征仍可进入本路径。

■ 如出现以下情况需退出本路径，进入其他相应路径：

1. 合并支气管炎、支气管肺炎。

2. 感染局部扩散，导致颈部淋巴结炎、咽后壁脓肿、化脓性中耳炎、上颌骨骨髓炎、喉炎（3度及以上）、急性会厌炎。

3. 病原菌通过血液循环播散到全身：如细菌感染并发败血症，细菌感染导致化脓性病灶；如皮下脓肿、心包炎、腹膜炎、关节炎、骨髓炎、脑膜炎、脑脓肿、泌尿系感染等。

4. 病初诊断为急性上呼吸道感染，但最后确诊为风湿热、川崎病、肾炎、心肌炎、紫癜、类风湿病及其他结缔组织病等。

（二）诊断依据

根据《儿科学》（第8版）（人民卫生出版社）。

1. 临床表现：上呼吸道（鼻、咽部）急性感染，病情轻重程度相差大，一般年长儿轻、婴幼儿重。鼻部症状如鼻塞、鼻涕、发热、咽痛，婴幼儿可有呕吐及腹泻等全身症状。重症上呼吸道感染可出现高热、头痛、乏力、咳嗽。此外少数患儿可出现高热惊厥、急性腹痛等表现。

2. 查体：咽喉壁淋巴组织充血、局部淋巴结肿大。疱疹性咽颊炎，咽部可见疱疹、溃疡；急性扁桃体炎，扁桃体表面可见斑点状白色渗出物。

3. 实验室检查：病毒感染一般白细胞数偏低或正常，CRP 正常或轻度升高。细菌感染时白细胞数多增高，严重者可减低，但是中性粒细胞百分数仍增高；CRP 升高；降钙素原升高。持续发热或全身症状重可进一步做病原学检查。

释义

■ 本路径的制订主要参考《诸福棠实用儿科学》（第8版）。

■ 上呼吸道感染常见病原体为鼻病毒、呼吸道合胞病毒、流感和副流感病毒、腺病毒、冠状病毒等，肺炎支原体（MP）、肺炎衣原体（CP）也可引起。病毒感染后可继发细菌感染，最常见的为溶血性链球菌、流感嗜血杆菌等。

■ 根据病史、鼻咽部的症状体征，结合周围血象即可作出临床诊断，一般无须病原学诊断。多数患儿病程短，＜5天。表现为发热、鼻塞、流涕、咽痛、轻微咳嗽，可伴有腹痛、恶心、呕吐、腹泻、头痛、肌肉酸痛等全身症状。婴幼儿起病急，以全身症状为主，常有消化道症状，上呼吸道局部症状较轻。多有发热，体温可高达39~40℃，热程2~3天，长至1周。

■ 查体：咽部充血、或伴扁桃体肿大，有时伴下颌淋巴结肿大。疱疹性咽峡炎，咽充血，咽腭弓、软腭、悬雍垂黏膜表面见多个2~4mm 灰白色疱疹，周围有红晕，1~2日后破溃形成溃疡；急性化脓性扁桃体炎，扁桃体表面可见斑点状白色渗出物，肺部听诊正常。

■ 化验检查：血常规、CRP 仅能粗略判断病原类型。怀疑细菌感染可进一步做血细菌培养；怀疑病毒或 MP 可进一步做病毒及 MP 核酸检测；MP、CP 感染还可采用胶体金法、酶联免疫吸附试验方法快速抗体检测。因病程短，下呼吸道症状不明显，胸部 X 线检查不作为常规检查项目。

（三）治疗方案的选择

根据《儿科学》（第 8 版）（人民卫生出版社）。

1. 充分休息、合理饮食、良好通风、对症、预防并发症。
2. 病毒感染多采用对症；MP、CP 感染需应用大环内酯类抗菌药物；细菌感染，合理应用抗菌药物。
3. 局部治疗：口咽部可局部抗病毒治疗抑制病毒复制。

释义

■ 急性上呼吸道感染 90%左右由病毒引起，病毒感染具有自限性，一般 3~7 天痊愈。主要是对症治疗，不需全身抗病毒治疗，可鼻腔或口咽部干扰素（INFα）喷雾治疗抑制病毒复制、缩短病程；同时需防止继发细菌等感染及预防并发症的发生。

■ 除病毒感染外，细菌、MP、CP 也可引起本病。提示细菌感染的证据有外周血白细胞计数升高、中性粒细胞计数升高，CRP 增高，PCT 增高，需用抗菌药物治疗。上呼吸道感染多为 G^+ 球菌感染，可经验性选用覆盖球菌的抗菌药物，如青霉素、头孢菌素类或大环内酯类抗菌素。MP、CP 感染需用大环内酯类抗菌药物。

■ 对症治疗：高热可给予布洛芬或对乙酰氨基酚退热，或物理降温。出现热性惊厥者可给予镇静剂治疗。黏稠痰液或脓性分泌物，可选用 N-乙酰半胱氨酸或氨溴索，使其黏稠性降低，便于咳出。疱疹性咽峡炎可酌情采用局部治疗。

■ 我国中医中药在治疗儿童上呼吸道感染方面积累了丰富的经验。部分中药制剂具有抗病毒、抗菌、抗内毒素、抗炎、解热作用。

（四）标准住院日为 3~5 天

释义

■ 诊断急性上呼吸道感染的患儿入院后，入院第 1 天完善相关血液检查，根据病史、查体以及化验结果给予对症支持治疗。住院期间观察体温变化、有无波及下呼吸道症状及体征、有无其他系统并发症出现。

■ 因急性上呼吸道感染自然病程多为 3~7 天，去除院外发病时间，住院时间不超过 5 天符合本路径要求。

■ 连续 2~3 天腋温＜37.5℃，无其他系统并发症即可出院。

（五）进入路径标准

1. 第一诊断必须符合 ICD-10：J15.901 急性上呼吸道感染疾病编码。

2. 当患儿同时具有其他疾病诊断，只要住院期间不需要特殊处理，也不影响第一诊断的临床路径流程实施时，可以进入路径。

释义

■ 进入本路径患儿的第一诊断为急性上呼吸道感染，一旦出现咽后壁脓肿、扁桃体周围脓肿、支气管炎、支气管肺炎等并发症，需退出本路径。

■ 入院后常规检查发现有基础疾病，如营养性贫血、佝偻病、轻度腹泻病、肝功能受累等，经系统评估后对第一诊断急性上呼吸道感染治疗无特殊影响者，亦可进入路径。但可能增加医疗费用，延长住院时间。

（六）住院期间检查项目

1. 必需检查的项目：
（1）血常规、尿常规、大便常规。
（2）C 反应蛋白（CRP）。
（3）肝肾功能、血电解质、心肌酶谱。
2. 病原学检查：根据患儿的病情，脓毒症时做降钙素原（PCT）、血培养；怀疑病毒、MP 或 CP 时做病毒及 MP 核酸检测，MP 和 CP 抗体检测；反复呼吸道感染者进一步做细胞免疫、体液免疫等检查。
3. 必需复查的检查项目：
（1）血常规、CRP。
（2）肝肾功能、电解质（必要时）。

释义

■ 血常规、尿常规、便常规是最基本的入院常规检查，进入路径的患儿均需完成。肝肾功能、心肌酶谱、电解质评估有无脏器损伤及并发症出现，为必查项目，一旦异常可能影响住院时间和费用。

■ 病情评估需依据患儿的一般状态、热峰、发热间隔、有无寒战以及血常规、CRP、肝肾功能、心肌酶等生化指标的化验结果来综合分析。

■ 病原学检查：当持续发热＞3 天、一般状态差、全身症状重时，根据患儿的病情选择：如怀疑细菌感染，除查血常规、CRP 外，应行 PCT 及血细菌培养检查。如怀疑病毒感染，可进行上呼吸道感染常见的病毒核酸检测；如怀疑 EBV 感染时，需做外周血白细胞形态、EBV 抗体及（或）EBV-DNA 检测。如怀疑 MP、CP 感染，可胶体金法、酶联免疫吸附试验方法快速检测 IgM 抗体；需要注意：IgM 抗体一般在感染后 4~5 天出现，过早检验可能出现假阴性。MP 还可采用核酸检测（DNA、RNA），核酸检测具有高灵敏度和特异性，适用于 MP 及呼吸道病毒的快速诊断。如有反复呼吸道感染者应进一步做免疫球蛋白测定及外周血淋巴细胞计数等检测，以排除有无免疫功能的异常。

■ ASO 测定：ASO 常提示有溶血性链球菌感染的证据。

■ 胸部X线：发热时间长，咳嗽明显的患儿，必要时做X线胸片，以排除下呼吸道感染。上呼吸道感染患儿双肺纹理清晰、无炎症浸润等影像学改变。

■ 心电图：必要时做该项检查，以排除心肌炎。

（七）药物选择与使用时机

抗菌药物：按照《抗菌药物临床应用指导原则》（卫医发〔2015〕43号）执行。

释义

■ 急性上呼吸道感染是最常见的社区获得性感染，多由鼻病毒、冠状病毒、流感病毒、副流感病毒、腺病毒所致，有时也由肠道病毒所致，病程多为自限性，一般无需全身抗病毒治疗。予以对症治疗，口咽部局部应用INFα喷雾即可痊愈。

■ 少数患儿可原发或者在病毒感染基础上继发细菌性感染。如出现咳脓痰、流脓涕、咽部脓苔或白细胞增多等细菌感染证据时酌情应用。

■ 急性细菌性咽炎及扁桃体炎的病原菌主要为A组溶血性链球菌。青霉素为首选，也可选择阿莫西林、第一代或第二代头孢菌素；大环内酯的应用应参照当地药敏情况。疗程为7~10天。

■ 病毒性上呼吸道感染合并轻度中耳炎表现，不需用抗菌药物。如出现耳部疼痛、听力下降、发热、鼓膜进行性充血和膨隆，或鼓膜穿孔伴黄色渗液时，考虑急性细菌性中耳炎的临床诊断，可予以抗菌治疗。急性细菌性中耳炎病原菌以肺炎链球菌、流感嗜血杆菌和卡他莫拉菌最为常见，可选择阿莫西林/克拉维酸、第一代或第二代头孢菌素，如疗效不佳可以更换头孢曲松或根据耳部渗液细菌培养及药敏结果选择抗生素。疗程7~10天，减少复发。严重感染需退出本路径。

■ 病毒性上呼吸道感染常继发急性细菌性鼻窦炎。初始治疗应覆盖肺炎链球菌、流感嗜血杆菌和卡他莫拉菌，如阿莫西林/克拉维酸或头孢菌素，而后根据治疗反应和细菌培养及药敏试验结果调整用药。疗程10~14天，减少复发。

■ 当病原为MP、CP感染时，可选择大环内酯类抗菌素，疗程1~2周。可口服序贯治疗。

（八）出院标准

1. 一般状况良好。
2. 连续3天腋温<37.5℃。

释义

■ 患儿出院前体温平稳，连续2~3天腋温<37.5℃，一般状态较好，无并发症出现，所有必需检查项目恢复正常或接近正常，无明显药物相关不良反应，即可出院。

（九）变异及原因分析

1. 合并以下并发症，导致住院时间延长：

（1）感染自鼻咽部蔓延至附近器官，如鼻窦炎、喉炎、中耳炎、颈部淋巴结炎、上颌骨骨髓炎、支气管炎、支气管肺炎等。

（2）病原菌通过血液循环播散到全身，细菌感染并发败血症时可导致化脓性病灶，如皮下脓肿、心包炎、腹膜炎、关节炎、骨髓炎、脑膜炎、脑脓肿、泌尿系感染等。

（3）由于感染和变态反应，可发生风湿热、肾炎、肝炎、心肌炎、紫癜、类风湿病及其他结缔组织病等。

2. 诊断时须与其他疾病鉴别，如流感、过敏性鼻炎（花粉症）、急性气管支气管炎、肺炎、川崎病、传染性单核细胞增多症及各种发疹性疾病等，还要与重症感染早期鉴别。

释义

■ 治疗过程中，如持续发热、咳嗽加重、甚至出现肺部啰音，或胸部影像检查提示肺部炎症，需退出本路径而转入支气管炎或支气管肺炎路径。

■ 如患儿在住院期间发现有其他严重基础疾病（上呼吸道感染只是该病最初的一个临床症状），如川崎病、风湿热等则需调整治疗方案，及时中止本路径。

■ 认可的变异原因主要是指患儿入选路径后，在检查及治疗过程中发现患儿合并存在事前未预知的、对本路径治疗可能产生一定影响的情况，如增加治疗费用或延长治疗时间，仍可以完成路径，但医师需在表单中明确说明。

■ 因患儿方面的主观原因导致执行路径出现变异，如提前结束治疗、中途退出路径，需医师在表单中予以说明。

五、儿童急性上呼吸道感染给药方案

（一）用药选择

1. 针对发热治疗：低热主张物理降温，散热为主；如出现高热，每次口服布洛芬5~10mg/kg，间隔4~6小时或以上，或对乙酰氨基酚每次5~10mg/kg口服治疗，也可以采用冰敷及温水浴。

2. 如出现高热惊厥，可以给5%水合氯醛肛注或苯巴比妥镇静。

3. 抗病毒药物：病毒性上呼吸道感染一般无需全身抗病毒治疗。病毒感染早期局部口咽部或鼻腔INFα喷雾，抑制病毒复制、缩短病程、减轻症状，且安全性良好。也可用具有抗病毒、清热功效的热毒宁注射液。

4. 抗菌药物应用：急性上呼吸道感染如果由细菌引起，或病毒性上呼吸道感染合并细菌或MP、CP感染可以应用抗菌药物，前者可以选用青霉素或头孢菌素类抗菌药物，后者可选用大环内酯类抗菌药物。

5. 减充血剂：如鼻塞、流鼻涕、打喷嚏明显，可应用盐酸伪麻黄碱选择性收缩上呼吸道黏膜血管；也可用1%麻黄碱滴鼻，促鼻部血管收缩，以利于鼻窦内脓液引流。

6. 抗组胺药：通过阻断组胺受体抑制小血管扩张，降低血管通透性，如马来酸氯苯那敏和苯海拉明等有助于减少鼻咽分泌物、打喷嚏等症状。

7. 祛痰镇咳：如右美沙芬，氨溴索、愈创甘油醚等镇咳化痰。婴幼儿慎用镇咳药。

8. 中医中药：辨证论治。根据疾病和证候诊断给予相应中医治疗。轻症可辨证选择中成药治疗。风热犯卫的患儿可选用疏风解表、清热解毒类。中医中药治疗上呼吸道感染有一定效果，如开喉剑等，可根据患儿需求使用。

（二）药学提示

1. 诊断不明者应慎用解热镇痛药以免掩盖病情而影响诊断，过量使用解热镇痛药物会损伤肝脏和消化道黏膜。

2. 阿司匹林即乙酰水杨酸，引起胃肠道不良反应，甚至可引起胃溃疡和胃出血，还可引起瑞夷综合征，并造成白细胞、血小板减少，目前已不用阿司匹林儿童制剂。尼美舒利在儿童治疗应用中引起多起严重肝脏毒副反应，不推荐作为退热药物。

3. 不建议含退热成分的复方感冒制剂与退热药联用，或给予无发热患儿使用含退热成分的复方感冒制剂；同时服用两种以上感冒药等，以致超量用药并增加不良反应。

4. 减充血剂使用不宜超过 7 天，鼻腔长期使用减充血剂有可能导致药物性鼻炎和鼻黏膜充血反弹。

（三）注意事项

1. 儿童禁用具有成瘾性的中枢镇咳药，如可待因及含可待因的复方制剂。2 岁以内咳嗽患儿慎用镇咳药。

2. 禁止将糖皮质激素作为退热药来使用。

六、儿童急性上呼吸道感染护理规范

1. 注意休息、室内通风、鼓励多饮水，定期监测体温。

2. 发热期：应卧床休息，体温超过 38. 5℃，可以适当使用退热药，并注意散热。

3. 合理饮食，以清淡易消化饮食为宜。

4. 疱疹性咽峡炎患儿注意口腔卫生，避免食用刺激性食物，不宜进食过热、过酸或过甜的食物加重疼痛，影响进食。多饮水，防止继发感染。

5. 加强手卫生，避免交叉感染。

6. 注意一般状态和生命体征的检测，及时发现病情变化。

七、儿童急性上呼吸道感染饮食治疗规范

1. 清淡饮食忌食生冷、厚腻食物，禁忌过度饱食。

2. 进食少及高热者可适量补液。

八、儿童急性上呼吸道感染患儿健康宣教

1. 保持良好的个人卫生习惯，勤洗手。

2. 保持环境清洁，经常通风。

3. 少去人群密集的公共场所。

4. 加强户外体育锻炼。

5. 天气骤变时注意及时加减衣物。

6. 多饮开水，注意均衡饮食。

九、推荐表单

（一）医师表单

急性上呼吸道感染临床路径医师表单

适用对象：第一诊断为急性上呼吸道感染（ICD-10：J15.901）

患儿姓名：	性别：　年龄：　门诊号：	住院号：
住院日期：　年　月　日	出院日期：　年　月　日	标准住院日：3~5天

时间	住院第1天	住院第2~3天	住院第3~5天（出院日）
主要诊疗工作	□ 询问病史及体格检查 □ 完成病历书写 □ 开化验单 □ 上级医师查房，初步确定诊断 □ 对症支持治疗 □ 病情初步评估，有可能出现的并发症并向患儿家属告知病情	□ 上级医师查房 □ 完成入院检查 □ 观察病情鉴别诊断，了解是否有严重并发症 □ 完成上级医师查房记录等病历书写 □ 根据检查结果及治疗反应再次评估病情 □ 向患儿及家属交代病情及其注意事项	□ 上级医师查房，同意其出院 □ 通知出院处 □ 通知患儿及家属准备出院 □ 完成出院小结 □ 出院宣教：向患儿家属交代出院注意事项，如加强护理、改善营养以及环境等，避免诱发因素 □ 如果患儿不能出院，在病程记录中说明原因和继续治疗的方案
重点医嘱	**长期医嘱：** □ 儿科护理常规 □ 二级护理 □ 根据病情、年龄定饮食 □ 对症处理 □ 合并细菌感染时抗菌药物 □ 其他对症治疗 **临时医嘱：** □ 血常规、尿常规、大便常规 □ 肝肾功能、电解质、心肌酶、 □ CRP □ 病毒抗原、肺炎支原体 □ 必要时PCT、血培养、细胞免疫、体液免疫、外周血细胞形态等 □ 必要时心电图 □ 必要时X线胸片 □ 其他医嘱	**长期医嘱：** □ 儿科护理常规 □ 二级护理 □ 根据病情饮食 □ 对症处理 □ 合并细菌感染时抗菌药物 □ 其他医嘱 **临时医嘱：** □ 复查异常化验指标， □ 必要时血培养、骨穿等检查 □ 其他医嘱	**出院医嘱：** □ 出院 □ 门诊随诊
病情变异记录	□ 无　□ 有，原因： 1. 2.	□ 无　□ 有，原因： 1. 2.	□ 无　□ 有，原因： 1. 2.
医师签名			

（二）护士表单

急性上呼吸道感染临床路径护士表单

适用对象：第一诊断为急性上呼吸道感染（ICD-10：J15.901）

患儿姓名：	性别：　年龄：　门诊号：	住院号：
住院日期：　年　月　日	出院日期：　年　月　日	标准住院日：3~5 天

时间	住院第 1 天	住院第 2~3 天	住院第 3~5 天 （出院日）
健康宣教	□ 入院宣教 □ 介绍主管医师、护士 □ 介绍环境、设施 □ 介绍住院注意事项 □ 讲解住院各项检查注意事项 □ 护理安全评估及相关告知及防护措施 □ 介绍探视和陪伴制度 □ 介绍贵重物品制度	□ 用药物宣教 □ 发热体温观察及护理宣教 □ 防跌倒、防坠床护理宣教	□ 出院宣教 □ 复查时间 □ 服药方法 □ 活动休息 □ 指导饮食 □ 指导办理出院手续
护理处置	□ 核对患儿，佩戴腕带 □ 建立入院护理病历 □ 协助患儿留取各种标本 □ 测量体重及生命体征	□ 协助完善各项采血及化验标本留置	□ 办理出院手续 □ 书写出院小结
基础护理	□ 二级护理 □ 晨晚间护理 □ 患儿安全管理 □ 防跌倒、防坠床护理宣教	□ 二级护理 □ 晨晚间护理 □ 患儿安全管理 □ 防跌倒、防坠床护理宣教	□ 二级护理 □ 晨晚间护理 □ 患儿安全管理 □ 防跌倒、防坠床护理宣教
专科护理	□ 护理查体 □ 病情观察 □ 发热护理指导 □ 完善饮食指导 □ 讲解用药名称、作用及用药后注意事项 □ 留置针护理及注意事项 □ 心理护理	□ 病情观察 □ 体温的观察 □ 观察咳嗽有无加重 □ 遵医嘱完成相关检查 □ 心理护理 □ 留置针护理及注意事项	□ 病情观察 □ 监测体温 □ 观察咳嗽有无加重 □ 出院指导 □ 如何预防呼吸道感染 □ 心理护理
重点医嘱	□ 详见医嘱执行单	□ 详见医嘱执行单	□ 详见医嘱执行单
病情变异记录	□ 无　□ 有，原因： 1. 2.	□ 无　□ 有，原因： 1. 2.	□ 无　□ 有，原因： 1. 2.
护士签名			

（三）患儿表单

急性上呼吸道感染临床路径患儿表单

适用对象：第一诊断为急性上呼吸道感染（ICD-10：J15.901）

患儿姓名：	性别：　　年龄：　　门诊号：	住院号：
住院日期：　　年　月　日	出院日期：　　年　月　日	标准住院日：3~5天

时间	住院第1天	住院第2~3天	住院第3~5天 （出院日）
医患配合	□ 家属及患儿配合询问病史、收集资料，请务必详细告知既往史、用药史、过敏史 □ 配合进行体格检查 □ 配合医师完成入院告知书、并请交代，首次病程记录的家属确认签字 □ 有任何不适请告知医师	□ 配合完善入院后相关检查、化验，如采血、留尿、心电图、X线胸片 □ 医师根据化验结果向家属交代病情 □ 医师与家属介绍诊疗方案	□ 接受出院前指导 □ 知道复查程序 □ 出院用药及护理指导 □ 获取出院诊断书
护患配合	□ 测量体温、脉搏、呼吸、血压、体重1次 □ 配合完成入院护理评估（简单询问病史、过敏史、用药史） □ 接受入院宣教（环境介绍、病室规定、订餐制度、贵重物品保管等） □ 配合执行探视和陪伴制度 □ 有任何不适请告知护士	□ 配合测量体温、脉搏、呼吸、询问二便 □ 接受饮食宣教 □ 接受药物宣教 □ 接受护理宣教	□ 接受出院宣教 □ 办理出院手续 □ 获取出院带药 □ 知道服药方法、剂量、疗程、作用、注意事项 □ 知道复印病历程序
饮食	□ 遵医嘱饮食	□ 遵医嘱饮食	□ 遵医嘱饮食
排泄	□ 正常排尿便	□ 正常排尿便	□ 正常排尿便
活动	□ 正常活动	□ 正常活动	□ 正常活动

附：原表单（2016年版）

急性上呼吸道感染临床路径表单

适用对象：第一诊断为急性上呼吸道感染（ICD-10：J15.901）

患儿姓名：	性别： 年龄： 门诊号：	住院号：
住院日期： 年 月 日	出院日期： 年 月 日	标准住院日：3~5天

时间	住院第1天	住院第2~3天	住院第3~5天（出院日）
主要诊疗工作	□ 询问病史及体格检查 □ 完成病历书写 □ 开化验单 □ 上级医师查房，初步确定诊断 □ 对症支持治疗 □ 病情初步评估，有可能出现的并发症并向患儿家属告知病情	□ 上级医师查房 □ 完成入院检查 □ 观察病情鉴别诊断，了解是否有严重并发症 □ 完成上级医师查房记录等病历书写 □ 根据检查结果及治疗反应再次评估病情 □ 向患儿及家属交代病情及其注意事项	□ 上级医师查房，同意其出院 □ 完成出院小结 □ 出院宣教：向患儿家属交代出院注意事项，如加强护理、改善营养以及环境等，避免诱发因素
重点医嘱	**长期医嘱：** □ 儿科护理常规 □ 根据病情饮食 □ 对症处理 □ 合并细菌感染时抗菌药物 □ 其他医嘱 **临时医嘱：** □ 血常规、尿常规、大便常规 □ 肝肾功能、电解质、心肌酶、 □ 病毒抗体、CRP □ 必要时PCT、血培养、细胞免疫、体液免疫、外周血细胞形态等 □ 必要时心电图 □ 其他医嘱	**长期医嘱：** □ 儿科护理常规 □ 根据病情饮食 □ 对症处理 □ 合并细菌感染时抗菌药物 □ 其他医嘱 **临时医嘱：** □ 复查异常化验指标，必要时血培养、骨穿等检查 □ 其他医嘱	**出院医嘱：** □ 出院 □ 门诊随诊
主要护理工作	□ 介绍病房环境、设施和设备 □ 入院护理评估 □ 宣教	□ 观察患儿病情变化	□ 出院宣教
病情变异记录	□ 无 □ 有，原因： 1. 2.	□ 无 □ 有，原因： 1. 2.	□ 无 □ 有，原因： 1. 2.
护士签名			
医师签名			

第十六章

支气管肺炎临床路径释义

【医疗质量控制指标】（专家建议）

指标一、诊断需结合临床表现和病原学检查。

指标二、抗菌药物需有指征用药。

一、支气管肺炎编码

1. 原编码：

疾病名称及编码：支气管肺炎（ICD-10：J18.0）

2. 修改编码：

疾病名称及编码：流行性感冒伴有肺炎，病毒未标明（ICD-10：J11.0）

病毒性肺炎（ICD-10：J12）

链球菌性肺炎（ICD-10：J13）

细菌性肺炎（ICD-10：J15）

支气管肺炎（病原体未特指）（ICD-10：J18.0）

二、临床路径检索方法

J11.0/J12/J13/J15/J18.0 且住院科别为儿科

三、国家医疗保障疾病诊断相关分组（CHS-DRG）

MDC 编码：MDCE（呼吸系统疾病及功能障碍）

DRG 编码：ES2（呼吸系统感染/炎症）

四、支气管肺炎临床路径标准住院流程

（一）适用对象

第一诊断为支气管肺炎（ICD-10：J18.0）。

释义

■ 本路径适用对象为临床诊断为支气管肺炎的患儿，如合并脑膜脑炎、中毒性脑病或缺氧性脑病等神经系统并发症及急性心力衰竭、心肌炎、心包炎、房室传导阻滞等心血管系统并发症，弥散性血管内凝血、胃肠出血或黄疸、噬血细胞综合征等并发症需进入其他相应路径。若患儿存在基础疾病，如原发免疫缺陷病、神经肌肉病、血液系统疾病、先天心肺发育异常等，可影响支气管肺炎治疗，造成住院时间延长、住院费用增加，需进入其他相应路径。

（二）诊断依据

根据《临床诊疗指南・小儿内科分册》（中华医学会编著，人民卫生出版社，2005），《诸福棠实用儿科学（第 8 版）》（人民卫生出版社，2015），《儿童社区获得性肺炎管理指南

（2019 年版）》（中华儿科杂志）。

1. 一般临床表现：起病或急或缓，常伴有发热，热型不定，新生儿或体弱儿亦可不发热。患儿常有烦躁不安、精神萎靡、食欲减退或呕吐、腹泻等症状。

2. 呼吸道症状与体征：咳嗽、喉部痰声、气促，重症表现为鼻翼扇动、口周和指（趾）端发绀及三凹征。部分患儿双肺可闻及固定性细湿啰音。叩诊多正常，但当病灶融合累及部分或整个肺叶时，可出现肺实变体征。

3. 其他系统症状与体征：重症肺炎常伴发其他系统功能异常，如心率增快、烦躁不安、意识障碍、昏迷、惊厥、肠鸣音消失等。出现上述临床表现时，应警惕在支气管肺炎过程中发生心力衰竭、中毒性脑病等肺外并发症。

4. 胸部 X 线：沿支气管分布的小斑片状肺实质浸润阴影，以双肺下野、中内带及心膈角较多，由于细支气管的阻塞，可发生局部肺不张或肺气肿。也可以表现为节段性和大叶性肺部实变或不张。

5. 实验室检查：

（1）外周血常规和 CRP：细菌感染时，白细胞总数和中性粒细胞多增多，CRP 有不同程度升高；病毒性肺炎时，白细胞总数多正常或减少，CRP 正常或轻度升高。

（2）呼吸道病原学检测：本病可由不同病原所致，需要进行常见的呼吸道病毒抗原检测；支原体、衣原体抗体检查；细菌培养和药敏试验。

释义

■ 早期体温多在 38~39℃，亦可高达 40℃左右，大多为弛张热型或不规则发热。弱小婴儿大多起病迟缓，发热不高，咳嗽和肺部体征均不明显。常见拒食、呛奶、呕吐或呼吸困难。

■ 呼吸道症状一般早期就很明显。呼吸增快，可达 40~80 次/分。常见呼吸困难，严重者呼气时有呻吟声、鼻翼煽动、三凹征、口周或甲床发绀。胸部体征早期常不明显，以后可听到中、粗湿啰音，数天后，可闻及细湿啰音或捻发音。病灶融合扩大时，可听到管状呼吸音，叩诊有浊音。

■ 肺泡内的炎性渗出多沿支气管蔓延而侵犯肺小叶、肺段或肺大叶。在小儿肺炎中肺气肿是早期常见征象之一。婴儿患支气管肺炎时，可出现肺间质 X 线征象。

■ 呼吸道病原学检测包括呼吸道分泌物病毒抗原检测、病毒特异性基因检测、血支原体和衣原体抗体测定、支原体 PCR 检测、细菌涂片、培养和药敏试验。细菌培养应注意标本来自于无菌组织或体液，如血培养、胸腔积液培养。如果标本来自于呼吸道分泌物，要注意判断其是否来自于下呼吸道，支气管肺泡灌洗液培养对肺炎病原学诊断有帮助。

（三）治疗方案的选择

根据《临床诊疗指南·小儿内科分册》（中华医学会编著，人民卫生出版社，2005）；《诸福棠实用儿科学（第 8 版）》（人民卫生出版社，2015）；《儿童社区获得性肺炎管理指南（2013 修订）》（中华儿科杂志）。

1. 一般治疗：保持适当的室温（20℃左右）及湿度（60%左右），注意休息，保持呼吸道通畅。如患儿烦躁不安，可给适量镇静药物。供给充足水分，给热量丰富、易于消化的食物。

2. 抗菌药物治疗：细菌性肺炎时合理选用敏感抗菌药物，选择最佳给药方案，及时、足量、必要时联合应用，在明确病原后则给予针对性治疗。

3. 抗病毒治疗：奥司他韦、帕拉米韦、扎那米韦是神经氨酸酶抑制剂，可用于甲型和乙型流感病毒的治疗。重组人干扰素-α1b、α2a 雾化吸入或肌内注射治疗病毒性肺炎。更昔洛韦目前是治疗 CMV 感染的首选药物。
4. 对症治疗：高热者可用物理降温或药物降温；咳嗽者可用镇咳祛痰剂；有喘息症状者可用解痉平喘药；有低氧症状者吸氧；腹胀者可用肛管排气、胃肠减压；并发脓胸、脓气胸者进行胸腔抽气、抽脓或闭式引流。

释义

■ 抗菌药物治疗：初始治疗往往是经验性治疗，应该结合患儿的年龄、临床特点、辅助检查初步判断引起肺炎的可能病原，给予治疗。细菌性肺炎和非典型病原引起的肺炎可以给予抗菌药物治疗。

■ 支气管肺炎患儿无常规使用全身糖皮质激素的指征。

■ 对症治疗：高热者可用物理降温或药物降温，对于口服给药依从性差或伴有呕吐的高热患儿可以直肠给药，如右旋布洛芬栓；咳嗽者可用镇咳祛痰剂，咳喘重时可雾化吸入 β_2 受体激动剂，如硫酸特布他林注射液联合布地奈德和抗胆碱药，如果有效可以继续短期使用；有喘息症状者可用解痉平喘药；有低氧症状者吸氧；腹胀者可用肛管排气、胃肠减压；并发脓胸、脓气胸者进行胸腔抽气、抽脓，或闭式引流。

（四）标准住院日为 7~14 天

释义

■ 支气管肺炎的患儿住院期间主要观察临床症状的缓解情况和有无药物不良反应，总住院时间小于 14 天的均符合本路径要求。

（五）进入路径标准

1. 第一诊断必须符合 ICD-10：J18.0 支气管肺炎编码。
2. 当患儿同时具有其他疾病诊断，但在住院期间不需要特殊处理也不影响第一诊断的临床路径流程实施时，可以进入路径。

释义

■ 本路径适用对象为第一诊断为支气管肺炎的患儿，但是如果出现一些疾病需要特殊处理时，则不能进入路径，如脑炎、脑膜炎、中毒性脑病等神经系统并发症，急性心力衰竭、心肌炎、心包炎、房室传导阻滞等心血管系统并发症，以及弥散性血管内凝血、胃肠出血或黄疸、噬血细胞综合征等并发症。

■ 入院后常规检查发现以往没有发现的疾病或既往有基础病（如先天性心脏病、肾病综合征、乙型肝炎、1 型糖尿病等），经系统评估对支气管肺炎的诊断、治疗无特殊影响，仅需要药物维持治疗者，可进入本路径，但可能会增加医疗费用，延长住院时间。

（六）入院后第1~2天

1. 必需的检查项目：
（1）血常规、CRP、尿常规、大便常规。
（2）胸X线片。
2. 根据患儿情况可选择的检查项目：
（1）呼吸道病毒抗原、细菌病原学检查。
（2）血支原体、衣原体抗体测定。
（3）血气分析。
（4）血生化及心肌酶谱。
（5）心电图。
（6）胸部CT。
3. 必要的告知：入选临床路径、加强拍背等护理、注意观察肺部症状变化。

释义

■血常规、尿常规、大便常规为最基本的三大常规检查，可用于患儿一般状况的评估、肺炎病情的评价以及判断是否存在肾脏受累等情况。C反应蛋白（CRP）用于评价患儿体内炎症反应严重程度。X线胸片检查用于评估肺内病变严重程度及判断是否存在胸腔积液、肺不张等情况。呼吸道病毒抗原检测、细菌涂片、培养和药敏检查，血支原体和衣原体测定能够协助明确感染病原体。细菌培养的注意事项见上文。血气分析可以明确是否合并呼吸衰竭、低氧血症等情况。心电图、心肌酶谱及肝肾功能检查主要是评估有无其他系统受累、有无并发症及合并症、有无其他基础病，因这些情况可能会影响到住院时间、费用及治疗预后。

（七）入院后3~9天

1. 根据患儿情况可选择的检查项目：
（1）复查血常规、尿常规、大便常规。
（2）血气分析检查。
（3）心电图检查；超声检查。
（4）各种呼吸道病原学复查。
（5）肺功能检查。
（6）肺CT。
（7）支气管镜检查。
2. 必要的告知：在支气管肺炎过程中如出现心力衰竭、呼吸衰竭、DIC、中毒性脑病等临床表现，及时出支气管肺炎临床路径。

释义

■复查血常规及CRP用以评价抗菌药物疗效、体内炎症反应改善情况。复查尿常规、便常规以监测患儿在治疗过程中有无其他系统并发症出现。复查血气分析可对患儿一般状况、肺炎病情进行再次评价和判断。监测患儿临床症状、体征，评估抗感染治疗疗效，当效果欠佳时需复查各种呼吸道病原学检查再次查找病原体。心电图、超声心动图检查用以评估心脏系统的并发症及有无心脏基础疾病。支气管肺炎可能造成肺间质病变、肺实质浸润、肺不张等情况，必要时可行肺部 CT、支气管镜检查，尤其对于存在肺不张的患儿，支气管镜检查的同时可进行肺泡灌洗治疗。上述复查应该在出现相关临床表现或入院时检查结果异常时进行。

（八）药物选择与使用时间

抗菌药物：按照《抗菌药物临床应用指导原则》（卫医发〔2015〕43 号）执行。《诸福棠实用儿科学（第 8 版）》（人民卫生出版社，2015）；《儿童社区获得性肺炎管理指南（2013 修订）》（中华儿科杂志）。

释义

■ 儿童轻症支气管肺炎首选青霉素类、第一代头孢菌素。对青霉素过敏者或怀疑非典型病原感染者，如支原体肺炎、衣原体肺炎，用大环内酯类抗生素，如（丙酸）交沙霉素、红霉素、克拉霉素、阿奇霉素等。对于重症肺炎，在病原不明确情况下，可以联合使用 β-内酰胺类抗生素和大环内酯类抗生素，也可考虑选择联合林克酰胺类，如克林霉素。抗生素应使用到体温恢复正常后 5~7 天。不同病原、病情轻重不同，抗生素疗程不同。根据患儿情况，也可辨证选用中成药联合抗菌药物治疗，如痰热清等。

（九）出院标准

1. 咳嗽明显减轻。
2. 连续 3 天腋温＜37.5℃。
3. 肺部体征改善。
4. 胸 X 线片示炎症明显吸收。

释义

■ 患儿出院前应完成必要复查的检查项目，临床症状，如发热、咳嗽明显缓解或消失，通常需要连续 3 天腋温＜37.5℃，复查 X 线胸片提示肺部炎症明显好转吸收，并且无明显药物相关不良反应。如抗菌药物疗程尚不足，可以出院带口服药物治疗。

（十）变异及原因分析

1. 难治性肺炎：即对常规抗感染治疗不能控制疾病，包括以下几个方面：

（1）体温不退、肺炎体征没有明显缓解，需要改用其他抗菌药物。

（2）病情进行性加重，出现肺外并发症，需要加用其他治疗方案。

（3）肺炎吸收不明显。

2. 由于上述原因导致治疗费用和延长住院时间。

释义

■ 按标准治疗方案，如患儿发热、咳嗽症状缓解不明显，需要改用其他抗菌药物治疗的病例，可能造成住院治疗时间明显延长的，则终止本路径。在治疗过程中患儿病情进行性加重，出现严重的肺外并发症，如脑膜脑炎、中毒性脑病等神经系统并发症，急性心力衰竭、心肌炎、心包炎、房室传导阻滞等心血管系统并发症，以及弥散性血管内凝血、胃肠出血或黄疸、噬血细胞综合征等需要加用其他治疗方案的，则终止本路径。按标准治疗方案治疗患儿肺炎吸收不明显可能造成延长住院治疗时间的，则终止本路径。

■ 医师认可的变异原因主要是指患儿入选路径后，医师在检查及治疗过程中发现患儿存在一些事前未预知的对本路径治疗可能产生影响的情况，需要终止执行路径或是延长治疗时间、增加治疗费用。医师需在表单中明确说明。

■ 因患儿方面的主观原因导致执行路径出现变异，也需要医师在表单中予以说明。

五、支气管肺炎给药方案

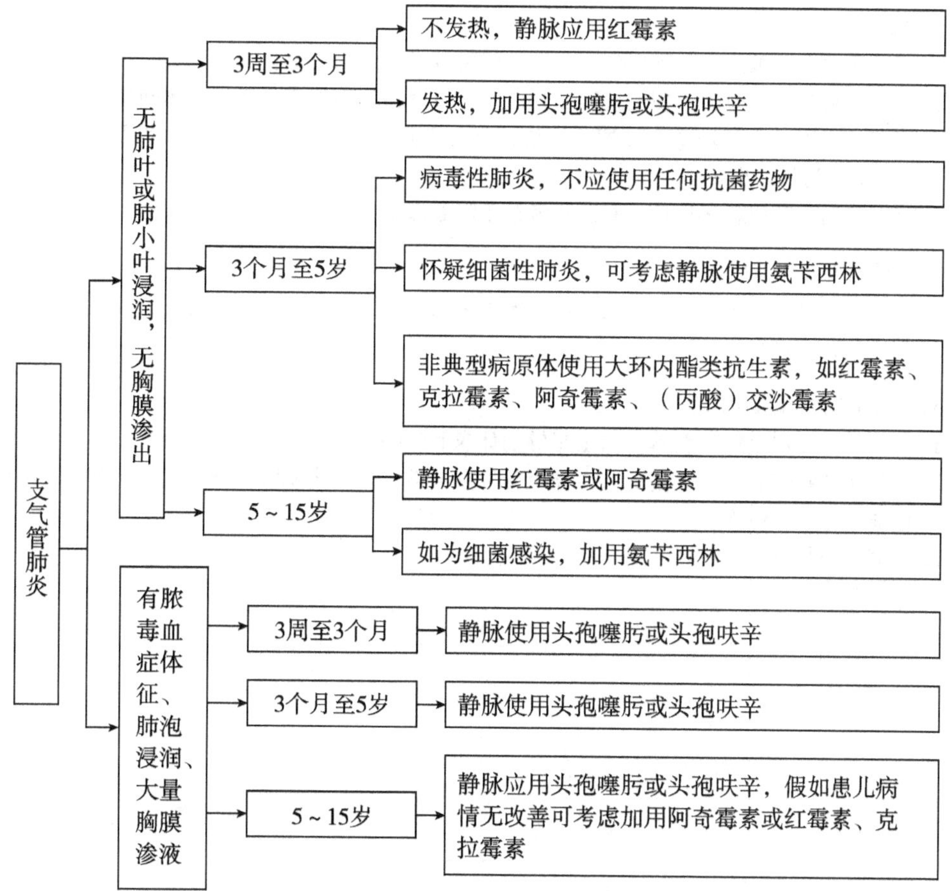

（一）用药选择

1. 住院治疗患儿入院后应立即采痰标本，最好在应用抗菌药物之前做涂片革兰染色检查及培养。体温高、全身症状严重者应同时送血培养。

2. 抗菌药物选择应覆盖最常见的病原体：抗菌药物经验性选择，根据可能的病原体、严重程度、病程、患儿年龄、之前抗菌药物的使用情况、当地细菌耐药的流行病学资料、患儿的肝肾功能情况进行。病原菌一旦明确，选择抗菌药物应针对该病原菌。

3. 初始治疗 48~72 小时后应进行病情和疗效评估，治疗无效者需考虑初选药物未覆盖致病菌或药物浓度处于有效浓度之下或细菌耐药等。必要时需调整治疗。

4. 患儿临床表现显著改善并能口服时，改用口服药序贯治疗。

（二）药学提示

1. 儿童支气管肺炎患儿尽量避免使用氨基糖苷类和喹诺酮类抗菌药物避免。四环素类药物不应用于 8 岁以下儿童。年龄<6 个月的儿童慎用阿奇霉素。

2. 大环内酯类静脉给药可引起血栓性静脉炎，此类药物与甲泼尼龙、茶碱、卡马西平、华法林等药物有相互作用。

（三）注意事项

我国肺炎链球菌对大环内酯类抗菌药物耐药突出，选择药物时需考虑。

六、支气管肺炎护理规范

1. 加强基础护理，保持病房环境舒适，空气流通，温湿度适宜，尽量使患儿安静，减少氧的消耗。

2. 不同病原体的患儿应分室居住，病室空气每日进行消毒，防止交叉感染。

3. 改善呼吸功能，遵医嘱使用抗菌药物治疗，以消除肺部炎症，促进气体交换。

4. 保持呼吸通畅，及时清除口鼻分泌物，协助患儿改善体位，同时轻拍背部，以此时肺泡及呼吸道分泌物排出。

5. 降低体温，密切观察病情。对高热者给予降温措施，保持口腔及皮肤清洁。

七、支气管肺炎营养治疗规范

1. 给予高热量、高蛋白、易消化、富含维生素的食物，以增强抗毒能力。

2. 鼓励患儿多饮水。

八、支气管肺炎患儿健康宣教

1. 保持小儿的居室空气新鲜，保证足够的休息和睡眠。

2. 观察小儿睡眠时的呼吸情况，以便及时发现异常。一般婴儿呼吸次数为每分钟 30~40 次，幼儿每分钟 25~30 次。

3. 按时预防接种。

九、推荐表单

（一）医师表单

支气管肺炎临床路径医师表单

适用对象：第一诊断为支气管肺炎（ICD-10：J18.0）

患儿姓名：	性别：　　年龄：　　门诊号：	住院号：
住院日期：　　年　月　日	出院日期：　　年　月　日	标准住院日：10~14 天

时间	住院第 1 天	住院第 2 天	住院第 3 天
主要诊疗工作	□ 询问病史及体格检查 □ 病情告知 □ 如患儿病情重，应及时通知上级医师	□ 上级医师查房 □ 根据送检项目报告，及时向上级医师汇报，并予相应处理 □ 注意防治并发症 □ 详细病程记录	□ 收集并追问各类实验室检查报告，向上级医师汇报重要实验室检查结果 □ 上级医师查房 □ 详细病程记录
重点医嘱	**长期医嘱：** □ 肺炎护理常规 □ 饮食 □ 抗菌药物 □ 抗病毒药物 □ 祛痰剂 □ 雾化吸入治疗 □ 对症治疗 □ 重症者吸氧、心电监护 **临时医嘱：** □ 血常规、尿常规、大便常规 □ 胸 X 线片 □ CRP、肝肾功能、心肌酶（必要时） □ 呼吸道病毒、细菌病原学检查（必要时） □ 血支原体、衣原体抗原、抗体测定（必要时） □ 血气分析（必要时） □ 必要时吸痰	**长期医嘱：** □ 肺炎护理常规 □ 饮食 □ 抗菌药物 □ 抗病毒药物 □ 祛痰剂 □ 雾化吸入治疗 □ 对症治疗 □ 重症者吸氧、心电监护 **临时医嘱：** □ 心电图、心脏彩超（必要时） □ 必要时行呼吸道病毒和细菌检测、血气分析、肺功能、胸部 CT □ 必要时吸痰	**长期医嘱：** □ 肺炎护理常规 □ 饮食 □ 抗菌药物 □ 抗病毒药物 □ 祛痰剂 □ 雾化吸入治疗 □ 对症治疗 □ 重症者吸氧、心电监护 **临时医嘱：** □ 支气管镜（必要时） □ 血清过敏原检查（必要时） □ 其他检查 □ 必要时吸痰
病情变异记录	□ 无　□ 有，原因： 1. 2.	□ 无　□ 有，原因： 1. 2.	□ 无　□ 有，原因： 1. 2.
医师签名			

时间	住院第4天	住院第5~9天	住院第10~14天
主要诊疗工作	□ 观察患儿病情（体温波动、肺部体征） □ 分析各项实验室检查结果，并详细记录 □ 根据病情变化给予进一步处理（如营养心肌，保护肝脏功能等） □ 注意防治并发症	□ 完成病程记录，详细记录医嘱变动情况（原因和更改内容） □ 上级医师查房	□ 上级医师查房，同意其出院 □ 完成出院小结 □ 出院宣教
重点医嘱	**长期医嘱：** □ 肺炎护理常规 □ 饮食 □ 抗菌药物 □ 抗病毒药物 □ 祛痰剂 □ 雾化吸入治疗 □ 对症治疗 **临时医嘱：** □ 复查血清支原体抗体（必要时） □ 其他检查（必要时） □ 必要时吸痰	**长期医嘱：** □ 肺炎护理常规 □ 饮食 □ 抗菌药物 □ 抗病毒药物 □ 祛痰剂 □ 雾化吸入治疗 □ 对症治疗 **临时医嘱：** □ 必要时行支气管镜 □ 复查血常规、CRP、肝肾功能（必要时） □ 复查胸X线片 □ 复查心电图、超声检查（必要时） □ 其他检查（必要时） □ 必要时吸痰	**出院医嘱：** □ 出院带药 □ 门诊随诊
病情变异记录	□ 无 □ 有，原因： 1. 2.	□ 无 □ 有，原因： 1. 2.	□ 无 □ 有，原因： 1. 2.
医师签名			

（二）护士表单

支气管肺炎临床路径护士表单

适用对象：第一诊断为支原体肺炎（ICD-10：J18.0）

患儿姓名：	性别： 年龄： 门诊号：	住院号：
住院日期： 年 月 日	出院日期： 年 月 日	标准住院日：10~14 天

时间	住院第 1 天	住院第 2 天	住院第 3 天
主要护理工作	□ 入院护理评估 □ 入院宣教 □ 叮嘱患儿卧床休息，定时测量体温 □ 协助患儿排痰，及时清除呼吸道分泌物，必要时吸痰	□ 观察体温波动及一般状况 □ 观察咳嗽程度、保持呼吸道畅通 □ 观察药物不良反应（皮疹、胃肠道反应） □ 协助患儿排痰，及时清除呼吸道分泌物，必要时吸痰	□ 观察体温波动及一般情况 □ 观察咳嗽程度、保持呼吸道畅通 □ 观察药物不良反应（皮疹、胃肠道反应） □ 保持皮肤清洁、口腔清洁 □ 鼓励患儿少食多餐，多饮水，保证液体摄入量 □ 协助患儿排痰，及时清除呼吸道分泌物，必要时吸痰
重点医嘱	**长期医嘱：** □ 肺炎护理常规 □ 饮食 □ 抗菌药物 □ 抗病毒药物 □ 祛痰剂 □ 雾化吸入治疗 □ 对症治疗 □ 重症者吸氧、心电监护 **临时医嘱：** □ 血常规、尿常规、大便常规 □ 胸 X 线片 □ CRP、肝肾功能、心肌酶（必要时） □ 呼吸道病毒、细菌病原学检查（必要时） □ 血支原体、衣原体测定（必要时） □ 血气分析（必要时） □ 必要时吸痰	**长期医嘱：** □ 肺炎护理常规 □ 饮食 □ 抗菌药物 □ 抗病毒药物 □ 祛痰剂 □ 雾化吸入治疗 □ 对症治疗 □ 重症者吸氧、心电监护 **临时医嘱：** □ 心电图、心脏彩超（必要时） □ 必要时行呼吸道病毒和细菌检测、血气分析、肺功能、胸部 CT □ 必要时吸痰	**长期医嘱：** □ 肺炎护理常规 □ 饮食 □ 抗菌药物 □ 抗病毒药物 □ 祛痰剂 □ 雾化吸入治疗 □ 对症治疗 □ 重症者吸氧、心电监护 **临时医嘱：** □ 支气管镜（必要时） □ 血清过敏原检查（必要时） □ 其他检查 □ 必要时吸痰
病情变异记录	□ 无 □ 有，原因： 1. 2.	□ 无 □ 有，原因： 1. 2.	□ 无 □ 有，原因： 1. 2.
护士签名			

时间	住院第 4 天	住院第 5~9 天	住院第 10~14 天
主要护理工作	□ 观察体温波动及一般情况 □ 观察咳嗽程度、保持呼吸道通畅 □ 观察药物不良反应（皮疹、胃肠道反应） □ 保持皮肤清洁、口腔清洁 □ 鼓励患儿少食多餐，多饮水，保证液体摄入量 □ 协助患儿排痰，及时清除呼吸道分泌物，必要时吸痰	□ 观察患儿体温波动及一般状况 □ 观察咳嗽程度、保持呼吸道通畅 □ 观察药物不良反应（皮疹、胃肠道反应） □ 保持皮肤清洁、口腔清洁 □ 鼓励患儿少食多餐，多饮水，保证液体摄入量 □ 协助患儿排痰，及时清除呼吸道分泌物，必要时吸痰	□ 出院宣教
重点医嘱	**长期医嘱：** □ 肺炎护理常规 □ 饮食 □ 抗菌药物 □ 抗病毒药物 □ 祛痰剂 □ 雾化吸入治疗 □ 对症治疗 **临时医嘱：** □ 复查血清支原体抗体（必要时） □ 其他检查（必要时） □ 必要时吸痰	**长期医嘱：** □ 肺炎护理常规 □ 饮食 □ 抗菌药物 □ 抗病毒药物 □ 祛痰剂 □ 雾化吸入治疗 □ 对症治疗 **临时医嘱：** □ 必要时行支气管镜 □ 复查血常规、CRP、肝肾功能（必要时） □ 复查胸 X 线片 □ 复查心电图、超声检查（必要时） □ 其他检查（必要时） □ 必要时吸痰	**出院医嘱：** □ 出院带药 □ 门诊随诊
病情变异记录	□ 无 □ 有，原因： 1. 2.	□ 无 □ 有，原因： 1. 2.	□ 无 □ 有，原因： 1. 2.
护士签名			

（三）患儿表单

支气管肺炎临床路径患儿表单

适用对象：第一诊断为支气管肺炎（ICD-10：J18.0）

患儿姓名：	性别： 年龄： 门诊号：	住院号：
住院日期： 年 月 日	出院日期： 年 月 日	标准住院日：10~14 天

时间	住院第 1 天	住院第 2 天	住院第 3 天
患儿配合	□ 接受入院宣教 □ 接受入院护理评估 □ 接受病史询问 □ 接受体格检查 □ 患儿及家长/监护人与医师交流了解病情 □ 接受相关检查 □ 接受相关治疗	□ 患儿及家长/监护人与医师交流了解病情 □ 继续接受相关检查 □ 继续接受相关治疗	□ 患儿及家长/监护人与医师交流了解病情 □ 继续接受相关检查 □ 继续接受相关治疗
重点诊疗及检查	**重点诊疗：** □ 肺炎护理常规 □ 饮食 □ 抗菌药物 □ 抗病毒药物 □ 祛痰剂 □ 雾化吸入治疗 □ 对症治疗 □ 重症者吸氧、心电监护 □ 必要时吸痰 **重要检查：** □ 血常规、尿常规、大便常规 □ 胸部 X 线片 □ CRP、肝肾功能、心肌酶（必要时） □ 呼吸道病毒、细菌病原学检查（必要时） □ 血支原体、衣原体测定（必要时） □ 血气分析（必要时）	**重点诊疗：** □ 肺炎护理常规 □ 饮食 □ 抗菌药物 □ 抗病毒药物 □ 祛痰剂 □ 雾化吸入治疗 □ 对症治疗 □ 重症者吸氧、心电监护 □ 必要时吸痰 **重要检查：** □ 心电图、心脏彩超（必要时） □ 必要时行呼吸道病毒和细菌检测、血气分析、肺功能、胸部 CT	**重点诊疗：** □ 肺炎护理常规 □ 饮食 □ 抗菌药物 □ 抗病毒治疗 □ 祛痰剂 □ 雾化吸入治疗 □ 对症治疗 □ 重症者吸氧、心电监护 □ 必要时吸痰 **重要检查：** □ 支气管镜（必要时） □ 血清过敏原检查（必要时） □ 其他检查
患儿监护人签名			

时间	住院第4天	住院第5~9天	住院第10~14天
患儿配合	□ 患儿及家长/监护人与医师交流了解病情 □ 继续接受相关检查 □ 继续接受相关治疗	□ 患儿及家长/监护人与医师交流了解病情 □ 继续接受相关检查 □ 继续接受相关治疗	□ 接受出院前康复宣教 □ 学习出院注意事项 □ 了解复查程序 □ 办理出院手续 □ 获取出院诊断书 □ 获取出院携带药品
重点诊疗及检查	**重点诊疗：** □ 肺炎护理常规 □ 饮食 □ 抗菌药物 □ 抗病毒药物 □ 祛痰剂 □ 雾化吸入治疗 □ 对症治疗 □ 必要时吸痰 **临时医嘱：** □ 复查血清支原体抗体（必要时） □ 其他检查（必要时）	**重点诊疗：** □ 肺炎护理常规 □ 饮食 □ 抗菌药物 □ 抗病毒药物 □ 祛痰剂 □ 雾化吸入治疗 □ 对症治疗 □ 必要时吸痰 **临时医嘱：** □ 必要时行支气管镜 □ 复查血常规、CRP、肝肾功能（必要时） □ 复查胸X线片 □ 复查心电图、超声检查（必要时） □ 其他检查（必要时）	**重点诊疗：** □ 出院带药 □ 门诊随诊
患儿监护人签名			

附：原表单（2019 年版）

支气管肺炎临床路径表单

适用对象：第一诊断为支气管肺炎（ICD-10：J18.0）

患儿姓名：	性别：　　年龄：　　门诊号：	住院号：
住院日期：　　年　月　日	出院日期：　　年　月　日	标准住院日：7~14 天

时间	住院第 1 天	住院第 2 天	住院第 3 天
主要诊疗工作	□ 询问病史及体格检查 □ 病情告知 □ 如患儿病情重，应及时通知上级医师	□ 上级医师查房 □ 根据送检项目报告，及时向上级医师汇报，并给予相应处理 □ 注意防治并发症 □ 详细病程记录	□ 收集并追问各类实验室检查报告，向上级医师汇报重要实验室检查结果 □ 上级医师查房 □ 详细病程记录
重点医嘱	**长期医嘱：** □ 肺炎护理常规 □ 饮食 □ 抗菌药物 □ 抗病毒药物 □ 祛痰剂 □ 雾化吸入治疗 □ 对症治疗 □ 重症者吸氧、心电监护 **临时医嘱：** □ 血常规、尿常规、大便常规 □ 胸 X 线片 □ CRP、血生化、心肌酶（必要时） □ 呼吸道病毒、细菌病原学检查（必要时） □ 血支原体、衣原体抗原、抗体测定（必要时） □ 血气分析（必要时） □ 必要时吸痰	**长期医嘱：** □ 肺炎护理常规 □ 饮食 □ 抗菌药物 □ 抗病毒药物 □ 祛痰剂 □ 雾化吸入治疗 □ 对症治疗 □ 重症者吸氧、心电监护 **临时医嘱：** □ 心电图、心脏彩超（必要时） □ 必要时行呼吸道病毒和细菌检测、血气分析、肺功能、胸部 CT □ 必要时吸痰	**长期医嘱：** □ 肺炎护理常规 □ 饮食 □ 抗菌药物 □ 抗病毒药物 □ 祛痰剂 □ 雾化吸入治疗 □ 对症治疗 □ 重症者吸氧、心电监护 **临时医嘱：** □ 支气管镜（必要时） □ 血清过敏原检查（必要时） □ 其他检查 □ 必要时吸痰
主要护理工作	□ 入院护理评估 □ 入院宣教 □ 叮嘱患儿卧床休息，定时测量体温 □ 协助患儿排痰，及时清除呼吸道分泌物，必要时吸痰	□ 观察体温波动及一般状况 □ 观察咳嗽程度、保持呼吸道畅通 □ 观察药物不良反应（皮疹、胃肠道反应） □ 协助患儿排痰，及时清除呼吸道分泌物，必要时吸痰	□ 观察体温波动及一般情况 □ 观察咳嗽程度、保持呼吸道畅通 □ 观察药物不良反应（皮疹、胃肠道反应） □ 保持皮肤清洁、口腔清洁 □ 鼓励患儿少食多餐，多饮水，保证液体摄入量 □ 协助患儿排痰，及时清除呼吸道分泌物，必要时吸痰

续 表

时间	住院第1天	住院第2天	住院第3天
病情变异记录	□无 □有，原因： 1. 2.	□无 □有，原因： 1. 2.	□无 □有，原因： 1. 2.
护士签名			
医师签名			

时间	住院第 4 天	住院第 5～9 天	住院第 10～14 天
主要诊疗工作	□ 观察患儿病情（体温波动、肺部体征） □ 分析各项实验室检查结果，并详细记录 □ 根据病情变化给予进一步处理（如营养心肌，保护肝脏功能等 □ 注意防治并发症	□ 完成病程记录，详细记录医嘱变动情况（原因和更改内容） □ 上级医师查房	□ 上级医师查房，同意其出院 □ 完成出院小结 □ 出院宣教
重点医嘱	**长期医嘱：** □ 肺炎护理常规 □ 饮食 □ 抗菌药物 □ 抗病毒药物 □ 祛痰剂 □ 雾化吸入治疗 □ 对症治疗 **临时医嘱：** □ 复查血清支原体抗体（必要时） □ 其他检查（必要时） □ 必要时吸痰	**长期医嘱：** □ 肺炎护理常规 □ 饮食 □ 抗菌药物 □ 抗病毒药物 □ 祛痰剂 □ 雾化吸入治疗 □ 对症治疗 **临时医嘱：** □ 必要时行支气管镜 □ 复查血常规、CRP、肝肾功能（必要时） □ 复查胸 X 线片 □ 复查心电图、超声检查（必要时） □ 其他检查（必要时） □ 必要时吸痰	**出院医嘱：** □ 出院带药 □ 门诊随诊
主要护理工作	□ 观察体温波动及一般情况 □ 观察咳嗽程度、保持呼吸道通畅 □ 观察药物不良反应（皮疹、胃肠道反应） □ 保持皮肤清洁、口腔清洁 □ 鼓励患儿少食多餐，多饮水，保证液体摄入量 □ 协助患儿排痰，及时清除呼吸道分泌物，必要时吸痰	□ 观察患儿体温波动及一般状况 □ 观察咳嗽程度、保持呼吸道通畅 □ 观察药物不良反应（皮疹、胃肠道反应） □ 保持皮肤清洁、口腔清洁 □ 鼓励患儿少食多餐，多饮水，保证液体摄入量 □ 协助患儿排痰，及时清除呼吸道分泌物，必要时吸痰	□ 出院宣教
病情变异记录	□ 无　□ 有，原因： 1. 2.	□ 无　□ 有，原因： 1. 2.	□ 无　□ 有，原因： 1. 2.
护士签名			
医师签名			

第十七章

毛细支气管炎临床路径释义

【医疗质量控制指标】（专家建议）

指标一、诊断需结合病史、临床表现和病原学检查。

指标二、要注意与支气管肺炎及呼吸道传染性疾病相鉴别。

指标三、抗菌药物需有指征用药。

一、毛细支气管炎编码

1. 原编码：

疾病名称及编码：毛细支气管炎（ICD-10：J21 ，J21.851，J21.501 和 J21.902）

2. 修改编码：

疾病名称及编码：急性毛细支气管炎（ICD-10：J21）

二、临床路径检索方法

J21 且住院科别为儿科

三、国家医疗保障疾病诊断相关分组（CHS-DRG）

MDC 编码：MDCD（呼吸系统疾病及功能障碍）

ADRC 编码：EX2 百日咳及急性支气管炎

四、毛细支气管炎临床路径标准住院流程

（一）适用对象

第一诊断为毛细支气管炎（ICD-10：J21）。

释义

■ 本临床路径适用对象是第一诊断为毛细支气管炎的患儿。ICD-10 编码为 J21.851、J21.501 和 J21.902。

■ 本临床路径中的毛细支气管炎是指急性感染性毛细支气管炎。

■ 其他原因所致毛细支气管炎，如闭塞性细支气管炎、弥漫性泛细支气管炎不包括在内。

（二）诊断依据

根据《诸福棠实用儿科学》（第 8 版）（人民卫生出版社）及中华医学会儿科学分会呼吸学组：毛细支气管炎诊断、治疗与预防专家共识（2014 年版）。

本病诊断要点：多见于 2 岁以内婴幼儿，尤其以 6 个月左右婴儿最为多见。多数先有上呼吸道感染症状，1~2 天后病情迅速进展，出现阵发性咳嗽，3~4 天出现喘息、呼吸困难、喘憋，重者出现发绀，5~7 天达到疾病高峰。＜3 个月的小婴儿可出现呼吸暂停。一般无全身症状。体检双肺闻及喘鸣音及细湿啰音。

外周血象：外周血白细胞多偏低或正常，合并细菌感染时多增高。
X线胸片：提示明显肺气肿及小片状阴影。小部分病例出现肺不张。
呼吸道病原学检测：本病可由不同病原所致，呼吸道合胞病毒（RSV）最常见，其次为副流感病毒、腺病毒等。
血气分析：显示 PaO_2 不同程度下降，$PaCO_2$ 正常或增高，pH 与疾病严重性相关，病情较重的患儿可有代谢性酸中毒，可发生Ⅰ型或Ⅱ型呼吸衰竭。

释义

■ 本病主要发生于2岁以下婴幼儿，峰值发病年龄为2~6月龄。

■ 本病诊断主要靠临床表现，典型的病史、临床发展过程对于诊断非常重要。

■ 疾病严重程度：急性毛细支气管炎的病情评估有助于判断疾病可能的发展趋势。

项目	轻度	中度	重度
喂养量	正常	下降至正常一半	下降至正常一半以上或拒食
呼吸频率	正常或稍增快	＞60次/分	＞70次/分
胸壁吸气性三凹征	轻度（无）	中度（肋间隙凹陷较明显）	重度（肋间隙凹陷极明显）
鼻翼扇动或呻吟	无	无	有
血氧饱和度	＞92%	88%~92%	＜88%
精神状况	正常	轻微或间断烦躁、易激惹	极度烦躁不安、嗜睡、昏迷

注：中-重度毛细支气管炎判断标准为存在其中任何1项即可判定。

■ 发生严重毛细支气管炎的危险因素为：早产（孕周＜37周）、低出生体重、年龄＜12周龄、有慢性肺疾病、囊性纤维化、先天性气道畸形、咽喉功能不协调、左向右分流型先天性心脏病、神经肌肉疾病、免疫功能缺陷、唐氏综合征等患儿。需要入住ICU的患儿不适合进入本临床路径。

■ 毛细支气管炎患儿呼吸急促，心率增快，经呼吸道不显性失水较多，且患儿由于喘憋重，吃奶差，常会有脱水的情况，脱水时尿量减少，喘憋严重时会有肺气肿，肝上界下移，这种情况需要与心力衰竭鉴别。

■ 病原学诊断：本病最常见的病原体为呼吸道合胞病毒，其他病毒还有人类偏肺病毒、流感病毒、副流感病毒及腺病毒等，除病毒外肺炎支原体、肺炎衣原体感染也可引起毛细支气管炎。

■ 当体温＞38.5℃，或有感染中毒症状时需做血培养。

■ 对于重症病例或有重症毛细支气管炎危险因素的患儿进行血氧饱和度监测。

（三）治疗方案的选择

根据《诸福棠实用儿科学》（第8版）（人民卫生出版社）及中华医学会儿科学分会呼吸学组：毛细支气管炎诊断、治疗与预防专家共识（2014年版）。
1. 吸氧。
2. 加强呼吸道护理：增加室内空气湿度，合理应用雾化吸入，雾化后及时予以拍背、吸痰，以保持呼吸道通畅。
3. 喘憋的治疗：喘憋较重者，根据病情吸入支气管扩张药物（短效 β_2 受体激动剂或联合应用抗胆碱能药物）和雾化吸入糖皮质激素。如喘憋仍无缓解者可短期口服或静脉使用糖皮质激素试验性治疗。

4. 抗感染治疗：合并细菌感染时，可用相应抗生素（遵循儿科用药的方法）。

5. 对症治疗：脱水的治疗可给予口服或静脉补液，如有代谢性酸中毒，可予碳酸氢钠补碱。心力衰竭、呼吸衰竭按相应危重症治疗，必要时行气管插管进行机械通气。

释义

■ 毛细支气管炎的基本处理原则包括监测病情变化、供氧以及保持水电解质内环境稳定。

■ 氧疗和液体疗法是急性毛细支气管炎明确有效的治疗手段。当血氧饱和度持续低于90%~92%时，给予氧疗。对于重症患儿，还可选择无创持续性正压通气或机械通气等呼吸支持治疗。给氧前宜先吸痰清理气道、摆正体位，以保证气道通畅。发热、呼吸增快可增加不显性失水，加上摄入量不足，重症患儿可出现一定程度的脱水表现。脱水易导致呼吸道分泌物排出困难，因此，需要及时纠正脱水状态，但也要避免过量过快补液。补液量需适量，输液速度要均匀。

■ 喘憋较重者，根据情况应用支气管舒张剂，如短效 β_2 受体激动剂硫酸沙丁胺醇、硫酸特布他林等雾化吸入。若临床有效，可继续吸入此类药物。

■ 全身性糖皮质激素并不常规用于毛细支气管炎，但对于临床症状重、喘憋明显、特应性体质的患儿，使用糖皮质激素可能有助于调节过强的炎症反应，减轻气道黏膜炎性水肿，减轻炎症对组织的破坏。

■ 烦躁患儿镇静时需注意保证呼吸道通畅，以免镇静后咳嗽反射减弱，分泌物阻塞气道。

■ 抗感染治疗：有合并细菌感染的直接或间接证据或非典型病原感染时可以使用抗菌药物治疗，常用头孢类、大环内酯类等抗菌药物。

■ 毛细支气管炎最常见病原是呼吸道合胞病毒，如有条件可以使用 INFα-1b 注射液进行抗病毒治疗，可雾化吸入或肌内注射。目前尚无足够的证据证实利巴韦林在治疗 RSV 感染中的有效性，故不推荐常规使用。

（四）标准住院日为 5~7 天

释义

■ 毛细支气管炎病程一般为 5~15 日。在咳喘发生后 2~3 日以内病情常较为严重，经过对症支持治疗后大多迅速恢复，并在数日内痊愈。

■ 标准住院日是相对的，若无其他明显应退出本路径的变异，仅在住院时间上有小的出入，并不影响纳入路径。

（五）进入路径标准

1. 第一诊断必须符合 ICD-10：J21 毛细支气管炎疾病编码。

2. 当患儿同时具有其他疾病诊断，但在住院期间不需要特殊处理，也不影响第一诊断的临床路径流程实施时，可以进入路径。

3. 以下情况容易发展为重症毛细支气管炎，因此不建议进入毛细支气管炎临床路径：

（1）年龄<3 个月。

（2）胎龄<34 周的早产儿。

（3）伴有基础疾病：如先天性心脏病、支气管肺发育不良、先天免疫功能缺陷、先天气道畸形、唐氏综合征等患儿。

释义

■ 进入临床路径患儿需符合毛细支气管炎诊断标准，即 ICD-10 编码为 J21.851、J21.501 和 J21.902。

■ 患儿同时具有其他疾病影响第一诊断的临床路径流程实施时不适合进入本临床路径。

■ 重症毛细支气管炎或需要入住 ICU 的患儿不适合进入本临床路径。

（六）入院后第 1~2 天

1. 必需的检查项目：

（1）血常规、CRP、尿常规、大便常规。

（2）心肌酶谱及肝、肾功能。

（3）呼吸道病毒检测。

（4）呼吸道细菌培养及药敏。

（5）血支原体、衣原体检测。

（6）X 线胸片检查。

（7）心电图。

（8）血气分析检测。

2. 必要的告知：入选临床路径、加强拍背等护理、注意观察肺部症状变化。

释义

■ 血常规、尿常规、大便常规可用于患儿一般状况的评估，C 反应蛋白（CRP）用于评价患儿体内炎症反应严重程度，协助判断是否存在细菌感染。胸部 X 线检查用于评估肺内病变严重程度及判断是否存在其他并发症等情况。呼吸道病毒抗原检测、呼吸道细菌培养及药敏检查，血支原体、衣原体测定能够协助明确感染病原体。血气分析可以明确是否合并呼吸衰竭、低氧血症等情况。心电图、心肌酶谱及肝肾功能检查主要是评估有无其他系统受累、有无并发症及合并症、有无其他基础病，因这些情况可能会影响到住院时间、费用及治疗预后。

■ 部分检查可以在门诊完成。

■ 根据情况，病原学检查的标本来源不限于痰液，可包括鼻咽部分泌物、血液、胸腔积液等，可进行涂片、培养、药物敏感试验，也包括血清抗体检测。如果标本是痰液，要注意其取自下呼吸道。

■ 根据病情部分检查可以不进行。

■ 如果进行了胸部 CT 检查可以不进行胸部正侧位 X 线检查。

（七）入院后第 3~5 天

1. 根据患儿病情可选择的检查项目：

(1) 血气分析检测。
(2) 肺功能测定。
(3) 心电图复查。
(4) 血清过敏原检查。
(5) 超声心动图。
(6) 复查血支原体、衣原体。
(7) 支气管镜检查。

2. 必要的告知：如出现心力衰竭、呼吸衰竭等并发症时应当及时退出毛细支气管炎临床路径。

释义

■ 观察患儿对治疗的反应很重要，如果常规治疗效果欠佳，则需进一步完善检查，具体由主管医师决定。

■ 复查血气分析可对病情进行再次评价和判断。监测患儿临床症状、体征，评估治疗疗效。当效果欠佳时需复查呼吸道病原学再次查找病原体。心电图、超声心动图检查用以评估心脏系统的并发症及有无心脏基础疾病。毛细支气管炎患儿多数近期预后良好，无须行支气管镜检查，若喘憋时间过长或怀疑存在先天气道发育异常可选择行支气管镜检查。有特应性体质的患儿可选择行血清过敏原检查。

（八）出院标准

1. 喘息消失，咳嗽明显减轻。
2. 连续 3 天腋温 < 37.5℃。
3. 肺部体征明显改善。

释义

■ 患儿病情允许进行家庭治疗。

■ 出院标准以患儿临床症状、体征等为评判标准。患儿出院时应咳喘好转，不需要吸氧、吸痰、补液等，肺部体征明显改善，呼吸平稳，提示病情处于恢复期。

（九）变异及原因分析

毛细支气管炎患儿住院经综合治疗 7 天，仍有反复咳、喘发作，迁延难愈，应当及时退出毛细支气管炎临床路径，寻找病因。

释义

■ 由于某种原因，路径指示应当于某一天的操作不能如期进行而要延至第二天，这种改变不会使最终结果产生重大改变，也不会增加更多的住院时间和住院费用，可不退出路径。

■ 患儿病情反复、病情进一步加重或存在难以控制的其他疾病，需进一步诊断治疗，导致住院时间长，住院费用增加。可以终止路径，医师应在表单中说明。

■ 由于存在医疗、护理、患儿、环境等多方面事先不能预知的对本路径可能产生影响的情况，需要终止执行路径或延长治疗时间、增加治疗费用时，医师应在表单中说明。

■ 为便于总结和在工作中不断完善和修订临床路径，应将变异原因进行总结、归纳，以供再次修订临床路径时参考。

五、毛细支气管炎给药方案

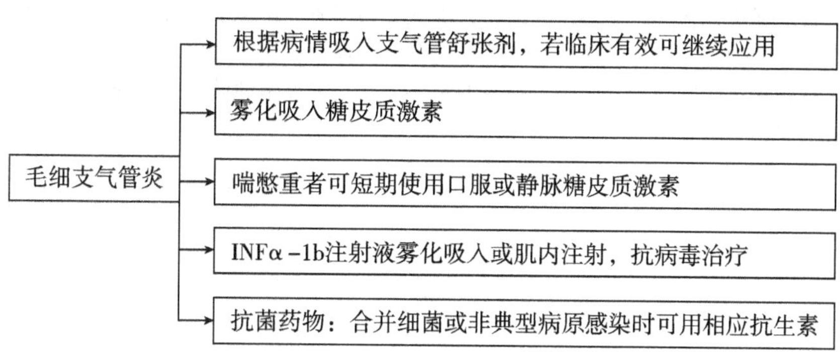

【用药选择】

1. 喘憋较重者，根据病情吸入支气管舒张剂（如沙丁胺醇、特布他林、溴化异丙托品等）和糖皮质激素。如果临床有效，可继续吸入此类药物。

2. 喘憋严重者可短期试用口服或静脉使用糖皮质激素，如果有效，可以继续使用。

3. 抗感染治疗：抗病毒药物可选用重组人干扰素 α-1b 雾化吸入或肌内注射；合并细菌或支原体、衣原体感染时，可用相应抗生素，包括头孢类或大环内酯类抗生素，如红霉素、阿奇霉素。

【药学提示】

1. β 受体激动剂可能会引起低钾血症，在与黄嘌呤衍生物、糖皮质激素、利尿药合用的情况下可能增加低钾血症的发生。因此，在这种情况下需监测血钾浓度。

2. 吸入型糖皮质激素应避免与酮康唑、伊曲康唑或其他 CYP34 抑制剂一起用。用药后应注意用水漱口，如果使用面罩吸入，应注意洗脸。

3. 大环内酯类药物与甲泼尼龙、茶碱、卡马西平、华法林等药物有相互作用。

4. 下列情况应禁用 INFα-1b：已知对干扰素制品过敏者、有严重心血管病史者和癫痫。

【注意事项】

1. INFα-1b 在 2 月龄以下婴儿的临床应用尚少，需进一步进行疗效和安全性的观察。

2. 年龄<6 个月的儿童慎用阿奇霉素。

六、毛细支气管炎护理规范

1. 帮助患儿取合适体位或抱起患儿，以减少肺部淤血。治疗、护理集中进行，便于患儿休息。

2. 保持呼吸道通畅，准确及时给予高渗盐水、β_2 受体激动剂或普米克令舒雾化吸入，呼吸道分泌物过多时应及时吸痰。每天人工拍背或机械振动排痰 1~2 次。

3. 氧气疗法：气促、发绀者应给予鼻导管或面罩给氧，呼吸衰竭者在鼻导管或面罩吸氧仍不能纠正低氧血症，应考虑给予机械通气。

七、毛细支气管炎营养治疗规范

1. 供给足够的营养及液体：给予易消化、营养丰富的流质、半流质饮食，少食多餐，避免过饱影响呼吸。
2. 哺喂时应有耐心，防止呛咳引起窒息。
3. 重症不能进食者，给予静脉营养。保证静脉输液通畅，用输液泵控制输液速度级输液量，防止心衰、肺水肿的发生。

八、毛细支气管炎患儿健康宣教

指导家长加强患儿营养，多做户外活动；少到公共场所，避免上呼吸道感染；教会家长一般呼吸道感染的处理方法，使患儿在疾病早期能得到控制。

观察病情变化：注意呼吸、喘憋及缺氧的情况，如出现梗阻性肺气阻，面色苍白及发绀加重者应警惕发生呼吸衰竭。

九、推荐表单

（一）医师表单

毛细支气管炎临床路径医师表单

适用对象：第一诊断为毛细支气管炎（ICD-10：J21）

患儿姓名：	性别： 年龄： 门诊号：	住院号：
住院日期： 年 月 日	出院日期： 年 月 日	标准住院日：5~7 天

时间	住院第 1 天	住院第 2 天	住院第 3 天
主要诊疗工作	□ 询问病史及体格检查 □ 上级医师查房 □ 开化验单 □ 上级医师查房，初步确定诊断 □ 初步评估病情，有可能出现并发症向患儿家属告知病情	□ 上级医师查房 □ 完成入院检查 □ 完成上级医师查房记录等病历书写 □ 根据病情变化给予进一步处理（营养心肌、保护肝脏等）	□ 收集并追问各类实验室检查报告，向上级医师汇报重要实验室检查结果 □ 上级医师查房 □ 完成上级医师查房记录等病历书写 □ 结合化验结果及入院后治疗反应进一步评估病情
重要医嘱	**长期医嘱：** □ 儿内科一级护理常规 □ 饮食 □ 抗病毒药物 □ 镇咳平喘药物 □ 吸氧 □ 吸痰 □ 压缩雾化吸入 □ 其他治疗 **临时医嘱：** □ 血常规、尿常规、大便常规 □ X 线胸片 □ 血气分析 □ 心肌酶谱及肝肾功能 □ 呼吸道病毒检测、呼吸道细菌培养和药敏试验 □ 血支原体、衣原体检测 □ 其他检查	**长期医嘱：** □ 儿内科一级护理常规 □ 饮食 □ 抗病毒药物 □ 镇咳平喘药物 □ 吸氧 □ 吸痰 □ 压缩雾化吸入 □ 其他治疗 **临时医嘱：** □ 酌情肺功能检查 □ 复查血气分析（必要时） □ 其他检查	**长期医嘱：** □ 儿内科一级护理常规 □ 饮食 □ 抗病毒药物 □ 抗生素（必要时） □ 镇咳平喘药物 □ 吸氧 □ 吸痰 □ 压缩雾化吸入 □ 其他治疗 **临时医嘱：** □ X 线胸片（必要时） □ 血清过敏原检查（必要时） □ 心电图（必要时） □ 其他检查
病情变异记录	□ 无 □ 有，原因： 1. 2.	□ 无 □ 有，原因： 1. 2.	□ 无 □ 有，原因： 1. 2.
医师签名			

时间	住院第4天	住院第5~7天 (出院日)
主要诊疗工作	□ 观察患儿病情（体温波动、肺部体征） □ 分析各项实验室检查结果 □ 详细记录实验室检查结果 □ 根据病情变化给予进一步处理（营养心肌、保护肝脏等）	□ 进行体格检查 □ 上级医师查房，同意其出院 □ 完成出院小结 □ 向患儿及家属交代出院后注意事项，如来院复诊时间、预防交叉感染等
重要医嘱	**长期医嘱：** □ 儿内科护理常规 □ 饮食 □ 抗病毒药物 □ 镇咳平喘药物 □ 吸氧 □ 压缩雾化吸入 □ 其他治疗 **临时医嘱：** □ 复查血常规、尿常规、大便常规（必要时） □ 复查心电图（必要时） □ 其他检查	**出院医嘱：** □ 出院带药
病情变异记录	□ 无 □ 有，原因： 1. 2.	□ 无 □ 有，原因： 1. 2.
医师签名		

（二）护士表单

毛细支气管炎临床路径护士表单

适用对象：第一诊断为毛细支气管炎（ICD-10：J21）

患儿姓名：	**性别：　　年龄：　　门诊号：**	**住院号：**
住院日期：　　年　月　日	**出院日期：**　　年　月　日	**标准住院日：**5~7天

时间	住院第1天	住院第2~4天	住院第5~7天
健康宣教	□ 介绍主管医师、护士 □ 介绍环境、设施 □ 介绍住院注意事项 □ 指导患儿家属正确留取痰培养标本 □ 主管护士与患儿家长沟通，了解并指导心理应对	□ 宣教疾病知识、用药知识及特殊检查操作过程 □ 告知检查及操作前后饮食、活动，探视注意事项及应对方式	□ 嘱患儿定时复查 □ 告知患儿出院携带药品的服用方法 □ 饮食、休息等注意事项指导 □ 指导患儿减少感染
护理处置	□ 核对患儿、佩戴腕带 □ 建立入院护理病历 □ 卫生处置：剪指（趾）甲、沐浴、更换病号服	□ 随时观察患儿病情变化 □ 遵医嘱正确使用抗生素 □ 协助医师完成各项检查化验	□ 办理出院手续 □ 书写出院小结
基础护理	□ 儿科一级护理常规 □ 患儿安全管理	□ 儿科一级护理常规 □ 患儿安全管理	□ 儿科一级护理常规 □ 患儿安全管理
专科护理	□ 护理查体 □ 呼吸频率、血氧饱和度监测 □ 需要时填写跌倒及压疮防范表 □ 需要时请家属陪伴 □ 心理护理	□ 呼吸频率、血氧饱和度监测 □ 遵医嘱完成相关检查 □ 必要时吸氧 □ 遵医嘱正确给药 □ 酌情吸痰并观察痰液性状 □ 提供并发症征象的依据	□ 病情观察：评估患儿生命体征，特别是呼吸频率及血氧饱和度 □ 心理护理
重点医嘱	□ 详见医嘱执行单	□ 详见医嘱执行单	□ 详见医嘱执行单
病情变异记录	□ 无　□ 有，原因： 1. 2.	□ 无　□ 有，原因： 1. 2.	□ 无　□ 有，原因： 1. 2.
护士签名			

（三）患儿表单

毛细支气管炎临床路径患儿表单

适用对象：第一诊断为毛细支气管炎（ICD-10：J21）

患儿姓名：	性别： 年龄： 门诊号：	住院号：
住院日期： 年 月 日	出院日期： 年 月 日	标准住院日：5~7天

时间	入院第1天	住院期间（第2~4天）	住院第5~7天（出院日）
医患配合	□配合询问病史、收集资料，请务必详细告知既往史、用药史、过敏史 □配合进行体格检查 □配合完善相关检查、化验，如采血、吸痰、心电图、X线胸片等 □有任何不适告知医师	□医师向患儿及家属介绍病情，如有异常检查结果需进一步检查 □配合用药及治疗 □配合医师调整用药 □有任何不适告知医师	□接受出院前指导 □知道复查程序 □获取出院诊断书
护患配合	□配合测量体温、脉搏、呼吸、血压、血氧饱和度、体重 □配合完成入院护理评估单（简单询问病史、过敏史、用药史） □接受相关化验、检查宣教，正确留取标本，配合检查 □接受输液治疗 □接受入院宣教（环境介绍、病室规定、订餐制度、贵重物品保管等） □有任何不适告知护士	□配合测量体温、脉搏、呼吸，回答每日排便情况 □有任何不适告知护士 □接受输液、服药治疗 □注意活动安全，避免坠床或跌倒 □配合执行探视及陪伴制度 □接受疾病及用药等相关知识指导	□接受出院宣教 □办理出院手续 □获取出院携带药品 □知道药品的服用方法、作用、注意事项 □知道病历复印方法
饮食	□正常普食	□正常普食	□正常普食
排泄	□正常排尿便	□正常排尿便	□正常排尿便
活动	□适度活动	□适度活动	□适度活动

附：原表单（2016 年版）

毛细支气管炎临床路径表单

适用对象：第一诊断为毛细支气管炎（ICD-10：J21）

患儿姓名：	性别：　　年龄：　　门诊号：	住院号：
住院日期：　　年　月　日	出院日期：　　年　月　日	标准住院日：5~7 天

日期	住院第 1 天	住院第 2 天	住院第 3 天
主要诊疗工作	□ 询问病史及体格检查 □ 完成病历书写 □ 开化验单 □ 上级医师查房，初步确定诊断 □ 初步评估病情，有可能出现并发症向患儿家属告知病情	□ 上级医师查房 □ 完成入院检查 □ 完成上级医师查房记录等病历书写 □ 根据病情变化给予进一步处理（营养心肌、保护肝脏等）	□ 收集并追问各类实验室检查报告，向上级医师汇报重要实验室检查结果 □ 上级医师查房 □ 完成上级医师查房记录等病历书写 □ 结合化验结果及入院后治疗反应进一步评估病情
重要医嘱	**长期医嘱：** □ 儿内科一级护理常规 □ 饮食 □ 吸氧 □ 吸痰 □ 压缩雾化吸入 □ 其他治疗 **临时医嘱：** □ 血常规、尿常规、大便常规 □ X 线胸片、心电图 □ 血气分析 □ 心肌酶谱及肝肾功能 □ 呼吸道病毒检测、呼吸道细菌培养和药敏 □ 血支原体、衣原体检测 □ 其他检查	**长期医嘱：** □ 儿内科一级护理常规 □ 饮食 □ 吸氧 □ 吸痰 □ 压缩雾化吸入 □ 保护肝脏、营养心肌（必要时） □ 其他治疗 **临时医嘱：** □ 酌情肺功能检查 □ 复查血气分析（必要时） □ 其他检查	**长期医嘱：** □ 儿内科一级护理常规 □ 饮食 □ 吸氧 □ 吸痰 □ 压缩雾化吸入 □ 抗菌药物（必要时） □ 保护肝脏、营养心肌（必要时） □ 其他治疗 **临时医嘱：** □ 复查血气分析（必要时） □ 血清过敏原检查（必要时） □ 心电图（必要时） □ 其他检查
主要护理工作	□ 入院护理评估 □ 入院宣教 □ 叮嘱患儿卧床休息，定时测量体温	□ 观察体温波动 □ 观察咳嗽和喘息程度 □ 保持呼吸道畅通，及时清除呼吸道分泌物 □ 协助患儿排痰	□ 观察体温波动 □ 观察咳嗽和喘息程度 □ 保持皮肤清洁、口腔清洁 □ 鼓励患儿少食多餐，多饮水，保证液体摄入量
病情变异记录	□ 无　□ 有，原因： 1. 2.	□ 无　□ 有，原因： 1. 2.	□ 无　□ 有，原因： 1. 2.
护士签名			
医师签名			

时间	住院第4天	住院第5~7天 （出院日）
主要诊疗工作	□ 观察患儿病情（体温波动、肺部体征） □ 完成病程记录，详细记录医嘱变动情况（原因和更改内容） □ 上级医师查房	□ 进行体格检查 □ 上级医师查房，同意其出院 □ 完成出院小结 □ 出院宣教：向患儿其家属交代出院后注意事项，如来院复诊时间、预防交叉感染等
重要医嘱	**长期医嘱：** □ 儿内科护理常规 □ 饮食 □ 吸氧 □ 吸痰 □ 压缩雾化吸入 □ 抗生素（必要时） □ 保护肝脏、营养心肌（必要时） □ 其他治疗 **临时医嘱：** □ 复查血常规、尿常规、大便常规（必要时） □ 复查心电图（必要时） □ 其他检查	**出院医嘱：** □ 出院带药
主要护理工作	□ 观察体温波动 □ 观察咳嗽、喘息程度 □ 观察药物副作用（皮疹、胃肠道反应）	□ 详细告知各注意事项（勤洗手、减少公众地带活动、如咳嗽和喘息加剧等及时就诊） □ 告知药物使用方法 □ 出院宣教
病情变异记录	□ 无 □ 有，原因： 1. 2.	□ 无 □ 有，原因： 1. 2.
护士签名		
医师签名		

第十八章

急性支气管炎临床路径释义

【医疗质量控制指标】（专家建议）

指标一、诊断需结合病史、临床表现和病原学检查。

指标二、要注意与支气管肺炎及呼吸道传染性疾病相鉴别。

指标三、抗菌药物需有指征用药。

一、急性支气管炎编码

1. 原编码：

疾病名称及编码：急性支气管炎（ICD-10：J20.904）

2. 修改编码：

疾病名称及编码：急性支气管炎（ICD-10：J20.900）

疾病名称及编码：急性支气管炎（ICD-11：CA42）

二、临床路径检索方法

J20.900

三、国家医疗保障疾病诊断相关分组（CHS-DRG）

MDC 编码：MDCD（呼吸系统疾病及功能障碍）

ADRC 编码：EX2 百日咳及急性支气管炎

四、急性支气管炎临床路径标准住院流程

（一）适用对象

第一诊断为急性支气管炎患儿（ICD-10：J20.900）。

释义

■ 适用对象编码参见第一部分。

■ 本路径适用对象为临床诊断为急性支气管炎、无并发症的患儿，如有支气管肺炎、心力衰竭、呼吸衰竭、支气管异物、哮喘、中耳炎、喉炎、鼻窦炎等病症，需进入其他相应路径。

（二）诊断依据

根据《诸福棠实用儿科学》（第 8 版）（人民卫生出版社）。

1. 发病大多先有上呼吸道感染症状，随后出现支气管炎表现。

2. 胸部可闻干湿啰音，以不固定的中等水泡音为主，可限于一侧。

3. 其他系统症状与体征：重者可有高热、疲劳、影响食欲和睡眠，甚至发生呕吐、腹泻、腹痛、头痛、胸痛等。

4. 实验室检查：

(1) 外周血常规和 CRP：细菌感染时，白细胞总数和中性粒细胞增多，CRP 有不同程度升高；病毒性肺炎时，白细胞总数正常或减少，CRP 正常或轻度升高。
(2) 呼吸道病原学检测：本病可由不同病原感染所致，需要进行常见的呼吸道病毒检测、支原体、衣原体、细菌培养和药敏试验。

释义

■ 本路径的制订主要参考国内权威参考书籍。

■ 本路径适用对象为临床诊断为急性支气管炎、无并发症的患儿，如有支气管肺炎、心力衰竭、呼吸衰竭、支气管异物、哮喘、中耳炎、喉炎、鼻窦炎等病症，需进入其他相应路径。

■ 病史和临床症状是诊断急性支气管炎的初步依据，多数患儿大多先有上呼吸道感染症状，如鼻咽炎，出现打喷嚏、流涕、鼻塞、咽痛等症状，随后出现频繁而较深的干咳，咳嗽可为持续性或阵发性，遇冷空气或刺激性气味等情况咳嗽加剧，咳嗽一般 7~10 天，有时迁延 2~3 周。可有咳痰，痰液逐渐由稀薄变黏稠。轻者不发热或有低热，重者发热 38~39℃，偶尔达 40℃，多在 2~3 天退热。感觉疲劳、可能影响睡眠和食欲，可有呕吐、腹泻、腹痛等消化道症状。年长儿可诉头痛及胸痛。体检可见咽部充血，肺部听诊可有呼吸音粗，闻及干啰音，或有不固定的湿啰音，偶有喘鸣音。在肺的同一部位湿啰音常随咳嗽、体位变动等消失，肺部不固定的湿啰音是急性支气管炎的特征性表现。一般白细胞正常或降低，升高者可能有合并细菌感染。胸部 X 线检查可见双肺纹理增多、增粗或无异常。

■ 某些急性传染病如麻疹、百日咳、流行性感冒等的发病累及气管、支气管时，或出现中耳炎、鼻窦炎、肺炎等并发症，不进入该路径。

（三）治疗方案的选择

根据《诸福棠实用儿科学》（第 8 版）（人民卫生出版社）。
1. 一般治疗：保持适当的室温及湿度，注意休息，保持呼吸道通畅。供给充足水分，给予热量丰富、易于消化的食物。
2. 抗菌药物治疗：合理选用敏感抗生素。
3. 对症治疗：高热者可用物理降温或药物降温；咳嗽者可用镇咳祛痰剂；喘息者可用支气管扩张剂，可以酌情使用雾化糖皮质激素；腹胀者可用肛管排气、胃肠减压。

释义

■ 本病大多数为病毒感染，多属于自限性疾病，无特异性治疗。确诊后可以综合性治疗，包括充分休息，注意护理和饮食，给予热量丰富、易于消化的食物。缓解临床症状，预防并发症。室内要经常通气换气，保持一定的室温（20℃左右）、湿度（40%~60%）。清除鼻腔分泌物，经常变换体位及拍背以利于痰液排出，保持呼吸道通畅。小婴儿痰多，咳痰无力时可吸痰。发热期宜给予流质或软食，多次适量饮水以使痰液稀化。哺乳期的婴儿应少量多次喂奶，以免导致吐泻等消化不良症状。高热时可以先用物理降温，用冷毛巾湿敷前额和整个头部，每 10 分钟更换 1 次，以减少高热惊厥的发生。

■ 治疗药物主要包括镇咳祛痰药、退热药，针对病原体的治疗药物等。婴幼儿，特别是痰多时慎用中枢镇咳药。或可以雾化治疗。

（四）标准住院日为 5~7 天

释义

■ 轻症患儿可以在门诊治疗，无须住院，但如果出现高热不退等情况，可以考虑住院治疗。治疗后主要观察临床症状的缓解情况，如病情好转，住院时间可以低于 5 天。总住院时间不超过 7 天符合本路径要求。

（五）进入路径标准

1. 第一诊断必须符合 ICD-10：J20.900 急性支气管炎编码。
2. 当患儿同时具有其他疾病诊断，但在住院期间不需要特殊处理也不影响第一诊断的临床路径流程实施时，可以进入路径。

释义

■ 进入本路径的患儿第一诊断为急性支气管炎，需除外支气管肺炎、心力衰竭、呼吸衰竭、支气管异物、哮喘、中耳炎、喉炎、鼻窦炎等病症。

■ 入院后常规检查发现有基础疾病，如贫血、营养不良、维生素 D 缺乏性佝偻病等，经系统评估后对急性支气管炎诊断治疗无特殊影响者，可进入路径，但住院期间变异可能增多，也可能增加医疗费用，延长住院时间。

（六）住院期间的检查项目

1. 必需的检查项目：
（1）血常规、尿常规、大便常规。
（2）心肌酶谱及肝肾功能。
（3）呼吸道病毒、细菌病原学检查。
（4）肺炎支原体、肺炎衣原体检查。
（5）必要时检查血 CRP 及心电图、X 线胸片、经皮血氧饱和度、血气分析。

释义

■ 常规检查：血常规、尿常规、大便常规为基本检查项目。在病毒感染时，血常规的白细胞总数和中性粒细胞一般不高或降低；细菌感染时，白细胞总数和中性粒细胞增多。

■ 可有天门冬氨酸氨基转移酶、丙氨酸氨基转移酶、乳酸脱氢酶、肌酐等升高。

■ 呼吸道病毒检测：可检测呼吸道合胞病毒、鼻病毒、副流感病毒、流感病毒、腺病毒、冠状病毒、肠道病毒等。病毒抗原检测可采用直接或间接免疫荧光法、放射免疫法、酶联免疫法、胶体金免疫分析、免疫层析法、核酸检测等方法。

■ 呼吸道细菌病原体检测：可检测肺炎链球菌、流感嗜血杆菌、金黄色葡萄球菌、鲍特菌属、卡他莫拉菌等细菌，可采取细菌培养、抗原抗体检测、核酸检测等方法进行检测。

■ 肺炎支原体、肺炎衣原体检测：有核酸扩增技术和检测血清中特异性抗体等方法。

■ 呼吸道病原体的检测可以采用血液、呼吸道标本（鼻咽拭子、鼻咽或气管抽取物、痰等）等进行检测。

■ 血 CRP 检测：可有不同程度升高，病毒感染时 CRP 正常或轻度升高，在细菌感染时，一般增高。

■ 心电图、X 线胸片、经皮血氧饱和度、血气分析、肝肾功能等可评估有无基础疾病和疾病的严重度，是否影响住院时间、费用及其治疗预后。

■ 本病需与其他引起发热、咳嗽的常见病鉴别，如流行性感冒，有明确流行病史，多有全身症状如高热、四肢酸痛、头痛等，全身中毒症状明显，而鼻咽部症状如鼻分泌物多、咳嗽等则较轻。可以通过呼吸道病毒的检查等来鉴别。

2. 根据患儿病情进行的检查项目：过敏原检查、免疫球蛋白测定、胸部 CT、支气管镜、超声心动图、腹部超声等检查。

释义

■ 过敏原、免疫球蛋白等检测可评估有无过敏性疾病、免疫功能方面的异常情况。

■ 胸部 CT、支气管镜：咳嗽严重，或怀疑有先天性气道异常、气管异物时可做胸部 CT、支气管镜等检查。

■ 超声心动图：并发心肌炎等心脏损伤时，可以出现异常。

■ 腹部超声：当伴有腹痛时，可以检查是否有腹腔或肠系膜淋巴结炎等异常。

（七）治疗方案与药物选择

1. 一般治疗：适当休息，少量多餐，母乳喂养或清淡饮食，多饮水。婴儿需经常调换体位、翻身拍背，或吸痰，促进呼吸道分泌物排除。可以使用止咳祛痰药物治疗。对高热者给予退热治疗。退热药可选择对乙酰氨基酚或布洛芬。

2. 抗病毒治疗：本病大多数为病毒感染，应以综合性治疗为主。如为流感病毒感染，可用神经氨酸酶抑制剂，如奥司他韦等治疗。必要时可以试用干扰素雾化治疗。

3. 抗菌药物治疗：按照《抗菌药物临床应用指导原则》（卫医发〔2015〕43 号）执行。抗菌药物仅针对细菌感染有效，否则反而会带来药物的副作用，并造成机体的菌群失调。当有细菌或非典型病原体感染的证据时，再针对性选择抗菌药物治疗。

释义

■ 保持室内通风，注意休息，多饮水，以易于消化和营养丰富的饮食为主。

■ 高热者可以进行物理降温，或应用退热药。

■ 镇咳化痰药，可以根据咳痰的性质来选择。

■ 抗菌治疗一般先使用β-内酰胺类抗菌药物，亦可根据药敏试验结果选择抗菌药物，如拉氧头孢。如有肺炎支原体或肺炎衣原体或百日咳杆菌感染等感染，可使用大环内酯类抗菌药物，如红霉素，20~30mg/（kg·d），总疗程10~14天（需要出院后继续治疗）。

■ 抗病毒治疗 尽早明确感染的病毒种类，及早给予经验性抗病毒治疗，如在流感季节，不必等待病毒检测结果，需及时使用神经氨酸酶抑制剂，如奥司他韦等治疗。

■ 中医治疗：急性支气管炎中医称为外感咳嗽，由于致病因素不同，临床分为风寒咳嗽、风热咳嗽和实热喘。治法以疏风散寒、清热宣肺，降热平喘为主。如可结合临床辨证施治。

（八）出院标准

1. 咳嗽明显减轻。
2. 连续3天腋温＜37.5℃。
3. 肺部体征改善。

释义

■ 患儿出院前应完成所有异常的检查项目的复查，观察临床症状是否减轻或消失，有无明显药物相关不良反应。

（九）变异及原因分析

1. 体温不退和/或呼吸系统症状没有明显缓解，需要鉴别诊断除外支气管异物、肺炎、哮喘、先天气道畸形、免疫缺陷等。也需要注意鉴别合并鼻窦炎、鼻炎的支气管炎。
2. 病情进行性加重，出现其他系统病变，需要加用相应治疗方案。
3. 由于上述原因导致治疗费用增加和住院时间延长。

释义

■ 经治疗如患儿症状缓解不明显，发现其他严重基础疾病，需调整药物治疗或继续其他基础疾病的治疗，则中止本路径；肺炎支原体等感染的急性支气管炎，治疗疗程长、治疗费用高者，需退出本路径；出现支气管肺炎、心力衰竭、呼吸衰竭、支气管异物、哮喘、中耳炎、喉炎、鼻窦炎等并发症时，需中途退出路径转入相应路径。

■ 认可的变异原因主要是指患儿入选路径后，在检查及治疗过程中发现患儿合并存在事前未预知的、对本路径治疗可能产生影响的情况，需要中止执行路径或延长治疗时间、增加治疗费用。医师需在表单中明确说明。

■ 因患儿方面的主观原因导致执行路径出现变异，医师需在表单中说明。

五、急性支气管炎临床路径给药方案

（一）用药选择

1. 镇咳化痰平喘：

（1）咳嗽、咳痰者可以选择止咳祛痰药，如氨溴索、乙酰半胱氨酸、愈创木酚甘油醚、糜蛋白酶。氨溴索、乙酰半胱氨酸可以口服，或选用雾化液进行雾化治疗。

（2）喘息者可选用雾化吸入沙丁胺醇、特布他林或使用妥洛特罗贴剂等 β_2受体激动剂，溴化异丙托溴铵等抗胆碱药物、布地奈德混悬液等药物雾化吸入治疗。

（3）咳嗽时间长并伴有过敏表现者，可以加用抗组胺药物西替利嗪或氯雷他定，或白三烯受体调节剂孟鲁斯特等口服。

2. 抗病毒药：若为流感病毒感染，可用神经氨酸酶抑制剂，如奥司他韦（对甲、乙型流感病毒均有效。剂量：0~8 个月 3. 0mg/（千克·次）；9~11 个月 3. 5mg/（千克·次）；≥12 月以上，根据体重给药：≤15kg 30mg/次；＞15~23kg 45mg/次；＞23~40kg 60mg/次；＞40kg 75mg/次。均为每日 2 次，疗程 5 天。

可以使用干扰素雾化治疗病毒感染。IFNα2b 每次 10 万~20 万 IU/kg 或 IFNα1b 每次 1~2 μg/kg，2 次/d，建议疗程 5~7 天。

3. 解热药物：高热退热治疗。退热药可选择对乙酰氨基酚（＞3 个月儿童，每次 10~15mg/kg 口服，每次＜600mg，间隔≥4 小时，每天≤4 次，≤2. 4g/d，用药不超过 3 天）或布洛芬(＞6 个月儿童，每次 5~10mg/kg 口服，每 6 小时 1 次，＜400mg，每天≤4 次)。

4. 抗菌药物：当有细菌等病原体感染时，可用相应抗菌药物治疗。可选阿莫西林或头孢菌素类或阿奇霉素治疗。

5. 中医中药：急性支气管炎可分为风寒咳嗽、风热咳嗽和实热喘。

（1）风寒咳嗽：以突然咳嗽、声咳急频为主，痰稀薄、鼻塞、流清涕、咽痒或头痛、恶寒或不发热，苔微白，脉浮。治以辛温解表，散寒止咳。可用通宣理肺丸、复方川贝精片、苏杏止咳糖浆等。

（2）风热咳嗽：咳嗽不爽，痰以黄黏稠为主，咽红口干，鼻塞流黄涕，或伴发热有汗，舌苔微黄，脉浮数。治以辛凉解表，宣肺止咳。可用急支糖浆、蛇胆川贝液、肺力咳合剂、小儿肺热咳喘口服液等。

（3）实热喘：除上述症状外，患儿发热较高，同时伴有喘憋。治以宣肺化痰，降逆平喘。可用小儿肺热咳喘口服液、小儿清肺化痰口服液、痰热清等。

（二）药学提示

1. 患儿尽量避免使用氨基糖苷类抗菌药物。＜6 个月的患儿慎用阿奇霉素。喹诺酮类药物避免用于 18 岁以下的未成年人。四环素不用于 8 岁以下儿童。

2. 大环内酯类抗菌药物与甲泼尼龙、茶碱、卡马西平、华法林等药物有相互作用。

3. 金刚烷胺和金刚乙胺对甲型流感病毒常具有耐药性，对乙型流感病毒无效，不推荐使用。

4. 退热药不要多种同时使用或自行加量，否则会使患儿出汗过多，导致虚脱、低体温、甚至休克。

5. 目前尚无新生儿及 2 月龄以下患儿雾化吸入 IFNα 的临床研究报告，建议慎用。

（三）注意事项

1. 中枢性镇咳药及异丙嗪等原则上不用，因其在缓解咳嗽症状的同时，也可使支气管分泌物变黏稠，不易排出，造成气道阻塞，加重病情，甚至发生窒息，尤其在 2 岁以下的婴幼儿。

2. 对于肺炎支原体或肺炎衣原体感染，大环内酯类抗菌药治疗要足疗程，以免治疗不彻底。

3. 抗菌药物一般用至热退且平稳，呼吸道症状明显好转后 2~3 天。

六、急性支气管炎护理规范

1. 密切观察病情变化：注意面色、精神状态、发热、咳嗽、气促等情况。

2. 休息与保暖：增加休息时间，保持室内空气新鲜及适宜的温湿度，避免对流风。

3. 保证充足的水分和营养，鼓励多饮水，少量多餐的方式给易消化、营养丰富的饮食。

4. 保持口腔清洁，以增加舒适感及促进患儿食欲，促进毒素的排泄。

5. 发热的护理：高热的时候要采取物理降温或药物降温的措施，防止发生惊厥。

6. 呼吸道护理：翻身拍背，及时清除痰液，保持呼吸道通畅，有呼吸困难者需及时吸氧。

七、急性支气管炎营养治疗规范

1. 治疗期间，需充足的水分，少量多餐，进食易消化、营养丰富的饮食。饮食宜清淡，忌讳食生冷、肥腻食物。提倡母乳喂养。

2. 进食少、或呕吐及高热者，可适量补液。

八、急性支气管炎患儿健康宣教

1. 避免诱因：少去人群聚集的公共场所，戴口罩，注意手卫生。避免接触呼吸道感染的患儿，减少交叉感染。避免刺激性气体（香烟、蚊香烟等），家中要经常开窗通风。

2. 增强体质：营养合理，提倡母乳喂养。增加户外活动，多晒太阳，加强锻炼。不要衣着或包裹过多，随气候变化适当增减衣服。居室要保持一定的湿度（相对湿度 60%左右）和温度（20℃左右）。

3. 观察病情：急性支气管炎发病期，家长要密切观察孩子的面色、精神状态、发热、咳嗽、气促等情况，按医嘱使用镇咳化痰等药物，如出现咳嗽加重、高热、面色欠佳、呼吸费力等情况及时到医院就诊。

九、推荐表单

（一）医师表单

急性支气管炎临床路径医师表单

适用对象：第一诊断为急性支气管炎（ICD-10：J20.900）

患儿姓名：	性别：　　年龄：　　门诊号：	住院号：
住院日期：　　年　月　日	出院日期：　　年　月　日	标准住院日：5~7天

时间	住院第1天	住院第2天	住院第3天
主要诊疗工作	□ 询问病史及体格检查 □ 完成病历书写 □ 完善各项检查 □ 上级医师查房，初步确定诊断 □ 初步病情评估，病情交代	□ 观察患儿病情（咳嗽痰液体温、肺部体征等情况）并记录 □ 完成各项化验检查并分析记录 □ 上级医师查房 □ 根据化验结果及治疗反应再次评估病情 □ 根据病情变化给予进一步处理（如营养心肌、保护肝脏等）	□ 观察患儿病情（咳嗽、痰液、体温、肺部体征等情况）并记录 □ 必要时复查有关化验检查并分析记录 □ 向上级医师汇报重要实验室检查结果 □ 根据化验结果及治疗反应再次评估病情 □ 根据病情变化给予进一步处理
重要医嘱	**长期医嘱：** □ 儿内科三级护理 □ 饮食 □ 抗生素（必要时） □ 镇咳祛痰药 □ 雾化吸入 □ 其他治疗 **临时医嘱：** □ 吸痰（必要时） □ 血尿便常规、CRP □ 血肺炎支原体、肺炎衣原体测定（必要时） □ 呼吸道病毒、细菌病原检查（必要时） □ 心肌酶谱及肝肾功能 □ 过敏原检查、免疫球蛋白检测、心电图、经皮血氧饱和度（必要时）	**长期医嘱：** □ 同前 □ 保护肝脏或心脏（必要时） □ 其他治疗 **临时医嘱：** □ 吸痰（必要时） □ 经皮血氧饱和度或血气分析（必要时） □ X线胸片、胸部CT（酌情检查） □ 肺功能、支气管镜、超声心动图、腹部超声等（酌情） □ 其他检查	**长期医嘱：** □ 同前 □ 保护肝脏或心脏（必要时） □ 其他治疗 **临时医嘱：** □ 吸痰（必要时） □ 经皮血氧饱和度或血气分析（必要时） □ X线胸片（酌情检查） □ 肺功能、腹部超声等（酌情复查） □ 其他检查
病情变异记录	□ 无　□ 有，原因： 1. 2.	□ 无　□ 有，原因： 1. 2.	□ 无　□ 有，原因： 1. 2.
医师签名			

时间	住院第 4 天	住院第 5~7 天 （出院日）
主要诊疗工作	□ 观察患儿病情（体温波动、肺部体征） □ 完成病程记录，进行体格检查，详细记录医嘱变动情况（原因和更改内容） □ 向上级医师汇报病情及检查结果	□ 上级医师查房，确定出院 □ 完成出院小结 □ 出院宣教：向患儿及其家属交代出院后注意事项，如来院复诊时间、预防交叉感染等
重要医嘱	**长期医嘱：** □ 同前 **临时医嘱：** □ 血尿便常规、CRP（必要时复查） □ 支气管镜（必要时） □ 其他	**出院医嘱：** □ 出院医嘱 □ 出院带药
病情变异记录	□ 无　□ 有，原因： 1. 2.	□ 无　□ 有，原因： 1. 2.
医师签名		

（二）护士表单

急性支气管炎临床路径护士表单

适用对象：第一诊断为急性支气管炎（ICD-10：J20.900）

患儿姓名：	性别：　年龄：　门诊号：	住院号：
住院日期：　年　月　日	出院日期：　年　月　日	标准住院日：5~7天

时间	住院第1天	住院第2天	住院第3天
健康宣教	□ 入院宣教 介绍主管医师、护士 介绍环境、设施 介绍住院注意事项 介绍探视和陪伴制度 介绍贵重物品制度 介绍消毒隔离制度 介绍医保报销政策 主管护士与患儿家属沟通，了解并指导心理应对	□ 疾病知识宣教 □ 用药知识宣教 □ 宣教拍背及清理鼻腔的注意事项 □ 告知检查和治疗时的注意事项	□ 同前 □ 指导服药方法 □ 饮食、休息等事项的指导
护理处置	□ 核对患儿，佩戴腕带 □ 建立入院护理病历 □ 协助患儿留取各种标本 □ 测量体重	□ 观察患儿的病情变化 □ 正确执行医嘱 □ 协助医师完成各项检查化验	□ 同前
基础护理	□ 儿科级别护理 晨晚间护理 患儿安全管理	□ 同前	□ 同前
专科护理	□ 护理查体 □ 病情观察 如咳嗽、呼吸频率等病情观察 □ 需要时填写跌倒及压疮防范表 □ 监测经皮血氧饱和度 □ 确定饮食种类 □ 心理护理	□ 病情观察 □ 遵医嘱完成相关检查 □ 酌情吸痰并观察痰液性状 □ 监测经皮血氧饱和度 □ 心理护理	□ 病情观察 □ 遵医嘱完成相关复查 □ 心理护理
重点医嘱	□ 详见医嘱执行单	□ 详见医嘱执行单	□ 详见医嘱执行单
病情变异记录	□ 无　□ 有，原因： 1. 2.	□ 无　□ 有，原因： 1. 2.	□ 无　□ 有，原因： 1. 2.
护士签名			

时间	住院第 4 天	住院第 5~7 天 （出院日）
健康宣教	□ 同前	□ 出院宣教 □ 饮食宣教 □ 用药宣教 □ 指导服药方法 □ 指导患儿家长办理出院
护理处置	□ 同前	□ 办理出院手续 □ 协助取出院带药 □ 书写出院小结
基础护理	□ 同前	□ 同前
专科护理	□ 同前	□ 出院指导
重点医嘱	□ 详见医嘱执行单	□ 详见医嘱执行单
病情变异记录	□ 无　□ 有，原因： 1. 2.	□ 无　□ 有，原因： 1. 2.
护士签名		

（三）患儿表单

急性支气管炎临床路径患儿表单

适用对象：第一诊断为急性支气管炎（ICD-10：J20.900）

患儿姓名：	性别： 年龄： 门诊号：	住院号：
住院日期： 年 月 日	出院日期： 年 月 日	标准住院日：5~7天

时间	住院第1天	住院第2天	住院第3天
医患配合	□ 配合询问病史、收集资料，请务必详细告知既往史、用药史、过敏史 □ 配合进行体格检查 □ 配合完善相关检查化验，如采血、吸痰、心电图、X线胸片等 □ 有任何不适请告知医师	□ 医师向患儿及家属介绍病情，如有异常检查结果需要进一步检查 □ 配合用药和治疗 □ 配合医师调整用药 □ 有任何不适请告知医师	□ 同前
护患配合	□ 配合测量体温、脉搏、呼吸、血压、体重、经皮血氧饱和度 □ 配合完成入院护理评估单（简单询问病史、过敏史、用药史） □ 接受入院宣教（环境介绍、病室规定、订餐制度、贵重物品保管等） □ 接受输液等治疗、检查化验，正确留取标本，配合检查 □ 有任何不适请告知护士	□ 配合测量体温、脉搏、呼吸，回答每天排便情况 □ 接受输液、服药等治疗 □ 注意活动安全、避免坠床或跌倒 □ 配合执行探视及陪伴制度 □ 接受疾病及用药等相关知识的指导宣教 □ 有任何不适请告知护士	□ 同前
饮食	□ 遵医嘱饮食	□ 遵医嘱饮食	□ 遵医嘱饮食
排泄	□ 正常排尿便	□ 正常排尿便	□ 正常排尿便
活动	□ 适度活动	□ 适度活动	□ 适度活动

时间	住院第 4 天	住院第 5~7 天 （出院日）
医患配合	□ 同前	□ 接受出院前指导 □ 知道复查程序 □ 获取出院诊断书
护患配合	□ 同前	□ 接受出院宣教 □ 办理出院手续 □ 获取出院带药 □ 知道服药方法、作用、注意事项 □ 知道病历复印程序
饮食	□ 遵医嘱饮食	□ 遵医嘱饮食
排泄	□ 正常排尿便	□ 正常排尿便
活动	□ 适度活动	□ 适度活动

附：原表单（2016年版）

急性支气管炎临床路径表单

适用对象：第一诊断为急性支气管炎（ICD-10：J20.904）

患儿姓名：	性别： 年龄： 门诊号：	住院号：
住院日期： 年 月 日	出院日期： 年 月 日	标准住院日：5~7天

时间	住院第1天	住院第2天	住院第3天
主要诊疗工作	□ 询问病史及体格检查 □ 完成病历书写 □ 完善各项检查 □ 上级医师查房，初步确定诊断 □ 初步病情评估，病情交代	□ 完成各项入院检查 □ 上级医师查房 □ 根据化验结果及治疗反应再次评估病情 □ 根据病情变化给予进一步处理（营养心肌、保护肝脏等）	□ 收集并追问各类实验室检查报告，向上级医师汇报重要实验室检查结果 □ 分析并记录各项实验室检查结果 □ 上级医师查房
重要医嘱	**长期医嘱：** □ 儿内科护理常规 □ 饮食 □ 吸痰 □ 吸氧 □ 抗菌药物 □ 祛痰镇咳剂 □ 压缩雾化吸入 □ 其他治疗 **临时医嘱：** □ 血常规、尿常规、大便常规、CRP □ 血支原体、衣原体测定 □ 呼吸道病毒、细菌病原检查 □ 心肌酶谱及肝肾功能 □ 必要时过敏原检查、免疫球蛋白检测、心电图、血气分析	**长期医嘱：** □ 儿内科护理常规 □ 饮食 □ 吸痰 □ 吸氧 □ 抗菌药物 □ 祛痰镇咳剂 □ 压缩雾化吸入 □ 保护肝脏或心脏（必要时） □ 其他治疗 **临时医嘱：** □ 血气分析（必要时） □ X线胸片（酌情） □ 肺功能（酌情） □ 其他检查	**长期医嘱：** □ 同前 **临时医嘱：** □ 对症处理
主要护理工作	□ 入院护理评估 □ 入院宣教 □ 叮嘱患儿卧床休息，定时测量体温	□ 观察体温波动 □ 观察咳嗽程度 □ 保持呼吸道畅通，及时清除呼吸道分泌物 □ 协助患儿排痰	□ 观察体温波动 □ 保持皮肤清洁、口腔清洁 □ 观察咳嗽程度 □ 保持呼吸道畅通，及时清除呼吸道分泌物 □ 鼓励患儿少食多餐，多饮水，保证液体摄入量
病情变异记录	□ 无 □ 有，原因： 1. 2.	□ 无 □ 有，原因： 1. 2.	□ 无 □ 有，原因： 1. 2.
护士签名			
医师签名			

时间	住院第 4 天	住院第 5~7 天
主要诊疗工作	□ 观察患儿病情（体温波动、肺部体征） □ 完成病程记录，进行体格检查，详细记录医嘱变动情况（原因和更改内容） □ 上级医师查房	□ 完成病程记录，进行体格检查 □ 上级医师查房，同意其出院 □ 完成出院小结 □ 出院宣教：向患儿及其家属交代出院后注意事项，如来院复诊时间、预防交叉感染等
重要医嘱	**长期医嘱：** □ 同前 **临时医嘱：** □ 复查血清支原体抗体（必要时） □ 支气管镜（必要时） □ 其他	**出院医嘱：** □ 出院带药
主要护理工作	□ 观察体温波动 □ 观察药物副作用（皮疹、胃肠道反应） □ 观察咳嗽程度	□ 详细告知各注意事项（勤洗手、减少公众地带活动，如咳嗽加剧等及时就诊） □ 告知药物使用方法 □ 出院宣教
病情变异记录	□ 无　□ 有，原因： 1. 2.	□ 无　□ 有，原因： 1. 2.
护士签名		
医师签名		

纳入标准：第一诊断必须符合 ICD-10：J20.904 急性支气管炎编码。

排除标准：

1. 体温不退和/或呼吸系统症状没有明显缓解，需要鉴别诊断除外支气管异物、肺炎、哮喘、先天气道畸形、免疫缺陷等。也需要鉴别合并的鼻窦炎、鼻炎的处理。

2. 病情进行性加重，出现其他系统病变，需要加用相应治疗方案。

3. 由于上述原因导致治疗费用增加和住院时间延长。

患儿版临床路径告知单

急性支气管炎患儿版临床路径告知单

时间	住院第1天	住院第2天	住院第3天
医师的工作	□询问病史及体格检查 □完成病历书写 □开立各项检查 □上级医师查房 □初步病情评估，病情交代	□上级医师查房 □分析各项实验室检查结果 □详细记录实验室检查结果 □根据病情变化给予进一步处理（营养心肌、保护肝脏等）	□收集并追问各类实验室检查报告，向上级医师汇报重要实验室检查结果 □上级医师查房
护士的工作	□入院介绍：病房环境，设施，医院规章制度，治疗查房时间，病房护士长、主治医师，主管/责任护士 □患儿准备：更换病号服，佩戴腕带 □入院护理评估 □巡视病房，观察病情变化（体温、咳嗽、喘息情况） □做好安全护理，避免坠床等不良事件发生 □健康宣教：疾病和药物相关知识	□根据医嘱按时给药 □巡视病房，观察病情变化（体温、咳嗽、喘息情况） □保持呼吸道畅通，及时清除呼吸道分泌物 □协助患儿排痰 □做好安全护理，避免坠床等不良事件发生 □健康教育：针对具体情况作个体化指导	□根据医嘱按时给药 □巡视病房，观察病情变化（体温、咳嗽、喘息情况） □保持皮肤清洁、口腔清洁 □鼓励患儿少食多餐，多饮水，保证液体摄入量 □做好安全护理，避免坠床等不良事件发生
患者及家属的工作	□接受病史询问和体格检查，提供既往的病历资料 □实行一人陪床 □配合护士为患儿进行口服或静脉给药 □配合护士接受各项所需检查和化验 □看护好患儿，避免坠床等不良事件的发生 □给患儿多饮水，配合护士进行物理降温 □接受健康宣教	□实行一人陪床 □配合护士接受各项所需检查和化验 □配合护士为患儿进行口服或静脉给药 □给患儿多饮水，配合护士进行物理降温 □看护好患儿，避免坠床等不良事件的发生 □接受健康宣教	□实行一人陪床 □看护好患儿，避免坠床等不良事件的发生 □给患儿多饮水，配合护士进行物理降温 □配合护士为患儿进行口服或静脉给药 □接受健康宣教

时间	住院第 4 天	住院第 5~7 天 （出院日）
医生的工作	□ 观察患儿病情（体温波动、肺部体征） □ 完成病程记录，详细记录医嘱变动情况（原因和更改内容） □ 上级医师查房	□ 进行体格检查 □ 完成出院小结 □ 向患儿及其家属交代出院后注意事项，如来院复诊时间、预防交叉感染等
护士的工作	□ 根据医嘱按时给药 □ 巡视病房，观察病情变化（体温、咳嗽、喘息情况） □ 保持呼吸道畅通，及时清除呼吸道分泌物 □ 协助患儿排痰 □ 观察药物作用和副作用（皮疹或胃肠道反应） □ 做好安全护理，避免坠床等不良事件发生 □ 健康教育：针对具体情况作个体化指导	□ 出院宣教和出院带药使用指导 □ 结账后与护士核对患儿的出院带药 □ 接患儿出院，检查物品，避免遗漏
患者及家属的工作	□ 实行一人陪床 □ 看护好患儿，避免坠床等不良事件的发生 □ 给患儿多饮水，配合护士进行物理降温 □ 配合护士为患儿进行口服或静脉给药 □ 接受健康宣教	□ 配合医护尽早做好出院准备 □ 结账后与护士核对患儿的出院带药 □ 接患儿出院，检查物品，避免遗漏

第十九章

肺炎支原体肺炎临床路径释义

【医疗质量控制指标】（专家建议）

指标一、诊断需结合临床表现和病原学检查，并对病情严重程度进行评估。

指标二、使用抗菌药物需有用药指征。

指标三、糖皮质激素的使用需有用药指征。

指标四、可弯曲支气管镜治疗需要有指征。

一、支原体肺炎编码

疾病名称及编码：支原体肺炎（ICD-10：J15.7）

二、临床路径检索方法

J15.7

三、国家医疗保障疾病诊断相关分组（CHS-DRG）

MDC 编码：MDCE（呼吸系统疾病及功能障碍）

DRG 编码：ES2（呼吸系统感染/炎症）

四、肺炎支原体肺炎临床路径标准住院流程

（一）适用对象

第一诊断为肺炎支原体肺炎（ICD-10：J15.702）。

（二）诊断依据

根据《临床诊疗指南·小儿内科分册》（中华医学会编著，人民卫生出版社，2005），《诸福棠实用儿科学（第8版）》（人民卫生出版社，2015）、《儿童肺炎支原体肺炎诊治专家共识（2015年版）》（中华实用儿科临床杂志）。

1. 多发年龄为5~18岁。
2. 以发热咳嗽为主要表现。
3. 肺部体征少而X线胸片改变相对显著。
4. 使用青霉素类及头孢类抗菌药物无效。
5. 外周血白细胞数正常或升高。
6. 血清肺炎支原体IgM抗体阳性或明胶颗粒凝集试验法测定MP抗体（IgM、IgG混合抗体）滴度≥1∶160，可作为近期感染或急性期感染的参考。

释义

■ 本临床路径主要参考《临床诊疗指南·小儿内科分册》（中华医学会编著，人民卫生出版社）、《诸福棠实用儿科学》（江载芳、申昆玲、沈颖主编，第8版，人民卫生出版社，2015）及《儿童肺炎支原体肺炎诊治专家共识》（2015年版）[中华实用儿科临床杂志，2015，30（17）：1304-1308.]。

■ 诊断要点：

1. 好发年龄：肺炎支原体肺炎多见于学龄儿童和青少年，近年来，学龄前和婴幼儿患儿比例有增多趋势。

2. 临床症状体征：起病可急可缓，以发热和咳嗽为主要表现。中高度发热多见，也可低热或无热。部分患儿发热时伴畏寒、头痛、咽痛、胸痛、食欲减退等症状。咳嗽在病初多为干咳，继而出现持续性剧咳，少量痰液，偶有痰中带血，有时阵咳似百日咳，可持续1~4周。肺部体征多不明显，少数可闻及干湿啰音。体征与咳嗽、发热等临床症状不一致，为本病特征之一。婴幼儿患儿起病急、症状相对较重，肺部可闻及湿啰音、喘鸣及呼吸困难。

3. 病原学检查：血清肺炎支原体IgM抗体阳性或明胶颗粒凝集试验法测定MP抗体（IgM、IgG混合抗体）效价≥1：160，可作为近期感染或急性期感染的参考。恢复期血清IgG抗体较急性期呈4倍或4倍以上升高或降低或核酸检测阳性，可作为临床确诊依据。

4. 影像学检查：X线胸片检查可表现为支气管肺炎、间质性肺炎、均匀一致的片状阴影、呈节段或大叶性实质浸润影、肺门阴影增重等。肺CT可见受累肺叶的斑片影、磨玻璃影和结节影、小叶间隔增厚、树芽征、支气管充气征、支气管扩张、淋巴结增大、胸腔积液等表现。部分可表现为坏死性肺炎。体征轻微而X线胸片表现显著是本病又一特征。

■ 重度肺炎：肺炎患儿出现下列表现之一者为重度肺炎：一般情况差，有拒食或脱水征、意识障碍、呼吸明显增快（婴儿>70次/分，年长儿>50次/分）、发绀、呼吸困难（胸壁吸气性凹陷或鼻翼扇动或呻吟）、肺部浸润范围为多肺叶受累或者≥2/3的肺、胸腔积液，或出现肺外并发症等。

■ 难治性肺炎支原体肺炎：大环内酯类抗生素正规治疗7天以上，临床征象加重，仍持续发热、肺部影像学加重者，可考虑为难治性支原体肺炎。在年长儿多见，常表现为持续发热、剧烈咳嗽、呼吸困难等，胸部影像学进行性加重，表现为肺部病灶范围扩大，密度增高、胸腔积液，甚至坏死性肺炎，且容易累及肺外其他脏器。

（三）治疗方案的选择

根据《临床诊疗指南·小儿内科分册》（中华医学会编著，人民卫生出版社，2005）、《诸福棠实用儿科学（第8版）》（人民卫生出版社，2015）及《儿童肺炎支原体肺炎诊治专家共识（2015年版）》（中华实用儿科临床杂志）制定治疗方案。

1. 大环内酯类抗菌药物（遵循儿科用药的方法）。
2. 对症治疗（如雾化吸入）。

释义

■ 一般治疗：经常为患儿翻身、拍背，必要时吸痰等治疗，促进分泌物排出，改善通气。

■ 对症治疗：通过雾化吸入和口服祛痰剂促进排痰。对喘憋严重的患儿可选用支气管舒张剂平喘治疗。

■ 软式支气管镜治疗：对于呼吸道黏液阻塞、支气管塑型分泌物嵌塞、支气管炎性肉芽增生时，可应用软式支气管镜进行气道内局部灌洗，清除下呼吸道分泌物、痰栓及肉芽组织等。

■ 抗菌药物治疗：首选大环内酯类抗生素，如阿奇霉素、红霉素，给药途径首选静脉给药。8 岁以上儿童对于大环内酯类抗菌药物耐药者，可应用四环素类抗菌药物治疗。中医药治疗感染性疾病经验丰富，可以酌情使用。

■ 糖皮质激素的应用：对于急性期病情发展迅速、严重的病例或出现大量胸腔积液、严重肺不张等的病例可以给予糖皮质激素治疗，但应先除外结核菌感染。

（四）标准住院日为 7~14 天

释义

■ 考虑支原体肺炎的患儿入院当日即可开始抗菌药物治疗，入院第 1~2 天完善 X 线胸片、支原体抗体等检查，住院期间主要观察临床症状的缓解情况和有无药物不良反应。总住院时间小于 14 天的均符合本路径要求。

（五）进入路径标准

1. 第一诊断必须符合 ICD-10：J15.702 肺炎支原体肺炎疾病编码。
2. 当患儿同时具有其他疾病诊断，只要住院期间不需要特殊处理，也不影响第一诊断的临床路径流程实施时，可以进入路径。

释义

■ 本路径适用对象为第一诊断为支原体肺炎的患儿，同时需除外无菌性脑膜炎、脑膜脑炎、脑神经麻痹、小脑共济失调、周围神经炎等神经系统并发症，以及心肌炎、心包炎、急性心力衰竭、房室传导阻滞等心血管系统并发症。

■ 入院后常规检查发现以往没有发现的疾病或既往有基础病（如肾病综合征、神经肌肉病、1 型糖尿病、先天性心脏病等），经系统评估后对支原体肺炎的诊断、治疗无特殊影响，仅需要药物维持治疗者，可进入路径，但可能会增加医疗费用，延长住院时间。

（六）入院后第 1~2 天

1. 必须检查的项目：
（1）血常规、尿常规、大便常规。
（2）C 反应蛋白（CRP）。
（3）肝功能、肾功能、血电解质。
（4）血清肺炎支原体抗体测定或咽拭子分离支原体。
（5）胸 X 线片。

（6）心电图。

2. 根据患儿的病情，必要时做痰培养、血气分析、心肌酶谱、肺部 CT、支气管镜检查、呼吸道病毒和细菌检测等。

释义

■ 血常规、尿常规、大便常规为最基本的三大常规检查，可用于患儿一般状况的评估、肺炎病情的评价和判断，以及是否存在肾脏受累等情况的判断。C 反应蛋白（CRP）用于评价患儿体内炎症反应严重程度。肝肾功能、电解质、X 线胸片主要用于评估有无其他系统受累、有无并发症及合并症、有无其他基础病，因这些情况可能会影响住院时间、费用以及治疗预后。

■ X 线胸片检查用于评估肺内病变严重程度及判断是否存在胸腔积液、肺不张等情况。

■ 本病的临床表现主要为发热、咳嗽，需要与其他常见的肺部感染性疾病相鉴别，因此应做痰培养、痰涂片、呼吸道病毒和细菌检测等检查，明确感染病原体，并除外合并的其他病原体感染。本病在婴幼儿时期可能引起呼吸困难、喘憋症状，可行血气分析除外合并呼吸衰竭、低氧血症等情况。支原体主要感染部位为肺部，但同时可能出现肺外脏器受累，如心肌损害等，可行心肌酶谱、心电图等检查。支原体肺炎可能造成肺间质病变、胸腔积液、肺不张、肺实质浸润等情况，必要时可行肺部 CT、支气管镜检查，尤其对于存在严重肺不张的患儿，支气管镜检查的同时可进行支气管灌洗治疗。

（七）药物选择与使用时机

抗菌药物：按照《抗菌药物临床应用指导原则》（卫医发〔2015〕43 号）执行。

释义

■ 临床诊断为支原体肺炎的病例，应及早给予有效抗菌药物治疗。治疗原则与一般肺炎大致相同。控制感染选用大环内酯类抗菌药物，如红霉素、（丙酸）交沙霉素、阿奇霉素等。用药疗程较长，一般用药 3~4 周。8 岁以上儿童对大环内酯类抗菌药物耐药者可考虑应用四环素类抗菌药物治疗。可以酌情联合使用中成药。

（八）必需复查的检查项目

1. 血常规、CRP、肝肾功能。
2. 胸 X 线片。

释义

■ 复查血常规及 CRP 用以评价抗菌药物疗效、体内炎症反应改善情况。复查肝肾功能、心电图用以监测大环内酯类等药物的不良反应。复查 X 线胸片用以评价抗感染治疗后肺内病变的改善或加重情况。由于支原体肺炎肺内病变吸收较慢，如抗感染治疗后临床症状改善，则可以在首次 X 线胸片检查后 1 周左右再复查 X 线胸片。

（九）出院标准

1. 咳嗽明显减轻，一般状况良好。
2. 连续 3 天腋温＜37.5℃。
3. X 线胸片显示炎症吸收好转。

释义

■ 患儿出院前应完成所有必须做的检查项目，观察临床症状（如发热、咳嗽）明显缓解或消失，通常需要连续 3 天腋温＜37.5℃且咳嗽症状明显减轻，并且无明显药物相关不良反应。如抗菌药物疗程尚不足，可以出院带口服药物继续治疗。

（十）变异及原因分析

1. 难治性肺炎支原体肺炎，即对大环内酯类抗菌药物反应不佳的肺炎支原体肺炎，包括三方面：
（1）病情较重，有肺外并发症，单用大环内酯类抗菌药物不能控制病情。
（2）大环内酯类抗菌药物治疗 2 周，仍有咳嗽，肺部阴影持续无吸收好转。
（3）混合其他病原体感染，需要延长住院治疗时间。
2. 对于难治性肺炎支原体肺炎患儿，若病情重，可能需在炎症反应的极期加用糖皮质激素，可导致住院时间延长，医疗费用增加。
3. 重症肺炎支原体肺炎，合并严重肺外并发症时，如中枢神经系统受累、血液系统受累等，可导致住院时间延长，医疗费用增加。

释义

■ 按标准治疗方案，如患儿发热、咳嗽症状缓解不明显或检查中发现其他严重并发症或基础疾病，需要调整药物治疗或继续其他基础疾病的治疗，则终止本路径；对于难治性支原体肺炎，即对大环内酯类抗生素反应不佳的肺炎支原体肺炎，治疗疗程长，治疗费用高者，亦需要退出本路径；对于混合其他病原体感染，需要增加其他抗生素治疗的病例，可能造成住院治疗时间延长的，则终止本路径；在治疗过程中出现严重肺外并发症（如心肌炎、心包炎、溶血性贫血、血小板减少、脑膜炎、吉兰-巴雷综合征、肝炎、胰腺炎、脾肿大、消化道出血、皮疹、肾炎、血尿、蛋白尿等）时，则需要转入其他相应路径。

■ 医师认可的变异原因主要是指患儿入选路径后，医师在检查及治疗过程中发现患儿合并存在一些事前未预知的对本路径治疗可能产生影响的情况，需要终止执行路径或者延长治疗时间、增加治疗费用。医师需在表单中明确说明。

■ 因患儿方面的主观原因导致执行路径出现变异，也需要医师在表单中予以说明。

五、支原体肺炎给药方案

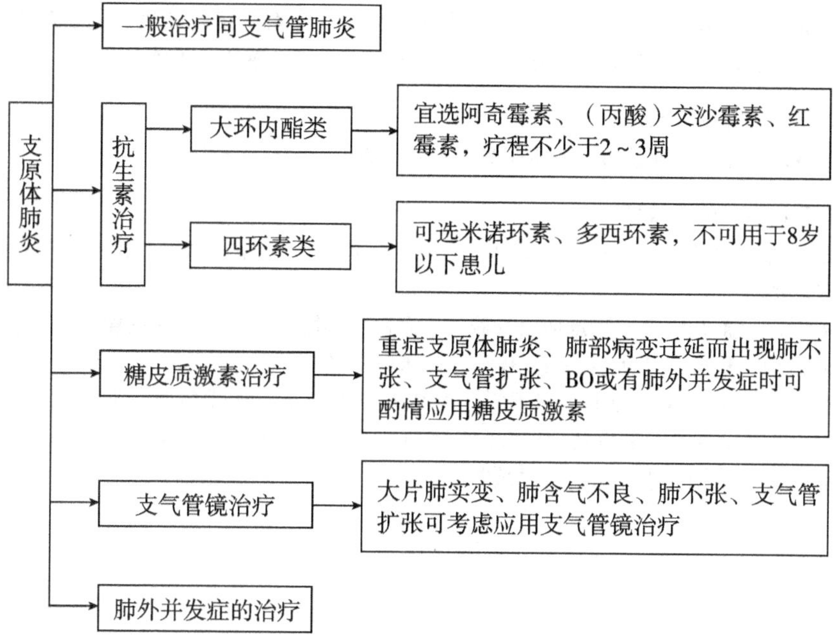

（一）用药选择

1. 临床考虑支原体感染，首选大环内酯类抗生素；8 岁以上患儿可选多西环素或米诺环素。
2. 选择药物时，需兼顾混合感染的情况。
3. 初始治疗 48~72 小时后应进行病情和疗效评估，治疗无效者需考虑初选药物未覆盖致病菌、药物浓度处于有效浓度之下、病原体耐药或炎症反应较强等。必要时需调整治疗如换用敏感抗菌药物或加用糖皮质激素。
4. 患儿临床表现显著改善并能口服时，改用口服药序贯治疗。

（二）药学提示

1. 大环内酯类静脉给药可引起血栓性静脉炎，此类药物与甲泼尼龙、茶碱、卡马西平、华法林等药物有相互作用。
2. 喹诺酮类避免用于 18 岁以下的未成年人。四环素类不用于 8 岁以下儿童。<6 个月的婴儿慎用阿奇霉素。

（三）注意事项

抗菌药物一般用至热退且平稳，全身症状明显改善，呼吸道症状部分改善后 3~5 天。

六、支原体肺炎护理规范

1. 发热护理：保持室内安静，温度适中，通风良好。衣被不可过厚，以免影响机体散热。密切监测体温变化、降温效果、发热伴随症状等，防止惊厥和体温骤降。
2. 咳嗽、咳痰：鼓励患儿经常变换体位，并指导有效咳嗽，必要时给予体位引流，对于小年龄儿童，配合雾化，给予拍背吸痰促进呼吸道分泌物排出。
3. 呼吸困难：根据呼吸困难及缺氧的情况选择合适的给氧方式。经鼻导管给氧呼吸困难仍明显时，可考虑给面罩给氧或呼气末持续正压通气给氧。呼吸困难严重的患儿应常规鼻饲喂养。
4. 饮食护理：给予易消化和富含维生素的清淡饮食。呼吸困难患儿应少食多餐，必要时鼻饲喂养。除病情需要严格限液的患儿外，应保证充足水分的摄入，补充由于发热和呼吸增快损失的大量水分，以利于呼吸道保持湿润，利于分泌物排出，防止分泌物干结。

5. 环境护理：保持室内安静、整洁、阳光充足、空气新鲜、定时通风、避免对流风。室温18~22℃，湿度50%~60%。不同病原体感染应分室居住，避免交叉感染。

七、支原体肺炎营养治疗规范

营养丰富易消化的清淡饮食，少食多餐，适当多饮水。

八、支原体肺炎患儿健康教育

1. 家庭护理：指导家长做好家庭护理，居室空气流通、合理安排患儿休息，对于疾病的康复非常重要。
2. 营养合理：患儿饮食应注意加强营养，注意避免油腻、高糖、高盐饮食，纠正偏食。
3. 户外活动：积极户外活动，增强体质，改善呼吸功能。
4. 卫生习惯：培养良好的卫生习惯，注意个人卫生，不要用手触摸眼睛和口鼻。勤洗手，呼吸道感染高发季节，尽量减少出入公共场所，避免接触呼吸道感染者。
5. 预防接种：定期健康体检，按时预防接种。

九、推荐表单

（一）医师表单

支原体肺炎临床路径医师表单

适用对象：第一诊断为支原体肺炎（ICD-10：J15.7）

患儿姓名：	性别： 年龄： 门诊号：	住院号：
住院日期： 年 月 日	出院日期： 年 月 日	标准住院日：7~14 天

时间	住院第 1 天	住院第 2~4 天	住院第 5~9 天	住院第 10~14 天 （出院日）
主要诊疗工作	□ 询问病史及体格检查 □ 病情告知 □ 如患儿病情重，应及时通知上级医师	□ 上级医师查房 □ 根据送检项目报告，及时向上级医师汇报，并给予相应处理 □ 注意防治并发症	□ 完成病程记录，详细记录医嘱变动情况（原因和更改内容） □ 上级医师查房	□ 上级医师查房，同意其出院 □ 完成出院小结 □ 出院宣教
重点医嘱	**长期医嘱：** □ 肺炎护理常规 □ 饮食 □ 抗菌药物 □ 祛痰剂 □ 雾化吸入治疗 □ 对症治疗 **临时医嘱：** □ 血常规、尿常规、大便常规 □ CRP、肝肾功能 □ 血清肺炎支原体抗体测定或咽拭子分离支原体试验 □ X 线胸片 □ 必要时血气分析、心肌酶谱	**长期医嘱：** □ 肺炎护理常规 □ 饮食 □ 抗菌药物 □ 祛痰剂 □ 雾化吸入治疗 □ 对症治疗 □ 心肌酶谱异常者加保护心肌治疗 □ 肝功能异常者保肝治疗 **临时医嘱：** □ 必要时做心电图、呼吸道病毒和细菌检测、血气分析、肺功能、胸部 CT	**长期医嘱：** □ 肺炎护理常规 □ 饮食 □ 抗菌药物 □ 祛痰剂 □ 雾化吸入治疗 □ 对症治疗 □ 心肌酶谱异常者继续保护心肌治疗 □ 肝功能异常者继续保肝治疗 **临时医嘱：** □ 复查血常规、CRP、肝肾功能 □ 复查胸片	**出院医嘱：** □ 出院带药 □ 门诊随诊
病情变异记录	□ 无 □ 有，原因： 1. 2.	□ 无 □ 有，原因： 1. 2.	□ 无 □ 有，原因： 1. 2.	□ 无 □ 有，原因： 1. 2.
医师签名				

（二）护士表单

支原体肺炎临床路径护士表单

适用对象：第一诊断为支原体肺炎（ICD-10：J15.7）

患儿姓名：	性别： 年龄： 门诊号：	住院号：
住院日期： 年 月 日	出院日期： 年 月 日	标准住院日：7~14 天

时间	住院第 1 天	住院第 2~4 天	住院第 5~9 天	住院第 10~14 天（出院日）
主要护理工作	□ 入院护理评估 □ 入院宣教 □ 叮嘱患儿卧床休息，定时测量体温	□ 观察体温波动及一般状况 □ 观察咳嗽程度，保持呼吸道畅通 □ 观察药物不良反应（皮疹、胃肠道反应）	□ 观察患儿一般状况 □ 观察体温波动 □ 观察咳嗽程度	□ 出院宣教
重点医嘱	**长期医嘱：** □ 肺炎护理常规 □ 饮食 □ 抗菌药物 □ 祛痰剂 □ 雾化吸入治疗 □ 对症治疗 **临时医嘱：** □ 血常规、尿常规、大便常规 □ CRP、肝肾功能 □ 血清肺炎支原体抗体测定或血清冷凝集试验或咽拭子分离支原体试验 □ X 线胸片 □ 必要时血气分析、心肌酶谱	**长期医嘱：** □ 肺炎护理常规 □ 饮食 □ 抗菌药物 □ 祛痰剂 □ 雾化吸入治疗 □ 对症治疗 □ 心肌酶谱异常者加保护心肌治疗 □ 肝功能异常者保肝治疗 **临时医嘱：** □ 必要时做心电图、呼吸道病毒和细菌检测、血气分析、肺功能、胸部 CT	**长期医嘱：** □ 肺炎护理常规 □ 饮食 □ 抗菌药物 □ 祛痰剂 □ 雾化吸入治疗 □ 对症治疗 □ 心肌酶谱异常者继续保护心肌治疗 □ 肝功能异常者继续保肝治疗 **临时医嘱：** □ 复查血常规、CRP、肝肾功能 □ 复查 X 线胸片	**出院医嘱：** □ 出院带药 □ 门诊随诊
病情变异记录	□ 无 □ 有，原因： 1. 2.	□ 无 □ 有，原因： 1. 2.	□ 无 □ 有，原因： 1. 2.	□ 无 □ 有，原因： 1. 2.
护士签名				

（三）患儿表单

支原体肺炎临床路径患儿表单

适用对象：第一诊断为支原体肺炎（ICD-10：J15.7）

患儿姓名：	性别：　年龄：　门诊号：	住院号：
住院日期：　年　月　日	出院日期：　年　月　日	标准住院日：7~14天

时间	住院第1天	住院第2~4天	住院第5~9天	住院第10~14天（出院日）
患者配合	□ 接受入院宣教 □ 接受入院护理评估 □ 接受病史询问 □ 接受体格检查 □ 交代既往用药情况 □ 进行相关检查 □ 进行相关治疗	□ 患儿及家属/监护人与医师交流了解病情 □ 继续接受相关检查 □ 继续接受相关治疗	□ 患儿及家属/监护人与医师交流了解病情 □ 继续接受相关检查 □ 继续接受相关治疗	□ 接受出院前康复宣教 □ 学习出院注意事项 □ 了解复查程序 □ 办理出院手续 □ 获取出院诊断书 □ 获取出院携带药品
重点诊疗及检查	**重点诊疗：** □ 肺炎护理常规 □ 饮食 □ 抗菌药物 □ 祛痰剂 □ 雾化吸入治疗 □ 对症治疗 **重要检查：** □ 血常规、尿常规、大便常规 □ CRP、肝肾功能 □ 血清肺炎支原体抗体测定或血清冷凝集试验或咽拭子分离支原体试验 □ X线胸片 □ 必要时血气分析、心肌酶谱	**重点诊疗：** □ 肺炎护理常规 □ 饮食 □ 抗菌药物 □ 祛痰剂 □ 雾化吸入治疗 □ 对症治疗 □ 心肌酶谱异常者加保护心肌治疗 □ 肝功能异常者保肝治疗 **重要检查：** □ 必要时做心电图、呼吸道病毒和细菌检测、血气分析、肺功能、胸部CT	**重点诊疗：** □ 肺炎护理常规 □ 饮食 □ 抗菌药物 □ 祛痰剂 □ 雾化吸入治疗 □ 对症治疗 □ 心肌酶谱异常者继续保护心肌治疗 □ 肝功能异常者继续保肝治疗 **重要检查：** □ 复查血常规、CRP、肝肾功能 □ 复查X线胸片	**重点诊疗：** □ 出院带药 □ 门诊随诊
患儿监护人签名				

附：原表单（2019年版）

肺炎支原体肺炎临床路径表单

适用对象：第一诊断为肺炎支原体肺炎（ICD-10：J15.702）

患儿姓名：	性别： 年龄： 门诊号：	住院号：
住院日期： 年 月 日	出院日期： 年 月 日	标准住院日：7-14天

时间	住院第1天	住院第2~4天	住院第5~9天	住院第10~14天（出院日）
主要诊疗工作	□ 询问病史及体格检查 □ 病情告知 □ 如患儿病情重，应及时通知上级医师	□ 上级医师查房 □ 根据送检项目报告，及时向上级医师汇报，并给予相应处理 □ 注意防治并发症 □ 详细病程记录	□ 完成病程记录，详细记录医嘱变动情况（原因和更改内容） □ 上级医师查房 □ 详细病程记录	□ 上级医师查房，同意其出院 □ 完成出院小结 □ 出院宣教
重点医嘱	**长期医嘱：** □ 肺炎护理常规 □ 饮食 □ 抗菌药物 □ 祛痰剂 □ 雾化吸入治疗 □ 对症治疗 **临时医嘱：** □ 血常规、尿常规、大便常规 □ CRP、肝肾功能 □ 血清肺炎支原体抗体测定或咽拭子分离支原体试验 □ 胸X线片 □ 必要时血气分析、心肌酶谱 □ 心电图	**长期医嘱：** □ 肺炎护理常规 □ 饮食 □ 抗菌药物 □ 祛痰剂 □ 雾化吸入治疗 □ 对症治疗 □ 心肌酶谱异常者加保护心肌治疗 □ 肝功能异常者保肝治疗 **临时医嘱：** □ 必要时做心电图、呼吸道病毒和细菌检测、血气分析、肺功能、胸部CT	**长期医嘱：** □ 肺炎护理常规 □ 饮食 □ 抗菌药物 □ 祛痰剂 □ 雾化吸入治疗 □ 对症治疗 □ 心肌酶谱异常者继续保护心肌治疗 □ 肝功能异常者继续保肝治疗 **临时医嘱：** □ 复查血常规、CRP、肝肾功能、心电图	**出院医嘱：** □ 出院带药 □ 门诊随诊
主要护理工作	□ 入院宣教（环境、设施、人员等） □ 入院护理评估 □ 叮嘱患儿卧床休息，定时测量体温 □ 基础护理措施 □ 专科护理措施	□ 观察体温波动及一般状况 □ 观察咳嗽程度，保持呼吸道畅通 □ 观察药物不良反应（皮疹、胃肠道反应） □ 基础护理措施 □ 专科护理措施	□ 观察患儿一般状况 □ 观察体温波动 □ 观察咳嗽程度 □ 基础护理措施 □ 专科护理措施	□ 出院宣教

续　表

时间	住院第 1 天	住院第 2~4 天	住院第 5~9 天	住院第 10~14 天（出院日）
患者配合	□ 接受入院宣教 □ 接受入院护理评估 □ 接受病史询问 □ 接受体格检查 □ 患儿及家长/监护人与医师交流了解病情 □ 接受相关检查 □ 接受相关治疗	□ 患儿及家长/监护人与医师交流了解病情 □ 继续接受相关检查 □ 继续接受相关治疗	□ 患儿及家长/监护人与医师交流了解病情 □ 继续接受相关检查 □ 继续接受相关治疗	□ 接受出院前康复宣教 □ 学习出院注意事项 □ 了解复查程序 □ 办理出院手续 □ 获取出院诊断书 □ 获取出院携带药品
病情变异记录	□ 无　□ 有，原因： 1. 2.	□ 无　□ 有，原因： 1. 2.	□ 无　□ 有，原因： 1. 2.	□ 无　□ 有，原因： 1. 2.
护士签名				
医师签名				

第二十章

麻疹合并肺炎临床路径释义

【医疗质量控制指标】（专家建议）

指标一、诊断需结合流行病学史、临床表现和病原学检查。

指标二、对临床诊断病例和确诊病例应尽早隔离。

指标三、抗菌药物的使用需有用药指征。

一、麻疹合并肺炎编码

疾病名称及编码：麻疹合并肺炎（ICD-10：B05.200↑J17.1*）

二、临床路径检索方法

B05.200↑J17.1*

三、国家医疗保障疾病诊断相关分组（CHS-DRG）

MDC 编码：MDCE（呼吸系统疾病及功能障碍）

ADRG 编码：ES2（呼吸系统感染/炎症）

四、麻疹合并肺炎临床路径标准住院流程

（一）适用对象

第一诊断为麻疹合并肺炎（ICD-10：B05.201↑J17.1*）。

（二）诊断依据

根据《传染病学（第9版）》（人民卫生出版社，2018），《诸福棠实用儿科学（第8版）》（人民卫生出版社，2015）。

1. 流行病学资料：当地有麻疹流行，没有接种过麻疹疫苗且有麻疹患儿接触史等。
2. 麻疹各期临床表现（急性发热、上呼吸道卡他症状、结膜充血、畏光、口腔麻疹黏膜斑、典型的皮疹等）。
3. 在患麻疹病程中出现全身中毒症状加重，咳嗽加剧，气急，发绀，肺部有细湿啰音等明显体征。
4. 胸X线片提示肺部感染病灶。
5. 呼吸道分泌物麻疹检测阳性或血标本检测麻疹病毒 IgM 抗体阳性。

释义

■ 本路径的制定主要参考《传染病学（第9版）》（人民卫生出版社，2018），《诸福棠实用儿科学》（江载芳、申昆玲、沈颖主编，第8版，人民卫生出版社，2015）。

■ 临床表现

1. 典型麻疹患儿的病程可分为潜伏期、前驱期、极期（或出疹期）及恢复期4个阶段。

2. 麻疹的潜伏期为6~21天，平均10天左右。

3. 前驱期为2~4天，表现为急性起病、咳嗽、流涕、打喷嚏、结膜炎、流泪、眼睑水肿、畏光、高热、全身乏力等表现，易疑诊为流感。本期双侧第二磨牙部位上面的颊黏膜上可见直径0.5~1mm的白色或蓝白色斑点，周围有红晕，即麻疹黏膜斑（Koplik斑）。

4. 极期（或出疹期）主要表现为皮疹，麻疹典型皮疹首先在发际、颈侧部和耳后出现，大约在24小时内首先向面部、颈部、上肢及上胸部蔓延，然后向下向躯干和下肢蔓延，包括掌跖部，均可出现，可融合成片。此时患儿可有高热、咳嗽、呼吸急促、嗜睡等表现。在出疹后第4天，皮疹开始按照出现的顺序消退。

5. 恢复期皮肤变为棕色并脱屑。皮疹出现后3~5天，体温开始下降。

6. 无并发症的麻疹整个病程持续约10天。

7. 在患麻疹病程中患儿出现全身中毒症状加重、咳嗽加剧、气促、发绀、呼吸困难、肺部有细湿啰音等明显体征，X线胸片提示肺部感染病灶，则提示合并了肺炎。肺炎是麻疹常见的并发症，多在出疹期1周内出现，多见于5岁以下的患儿，占麻疹患儿死因的90%以上。麻疹病毒本身可引起肺炎，也可以继发其他病原所致的肺部感染，病原体有金黄色葡萄球菌、肺炎链球菌、流感嗜血杆菌、腺病毒等，也可为多种病原体混合感染。X线胸片可有相应提示。

■ 诊断

1. 流行病学资料：当地有麻疹流行、没有接种过麻疹疫苗且有麻疹患儿接触史等。

2. 有上述麻疹的临床表现。

3. 有上述肺炎的临床表现。

4. 麻疹的病原学相关检查阳性。

■ 麻疹的实验室诊断方法：

1. 前驱期或出疹初期患儿的眼、鼻咽分泌物接种原代人胚肾或羊膜细胞可分离出麻疹病毒。

2. 从麻疹患儿呼吸道分泌物涂片中用免疫荧光方法检测麻疹病毒抗原可做出特异性诊断。

3. 从麻疹患儿血、尿和呼吸道分泌物中可以分离到麻疹病毒。

4. 用反转录PCR方法检出麻疹病毒核酸。

5. 血清麻疹病毒特异性抗体IgM检测，6周内未接种过麻疹减毒活疫苗而血清麻疹病毒IgM抗体阳性，可以确诊。麻疹特异性IgM抗体在出疹后1~2天出现，2周左右达高峰，在1个月内仍可检测到。但是，在出疹72小时内的血清IgM抗体阴性，不能除外麻疹病毒感染，需要采集第二份血清。

6. 恢复期患儿血清中麻疹IgG抗体效价比急性期有4倍或4倍以上升高，或急性期抗体阴性而恢复期抗体阳转。需要指出的是，成人麻疹患儿7%~9% IgM抗体始终阴性。

（三）治疗方案的选择

根据《传染病学（第9版）》（人民卫生出版社，2018），《诸福棠实用儿科学（第8版）》（人民卫生出版社，2015）。

1. 呼吸道隔离至出疹后 10 天。
2. 一般治疗：休息、保持室内空气新鲜、温度适宜，加强护理。
3. 对症支持治疗：退热、止咳化痰、吸氧、雾化吸入疗法，必要时给予丙种球蛋白静脉注射。
4. 抗病毒治疗，合并细菌感染时抗菌药物治疗。

释义

■《传染病学》（李兰娟、任红主编，第 9 版，人民卫生出版社，2018）和《诸福棠实用儿科学》（江载芳、申昆玲、沈颖主编，第 8 版，人民卫生出版社，2015）。

■ 麻疹的治疗包括：

1. 呼吸道隔离至出疹后 10 天。

2. 一般治疗：休息、保持室内空气新鲜、温度适宜，加强护理。

3. 对症支持治疗：退热、止咳化痰、吸氧、雾化吸入疗法，必要时给予丙种球蛋白静脉注射。

4. 抗菌或抗病毒治疗。

■ 为避免麻疹的流行和传播，患儿应呼吸道隔离至出疹后 5 天，对伴有呼吸道合并症者应延长至出疹后 10 天。

■ 主要为一般治疗和对症治疗，加强护理。卧床休息，保持室内安静、通风、温度适宜。保持眼、鼻、口腔清洁，鼓励适量饮水，给易消化和营养丰富食物。高热者酌情退热。呼吸道症状严重者可予对症氧疗（酌情采用鼻导管吸氧、面罩吸氧，必要时 NCPAP 或机械通气呼吸支持），保证氧合，合并支气管痉挛、喘息者可对症给予支气管舒张剂、祛痰药等雾化治疗。

■ 利巴韦林在体外对麻疹病毒有抑制作用，对免疫受损病例可酌情抗病毒治疗。对于继发细菌感染的患儿，可根据症状经验性治疗，在明确病原体和药敏后选择敏感抗生素治疗，疗程根据病原体做相应调整。对于重症患儿，可以酌情使用丙种球蛋白静脉滴注。

（四）标准住院日为 10~14 天

释义

■ 怀疑麻疹合并肺炎的患儿入院后，第 1~2 天完善相关检查，行麻疹病原或抗体检测，结合患儿临床表现明确麻疹诊断，评估有无各系统合并症。因呼吸道合并症多出现在出疹期 1 周内，患儿就诊时多为麻疹出疹期，呼吸道隔离需持续至出疹后 10 天。继发细菌性肺炎的抗生素疗程约为 2 周，因此，总住院时间 10~14 天符合本路径要求。

（五）进入路径标准

1. 第一诊断必须符合 ICD-10：B05. 201↑J17. 1＊麻疹合并肺炎疾病编码。
2. 当患儿同时具有其他疾病诊断，只要住院期间不需要特殊处理也不影响第一诊断的临床路径流程实施时，可以进入路径。

释义

■ 进入本路径的患儿需符合麻疹合并肺炎的诊断标准。

■ 入院后常规检查发现以往没有发现的疾病或既往有基础病，经系统评估后对麻疹合并肺炎诊断、治疗无特殊影响，仅需要药物维持治疗者，可进入路径，但可能会增加医疗费用，延长住院时间。

（六）入院后第1~2天

1. 必需检查的项目：

（1）血常规、尿常规、大便常规。

（2）C反应蛋白（CRP）。

（3）肝肾功能、心肌酶谱。

（4）血清麻疹病毒IgM抗体。

（5）血气分析。

（6）胸X线片。

（7）心电图。

释义

■ 血常规、尿常规、大便常规+潜血是最基本的三大常规检查，每个进入路径的患儿均需完成，麻疹患儿外周血可见白细胞减少，淋巴细胞增多，即淋巴细胞增多及中性粒细胞都减少，白细胞增多可能反映合并细菌感染。

■ C反应蛋白是细菌感染的敏感指标，C反应蛋白增高提示可能存在细菌感染。

■ 肝肾功能、心肌酶可评估有无基础病及是否出现肝肾功能损害及心肌损害等并发症。

■ 在皮疹出现后1~2天内可检出特异性IgM抗体，从而做到早期诊断。

■ 血气分析可了解呼吸系统受累的严重性，是否存在低氧血症、呼吸衰竭等情况，是否需要相应的呼吸支持。

■ 胸部X线检查可了解肺部受累情况，对不同病原体引起的肺炎也可有一定的提示。

■ 心电图可明确有无心脏受累。

2. 根据患儿病情可选择：必要时行呼检测其他致病原检测，肺部CT，细胞免疫功能检测等。

释义

■ 呼吸道分泌物其他病原体检测鉴别其他出疹性疾病，以免延误诊治，同时也可了解是否存在混合感染，特别是细菌感染或腺病毒感染，以便早期治疗。

■ 胸部CT检查较胸部X线检查分辨率高，易发现较小的隐蔽部位的病灶，可为判断病情严重程度及鉴别诊断提供更多依据，必要时可采用。

■ 细胞免疫（主要由细胞毒性T细胞和自然杀伤细胞组成）在宿主的免疫保护中起重要的作用。细胞免疫缺陷的患儿为重症麻疹的高危人群，故细胞免疫功能检测可预测患儿是否会进展为重症麻疹。

（七）药物选择与使用时机

1. 抗病毒药物。
2. 抗菌药物：按照《抗菌药物临床应用指导原则》（国卫办医发〔2015〕43号）执行。

释义

■ 由于麻疹病毒感染具有自限性，是否采用抗病毒治疗仍具一定争议，对免疫受损的病例可考虑试用抗病毒治疗。

■ 麻疹合并细菌性肺炎的患儿主张尽早加用抗菌药物，尽早查明感染病原体，根据病原体种类及药物敏感试验结果选用抗菌药物。抗菌药物使用疗程因感染不同而异，一般宜用至体温正常、症状消退后72~96小时，特殊情况应妥善处理。

（八）必需复查的检查项目

1. 血常规。
2. C反应蛋白（CRP）。
3. 胸X线片。

释义

■ 血常规、CRP可监测病情，了解抗感染治疗的效果，可作为动态监测指标。

■ 对于有心肌受累的患儿，动态监测心肌酶谱可了解病情进展情况及治疗后恢复情况。

■ X线胸片可提示肺炎控制情况，但由于影像学恢复往往滞后于临床症状的恢复，过早重复检查X线胸片意义不大，且存在重复接受辐射的风险，临床上仍应当以肺部症状和体征好转为准。

（九）出院标准

1. 体温正常，咳嗽减轻，精神好转。
2. 肺部体征减轻。
3. 胸X线片提示肺部炎症吸收好转。

释义

■ 出院标准以患儿临床症状、体征和辅助检查为评判标准。患儿出院时应处于麻疹恢复期，体温正常，精神好转，皮疹消退，肺部症状（咳嗽、呼吸困难等）缓解，肺部体征（细湿啰音等）减轻或消失，X线胸片提示肺部炎症好转。

（十）变异及原因分析

1. 存在使肺炎进一步加重的其他疾病，需要处理干预。
2. 患儿入院时已发生严重肺部感染、呼吸困难，需进行积极对症处理，完善相关检查，导致住院时间延长，增加住院费用等。

释义

■ 患儿如出现各系统并发症，存在细胞免疫缺陷导致发生重症麻疹，存在先天性心脏病等使肺炎进一步加重，或发生难以控制的其他疾病，导致住院时间延长，住院费用增加。医师需要在表单中说明。

■ 由于存在医疗、护理、患儿、环境等多方面事前未预知的对本路径治疗可能产生影响的情况，需要终止执行路径或者延长治疗时间、增加治疗费用时，医师需要在表单中说明。

■ 为便于总结和在工作中不断完善和修订临床路径，应将变异原因归纳、总结，以便重新修订临床路径时参考。

五、麻疹合并肺炎给药方案

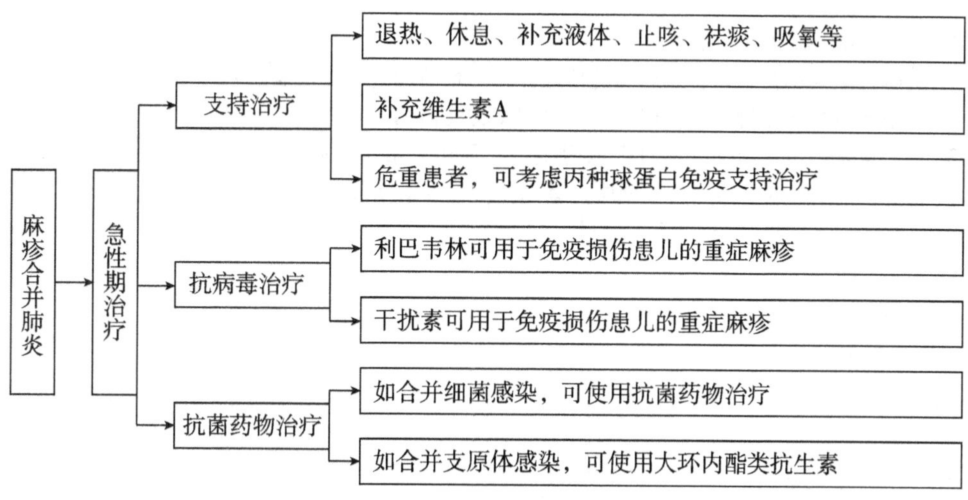

（一）用药选择

1. 抗感染治疗：抗病毒药物可选用利巴韦林等。
2. 合并细菌或支原体感染时，可用相应抗菌药物（头孢菌素类或大环内酯类）。

（二）药学提示

利巴韦林口服后可引起胆红素增高25%，大剂量可引起血红蛋白下降。

（三）注意事项

由于麻疹病毒感染具有自限性，是否采用抗病毒治疗仍具一定争议，对免疫受损的病例可考虑试用抗病毒治疗。

六、麻疹合并肺炎护理规范

1. 隔离措施：为避免麻疹的流行和传播，对伴有呼吸道合并症者应延长至出疹后10天。患儿的分泌物、排泄物和用物等需消毒处理。

2. 发热护理：保持室内安静，温度适中，通风良好。衣被不可过厚，以免影响机体散热。密切监测体温变化、降温效果、发热伴随症状等，防止惊厥和体温骤降。

3. 皮肤黏膜护理：保持清洁干燥，防止抓挠皮疹，剪短指甲。注意眼结膜及口腔黏膜的护理。

4. 咳嗽、咳痰：鼓励患儿经常变换体位，并指导有效咳嗽，必要时给予体位引流，对于小年龄儿童，配合雾化，给予拍背吸痰促进呼吸道分泌物排出。

5. 呼吸困难：根据呼吸困难及缺氧的情况选择合适的给氧方式。经鼻导管给氧呼吸困难仍明显时，可考虑给面罩给氧或呼气末持续正压通气给氧。呼吸困难严重的患儿应常规鼻饲喂养。

6. 饮食护理：给予易消化和富含维生素的清淡饮食。呼吸困难患儿应少食多餐，必要时鼻饲喂养。除病情需要严格限液的患儿外，应保证充足水分的摄入，补充由于发热和呼吸增快损失的大量水分，以利于呼吸道保持湿润，利于分泌物排出，防止分泌物干结。

7. 环境护理：保持室内安静、整洁、阳光充足、空气新鲜、定时通风、避免对流风。室温18~22℃，湿度50%~60%。不同病原体感染应分室居住，避免交叉感染。

七、麻疹合并肺炎营养治疗规范

1. 营养丰富易消化的清淡饮食，少食多餐。

2. 进食少有高热时，适量补液。

八、麻疹合并肺炎患儿健康教育

1. 讲解传染病相关知识，如麻疹的传播方式、预防措施、消毒隔离方法等。

2. 严格执行预防接种，并做好记录。讲解接种疫苗的重要性。

3. 培养良好的卫生习惯，注意个人卫生，不要用手触摸眼睛和口鼻。勤洗手，呼吸道感染高发季节，尽量减少出入公共场所，避免接触呼吸道感染者。

九、推荐表单

（一）医师表单

麻疹合并肺炎临床路径医师表单

适用对象：第一诊断为麻疹合并肺炎（ICD-10：B05.200↑J17.1*）

患儿姓名：	性别： 年龄： 门诊号：	住院号：
住院日期： 年 月 日	出院日期： 年 月 日	标准住院日：10~14天

时间	住院第1天	住院第2~4天	住院第5~9天	住院第10~14天（出院日）
主要诊疗工作	□ 询问病史及体格检查 □ 病情告知 □ 如患儿病情重，应及时通知上级医师 □ 填写传染病卡和报告 □ 重症肺炎合并心力衰竭、呼吸衰竭者的治疗原则详见相应章节	□ 上级医师查房 □ 询问送检项目报告，有异常者应及时向上级医师汇报，并给予相应处置 □ 注意防治并发症	□ 上级医师查房 □ 病原体一旦明确，根据结果调整治疗药物	□ 上级医师查房，同意其出院 □ 完成出院小结 □ 出院宣教
重点医嘱	**长期医嘱：** □ 麻疹、肺炎护理常规 □ 饮食 □ 病重者予心电监护、吸氧 □ 抗病毒药物 □ 抗菌药物 □ 雾化、吸痰 □ 镇咳祛痰 □ 患儿既往基础用药 **临时医嘱：** □ 血常规、尿常规、大便常规 □ 血CRP，肝肾功能，电解质，血心肌酶谱 □ 血气分析 □ 血麻疹IgM抗体 □ X线胸片，心电图 □ 高热时退热治疗 □ 补液	**长期医嘱：** □ 麻疹、肺炎护理常规 □ 饮食 □ 病重者予心电监护、吸氧 □ 抗病毒药物 □ 抗菌药物 □ 雾化、吸痰 □ 镇咳祛痰 □ 心肌酶谱显著异常者保护心肌治疗 □ 肝功能异常者保肝治疗 **临时医嘱：** □ 高热时退热治疗 □ 补液 □ 必要时行呼吸道分泌物其他病原体检测 □ 必要时复查血气分析 □ 必要时胸部CT检查 □ 必要时行细胞免疫功能检测	**长期医嘱：** □ 麻疹、肺炎护理常规 □ 饮食 □ 止咳祛痰 □ 抗病毒药物 □ 抗菌药物 □ 心肌酶谱异常者继续保护心肌治疗 □ 肝功能异常者继续保肝治疗 **临时医嘱：** □ 复查X线胸片 □ 复查血常规、CRP **出院医嘱：** □ 出院带药 □ 门诊随诊	

续 表

时间	住院第 1 天	住院第 2~4 天	住院第 5~9 天	住院第 10~14 天 （出院日）
病情变异记录	□无 □有，原因： 1. 2.	□无 □有，原因： 1. 2.	□无 □有，原因： 1. 2.	□无 □有，原因： 1. 2.
医师签名				

（二）护士表单

麻疹合并肺炎临床路径护士表单

适用对象：第一诊断为麻疹合并肺炎（ICD-10：B05.200↑J17.1＊）

患儿姓名：	性别：　　年龄：　　门诊号：	住院号：
住院日期：　　年　月　日	出院日期：　　年　月　日	标准住院日：10～14天

时间	住院第1天	住院第2～4天	住院第5～9天	住院第10～14天（出院日）
主要护理工作	□传染病入院宣教（环境、设施、人员等） □入院护理评估（营养状况、性格变化等） □病史询问，相应查体 □联系相关检查 □患儿卧床休息，定时测量体温	□生活护理	□护理评估 □生活护理	□传染病出院宣教
重点医嘱	**长期医嘱：** □麻疹、肺炎护理常规 □饮食 □病重者予心电监护、吸氧 □抗病毒药物 □抗菌药物 □雾化、吸痰 □祛痰 **临时医嘱：** □血常规、尿常规、大便常规 □血CRP，肝肾功能，电解质，血心肌酶谱 □血气分析 □血麻疹IgM抗体 □X线胸片，心电图 □高热时退热治疗 □补液	**长期医嘱：** □麻疹、肺炎护理常规 □饮食 □病重者予心电监护、吸氧 □抗病毒药物 □抗菌药物 □雾化、吸痰 □祛痰 □心肌酶谱显著异常者保护心肌治疗 □肝功能异常者保肝治疗 **临时医嘱：** □高热时退热治疗 □补液 □必要时行呼吸道分泌物其他病原体检测 □必要时复查血气分析 □必要时肺部CT检查 □必要时行细胞免疫功能检测	**长期医嘱：** □麻疹、肺炎护理常规 □饮食 □镇咳祛痰 □抗病毒药物 □抗菌药物 □心肌酶谱异常者继续保护心肌治疗 □肝功能异常者继续保肝治疗 **临时医嘱：** □复查X线胸片 □复查血常规、CRP	**出院医嘱：** □出院带药 □门诊随诊
病情变异记录	□无　□有，原因： 1. 2.	□无　□有，原因： 1. 2.	□无　□有，原因： 1. 2.	□无　□有，原因： 1. 2.
护士签名				

（三）患儿表单

麻疹合并肺炎临床路径患儿表单

适用对象：第一诊断为麻疹合并肺炎（ICD-10：B05.200↑J17.1*）

患儿姓名：	性别： 年龄： 门诊号：	住院号：
住院日期： 年 月 日	出院日期： 年 月 日	标准住院日：10~14天

时间	住院第1天	住院第2~4天	住院第5~9天	住院第10~14天（出院日）
医患配合	□接受入院宣教 □接受入院护理评估 □接受病史询问 □接受体格检查 □交代既往用药情况 □接受相关检查	□患儿及家属与医师交流了解病情 □接受相关检查 □接受治疗	□继续接受治疗	□接受出院前康复宣教 □学习出院注意事项 □了解复查程序 □办理出院手续 □获取出院诊断书 □获取出院携带药品
重点诊疗及检查	**重点诊疗：** □饮食 □吸氧 □抗病毒药物 □抗菌药物 □雾化、吸痰 □镇咳祛痰 **重要检查：** □血常规、尿常规、常规便常规 □血CRP，肝肾功能，电解质，血心肌酶谱 □血气分析 □血麻疹IgM抗体 □X线胸片，心电图	**重点诊疗：** □饮食 □吸氧 □抗病毒药物 □抗菌药物 □雾化、吸痰 □镇咳祛痰 □保护心肌治疗 □保肝治疗 □高热时退热 □补液 **重要检查：** □呼吸道分泌物其他病原体检测 □复查血气分析 □肺部CT检查 □细胞免疫功能检测	**重点诊疗：** □饮食 □止咳祛痰 □抗病毒药物 □抗菌药物 □保护心肌治疗 □保肝治疗 **重要检查：** □复查X线胸片 □复查血常规、CRP	**重点诊疗：** □出院带药 □门诊随诊
病情变异记录	□无 □有，原因： 1. 2.	□无 □有，原因： 1. 2.	□无 □有，原因： 1. 2.	□无 □有，原因： 1. 2.
监护人签名				

附：原表单（2009年版）

麻疹合并肺炎临床路径表单

适用对象：第一诊断为麻疹合并肺炎（ICD-10：B05.201↑J17.101＊）

患儿姓名：	性别：　　年龄：　　门诊号：	住院号：
住院日期：　　年　月　日	出院日期：　　年　月　日	标准住院日：10～14天

时间	住院第1天	住院第2～4天	住院第5～9天	住院第10～14天（出院日）
主要诊疗工作	□ 询问病史及体格检查 □ 病情告知 □ 如患儿病情重，应及时通知上级医师 □ 填写传染病卡和报告 □ 重症肺炎合并心力衰竭、呼吸衰竭者的治疗原则详见相应章节	□ 上级医师查房 □ 询问送检项目报告，有异常者应及时向上级医师汇报，并予相应处置 □ 注意防治并发症	□ 上级医师查房 □ 致病原一旦明确，根据结果调整治疗药物	□ 上级医师查房，同意其出院 □ 完成出院小结 □ 出院宣教
重点医嘱	**长期医嘱：** □ 麻疹、肺炎护理常规 □ 饮食 □ 病重者予心电监护、吸氧 □ 抗病毒药物 □ 抗菌药物 □ 雾化、吸痰 □ 镇咳祛痰 **临时医嘱：** □ 血常规、尿常规、大便常规 □ 血CRP，肝肾功能，电解质，血心肌酶谱 □ 血气分析 □ 血麻疹IgM抗体 □ X线胸片，心电图 □ 高热时退热治疗 □ 补液	**长期医嘱：** □ 麻疹、肺炎护理常规 □ 饮食 □ 病重者予心电监护、吸氧 □ 抗病毒药物 □ 抗菌药物 □ 雾化、吸痰 □ 镇咳祛痰 □ 心肌酶谱学显著异常者加护心肌治疗 □ 肝功能异常者保肝治疗 **临时医嘱：** □ 高热时退热治疗 □ 补液 □ 必要时行呼吸道分泌物其他致病原检测 □ 必要时复查血气分析 □ 必要时肺部CT □ 必要时细胞免疫功能检测	**长期医嘱：** □ 麻疹、肺炎护理常规 □ 饮食 □ 镇咳祛痰 □ 抗病毒药物 □ 抗菌药物 □ 心肌酶谱异常者继续护心肌治疗 □ 肝功能异常者继续保肝治疗 **临时医嘱：** □ 复查X线胸片 □ 复查血常规、CRP	**出院医嘱：** □ 出院带药 □ 门诊随诊

续 表

时间	住院第1天	住院第2~4天	住院第5~9天	住院第10~14天（出院日）
主要护理工作	□ 传染病入院宣教 □ 入院护理评估 □ 患儿卧床休息，定时测量体温	□ 生活护理	□ 护理评估 □ 生活护理	□ 传染病出院宣教
病情变异记录	□ 无 □ 有，原因： 1. 2.	□ 无 □ 有，原因： 1. 2.	□ 无 □ 有，原因： 1. 2.	□ 无 □ 有，原因： 1. 2.
护士签名				
医师签名				

麻疹合并肺炎临床路径表单

适用对象：第一诊断为麻疹合并肺炎（ICD-10：B05.201↑J17.1＊）

患儿姓名：	性别：　　年龄：　　门诊号：	住院号：
住院日期：　　年　月　日	出院日期：　　年　月　日	标准住院日：10-14 天

时间	住院第 1 天	住院第 2~4 天	住院第 5~9 天	住院第 10~14 天（出院日）
主要诊疗工作	□ 询问病史及体格检查 □ 病情告知 □ 如患儿病情重，应及时通知上级医师 □ 填写传染病卡和报告 □ 重症肺炎合并心力衰竭、呼吸衰竭者的治疗原则详见相应章节	□ 上级医师查房 □ 询问送检项目报告，有异常者应及时向上级医师汇报，并予相应处置 □ 注意防治并发症 □ 详细病程记录	□ 上级医师查房 □ 病原体一旦明确，根据结果调整治疗药物 □ 详细病程记录	□ 上级医师查房，同意其出院 □ 完成出院小结 □ 出院宣教
重点医嘱	**长期医嘱：** □ 麻疹、肺炎护理常规 □ 饮食 □ 病重者予心电监护、吸氧 □ 抗病毒药物 □ 抗菌药物 □ 雾化、吸痰 □ 镇咳祛痰 □ 患儿既往基础用药 □ 隔离 **临时医嘱：** □ 血常规、尿常规、大便常规 □ 血 CRP，肝肾功能，电解质，血心肌酶谱 □ 血气分析 □ 血麻疹 IgM 抗体 □ 呼吸道分泌物麻疹检测 □ 胸 X 线片，心电图 □ 高热时退热治疗 □ 补液 □ 眼科会诊（结膜充血、畏光患儿，必要时）	**长期医嘱：** □ 麻疹、肺炎护理常规 □ 饮食 □ 病重者予心电监护、吸氧 □ 抗病毒药物 □ 抗菌药物 □ 雾化、吸痰 □ 镇咳祛痰 □ 心肌酶谱显著异常者保护心肌治疗 □ 肝功能异常者保肝治疗 □ 隔离 **临时医嘱：** □ 高热时退热治疗 □ 补液 □ 必要时行呼吸道分泌物其他病原体检测 □ 必要时复查血气分析 □ 必要时胸部 CT 检查 □ 必要时行细胞免疫功能检测	**长期医嘱：** □ 麻疹、肺炎护理常规 □ 饮食 □ 镇咳祛痰 □ 抗病毒药物 □ 抗菌药物 □ 心肌酶谱异常者继续保护心肌治疗 □ 肝功能异常者继续保肝治疗 □ 隔离 **临时医嘱：** □ 复查胸 X 线片 □ 复查血常规、CRP	**出院医嘱：** □ 出院带药 □ 门诊随诊

续 表

时间	住院第1天	住院第2~4天	住院第5~9天	住院第10~14天 （出院日）
主要护理工作	□传染病入院宣教（环境、设施、人员等） □入院护理评估（生命体征、营养状况等） □叮嘱患儿卧床休息，定时测量体温 □基础护理 □专科护理	□护理评估 □生活护理 □观察药物不良反应（皮疹、胃肠道反应） □基础护理 □专科护理	□护理评估 □生活护理 □观察药物不良反应（皮疹、胃肠道反应） □基础护理 □专科护理	□传染病出院宣教
患者配合	□接受入院宣教 □接受入院护理评估 □接受病史询问 □接受体格检查 □患儿及家长/监护人与医师交流了解病情 □接受相关检查 □接受相关治疗	□患儿及家长/监护人与医师交流了解病情 □继续接受相关检查 □继续接受相关治疗	□患儿及家长/监护人与医师交流了解病情 □继续接受相关检查 □继续接受相关治疗	□接受出院前康复宣教 □学习出院注意事项 □了解复查程序 □办理出院手续 □获取出院诊断书 □获取出院携带药品
病情变异记录	□无 □有，原因： 1. 2.	□无 □有，原因： 1. 2.	□无 □有，原因： 1. 2.	□无 □有，原因： 1. 2.
护士签名				
医师签名				

第二十一章

儿童支气管哮喘临床路径释义

【医疗治疗控制指标】（专家建议）

指标一、按中国《儿童支气管哮喘诊断和防治指南》2016 年版的诊断标准进行诊断。

指标二、制订哮喘发作期应急缓解方案。

指标三、制订个体化的长期控制方案，定期随访，评估病情，根据控制水平调整药物和停药。

指标四、采取预防措施。

一、儿童支气管哮喘编码

1. 原编码：

疾病名称及编码：支气管哮喘（非危重）（ICD-10：J18.000）

2. 修改编码：

疾病名称及编码：变态反应性支气管哮喘（ICD-10：J45.003）
外源性支气管哮喘（ICD-10：J45.007）
支气管哮喘，非危重（ICD-10：J45.903）

二、临床路径检索方法

J45.003/J45.007/J45.903 住院科别为儿科

三、国家医疗保障疾病诊断相关分组（CHS-DRG）

MDC 编码：MDCD（头颈、耳、鼻、口、咽疾病及功能障碍）

ADRG 编码：DT1（中耳炎及上呼吸道感染）

四、儿童支气管哮喘临床路径标准住院流程

（一）适用对象

第一诊断为支气管哮喘（非危重）（ICD-10：J18.000）。

释义

■ 适用对象编码参见第一部分。

■ 本路径适用对象为临床诊断为支气管哮喘的患儿，如由其他疾病引起的喘息、气急、胸闷、咳嗽，则需进入其他相应路径。

（二）诊断依据

根据中华医学会儿科分会呼吸学组 2016 年修订的儿童支气管哮喘诊断与防治指南。

1. 反复发作喘息、气急、胸闷或咳嗽，多与接触变应原、冷空气、物理、化学性刺激以及病毒性上呼吸道感染、运动等有关。

2. 发作时在双肺可闻及散在或弥漫性、以呼气相为主的哮鸣音。

3. 上述症状和体征可经治疗缓解或自行缓解。
4. 除外其他疾病所引起的喘息、气急、胸闷和咳嗽。
5. 临床表现不典型者，应至少具备以下 1 项试验阳性：
（1）支气管激发试验或运动激发试验阳性。
（2）支气管舒张试验阳性。
（3）昼夜 PEF 变异率≥13%。
符合 1~4 条或 4、5 条者，可以诊断为支气管哮喘。

释义

■ 本路径的制订主要参考国内最新权威诊疗指南。

■ 病史和临床症状体征是诊断支气管哮喘的初步依据，多数患儿表现为反复发作的喘息、气急、胸闷或咳嗽等症状，多有诱发因素。肺功能检查提示支气管激发试验或运动激发试验阳性，支气管舒张试验阳性，抑或昼夜 PEF 变异率≥13%。部分患儿临床表现不典型，肺功能检查符合上述诊断标准的第 5 条，且排除其他疾病引起的喘息、气急、胸闷和咳嗽亦可进入路径。

（三）治疗方案的选择

1. 根据病情严重程度及治疗反应选择方案。
2. 必要时行气管插管和机械通气。

释义

■ 急性发作期的治疗需根据患儿年龄、发作严重程度及诊疗条件选择合适的初始治疗方案，需在第一时间内予以及时恰当的治疗，以迅速缓解气道阻塞症状，并连续评估患儿对治疗的反应，在原治疗基础上进行个体化治疗。

■ 内科一般治疗包括尽可能避免诱发和加重急性发作的因素，同时给予患儿适当的氧疗，维持血氧饱和度＞0.94。维持水、电解质、酸碱平衡。

■ 急性发作期控制药物主要包括吸入速效 β_2受体激动剂、糖皮质激素、抗胆碱能药物、抗白三烯药物、硫酸镁及茶碱类药物。具体治疗方案参见“（七）治疗方案与药物选择”。

■ 经合理联合治疗，但症状持续加重，出现呼吸衰竭征象时，应及时给予气管插管及辅助机械通气治疗。在应用辅助机械通气治疗前禁用镇静剂。

（四）标准住院日为 5~7 天

释义

■ 支气管哮喘患儿急性发作入院后，各项检查需 1~3 天，同时根据临床症状体征及检查结果应用并调整治疗药物，需 5~7 天，主要根据临床症状体征的缓解情况观察疗效及有无药物副作用，总住院时间不超过 7 天符合本路径要求。

（五）进入路径标准

1. 第一诊断必须符合 ICD-10：J18.000 支气管哮喘疾病编码。

2. 当患儿同时具有其他疾病诊断，但在住院期间不需要特殊处理也不影响第一诊断的临床路径流程实施时，可以进入路径。

释义

■ 进入本路径的患儿为第一诊断为支气管哮喘，需除外可引起的喘息、气急、胸闷、咳嗽的其他疾病。

■ 入院后常规检查发现有其他合并疾病，如上呼吸道感染、下呼吸道感染、先天性心脏病等，经系统评估后对支气管哮喘诊断治疗无特殊影响者可进入路径。但可能增加医疗费用，延长住院时间。

（六）住院期间检查项目

1. 必需的检查项目：

（1）血常规、尿常规、大便常规。

（2）肝肾功能、电解质、血气分析、CRP。

（3）X 线胸片、心电图、肺功能（病情允许时）。

2. 根据患儿病情选择：血清过敏原测定、胸部 CT、超声心动图、痰病原学检查、PCT、支原体抗体、病毒抗体检测等。

释义

■ 血常规、尿常规、大便常规+潜血是最基本的三大常规检查，进入路径的患儿均需完成。肝肾功能、电解质、血气分析、CRP、X 线胸片、心电图、肺功能可评估有无基础疾病、有无并发呼吸道感染，以及支气管哮喘急性期发作期病情严重程度，明确是否影响住院时间、费用及其治疗预后。胸部 CT、超声心动图、痰病原学检查、PCT、支原体抗体、病毒抗体检测等则是在最初必需的检查项目结果上，做进一步检查以明确感染病原及病情程度，可用于指导临床进一步治疗方案选择。血清过敏原测定可帮助患儿寻找过敏原。

■ 本病需与其他引起喘息、气急、胸闷、咳嗽的疾病相鉴别，如气道异物、急性喉炎喉梗阻、气管支气管软化狭窄、先天性心脏病导致心脏增大压迫气道、心源性肺水肿等，应行胸部 CT+气道重建、心脏彩超、喉镜或支气管镜检查明确。

■ 肺功能检查可帮助明确气道阻塞情况，但需在病情稳定后进行。

（七）治疗方案与药物选择

1. 一般治疗：氧疗，维持水、电解质、酸碱平衡等。

2. 支气管扩张剂：首选吸入速效 β_2受体激动剂，可联合使用抗胆碱能药物、茶碱类药物。

3. 抗炎药物：糖皮质激素、抗白三烯药物等。

4. 根据病情严重程度及治疗反应调整药物和治疗方案。

释义

■ 支气管哮喘患儿急性发作时需在第一时间内予以及时恰当的治疗，以迅速缓解气道阻塞症状，根据中华医学会儿科分会呼吸学组2016年修订的儿童支气管哮喘诊断与防治指南，有低氧血症者采用鼻导管或面罩吸氧，以维持血氧饱和度>0.94，同时应保证水、电解质、酸碱平衡。

■ 2016年修订版儿童支气管哮喘诊断与防治指南还推荐吸入速效β_2受体激动剂作为治疗儿童哮喘急性发作的一线药物，如具备雾化给药条件，雾化吸入应为首选。可选择沙丁胺醇雾化溶液使用氧驱动（氧气流量6~8 L/min）或空气压缩泵雾化吸入。

■ 全身应用糖皮质激素亦是治疗儿童哮喘重度发作的一线药物，早期使用可以减轻疾病的严重度，可根据病情选择口服或静脉途径给药。另外，抗白三烯药物也可起到部分抗炎作用，可酌情给予。

■ 短效抗胆碱能药物（SAMA）是儿童哮喘急性发作联合治疗的组成部分，可以增加支气管舒张效应，其临床安全性和有效性已确立，尤其是对β_2受体激动剂治疗反应不佳的中重度患儿应尽早联合使用。此外，硫酸镁同样有助于危重哮喘症状的缓解，安全性良好。

■ 由于氨茶碱平喘效应弱于SABA，而且治疗窗窄，从有效性和安全性角度考虑，在哮喘急性发作的治疗中一般不推荐静脉使用氨茶碱。如哮喘发作经上述药物治疗后仍不能有效控制时，可酌情考虑使用，但治疗时需密切观察，并监测心电图、血药浓度、药物及剂量。

■ 经合理联合治疗，但症状持续加重，出现呼吸衰竭征象时，应及时给予辅助机械通气治疗。在应用辅助机械通气治疗前禁用镇静剂。

（八）出院标准

1. 症状缓解。
2. 没有需要住院治疗的合并症和/或并发症。

释义

■ 患儿出院前应完成所有必需检查项目，确认临床症状体征缓解，治疗方案有效，且无明显药物相关不良反应。并且，没有出现因哮喘急性发作导致的合并症和/或并发症需要继续住院治疗。

（九）变异及原因分析

1. 治疗期间出现并发症，需特殊诊断和治疗，导致住院时间延长。
2. 严重哮喘发作需行气管插管和机械通气维持者，退出本路径。
3. 常规治疗效果不佳，需特殊诊断和治疗，导致住院时间延长。

释义

■ 治疗期间发现其他严重基础疾病，或出现严重肺部感染、气胸、纵隔气肿等并发症者，可能因需要相应诊断治疗导致住院时间延长，需中止或转入其他相应路径。

■ 按标准治疗方案如患儿症状体征缓解不明显，甚至有加重趋势出现急性呼吸衰竭，需要行气管插管和机械通气者，必须退出本路径。

■ 常规治疗效果不佳、临床症状体征反复者，可能会导致住院时间延长。

■ 认可的变异原因主要是指患儿入选路径后，在检查及治疗过程中发现患儿合并存在事前未预知的、对本路径治疗可能产生影响的情况，需要中止执行路径或延长治疗时间、增加治疗费用。医师需在表单中明确说明。

■ 因患儿方面的主观原因导致执行路径出现变异，需医师在表单中予以说明。

（十）参考费用标准

住院费用6000~8000元。

五、儿童支气管哮喘给药方案

【用药选择】

1. 速效 β_2受体激动剂：是治疗儿童哮喘急性发作的一线药物。如具备雾化给药条件，雾化吸入应为首选。可使用氧驱动（氧气流量6~8L/min）或空气压缩泵雾化吸入。药物及剂量：雾化吸入沙丁胺醇或特布他林，体重≤20kg，每次2.5mg。体重>20kg，每次5mg，第1小时可每20分钟1次，以后根据治疗反应逐渐延长给药间隔，根据病情每1~4小时重复吸入治疗。如不具备雾化吸入条件时，可使用压力型定量气雾剂（pMDI）经储雾罐吸药，每次单剂喷药，连用4~10喷（<6岁3~6喷），用药间隔与雾化吸入方法相同。快速起效的LABA（如福莫特罗）也可在≥6岁哮喘儿童作为缓解药物使用，但需要和ICS联合使用。
2. 糖皮质激素：全身应用糖皮质激素是治疗儿童哮喘重度发作的一线药物，早期使用可以减轻疾病的严重度，给药后3~4小时即可显示明显的疗效。可根据病情选择口服或静脉途径给药。药物及剂量：①口服：泼尼松或泼尼松龙1~2mg/(kg·d)，疗程3~5天。口服给药效果良好，副作用较小，但对于依从性差、不能口服给药或危重患儿可采用静脉途径给药。②静脉：注射甲泼尼龙每次1~2mg/kg或琥珀酸氢化可的松每次5~10mg/kg，根据病情可间隔4~8小时重复使用。若疗程不超过10天，可无须减量直接停药。③吸入：早期应用大剂量ICS可能有助于哮喘急性发作的控制，可选用雾化吸入布地奈德悬液每次1mg，或丙酸倍氯米松混悬液每次0.8mg，每6~8小时1次，但病情严重时不能以吸入治疗替代全身糖皮质激素治疗，以免延误病情。
3. 抗胆碱能药物：短效抗胆碱能药物（SAMA）是儿童哮喘急性发作联合治疗的组成部分，可以增加支气管舒张效应，其临床安全性和有效性已确立，尤其是对 β_2受体激动剂治疗反应不佳的中重度患儿应尽早联合使用。药物剂量：体重≤20kg，异丙托溴铵每次250μg。体重>20kg，异丙托溴铵每次500μg，加入 β_2受体激动剂溶液作雾化吸入，间隔时间同吸入 β_2受体激动剂。如果无雾化条件，也可给予SAMA气雾剂吸入治疗。
4. 硫酸镁：有助于危重哮喘症状的缓解，安全性良好。药物及剂量：硫酸镁25~40mg/(kg·d)（≤2g/d），分1~2次，加入10%葡萄糖溶液20ml缓慢静脉滴注（20分钟以上），酌情使用1~3天。不良反应包括一过性面色潮红、恶心等，通常在药物输注时发生。如过量可静注10%葡萄糖酸钙拮抗。
5. 茶碱：由于氨茶碱平喘效应弱于SABA，而且治疗窗窄，从有效性和安全性角度考虑，在哮喘急性发作的治疗中，一般不推荐静脉使用茶碱。如哮喘发作经上述药物治疗后仍不能有效控制时，可酌情考虑使用，但治疗时需密切观察并监测心电图、血药浓度。药物及剂量：氨茶碱负荷量4~6mg/kg（≤250mg），缓慢静脉滴注20~30分钟，继之根据年龄持续滴注维持剂量0.7~1mg/(kg·h)，如已用口服氨茶碱者，可直接使用维持剂量持续静脉滴注。亦可采用间歇给药方法，每6~8小时缓慢静脉滴注4~6mg/kg。

【药学提示】

1. 速效 β_2受体激动剂：为高选择性 β_2受体激动剂，使支气管平滑肌舒张，痰液变稀，易于咳出。不良反应主要为恶心、心悸、肌张力增高、心率增快、心律不齐、头晕、血压增高、震颤等。

2. 糖皮质激素：吸入用糖皮质激素为局部用强效糖皮质激素。有抗炎、抗过敏作用，吸入肺组织可迅速吸收。从而减轻气道高反应性。不良反应有咽喉部刺激感及声音嘶哑，剂量过大可有激素全身不良反应及对激素的依赖性。可诱发口腔真菌生长。

3. 抗胆碱能药物：对支气管有较高选择性，体内吸收少，且不增加痰液及其黏稠度，对心血管作用不明显。尤其适用于不耐受或忌用 β_2受体激动剂的患儿。不良反应包括头晕、疲乏、视物模糊、口干、口苦等。

4. 硫酸镁：通过舒张周围血管平滑肌，使血管扩张达到解痉平喘的目的。不良反应包括呼吸减慢、血压下降、完全性传导阻滞、膝反射消失。

5. 茶碱：具有缓解支气管平滑肌痉挛作用。不良反应：口服者可有恶心、呕吐、胃部不适，静滴过快、浓度过高、剂量过大者，可导致心悸、脉速、心律不齐、血压剧降，严重时可导致肢体震颤、惊厥甚至危及生命。

【注意事项】

1. 经吸入速效 β_2受体激动剂及其他治疗无效的哮喘重度发作患儿，可静脉应用 β_2受体激动剂，但容易出现心律失常和低钾血症等严重不良反应，使用时要严格掌握指征及剂量，并作必要的心电图、血气及电解质等监护。

2. 茶碱类药物的治疗剂量与中毒剂量较接近，且个体差异大，使用时密切观察，并监测心电图、血药浓度。

3. 支气管哮喘急性发作者，宜先用支气管扩张药，或口服或静脉用糖皮质激素。使用吸入糖皮质激素者，用后应即刻局部漱口，减少口腔真菌感染。

六、儿童支气管哮喘护理规范

1. 保持室内空气新鲜、流通；室内物品简单，不铺地毯，不放花草；使用吸尘器、空气净化器净化环境。

2. 了解患儿的过敏食物，有选择地“忌嘴”哮喘患儿的饮食要清淡、易于消化。不宜进食具有刺激性的食物及饮料。

3. 了解患儿的心理状态，对其进行安慰和鼓励，消除其紧张和焦虑。

七、儿童支气管哮喘营养治疗规范

1. 充分补充营养，平衡各种营养素；在发作期间注意容易消化、清淡的饮食。

2. 对容易引起过敏的食物包括海鲜、鸡蛋、牛奶及坚果等应进行过敏测试和评估，个体化安排饮食。

3. 避免过冷、过热、辛辣等食物。

八、儿童支气管哮喘患儿健康宣教

建立医护伙伴式关系；增强体质，避免和控制哮喘诱发因素；对病情进行自我监测，学会药物使用方法，学会应急处理措施；提高依从性，定期随访和对药物的及时调整。

九、推荐表单

（一）医师表单

儿童支气管哮喘临床路径医师表单

适用对象：第一诊断为支气管哮喘（ICD-10：J18.000）

患儿姓名：	性别：　年龄：　门诊号：	住院号：
住院日期：　年　月　日	出院日期：　年　月　日	标准住院日：5~7天

时间	住院第1天	住院第2天	住院第3天
主要诊疗工作	□ 询问病史及体格检查 □ 初步病情评估，病情严重度分级 □ 上级医师查房：明确诊断，决定下一步诊治方案 □ 完成首次病程记录 □ 初步病情评估，有可能出现的并发症并向患儿家属告知病情	□ 上级医师查房， □ 根据症状、体征、实验室检查结果，对病情严重度、治疗反应再评估 □ 诊疗方案调整（必要时） □ 完成上级医师查房记录等病 □ 历书写 □ 向患儿及家属交代病情及其注意事项	□ 上级医师查房，根据症状、体征、实验室检查结果，对病情严重度、治疗效果再评估 □ 诊疗方案调整（必要时） □ 完成上级医师查房记录等病历书写 □ 向患儿及家属交代病情及其注意事项
重点医嘱	**长期医嘱：** □ 儿科护理常规 □ 一级护理 □ 氧疗 □ 心电血氧监护 □ 支气管扩张剂应用（短效β_2受体激动剂或联合吸入抗胆碱能药物） □ 糖皮质激素应用 □ 抗菌药物的应用（有感染证据时） **临时医嘱：** □ 血常规、尿常规、大便常规 □ 肝肾功能、电解质、血气分析、CRP、病毒及支原体血清学检测 □ X线胸片、心电图 □ 肺功能检查、FENO（病情允许时） □ 必要时行血清过敏原测定、肺CT、超声心动图、痰细菌学检查、PCT □ 其他对症治疗：根据上述治疗后情况，酌情加用氨茶碱或硫酸镁	**长期医嘱：** □ 儿科护理常规 □ 一级护理 □ 氧疗 □ 心电血氧监护 □ 支气管扩张剂应用（短效β_2受体激动剂或联合吸入抗胆碱能药物） □ 糖皮质激素应用 □ 抗菌药物的应用（有感染证据时） **临时医嘱：** □ 血气分析（必要时） □ 对症治疗	**长期医嘱：** □ 儿科护理常规 □ 一/二级护理（根据病情轻重） □ 氧疗 □ 心电血氧监护 □ 支气管扩张剂应用（短效） □ β_2受体激动剂或联合吸入抗胆碱能药物） □ 糖皮质激素应用 □ 抗菌药物的调整（有感染证据时） **临时医嘱：** □ 复查异常实验室指标 □ 对症治疗
病情变异记录	□ 无　□ 有，原因： 1. 2.	□ 无　□ 有，原因： 1. 2.	□ 无　□ 有，原因： 1. 2.
医师签名			

时间	住院第 4 天	住院第 5~7 天 （出院日）
主要诊疗工作	□ 上级医师查房，疗效评估，确定有无并发症 □ 结合喘息控制情况，诊疗方案调整（必要时）	□ 上级医师查房，疗效评估，明确是否出院 □ 完成出院小结 □ 哮喘宣教 □ 教导患儿应用吸入装置的正确性 □ 向患儿交代出院后注意事项，预约复诊日期
重点医嘱	**长期医嘱：** □ 儿科护理常规 □ 二级护理 □ 支气管扩张剂应用（短效 β_2受体激动剂及抗胆碱能药物） □ 糖皮质激素应用 □ 酌情停用抗菌药物 **临时医嘱：** □ 复查异常实验室检查 □ 对症处理	**临时医嘱：** □ 出院带药 □ 门诊定期随诊
病情变异记录	□ 无 □ 有，原因： 1. 2.	□ 无 □ 有，原因： 1. 2.
医师签名		

（二）护士表单

儿童支气管哮喘临床路径护士表单

适用对象：第一诊断为支气管哮喘（ICD-10：J18.000）

患儿姓名：	性别：　　年龄：　　住院号：	
住院日期：　　年　月　日	出院日期：　　年　月　日	标准住院日：5~7 天

时间	住院第 1 天	住院第 2 天	住院第 3 天
健康宣教	□ 入院宣教 □ 介绍主管医师、护士 □ 介绍环境、设施 □ 介绍住院注意事项 □ 介绍探视和陪伴制度 □ 介绍贵重物品制度	□ 药物宣教 □ 各种检查前宣教 □ 告知患儿家属在检查中配合医师 □ 主管护士与患儿家属沟通，消除患儿紧张情绪 □ 告知检查后可能出现的情况及应对方式 □ 雾化装置使用宣教	□ 药物宣教 □ 雾化装置使用宣教
护理处置	□ 核对患儿，佩戴腕带 □ 建立入院护理病历 □ 测量体重 □ 协助患儿完成实验室检查及辅助检查	□ 协助医师完成相关化验 □ 观察患儿病情变化 □ 保持皮肤清洁、口腔清洁 □ 观察患儿喘息缓解情况 □ 鼓励患儿少食多餐，多饮水，保证液体摄入量	□ 观察患儿病情变化 □ 保持皮肤清洁、口腔清洁 □ 观察患儿喘息缓解情况 □ 鼓励患儿少食多餐，多饮水，保证液体摄入量
基础护理	□ 二级护理 □ 晨晚间护理 □ 排泄管理 □ 患儿安全管理	□ 二级护理 □ 晨晚间护理 □ 排泄管理 □ 患儿安全管理	□ 二/一级护理 □ 晨晚间护理 □ 患儿安全管理
专科护理	□ 护理查体 □ 病情观察 □ 观察患儿喘息缓解情况 □ 确定饮食种类 □ 心理护理	□ 护理查体 □ 病情观察 □ 观察患儿喘息缓解情况 □ 确定饮食种类 □ 心理护理	□ 护理查体 □ 病情观察 □ 观察患儿喘息缓解情况 □ 确定饮食种类 □ 心理护理
重点医嘱	□ 详见医嘱执行单	□ 详见医嘱执行单	□ 详见医嘱执行单
病情变异记录	□ 无　□ 有，原因： 1. 2.	□ 无　□ 有，原因： 1. 2.	□ 无　□ 有，原因： 1. 2.
护士签名			

时间	住院第4天	住院第5~7天 （出院日）
健康宣教	□ 药物宣教 □ 雾化装置使用宣教	□ 出院宣教 □ 复查时间 □ 服药方法 □ 活动休息 □ 指导饮食 □ 指导办理出院手续
护理处置	□ 遵医嘱完成相关复查的化验或检查	□ 办理出院手续 □ 书写出院小结
基础护理	□ 二级护理 □ 晨晚间护理 □ 排泄管理 □ 患儿安全管理	□ 二级护理 □ 晨晚间护理 □ 排泄管理 □ 患儿安全管理
专科护理	□ 恢复期护理 □ 观察药物副作用（皮疹、胃肠道反应） □ 根据患儿病情和危险性分层指导并监督患儿恢复期的治疗与活动 □ 二级预防教育 □ 出院准备指导	□ 帮助患儿办理出院手续 □ 出院指导
重点医嘱	□ 详见医嘱执行单	□ 详见医嘱执行单
病情变异记录	□ 无 □ 有，原因： 1. 2.	□ 无 □ 有，原因： 1. 2.
护士签名		

（三）患儿表单

儿童支气管哮喘临床路径患儿表单

适用对象：第一诊断为支气管哮喘（ICD-10：J18.000）

患儿姓名：	性别：　　年龄：　　门诊号：	住院号：
住院日期：　　年　月　日	出院日期：　　年　月　日	标准住院日：5~7 天

时间	入院	住院第 2 天	住院第 3 天
医患配合	□ 配合询问病史、收集资料，请务必详细告知既往史、用药史、过敏史 □ 配合进行体格检查 □ 患儿有任何不适请告知医师	□ 配合完善相关检查、化验，如采血、留尿、心电图、X 线胸片等 □ 协助医师进行患儿体格检查 □ 医师与家属介绍病情及用药方案	□ 协助医师进行患儿体格检查 □ 医师与家属介绍病情及用药方案
护患配合	□ 配合测量体温、脉搏、呼吸 3 次，血压、体重 1 次 □ 配合完成入院护理评估（简单询问病史、过敏史、用药史） □ 接受入院宣教（环境介绍、病室规定、订餐制度、贵重物品保管等） □ 配合执行探视和陪伴制度 □ 患儿有任何不适请告知护士	□ 配合测量体温、脉搏、呼吸 3 次，询问大便 1 次 □ 接受饮食宣教 □ 接受药物宣教 □ 接受雾化装置正确使用宣教	□ 配合测量体温、脉搏、呼吸 3 次，询问大便 1 次 □ 接受饮食宣教 □ 接受药物宣教 □ 接受雾化装置正确使用宣教
饮食	□ 遵医嘱饮食	□ 遵医嘱饮食	□ 遵医嘱饮食
排泄	□ 正常排尿便	□ 正常排尿便	□ 正常排尿便
活动	□ 正常适度活动，避免疲劳	□ 正常适度活动，避免疲劳	□ 正常适度活动，避免疲劳

时间	胃镜检查后	出院
医患配合	□ 协助医师进行患儿体格检查 □ 医师与家属介绍病情及用药方案 □ 配合复查相关异常检查化验指标，如采血、留尿等	□ 接受出院前指导 □ 知道复查程序 □ 获取出院诊断书
护患配合	□ 配合测量体温、脉搏、呼吸3次，询问大便1次 □ 接受饮食宣教 □ 接受药物宣教 □ 接受雾化装置正确使用宣教	□ 接受出院宣教 □ 办理出院手续 □ 获取出院带药 □ 知道服药方法、作用、注意事项 □ 知道复印病历程序
饮食	□ 遵医嘱饮食	□ 遵医嘱饮食
排泄	□ 正常排尿便	□ 正常排尿便
活动	□ 正常适度活动，避免疲劳	□ 正常适度活动，避免疲劳

附：原表单（2016年版）

支气管哮喘、非危重感染临床路径表单

适用对象：第一诊断为支气管哮喘，非危重（ICD-10：J18.000）

患儿姓名：	性别： 年龄： 门诊号：	住院号：
住院日期： 年 月 日	出院日期： 年 月 日	标准住院日：5~7天

时间	住院第1天	住院第2天	住院第3天
主要诊疗工作	□ 询问病史及体格检查 □ 初步病情评估，病情严重度分级 □ 上级医师查房：明确诊断，决定下一步诊治方案 □ 完成首次病程记录 □ 初步病情评估，有可能出现的并发症并向患儿家属告知病情	□ 上级医师查房， □ 根据症状、体征、实验室检查结果，对病情严重度、治疗反应再评估 □ 诊疗方案调整（必要时） □ 完成上级医师查房记录等病历书写 □ 向患儿及家属交代病情及其注意事项	□ 上级医师查房，根据症状、体征、实验室检查结果，对病情严重度、治疗效果再评估 □ 诊疗方案调整（必要时） □ 完成上级医师查房记录等病历书写 □ 向患儿及家属交代病情及其注意事项
重要医嘱	**长期医嘱：** □ 儿科护理常规 □ 一级护理 □ 氧疗 □ 心电血氧监护 □ 支气管扩张剂应用（短效β_2受体激动剂或联合吸入抗胆碱能药物） □ 糖皮质激素应用 □ 抗菌药物的应用（有感染证据时） **临时医嘱：** □ 血常规、尿常规、大便常规 □ 肝肾功能、电解质、血气分析、CRP病毒及支原体血清学检测 □ X线胸片、心电图 □ 肺功能检查、FENO（病情允许时） □ 必要时行血清过敏原测定、肺CT、超声心动图、痰细菌学检查、PCT □ 其他对症治疗：根据上述治疗后情况，酌情加用氨茶碱或硫酸镁	**长期医嘱：** □ 儿科护理常规 □ 一级护理 □ 氧疗 □ 心电血氧监护 □ 支气管扩张剂应用（短效β_2受体激动剂或联合吸入抗胆碱能药物） □ 糖皮质激素应用 □ 抗菌药物的应用（有感染证据时） **临时医嘱：** □ 血气分析（必要时） □ 对症治疗	**长期医嘱：** □ 儿科护理常规 □ 一/二级护理（根据病情轻重） □ 氧疗 □ 心电血氧监护 □ 支气管扩张剂应用（短效β_2受体激动剂或联合吸入抗胆碱能药物） □ 糖皮质激素应用 □ 抗生素的调整（有感染证据时） **临时医嘱：** □ 复查异常实验室指标 □ 对症治疗
主要护理工作	□ 入院护理评估 □ 入院宣教 □ 观察患儿喘息缓解情况 □ 协助患儿完成实验室检查及辅助检查	□ 观察患儿病情变化 □ 保持皮肤清洁、口腔清洁 □ 患儿喘息缓解情况 □ 鼓励患儿少食多餐，多饮水，保证液体摄入量	□ 观察患儿病情变化 □ 保持皮肤清洁、口腔清洁 □ 观察患儿喘息缓解情况 □ 鼓励患儿少食多餐，多饮水，保证液体摄入量

续 表

时间	住院第 1 天	住院第 2 天	住院第 3 天
病情变异记录	□无 □有，原因： 1. 2.	□无 □有，原因： 1. 2.	□无 □有，原因： 1. 2.
护士签名			
医师签名			

时间	住院第4天	住院第5~7天
主要诊疗工作	□ 上级医师查房，疗效评估，确定有无并发症， □ 结合喘息控制情况，诊疗方案调整（必要时）	□ 上级医师查房，疗效评估，明确是否出院 □ 完成出院小结 □ 哮喘宣教 □ 教导患儿应用吸入装置的正确性 □ 向患儿交代出院后注意事项，预约复诊日期
重要医嘱	**长期医嘱：** □ 儿科护理常规 □ 二级护理 □ 支气管扩张剂应用（短效 β_2受体激动剂及抗胆碱能药物） □ 糖皮质激素应用 □ 酌情停用抗生素 **临时医嘱：** □ 复查异常实验室检查 □ 对症处理	**长期医嘱：** □ 出院带药 □ 门诊定期随诊
主要护理工作	□ 恢复期护理 □ 观察药物副作用（皮疹、胃肠道反应） □ 根据患儿病情和危险性分层指导并监督患儿恢复期的治疗与活动 □ 二级预防教育 □ 出院准备指导	□ 帮助患儿办理出院手续 □ 出院指导
病情变异记录	□ 无 □ 有，原因： 1. 2.	□ 无 □ 有，原因： 1. 2.
护士签名		
医师签名		

第二十二章

川崎病临床路径释义

【医疗质量控制指标】（专家建议）

指标一、诊断需结合临床表现、血液检测和超声心动图冠状动脉病变等检查。

指标二、临床诊断后需及时给予静脉注射免疫球蛋白和阿司匹林的规范化治疗。

指标三、合并冠状动脉病变、心电图改变和心肌损害患儿需长期随访。

指标四、丙种球蛋白治疗后的川崎病患儿，水痘、麻疹、腮腺炎等疫苗接种至少推迟11个月。

一、川崎病编码

疾病名称及编码：川崎病（ICD-10：M30.3）

二、临床路径检索方法

M30.3

三、国家医疗保障疾病诊断相关分组（CHS-DRG）

MDC 编码：MDCF（循环系统疾病及功能障碍）

ADRG 编码：FZ1（其他循环系统疾患）

四、川崎病临床路径标准住院流程

（一）适用对象

第一诊断为川崎病（ICD-10：M30.3）。

释义

■ 适用对象编码参见第一部分。

■ 本路径适用对象为临床诊断为川崎病患儿。

■ 川崎病又称皮肤黏膜淋巴结综合征，是一种以变态反应性全身性血管炎为主要病理改变的结缔组织病。临床表现主要包括急性发热、皮疹、双眼结膜充血、口唇改变、足皮肤硬性肿胀、淋巴结肿大和心血管系统的表现。病变可累及静脉、动脉和毛细血管，侵犯全身各个系统，其中最重要的危害是冠状动脉损伤所引起的冠状动脉扩张和冠状动脉瘤形成，是小儿冠状动脉病变的主要原因，是儿童期后天性心脏病的主要病因之一。

（二）诊断依据

根据《小儿心脏病学（第4版）》（杨思源主编，人民卫生出版社，2012），《关于川崎病诊断、治疗和长期随访的指南》（Circulation，2017，《诸福棠实用儿科学（第8版）》（江载芳主编，人民卫生出版社，2015）。

1. 持续发热5天。

2. 以下主要临床表现至少存在 4 项。
(1) 双侧球结膜充血，无渗出。
(2) 口唇和口腔改变（口唇干燥皲裂，杨梅舌，口腔及咽部黏膜弥漫充血）。
(3) 多形性皮疹。
(4) 四肢末端改变（急性期手足硬性水肿，掌趾及指趾端红斑，亚急性 2~3 周内手指和足趾甲周脱皮）。
(5) 颈部淋巴结肿大（直径> 1.5cm），常为单侧。
3. 排除具有相似表现的其他疾病，如 EB 病毒感染、链球菌感染、败血症、出疹性传染病以及其他类似表现的结缔组织疾病。
发热大于等于 5 天，上述主要临床表现至少存在 4 项即可诊断为不完全川崎病。发热大于等于 5 天，主要临床表现不足 4 项，但是超声心动图或血管造影发现有冠状动脉异常者，可诊断为川崎病。若发热并有 4 项或 4 项以上主要临床指标，发病第 4 天即可诊断。
4. 实验室检查：红细胞沉降率增快、C 反应蛋白（CRP）增高、白细胞计数升高并出现核左移、血小板计数升高、贫血、血清谷丙转氨酶轻到中度升高、血浆白蛋白水平降低，无菌性脓尿等。

释义

■ 本路径的制订主要参考国内权威参考书籍和诊疗指南。

■ 临床症状是诊断川崎病的初步依据，部分患儿临床表现不典型，如冠脉超声检查支持冠状动脉病变，临床诊断为不完全性川崎病，亦可进入路径。

■ 川崎病是儿童时期常见的发热出疹性疾病，需结合临床情况与麻疹、猩红热、败血症、传染性单核细胞增多症等鉴别，完善相关检查协助诊断。

（三）治疗方案的选择

根据《小儿心脏病学（第 4 版）》，（杨思源主编，人民卫生出版社，2012）、《关于川崎病诊断、治疗和长期随访的指南》（Circulation，2017）、《诸福棠实用儿科学（第 8 版）》（江载芳主编，人民卫生出版社，2015）。
治疗目标是减轻冠状动脉和心肌内炎症反应，抑制血小板聚集防止血栓形成。
1. 临床确诊后给予大剂量 IVIG（2g/kg），单次静滴（10~12 小时），输注后 48 小时仍持续发热。如仍发热伴皮肤黏膜症状，无其他感染或疾病依据，IVIG 无反应时，可给予第二剂
2. 阿司匹林（每天 30~50mg/kg），热退后 48~72 小时减量至单剂 3~5mg/（kg · d），持续用至发病后 2~3 月，直至无冠状动脉病变证据为止。

释义

■ 本病确诊后即应开始综合性治疗，包括内科基本治疗和药物治疗，目的在于消除病因、缓解临床症状、预防和减少并发症的发生。

■ 内科一般治疗包括合理饮食，注意休息，避免剧烈活动，退热降温。

■ 治疗川崎病的药物主要包括大剂量静脉用丙种球蛋白（IVIG）、阿司匹林及抗血小板药物，对症药物等，具体治疗方案参见“（七）选择用药”。对婴儿或体重较重的儿童，大剂量的丙球应用时注意入液量及液速，必要时可考虑临时给予利尿剂减

轻心脏前负荷，同时注意检查肝功及药物的不良反应。

■ 皮质类固醇激素及类克（英夫利西单抗）可作为辅助治疗，对于IVIG无反应者，可作为第二剂IVIG的替代治疗。

（四）标准住院日为14天

释义

■ 川崎病的患儿完善项检查及心脏彩超1~2天，一旦明确诊断立即给予大剂量IVIG及阿司匹林，对症药物治疗，观察丙球治疗后临床症状的缓解情况和有无药物副作用2~5天，病情平稳1周复查炎性指标及心脏彩超，总住院时间不超过14天符合本路径要求。

■ 冠脉超声的检查要根据冠脉病变的情况，进行性扩张者，或有冠状脉受累危险因素者，需一周2次。

（五）进入路径标准

1. 第一诊断必须符合ICD-10：M30.3川崎病疾病编码。
2. 当患儿同时具有其他疾病诊断，只要住院期间不需要特殊处理也不影响第一诊断的临床路径流程实施时，可以进入路径。

释义

■ 进入本路径的患儿为第一诊断为川崎病。

■ 合并严重心功能不全、休克、巨大冠状动脉瘤、血栓形成者不适用本临床路径。

（六）入院后第1~2天

1. 必需的检查项目：血常规、尿常规、C反应蛋白（CRP）、ASO、红细胞沉降率（ESR）、肝肾功能、凝血五项、输血前检查、心肌酶谱、2次血培养+鉴定+药敏、支原体抗体、呼吸道感染病原IgM抗体、EB病毒抗体、降钙素原（PCT）、X线胸片、心脏超声检查、心电图、BNP。
2. 根据患儿情况可选择：铁蛋白、结核感染相关检查、外周血涂片、尿培养、全身动脉血管超声、腰椎穿刺、骨髓穿刺、血栓弹力图等。

释义

■ 血常规、尿常规、大便常规是最基本的三大常规检查，进入路径的患儿均需完成。肝肾功能、电解质等检查，可评估有无基础疾病，是否影响住院时间、费用及其治疗预后。心肌酶、B型脑钠肽（BNP）、心电图、胸部X线、超声心动图检查、Holter动态心电图，评估川崎病心肌损害的程度。

■ 部分检查可以根据不同的病情，有选择做风湿免疫性疾病筛查（自身抗体）、甲功五项、血培养、D-二聚体、胸部 CT、腹部超声、其他有创性检查等，以协助鉴别诊断。

（七）选择用药

1. 大剂量丙种球蛋白（IVIG）。
2. 阿司匹林。
3. 根据患儿情况使用：糖皮质激素、其他抗血小板药物（如双嘧达莫、氯吡格雷）、对症治疗。

释义

■ 一旦确诊，应尽早给予大剂量 IVIG（2g/kg），单次静滴（10～12 小时），输注后 24 小时仍持续发热可再次给予。

■ 阿司匹林（每天 30～50mg/kg），退热后 48～72 小时周减量至单剂 3～5mg/(kg·d)，持续用至发病后 2~3 月，直至无冠状动脉病变证据为止。

■ 皮质类固醇激素及类克（英夫利西单抗）可作为辅助治疗，对于 IVIG 无反应者，可作为第二剂 IVIG 的替代治疗。

■ 若 IVIG 及激素无效者，可考虑加用英夫利西单抗治疗。

■ 评估全身脏器受累情况，对症处理。

（八）必需复查的检查项目

血常规、C 反应蛋白（CRP）、红细胞沉降率、肝肾功能、凝血三项、输血前检查、冠脉超声。

释义

■ 开始药物治疗后，观察临床症状是否减轻或消失，有无明显药物相关不良反应。

■ 输血前、输丙种球蛋白前需检查红细胞沉降率。

（九）出院标准

1. 体温正常 3 天或以上。
2. 血 WBC 计数及 CRP 基本正常。
3. 急性期症状基本消失。

释义

■ 如果出现并发症，是否需要继续住院治疗，需结合患儿临床症状及严重程度综合考虑，由上级医师决定（二位主治医师或一位副主任职称以上医师）。

（十）变异及原因分析

1. 大剂量IVIG治疗重复使用后仍高热不退者。

2. 存在冠状动脉严重病变（瘤样扩张甚至血栓形成），需要进一步完善相关检查，对症处理，向家属解释并告知病情，导致住院时间延长，增加住院费用等。

释义

■ 按标准治疗方案如患儿川崎病症状不能缓解，或发现其他严重基础疾病，需调整药物治疗或继续其他基础疾病的治疗，则中止本路径。后期合并冠状动脉瘤血栓形成、出现难治性恶性心律失常、合并难治性心力衰竭等，治疗疗程长、治疗费用高者需退出本路径。病种中出现严重并发症，如休克、心衰、MAS等需退出路径。出现严重并发症时，需转入相应路径。

■ 认可的变异原因主要是指患儿入选路径后，在检查及治疗过程中发现患儿合并存在事前未预知的、对本路径治疗可能产生影响的情况，需要中止执行路径或延长治疗时间、增加治疗费用。医师需在表单中明确说明。

■ 因患儿方面的主观原因导致执行路径出现变异，需医师在表单中予以说明。

五、川崎病临床路径给药方案

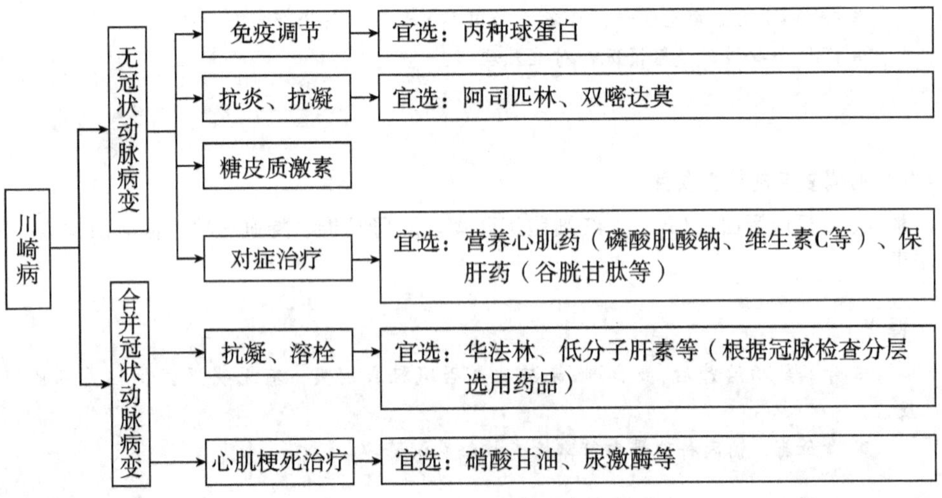

【用药选择】

1. 丙种球蛋白（IVIG）：一次性大剂量给予IVIG 2g/kg，单次静滴10~12小时，输注后48小时仍持续发热且IVIG无反应时可再次给予2g/kg。

2. 阿司匹林：每天30~50mg/kg，退热后48~72小时后减量至单剂3~5mg/（kg·d），持续用至共3个月，或直至无冠状动脉病变证据为止。

3. 皮质类固醇激素可作为辅助治疗，对于IVIG无反应者，可作为第二剂IVIG的替代治疗。

4. 若IVIG及激素无效者，可考虑加用英夫利西单抗治疗。

5. 评估全身脏器受累情况，对症处理。

6. 合并冠脉病变、心功能不全者，应严格卧床、镇静、限制活动，对症等治疗。

7. 住院期间定期监测、血常规、肝功能、凝血功能、超声心动图等，及时了解病情，调整用药。

【药物提示】

大剂量的丙种球蛋白应注意有无过敏反应，液体负荷过重加重心功能不全等不良反应。阿司匹林服用过程中可导致肝功损害、胃肠道反应、皮疹等不良反应，应严密监测患儿体温、皮疹等情况，发现问题及时调整治疗或停药。

【注意事项】

合并冠脉病变者需长期服用阿司匹林等抗凝药直至冠脉恢复正常，需严格门诊复诊，定期复查凝血功能、肝功能。心电图、超声心动图等以了解疾病的发展情况并调整治疗。

六、川崎病护理规范

1. 严密观察有无颈部淋巴结肿大，趾端有无膜样脱皮，肛周皮肤有无发红脱皮，帮助早期诊断、治疗、护理。

2. 发热期控制病室内温度和湿度，减少人员流动，定时开窗通风。

3. IVIG 不宜用碱性液体冲管或配制，不宜与其他药物同时输入，应现用现配，滴注时，先慢后快，密切观察有无过敏反应，若出现应暂停输入，更换输液器和吊瓶，异丙嗪肌内注射或地塞米松静推，吸氧对症。

4. 观察皮肤黏膜的变化，禁用肥皂和酒精，着宽松的棉质品，保持床单清洁平整、干燥、舒适，避免对皮肤的刺激。对指（趾）端半脱的痂皮用消毒剪刀剪除，防止出血和感染。

5. 伴有双眼结膜充血的患儿，可用生理盐水清洗双眼，必要时滴眼液预防继发感染。

6. 告知家长出院后注意休息，避免剧烈运动，防止受寒感冒。

7. 及时准确地给患儿服药，定期随访。

七、川崎病患儿营养治疗规范

1. 伴有口腔溃疡、口唇皲裂或出血者，予康复新液涂擦或棉签蘸 0.9%NaCl 溶液清洗口腔，同时予高热量、高维生素、高蛋白、清淡流食或半流食，禁食辛辣、生、硬食物，以免刺激引起口腔疼痛。

2. 进食少及高热者，适量补液。

八、川崎病患儿健康教育

1. 指导患儿家长掌握川崎病的基本知识、临床表现和注意事项。

2. 接受 IVIG 治疗的儿童，活病毒疫苗接种应推迟至少 11 个月。其他常规儿童疫苗建议半年以后接种。

3. 接受长期高剂量阿司匹林治疗的 6 个月以上儿童，建议接种流感疫苗以降低瑞夷综合征的风险。接受长期低剂量阿司匹林治疗的儿童，建议接种水痘疫苗。

4. 对于接受 KD 治疗的患儿轻度体温升高者，照料者应每 6 小时检查 1 次孩子的体温腋温，直到最后一次发热后 48 小时。

5. 处于疾病恢复期、血栓形成风险大，尤其合并巨大冠状动脉瘤的儿童应限制体力活动。

九、推荐表单

（一）医师表单

川崎病临床路径医师表单

适用对象：第一诊断为川崎病（ICD-10：M30.3）

患儿姓名：	性别： 年龄： 门诊号：	住院号：
住院日期： 年 月 日	出院日期： 年 月 日	标准住院日：10~14天

时间	住院第1天	住院第2~4天
主要诊疗工作	□ 询问病情及体格检查 □ 分析病因、危险分层、监护强度、治疗效果评估 □ 确定下一步治疗方案 □ 完成病历书写 □ 向家属交代血制品知情同意书，获得家属的知情同意签字 □ 如患儿病情重，应当及时通知上级医师	□ 上级医师查房 □ 根据送检项目报告，及时向上级医师汇报，并予相应处理 □ 完成病程记录，详细记录医嘱变动情况（原因及更改内容） □ 向患儿家长交代病情
重点医嘱	**长期医嘱：** □ 心内科护理常规 □ 饮食 □ 阿司匹林30~50mg/（kg·d） □ 一级护理 **临时医嘱：** □ 血常规、尿常规、C反应蛋白（CRP）、红细胞沉降率（ESR）、肝肾功能、凝血三项、心脏超声检查、输血前检查、心电图、心肌酶谱 □ X线胸片 □ 静脉注射丙种球蛋白2g/kg，高热时降温处理	**长期医嘱：** □ 心内科护理常规 □ 饮食 □ 一级护理 □ 阿司匹林3~50mg/（kg·d） □ 必要时营养心肌治疗（按需） □ 肝功能异常者保肝治疗 **临时医嘱：** □ 高热时降温处理 □ 随访血常规、CRP
病情变异记录	□ 无 □ 有，原因： 1. 2.	□ 无 □ 有，原因： 1. 2.
医师签名		

时间	住院第 5~9 天	住院第 10~14 天 （出院日）
主要诊疗工作	□ 完成病程记录，详细记录医嘱变动情况（原因及更改内容） □ 上级医师查房 □ 根据结果调整治疗药物 □ 体温正常且血常规，CRP 基本正常后阿司匹林予以减量	□ 上级医师查房准其出院 □ 完成出院小结 □ 出院宣教 □ 向患儿家属交代出院注意事项，如随访项目、间隔时间、观察项目等
重点医嘱	**长期医嘱：** □ 心内科护理常规 □ 饮食 □ 二级护理 □ 阿司匹林 3~5mg/（kg·d）（视病情） □ 继续营养心肌治疗（按需） □ 继续保肝治疗（按需） **临时医嘱** □ 复查血常规 □ 复查血沉肝功、凝血、凝血 □ 复查心电图、超声心动图 □ 其他医嘱	**临时医嘱：** □ 出院医嘱 □ 门诊随访
病情变异记录	□ 无 □ 有，原因： 1. 2.	□ 无 □ 有，原因： 1. 2.
医师签名		

（二）护士表单

川崎病临床路径护士表单

适用对象：第一诊断为川崎病（ICD-10：M30.3）

患儿姓名：	性别： 年龄： 门诊号：	住院号：
住院日期： 年 月 日	出院日期： 年 月 日	标准住院日：10~14天

时间	住院第1天	住院第2~4天
健康宣教	□ 入院宣教 □ 介绍主管医师、护士 □ 介绍环境、设施 □ 介绍住院注意事项 □ 介绍探视和陪伴制度 □ 介绍贵重物品制度 □ 告知检查的内容、目的及注意事项，并协助患儿到相关科室检查	□ 药物宣教 □ 主要药物名称、用法及注意事项 □ 用药及各种治疗指导
护理处置	□ 协助医师完成的相关化验 □ 定时监测体温 □ 准确记录治疗过程（时间、病情变化） □ 指导患儿相关治疗和检查活动	□ 观察患儿生命体征 □ 定时监测体温 □ 观察药物作用 □ 准确记录治疗过程（时间、病情变化） □ 指导患儿相关治疗和检查活动
基础护理	□ 一级护理 □ 患儿安全管理	□ 一级护理 □ 患儿安全管理
专科护理	□ 病情观察 □ 遵医嘱完成相关检查 □ 心理护理	□ 病情观察 □ 心理护理
重点医嘱	□ 详见医嘱执行单	□ 详见医嘱执行单
病情变异记录	□ 无 □ 有，原因： 1. 2.	□ 无 □ 有，原因： 1. 2.
护士签名		

时间	住院第 5~9 天	住院第 10~14 天 （出院日）
健康宣教	□ 观察药物作用及频率 □ 饮食、活动指导	□ 出院宣教 □ 复查时间 □ 服药方法 □ 活动休息 □ 指导饮食 □ 指导办理出院手续
护理处置	□ 观察患儿一般状况 □ 观察药物副作用 □ 定时监测体温	□ 办理出院手续 □ 书写出院小结
基础护理	□ 一级护理 □ 患儿安全管理	□ 一级护理 □ 患儿安全管理
专科护理	□ 病情观察 □ 监测生命体征 □ 监测体温 □ 心理护理	□ 出院指导 □ 心理护理
重点医嘱	□ 详见医嘱执行单	□ 详见医嘱执行单
病情变异记录	□ 无　□ 有，原因： 1. 2.	□ 无　□ 有，原因： 1. 2.
护士签名		

（三）患儿表单

川崎病临床路径患儿表单

适用对象：第一诊断为川崎病（ICD-10：M30.3）

患儿姓名：	性别：　年龄：　门诊号：	住院号：
住院日期：　年　月　日	出院日期：　年　月　日	标准住院日：10~14天

时间	入院	住院前期	出院中期
医患配合	□ 配合询问病史、收集资料，请务必详细告知既往史、用药史、过敏史 □ 配合进行体格检查 □ 有任何不适请告知医师	□ 配合完善相关检查、化验，如采血、心电图、胸片、心脏彩超等 □ 医师与患儿及家属介绍病情及可能的风险、所需抢救措施并签字 □ 完善输血前检查，并签署血制品知情同意书	□ 配合完善相关检查、化验
护患配合	□ 配合测量体温、脉搏、呼吸3次，血压、体重1次 □ 配合完成入院护理评估（简单询问病史、过敏史、用药史） □ 接受入院宣教（环境介绍、病室规定、订餐制度、贵重物品保管等） □ 配合执行探视和陪伴制度 □ 有任何不适请告知护士	□ 配合测量体温、脉搏、呼吸 □ 接受抢救前相关宣教 □ 接受饮食宣教 □ 接受药物宣教	□ 配合测量体温、脉搏、呼吸 □ 缓解疼痛 □ 有任何不适请告知护士
饮食	□ 遵医嘱饮食	□ 遵医嘱饮食	□ 遵医嘱饮食
活动	□ 卧床休息	□ 卧床休息	□ 卧床休息

时间	住院后期	出院
医患配合	□ 配合心电图检查 □ 配合完善相关检查：如采血、心电图、心脏彩超	□ 接受出院前指导 □ 知道复查程序 □ 获取出院诊断书
护患配合	□ 配合定时测量生命体征 □ 配合监测体温 □ 接受输液、服药等治疗 □ 注意活动安全，避免坠床或跌倒 □ 配合执行探视及陪伴	□ 接受出院宣教 □ 办理出院手续 □ 获取出院带药 □ 知道服药方法、作用、注意事项 □ 知道复印病历程序
饮食	□ 遵医嘱饮食	□ 遵医嘱饮食
活动	□ 正常适度活动，避免疲劳	□ 正常适度活动，避免疲劳

附：原表单（2019 年版）

川崎病临床路径表单

适用对象：第一诊断为川崎病（ICD-10：M30.3）

患儿姓名：	性别：　　年龄：　　门诊号：	住院号：
住院日期：　　年　月　日	出院日期：　　年　月　日	标准住院日：10~14

时间	住院第 1-8 天	住院第 9-14 天 （出院日）
主要诊疗工作	□ 询问病史及体格检查 □ 完成病历书写 □ 完善实验室检查 □ 患儿家属签署输血知情同意书 □ 上级医师查房 □ 整理送检项目报告，有异常者应当及时向上级医师汇报，并予相应处理 □ 初步确立诊断，予以相应治疗 □ 向患儿家属交代病情	□ 上级医师查房，同意其出院 □ 完成出院小结 □ 出院宣教
重点医嘱	**长期医嘱：** □ 川崎病护理常规 □ 饮食 □ 阿司匹林 □ 一级护理 □ 双嘧达莫片 **临时医嘱：** □ 血常规、尿常规、C 反应蛋白（CRP）、红细胞沉降率（ESR）、肝肾功能、凝血三项、心脏超声检查、输血前检查、心电图、心肌酶谱、ASO、2 次血培养+鉴定+药敏、支原体抗体、呼吸道感染病原 IgM 抗体、EB 病毒抗体 X 线胸片 □ 静脉丙种球蛋白 2g/kg 高热时降温处理	**长期医嘱：** □ 川崎病护理常规 □ 饮食 □ 一级护理 □ 阿司匹林 □ 必要时营养心肌治疗（按需） □ 肝功能异常者保肝治疗 □ 双嘧达莫片 **临时医嘱：** □ 高热时降温处理 □ 随访血常规、CRP、血沉、心脏超声
主要护理工作	□ 入院宣教 □ 每日护理评估 □ 定时测量体温	□ 出院宣教
病情变异记录	□ 无　□ 有，原因： 1. 2.	□ 无　□ 有，原因： 1. 2.
护士签名		
医师签名		

第二十三章

阵发性室上性心动过速临床路径释义

【医疗质量控制指标】（专家建议）

指标一、诊断需根据体表十二导联的标准心电图明确；对于部分心动过速需要心内电生理检查进一步明确诊断。

指标二、阵发性室上性心动过速发作时需密切关注患儿血压和心功能情况。

指标三、急性发作治疗：明确患儿血流动力学状态，确定终止室上性的具体方法。

指标四、预防心动过速：频繁发作的婴幼儿需长期口服抗心律失常药物治疗；年长儿可首选射频消融术治疗。

一、阵发性室上性心动过速编码

1. 原编码：

疾病名称及编码：阵发性室上性心动过速（ICD-10：I47.113）

2. 修改编码：

疾病名称及编码：阵发性室上性心动过速（ICD-10：I47.1）

二、临床路径检索方法

I47.1 住院科别为儿科

三、国家医疗保障疾病诊断相关分组（CHS-DRG）

MDC 编码：MDCF（循环系统疾病及功能障碍）

ADRG 编码：FU2（心律失常及传导障碍）

四、阵发性室上性心动过速临床路径标准住院流程

（一）适用对象

第一诊断为阵发性室上性心动过速（ICD-10：I47.1）。

行药物复律或直流电复律治疗，无室上性心动过速相关并发症者。

释义

■ 适用对象编码参见第一部分。

■ 本路径适用对象为临床诊断为阵发性室上性心动过速的患儿。

■ 阵发性室上性心动过速是指起源于希氏束或希氏束以上的突发突止的心动过速，大多数是由于折返激动所致，少数由自律性增加和触发活动引起。心电图连续3个以上室上性期前收缩统称为室上性心动过速，包括房性和交界性心动过速，此二种心律失常有时在心电图上难以与阵发性室上性心动过速相鉴别，而需要进一步心内电生理检查明确诊断。

（二）诊断依据

根据《室上性快速心律失常治疗指南》（中华心血管病杂志2005年第33卷第1期）、《ACC/AHA/ESC 2003年室上性心律失常指南》（JACC 2003，42卷，1493-1531页）和《诸福棠实用儿科学（第8版）》（人民卫生出版社，2015）等国内外治疗指南。

1. 病史：阵发性室上性心动过速常见于无器质性心脏病者（50%以上为预激综合征患儿），也可见于心肌炎、心肌病及先天性心脏病如埃布斯坦综合征（Ebstein syndrome）等。多数发作时有心悸、胸闷、气短、乏力等。小婴儿表现可不典型，无特殊症状或仅有食欲缺乏等。持续发作较久者可有休克、心力衰竭。

2. 临床特征：突然发作与突然终止，心率常在160~250次/分之间（小婴儿心室率可大于300次/分），心律绝对规则，刺激迷走神经的机械方法和药物可终止发作或使心率减慢。

3. 心电图检查。

（1）快而规则的QRS波群。

（2）心律规则，频率在160~250次/分之间（小婴儿心室率可大于300次/分）。

（3）可见直立或倒置的异位P波，或难以辨认。

（4）部分病例ST段下移，T波低平或倒置。当伴有预激发生逆传型室上速、心室内差异传导或束支阻滞时，QRS波可出现宽大畸形。

释义

■ 本路径的制订主要参考国内权威参考书籍和诊疗指南。根据《诸福棠实用儿科学》（第8版）（人民卫生出版社），《小儿心脏病学》（第4版）（人民卫生出版社）等国内外治疗指南。

■ 病史和临床症状、心电图特点是诊断阵发性室上性心动过速初步依据，通常提到的阵发性室上性心动过速是指折返机制引起的室上性心动过速。

（三）治疗方案的选择

根据《室上性快速心律失常治疗指南》、《ACC/AHA/ESC 2006年室上性心律失常指南》和《诸福棠实用儿科学（第八版）》（人民卫生出版社）等国内外治疗指南。

1. 查找引起室上速的病因，确定治疗方案。
2. 治疗诱因（包括缺血、电解质紊乱、药物中毒如洋地黄类等）。
3. 刺激迷走神经。
4. 药物治疗或电击复直流电律。
5. 射频消融手术治疗。
6. 外科手术治疗。
7. 获得患儿及家属有关病情以及相关抢救的知情同意。

释义

■ 根据《诸福棠实用儿科学》（第8版）（人民卫生出版社），《小儿心脏病学》（第4版）（人民卫生出版社）等国内外治疗指南。

■ 根据心动过速时的血流动力学情况选择相应的治疗。血流动力学改变明显者需要立即电击复律。

（四）标准住院日为6~10天

释义

■ 阵发性室上性心动过速患儿入院后，需立即评估其根据心动过速时的血流动力学情况，完善血生化及心脏彩超等检查，及时转复心动过速；若心动过速反复发作，酌情加用药物治疗及预防发作，并检测药物的不良反应。总住院时间不超过10天符合本路径要求。

（五）进入路径标准

1. 第一诊断必须符合ICD-10：I47.1阵发性室上性心动过速疾病编码。
2. 除外缺血、电解质紊乱和药物中毒等造成的室上性心动过速。
3. 如同时患有其他疾病，但在住院期间无需特殊处理（检查和治疗），也不影响第一诊断时，可以进入路径。

释义

■ 如同时患有其他疾病影响第一诊断时，不可以进入路径。

■ 合并呼吸衰竭、心力衰竭需入住ICU时不符合本路径要求。

■ 入院后常规检查发现有其他疾病，如肺炎、心包积液、肝功能损害等，经系统评估后对阵发性室上性心动过速诊断治疗无特殊影响者可进入路径。但可能增加医疗费用，延长住院时间。

（六）首诊处理（急诊室）

1. 明确阵发性室上性心动过速的诊断。
2. 明确患儿血流动力学状态，确定终止室上性的方式。
（1）血流动力学不稳定，出现意识不清，血压不稳定者，立即给予直流电复律，终止室上速。
（2）血流动力学不稳定，但意识尚清楚者，给予静脉诱导麻醉后直流电复律。
（3）血流动力学稳定者，先给予刺激迷走神经，如无效静脉给予抗心律失常药物，如效果不好患儿出现血流动力学不稳定情况可择期麻醉后直流电复律。
3. 初步筛查引起室上性的基础疾病，确定治疗方案：
（1）存在电解质紊乱或药物毒性等诱因的患儿，室上性终止后给予补充电解质、停药观察等治疗后进入药物治疗流程。
（2）无心内畸形及电解质紊乱等，发作频率较少，终止后可门诊随访。
（3）反复发作但年龄较小不适于射频消融（RFCA）或伴有心肌病、心肌炎等进入药物治疗流程。
（4）年龄大于7岁且反复发作的阵发性室上性心动过速患儿或者药物控制困难的患儿进入电生理检查+经导管射频消融手术流程。

释义

■ 吸氧、镇静。

■ 评估患儿疾病严重程度，有血流动力学改变者给予电击复律。

■ 对于反复发作的阵发性室上性心动过速可首选射频消融术介入治疗，以达到根本治疗的目的。

（七）住院后1~2天

1. 必需的检查项目：

（1）12导联心电图。

（2）胸部正侧位片。

（3）心脏彩超。

（4）血电解质、心肌酶和肌钙蛋白。

2. 根据患儿病情可选择的检查项目：

（1）血气分析。

（2）凝血功能。

（3）柯萨奇病毒抗原或抗体等。

（4）动态心电图。

释义

■ 在SVT发作期间，心电图表现出规律的节律（即RR间期无变化），其心率通常在婴儿中为220~280次/分钟，在较大儿童中为180~240次/分钟。多数情况下，QRS波群很窄，＜80毫秒。

■ 胸部正侧位片：部分患儿可有胸片下心影增大的表现。

■ 心脏彩超：可能并没有器质性结构改变，专业人员可清晰观察到心脏各个壁以及运动幅度异常。

■ 动态监测心电图可以帮助确定SVT的频率和持续时间。

（八）选择用药及手术治疗

（1）普罗帕酮：为PSVT常用的复律药。1~2mg/kg缓慢静脉推注，无效者可于20min后重复1~2次。累计剂量不超过5mg/kg。对有心肌炎等基础心脏病和心功能不全及传导阻滞者慎用，严重者禁用，对新生儿及小婴儿慎用。

（2）洋地黄类：首剂量用饱和量的1/2（饱和量为0.03~0.04mg/kg），余量分2次，1次/4~6小时。主要用于新生儿、小婴儿和有心功能不全者。

（3）三磷酸腺苷（ATP）：常用剂量0.2~0.4mg/kg，不稀释，快速“弹丸式”推注。有心肌炎或心功能不全等基础疾病者慎用。需心电监护并备有阿托品。

（4）胺碘酮：为长效抗心律失常药物，在静脉注射治疗PSVT时，负荷量5mg/（kg·次），30~60分钟缓注；然后胺碘酮静脉维持5~15μg/（kg·min）。

（5）维拉帕米：为钙通道阻滞剂，对房室结折返和顺传型房室折返PSVT显效，0.1~0.2mg/（kg·次），＜1mg/min缓慢静脉注射。因有明显负性心肌作用，年长儿可选用，＜1岁婴儿禁用。

慢性或频繁反复发作的室上速儿童，常引起心功能不全和心脏扩大，联合用药治疗此类心律失常疗效较好。

（6）射频消融手术：室上性心动过速发作2次以上，且可行手术治疗者。

释义

■ 吸氧、镇静。

■ 给予营养心肌等支持治疗。

■ 评估患儿疾病严重程度，血流动力学改变情况，是否合并心脏扩大及心功能不全，选择不同终止方法：电击复律、抗心律失常治疗等，同时是否给予强心利尿扩血管治疗。

■ 室上性心动过速发作2次以上的年长儿童，建议尽早行射频消融术。

（九）复查的检查项目

1. 必需的复查项目：心电图。
2. 根据病情需要复查血气、电解质等。

（十）出院标准

1. 生命体征平稳。
2. 心律转为窦性或24小时心电图仅短阵室上速发作，不影响血流动力学。

释义

■ 出院时，患儿的酶学指标正常或有所下降、心电图改变已经好转或平稳。

■ 如果出现可并发症、是否需要继续住院治疗，由上级医师视具体情况决定。

（十一）变异及原因分析

患儿入院时已发生严重心功能不全或者合并先天性心脏病、急性感染等，需进行积极对症处理，完善相关检查，向家属解释并告知病情，导致住院时间延长，增加住院费用等。

释义

■ 按标准治疗方案如患儿阵发性室上性心动过速不能中止，或发现其他严重基础疾病，需调整药物治疗或继续其他基础疾病的治疗，则中止本路径；后期合并出现难治性恶性心律失常、合并难治性心力衰竭等，治疗疗程长、治疗费用高者需退出本路径；出现严重并发症时，需转入相应路径。

■ 认可的变异原因主要是指患儿入选路径后，在检查及治疗过程中发现患儿合并存在事前未预知的、对本路径治疗可能产生影响的情况，需要中止执行路径或延长治疗时间、增加治疗费用。医师需在表单中明确说明。

■ 因患儿方面的主观原因导致执行路径出现变异，需医师在表单中予以说明。

五、阵发性室上性心动过速给药方案

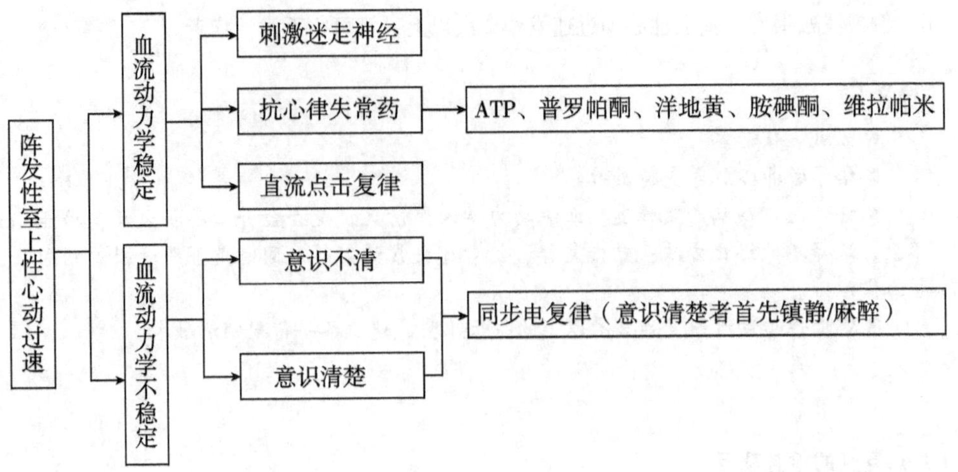

（一）用药选择

1. 普罗帕酮：为 PSVT 常用的复律药。1~2mg/kg 缓慢静脉推注，无效者可于 20 分钟后重复 1~2 次。累计剂量不超过 5mg/kg。对有心肌炎等基础心脏病和心功能不全及传导阻滞者慎用，严重者禁用，对新生儿及小婴儿慎用。

2. 洋地黄类：首剂量用饱和量的 1/2（饱和量为 0.03~0.04mg/kg），余量分 2 次，1 次/4~6 小时。主要用于新生儿、小婴儿和有心功能不全者。

3. 三磷酸腺苷（ATP）：常用剂量 0.2~0.4mg/kg，不稀释，快速“弹丸式”推注。有心肌炎或心功能不全等基础疾病者慎用。需心电监护并备有阿托品。

4. 胺碘酮：为长效抗心律失常药物，在静脉注射治疗 PSVT 时，负荷量每次 5mg/kg，30~60 分钟缓注；然后胺碘酮静脉维持 5~15μg/（kg·min）。

5. 维拉帕米：为钙通道阻滞剂，对房室结折返和顺传型房室折返 PSVT 显效，0.1~0.2mg/（kg·次），<1mg/min 缓慢静脉注射。因有明显负性心因有明显负性心肌作用，年长儿可选用，<1 岁婴儿禁用。

（二）药物提示

慢性或频繁反复发作的室上速在儿童多见，其疾病本身可伴发心功能不全和心脏扩大，需联合用药强心利尿扩血管治疗。虽然抗心律失常药物对于部分患儿即刻中止心动过速的效果较好，但不能达到根治的目的，故建议首选射频消融治疗。

（三）注意事项

对于持续发作、用药效果欠佳或血流动力学不稳定、存在心源性休克的患儿，应尽早寻找病因，可使用电复律中止心动过速发作。

六、阵发性室上性心动过速护理规范

1. 术前做好备皮、皮试，训练床上大小便、沐浴等。
2. 术日取下饰品，病员服提前穿好，贵重物品交家长保管。
3. 术日建立静脉通路并静滴抗菌药物。
4. 术后活动指导：根据术肢伤口情况，术侧肢体制动，未解除制动前绝对卧床，由护理人员协助生活护理。
5. 术后心电监护，监测心律、心率、血压变化，穿刺点有无出血，局部有无血肿及患肢血液循环情况，注意排尿情况，及时处理尿潴留。

6. 术后行术肢按摩，预防下肢静脉血栓。

七、阵发性室上性心动过速患儿营养治疗规范

1. 术晨半流质饮食。

2. 术日上肢建立静脉通路。

3. 术后饮食指导：进清淡易消化、少产气、无刺激性饮食。

八、阵发性室上性心动过速患儿健康教育

1. 术后早期注意休息、适当活动、生活规律，避免劳累、情绪激动、剧烈活动，合理饮食、预防便秘。

2. 出院后 72 小时内不要参加剧烈的体育活动，以后逐渐恢复正常活动，服用阿司匹林 75mg，1 次/天，连续 1 个月，预防血栓形成，服用此药时，注意观察有无牙龈、皮肤黏膜出血等症状。

3. 为所有接受射频消融术治疗的患儿建立档案，出院后定期坚持对其进行电话随访和家庭访问，指导患儿 1、3、6、12 个月来院复查。

4. 告知患儿伤口自我护理及观察。

九、推荐表单

（一）医师表单

阵发性室上性心动过速临床路径医师表单

适用对象：第一诊断为阵发性室上性心动过速（ICD-10：I47.113）

患儿姓名：	性别：　年龄：　门诊号：	住院号：
住院日期：　年　月　日	出院日期：　年　月　日	标准住院日：6~10天
发病时间：年　月　日　时　分	到达急诊时间：年　月　日　时　分	

时间	到达急诊（0~10分钟）	到达急诊（0~30分钟）	到达急诊（0~24小时）
主要诊疗工作	□ 描记12导联心电图 □ 评价心电图 □ 询问病史 □ 检查生命体征，体格检查 □ 完成血流动力学评估 □ 根据患儿病情，向家属交代可能的风险、所需抢救措施（包括直流电转复及气管插管、动脉深静脉穿刺等），并获得家属的知情同意签字	□ 请上级医师会诊 □ 如患儿因血流动力学不稳定出现意识丧失，则迅速给予直流电复律 □ 如果血流动力学尚稳定未出现意识丧失，可等待会诊后决定治疗措施 □ 如患儿出现休克症状，但意识尚清，可给予镇静药物后电复律 □ 向家属交代病情，签署相关知情同意书	□ 评价病史及基础病，分析各项化验结果 □ 再次向家属交代病情和治疗措施，签署相关知情同意书 □ 准备收入相关病房 □ 电解质紊乱、药物中毒等诱因或无手术指征采用“药物治疗流程” □ 密切观察患儿心律情况
重点医嘱	**长期医嘱：** □ 吸氧 □ 心电、血压和血氧监测 **临时医嘱：** □ 描记12导联心电图 □ 血清心肌酶肌钙蛋白测定 □ 血常规+电解质 □ 动脉血气分析 □ 凝血功能	**长期医嘱：** □ 特级护理 □ 每小时测量记录生命体征 □ 卧床、禁食禁水 □ 心电、血压和血氧监测 **临时医嘱：** □ 静脉予麻醉药物（如需直流电复律） □ 直流电复律（按需） □ 描记12导联心电图（转复后） □ 静脉应用抗心律失常药（直流电转复后按需或血流动力学稳定者首选）	**长期医嘱：** □ 特级护理 □ 卧床 □ 心电、血压和血氧监测 □ 吸氧 **临时医嘱：** □ 口服/静脉抗心律失常药物 □ 针对异常化验指标进行复查
病情变异记录	□ 无　□ 有，原因： 1. 2.	□ 无　□ 有，原因： 1. 2.	□ 无　□ 有，原因： 1. 2.
医师签名			

时间	住院第 1 天	住院第 2 天
主要诊疗工作	□ 询问病情及体格检查 □ 分析病因、危险分层、监护强度、治疗效果评估 □ 确定下一步治疗方案 □ 完成病历书写 □ 向家属交代可能的风险、所需诊治方案，并获得家属的知情同意签字 □ 如患儿病情重，应当及时通知上级医师	□ 上级医师查房 □ 根据送检项目报告，及时向上级医师汇报，并予相应处理 □ 继续调整抗心律失常药 □ 完成病程记录，详细记录医嘱变动情况（原因及更改内容）
重点医嘱	**长期医嘱：** □ 一级护理 □ 饮食 □ 心电、血压和血氧监测 □ 营养心肌药物（按需） **临时医嘱：** □ 描记 12 导联心电图 □ Holter（按需） □ 超声心动图（按需） □ 抗心律失常药（按需）	**长期医嘱：** □ 一/二级护理 □ 饮食 □ 心电、血压和血氧监测 □ 营养心肌药物（按需） **临时医嘱：** □ 继续调整抗心律失常药（按需）
病情变异记录	□ 无 □ 有，原因： 1. 2.	□ 无 □ 有，原因： 1. 2.
医师签名		

时间	住院第 3~5 天	住院第 6~10 天 （出院日）
主要诊疗工作	□ 继续调整抗心律失常药 □ 完成病程记录，详细记录医嘱变动情况（原因及更改内容） □ 上级医师查房	□ 上级医师查房准其出院 □ 完成出院小结 □ 出院宣教
重点医嘱	**长期医嘱：** □ 二级护理 □ 饮食 □ 心电、血压和血氧监测 □ 营养心肌药物（按需） **临时医嘱：** □ 继续调整抗心律失常药（按需）	**临时医嘱：** □ 出院医嘱 □ 门诊随访
病情变异记录	□ 无 □ 有，原因： 1. 2.	□ 无 □ 有，原因： 1. 2.
医师签名		

（二）护士表单

阵发性室上性心动过速临床路径护士表单

适用对象：第一诊断为阵发性室上性心动过速（ICD-10：I47.113）

患儿姓名：	性别： 年龄： 门诊号：	住院号：
住院日期： 年 月 日	出院日期： 年 月 日	标准住院日：6~10天
发病时间：年 月 日 时 分	到达急诊时间：年 月 日 时 分	

时间	到达急诊 （0~24小时）	住院第1天	住院第2天
健康宣教	□ 协助患儿或家属完成挂号、交费等手续 □ 急诊宣教 □ 介绍主管医师、护士 □ 介绍环境、设施	□ 入院宣教 □ 介绍主管医师、护士 □ 介绍环境、设施 □ 介绍住院注意事项 □ 介绍探视和陪伴制度 □ 介绍贵重物品制度 □ 告知检查的内容、目的及注意事项，并协助患儿到相关科室检查	□ 药物宣教 □ 主要药物名称、用法及注意事项 □ 用药及各种治疗指导
护理处置	□ 核对患儿，佩戴腕带 □ 协助患儿留取各种标本 □ 测量生命体征/体重	□ 协助医师完成的相关化验 □ 准确记录治疗过程（时间、病情变化） □ 指导患儿相关治疗和检查活动	□ 观察患儿生命体征 □ 观察药物作用 □ 准确记录治疗过程（时间、病情变化） □ 指导患儿相关治疗和检查活动
基础护理	□ 特级/一级护理 □ 患儿安全管理	□ 一级护理 □ 患儿安全管理	□ 一级护理 □ 患儿安全管理
专科护理	□ 护理查体 □ 病情观察 □ 请家属陪伴 □ 心理护理	□ 病情观察 □ 遵医嘱完成相关检查 □ 心理护理	□ 病情观察 □ 心理护理
重点医嘱	□ 详见医嘱执行单	□ 详见医嘱执行单	□ 详见医嘱执行单
病情变异记录	□ 无 □ 有，原因： 1. 2.	□ 无 □ 有，原因： 1. 2.	□ 无 □ 有，原因： 1. 2.
护士签名			

时间	住院第 3~5 天	住院第 6~10 天 （出院日）
健康宣教	□ 观察药物作用及频率 □ 饮食、活动指导	□ 出院宣教 □ 复查时间 □ 服药方法 □ 活动休息 □ 指导饮食 □ 指导办理出院手续
护理处置	□ 观察患儿一般状况 □ 观察药物副作用	□ 办理出院手续 □ 书写出院小结
基础护理	□ 一级护理 □ 患儿安全管理	□ 一级护理 □ 患儿安全管理
专科护理	□ 病情观察 □ 监测生命体征 □ 心律及心率的观察 □ 心理护理	□ 出院指导 □ 心理护理
重点医嘱	□ 详见医嘱执行单	□ 详见医嘱执行单
病情变异记录	□ 无 □ 有，原因： 1. 2.	□ 无 □ 有，原因： 1. 2.
护士签名		

（三）患儿表单

阵发性室上性心动过速临床路径患儿表单

适用对象：第一诊断为阵发性室上性心动过速（ICD-10：I47.113）

患儿姓名：	性别：　　年龄：　　门诊号：	住院号：
住院日期：　　年　月　日	出院日期：　　年　月　日	标准住院日：6~10天
发病时间：年　月　日　时　分	到达急诊时间：年　月　日　时　分	

时间	入院	心动过速终止前	心动过速转复时
医患配合	□ 配合询问病史、收集资料，请务必详细告知既往史、用药史、过敏史 □ 配合进行体格检查 □ 有任何不适请告知医师	□ 配合完善相关检查、化验，如采血、心电图、X线胸片、心脏彩超等 □ 医师与患儿及家属介绍病情及可能的风险、所需抢救措施并签字	□ 配合完善相关检查、化验，如采血、留尿、胃镜 □ 配合医师摆好体位
护患配合	□ 配合测量体温、脉搏、呼吸3次，血压、体重1次 □ 配合完成入院护理评估（简单询问病史、过敏史、用药史） □ 接受入院宣教（环境介绍、病室规定、订餐制度、贵重物品保管等） □ 配合执行探视和陪伴制度 □ 有任何不适请告知护士	□ 配合测量体温、脉搏、呼吸3次 □ 接受抢救前相关宣教 □ 接受饮食宣教 □ 接受药物宣教	□ 配合测量体温、脉搏、呼吸3次 □ 行床边心电图检查，纠正心律失常 □ 配合缓解疼痛 □ 有任何不适请告知护士
饮食	□ 遵医嘱饮食	□ 遵医嘱饮食	□ 遵医嘱饮食
活动	□ 卧床休息	□ 卧床休息	□ 卧床休息

时间	心动过速终止后	出院
医患配合	□ 配合心电图检查 □ 配合完善相关检查：如采血、心电图、心脏彩超、24 小时动态心电图等	□ 接受出院前指导 □ 知道复查程序 □ 获取出院诊断书
护患配合	□ 配合定时测量生命体征 □ 配合检查心电图及心脏相关查体 □ 接受输液、服药等治疗 □ 注意活动安全，避免坠床或跌倒 □ 配合执行探视及陪伴	□ 接受出院宣教 □ 办理出院手续 □ 获取出院带药 □ 知道服药方法、作用、注意事项 □ 知道复印病历程序
饮食	□ 遵医嘱饮食	□ 遵医嘱饮食
活动	□ 正常适度活动，避免疲劳	□ 正常适度活动，避免疲劳

附：原表单（2019 年版）

阵发性室上性心动过速临床路径表单

适用对象：第一诊断为阵发性室上性心动过速（ICD：I47.112）

患儿姓名：	性别：　　年龄：　　门诊号：	住院号：
住院日期：　　年　月　日	出院日期：　　年　月　日	标准住院日 6-10 天
发病时间：　　年　月　日　时　分	到达急诊时间：　　年　月　日　时　分	

时间	住院第 1~2 天	住院第 3~5 天
主要诊疗工作	□ 询问病情及体格检查 □ 分析病因、危险分层、监护强度、治疗效果评估 □ 确定下一步治疗方案 □ 完成病历书写 □ 向家属交代可能的风险，所需诊治方案，并获得家属的知情同意签字 □ 如患儿病情重，应当及时通知上级医师	□ 上级医师查房 □ 完善术前检查 □ 行射频消融手术治疗 □ 注意术后制动，吸氧补液，完善术后心电图检查 □ 根据送检项目报告，及时向上级医师汇报，并予相应处理 □ 调整抗心律失常药 □ 完成病程录，详细记录医嘱变动情况（原因及更改内容）
重点医嘱	**长期医嘱** □ 一级护理 □ 饮食 □ 心电、血压和血氧监测 □ 营养心肌药物 □ 抗菌药物（可选） □ 抗心律失常药（可选） **临时医嘱** □ 描记 12 导联心电图 □ 胸部 X 线检查、腹部超声检查、超声心动图、冠状动脉系统超声（可选） □ 血常规、尿常规、大便常规、生化、凝血、X8、血型测定、TEG1、甲状腺功能、J2、J3、红细胞沉降率、BNP、TnI、T-SPOT、血药浓度-地高辛等（可选） □ Holter（可选） □ 抗心律失常药（可选） □ 电复律（可选）	**长期医嘱** □ 一级护理/二级护理 □ 饮食 □ 心电、血压和血氧监测 □ 营养心肌药物 □ 抗菌药物（可选） □ 抗心律失常药（可选） **临时医嘱** □ 继续调整抗心律失常药（可选） □ 手术前准备医嘱，交叉配血、输血浆前检查（可选） □ 手术医嘱 □ 术后补液、制动，心电图检查（可选） □ 电复律（可选）
主要护理工作	□ 入院宣教 □ 病情观察 □ 遵医嘱完成相关检查 □ 心理护理	□ 药物宣教 □ 病情观察 □ 心理护理

续 表

时间	住院第 1~2 天	住院第 3~5 天
病情变异记录	□ 无 □ 有，原因： 1. 2.	□ 无 □ 有，原因： 1. 2.
护士签名		
医师签名		

时间	住院第 6~10 天 （出院日）
主要诊疗工作	□ 上级医师查房准其出院 □ 完成出院小结 □ 出院宣教
重点医嘱	**出院医嘱** □ 出院复查医嘱，复查血常规、生化、凝血、心电图、心脏彩超及冠状动脉超声、BNP、肌钙蛋白、地高辛血药浓度等（可选 ） □ 出院带药医嘱（可选）
主要护理工作	□ 出院宣教
病情变异记录	□ 无　□ 有，原因： 1. 2.
护士签名	
医师签名	

第二十四章

儿童感染性心内膜炎临床路径释义

【医疗质量控制指标】（专家建议）

指标一、诊断常需结合临床表现、血培养、超声心动图和其他实验室指标。

指标二、抗菌药物治疗需结合血培养及药物敏感试验结果，如有心力衰竭、血栓栓塞引起相应脏器缺血等情况，应及时调整治疗，有手术指征时，需外科治疗。

指标三、治疗过程中及疗程结束后需密切观察临床表现并随访血培养及炎症标志物评价治疗效果。

一、儿童感染性心内膜炎编码

疾病名称与编码：感染性心内膜炎（ICD-10：I33.004）

二、临床路径检索方法

I33.004

三、国家医疗保障疾病诊断相关分组（CHS-DRG）

MDC 编码：MDCF（循环系统疾病及功能障碍）

ADRG 编码：FT2（感染性心内膜炎）

四、儿童感染性心内膜炎临床路径标准住院流程

（一）适用对象

第一诊断为感染性心内膜炎（ICD-10：I33.004）。

释义

■ 适用对象编码参见第一部分。

■ 本路径适用对象为临床诊断为感染性心内膜炎的患儿。

■ 感染性心内膜炎是由病毒、细菌、真菌等其他病原菌感染心脏内膜表面所致，赘生物是其典型病灶，尤其容易累及心脏瓣膜。

■ 感染性心内膜炎（IE）在儿童中并不罕见，估计每年的发病率约为每 100，000 人中 0.5 人。大多数患有 IE 的儿童具有既往心脏病和/或留置中心静脉导管（CVC）或其他装置的可识别危险因素。

■ 尽管多种微生物均可引起 IE，链球菌和葡萄球菌是与儿童 IE 相关的最常见病原体。

（二）诊断依据

根据中华医学会儿科学分会心血管学组《儿童感染性心内膜炎诊断标准建议》（中华儿科杂志，2010，48（12）：913-915）；《诸福棠实用儿科学（第 8 版，胡亚美、江载芳、申昆玲，人民卫生出版社，2015 年）。

1. 病理学指标：

（1）赘生物（包括已形成栓塞的）或心脏感染组织经培养或镜检发现微生物。

（2）赘生物或心脏感染组织经病理检查证实活动性心内膜炎。

2. 临床指标：

（1）主要指标：

1）血培养阳性：在使用抗菌药物前1~2小时采血3次做双份血培养，每次在不同部位采血，血培养有相同的感染性心内膜炎的常见微生物（草绿色链球菌，金黄色葡萄球菌，凝固酶阴性葡萄球菌，肠球菌等）。

2）心内膜受累证据（超声心动图征象）：① 附着于瓣膜、瓣膜装置、心脏或大血管内膜、人工材料上的赘生物；② 腱索断裂、瓣膜穿孔、人工瓣膜或缺损补片有新的部分裂开；③心腔内脓肿。

（2）次要指标：

1）易感染条件：基础心脏疾病、心脏手术、心导管术、经导管介入治疗、中心静脉内置管等。

2）较长时间的发热≥38℃，伴贫血。

3）原有的心脏杂音加重，出现新的心脏杂音，或心功能不全。

4）血管征象：重要动脉栓塞、感染性动脉瘤、瘀斑、脾肿大、颅内出血、结膜出血、Janeway斑。

5）免疫学征象：肾小球肾炎、Osler结、Roth斑、类风湿因子阳性。

6）微生物学证据：血培养阳性，但未符合主要标准中要求。

3. 诊断依据：

（1）具备下列①-⑤项任何之一者可诊断为感染性心内膜炎：①临床主要指标2项；②临床主要指标1项和临床次要指标3项；③心内膜受累证据和临床次要指标2项；④临床次要指标5项；⑤病理学指标1项。

（2）有以下情况时可以排除感染性心内膜炎诊断：有明确的其他诊断解释心内膜炎表现；经抗菌药物治疗≤4d临床表现消除；抗菌药物治疗≤4d手术或尸解无感染性心内膜炎的病理证据。

（3）临床考虑感染性心内膜炎，但不具备确诊依据时仍应进行治疗，根据临床观察及进一步的检查结果确诊或排除感染性心内膜炎。

释义

■ 本路径的制订主要参考国内权威参考书籍和诊疗指南。

■ 儿科IE的临床表现多种多样，通常分为亚急性过程，少数急性过程。

● 亚急性IE表现的特点是长期低热和非特异性主诉，包括疲劳、关节痛、肌痛、体重减轻、运动不耐受和出汗。

● 急性IE是一种快速进展的暴发性疾病，伴有高热、峰值发热和并发症的可能性增加，包括血流动力学不稳定和心力衰竭。

■ 与IE诊断一致的体格检查结果包括新的反流性心脏杂音和栓塞事件的证据。

■ 婴幼儿和年长<10岁且<60 kg儿童，使用经胸超声心动图（TTE）足以检测赘生物的存在，并监测血流动力学和瓣膜功能。然而，以往手术或创伤造成的胸壁破坏、

胸廓先天畸形，推荐经食管超声心动图（TEE）。此外，主动脉脓肿可使原发或人工主动脉瓣IE病情更复杂，亦推荐TEE。

■ 心电图和胸片通常不用于诊断IE。

（三）进入路径标准

1. 第一诊断必须符合感染性心内膜炎（ICD-10：I33.004）。

2. 当患儿同时具有其他疾病诊断，但在住院期间不需要特殊处理也不影响第一诊断的临床路径流程实施时，可以进入路径。

释义

■ 进入本路径的患儿第一诊断为感染性心内膜炎。

■ 入院后常规检查发现有其他疾病，如合并心力衰竭、心律失常等心脏问题，需全面评估，如果对感染性心内膜炎治疗无明显影响，可以进入路径，但住院期间变异可能增多，也可能延长住院时间，增加费用。

■ 如果继发血栓栓塞出现相关脏器的缺血改变，而引起其他脏器功能障碍需要抢救；和/或需要紧急外科手术等，不进入路径或中止执行路径。

（四）标准住院日

标准住院日：6~8周。

释义

■ 根据感染性心内膜炎需要使用抗菌药物治疗，疗程完成后观察症状缓解情况、复查超声心动图检查、有无药物副作用和有无临床并发症等，总住院时间6~8周符合本路径要求。

（五）住院期间的检查项目

1. 必需的检查项目：

（1）血常规、尿常规、大便常规，随病情变化而复查。

（2）C反应蛋白、血沉、降钙素原、凝血功能、心肌酶谱、类风湿因子、免疫球蛋白和补体、循环复合物，随病情变化而复查。

（3）血培养，随病情变化而复查。

（4）超声心动图、心电图，随病情变化而复查。

2. 根据患儿病情进行的检查项目：

释义

■ 血常规、尿常规、大便常规是最基本的三大常规检查，进入路径的患儿均需完成，且随病情变化应定期按需复查。

■ 对所有患儿疑似 IE 患儿都应进行血培养，因为两个主要诊断标准之一是血培养阳性。根据疾病的严重程度，应在几小时到两天的时间内至少获得 3 次血培养。在大多数患儿中，前 24 小时内通过不同的静脉穿刺获得 3 次血培养（双份），如果没有细菌生长，则在接下来的 24 小时内再进行两次血培养。在危重儿童中，应尽快（<1 小时）进行 3 次单独的静脉穿刺进行血培养，并迅速开始经验性抗菌药物治疗。对于非急性病的儿童，在收集血培养物时可以暂停抗菌药物治疗至少 48 小时。在与长期菌血症相关的金黄色葡萄球菌人工瓣膜感染患儿中，抗菌药物治疗完成后进行的培养可能有助于证明治疗的充分性。对于已经应用抗菌药物治疗的患儿，可能引起血培养阴性，临床上可根据抗菌药物治疗有效，结合心脏超声和临床经验进一步继续治疗。

■ 所有合理怀疑 IE 的患儿都应进行超声心动图检查。因为两个主要诊断标准之一是超声心动图提示心内膜受累证据。在 IE 治疗期间可能需要重复超声心动图以评估赘生物的变化并评估瓣膜和心肌功能。治疗完成后也需要重复评估，为患儿建立新的瓣膜和心肌功能基线。

■ 心电图对 IE 的诊断没有确诊意义，但 IE 伴环周扩展时，心电图可出现 PR 间期延长或明显心脏传导阻滞。

■ 病程中监测炎性指标如 C 反应蛋白、血沉、降钙素原等，了解炎症反应变化情况。

■ 不典型感染性心内膜炎患儿可有类风湿因子增高、免疫球蛋白增高、低补体血症，此类患儿可有关节肿胀、压痛和/或肌痛。

（六）治疗方案的选择

1. 抗菌药物治疗：早期诊断，及时合理应用抗菌药物治疗是提高感染性心内膜炎治疗效果的关键。抗菌药物的选择最好根据检出的病原微生物及其对抗菌药物的药敏试验结果。如血培养阴性则根据临床特点分析可能的病原微生物而选择合适的抗菌药物。应选择杀菌型、并具有较大穿透性的抗菌药物，需足够的剂量及 6~8 周较长的疗程才能达到治愈目的。早期宜采用静脉给药以保证迅速达到有效血药浓度，后期可口服抗菌药物续贯治疗。联合应用具有协同抗菌作用的药物可增加疗效。定治疗方案后尚需密切观察临床表现并随访血培养及炎症标志物评价治疗效果。

2. 外科手术治疗：近年来急性感染性心内膜炎的治疗中，外科治疗被积极地采用，这也是急性感染性心内膜炎，特别是葡萄球菌性心内膜炎病死率显著降低的原因。外科治疗的指征包括：①二尖瓣或主动脉瓣损坏，重度反流导致心力衰竭；②经过合适的抗菌药物治疗 1 周以上仍持续发热、血培养阳性或心内赘生物增大；③心脏瓣膜穿孔、破损、瓣周脓肿或瘘道形成，呈现局部破坏性感染或感染扩散；④大型或有脱落风险的赘生物，特别是位于左心瓣膜上的赘生物，或在抗菌药物治疗 2 周内发生多于 1 次栓塞事件；⑤真菌或抗菌药物耐药病原体引起的心内膜炎等。外科手术包括：剔除赘生物、处理感染组织或人工材料植入物、修复或置换心脏瓣膜、矫治基础先天性心脏病或先天性心脏病术后残留缺损或梗阻。

3. 支持治疗：包括休息、营养、输丙种球蛋白和输血（血浆）等。有心功能不全者，根据病情予以相应的抗心力衰竭治疗。

4. 病程观察及随访：大多数感染性心内膜炎患儿经过适宜的抗菌药物或加外科手术治疗后能获痊愈。抗菌药物治疗有效的指标为：用药后 3~5 天体温逐渐下降至正常；血培养转阴及非特异性炎症指标转为正常。经过抗菌药物治疗 1 周以上仍然持续发热，需考虑治疗无效或存在合并症（如脓肿）。体温正常后再度发热，特别是在治疗 3~4 周时有可能药物（β-内酰胺类抗菌药物）过敏引起。

在抗菌药物治疗疗程完成时应进行超声心动图检查评估心脏瓣膜形态、功能、反流程度及赘生物状况，作为以后随访复查时的对照。在出院前患儿应接受预防感染性心内膜炎复发的教育及消除口腔内感染病灶。随访中还需注意心脏瓣膜功能不全导致心力衰竭及药物的迟发性毒性反应（如听力障碍、肝肾功能不全等）。

释义

■ 支持治疗包括注意休息，避免剧烈活动，必要时给予镇静，对症输丙种球蛋白、血浆和输血，供给能量药物。

■ 对于急性 IE 患儿，应尽快进行血培养，以便开始适当的抗菌药物治疗。抗菌药物的选择、剂量和治疗持续时间取决于潜在的致病微生物。

■ 应使用多专科方法个体化确定是否需要外科干预，包括让感染内科、心脏内科和心胸外科专家参与决策。

（七）预防性抗菌药物选择与使用时机

感染性心内膜炎的病死率及病残率仍然比较高，感染性心内膜炎的预防具有重要的意义。目前认为预防对象应限于感染性心内膜炎高危病例：①有感染性心内膜炎病史；②心脏人工瓣膜置换或人工材料修补；③先天性心脏病（发绀型先天性心脏病，未手术或曾接受分流、管道手术；外科手术应用人工材料、装置或心导管介入治疗后半年内；矫治手术后邻近人工材料补片或装置残留缺损）。高危病例在接受涉及牙龈组织，牙齿根尖周围部位或引起口腔黏膜破损的牙科手术前需要抗菌药物预防。抗菌药物预防不推荐常规用于呼吸道（气管镜、支气管镜、喉镜）、消化道（胃镜、结肠镜、经食管超声）及泌尿道（膀胱镜）检查操作时。对青霉素或氨苄西林无过敏者，术前 30~60 分钟应用阿莫西林或氨苄西林 50mg/kg，1 次口服或静脉注射，也可换用头孢氨苄 50mg/kg 1 次口服。对阿莫西林及氨苄西林过敏者可用克林霉素 20mg/kg 1 次口服或静脉注射。注意口腔卫生对预防感染性心内膜炎可能较应用预防性抗菌药物更重要。

释义

■ 没有直接证据表明与呼吸道手术相关的菌血症会导致 IE。仅建议对涉及呼吸道黏膜切开或活检的操作进行抗菌预防，不建议对胃肠道（GI）或泌尿生殖道（GU）手术进行常规预防，即使对于患有高危心脏病的患儿也是如此。

■ 不推荐克林霉素作为接受牙科手术患儿的抗菌药物预防治疗方案，因为与其他抗菌药物相比，与该药物相关的不良反应更多见和更严重。

■ 保持口腔卫生可能会降低菌血症的发生率，这比预防性使用抗菌药物对牙科手术更重要，以降低 IE 的风险。

（八）出院标准

达到抗菌药物治疗疗程；血培养转阴；非特异性炎症指标转为正常（血沉＜20mm/h，CRP＜8mg/L）；超声心动图检查心内赘生物缩小，致密度改变或消失。

释义

■ 出院时，患儿治疗结束，体温和炎性指标恢复正常，自觉症状改善或消失，超声提示脾较前缩小，血常规提示红细胞和血红蛋白上升，尿常规转阴，且在停用抗菌药物后血培养为阴性。

■ 如果出现并发症，是否需要继续住院治疗，由上级医师视具体情况决定。

（九）变异及原因分析

1. 心力衰竭：心力衰竭是急性感染性心内膜炎最常见的严重并发症，可在治疗过程中发展为严重心力衰竭，术前心力衰竭程度影响手术死亡率。

2. 持续发热：持续发热可能与以下因素有关：①抗菌药物治疗不够或不恰当；②耐药菌感染；③局部感染灶未被控制；④栓塞或心外部位感染；⑤静脉管道感染；⑥抗菌药物副反应。需要通过各种辅助检查明确病因、针对处理。

3. 栓塞事件：感染性心内膜炎的栓塞事件风险很高，可见于20%~50%的病例，接受抗菌药物治疗后，新的栓塞风险降为6%~20%，特别是治疗2周后明显减低。通常认为位于主动脉瓣上或二尖瓣上的赘生物＞10mm，摆动度大，特别是金黄色葡萄球菌性心内膜炎者栓塞风险较高。

释义

■ 按标准治疗方案如患儿持续发热、关节肌肉等症状不能缓解，或血培养持续阳性，或发现其他严重基础疾病，需调整药物治疗或继续其他基础疾病的治疗，则中止本路径。后期合并心力衰竭、弥漫性肾小球肾炎、弥散性血管内凝血等，治疗疗程长、治疗费用高者需退出本路径。出现严重并发症时，需转入相应路径。

■ 认可的变异原因主要是指患儿入选路径后，在检查及治疗过程中发现患儿合并存在事前未预知的、对本路径治疗可能产生影响的情况，需要中止执行路径或延长治疗时间、增加治疗费用。医师需在表单中明确说明。

■ 因患儿方面的主观原因导致执行路径出现变异，需医师在表单中予以说明。

五、儿童感染性心内膜炎用药方案

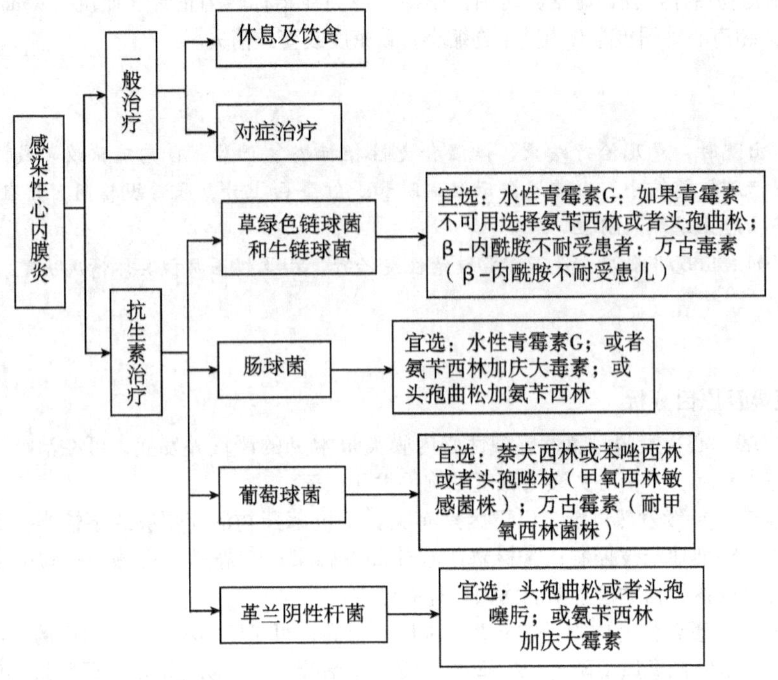

（一）用药选择

1. 水性青霉素 G：20 万~30 万 U/（kg·d），分 6 次Ⅳ给药（最大剂量：2400 万 U/d）。
2. 氨苄西林：200~300mg/（kg·d）分为 4 或 6 次Ⅳ给药（最大剂量：每 12g/d）。
3. 头孢曲松：100mg/（kg·d），分 2 次Ⅳ给药或 80mg/kg 每日 1 次（最大剂量：4g/d；如果剂量大于 2g/d，则每 12 小时分次给药）。
4. 万古霉素：40mg/（kg·d），分 2 或 3 次Ⅳ给药（最大剂量：2g/d）。
5. 庆大霉素：3~6mg/（kg·d），分 2 或 3 次给药。
6. 萘夫西林或苯唑西林：200mg/（kg·d）（最大剂量：12g/d），分 4 或 6 次Ⅳ给药。
7. 头孢唑林：100mg/（kg·d）（最大剂量：6g/d），分 3 次Ⅳ给药。
8. 头孢噻肟：200mg/（kg·d），分 4 次Ⅳ给药（最大剂量：12 g/d）。
9. 其他抗菌药物：病原体药敏有效的抗菌药物。
10. 住院期间定期监测血常规、尿常规、大便常规，C 反应蛋白、血沉、降钙素原、凝血功能、血培养，超声心动图、心电图，及时了解病情，调整用药。

（二）药学提示

对于血培养阴性或疑似污染的非重症患儿（即不存在呼吸系统损害、血流动力学紊乱、精神状态改变等），暂不予抗菌药物治疗≧48 小时，等新血培养结果。尽可能选用杀菌药物而非抑菌药物治疗。应用抗菌药物治疗过程中，注意有无过敏反应，严密监测患儿体温、皮疹等情况，发现问题及时调整治疗或停药。

（三）注意事项

对于感染性心内膜炎患儿应定期到医院复查，复查心电图、超声心动图等以了解疾病的变化情况，便于长期治疗。

六、儿童感染性心内膜炎护理规范

1. 测体温6次/天，绘制体温变化曲线。体温39℃以下，予物理降温；39℃以上，报告医生，予药物降温。出汗较多患儿注意补液。

2. 注意严密观察血压、脉搏、心律、杂音等情况，观察有无脏器栓塞，例如突发剧烈疼痛、肢体活动障碍、意识改变等，观察皮肤黏膜，是否存在周围血管损伤体征，观察是否有心律失常、心力衰竭等表现，一旦发现立即通知医生。

3. 术前教会患儿腹式呼吸和咳嗽，以便减轻术后伤口疼痛；行高频雾化吸入，做好术前呼吸道准备，避免术后肺部并发症。

4. 患儿房间每日早晚开窗通风，每日紫外线灯照射消毒1次，每次30min，地面及床单周围每日用含氯消毒液擦拭2次，病服床单被褥及时更换。

5. 短暂的气管插管期间，早晚各1次用注射器抽取漱口液为患儿清洗口腔，边冲洗边抽吸，清洗前检查插管气囊，清洗后把水吸尽，避免误吸；拔除气管插管后，立即用漱口水漱口。

6. 术后保持中凹卧位，有助于降低伤口张力，减轻疼痛；也利于患儿呼吸及下肢血液回流；其次注意上身保持平躺，避免侧卧，防止胸骨畸形。

七、儿童感染性心内膜炎患儿营养治疗规范

1. 发热期间以流质、半流质饮食为主，如牛奶、米汤及各种鲜果汁等，不勉强患儿进食，注意适当多喝水。

2. 叮嘱患儿少食多餐，术后3d内可由营养科专门配置营养均衡、全面的匀浆膳食，给予患儿促进恢复的营养支持。特别考虑患儿平时喜好的易消化的饮食，增强患儿的食欲，以保证营养供给，促进康复。

3. 予缓和高蛋白、高维生素、高热量及易于消化饮食，使患儿补充充足的热量与水分，增强机体的抵抗力。对于心功能不全患儿需要限制水分及钠盐摄入量，但要确保维持水电解质和酸碱度平衡，特别是血钾调节，控制在4mmol/L。

八、儿童感染性心内膜炎患儿健康教育

1. 讲解疾病的发生原因、与基础疾病的关系、治疗的方法、疗程和预后。

2. 详细介绍各项检查及治疗的意义和注意事项，各种药物的作用和不良反应。

3. 嘱患儿卧床休息，嘱家属遵医嘱用药，确保有效血药浓度。

4. 患儿出院后，注意保暖，合理饮食，营养均衡，增强机体免疫力，注意监测体温，注意有无栓塞或者疼痛现象，定期医院复查。

九、推荐表单

（一）医师表单

适用对象：第一诊断为感染性心内膜炎（ICD-10：I33.004）

患儿姓名：	性别： 年龄： 门诊号：	住院号：
住院日期： 年 月 日	出院日期： 年 月 日	标准住院日：4~6 周

时间	住院第 1 天	住院第 2 天	住院第 3 天
主要诊疗工作	□ 询问病史及体格检查 □ 病情告知 □ 家属谈话，签署知情同意书 □ 送检相关检查 □ 开始经验性抗菌药物治疗	□ 上级医师查房 □ 初步确立诊断，予以相应治疗 □ 注意是否出现心力衰竭、感染性休克、栓塞事件、DIC 等并发症 □ 向患儿家属交代病情	□ 上级医师查房 □ 注意感染性心内膜炎的各种并发症
重要医嘱	**长期医嘱：** □ 儿科护理常规 □ 心电监护 □ 一级护理 □ 开始经验性抗菌药物治疗 □ 饮食 **临时医嘱：** □ 血常规、尿常规、便常规、C 反应蛋白、血沉、肝肾功能、凝血功能、输血前检查、心肌酶谱、类风湿因子、免疫球蛋白、补体、循环复合物 □ 血清学检查病原体抗体 □ 血培养（抗菌药物使用前，三次不同部位采血，每次应包括需氧菌和厌氧菌培养，必要时真菌培养） □ 超声心动图 □ 胸片 □ 心电图	**长期医嘱：** □ 儿科护理常规 □ 心电监护 □ 一级护理	**长期医嘱：** □ 儿科护理常规 □ 心电监护 □ 一级护理 **临时医嘱：** □ 高热时降温处理 □ 必要时复查血常规、C 反应蛋白、凝血功能、心肌酶、心电图、超声心动图 □ 对手术取得的赘生物或感染组织标本做培养及分子生物学检查
主要护理工作	□ 入院宣教 □ 注意外周循环状况 □ 注意监测生命体征 □ 注意体温变化	□ 注意血管征象：淤斑、Janeway 斑 □ 注意免疫征象：z 指趾甲下出血、Osler 斑、Roth 斑、血尿等 □ 注意体温变化情况 □ 注意生命体征的变化	□ 注意外周循环状况 □ 注意体温变化情况 □ 注意患儿喂养情况 □ 注意生命体征的变化

续 表

时间	住院第1天	住院第2天	住院第3天
病情变异记录	□无 □有，原因： 1. 2.	□无 □有，原因： 1. 2.	□无 □有，原因： 1. 2.
护士签名			
医师签名			

时间	住院第 4 天~4 周	住院第 4~6 周 （出院日）
主要诊疗工作	□ 密切观察患儿病情 □ 明确血培养结果，根据药敏试验调整抗菌药物或联合使用抗菌药物	□ 上级医师查房，同意其出院 □ 完成出院小结 □ 出院宣教
重点医嘱	**长期医嘱：** □ 儿科护理常规 □ 二级护理 □ 抗菌药物治疗 **临时医嘱：** □ 复查血培养、血常规、尿常规、C 反应蛋白、凝血功能 □ 超声心动图	**临时医嘱：** □ 通知出院 □ 出院带药
病情变异记录	□ 无 □ 有，原因： 1. 2.	□ 无 □ 有，原因： 1. 2.
医师签名		

（二）护士表单

适用对象：第一诊断为感染性心内膜炎（ICD-10：I33.004）

患儿姓名：	性别：　　年龄：　　门诊号：	住院号：
住院日期：　　年　月　日	出院日期：　　年　月　日	标准住院日：4~6 周

时间	住院第 1 天	住院第 2 天	住院第 3 天
健康宣教	□ 入院宣教 □ 介绍主管医师、护士 □ 介绍环境、设施 □ 介绍住院注意事项 □ 介绍探视和陪伴制度 □ 介绍贵重物品制度 □ 告知检查的内容、目的及注意事项，并协助患儿到相关科室检查	□ 配合上级医师查房 □ 初步确立诊断，予以相应治疗 □ 向患儿家属交代病情	□ 配合上级医师查房
护理处置	□ 协助医师完成的相关化验 □ 定时监测体温 □ 准确记录治疗过程（时间、病情变化） □ 指导患儿相关治疗和检查活动	**长期医嘱：** □ 儿科护理常规 □ 心电监护 □ 一级护理 □ 抗菌药物治疗 □ 必要时营养心肌治疗（按需） □ 必要时抗心力衰竭治疗（按需） **临时医嘱：** □ 高热时降温处理 □ 必要时复查血常规、尿常规、C 反应蛋白、血沉、凝血功能、心肌酶，心电图、超声心动图	**长期医嘱：** □ 儿科护理常规 □ 心电监护 □ 一级护理 □ 抗菌药物治疗 □ 必要时手术治疗（按需） **临时医嘱：** □ 高热时降温处理 □ 必要时复查血常规、C 反应蛋白、凝血功能、心肌酶、心电图、超声心动图 □ 对手术取得的赘生物或感染组织标本做培养及分子生物学检查
基础护理	□ 一级护理 □ 患儿安全管理	□ 注意血管征象：淤斑、Janeway 斑 □ 注意免疫征象：指趾甲下出血、Osler 斑、Roth 斑、血尿等 □ 注意体温变化情况 □ 注意生命体征的变化	□ 注意外周循环状况 □ 注意体温变化情况 □ 注意患儿喂养情况 □ 注意生命体征的变化
专科护理	□ 病情观察 □ 遵医嘱完成相关检查 □ 心理护理	□ 无　□ 有，原因： 1. 2.	□ 无　□ 有，原因： 1. 2.
重点医嘱	□ 详见医嘱执行单		

续 表

时间	住院第1天	住院第2天	住院第3天
病情变异记录	□无 □有，原因： 1. 2.		
护士签名			

时间	住院第 4 天~4 周	住院第 4~6 周 （出院日）
主要诊疗工作	□ 密切观察患儿病情 □ 明确血培养结果，根据药敏试验调整抗菌药物或联合使用抗菌药物	□ 上级医师查房，同意其出院 □ 完成出院小结 □ 出院宣教
重点医嘱	**长期医嘱：** □ 儿科护理常规 □ 二级护理 □ 抗菌药物治疗 **临时医嘱：** □ 复查血培养、血常规、尿常规、C 反应蛋白、凝血功能 □ 超声心动图	**临时医嘱：** □ 通知出院 □ 出院带药
病情变异记录	□ 无　□ 有，原因： 1. 2.	□ 无　□ 有，原因： 1. 2.
医师签名		

（三）患儿表单

适用对象：第一诊断为感染性心内膜炎（ICD-10：I33.004）

患儿姓名：	性别： 年龄： 门诊号：	住院号：
住院日期： 年 月 日	出院日期： 年 月 日	标准住院日：4~6周

时间	入院日	住院期间	出院日
医患配合	□ 配合询问病史、收集资料，请务必详细告知既往史、用药史、过敏史 □ 配合进行体格检查 □ 有任何不适请告知医师	□ 配合完善相关检查、化验，如采血、心电图、胸片、心脏彩超等 □ 医师与患儿及家属介绍病情及可能的风险、所需抢救措施并签字 □ 完善输血前检查，并签署血制品知情同意书	□ 配合完善相关检查、化验
护患配合	□ 配合测量体温、脉搏、呼吸3次，血压、体重1次 □ 配合完成入院护理评估（简单询问病史、过敏史、用药史） □ 接受入院宣教（环境介绍、病室规定、订餐制度、贵重物品保管等） □ 配合执行探视和陪伴制度 □ 有任何不适请告知护士	□ 配合测量体温、脉搏、呼吸 □ 接受抢救前相关宣教 □ 接受饮食宣教 □ 接受药物宣教	□ 配合测量体温、脉搏、呼吸 □ 缓解疼痛 □ 有任何不适请告知护士
饮食	□ 遵医嘱饮食	□ 遵医嘱饮食	□ 遵医嘱饮食
活动	□ 卧床休息	□ 卧床休息	□ 卧床休息

附：原表单（2017年版）

儿童感染性心内膜炎临床路径表单

适用对象：第一诊断为感染性心内膜炎（ICD-10：I33.004）

患儿姓名：	性别： 年龄： 门诊号：	住院号：
住院日期： 年 月 日	出院日期： 年 月 日	标准住院日：4~6周

时间	住院第1天	住院第2天	住院第3天
主要诊疗工作	□ 询问病史及体格检查 □ 病情告知 □ 家属谈话，签署知情同意书 □ 送检相关检查 □ 开始经验性抗菌药物治疗	□ 上级医师查房 □ 初步确立诊断，予以相应治疗 □ 注意是否出现心力衰竭、感染性休克、栓塞事件、DIC等并发症 □ 向患儿家属交代病情	□ 上级医师查房 □ 注意感染性心内膜炎的各种并发症
重要医嘱	**长期医嘱：** □ 儿科护理常规 □ 心电监护 □ 一级护理 □ 开始经验性抗菌药物治疗 □ 饮食 **临时医嘱：** □ 血常规、尿常规、便常规、C反应蛋白、血沉、肝肾功能、凝血功能、输血前检查、心肌酶谱、类风湿因子、免疫球蛋白、补体、循环复合物 □ 血清学检查病原体抗体 □ 血培养（抗菌药物使用前，三次不同部位采血，每次应包括需氧菌和厌氧菌培养，必要时真菌培养） □ 超声心动图 □ 胸片 □ 心电图	**长期医嘱：** □ 儿科护理常规 □ 心电监护 □ 一级护理 □ 抗菌药物治疗 □ 必要时营养心肌治疗（按需） □ 必要时抗心力衰竭治疗（按需） **临时医嘱：** □ 高热时降温处理 □ 必要时复查血常规、尿常规、C反应蛋白、血沉、凝血功能、心肌酶，心电图、超声心动图	**长期医嘱：** □ 儿科护理常规 □ 心电监护 □ 一级护理 □ 抗菌药物治疗 □ 必要时手术治疗（按需） **临时医嘱：** □ 高热时降温处理 □ 必要时复查血常规、C反应蛋白、凝血功能、心肌酶、心电图、超声心动图 □ 对手术取得的赘生物或感染组织标本做培养及分子生物学检查
主要护理工作	□ 入院宣教 □ 注意外周循环状况 □ 注意监测生命体征 □ 注意体温变化	□ 注意血管征象：淤斑、Janeway斑 □ 注意免疫征象：指趾甲下出血、Osler斑、Roth斑、血尿等 □ 注意体温变化情况 □ 注意生命体征的变化	□ 注意外周循环状况 □ 注意体温变化情况 □ 注意患儿喂养情况 □ 注意生命体征的变化
病情变异记录	□ 无 □ 有，原因： 1. 2.	□ 无 □ 有，原因： 1. 2.	□ 无 □ 有，原因： 1. 2.

续　表

时间	住院第1天	住院第2天	住院第3天
护士签名			
医师签名			

时间	住院第 4 天~4 周	住院第 4~6 周 （出院日）
主要诊疗工作	□ 密切观察患儿病情 □ 明确血培养结果，根据药敏试验调整抗菌药物或联合使用抗菌药物	□ 上级医师查房，同意其出院 □ 完成出院小结 □ 出院宣教
重点医嘱	**长期医嘱：** □ 儿科护理常规 □ 二级护理 □ 抗菌药物治疗 **临时医嘱：** □ 复查血培养、血常规、尿常规、C 反应蛋白、凝血功能 □ 超声心动图	**临时医嘱：** □ 通知出院 □ 出院带药
主要护理工作	□ 注意外周循环状况 □ 注意患儿生命体征变化 □ 注意喂养情况	□ 出院宣教
病情变异记录	□ 无　□ 有，原因： 1. 2.	□ 无　□ 有，原因： 1. 2.
护士签名		
医师签名		

第二十五章

感染性心肌炎临床路径释义

【医疗质量控制指标】专家建议

指标一、诊断需结合临床表现及辅助检查等心肌炎诊断标准。

指标二、所有确诊心肌炎病例应进行持续心肺监测，密切关注心律失常发生变化和进展。

指标三、疑似心肌炎患儿需给予充分重视，治疗与感染性心肌炎一致。

指标四、心肌炎需长期治疗：保证休息，避免剧烈体育活动至少半年。避免慢性心肌炎。

指标五、早期及时发现心肌炎并发心源性休克、心律失常、心力衰竭等，需即刻治疗。。

一、感染性心肌炎编码

疾病名称及编码：感染性心肌炎（ICD-10：I40.001/I41.1*）

二、临床路径检索方法

I40.001/I41.1*，1个月至18岁的儿童病例

三、国家医疗保障疾病诊断相关分组（CHS-DRG）

MDC编码：MDCF（循环系统疾病及功能障碍）

ADRG编码：FT1（心肌病）

四、感染性心肌炎临床路径标准住院流程

（一）适用对象

第一诊断为感染性心肌炎（ICD-10：I40.001\I41.1*）。

释义

■ 适用对象编码参见第一部分。

■ 本路径适用对象为临床诊断为病毒性心肌炎的患儿。

■ 如合并慢性三度房室传导阻滞、心肌梗死、恶性心律失常、休克、暴发性心肌炎等，不适宜本临床路径，需进入其他相应路径。

（二）诊断依据

根据《儿童心肌炎诊断建议（2018年版）》（中华儿科杂志2019年2月第57卷第2期）。

1. 心肌炎的临床诊断：

（1）主要临床诊断依据：

1）心功能不全、心源性休克或心脑综合征。

2）心脏扩大。

3）血清心肌肌钙蛋白T或I（cardiac troponin T or I，cTnI或cTnT）或血清肌酸激酶同工酶（creatinekinase. MB，CKMB）升高，伴动态变化。

4）显著心电图改变（心电图或24小时动态心电图）。

5）心脏磁共振成像（cardiac magnetic resonance，CMR）呈现典型心肌炎症表现。

在上述心肌炎主要临床诊断依据“④”中，“显著心电图改变”包括：以 R 波为主的 2 个或 2 个以上 主要导联（I、II、aVF、V_5）的 ST-T 改变持续 4 d 以 上伴动态变化，新近发现的窦房、房室传导阻滞，完全性右或左束支传导阻滞，窦性停搏，成联律、成对、多形性或多源性期前收缩，非房室结及房室折返引起的异位性心动过速，心房扑动、心房颤动，心室扑动、心室颤动，QRS 低电压（新生儿除外），异常 Q 波等。

在上述心肌炎主要临床诊断依据“⑤”中，“CMR 呈现典型心肌炎症表现”指具备以下 3 项中至少 2 项，①提示心肌水肿：T_2 加权像显示局限性或弥 漫性高信号；②提示心肌充血及毛细血管渗漏：T1 加权像显示早期钆增强；③提示心肌坏死和纤 维化：T_1 加权像显示至少 1 处非缺血区域分布的局限性晚期延迟钆增强。

（2）次要临床诊断依据：

1）前驱感染史，如发病前 1~3 周内有上呼吸道或胃肠道病毒感染史。

2）胸闷、胸痛、心悸、乏力、头晕、面色苍白、面色发灰、腹痛等症状（至少 2 项），小婴儿可有拒乳、发绀、四肢凉等。

3）血清乳酸脱氢酶（1actate dehydrogenase，LDH）、α-羟丁酸脱氢酶（α-hydroxybutyric dehydrogenase，α-HBDH）或天冬氨酸转氨酶（aspartatetransferase，AST）升高。

4）心电图轻度异常。

5）抗心肌抗体阳性。

在上述心肌炎次要临床诊断依据“③”中，若在血清 LDH、α-HBDH 或 AST 升高的同时，亦有 cTnI、cTnT 或 CK-MB 升高，则只计为主要指标，该项次要指标不重复计算。

在上述心肌炎次要临床诊断依据“④”中，“心电图轻度异常”指未达到心肌炎主要临床诊断依据中“显著心电图改变”标准的 ST-T 改变。

（3）心肌炎临床诊断标准：

1）心肌炎：符合心肌炎主要临床诊断依据≥3 条，或主要临床诊断依据 2 条加次要临床诊断依据≥3 条，并除外其他疾病，可以临床诊断心肌炎。

2）疑似心肌炎：符合心肌炎主要临床诊断依据 2 条，或主要临床诊断依据 1 条加次要临床诊断依据 2 条，或次要临床诊断依据≥3 条，并除外其他疾病，可以临床诊断疑似心肌炎。

凡未达到诊断标准者，应给予必要的治疗或随诊，根据病情变化，确诊或除外心肌炎。

在诊断标准中，应除外的其他疾病包括：冠状动脉疾病、先天性心脏病、高原性心脏病以及代谢性疾病（如甲状腺功能亢进症及其他遗传代谢病等）、心肌病、先天性房室传导阻滞、先天性完全性 右或左束支传导阻滞、离子通道病、直立不耐受、β 受体功能亢进及药物引起的心电图改变等。

2. 病毒性心肌炎的诊断：

（1）病毒性心肌炎病原学诊断依据：

1）病原学确诊指标：自心内膜、心肌、心包（活体组织检查、病理）或心包穿刺液检查发现以下之一者可确诊，①分离到病毒；②用病毒核酸探针查到病毒核酸。

2）病原学参考指标：有以下之一者结合临床表现可考虑心肌炎由病毒引起，①自粪便、咽拭子或血液中分离到病毒，且恢复期血清同型抗体滴度较第 1 份血清升高或降低 4 倍以上；②病程早期血清中特异性 IgM 抗体阳性；③用病毒核酸探针从患儿血液中查到病毒核酸。

（2）病毒性心肌炎诊断标准：在符合心肌炎诊断的基础上：①具备病原学确诊指标之一，可确诊为病毒性心肌炎；②具备病原学参考指标之一，可临床诊断为病毒性心肌炎。

3. 心肌炎病理学诊断标准：心肌炎病理诊断主要依据心内膜心肌活检结果：活检标本取样位置至少 3 处，病理及免疫组织化学结果≥白细胞 14 个/mm^2，包含单核细胞 4 个/mm^2 并 $CD3^+$T 淋巴细胞≥7 个细胞/mm^2。心内膜心肌活检阳性结果可以诊断，但阴性结果不能否定诊断。

4. 分期：

(1) 急性期：新发病，症状及检查存在明显阳性发现且多变，一般病程在半年以内。

(2) 迁延期：临床症状反复出现，客观检查指标迁延不愈，病程多在半年以上。

(3) 慢性期：进行性心脏增大，反复心力衰竭或心律失常，病情时轻时重，病程在 1 年以上。

释义

■ 病毒性心肌炎的同时或前期，患儿多合并病毒感染，如无条件做病毒分离，结合病史，临床上可考虑病毒引起的心肌炎，可诊断为感染性心肌炎。

■ 病毒性心肌炎可根据临床症状、体征、心电图改变及病理变化等分为轻型、中型、重型。

（三）治疗方案的选择

根据《诸福棠实用儿科学（第 8 版）》（人民卫生出版社，2015）。

1. 应强调卧床休息，减轻心脏负担，心脏情况好转后再逐渐增加活动量。
2. 镇静及镇痛处理。
3. 药物治疗（包括免疫抑制剂及免疫球蛋白等），促进心肌病变的恢复和改善心脏功能。
4. 对症支持治疗。

释义

■ 减轻心脏负荷：吸氧、营养和休息。急性炎症消失后应 3 周至 1 个月以上保持安静，心脏扩大及并发心衰者应卧床休息至少 3~6 个月，病情好转或心脏缩小后可逐步开始活动。

■ 病因治疗：病毒感染发生在感染性心肌炎的前期，发病的早期为阻断病毒的复制，可适当给予抗病毒药物治疗。但是大多数病毒性心肌炎已经没有病毒感染存在了，临床上并不需要抗病毒治疗。

■ 药物治疗：积极给予营养保心肌治疗，提供心肌能量，促进心肌细胞修复，如磷酸肌酸钠、维生素 C 等。

■ 早期及时发现危重症，并发心源性休克、心律失常、心力衰竭需即刻对症治疗。

（四）标准住院日为 14~21 天

释义

■ 根据病毒性心肌炎的临床症状和心电图改变恢复情况，有无合并症等，总住院时间不超 21 天符合本路径要求。

（五）进入路径标准

1. 第一诊断必须符合 ICD-10：I40.001\I41.1＊病毒性心肌炎疾病编码。

2. 当患儿同时具有其他疾病诊断，但在住院期间不需要特殊处理也不影响第一诊断的临床路径流程实施时，可以进入路径。

释义

■ 进入本路径的患儿第一诊断为病毒性心肌炎，需除外先天性三度房室传导阻滞、心肌梗死、离子通道病的恶性心律失常、暴发性心肌炎等。

■ 入院后常规检查发现有其他疾病，如肺炎、心包积液、肝功能损害等，经系统评估后对病毒性心肌炎诊断治疗无特殊影响者可进入路径。但可能增加医疗费用，延长住院时间。

（六）入院后第1~2天

1. 必需的检查项目：

（1）血常规、尿常规、大便常规。

（2）C反应蛋白（CRP）、ASO、红细胞沉降率。

（3）肝肾功能、血电解质。

（4）心肌酶谱及肌钙蛋白检测。

（5）病毒 IgM 检测：柯萨奇病毒及其他肠道病毒。

（6）心电图、胸部 X 线、超声心动图检查、Holter 动态心电图。

2. 根据患儿病情可选择的检查项目：血气分析、BNP 等。

释义

■ 血常规、尿常规、大便常规是最基本的三大常规检查，进入路径的患儿均需完成。肝肾功能、电解质等检查，可评估有无基础疾病，是否影响住院时间、费用及其治疗预后。心电图、胸部 X 线、超声心动图检查、Holter 动态心电图，评价心肌炎的疾病程度。

■ 病原学检查的标本来源不限于血液，可从咽拭子等标本中分离病毒。

■ 根据病情，部分检查可以根据不同的病情，有选择地做 B 型脑钠肽（BNP）、血糖、感染性疾病筛查（乙型肝炎、丙型肝炎等）、风湿免疫性疾病筛查（自身抗体）、甲功五项、血培养、D-二聚体、胸部 CT、腹部超声、其他有创性检查等，以协助鉴别诊断。条件允许的，B 型脑钠肽、风湿免疫性疾病筛查（自身抗体）建议列为必查项目。

（七）治疗方案与药物选择

1. 一般治疗：吸氧，保静，保证睡眠，避免情绪波动。

2. 抗感染治疗。

3. 抗氧化剂：大剂量维生素 C 静脉注射。

4. 供给心肌能量药物。

5. 抗心律失常药物。

6. 改善心功能药物：强心剂、利尿剂、血管扩张剂。

释义

■ 严格卧床休息，必要时可给予镇静。

■ 评估患儿疾病严重程度，选择对症治疗。

■ 同时尽快给予营养心肌等支持治疗。

■ 根据不同的心律失常类型给予不同的抗心律失常药物治疗。

■ 及时发现心功能不全，对症治疗。

（八）必需复查的检查项目

1. 血常规、CK-MB、BNP 和心肌肌钙蛋白。
2. 心电图、超声心动图、动态心电图（Holter）。

（九）出院标准

1. 临床症状好转。
2. 心律失常控制。
3. 心功能稳定或基本恢复。
4. 没有需要住院处理的并发症和/或合并症。

释义

■ 出院时，患儿的酶学指标正常或有所下降，心电图改变已经好转或平稳。

■ 如果出现并发症，是否需要继续住院治疗，由上级医师视具体情况决定。

（十）变异及原因分析

1. 存在使心肌炎进一步加重的其他疾病，需要处理干预。
2. 患儿入院时已发生心源性休克、严重心律失常者，需积极对症处理，完善相关检查，向家属解释并告知病情、导致住院时间延长，增加住院费用的原因，必要时转入重症监护病房等。

释义

■ 按标准治疗方案如患儿心肌炎症状心电图等缓解不明显，发现其他严重基础疾病，需调整药物治疗或继续其他基础疾病的治疗，则中止本路径。后期合并出现难治性恶性心律失常、难治性心力衰竭等，治疗疗程长、治疗费用高者需退出本路径。出现严重并发症时，需转入相应路径。

■ 认可的变异原因主要是指患儿入选路径后，在检查及治疗过程中发现患儿合并存在事前未预知的、对本路径治疗可能产生影响的情况，需要中止执行路径或延长治疗时间、增加治疗费用。医师需在表单中明确说明。

■ 因患儿方面的主观原因导致执行路径出现变异，需医师在表单中予以说明。

五、病毒性心肌炎给药方案

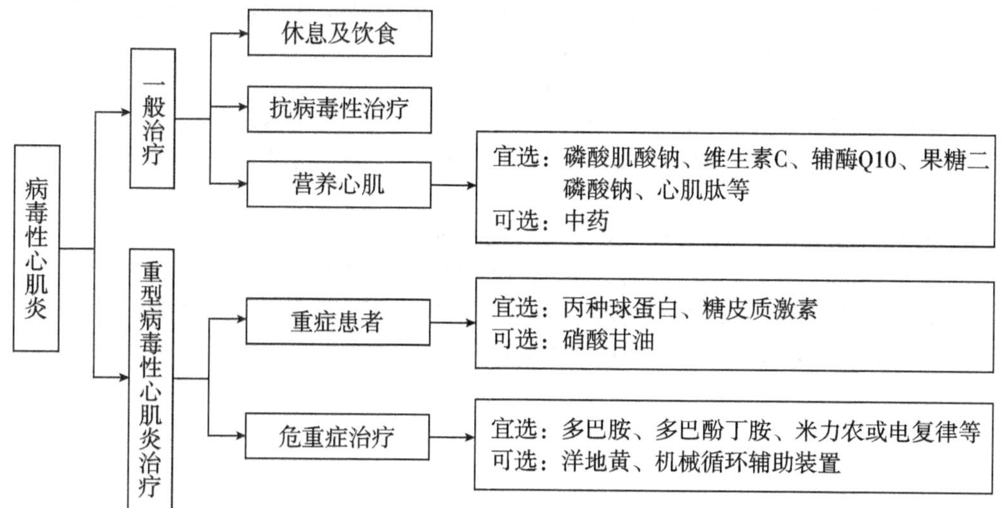

（一）用药选择

1. 吸氧、安静休息、卧床、镇静等一般治疗。
2. 依化验结果和临床表现考虑加抗病毒治疗。
3. 对症治疗：合并心力衰竭者给予强心利尿扩血管。合并心律失常者根据病情需要给予抗心律失常药物。重症心肌炎可以加丙种球蛋白和激素。
4. 积极给予营养保心肌治疗：维生素 C、磷酸肌酸等。

（二）药物提示

对于重症心肌炎的应用激素，其目的是减轻心肌的炎症反应，减少心肌水肿，减轻瘢痕形成，改善患儿一般状态和心肌微循环，可控制病情的发展。对于病情危重或反复发作的心肌炎患儿，病毒血症明显或经一般治疗无效的患儿，激素和丙种球蛋白的治疗有一定的作用。

（三）注意事项

对于慢性心肌炎患儿应定期到医院复查，复查心电图、超声心动图等以了解疾病的发展情况，便于长期治疗。

六、感染性心肌炎护理规范

1. 保证患儿休息和睡眠，严密观察生命体征、心电图变化，注意血压、心率、心律、尿量、血氧饱和度等变化，发现异常后立即报告医生并及时处置。
2. 患儿对血管活性药物敏感，护理人员应时刻保持输注管路通畅，提前备好微量泵用药。
3. 保持室内环境干净、整洁，严格控制陪人数量，紫外线消毒、有效氯擦拭物表及地面。
4. 协助患儿排便，便秘时给予开塞露纳肛，保持大便通畅。
5. 预防静脉炎，多巴胺对血管刺激性大，宜选择大静脉，并且留置时间不超过 3 天。

七、感染性心肌炎患儿营养治疗规范

1. 给予高热量、高蛋白、高维生素、易消化饮食，如新鲜蔬菜、水果和鱼虾等，以促进心肌细胞恢复。
2. 需低盐、低脂、低胆固醇，清淡饮食为主，少食肥肉、内脏、蛋黄之类，以免加重心脏负担。
3. 注意少食多餐，多饮水，保持大便通畅。

八、感染性心肌炎患儿健康教育

1. 房间常开窗通风，温度适宜的季节可去公园呼吸新鲜空气，保持心情开朗，情绪稳定。

2. 感冒流行季节，尽量少去人多拥挤处。

3. 对体质虚弱出汗多的小患儿要保持内衣的干燥以防感冒。

4. 急性期避免剧烈活动，待症状和体征及实验室检查恢复后才能逐渐增加活动量。

5. 恢复期（无心慌胸闷气喘），建立有规律的生活制度，避免剧烈活动，适当锻炼，以不出现气促为宜。

6. 学龄期患儿出院后休息静养 3~6 个月，免除剧烈活动和体育课，减少情绪波动。

7. 对于因心肌炎接受 IVIG 的儿童，活疫苗的免疫接种应推迟 11 个月。

8. 按医嘱按时服药，尤其是抗心律失常药必须按时、按疗程服用，以确保疗效。

9. 定期复查心肌酶、心电图、Holter 和心脏超声。

九、推荐表单

（一）医师表单

病毒性心肌炎临床路径医师表单

适用对象：第一诊断为病毒性心肌炎（ICD-10：I40.001\ \ I41.1＊）

患儿姓名：	性别： 年龄： 门诊号：	住院号：
住院日期： 年 月 日	出院日期： 年 月 日	标准住院日：10~21 天

时间	住院第 1 天	住院第 2~14 天
主要诊疗工作	□ 询问病情及体格检查 □ 分析病因、危险分层、监护强度、治疗效果评估 □ 确定下一步治疗方案 □ 完成病历书写 □ 向家属交代可能的风险、所需诊治方案，并获得家属的知情同意签字 □ 如患儿病情重，应当及时通知上级医师	□ 上级医师查房 □ 根据送检项目报告，及时向上级医师汇报，并予相应处理 □ 完成病程记录，详细记录医嘱变动情况（原因及更改内容）
重点医嘱	**长期医嘱** □ 心内科护理常规 □ 饮食：限液、限钠 □ 病重者予心电、血压监护、吸氧 □ 抗感染药物治疗 □ 大剂量维生素 C 静脉注射 □ 营养心肌药物 □ 抗心律失常药物 □ 改善心功能药物 **临时医嘱** □ 血常规、尿常规、大便常规 □ 血 CRP、血沉、肝肾功能、电解质、血 CK-MB、肌钙蛋白 □ 血气分析（必要时） □ 病毒抗体检测 □ X 线胸片、心电图、超声心动图 □ 对症处理	**长期医嘱** □ 心内科护理常规 □ 饮食：限液、限钠 □ 病重者予心电、血压监护、吸氧 □ 抗感染药物治疗 □ 大剂量维生素 C 静脉注射 □ 营养心肌药物 □ 抗心律失常药物 □ 改善心功能药物 **临时医嘱** □ 必要时复查血气分析 □ 必要时复查心电图、超声心动图 □ 对症处理 □ 其他医嘱
病情变异记录	□ 无 □ 有，原因： 1. 2.	□ 无 □ 有，原因： 1. 2.
医师签名		

时间	住院第 15~19 天	住院第 20~21 天 （出院日）
主要诊疗工作	□ 完成病程记录，详细记录医嘱变动情况（原因及更改内容） □ 上级医师查房 □ 根据结果调整治疗药物	□ 上级医师查房准其出院 □ 完成出院小结 □ 出院宣教 □ 向患儿家属交代出院注意事项，如随访项目、间隔时间、观察项目等
重点医嘱	**长期医嘱：** □ 心内科护理常规 □ 饮食 □ 抗感染药物 □ 营养心肌治疗 □ 抗心律失常药物 □ 改善心功能药物 **临时医嘱** □ 复查血常规 □ 复查 CK-MB 和肌钙蛋白 □ 复查心电图、超声心动图、X 线胸片、Holter 动态心电图 □ 其他医嘱	**临时医嘱：** □ 出院医嘱 □ 门诊随访
病情变异记录	□ 无 □ 有，原因： 1. 2.	□ 无 □ 有，原因： 1. 2.
医师签名		

（二）护士表单

病毒性心肌炎临床路径护士表单

适用对象：第一诊断为病毒性心肌炎（ICD-10：I40.001\ \ I41.1＊）

患儿姓名：	性别：　年龄：　门诊号：	住院号：
住院日期：　年　月　日	出院日期：　年　月　日	标准住院日：10~21 天

时间	住院第 1 天	住院第 2~14 天
健康宣教	□ 入院宣教 □ 介绍主管医师、护士 □ 介绍环境、设施 □ 介绍住院注意事项 □ 介绍探视和陪伴制度 □ 介绍贵重物品制度 □ 告知检查的内容、目的及注意事项，并协助患儿到相关科室检查	□ 药物宣教 □ 主要药物名称、用法及注意事项 □ 用药及各种治疗指导
护理处置	□ 协助医师完成的相关化验 □ 严格记录出入量 □ 准确记录治疗过程（时间、病情变化） □ 指导患儿相关治疗和检查活动	□ 观察患儿生命体征 □ 严格记录出入量 □ 观察药物作用 □ 准确记录治疗过程（时间、病情变化） □ 指导患儿相关治疗和检查活动
基础护理	□ 一级护理 □ 患儿安全管理	□ 一级护理 □ 患儿安全管理
专科护理	□ 病情观察 □ 遵医嘱完成相关检查 □ 心理护理	□ 病情观察 □ 心理护理
重点医嘱	□ 详见医嘱执行单	□ 详见医嘱执行单
病情变异记录	□ 无　□ 有，原因： 1. 2.	□ 无　□ 有，原因： 1. 2.
护士签名		

时间	住院第 15~19 天	住院第 20~21 天 （出院日）
健康宣教	□ 观察药物作用及频率 □ 饮食、活动指导 □ 出院宣教 □ 复查时间 □ 服药方法 □ 活动休息 □ 指导饮食 □ 指导办理出院手续护理 □ 处置观察患儿一般状况 □ 观察药物副作用	□ 办理出院手续 □ 书写出院小结
基础护理	□ 一级护理 □ 患儿安全管理	□ 一级护理 □ 患儿安全管理
专科护理	□ 病情观察 □ 监测生命体征 □ 监测出入量 □ 心理护理	□ 出院指导 □ 心理护理
重点医嘱	□ 详见医嘱执行单	□ 详见医嘱执行单
病情变异记录	□ 无 □ 有，原因： 1. 2.	□ 无 □ 有，原因： 1. 2.
护士签名		

（三）患儿表单

病毒性心肌炎临床路径患儿表单

适用对象：第一诊断为病毒性心肌炎（ICD-10：I40.001\I41.1＊）

患儿姓名：	性别： 年龄： 门诊号：	住院号：
住院日期： 年 月 日	出院日期： 年 月 日	标准住院日：10~21 天

时间	入院	住院早期	住院中期
医患配合	□ 配合询问病史、收集资料，请务必详细告知既往史、用药史、过敏史 □ 配合进行体格检查 □ 有任何不适请告知医师	□ 配合完善相关检查、化验，如采血、心电图、X 线胸片、心脏彩超等 □ 医师与患儿及家属介绍病情及可能的风险、所需抢救措施并签字	□ 配合完善相关检查、化验 □ 如采血 □ 配合医师摆好体位
护患配合	□ 配合测量体温、脉搏、呼吸 3 次，血压、体重 1 次 □ 配合完成入院护理评估（简单询问病史、过敏史、用药史） □ 接受入院宣教（环境介绍、病室规定、订餐制度、贵重物品保管等） □ 配合执行探视和陪伴制度 □ 有任何不适请告知护士	□ 配合测量体温、脉搏、呼吸 □ 接受抢救前相关宣教 □ 接受饮食宣教 □ 接受药物宣教	□ 配合测量体温、脉搏、呼吸 □ 行床边心电图检查，纠正心律失常 □ 配合缓解疼痛 □ 有任何不适请告知护士
饮食	□ 遵医嘱饮食	□ 遵医嘱饮食	□ 遵医嘱饮食
活动	□ 卧床休息	□ 卧床休息	□ 卧床休息

时间	住院后期	出院
医患配合	□ 配合心电图检查 □ 配合完善相关检查：如采血、心电图、心脏彩超、24 小时动态心电图等	□ 接受出院前指导 □ 知道复查程序 □ 获取出院诊断书
护患配合	□ 配合定时测量生命体征 □ 配合检查心电图及心脏相关查体 □ 接受输液、服药等治疗 □ 注意活动安全，避免坠床或跌倒 □ 配合执行探视及陪伴	□ 接受出院宣教 □ 办理出院手续 □ 获取出院带药 □ 知道服药方法、作用、注意事项 □ 知道复印病历程序
饮食	□ 遵医嘱饮食	□ 遵医嘱饮食
活动	□ 正常适度活动，避免疲劳	□ 正常适度活动，避免疲劳

附：原表单（2019年版）

感染性心肌炎临床路径表单

适用对象：第一诊断为感染性心肌炎（ICD：I40.001）

患儿姓名：	性别：　　年龄：　　门诊号：	住院号：
住院日期：　　年　月　日	出院日期：　　年　月　日	标准住院日：14-21天

时间	住院第1～19天
主要诊疗工作	□ 询问病史及体格检查 □ 病情告知 □ 上级医师查房 □ 监测异常指标，及时处理 □ 根据检查检验结果调整治疗
重点医嘱	**长期医嘱：** □ 心内科护理常规，饮食，心电监护、血压、吸氧等 □ 如有心力衰竭限制液量液速 □ 抗感染药物治疗（可选） □ 营养心肌药物（静脉滴注磷酸肌酸钠、心肌肽、复合辅酶、核黄素二磷酸钠、维生素C，口服果糖二磷酸钠口服液，芪冬怡心口服液，辅酶Q10片，左卡尼汀口服液） □ 抗心律失常药物（可选） □ 强心治疗（可选） □ 利尿治疗（可选） □ 抑制心肌重构（可选） □ 激素治疗（可选） □ 丙种球蛋白（可选） **临时医嘱：** □ 血常规、尿常规、大便常规、C反应蛋白（CRP）、ASO、红细胞沉降率 □ 肝肾功能、血电解质 □ 病毒IgM检测：柯萨奇病毒及其他肠道病毒 □ 心电图、胸部X线、超声心动图检查、Holter动态心电图 □ 对症处理
主要护理工作	□ 入院宣教 □ 每日护理评估 □ 卧床休息，定时测量体温、心率 □ 严格记录出入液量 □ 生活护理
病情变异记录	□ 无　□ 有，原因： 1. 2.
护士签名	
医师签名	

时间	住院第 20~21 天 （出院日）
主要诊疗工作	□ 上级医师查房，同意其出院 □ 完成出院小结 □ 出院宣教：向患儿家属交代出院注意事项，如随访项目、间隔时间、观察项目等
重点医嘱	**出院医嘱：** □ 出院带药 □ 门诊随诊 □ 复查血常规、血生化、平板运动试验、24 小时动态心电图、心肌酶、心电图、心脏彩超等
主要护理工作	□ 出院宣教
病情变异记录	□ 无　□ 有，原因： 1. 2.
护士签名	
医师签名	

第二十六章

胃食管反流病临床路径释义

【医疗质量控制指标】（专家建议）

指标一、诊断需结合病史，临床表现和辅助检查

指标二、症状中有胸痛的，需要鉴别呼吸系统、循环系统疾病

指标三、与嗜酸细胞性食管炎难以鉴别时，需要进行胃镜检查。

一、胃食管反流病编码

疾病名称及编码：胃食管反流病（ICD-10：K21）

二、临床路径检索方法

K21，1个月至18岁的儿童病例

三、国家医疗保障疾病诊断相关分组（CHS-DRG）

MDC编码：MDCG（消化系统疾病及功能障碍）

ADRG编码：GZ1（其他消化系统诊断）

四、胃食管反流病临床路径标准住院流程

（一）适用对象

第一诊断为胃食管反流病（ICD-10：K21）。

释义

■ 胃食管反流病（gastroesophageal reflux disease，GERD）是指胃内容物反流入食管、口腔（包括喉部）或肺所致的症状和并发症。常有胃灼热、反流、上腹痛、胸骨后痛等症状，可导致食管炎和牙齿、咽、喉、气管等食管以外的组织损害。其中部分患儿仅有反流症状，但内镜下无食管黏膜糜烂性病变，称为非糜烂性反流病（non erosive reflux disease，NERD）。

（二）诊断依据

根据《临床诊疗指南·小儿内科分册》（中华医学会编著，人民卫生出版社，2005），《诸福棠实用儿科学》（江载芳、申昆玲、沈颖主编，第8版，人民卫生出版社，2015）。

1. 临床表现：原因不明的呕吐、胸及上腹痛、反酸、胃灼热，小婴儿喂食困难、营养不良、发育停滞等症状，反复发作的慢性呼吸道感染、治疗无效的哮喘等，应当考虑胃食管反流病可能。注意需要与食物过敏引起的反流或嗜酸细胞性食管炎鉴别。
2. 实验室检查：通过食管钡餐造影；食管下段24小时pH联合阻抗监测；胃镜检查有助于诊断。
3. PPI试验性治疗。

释义

■ 诊断胃食管反流病需要注意以下几点：

1. 有胸痛症状者诊断为GERD前首先要与心源性胸痛进行鉴别。

2. 吞咽困难提示可能存在消化道动力障碍、狭窄或恶变。

3. 食管外症状，如慢性咳嗽、哮喘、慢性咽炎等以及不典型症状，如消化不良、胸骨后疼痛、早饱、腹胀、嗳气、恶心等，当质子泵抑制剂（PPI）治疗有效时，上述症状可认为与GERD相关。

4. 症状频繁者，睡眠障碍发生率高，小婴儿易有夜间睡眠不安、哭闹等表现。有夜间GERD相关症状和/或睡眠障碍的患儿的生活质量及家庭生活质量相对较差。

5. GERD的内镜下表现包括反流性食管炎、食管狭窄和食管柱状上皮化生（经病理活检证实为Barrett食管），尤其适用于糜烂性食管炎的诊断（洛杉矶分型）。然而，大多数GERD患儿内镜下无糜烂或Barrett食管。食管活检用于GERD的诊断主要是为了与嗜酸性粒细胞性食管炎鉴别。

■ 胃食管反流病的症状因年龄不同而不同。年龄小的患儿以哭闹、喂养困难为主要表现，年龄大的儿童可出现胃灼热、胸痛等表现。

■ 慢性咳嗽、慢性喉炎及哮喘与GERD显著相关。反流性喉炎和反流性哮喘综合征患儿通常都有食管症状。在无胃灼热和反流症状的情况下，不明原因的哮喘和喉炎似乎与GERD关系不大。

（三）治疗方案的选择

根据《临床诊疗指南·小儿内科分册》（中华医学会编著，人民卫生出版社，2005），《诸福棠实用儿科学》（江载芳、申昆玲、沈颖主编，第8版，人民卫生出版社，2015）。

1. 体位治疗。
2. 饮食治疗。
3. 药物治疗：胃肠促动力剂（多潘立酮，每次0.3mg/kg，每日3~4次。尚无合适推荐的婴儿用药）、抑酸剂（法莫替丁，每次0.5mg/kg，每天2次，最大剂量每次不超过40mg；奥美拉唑：①5~10kg：5mg qd；②10~20kg：10mg qd；③≥20kg：20mg），黏膜保护剂。
4. 外科治疗。
5. 内镜治疗。

释义

■ 右侧卧位延长胃排空时间，故建议左侧卧位，并抬高床头30°。小婴儿俯卧位可以导致婴儿猝死综合征，建议在有人监护下或者清醒时再置于俯卧位。

■ 虽然巧克力、碳酸饮料能降低食管下括约肌（LES）压力，至今尚无研究阐明停止食用巧克力、辛辣食物、橘子、碳酸饮料、高脂食物或薄荷能改善GERD症状和/或并发症。禁食促反流食物（如巧克力、咖啡、酒、酸性或辛辣食物）不推荐纳入GERD的治疗方案。对于小年龄儿童，添加增稠剂的奶粉有助于改善反流症状。牛奶蛋白过敏被认为与婴儿期反流有关，可以尝试换用深度水解蛋白奶粉或者氨基酸奶粉。

■ 药物：多潘立酮片是促胃动力药物，严格遵从说明书使用。莫沙必利和依托必利目前尚无儿童用药经验。质子泵抑制剂：奥美拉唑、埃索美拉唑、兰索拉唑等可用于抑制胃酸分泌。黏膜保护剂如蒙脱石散，可作为辅助用药。

■ 外科治疗（胃底折叠术）的指征：欲停止药物治疗、依从性差、药物不良反应、严重食管裂孔疝、药物治疗无效的糜烂性食管炎、难治性 GERD、pH 阻抗监测发现与反流症状相关的异常非酸反流且同时服用 PPI 的患儿。手术治疗后反应性较好的患儿为：有典型胃灼热、反流症状（提示对 PPI 治疗反应好）的 GERD 患儿，动态 pH 监测结果异常与症状相关的患儿。

■ 目前尚不明确药物或手术治疗是否可以改善 GERD 患儿的反流性咳嗽、反流性喉炎和反流性哮喘综合征。

■ GERD 内镜治疗主要包括射频消融术、经口无切口胃底折叠术及抗反流黏膜切除术等。

（四）标准住院日为 3~5 天

释义

■ 如果患儿条件允许，住院时间可以低于上述住院天数。

（五）进入路径标准

1. 第一诊断必须符合 ICD-10：K21 胃食管反流病疾病编码。
2. 当患儿同时具有其他疾病诊断，但在住院期间不需要特殊处理也不影响第一诊断的临床路径流程实施时，可以进入路径。

释义

■ 患儿同时具有其他疾病影响第一诊断的临床路径流程实施时均不适合进入临床路径。

（六）入院后第 1~2 天

1. 必需的检查项目：
（1）血常规、尿常规、大便常规和隐血。
（2）心电图、胸片。
（3）食管下段 24 小时 pH 联合阻抗监测。
2. 根据患儿病情可选择的检查项目：
（1）血气分析；心肌酶；肌钙蛋白；BNP。
（2）胸部、腹部 X 线平片。
（3）腹部超声；心脏超声；24 小时心电监测。
（4）食管钡餐造影。

（5）胃镜检查。

（6）食管高分辨测压。

（7）典型症状及反流性疾病问卷量表（reflux disease questionnaire，RDQ）和胃食管反流病问卷量表（gastroesophageal reflux disease questionnaire，GerdQ）等 GERD 诊断问卷的主观证据对于诊断 GERD 的价值。

释义

■ 必需检查的目的是明确诊断，除外感染性疾病。食管下端 24 小时 pH 加阻抗监测有助于反流的诊断。

■ 钡餐造影适用于评估有无食管狭窄。

■ GERD 的内镜下表现包括反流性食管炎、食管狭窄和食管柱状上皮化生（经病理活检证实为 Barrett 食管），尤其适用于糜烂性食管炎的诊断（洛杉矶分型）。大多数 GERD 患儿内镜下无糜烂或 Barrett 食管，因此内镜不作为 GERD 的初诊检查。

■ X 线胸片和腹部 B 超有助于了解食管外症状的原因。

■ GERD 诊断问卷的主观证据对于诊断 GERD 也有价值。

（七）选择用药

1. 胃肠促动力剂。
2. 抑酸药物。
3. 黏膜保护药物。

释义

■ 初始治疗 2~3 天后进行临床评估，根据患儿病情变化调整药物。有食管外症状的患儿需要对症治疗。

（八）出院标准

1. 诊断明确。
2. 除外其他疾病。
3. 临床症状有所缓解。

释义

■ 如果出现并发症，由主管医师具体决定是否需要继续住院处理。

（九）变异及原因分析

1. 存在其他疾病，需要处理干预。
2. 内科保守治疗失败需外科干预。

释义

■ 变异是指入选临床路径的患儿未能按路径流程完成医疗行为或未达到预期的医疗质量控制目标，包含以下情况：

1. 按路径流程完成治疗，但超出了路径规定的时限或限定的费用。如胃食管反流病伴反流性食管炎有可能住院时间较长，住院费用增加。

2. 不能按路径流程完成治疗，患儿需要中途退出路径。如胃食管反流病可并发肺炎，必要时可告知家属病情，进行胸部X线检查，如诊断为肺炎需要退出本路径，转入相应路径。对于这些患儿，主管医师均应进行变异原因分析，并在临床路径表单中予以说明。

■ 医师认可的变异原因主要指患儿入选路径后，医师在检查及治疗过程中发现患儿合并存在一些事前未预知的对本路径治疗可能产生影响的情况，需要中止执行路径或者是延长治疗时间、增加治疗费用。医师需在表单中明确说明。

■ 因患儿方面的主观原因导致执行路径出现变异，也需要医师在表单中予以说明。

五、胃食管反流病给药方案

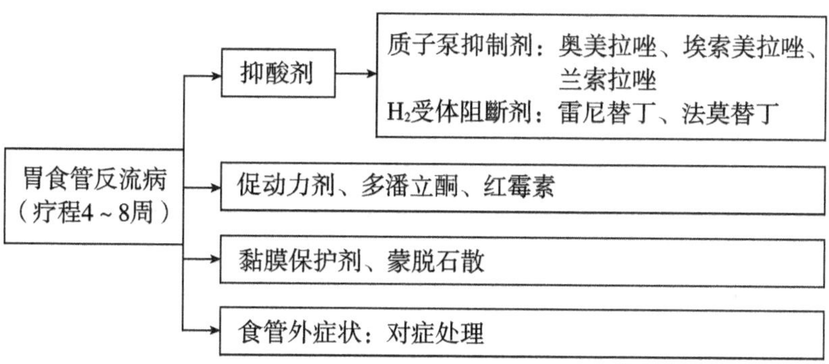

（一）用药选择

1. 有典型症状，并诊断为胃食管反流病的患儿，可用抑酸药。
2. 促动力药有助于胃排空。

（二）药学提示

低龄患儿应用PPI，注意监测感染情况。

多潘立酮的应用严格按照说明书。

（三）注意事项

当抑制胃酸分泌药物与多潘立酮合用时，前两类药不能在饭前服用，应于饭后服用，即不宜与本品同时服用。由于多潘立酮主要在肝脏代谢，故肝功能损害的患儿慎用。

六、胃食管反流病护理规范

1. 注意患儿体位。
2. 反流易引起小婴儿窒息，吸入等问题，注意监测生命体征。

七、胃食管反流病营养治疗规范

1. 小婴儿可给予特殊医学用途配方（胃食管反流专用配方）。

2. 及时添加辅食有助于小婴儿症状缓解。

3. 反流频繁的患儿可尝试给予幽门后喂养。

八、胃食管反流病患儿健康宣教

1. 养成良好生活习惯。早睡早起。

2. 避免高脂肪食物，咖啡因等摄入。

九、推荐表单

（一）医师表单

胃食管反流病临床路径医师表单

适用对象：第一诊断为胃食管反流病（ICD-10：K21）

患儿姓名：	性别： 年龄： 门诊号：	住院号：
住院日期： 年 月 日	出院日期： 年 月 日	标准住院日：3~5 天

时间	住院第 1 天	住院第 2~3 天	住院第 4~5 天 （出院日）
主要诊疗工作	□ 询问病史及体格检查 □ 病情告知	□ 上级医师查房 □ 完善检查	□ 上级医师查房，同意患儿出院 □ 完成出院小结 □ 出院宣教：向患儿及家属交代出院注意事项，如随访项目、间隔时间、观察项目等
重点医嘱	**长期医嘱：** □ 二级护理常规 □ 饮食 □ 体位指导 **临时医嘱：** □ 血常规、尿常规、大便常规+潜血，血生化 □ 食管 24 小时 pH 及阻抗测定 □ 必要时进行血气分析，B 超，胸部、腹部 X 线检查，心电图 □ 选择食管钡餐造影、胃镜检查 □ 必要时补液等支持治疗	**长期医嘱：** □ 二级护理常规 □ 饮食 □ 胃肠促动力剂 □ 抑酸剂 □ 胃肠黏膜保护剂 **临时医嘱：** □ 必要时复查血常规、尿常规、便常规、血生化 □ 必要时补液支持	**出院医嘱：** □ 出院带药 □ 门诊随诊
病情变异记录	□ 无 □ 有，原因： 1. 2.	□ 无 □ 有，原因： 1. 2.	□ 无 □ 有，原因： 1. 2.
医师签名			

（二）护士表单

胃食管反流病临床路径护士表单

适用对象：第一诊断为胃食管反流病（ICD-10：K21）

患儿姓名：	性别： 年龄： 门诊号：	住院号：
住院日期： 年 月 日	出院日期： 年 月 日	标准住院日：3~5 天

时间	住院第 1 天	住院第 2~3 天	住院第 4~5 天 （出院日）
健康宣教	□ 介绍主管医师、护士 □ 介绍环境、设施 □ 介绍住院注意事项	□ 指导患儿家属正确留取粪便标本 □ 主管护士与家属沟通，了解并指导心理应对 □ 宣教疾病知识、用药知识及特殊检查操作过程，告知检查及操作前后饮食、活动，探视注意事项及应对方式	□ 指导患儿康复和锻炼 □ 告知患儿定期复查 □ 告知患儿出院携带药品的服用方法 □ 饮食、休息等注意事项指导 □ 讲解增强体质的方法，减少感染的机会
护理处置	□ 核对患儿、佩戴腕带 □ 建立入院护理病历 □ 卫生处置：剪指（趾）甲、沐浴、更换病号服	□ 随时观察患儿病情变化 □ 遵医嘱正确使用药物 □ 协助医师完成各项检查、化验 □ 胃镜前准备：禁食、禁水	□ 办理出院手续 □ 书写出院小结
基础护理	□ 二级护理 □ 晨晚间护理 □ 患儿安全管理	□ 二级护理 □ 晨晚间护理 □ 患儿安全管理	□ 二级护理 □ 晨晚间护理 □ 患儿安全管理
专科护理工作	□ 入院护理评估（腹痛、腹部体征、生命体征、大便情况等） □ 病史询问，相应查体 □ 定时测量体温 □ 严格记录出入量	□ 呼吸频率、血氧饱和度监测，观察患儿腹痛和大便情况 □ 遵医嘱完成相关检查 □ 心理护理 □ 必要时吸氧 □ 遵医嘱正确给药 □ 提供并发症征象的依据	□ 病情观察：评估患儿生命体征，特别是呼吸频率及血氧饱和度 □ 心理护理
重点医嘱	**长期医嘱：** □ 二级护理常规 □ 饮食 □ 体位指导 **临时医嘱：** □ 血常规、尿常规、大便常规和潜血，血生化 □ 食管 24 小时 pH 及阻抗测定 □ 必要时行血气分析，B 超，胸部、腹部 X 线检查，心电图 □ 选择食管钡餐造影、胃镜检查 □ 必要时补液等支持治疗	**长期医嘱：** □ 二级护理常规 □ 饮食 □ 胃肠促动力剂 □ 抑酸剂 □ 胃肠黏膜保护剂 **临时医嘱：** □ 必要时复查三大常规、血生化 □ 必要时补液支持治疗	**出院医嘱：** □ 出院带药 □ 门诊随诊

续　表

时间	住院第 1 天	住院第 2~3 天	住院第 4~5 天 （出院日）
病情变异记录	□ 无　□ 有，原因： 1. 2.	□ 无　□ 有，原因： 1. 2.	□ 无　□ 有，原因： 1. 2.
护士签名			

（三）患儿表单

胃食管反流病临床路径患儿表单

适用对象：第一诊断为胃食管反流病（ICD-10：K21）

患儿姓名：	性别：　年龄：　门诊号：	住院号：
住院日期：　年　月　日	出院日期：　年　月　日	标准住院日：3~5天

时间	住院第1天	住院期间（第2~3天）	住院第4~5天（出院日）
医患配合	□ 配合询问病史、收集资料，请家属务必详细告知既往史、用药史、过敏史 □ 配合进行体格检查 □ 有任何不适告知医师	□ 配合完善相关检查、化验，如采血、留尿、胃镜、食管24小时pH监测等 □ 医师向患儿及家属介绍病情，如有异常检查结果需进一步检查 □ 配合用药及治疗 □ 配合医师调整用药 □ 有任何不适告知医师	□ 接受出院前指导 □ 知道复查程序 □ 获取出院诊断书
护患配合	□ 配合测量体温、脉搏、呼吸、血压、血氧饱和度、体重 □ 配合完成入院护理评估单（简单询问病史、过敏史、用药史） □ 接受入院宣教（环境介绍、病室规定、订餐制度、贵重物品保管等） □ 有任何不适告知护士	□ 配合测量体温、脉搏、呼吸，回答每日排便情况 □ 接受相关化验、检查宣教，正确留取粪便标本，配合检查 □ 有任何不适告知护士 □ 接受输液、服药治疗 □ 注意活动安全，避免坠床或跌倒 □ 配合执行探视及陪伴制度 □ 接受疾病及用药等相关知识指导	□ 接受出院宣教 □ 办理出院手续 □ 获取出院携带药品 □ 知道药品的服用方法、作用、注意事项 □ 知道病历复印方法
饮食	□ 正常普食 □ 半流食 □ 流食 □ 未进食	□ 正常普食 □ 半流食 □ 流食 □ 未进食	□ 正常普食 □ 半流食 □ 流食 □ 未进食
排泄	□ 正常排尿便 □ 不正常排尿便	□ 正常排尿便 □ 不正常排尿便	□ 正常排尿便 □ 不正常排尿便
活动	□ 适度活动	□ 适度活动	□ 适度活动
患儿监护人签名			

附：原表单（2019 版）

胃食管反流病临床路径表单

适用对象：第一诊断为胃食管反流病（ICD-10：K21）

患儿姓名：	性别：　　年龄：　　门诊号：	住院号：
住院日期：　　年　月　日	出院日期：　　年　月　日	标准住院日：3~5 天

时间	住院第 1 天	住院第 2~3 天	住院第 4~5 天 （出院日）
主要诊疗工作	□ 询问病史及体格检查 □ 病情告知	□ 上级医师查房 □ 完善检查	□ 上级医师查房，同意患儿出院 □ 完成出院小结 □ 出院宣教：向患儿及家属交代出院注意事项，如随访项目、间隔时间、观察项目等
重点医嘱	**长期医嘱：** □ 二级护理常规 □ 饮食 □ 体位指导 **临时医嘱：** □ 血常规、尿常规、大便常规+隐血，CRP，肝肾功能，电解质 □ 食管 24 小时 pH 加阻抗监测 □ 必要时进行血气分析，B 超，胸部、腹部 X 线检查 □ 选择食管钡餐造影、胃镜检查 □ 必要时补液等支持治疗	**长期医嘱：** □ 二级护理常规 □ 饮食 □ 胃肠促动力剂 □ 抑酸剂 □ 胃肠黏膜保护剂 **临时医嘱：** □ 必要时复查血气分析、电解质 □ 必要时补液支持	**出院医嘱：** □ 出院带药 □ 门诊随诊
主要护理工作	□ 入院护理评估 □ 入院宣教	□ 每日护理评估	□ 出院宣教
病情变异记录	□ 无　□ 有，原因： 1. 2.	□ 无　□ 有，原因： 1. 2.	□ 无　□ 有，原因： 1. 2.
护士签名			
医师签名			

第二十七章
消化性溃疡临床路径释义

【医疗质量控制指标】（专家建议）

指标一、诊断需结合病史，临床表现和辅助检查。

指标二、胃镜是消化性溃疡必须做的检查。

指标三、消化性溃疡合并幽门螺杆菌感染时，需要根除幽门螺杆菌治疗。

一、消化性溃疡编码

疾病名称及编码：消化性溃疡（ICD-10：K25-27）

二、临床路径检索方法

K25-27，1 个月至 18 岁的儿童病例

三、国家医疗保障疾病诊断相关分组（CHS-DRG）

MDC 编码：MDCG（消化系统疾病及功能障碍）

ADRG 编码：GU1（伴出血或穿孔的消化性溃疡）；GU2（其他消化溃疡）

四、消化性溃疡临床路径标准住院流程

（一）适用对象

第一诊断为消化性溃疡或消化性溃疡伴出血（ICD-10：K25-K27）。

释义

■ 消化性溃疡病是指在各种致病因子的作用下黏膜发生的炎性反应与坏死性病变，病变可深达黏膜肌层，其中以胃、十二指肠最为常见。在不同国家、不同地区，其发病率有较大差异。

（二）诊断依据

根据《临床诊疗指南·小儿内科分册》（中华医学会编著，人民卫生出版社，2005）、《诸福棠实用儿科学》（江载芳、申昆玲、沈颖主编，第 8 版，人民卫生出版社，2015）。

1. 病史：反复腹痛、恶心、呕吐，尤其是发现消化道出血或原因不明的进行性贫血的患儿，应当做进一步检查。
2. 体征：腹部扪及剑突下或脐周压痛，并发穿孔者可伴腹膜炎体征。
3. 辅助检查：胃镜检查；消化道钡餐造影；幽门螺杆菌（Hp）检测。

释义

■ 由于各年龄阶段溃疡的好发部位、类型和演变过程不同，临床症状和体征也有所不同，年龄越小，症状越不典型，不同年龄患儿的临床表现有其各自特点。新生儿期以继发性溃疡多见；婴儿期同样以继发性溃疡多见，首发症状可为消化道出血和穿孔，原发性溃疡以胃溃疡多见；幼儿期胃溃疡和十二指肠球部溃疡发病率相等；学龄前期和学龄期以原发性十二指肠溃疡多见。

■ 儿童消化性溃疡的症状和体征不如成人典型，故需要仔细鉴别。腹痛应与肠痉挛，蛔虫症，腹内脏器感染、结石，腹型过敏性紫癜等疾病鉴别。消化道出血以呕血为主，在新生儿和小婴儿应与新生儿自然出血症、食管裂孔疝等鉴别。年长儿需与肝硬化致食管静脉曲张破裂出血及全身出血性疾病鉴别，有时还需与咯血相鉴别。便血应与肠套叠、梅克尔憩室、息肉、腹型过敏性紫癜、肠血管病变、血液病所致出血鉴别。

■ 消化性溃疡还须与淋巴瘤、克罗恩病、结核、巨细胞病毒感染、胃癌等继发的上消化道溃疡相鉴别。

■ 胃镜是诊断消化性溃疡首选方法。通过检查不仅能诊断溃疡，而且可估计溃疡部位、形态、大小、深度、病期及溃疡周围黏膜的情况、溃疡表面有无血管暴露和评估药物治疗的效果，同时又可采取黏膜活检做组织病理学和细菌学检查。消化道出血时能够明确出血部位，及时进行相应内镜下治疗。

■ 胃镜检查对鉴别良、恶性溃疡具有重要价值。对不典型或难愈合的溃疡，要分析其原因，必要时做进一步相关检查，如胃肠X线钡餐、超声内镜、共聚焦内镜等以明确诊断。

■ 对消化性溃疡病建议常规做尿素酶试验、组织学检测或核素标记^{13}C呼气试验，以明确是否存在幽门螺杆菌感染。细菌培养可用于药物敏感试验和细菌学研究。血清抗体检测只应用于人群普查，不能反映是否现症感染及治疗后是否根除。

（三）治疗方案的选择

根据《临床诊疗指南·小儿内科分册》（中华医学会编著，人民卫生出版社，2005），《诸福棠实用儿科学》（江载芳、申昆玲、沈颖主编，第8版，人民卫生出版社，2015）。

1. 一般治疗，饮食指导。
2. 药物治疗：抑酸药；胃黏膜保护剂；抗Hp治疗。
3. 合并出血根据出血量可补液或输血支持。

释义

■ 在消化性溃疡活动期，要注意休息，避免剧烈运动，避免刺激性饮食，青春期儿童戒烟、戒酒。消化道出血时需要禁食。

■ 抑酸治疗是缓解消化性溃疡症状、愈合溃疡的最主要措施。PPI是首选的药物。其他抑酸药与抗酸药亦有助于缓解消化性溃疡病的腹痛、反酸等症状，促进溃疡愈合。

■ 根除幽门螺杆菌应成为消化性溃疡痛的基本治疗，它是促进溃疡愈合及预防复发的有效措施。根据［中华医学会儿科学分会消化学组，《中华儿科杂志》编辑委员会儿童幽门螺杆菌感染诊治专家共识.2015，53（7）：496-498.］制订治疗方案。

1. 根除 Hp 的常用药物：

(1) 抗菌药物：阿莫西林 50mg/（kg·d），分 2 次，（最大剂量 lg，2 次/天）；甲硝唑 20mg/（kg·d），分 2 次（最大剂量 0.5g，2 次/天）；替硝唑 20mg/（kg·d），分 2 次；克拉霉素 15~20mg/（kg·d），分 2 次（最大剂量 0.5g，2 次/天）。

(2) 铋剂：胶体次枸橼酸铋剂（>6 岁），6~8mg/（kg·d），分 2 次（餐前口服）。

(3) 抗酸分泌药：PPI：奥美拉唑，0.6~1.0mg/（kg·d），分 2 次（餐前口服）。

2. 治疗方案：

(1) 一线方案（首选方案）：适用于克拉霉素耐药率较低（<20%）地区，方案为：PPI+克拉霉素+阿莫西林，疗程 10 或 14 天。若青霉素过敏，则换用甲硝唑或替硝唑。克拉霉素耐药率较高（>20%）的地区，含铋剂的三联疗法（阿莫西林+甲硝唑+胶体次枸橼酸铋剂）以及序贯疗法（PPI+阿莫西林 5 天，PH+克拉霉素+甲硝唑 5 天）可作为一线疗法。

(2) 二线方案：用于一线方案失败者，PPI+阿莫西林+甲硝唑（或替硝唑）+胶体次枸橼酸铋剂或伴同疗法（PPI+克拉霉素+阿莫西林+甲硝唑），疗程 10 或 14 天。

■ 联合应用胃黏膜保护剂可提高消化性溃疡的愈合质量，有助于减少溃疡的复发。

■ 长期使用非甾体抗炎药（NSAID）和阿司匹林的儿童需要警惕消化性溃疡病。

■ 消化性溃疡合并活动性出血的首选治疗方法是胃镜下止血，同时使用大剂量 PPI 可有效预防再出血，减少外科手术率与病死率。

■ 如有以下情况，应根据个体情况考虑放射介入治疗或外科手术治疗：胃镜治疗或胃镜治疗失败，失血量大，药物治疗无效；合并有溃疡穿孔；有幽门梗阻；复发较频的难治性溃疡，药物疗效不佳者。

（四）标准住院日为 4~7 天

释义

如果患儿条件允许，住院时间可以低于 4 天。

（五）进入路径标准

1. 第一诊断必须符合 ICD-10：K25-K27 消化性溃疡或消化性溃疡伴出血疾病编码。

2. 当患儿同时具有其他疾病诊断，但在住院期间不需要特殊处理也不影响第一诊断的临床路径流程实施时，可以进入路径。

释义

■ 患儿同时具有其他疾病影响第一诊断的临床路径流程实施时均不适合进入临床路径。

（六）入院后第 1~2 天

1. 必需的检查项目：

（1）血常规、尿常规、大便常规、便隐血。

（2）肝肾功能、血型、输血常规检查、凝血功能；乙肝表面抗原、丙肝抗体、HIV 抗体、梅毒抗体。

（3）Hp 感染相关检测。

（4）内镜或消化道钡餐造影。

根据患儿病情可选择：腹部超声、X 线平片或 CT 等。

释义

■ 上述必需检查项目主要目的是明确诊断，判断是否存在活动性出血。有无幽门螺杆菌感染。乙肝表面抗原、丙肝抗体、HIV 抗体、梅毒抗体等是胃镜前必做检查。

■ 腹部 B 超、X 线或 CT 检查目的是除外梗阻、穿孔及其他全身性疾病。

■ 如以贫血为首发症状就诊的患儿根据情况需要除外梅克尔憩室、胃肠血管病变和全身性疾病。

（七）选择用药

1. 抑酸药：如质子泵抑制剂、H_2 受体阻断剂等。

2. 止血药。

3. 胃黏膜保护剂：如铋剂、硫糖铝等。

4. 抗 Hp 治疗：质子泵抑制剂加两种抗菌药物首选，疗程 14 天。

释义

■ 初始治疗 2~3 天后进行临床评估，根据患儿病情变化调整药物。合并出血的患儿需要对症治疗。

■ H_2 受体阻断剂（H_2RA）在非酸溃疡中应与胃黏膜保护剂联用。抗酸剂具有中和胃酸作用，在用于治疗消化性溃疡时建议与抑酸剂联合应用。

（八）出院标准

1. 无活动性出血，大便隐血阴性，血红蛋白稳定。

2. 腹痛、呕吐等临床症状缓解。

释义

■ 如果出现并发症，由主管医师具体决定是否需要继续住院处理。

（九）变异及原因分析

1. 溃疡大出血，合并出血性休克。

2. 需内镜下止血或外科干预。

释义

■ 变异是指入选临床路径的患儿未能按路径流程完成医疗行为或未达到预期的医疗质量控制目标，包含以下情况：

1. 按路径流程完成治疗，但超出了路径规定的时限或限定的费用，如消化性溃疡伴有消化道出血有可能住院时间较长，住院费用增加。

2. 不能按路径流程完成治疗，患儿需要中途退出本路径，如消化性溃疡可并发肺炎，必要时可告知家长病情，进行胸部 X 线检查，如诊断为肺炎需要退出转入相应路径。对于这些患儿，主管医师均应进行变异原因的分析，并在临床路径的表单中予以说明。

■ 医师认可的变异原因主要指患儿入选路径后，医师在检查及治疗过程中发现患儿合并存在一些事前未预知的对本路径治疗可能产生影响的情况，需要中止执行路径或者是延长治疗时间、增加治疗费用。医师需在表单中明确说明。

■ 因患儿方面的主观原因导致执行路径出现变异，也需要医师在表单中予以说明。

五、消化性溃疡给药方案

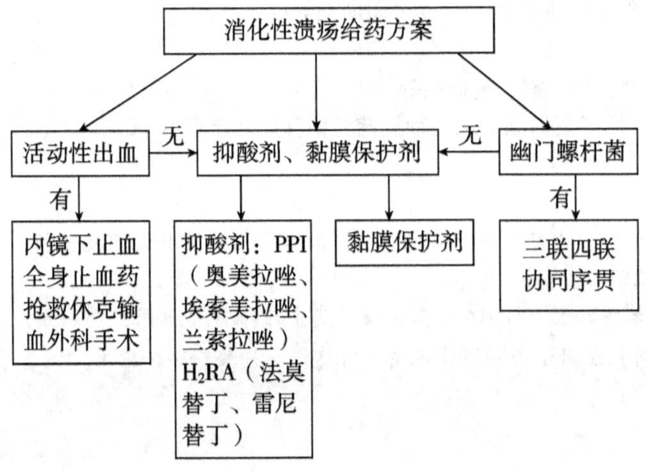

（一）用药选择

1. 出血患儿给予止血治疗，内镜下止血为首选。
2. 幽门螺杆菌感染患儿，给予根除幽门螺杆菌治疗。
3. 治疗消化性溃疡给予抑酸剂和黏膜保护剂。

（二）药学提示

低龄患儿应用质子泵抑制剂，注意监测感染情况。

（三）注意事项

质子泵抑制剂具有酶抑制作用，一些经肝脏细胞色素 P450 系统代谢的药物，如双香豆素、地西泮、苯妥英钠等，其药物半衰期可因合用本品而延长。

六、消化性溃疡护理规范

1. 注意生命体征，如有大出血，需要禁食。
2. 保证入量。

七、消化性溃疡营养治疗规范

1. 禁食可能导致入量不足，应注意补充。
2. 必要时需要肠外营养支持。
3. 注意维生素和铁剂的补充。

八、消化性溃疡患儿健康宣教

1. 养成良好的生活习惯，规律饮食。
2. 避免进食油炸，过辣，过凉，过甜，过酸，高脂肪的食物摄入。

九、推荐表单

（一）医师表单

消化性溃疡临床路径医师表单

适用对象：第一诊断为消化性溃疡或消化性溃疡伴出血（ICD-10：K25-K27）

患儿姓名：	性别：　　年龄：　　门诊号：	住院号：
住院日期：　　年　月　日	出院日期：　　年　月　日	标准住院日：4~7天

时间	住院第1天	住院第2~3天	住院第4~7天 （出院日）
主要诊疗工作	□ 询问病史及体格检查 □ 病情告知 □ 如患儿病情重，需及时请示上级医师 □ 注意有无失血性休克及穿孔等表现	□ 上级医师查房 □ 完善检查 □ 注意有无失血性休克及穿孔等表现	□ 上级医师查房，同意患儿出院 □ 完成出院小结 □ 出院宣教：向患儿家属交代出院注意事项，如随访项目、间隔时间、观察项目等
重点医嘱	**长期医嘱：** □ 护理常规 □ 饮食：活动性出血需禁食 □ 病重者予血压、心电监护 □ 抑酸治疗 □ 止血药（合并出血时） □ 胃肠黏膜保护剂 **临时医嘱：** □ 血常规、尿常规、大便常规+潜血、肝肾功能、凝血功能、血型、输血常规检查\乙肝表面抗原、丙肝抗体、HIV抗体、梅毒抗体 □ 申请胃镜或消化道钡餐造影 □ 必要时行腹部X线、腹部B超、腹部CT等检查 □ 幽门螺杆菌感染检测 □ 必要时补充血容量：补液或输血 □ 必要时外科会诊	**长期医嘱：** □ 护理常规 □ 饮食调整（根据病情选择禁食、流质或半流质饮食） □ 病重者予血压、心电监护 □ 抑酸治疗 □ 止血药（合并出血时） □ 胃肠黏膜保护剂 □ 如果幽门螺杆菌检测阳性，给予三联治疗 **临时医嘱：** □ 必要时复查血常规、便潜血、网织红细胞 □ 根据失血程度补充液体或输血 □ 必要时外科会诊	**出院医嘱：** □ 出院带药 □ 门诊随诊
病情变异记录	□ 无　□ 有，原因： 1. 2.	□ 无　□ 有，原因： 1. 2.	□ 无　□ 有，原因： 1. 2.
医师签名			

（二）护士表单

消化性溃疡临床路径护士表单

适用对象：第一诊断为消化性溃疡或消化性溃疡伴出血（ICD-10：K25-K27）

患儿姓名：	性别：　　年龄：　　门诊号：	住院号：
住院日期：　　年　月　日	出院日期：　　年　月　日	标准住院日：4~7天

时间	住院第1天	住院第2~3天	住院第4~7天 （出院日）
健康宣教	□ 介绍主管医师、护士 □ 介绍环境、设施 □ 介绍住院注意事项	□ 指导患儿家属正确留取粪便标本 □ 主管护士与家属沟通，了解并指导心理应对 □ 宣教疾病知识、用药知识及特殊检查操作过程，告知检查及操作前后饮食、活动，探视注意事项及应对方式	□ 康复和锻炼 □ 定时复查 □ 出院带药服用方法 □ 饮食、休息等注意事项指导 □ 讲解增强体质的方法，减少感染的机会
护理处置	□ 核对患儿、佩戴腕带 □ 建立入院护理病历 □ 卫生处置：剪指（趾）甲、沐浴、更换病号服	□ 随时观察患儿病情变化 □ 遵医嘱正确使用药物 □ 协助医师完成各项检查化验 □ 胃镜前准备：禁食、禁水	□ 办理出院手续 □ 书写出院小结
基础护理	□ 二级护理 □ 晨晚间护理 □ 患儿安全管理	□ 二级护理 □ 晨晚间护理 □ 患儿安全管理	□ 二级护理 □ 晨晚间护理 □ 患儿安全管理
专科护理工作	□ 入院护理评估（腹痛，腹部体征，生命体征，大便情况等） □ 病史询问，相应查体 □ 定时测量体温 □ 严格记录出入量	□ 呼吸频率、血氧饱和度监测，观察患儿腹痛和大便情况 □ 遵医嘱完成相关检查 □ 心理护理 □ 必要时吸氧 □ 遵医嘱正确给药 □ 提供并发症征象的依据	□ 病情观察：评估患儿生命体征，特别是呼吸频率及血氧饱和度 □ 心理护理

续 表

时间	住院第1天	住院第2~3天	住院第4~7天 （出院日）
重点医嘱	**长期医嘱：** □ 消化道溃疡护理常规 □ 饮食：活动性出血需禁食 □ 病重者予血压、心电监护 □ 抑酸治疗 □ 止血药（合并出血时） □ 胃肠黏膜保护剂 **临时医嘱：** □ 血常规、尿常规、大便常规+潜血、肝肾功能、凝血功能、血型、输血常规检查/乙肝表面抗原、丙肝抗体、HIV 抗体、梅毒抗体 □ 申请胃镜或消化道钡餐造影 □ 必要时行腹部 X 线、腹部 B 超、腹部 CT 等检查 □ 幽门螺杆菌感染检测 □ 必要时补充血容量	**长期医嘱：** □ 消化道溃疡护理常规 □ 饮食调整（根据病情选择禁食、流质或半流质饮食） □ 病重者予血压、心电监护 □ 抑酸治疗 □ 止血药（合并出血时） □ 胃肠黏膜保护剂 □ 如果幽门螺杆菌检测阳性，给予三联治疗 **临时医嘱：** □ 必要时复查血常规、大便常规+潜血、网织红细胞 □ 根据失血程度补液或输血 □ 必要时外科会诊	**出院医嘱：** □ 出院带药 □ 门诊随诊
病情变异记录	□ 无 □ 有，原因： 1. 2.	□ 无 □ 有，原因： 1. 2.	□ 无 □ 有，原因： 1. 2.
护士签名			

（三）患儿表单

消化性溃疡临床路径患儿表单

适用对象：第一诊断为消化性溃疡或消化性溃疡伴出血（ICD-10：K25-K27）

患儿姓名：	性别：　　年龄：　　门诊号：	住院号：
住院日期：　　年　月　日	出院日期：　　年　月　日	标准住院日：4~7天

时间	住院第1天	住院期间（第2~3天）	住院第4~7天（出院日）
医患配合	□ 配合询问病史、收集资料，请家属务必详细告知既往史、用药史、过敏史 □ 配合进行体格检查 □ 有任何不适告知医师	□ 配合完善相关检查、化验，如采血、留尿、胃镜、腹部B超等 □ 医师向患儿及家属介绍病情，如有异常检查结果需进一步检查 □ 配合用药及治疗 □ 配合医师调整用药 □ 有任何不适告知医师	□ 接受出院前指导 □ 知道复查程序 □ 获取出院诊断书
护患配合	□ 配合测量体温、脉搏、呼吸、血压、血氧饱和度、体重 □ 配合完成入院护理评估单（简单询问病史、过敏史、用药史） □ 接受入院宣教（环境介绍、病室规定、订餐制度、贵重物品保管等） □ 有任何不适告知护士	□ 配合测量体温、脉搏、呼吸，回答每日排便情况 □ 接受相关化验、检查宣教，正确留取粪便标本，配合检查 □ 有任何不适告知护士 □ 接受输液、服药治疗 □ 注意活动安全，避免坠床或跌倒 □ 配合执行探视及陪伴制度 □ 接受疾病及用药等相关知识指导	□ 接受出院宣教 □ 办理出院手续 □ 获取出院携带药品 □ 知道药品的服用方法、作用、注意事项 □ 知道病历复印方法
饮食	□ 正常普食 □ 半流食 □ 流食 □ 未进食	□ 正常普食 □ 半流食 □ 流食 □ 未进食	□ 正常普食 □ 半流食 □ 流食 □ 未进食
排泄	□ 正常排尿便 □ 不正常排尿便	□ 正常排尿便 □ 不正常排尿便	□ 正常排尿便 □ 不正常排尿便
活动	□ 适度活动	□ 适度活动	□ 适度活动
患儿监护人签名			

附：原表单（2019年版）

消化性溃疡临床路径表单

适用对象：第一诊断为消化性溃疡或消化性溃疡伴出血（ICD-10：K25-K27）

患儿姓名：	性别： 年龄： 门诊号：	住院号：
住院日期： 年 月 日	出院日期： 年 月 日	标准住院日：4~7天

时间	住院第1天	住院第2~3天	住院第4~7天 （出院日）
主要诊疗工作	□ 询问病史及体格检查 □ 病情告知 □ 如患儿病情重，需及时请示上级医师 □ 注意有无失血性休克及穿孔等表现	□ 上级医师查房 □ 完善检查 □ 注意有无失血性休克及穿孔等表现	□ 上级医师查房，同意患儿出院 □ 完成出院小结 □ 出院宣教：向患儿家属交代出院注意事项，如随访项目、间隔时间、观察项目等
重点医嘱	**长期医嘱：** □ 护理常规 □ 饮食：活动性出血需禁食 □ 病重者予血压、心电监护 □ 抑酸治疗 □ 止血药（合并出血时） □ 胃肠黏膜保护剂 □ 抗生素（必要时） **临时医嘱：** □ 血常规、尿常规、大便常规+隐血、肝肾功能、凝血功能、血型、血糖、输血常规检查、心电图检查 □ 申请胃镜或消化道钡餐造影 □ 必要时行腹部X线、腹部超声、腹部CT等检查 □ 幽门螺杆菌感染检测 □ 必要时补充血容量：补液或输血 □ 必要时外科会诊 □ 止吐药（必要时）	**长期医嘱：** □ 护理常规 □ 饮食调整（根据病情选择禁食、流质饮食或半流质饮食） □ 病重者予血压、心电监护 □ 抑酸治疗 □ 止血药（合并出血时） □ 胃肠黏膜保护剂 □ 如果幽门螺杆菌检测阳性，给予三联治疗 **临时医嘱：** □ 必要时复查血常规、大便隐血、网织红细胞 □ 根据失血程度补充液体或输血 □ 必要时外科会诊 □ 止吐药（必要时）	**出院医嘱：** □ 出院带药 □ 门诊随诊
主要护理工作	□ 入院护理评估 □ 入院宣教 □ 注意观察大便性状	□ 每日护理评估 □ 严格记录出入液量 □ 注意观察大便性状	□ 出院宣教
病情变异记录	□ 无 □ 有，原因： 1. 2.	□ 无 □ 有，原因： 1. 2.	□ 无 □ 有，原因： 1. 2.
护士签名			
医师签名			

第二十八章

急性肾小球肾炎（急性链球菌感染后）临床路径释义

【医疗质量控制指标】（专家建议）

指标一、诊断需结合流行病学史、临床表现和实验室检查。

指标二、及时利尿降压预防循环充血及高血压脑病的发生。

指标三、对持续肉眼血尿或者肾功能下降者酌情给予免疫抑制治疗

指标四、早期发现并纠正电解质紊乱。

指标五、对病情持续进展及迁延不愈患儿行肾穿检查。

指标六、符合急性肾损伤透析指证的患儿行血液透析治疗。

一、急性肾小球肾炎编码

疾病名称及编码：急性链球菌感染后肾小球肾炎（ICD-10：N00.901）

二、临床路径检索方法

N00.901

三、国家医疗保障疾病诊断相关分组（CHS-DRG）

MDC 编码：MDCL（肾脏及泌尿系统疾病功能障碍）

ADRC 编码：LS1（肾炎及肾病）

四、急性肾小球肾炎临床路径标准住院流程

（一）适用对象

第一诊断为急性链球菌感染后肾小球肾炎（ICD-10：N00.901）

（二）诊断依据

根据《诸福棠实用儿科学》（江载芳，申昆玲，沈颖主编，人民卫生出版社，2015 年，第 8 版）、《儿科学》（王卫平，孙锟、常立文主编，人民卫生出版社，第 9 版）。

1. 前驱感染病史。
2. 临床上有轻-中度水肿、血尿、高血压和/或程度不等的肾功能受累。
3. 血清补体 C3 下降。
4. 伴随链球菌感染的证据，抗链球菌溶血素 O 明显升高。

释义

■ 本路径的制订主要参考《实用儿科学》根据《诸福棠实用儿科学》（江载芳，申昆玲，沈颖主编，人民卫生出版社，2015 年，第 8 版）、《儿科学》（王卫平，孙锟、常立文主编，人民卫生出版社，第 9 版）。

■ 临床表现：临床表现轻重悬殊，轻者全无临床症状，仅表现为无症状镜下血尿；重者可呈急进性过程，短期内出现肾功能不全。50%~70%患儿有肉眼血尿，一般持续 1~2 周转为镜下血尿。水肿多为非可凹陷性水肿。30%~80%有血压增高，多

伴有尿量明显减少。多因水钠潴留导致，大部分患儿随着利尿消肿，血压逐渐恢复正常。急性期部分患儿存在全身性非特异性症状如头痛、食欲减退、呕吐、乏力等。

（三）治疗方案的选择

根据《诸福棠实用儿科学（第8版）》（人民卫生出版社，2015）、《儿科学》（人民卫生出版社，第9版）。

1. 一般治疗：卧床休息，低盐饮食，适当限制出入量。
2. 选用敏感抗生素抗感染治疗。
3. 利尿消肿，降压治疗。
4. 并发症的治疗。

释义

■ 急性期需卧床2~3周，直到肉眼血尿消失，水肿减退，血压正常，即可下床轻微活动。饮食以低盐饮食（1~2g/d）为主，存在氮质血症者应低蛋白［≤0.5g/(kg·d)］，严重水肿或高血压者应限制液体入量。

■ 抗感染治疗：积极治疗链球菌感染，首选青霉素类或头孢类抗菌药物治疗10~14天，过敏患儿可改用其他敏感类抗菌药物治疗。

■ 对症治疗：水肿，高血容量者应积极给予利尿剂治疗，以口服为主，轻者以口服为主，水肿严重者可静脉给予利尿剂。经休息和限盐、限入量后血压仍高者，应给予降压药物治疗。

■ 并发症防治：急性肾损伤合并严重氮质血症、严重电解质紊乱（如血钾>6.5mmol/L）、急性循环充血及心力衰竭者可紧急行血液透析治疗。重症高血压经口服降压药物，效果不佳时，可给予硝普钠泵降压。选用有效的镇静剂如地西泮控制惊厥，惊厥时禁用口服镇静剂。对有惊厥的高血压脑病并发症的患儿，除给予镇静、降压治疗外，还应给予甘露醇降颅压治疗。

（四）标准住院日为7~14天

释义

■ 对于仅以镜下血尿为唯一表现而血压、尿量及肾功能正常的患儿，通常无需住院。

■ 对于存在大量蛋白尿、循环充血、血压升高、氮质血症的患儿，均应住院治疗。

（五）进入路径标准

1. 第一诊断必须符合ICD-10：N00.901急性链球菌感染后肾小球肾炎疾病编码。
2. 当患儿同时具有其他疾病诊断，但在住院期间不需要特殊处理，也不影响第一诊断的临床路径流程实施时，可以进入路径。

释义

■ 进入路径患儿第一诊断为急性链球菌感染后肾小球肾炎。但需重点评估是否存在并发症以及并发症情况，如果并发症程度不重，可以进入路径。但若并发症严重，住院期间变异可能增多，比如需要血液透析，有可能明显延长住院时间，增加花费。

（六）住院后 2~7 天（指工作日）

1. 必需的检查项目：

（1）血常规、尿常规、大便常规。

（2）补体、ASO。

（3）肝肾功能、电解质、血糖、血脂、钙磷代谢、凝血功能、ANA、dsDNA、ANCA、CRP、ESR、BNP。

（4）24 小时尿蛋白定量、尿蛋白/尿肌酐、肾早期损伤标志物、尿红细胞位相或尿红细胞形态。

（5）腹部超声、泌尿系超声、X 线胸片、心电图、超声心动图。

2. 根据患儿病情可选择的检查项目：

（1）感染性疾病筛查（咽拭子培养、支原体抗体、EB 病毒抗体，乙型肝炎/丙型肝炎、TORCH 检测、HIV、梅毒、中段尿培养、结核感染 T 细胞检测等）、RF、血型。

（2）免疫球蛋白、心肌酶谱、抗核抗体谱 20 项、心磷脂抗体、抗 GBM 抗体、H 因子及抗体、铜蓝蛋白、24 小时尿钙+尿钙/尿肌酐、尿蛋白/尿肌酐、尿微量蛋白、尿蛋白电泳、尿电解质、ENA 谱、血及尿筛查、基因检测、遗传代谢谱、CD 检测（T、B、NK 细胞分析）、父母尿常规。

（3）左肾静脉 B 超（胡桃夹检查）、肾血管 B 超、磁共振检查、CT、动态血压。

（4）肾活检肾组织病理检查。

（5）听力筛查、眼底等检查。

释义

■ 血常规、尿常规、便常规、凝血功能为基本检查项目。

■ 补体及 ASO 为诊断急性链球菌感染后肾小球肾炎的必要条件。通常表现为 C3 的明显减低及 ASO 的升高。

■ 急性期可见尿素氮及肌酐升高，部分病例出现高血钾情况。ANA、ds-DNA、ANCA 为鉴别诊断所必须。血沉多轻-中度增快。BNP 可出现升高。

■ 蛋白尿程度不等，但多数＜3g/d，有 20%可达肾病水平，即＞3.5g/d。尿蛋白/尿肌酐多波动于 0.2~2.0 之间，尿红细胞形态学检查符合肾小球性血尿。肾小球及肾小管早期损伤标志物均出现升高。

■ B 超提示双肾正常代销或稍增大，回声有不同程度增强。胸片多提示肺纹理粗重，重症呈肺水肿表现；心影正常或丰满。

■ 感染性疾病筛查针对可引起急性非链球菌感染肾小球肾炎的病原进行鉴别，如 EB 病毒、支原体、HIV、巨细胞病毒。

■ 免疫球蛋白、H 因子及抗体、CD 检测（T、B、NK 细胞分析）、类风湿因子、抗核抗体谱、抗心磷脂抗体、抗 GBM 抗体，有助于评估体液免疫功能并和自身免疫性疾病相鉴别。

■ 部分遗传代谢病可以血尿和/或蛋白尿为主要表现，但患儿存在生长发育异常时需要完善铜蓝蛋白、血、尿串联质谱、基因测序检查。

■ 左肾静脉超声有助于判断是否存在胡桃夹现象，肾血管B超有助于鉴别肾血管病变，在肾脏病灶不明的情况下

可行磁共振、CT检查。

■ 肾活检的指征为：持续低补体血症大于6~8周，高血压大于1月；蛋白尿严重大肾病水平且持续；肾功能进行性下降；肉眼血尿＞3~4周，镜下血尿＞1年，持续蛋白尿大于3~6个月无明显好转。

■ 对家族史中有耳聋、慢性肾脏病史亲属的患儿常规行听力及眼科检查，此外眼科检查能够评估高血压的长短及严重程度。

（七）选择用药

1. 抗菌药物：青霉素类或者头孢类抗菌药物，青霉素或头孢过敏可给予阿奇霉素或者红霉素治疗。
2. 利尿剂：口服氢氯噻嗪1~2mg/（kg·d）、呋塞米2~5mg/（kg·d）；静脉滴注呋塞米每次1~2mg/kg。
3. 降压药：可选用钙通道阻滞剂、血管紧张素转换酶抑制剂或受体阻断剂等降压药。
4. 对症中药治疗。
5. 对于持续肉眼血尿或者肾功能下降者酌情给予激素或免疫抑制剂治疗。
6. 高血压脑病的治疗：原则为选用降血压效力强而迅速的药物。有惊厥者应及时止痉。
7. 严重循环充血的治疗：纠正水钠潴留，恢复正常血容量，积极利尿。难治病例可采用透析或血液滤过治疗。必要时可加用硝普钠。
8. 对急性肾功能不全者，可按急性肾衰的原则处理，必要时透析治疗。

释义

■ 对于存在眼部、皮肤感染灶这应给予青霉素或其他敏感药物治疗7~10天。但并不常规推荐长效青霉素治疗，因无证据显示AsPGN患儿从治疗中获利的报道。

■ 可用氢氯噻嗪1~2mg/（kg·d），分2~3次口服，无效或水肿较重时可选用呋塞米口服剂量2~5mg/（kg·d），注射剂量1~2 mg/（kg·d），每天1~2次；静脉注射剂量过大时可有一过性耳聋。一般忌用汞利尿剂、保钾利尿剂及渗透性利尿剂。

■ 钙通道阻滞剂常用硝苯地平，开始剂量0.25mg/（kg·d），最大剂量1mg/（kg·d），分3次口服。血管紧张素转换酶抑制剂常用卡托普利，初始剂量为0.5mg/（kg·d），最大剂量5~6mg/（kg·d），分2~3次口服。ACEI有降低肾小球滤过率和引起高钾血症的不良反应，应在医生监测下使用。如联合上述药物治疗效果不佳，可根据心率等情况选用β受体阻断剂、α受体阻断剂、血管扩张剂等。

■ 中药：根据体质症候辨证论治

■ 对于持续肉眼血尿或者肾功能下降者可酌情予短期免疫抑制治疗，波尼松0.5~1mg/（kg·d），若氮质血症严重的患儿可酌情在心电监护下行甲强龙冲击10~20mg/（kg·d），最大量1g/d冲击治疗3天。

■ 高血压脑病的治疗，应快速给予镇静、利尿、扩血管，降压等治疗。对持续抽搐者可应用地西泮每次 0.3mg/kg，总量不超过 10mg，静脉注射，反复抽搐还可联合使用苯巴比妥肌内注射，但需注意呼吸抑制。紧急降压可选用硝普钠，对伴肺水肿者效果更好，需要静脉持续泵维，可从 0.25μg/（kg·min）开始，视血压情况逐渐调整，维持在 1~8μg/（kg·min），应注意点滴速度，输液瓶黑纸避光保存。

■ 本症应以纠正水钠潴留、恢复血容量，而不是应用强心的洋地黄类药物。除应用利尿剂外，必要时可加用酚妥拉明或硝普钠以减轻心脏前后负荷，经上述治疗仍未能控制着可行透析或血滤，及时缓解循环的过度负荷。

（八）出院标准

1. 血压正常。
2. 水肿减轻，肉眼血尿消失。
3. 肾功能改善。

释义

■ 在无口服降压药的情况血压下降至正常水平。

■ 尿量正常或增多，水肿减轻，无明显肉眼血尿，因部分镜下血尿患儿可持续 3~6 个月，不应以尿常规完全正常作为出院标准。

■ 氮质血症较入院时明显减轻，无电解质紊乱，尿量正常。

（九）变异及原因分析

1. 有严重肾外合并症或严重急性肾小球肾炎并发症，需要在住院期间处理。
2. 新出现其他系统合并症，需要住院治疗。
3. 患儿能逐渐恢复，但出现治疗相关的并发症，需要住院期间处理。

释义

■ 合并重症感染、重症肺炎，呼吸、循环不稳定等需要入住 ICU 的患儿，或者出现心力衰竭、高血压脑病，需要呼吸支持或者血液净化的患儿。

■ 高血压继发颅内出血、癫痫，链球菌感染导致风湿热，出现心脏相关并发症等。

■ 如抗生素相关严重过敏反应，因血液净化出现血栓、出血等明显延长住院时间及花费的情况。

五、急性肾小球肾炎给药方案

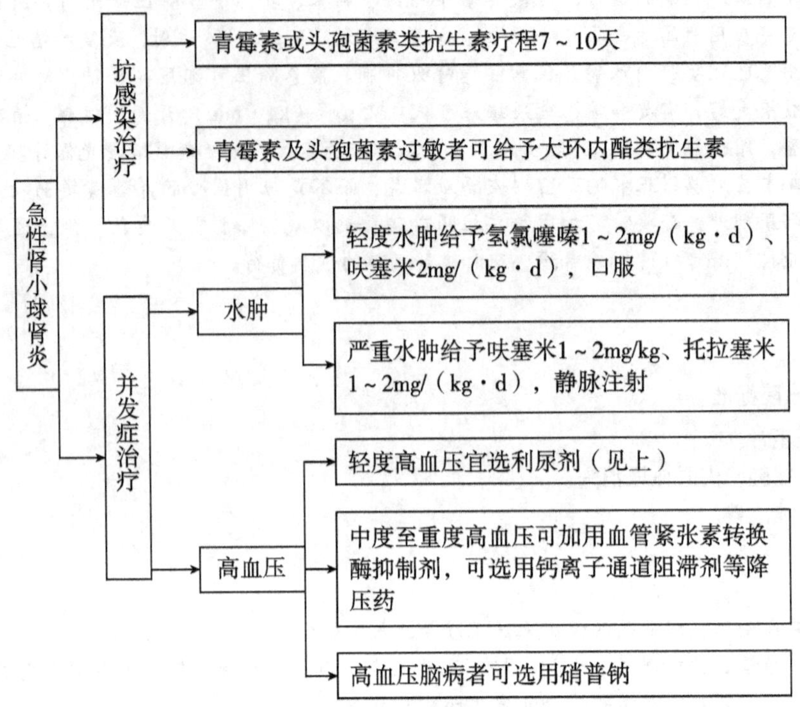

（一）用药选择

1. 抗链球菌感染药物经验治疗，可首选青霉素类或头孢类抗生素，有严重感染或合并其他病原感染时需要病原血检查和药物敏感试验结果选择用药。
2. 利尿剂选择时轻症可选择口服给药，高血压或尿量明显减少者可选择静脉用药。常用利尿剂：氢氯噻嗪 1~2mg/（kg·d），分 2~3 次口服；呋塞米 2~5mg/（kg·d），分 2~3 次口服，或静脉应用 1mg/（kg·次），一日 1~2 次；托拉塞米 1~2mg/（kg·d），静脉注射。
3. 降压药：血管紧张素转换酶抑制剂如卡托普利，初始剂量 0.5mg/（kg·d），最大剂量 5~6mg/（kg·d），分 3 次口服，或钙通道拮抗剂，如硝苯地平，0.25~1mg/（kg·d）。降压效果不理想，可酌情应用 β 受体阻断剂等降压药。
4. 肾衰竭者血管紧张素转换酶抑制剂慎用，需要监测肾功能变化。可选用利尿剂、钙离子通道阻滞剂等降压药。
5. 根据中医辨证可以辅助应用中药治疗。

（二）药学提示

1. 注意患儿存在肾衰竭者应酌情调整抗生素剂量，根据肌酐清除率减量或延长给药时间。
2. 利尿剂选择时要注意低钾血症、高尿酸血症等不良反应。

（三）注意事项

注意尽量避免肾毒性药物的应用。

六、剂型肾小球肾炎（剂型链球菌感染后）护理规范

1. 合理安排休息：急性期需要卧床休息 2 周左右，待水肿消退、血压正常、肉眼血尿消失，即可下床轻微活动或户外散步，第 2 个月如果病情恢复顺利、血沉正常，则可以上学，但仅限于完成课堂作业，避免重体力活动。一般在病情稳定 3 个月后，尿检恢复正常，可逐渐进

行体力活动。

2. 观察尿量、血压、水肿等情况：血压正常、水肿消退后可给予普通饮食，不必忌口，以免影响儿童生长发育。观察尿量、水肿情况较为重要，可以大致记录每日尿量，是否增多或减少，观察眼睑、小腿是否有水肿，体重近期是否增加，有条件者可在家监测血压。

七、剂型肾小球肾炎（剂型链球菌感染后）营养治疗规范

1. 急性期宜低盐饮食 60mg/kg · d，水肿重且尿少者限水。

2. 有氮质血症者限制蛋白质摄入，宜应用优质蛋白 0. 5 1g/kg · d，并予碳水化合物等提供能量。

八、剂型肾小球肾炎（剂型链球菌感染后）患儿宣教

出院后 1~2 个月适当限制活动，血沉正常可上学，Addis 计数正常可上体育课。出院后每周查尿常规 1 次，病程 2 个月后改为每月查尿常规 1 次，随访时间为半年，如果尿常规不正常，应延长随访时间。

九、推荐表单

（一）医师表单

急性肾小球肾炎临床路径医师表单

适用对象：第一诊断为急性肾小球肾炎（ICD-10：N00 + B95.5）

患儿姓名：	性别： 年龄： 门诊号：	住院号：
住院日期： 年 月 日	出院日期： 年 月 日	标准住院日：7~12 天

时间	住院第 1 天	住院第 2 天
主要诊疗工作	□ 询问病史及体格检查 □ 完成病历书写 □ 上级医师查房 □ 及时处理各种临床危重情况（如高血压，严重水、电解质紊乱，酸碱平衡失调等） □ 初步确定是否需要肾脏替代治疗，并制订诊疗方案 □ 向患儿及家属交代病情，签署各种必要的知情同意书	□ 上级医师查房 □ 完成必要的相关科室会诊 □ 签署各种必要的知情同意书 □ 观察病情变化，及时与患儿及家属沟通 □ 对症支持治疗
重点医嘱	**长期医嘱：** □ 肾脏病护理常规 □ 一级护理/二级护理，卧床休息 □ 低盐饮食 □ 记出入量 **临时医嘱：** □ 急查肾功能和电解质 □ 血常规、尿常规、大便常规 □ 肝肾功能、电解质、血糖、凝血功能 □ 免疫指标、感染相关指标检查 □ 24 小时尿蛋白定量、尿红细胞位相 □ X 线胸片、心电图 □ 双肾超声检查	**长期医嘱：** □ 肾脏病护理常规 □ 一级护理/二级护理 □ 记出入液量 □ 药物治疗 **临时医嘱：** □ 监测肾功能、电解质 □ 腹部超声、尿肾损指标 □ 可选择超声心动图、24 小时动态血压监测、双肾动静脉彩超
病情变异记录	□ 无 □ 有，原因： 1. 2.	□ 无 □ 有，原因： 1. 2.
医师签名		

时间	住院第 3~6 天	住院第 7~12 天 （出院日）
主要诊疗工作	□ 继续对症支持治疗 □ 必要时肾脏穿刺 □ 必要时使用其他药物等 □ 必要时继续肾脏替代治疗，每次治疗前后评估是否可停止 □ 肾外合并症、并发症的治疗	□ 上级医师查房，评估一般情况、血压持续平稳状况、尿量恢复状况、肉眼血尿消失状况，明确是否出院 □ 病情稳定后可出院 □ 完成出院记录、病案首页、出院证明书等 □ 向患儿交代出院后的注意事项
重点医嘱	**长期医嘱：** □ 肾脏病护理常规 □ 一级护理/二级护理 □ 记出入量 □ 药物治疗 **临时医嘱：** □ 尿常规、电解质、肾功能 □ 其他特殊医嘱	**出院医嘱：** □ 出院带药 □ 门诊随诊（肾脏专科门诊）
病情变异记录	□ 无 □ 有，原因： 1. 2.	□ 无 □ 有，原因： 1. 2.
医师签名		

（二）护士表单

急性肾小球肾炎临床路径护士表单

适用对象：第一诊断为急性肾小球肾炎（ICD-10：N00 + B95.5）

患儿姓名：	性别：　年龄：　门诊号：	住院号：
住院日期：　年　月　日	出院日期：　年　月　日	标准住院日：7~12天

时间	住院第1天	住院第2天
健康宣教	□ 环境、设施 □ 主管医师 □ 责任护士、护士长 □ 规章制度 □ 饮食指导 □ 活动指导 □ 服药指导	□ 规章制度 □ 饮食指导 □ 活动指导 □ 服药指导
护理处置	□ 核对患儿、佩戴腕带 □ 建立入院护理病历 □ 评估水肿情况、尿量	□ 卫生处置：剪指（趾）甲、沐浴、更换病号服 □ 评估水肿情况、尿量
基础护理	□ 二级护理 □ 晨晚间护理 □ 患儿安全管理 □ 心理护理	□ 二级护理 □ 晨晚间护理 □ 患儿安全管理 □ 心理护理
专科护理	□ 低盐饮食 □ 水肿护理 □ 严记出入液量 □ 协助完成各项检查	□ 低盐饮食 □ 水肿护理 □ 严记出入液量 □ 协助完成各项检查
重点医嘱	□ 详见医嘱执行单	□ 详见医嘱执行单
病情变异记录	□ 无 □ 有，原因： 1. 2.	□ 无　□ 有，原因： 1. 2.
护士签名		

时间	住院第 3~6 天	住院第 7~12 天 （出院日）
健康宣教	□ 服药指导 □ 指导患儿正确观察尿色 □ 主管护士与患儿沟通，了解并指导心理应对 □ 宣教疾病知识、用药知识及特殊检查操作过程	□ 用药指导：用法用量、服药注意事项 □ 定期门诊复查尿常规，坚持治疗 □ 发现异常及时随诊 □ 饮食指导：低盐饮食，以优质蛋白质为宜
护理处置	□ 随时观察患儿病情变化 □ 遵医嘱正确给药、观察用药反应 □ 协助医师完成各项检查 □ 注意观察情绪反应	□ 办理出院手续 □ 书写出院小结
基础护理	□ 二级护理 □ 晨晚间护理 □ 患儿安全管理 □ 心理护理	□ 三级护理 □ 晨晚间护理 □ 患儿安全管理 □ 心理护理
专科护理	□ 血压、尿色、入量、尿量监测 □ 遵医嘱完成相关检查 □ 遵医嘱正确给药 □ 提供并发症征象的依据	□ 病情观察：评估患儿生命体征及尿色、出入液量，特别是血压 □ 心理护理
重点医嘱	□ 详见医嘱执行单	□ 详见医嘱执行单
病情变异记录	□ 无 □ 有，原因： 1. 2.	□ 无 □ 有，原因： 1. 2.
护士签名		

（三）患儿表单

急性肾小球肾炎临床路径患儿表单

适用对象：第一诊断为急性肾小球肾炎（ICD-10：N00 + B95.5）

患儿姓名：	性别：　　年龄：　　门诊号：	住院号：
住院日期：　　年　月　日	出院日期：　　年　月　日	标准住院日：7~12 天

时间	住院第 1 天	住院第 2 天
医患配合	□ 配合询问病史、收集资料，务必详细告知既往史、用药史、过敏史 □ 配合进行体格检查 □ 有任何不适告知医师	□ 配合完善相关检查，如采血、留尿、心电图、X 线胸片等 □ 医师向患儿及家属介绍病情，如有异常检查结果需进一步检查 □ 配合用药及治疗 □ 配合医师调整用药 □ 有任何不适告知医师
护患配合	□ 配合测量体温、脉搏、呼吸、血压、体重 □ 配合完成入院护理评估单（简单询问病史、过敏史、用药史） □ 接受入院宣教（环境介绍、病室规定、订餐制度、贵重物品保管等） □ 有任何不适告知护士	□ 配合测量体温、脉搏、呼吸，回答每日出入液量情况 □ 接受相关检查宣教，正确留取标本，配合检查 □ 有任何不适告知护士 □ 接受输液、服药治疗 □ 注意活动安全，避免坠床或跌倒 □ 配合执行探视及陪伴制度 □ 接受疾病及用药等相关知识指导
饮食	□ 低盐饮食	□ 低盐饮食
排泄	□ 正常排尿便	□ 正常排尿便
活动	□ 适度活动	□ 适度活动
患儿监护人签名		

时间	住院第3~6天	住院第7~12天 （出院日）
医患配合	□ 配合完善相关检查，如采血、留尿、心电图、X线胸片等 □ 医师向患儿及家属介绍病情，如有异常检查结果需进一步检查 □ 配合用药及治疗 □ 配合医师调整用药 □ 有任何不适告知医师	□ 接受出院前指导 □ 知道复查程序 □ 获取出院诊断书
护患配合	□ 配合测量体温、脉搏、呼吸，询问每日出入液量情况 □ 接受相关实验室检查宣教，正确留取标本，配合检查 □ 有任何不适告知护士 □ 接受输液、服药治疗 □ 注意活动安全，避免坠床或跌倒 □ 配合执行探视及陪伴制度 □ 接受疾病及用药等相关知识指导	□ 接受出院宣教 □ 办理出院手续 □ 获取出院携带药品 □ 知道药品的服用方法、作用、注意事项 □ 知道复印病历方法
饮食	□ 低盐饮食	□ 正常饮食（水肿血压高者低盐饮食）
排泄	□ 正常排尿便	□ 正常排尿便
活动	□ 适度活动	□ 适度活动
监护人签名		

附：原表单（2019年版）

急性肾小球肾炎临床路径表单

适用对象：第一诊断为急性肾小球肾炎（ICD-10：N00＋B95.5）

患儿姓名：	性别： 年龄： 门诊号：	住院号：
住院日期： 年 月 日	出院日期： 年 月 日	标准住院日：7~14天

时间	住院第1天	住院第2天
主要诊疗工作	□ 询问病史及体格检查 □ 完成病历书写 □ 上级医师查房 □ 及时处理各种临床危重情况（如高血压，严重水、电解质紊乱，酸碱平衡失调等） □ 初步确定是否需要肾脏替代治疗，并制订诊疗方案 □ 向患儿及家属交代病情，签署各种必要的知情同意书	□ 上级医师查房 □ 完成必要的相关科室会诊 □ 签署各种必要的知情同意书 □ 观察病情变化，及时与患儿及家属沟通 □ 对症支持治疗
重点医嘱	**长期医嘱：** □ 肾脏病护理常规 □ 一级护理/二级护理，卧床休息 □ 低盐饮食 □ 记出入量 □ 药物治疗：抗生素（清除感染灶）、利尿剂、降压药保护重要脏器 **临时医嘱：** □ 急查肾功能和电解质 □ 血常规、尿常规、大便常规 □ 肝肾功能、电解质、血糖、凝血功能 □ 免疫指标、感染相关指标检查 □ 24小时尿蛋白定量、尿钙、尿红细胞位相 □ X线胸片、心电图 □ 双肾超声检查	**长期医嘱：** □ 肾脏病护理常规 □ 一级护理/二级护理 □ 记出入液量 □ 药物治疗 **临时医嘱：** □ 监测肾功能、电解质 □ 腹部超声、尿肾损指标 □ 可选择超声心动图、24小时动态血压监测、双肾动静脉彩超、MRI、CT
主要护理工作	□ 入院宣教 □ 介绍病房环境、设施和设备 □ 入院护理评估	□ 宣教
病情变异记录	□ 无 □ 有，原因： 1. 2.	□ 无 □ 有，原因： 1. 2.
护士签名		
医师签名		

时间	住院第 3~6 天	住院第 7~14 天 （出院日）
主要诊疗工作	□ 继续对症支持治疗 □ 必要时肾脏穿刺 □ 必要时使用其他药物等 □ 必要时继续肾脏替代治疗，每次治疗前后评估是否可停止 □ 肾外合并症、并发症的治疗	□ 上级医师查房，评估一般情况、血压持续平稳状况、尿量恢复状况、肉眼血尿消失状况，明确是否出院 □ 病情稳定后可出院 □ 完成出院记录、病案首页、出院证明书等 □ 向患儿交代出院后的注意事项
重点医嘱	**长期医嘱：** □ 肾脏病护理常规 □ 一级护理/二级护理 □ 记出入量 □ 药物治疗 **临时医嘱：** □ 尿常规、电解质、肾功能 □ 其他特殊医嘱	**出院医嘱：** □ 出院带药 □ 门诊随诊（肾脏专科门诊） □ 健康宣教
主要护理工作	□ 观察患儿病情变化 □ 心理与生活护理	□ 指导患儿办理出院手续
病情变异记录	□ 无　□ 有，原因： 1. 2.	□ 无　□ 有，原因： 1. 2.
医师签名		

第二十九章

儿童肾病综合征临床路径释义

【医疗质量控制指标】（专家建议）

指标一、诊断和分型需结合临床表现和实验室检查。

指标二、急性期注意出入量平衡，定期监测水电解质、肾功能和循环情况。

指标三、初发肾病综合征给予激素治疗方案需要获得家长知情同意。

指标四、长期激素治疗期间要注意并发症的防治。

指标五、对激素治疗不敏感、减量后频复发或病情持续进展患儿建议行肾穿检查，根据肾病理类型指导下一步治疗方案。

一、肾病综合征编码

疾病名称及编码：肾病综合征（ICD-10：N04）或（ICD-10：N04.000-N04.900）

二、临床路径检索方法

N04，1个月至18岁的儿童病例

三、国家医疗保障疾病诊断相关分组（CHS-DRG）

MDC编码：MDCL（肾脏及泌尿系统疾病功能障碍）

ADRC编码：LZ1（肾及泌尿系统其他疾患）

四、肾病综合征临床路径标准住院流程

（一）适用对象

第一诊断为肾病综合征（nephritic syndrome，NS）（ICD-10：N04.900）初发的患儿。

释义

■ 肾病综合征（NS）是由于肾小球滤过膜对血浆蛋白的通透性增高、大量血浆蛋白自尿中丢失而导致一系列病理生理改变的一种临床综合征，以大量蛋白尿、低白蛋白血症、高脂血症和水肿为主要临床特点。根据病因和发病年龄分为3类：

1. 原发性肾病综合征：儿童以原发性肾病综合征多见，本章主要以原发性肾病综合征初发患儿的诊治路径做叙述。

2. 继发性肾病综合征：包括继发于全身性疾病（如过敏性紫癜、系统性红斑狼疮等）、临床诊断明确的肾小球肾炎（如急性链球菌感染后肾炎、急进性肾炎）以及药物、金属中毒等情况等。

3. 先天性肾病综合征：指生后3~6个月内发病，临床表现符合肾病综合征，并除外继发（如先天梅毒、TORCH等所致者）。

（二）诊断依据

根据《诸福棠实用儿科学》（江载芳、申昆玲、沈颖主编，人民卫生出版社，2015年，第

8 版）。

1. 大量蛋白尿：尿蛋白≥+++，尿蛋白定量≥50mg/（kg·d）；尿蛋白/尿肌酐比值（mg/mg）≥2。

2. 低白蛋白血症：血清白蛋白< 25g/L。

3. 高胆固醇血症（高脂血症）：血清胆固醇> 5.7mmol/L。

4. 眼睑、颜面及四肢全身水肿，水肿为可凹陷性。

5. 无明确继发性疾病。

释义

■ 建议参考《诸福棠实用儿科学》（江载芳、申昆玲、沈颖主编，人民卫生出版社，2015 年，第 8 版）、《儿童激素敏感、复发/依赖肾病综合征诊治循证指南》（中华医学会，2016）。

■ 肾病综合征需要符合以下四条诊断依据，其中大量蛋白尿和低蛋白血症为诊断的必要条件：

1. 轻度不等的水肿。

2. 大量蛋白尿：儿童大量蛋白尿标准为 1 周内 3 次尿蛋白定性：+++～++++，或随机或晨尿尿蛋白/肌酐≥2.0mg/mg；24 小时尿蛋白定量≥50mg/kg。

3. 低蛋白血症：血浆白蛋白低于 25g/L。

4. 高脂血症：血浆胆固醇高于 5.7mmol/L。

■ 诊断原发性肾病综合征需要排除继发性疾病。

■ 在诊断为原发性肾病综合征后常需进一步分型，分两型：

1. 单纯型：只具有以上特点者。

2. 肾炎型：除以上表现外，尚具有以下表现之一项或多项者：

（1）尿中红细胞≥10 个/高倍镜视野（2 周内 3 次以上离心尿检查）并证实属肾小球性血尿。

（2）反复或持续性高血压（多次于不同时间点测量的收缩压和/或舒张压大于同性别、年龄和身高的儿童青少年血压的第 95 百分数），并排除因应用皮质类固醇激素所致者。

（3）持续性氮质血症：血尿素氮> 10.7mmol/L，并排除由于血容量不足所致者。

（4）持续低补体血症。

（三）治疗方案的选择

根据《诸福棠实用儿科学》（第 8 版）（人民卫生出版社），《儿童激素敏感、复发/依赖肾病综合征诊治循证指南（2016）》（中华儿科杂志，2017，55（10）：729-734）。

1. 对症支持治疗：包括控制水肿、维持水电解质平衡、供给适量的营养、预防和控制伴随感染及抗凝、降血压治疗等。

2. 首选糖皮质激素治疗。

3. 对于频复发/激素依赖（激素耐药）的难治性 NS 建议行肾活检，根据肾脏病理类型可联合免疫抑制剂治疗，包括环磷酰胺（CTX）、环孢霉素 A、霉酚酸酯（MMF）、他克莫司（FK506）等。

释义

■ 初治患儿确诊后首先给予糖皮质激素治疗，观察疗效反应。应用糖皮质激素的患儿应补充足够的钙剂（如口服醋酸钙）和维生素 D，以预防激素所致的钙代谢紊乱和骨质疏松。

■ 按糖皮质激素效应分型：①激素敏感型：泼尼松足量治疗≤4 周尿蛋白转阴者；②激素耐药型：泼尼松足量治疗>4 周尿蛋白仍阳性者；③激素依赖型：对激素敏感，但连续 2 次减量或停药 2 周内复发者。

■ 在判定激素疗效时需要注意一些干扰激素效应的因素，如激素用量是否足量，是否存在感染、严重高凝状态、血栓形成等。

■ 复发是指连续 3 天晨尿蛋白由阴性转为+++或++++，或 24 小时尿蛋白定量≥50mg/kg，或尿蛋白/肌酐≥2.0mg/mg。频复发是指肾病病程中半年内复发≥2 次，或 1 年内复发≥3 次。

（四）标准住院日为 7~14 天

释义

■ 住院时间是根据患儿病情决定，如诊断明确，病情稳定，无必须住院治疗和住院观察的指征，可以带药出院。

■ 因水肿程度、并发症及对激素的敏感性，会导致住院天数的差异，如果患儿条件允许，住院时间可以低于 7 天。

（五）进入路径标准

1. 第一诊断必须符合 ICD-10：N04.900 肾病综合征疾病编码。
2. 首次发病者。
3. 当患儿同时具有其他疾病诊断，但在住院期间不需要特殊处理也不影响第一诊断的临床路径流程实施时，可以进入路径。

释义

■ 患儿同时具有其他疾病影响第一诊断的临床路径流程实施时不适合进入本临床路径。

■ 重症患儿出现严重并发症如急性肾衰竭、低血容量性休克、严重血栓栓塞或需要入住 ICU 的患儿不适合进入本临床路径。

（六）入院后第 1~3 天

1. 必需的检查项目：
（1）血常规、尿常规、大便常规。
（2）24 小时尿蛋白定量或尿蛋白/尿肌酐比值。
（3）肝肾功能、血电解质、血糖、血脂、血浆蛋白。

（4）ASO、补体、凝血功能、血沉。
（5）乙型肝炎五项、自身抗体，抗中性粒细胞胞质抗体。
（6）PPD 试验。
（7）腹部 B 超；泌尿系 B 超。
（8）X 线胸片、心电图。

2. 根据患儿病情可选择：尿微量蛋白系列/尿肾早期损伤标志物、免疫球蛋白系列、CD 系列、病原学检测、结核感染 T 细胞检测、丙肝、梅毒、HIV、抗肾小球基底膜抗体、心脏彩超、血管超声等影像检查、代谢性疾病尿筛查、眼底及角膜检查、听力筛查，尿红细胞形态、尿钙/尿肌酐，肾活检、肾组织病理检查、基因检测。

释义

■ 部分检查可以在门诊完成。

■ 必查项目是帮助住院后能尽快诊断和判断病情，必查项目中补体、自身抗体、抗中性粒细胞胞质抗体（ANCA）可以帮助了解免疫状态，除外自身免疫性疾病如系统性红斑狼疮、系统性血管炎等继发性肾病，也可以帮助原发性肾病综合征分型，乙肝五项有助于了解有无乙肝病毒感染，除外乙肝病毒相关性肾炎。凝血功能是必查项目，因为肾病综合征患儿常伴有血液高凝状态，需要了解凝血功能指导治疗。PPD 试验初步除外结核感染，为需要长期应用激素免疫抑制治疗前的常规试验性检查。腹部 B 超、泌尿系超声重点了解各脏器及肾脏情况。

■ 选做项目是根据患儿病情选择性进行检查，能帮助寻找病因、鉴别诊断、详细判断病情和了解病情进展情况，部分指标可能要复查以监测病情变化，常需要进行尿微量蛋白系列/尿肾早期损伤标志物（尿微量白蛋白、尿转铁蛋白、IgG、尿β_2-微球蛋白、α1-微球蛋白、视黄醇结合蛋白等）、免疫球蛋白系列、CD 系列、病原学检测、结核感染 T 细胞检测、丙肝、梅毒、HIV、抗肾小球基底膜抗体、心脏彩超、血管超声等影像检查、代谢性疾病尿筛查、眼底及角膜检查、听力筛查等检查，可以帮助了解病情和治疗疗效评估，除外继发性肾脏疾病，了解有无伴发感染等问题，肾病综合征患儿常伴有血液高凝状态，需完善血管超声了解有无血栓形成。需要应用血液制品如白蛋白等时要进行输血前的感染指标检查。当合并血尿时可完善尿红细胞形态、尿钙/尿肌酐及左肾静脉超声等检查判断血尿来源。

■ 临床如需用血液制品治疗或出现肾功能衰竭等并发症时需要做好肾活检或血液净化治疗准备，需要完善输血、手术前传染性标志物及血型等相关检查。

■ 有肾脏病家族史或者患儿起病年龄小于 1 岁者，有条件医院可行基因检测明确是否为遗传性肾脏病。

（七）治疗开始于诊断第 1 天。

（八）治疗方案与药物选择

1. 一般治疗：适当休息，低盐、低脂、高生物价优质蛋白饮食。蛋白质摄入量 1.2~1.8g/d。水肿严重和/或少尿患儿适当限制水量，注意保持水电解质、营养平衡。如有合并感染可给予抗感染治疗。应用激素过程中给予钙剂（如溶解度和吸收率较好的醋酸钙）及维生素 D。

2. 水肿的治疗：口服氢氯噻嗪 1mg/（kg · 次），每天 2~3 次，如两天无效可加至 2mg/（kg · 次），并加用螺内酯。对利尿剂无效且血浆蛋白过低者，可先扩容继之利尿，扩容可采用低分子右旋糖酐 5~10ml/kg。严重水肿或血浆白蛋白<15g/L，酌情输注人血白蛋白 0.5~1.0g/

kg 或血浆 5~10ml/kg，继之静脉输注呋塞米 1~1.5mg/kg。

3. 糖皮质激素治疗可分以下两个阶段：

（1）诱导缓解阶段：足量泼尼松（泼尼松龙）60mg/（m^2·d）或 2mg/（kg·d）（按身高的标准体重计算），最大剂量 60mg/d，先分次口服，尿蛋白转阴后改为每晨顿服，共 4~6 周。

（2）巩固维持阶段：泼尼松 2mg/kg（按身高的标准体重计算）或 60mg/（m^2·d），隔日晨顿服，维持 4~6 周，然后逐渐减量，总疗程 9~12 个月。

4. 其他治疗：抗凝治疗：口服双嘧达莫，根据凝血功能可以选择肝素、低分子肝素、尿激酶或活血化瘀中药。降压治疗：根据病情选用降压药物。血管紧张素Ⅱ转换酶抑制剂和/或血管紧张素Ⅱ受体阻断剂可同时作为减少尿蛋白、保护肾功能的辅助治疗。

5. 中医药治疗：根据体质及症候辨证治疗水肿、高凝状况，同时可改善体质、辅助激素疗效，有条件可请中医医师会诊协同用药。

释义

■ 患儿有显著水肿和高血压时应卧床、适当限制水钠摄入，予低脂及优质蛋白饮食。

■ 轻至中度水肿者可视出入量情况酌情给予口服利尿剂治疗，重度水肿或明显少尿者可予静脉利尿治疗。

■ 进入路径的初发肾病患儿住院期间首先给予激素的诱导缓解阶段治疗，足量泼尼松治疗剂量注意按水肿前体重或年龄身高的标准体重计算。

■ 激素耐药或严重患儿宜在肾脏病理类型基础上，选择适应证，应用甲基泼尼松龙冲击治疗，每次剂量 15~30mg/kg，每日不超过 1000mg，每日或隔日 1 次，3 次为一个疗程，必要时 1 周后重复。

■ 免疫抑制剂治疗的适应证为激素耐药、频复发、激素依赖、皮质激素副作用严重、不能耐受或有激素禁忌证者。

■ 抗凝治疗常用肝素、双嘧达莫、阿魏酸哌嗪等，根据凝血功能指标选择。

■ 如根据病情进行中医辨证选用中药辅助治疗，有利于补益肾气、消肿利尿，改善整体体质，减少激素或免疫抑制剂等副作用。

■ 肾功能正常可以辅助应用血管紧张素转换酶抑制剂减少尿蛋白排出等。

（九）出院标准

1. 水肿减轻或消退。
2. 血压稳定。
3. 没有需要住院处理的并发症和/或合并症。

释义

■ 肾病综合征属慢性肾脏病，常需要较长时间用药治疗，诊断明确，病情稳定即可带药出院，继续门诊复查治疗。

■ 如果出现并发症如肾功能衰竭、血栓栓塞、高血压等，根据病情具体决定是否需要继续住院处理。

（十）变异及原因分析

1. 治疗过程中出现继发严重感染、严重电解质紊乱、血栓栓塞、严重高血压、低血容量休克、急性肾功能减退等其他严重合并症者，可考虑退出路径。
2. 若考虑激素耐药型肾病综合征，退出此路径，并需向家属解释并告知病情，导致住院时间延长，增加住院费用等。
3. 若临床或检查提示为遗传性或继发性肾病综合征，或伴发其他系统严重疾病，退出此路径，进入相关路径。

释义

■ 病情进展、合并严重并发症：如急性肾功能减退、血栓栓塞、低血容量休克、继发严重感染、严重水电解质紊乱，病情复杂多样，导致延长住院时间，住院费用增加，治疗风险增加，考虑退出路径。

■ 激素耐药、需要肾活检检查、需要联合应用免疫抑制剂（如环磷酰胺、环孢素A、他克莫司、霉酚酸酯、利妥昔单抗等）治疗者，因治疗复杂，需要根据病情制订个体化治疗方案。

治疗方法不能统一，且需延长住院时间，建议退出路径。

■ 检查确诊为遗传性或继发性肾病综合征、伴发其他系统严重疾病，需要特殊处理，可能影响肾病综合征临床路径流程实施时，退出此路径，进入相关路径。

■ 微小变异：因为医院检验项目的及时性，不能按照要求完成检查；因为节假日不能按照要求完成检查；患儿不愿配合完成相应检查，短期不愿按照要求出院随诊。

■ 重大变异：因基础疾病或伴发疾病需要进一步诊断和治疗；因各种原因需要其他治疗措施如肾衰竭、严重水潴留需要血液净化治疗；医院与患儿或家属发生医疗纠纷，患儿要求离院或转院；不愿按照要求出院随诊而导致入院时间明显延长。

五、儿童肾病综合征给药方案

（一）用药选择

1. 初发肾病综合征的激素首选口服泼尼松，有肝功能损害者可换用泼尼松龙，目前我国多数临床采用中长程疗法，时间9~12个月。
2. 泼尼松效果不佳或服药困难者等可选择口服或静脉甲基泼尼松龙治疗。

（二）药学提示

长期应用激素时注意药物副作用，如免疫抑制继发感染；水电解质紊乱：发生水钠储溜、高血压；糖脂代谢紊乱：发生肥胖、血脂紊乱、高血糖和糖尿；蛋白质分解代谢加强，出现负氮平衡、肌肉萎缩无力；兴奋、失眠等神经精神问题；肾上腺皮质功能抑制，如突然停药或遇感染、腹泻、创伤等应激状态，出现急性肾上腺皮质功能不全症状，表现为恶心、呕吐、腹痛、休克前期乃至休克。

（三）注意事项

肾病综合征治疗时，应考虑药物相关不良反应、治疗的时间和费用，结合患儿的个体差异和对药物的耐受情况，需要激素长期治疗，可能发生激素耐药、病情进展，出现并发症，影响远期预后，应充分告知患儿及家属，签署知情同意书，同时要注意监测疗效。

六、儿童肾病综合征护理规范

1. 按儿科泌尿系统疾病一般护理常规。

2. 急性期绝对卧床休息。

3. 预防继发感染。静脉穿刺尽量要求一次穿刺成功，以减少皮肤感染的机会，避免受寒，预防感染及病情复发。

4. 密切观察病情变化。观察体温，脉搏，呼吸和血压的变化，若全身水肿明显，特别注意皮肤护理，协助患儿勤翻身，防止发生压疮，严格记录出入量，每日测量体重1次，观察水肿消退情况，观察药物疗效及副作用，应用肾上腺素皮质激素时，要密切观察，加强护理防止受寒和感染，注意血压，体重变化，适当控制进食量，注意患儿安全，防止外伤引起骨折，应用免疫抑制剂应注意有无恶心，呕吐，食欲不佳，脱发等毒性反应。

七、儿童肾病综合征营养治疗规范

1. 饮食原则：低盐低脂高生物价蛋白饮食。

2. 膳食管理要求：

（1）能量：一般根据年龄需要量而定，原则上不宜过高，否则易加重肾脏负担。

（2）蛋白质：依据肾功能而定，忌高蛋白饮食，一般按照正常儿童每日推荐量摄入即可，优质蛋白不少于50%。

（3）低盐：根据不同程度的水肿和肾功能可采用少盐、无盐或少钠膳食。在服用激素时，易有钠盐储留而引起水肿，也应适当限制食盐的摄入量。

（4）脂肪：为防治高脂血症而采用低脂饮食，脂肪占总能量不超过25%。

（5）维生素：适当增加富含维生素A、D、B、C、K和富含钙的食物。

八、儿童肾病综合征患儿健康教育

1. 合理的饮食是治疗肾病的重要环节，故应指导家长根据患儿的病情制订合理的饮食，并经常调整食物的色香味和种类，以满足患儿的饮食习惯，并鼓励患儿积极配合。

2. 嘱家长或患儿按医嘱坚持用药，避免上呼吸道感染及过度疲劳，定期复查。做好保护性隔离，与感染患儿分室，还应向家长宣传保持室内空气清新、减少探视人员及陪床人员的重要性，指导其协助医护人员做好患儿的生活护理，以增强机体的防护能力。

3. 尽量使患儿精神愉快。指导皮肤护理以及翻身、擦浴的方式和水肿期阴囊的保护措施。嘱咐患儿不玩刀、剪等锐利刀具，以防止皮肤擦伤后诱发感染。

九、推荐表单

（一）医师表单

肾病综合征临床路径医师表单

适用对象：第一诊断为肾病综合征（ICD-10：N04.900）（初发）

患儿姓名：	性别： 年龄： 门诊号：	住院号：
住院日期： 年 月 日	出院日期： 年 月 日	标准住院日：7~14 天

时间	住院第 1 天	住院第 2~7 天	住院第 8~14 天（出院日）
主要诊疗工作	□ 询问病史及体格检查 □ 完成病历书写 □ 开化验单 □ 上级医师查房，初步确定诊断 □ 对症支持治疗 □ 向患儿及家属告知病情，签署入院病情告知书，病重或病危时签署病重或病危通知书	□ 上级医师查房 □ 完成入院检查 □ 完成必要的相关科室会诊 □ 完成上级医师查房记录等病历书写 □ 签署激素、血液制品、免疫抑制剂等用药知情同意书 □ 按病情需要，签署肾活检等有创性检查知情同意书	□ 上级医师查房，同意患儿出院 □ 完成出院小结
重点医嘱	**长期医嘱：** □ 肾病综合征护理常规 □ 低盐饮食 □ 视病情通知病重或病危 □ 其他 **临时医嘱：** □ 血常规、尿常规、大便常规、24 小时尿蛋白定量、尿蛋白/尿肌酐 □ 肝肾功能、电解质、血糖、血浆蛋白、血脂、免疫球蛋白、补体 □ 凝血功能、血沉 □ PPD 试验 □ X 线胸片、心电图、腹部和泌尿系统 B 超 □ 自身免疫系统疾病筛查 □ 合并感染者积极控制感染	**长期医嘱：** □ 肾病综合征护理常规 □ 低盐饮食 □ 利尿剂：按需供给 □ 抗感染治疗（必要时） □ 激素治疗 **临时医嘱：** □ 患儿既往基础用药 □ 其他 □ 根据患儿的临床表现决定是否进行肾活检及相关检查	**出院医嘱：** □ 出院带药 □ 门诊随诊
病情变异记录	□ 无 □ 有，原因： 1. 2.	□ 无 □ 有，原因： 1. 2.	□ 无 □ 有，原因： 1. 2.
医师签名			

（二）护士表单

肾病综合征临床路径护士表单

适用对象：第一诊断为肾病综合征（ICD-10：N04.900）（初发）

患儿姓名：	性别： 年龄： 门诊号：	住院号：
住院日期： 年 月 日	出院日期： 年 月 日	标准住院日：7~14天

时间	住院第1天	住院第2~7天	住院第8~14天
健康宣教	□ 介绍主管医师、护士 □ 介绍环境、设施 □ 介绍住院注意事项 □ 向患儿宣教合理饮食的重要性	□ 指导患儿正确留取尿标本 □ 主管护士与患儿沟通，了解并指导心理应对 □ 宣教疾病知识、用药知识及特殊检查操作过程 □ 告知检查及操作前后饮食、活动，探视注意事项及应对方式	□ 康复和锻炼 □ 定时复查 □ 出院带药服用方法 □ 饮食休息等注意事项指导 □ 讲解增强体质的方法，减少感染的机会
护理处置	□ 核对患儿、佩戴腕带 □ 建立入院护理病历 □ 卫生处置：剪指（趾）甲、沐浴、更换病号服	□ 随时观察患儿病情变化 □ 遵医嘱正确使用药物 □ 监测治疗相关不良反应 □ 协助医师完成各项检查化验	□ 办理出院手续 □ 书写出院小结
基础护理	□ 二级护理 □ 晨晚间护理 □ 患儿安全管理	□ 二级护理 □ 晨晚间护理 □ 患儿安全管理	□ 三级护理 □ 晨晚间护理 □ 患儿安全管理
专科护理	□ 护理查体 □ 血液、出入液量监测 □ 需要时填写跌倒及压疮防范表 □ 需要时请家属陪伴 □ 心理护理	□ 遵医嘱完成相关检查 □ 心理护理 □ 遵医嘱正确给药 □ 提供并发症征象的依据	□ 病情观察：评估患儿生命体征及出入液量 □ 心理护理
重点医嘱	□ 详见医嘱执行单	□ 详见医嘱执行单	□ 详见医嘱执行单
病情变异记录	□ 无 □ 有，原因： 1. 2.	□ 无 □ 有，原因： 1. 2.	□ 无 □ 有，原因： 1. 2.
护士签名			

（三）患儿表单

肾病综合征临床路径患儿表单

适用对象：第一诊断为肾病综合征（ICD-10：N04.900）（初发）

患儿姓名：	性别：　　年龄：　　门诊号：	住院号：
住院日期：　　年　月　日	出院日期：　　年　月　日	标准住院日：7~14天

时间	入院当日	住院第2~7天	住院第8~14天（出院日）
医患配合	□ 患儿家属配合医师护士询问病史、收集资料 □ 配合进行体格检查 □ 有任何不适告知医师 □ 签署入院病情告知书	□ 配合完善相关检查、化验，如采血、留尿、心电图、X线胸片等 □ 患儿家属听医师介绍病情，理解和配合入院后进一步检查，签署病情告知书及特殊检查治疗知情同意书 □ 配合用药及治疗 □ 配合医师调整用药 □ 有任何不适告知医师	□ 接受出院前指导 □ 知道复查程序 □ 获取出院诊断证明书
护患配合	□ 配合测量体温、脉搏、呼吸、血压、血氧饱和度、体重 □ 配合完成入院护理评估单（简单询问病史、过敏史、用药史） □ 接受入院宣教（环境介绍、病室规定、订餐制度、贵重物品保管等） □ 有任何不适告知护士	□ 配合测量体温、脉搏、呼吸、血压，回答每日排便情况 □ 接受相关化验检查宣教，正确留取标本，配合检查 □ 有任何不适告知护士 □ 接受输液、服药等治疗 □ 注意活动安全，避免坠床或跌倒 □ 配合执行探视及陪伴制度 □ 接受疾病及用药等相关知识指导	□ 接受出院宣教 □ 办理出院手续 □ 获取出院携带药品 □ 知道药品的服用方法、注意事项 □ 知道病历复印流程
饮食	□ 视病情予低盐、低脂及优质蛋白饮食	□ 视病情予低盐、低脂及优质蛋白饮食	□ 视病情予低盐、低脂及优质蛋白饮食
排泄	□ 正常排尿便，监测尿量，有异常随时告知护士	□ 正常排尿便，监测尿量，有异常随时告知护士	□ 正常排尿便，监测尿量，有异常随时告知护士
活动	□ 卧床休息	□ 视病情卧床或适度活动	□ 视病情适度活动
患儿监护人签名			

附：原表单（2016年版）

肾病综合征临床路径表单

适用对象：第一诊断为肾病综合征（ICD-10：N04.900）（初发）

患儿姓名：	性别：　年龄：　门诊号：	住院号：
住院日期：　年　月　日	出院日期：　年　月　日	标准住院日：7~14天

时间	住院第1天	住院第2~13天	住院第8~14天（出院日）
主要诊疗工作	□ 询问病史及体格检查 □ 完成病历书写 □ 开化验单 □ 上级医师查房，初步确定诊断 □ 对症支持治疗 □ 向患儿及家属交代病情及其注意事项，病重或病危时签署病重或病危通知书	□ 上级医师查房 □ 完成入院检查 □ 完成必要的相关科室会诊 □ 完成上级医师查房记录等病历书写 □ 向患儿及家属交代病情及其注意事项	□ 上级医师查房，同意其出院 □ 完成出院小结 □ 出院宣教：向患儿家属交代出院注意事项，如随访项目、间隔时间、观察项目等
重点医嘱	**长期医嘱：** □ 肾病综合征护理常规 □ 低盐低脂高生物价蛋白饮食 □ 视病情通知病重或病危 □ 其他医嘱 **临时医嘱：** □ 血常规、尿常规、大便常规、24小时尿蛋白定量、尿蛋白/尿肌酐 □ 肝肾功能、电解质、血糖、血浆蛋白、血脂、免疫球蛋白、补体、ASO、凝血功能 □ 乙肝、丙肝、HIV □ PPD试验 □ 胸片、心电图、B超 □ 自身免疫系统疾病筛查 □ 合并感染者积极控制感染	**长期医嘱：** □ 肾病综合征护理常规 □ 低盐低脂高生物价蛋白饮食 □ 利尿剂 □ 抗凝治疗 □ 抗感染治疗（必要时） □ 激素治疗 □ 钙剂及维生素D **临时医嘱：** □ 患儿既往基础用药 □ 其他医嘱 □ 根据患儿的疾病表现决定是否肾活检及相关的检查	**出院医嘱：** □ 出院带药 □ 门诊随诊 □ 密切随访尿常规
主要护理工作	□ 介绍病房环境、设施和设备 □ 入院护理评估 □ 宣教	□ 观察患儿病情变化	□ 出院宣教
病情变异记录	□ 无　□ 有，原因： 1. 2.	□ 无　□ 有，原因： 1. 2.	□ 无　□ 有，原因： 1. 2.
护士签名			
医师签名			

第三十章

儿童过敏性紫癜临床路径释义

【医疗质量控制指标】（专家建议）

指标一、诊断主要依据病史和临床症状，非典型病例依赖于胃镜检查或皮肤活检病理。

指标二、糖皮质激素可应用于关节受累和/或腹部受累患儿。

指标三、治疗需包括控制急性症状和影响预后的因素。

一、过敏性紫癜编码

1. 原编码：

疾病名称及编码：过敏性紫癜（ICD-10：D69.004）

2. 修改编码：

疾病名称及编码：变应性［过敏性］紫癜（ICD-10：D69.0）

二、临床路径检索方法

D69.0

三、国家医疗保障疾病诊断相关分组（CHS-DRG）

MDC 编码：MDCQ（血液、造血器官及免疫疾病和功能障碍）

ADRG 编码：QT1（凝血功能障碍）

四、过敏性紫癜临床路径标准住院流程

（一）适用对象

第一诊断为过敏性紫癜患儿（ICD-10：D69.0）。

释义

■ 适用对象编码参见第一部分。

■ 本路径适用对象为临床诊断为过敏性紫癜的患儿，如合并严重的过敏性紫癜性肾炎等情况，需进入其他相应路径。

（二）诊断依据

根据《临床诊疗指南·小儿内科分册》（中华医学会编著，人民卫生出版社，2005）、《诸福棠实用儿科学》（人民卫生出版社，2015，第 8 版，胡亚美、江载芳主编）。

1. 病史：多见于 2~10 岁儿童，平均发病年龄为 6 岁。秋冬季节多发。病因尚不完全清楚，部分患儿发病前可有呼吸道感染或接触过敏原等诱发因素。

2. 临床表现：典型皮疹为非血小板减少性高出皮面的出血性紫癜，以四肢伸侧面为主，常为对称性。可伴关节肿痛、腹痛、便血等关节及消化道受累表现。部分患儿出现水肿、血尿及蛋白尿等肾脏受累表现。

3. 实验室检查：本病无特异性实验室检查。部分患儿白细胞及 C 反应蛋白（CRP）等炎症

指标增高。红细胞沉降率可增快。血小板计数正常或升高，及其他凝血指标异常。消化道受累时大便潜血可阳性。抗核抗体和类风湿因子常阴性。约半数患儿在急性期血清 IgA、IgM 升高。

释义

■ 本路径的制订主要参考《诸福棠实用儿科学》（人民卫生出版社，2015，第 8 版，胡亚美、江载芳主编）、《儿童过敏性紫癜循证诊治建议》（中华医学会儿科学分会免疫学组，2013）。

■ 临床表现：

感染（细菌、病毒、寄生虫等）、食物（牛奶、鸡蛋、鱼虾等）、药物（抗生素、磺胺类、解热镇痛剂等）、花粉、虫咬及预防接种等都可以作为致敏因素。多数患儿在发病前 1~3 周常有上呼吸道感染史。

1. 皮肤症状：皮肤紫癜是本病的主要表现，也多为首发症状。多见于下肢远端，臀部、上肢、面部也可出现，常为对称性，躯干部罕见。皮疹部位可形成出血性水疱，甚至坏死，出现溃疡。紫癜可融合成片，最后变为棕色。一般 1~2 周内消退，也可迁延数周或数月。

2. 消化道症状：较常见，一般出现在皮疹发生 1 周以内。最常见症状为腹痛，可伴有呕吐。约半数患儿大便潜血阳性，部分患儿出现血便、呕血。

3. 关节症状：表现为关节及关节周围肿胀、疼痛及触痛，可同时伴有活动受限。常为一过性，多在数日内消失而不留关节畸形。大关节如膝关节、踝关节为最常受累部位。其他关节如腕关节、肘关节及指间关节。

4. 肾脏表现：30%~50%患儿出现肾脏损害。常见肉眼血尿或镜下血尿、蛋白尿，或管型尿。可发生于病程的任何时期，多数于紫癜后 2~4 周出现，也可出现于皮疹消退后或疾病静止期。病情轻重不等，重病可出现肾衰竭和高血压。半数以上患儿的肾脏损害可以临床自行痊愈，少数患儿可持续很久。

5. 其他症状：少见，如昏迷、蛛网膜下腔出血、视神经炎、吉兰-巴雷综合征，以及肌肉内、结膜下及肺出血、鼻出血、腮腺炎、心肌炎、睾丸炎等。

■ 诊断：病史和临床症状是诊断过敏性紫癜的主要依据。

诊断标准：参照 2010 年欧洲风湿病联盟（EULAR）和儿童风湿病国际研究组织（PRINTO）及儿童风湿病联盟（PRES）共同制定的标准：

1. 皮肤紫癜：分批出现的可触性紫癜，无血小板减少。

2. 腹痛：急性弥漫性腹痛，可出现肠套叠或胃肠道出血。

3. 组织学检查：以 IgA 免疫复合物沉积为主的白细胞碎裂性血管炎，或 IgA 沉积为主的增殖性肾小球肾炎。

4. 关节症状：①关节炎：急性关节肿胀或疼痛伴有活动受限；②关节痛：急性关节疼痛不伴有关节肿胀或活动受限。

5. 肾脏受累：①蛋白尿：＞0.3g/24h，或晨尿样本白蛋白/肌酐＞30mmol/mg；②血尿、红细胞管型：每高倍视野红细胞＞5 个，或尿潜血≥++，或尿沉渣见红细胞管型

注：其中第 1 条为必要条件，加上 2~5 中的至少一条即可诊断。非典型病例，尤其在皮疹出现之前已出现其他系统症状时需注意鉴别诊断。

2012 年长沙儿童过敏性紫癜诊治专家座谈会建议：对于典型皮疹急性发作的患儿排除相关疾病可以临床诊断。对于皮疹不典型或未见急性期发作性皮疹者，仍需严格按标准诊断，必要时行皮肤活检。部分不典型病例可行胃镜检查以协助诊断。应注意排除血小板减少性紫癜、凝血功能异常等引起的紫癜，部分病例还应排除系统性红斑狼疮、ANCA 相关性小血管炎等疾病。

（三）治疗方案的选择

根据《临床诊疗指南·小儿内科分册》（中华医学会编著，人民卫生出版社）、《诸福棠实用儿科学》（人民卫生出版社，2015，第 8 版，胡亚美、江载芳主编）、《儿童过敏性紫癜循证诊治建议》（中华医学会儿科学分会免疫学组，2013）。

1. 普通型紫癜（单纯皮肤紫癜）：注意休息，对症治疗，可用抗血小板凝聚药物如双嘧达莫片等，还可以选择 H_2 受体阻断剂西咪替丁，抗过敏药物氯雷他定或西替利嗪。
2. 出现关节受累表现：严重者可应用糖皮质激素治疗，可酌情输注免疫球蛋白。
3. 出现消化道受累表现：首选糖皮质激素治疗，暂给予无渣或少渣免动物蛋白饮食，如出现严重腹痛或消化道出血时需禁食。可酌情输注免疫球蛋白。
4. 出现肾脏症状：按过敏性紫癜性肾炎治疗（判断临床类型，必要时行肾组织活检，根据病理类型做分型治疗）。

释义

■ 本病应根据不同的类型给予相应的治疗。

■ 治疗原则包括：一般治疗、对症治疗、抗血小板凝集/抗凝治疗、糖皮质激素治疗等。对单纯皮肤紫癜型通常不需要特殊治疗干预。有关节受累、消化道受累时可应用糖皮质激素治疗。出现肾损害时应根据临床分型治疗，必要时行肾组织活检，病理类型是分型治疗及预后判断的重要依据。

（四）标准住院日

普通型 3~5 天，关节型或腹型一般 7~10 天。

释义

■ 怀疑过敏性紫癜的患儿入院后，第 1~2 天进行相关的体检、检验，根据初步诊断给予对症支持治疗。第 3~5 天根据相关结果，进一步明确诊断，继续治疗。对普通型主要观察皮疹反复情况，排除诱发因素，总住院时间不超过 5 天符合本路径要求。对关节型或腹型除观察皮疹消退情况和排除诱发因素外，还应着重观察关节肿痛、腹痛、呕吐、血便等情况，总住院时间 7~10 天符合本路径要求。但部分病例皮疹反复、消化道症状严重等情况，住院时间可能超出标准时间。

（五）进入路径标准

1. 第一诊断必须符合 ICD-10：D69.0 过敏性紫癜疾病编码。

2. 当患儿同时具有其他疾病诊断，但在住院期间不需要特殊处理也不影响第一诊断的临床路径流程实施时，可以进入路径。

释义

■ 进入路径患儿第一诊断为过敏性紫癜，需除外合并紫癜性肾炎等情况。

■ 入院后常规检查发现合并有其他疾病，如呼吸道感染、哮喘、肝功能不全等，需全面评估，如果对过敏性紫癜治疗无明显影响，可进入路径。但住院期间变异可能性多，可能增加医疗费用，延长住院时间。

（六）住院期间的检查项目

1. 必需的检查项目：

（1）血常规、尿常规、大便常规和便隐血。

（2）C 反应蛋白（CRP）、抗链球菌溶血素 O、红细胞沉降率。

（3）肝肾功能、血电解质、凝血功能、血糖。

（4）免疫球蛋白、补体。

释义

■ 血常规、尿常规、大便常规+隐血：为基本检查项目。肾脏受累时尿常规可提示镜下血尿和/或蛋白尿。便隐血试验帮助了解患儿有无消化道出血。

■ CRP、抗链球菌溶血素 O、红细胞沉降率：了解患儿有无细菌感染情况。

■ 肝肾功能、电解质、凝血功能、血糖：可评估有无基础疾病，是否影响住院时间、费用及其治疗预后。

2. 根据患儿病情可选择：尿微量蛋白系列、尿蛋白定量、尿蛋白/肌酐、抗核抗体、过敏原、抗中性粒细胞胞质抗体、T 细胞亚群、细胞因子、感染性疾病筛查（支原体抗体、EB 病毒抗体、乙肝/丙肝、HIV、梅毒、中段尿培养、咽拭子培养、结核感染 T 细胞检测等）、腹部立位片、B 超、心电图、胃镜、皮肤活检、肾活检等。

释义

■ 本病需与其他引起紫癜的疾病相鉴别，如血小板减少性紫癜、血友病、弥散性血管内凝血及溶血、败血症、系统性红斑狼疮、ANCA 相关性小血管炎等，除查血常规、凝血指标外，应行抗核抗体、抗中性粒细胞胞浆抗体等检查。

■ 阵发性腹痛，不能除外肠套叠者，应行腹部 B 超检查。立位腹平片可以协助诊断消化道梗阻、穿孔。

■ 严重腹痛或胃肠道大出血时，可考虑胃镜检查。

■ 尿微量蛋白系列、尿沉渣检查、尿蛋白/肌酐、尿蛋白定量等有助于紫癜性肾炎的诊断。

■ 免疫球蛋白、过敏原检测、T 细胞亚群有助于了解机体的免疫状态。

■ 对于临床皮疹不典型或疑诊患儿，可行皮肤活检协助诊断。

■ 当肾损害明显时应予以肾活检以协助诊治。

（七）治疗方案与药物选择

1. 普通型紫癜（单纯皮肤紫癜）：可用抗血小板凝聚药物或抗凝药物如双嘧达莫片［3～5mg/（kg·d），不超过150mg/d］或阿司匹林［3～5mg/（kg·d），或25～50mg/d，一天1次。有荨麻疹或血管神经性水肿时可以选择抗组胺药物，如西替利嗪、氯雷他定，还可以选择钙剂、复方甘草酸苷片等药物。

2. 出现关节受累表现：急性期卧床休息，严重者可应用糖皮质激素治疗，口服泼尼松［1～2mg/（kg·d），最大剂量60mg］，也可选择静脉使用甲泼尼龙［1～2mg/（kg·d），可分数次］，症状缓解后逐步减量并停用。关节痛患儿可使用非甾体抗炎药镇痛。酌情应用丙种球蛋白。

3. 出现消化道受累表现：暂给予无渣或少渣免动物蛋白饮食。首选糖皮质激素治疗，静脉使用效果较佳，如静脉使用甲泼尼龙［1～2mg/（kg·d），可分数次］，症状缓解后逐步减量并停用。注意观察和预防糖皮质激素副作用。可同时应用H_2受体阻断剂（如西咪替丁）、胃黏膜保护剂、解痉药物等。如出现严重腹痛或消化道出血时，需禁食、静脉补液治疗，维持营养及水电解质平衡。可酌情应用丙种球蛋白、环磷酰胺、血浆置换。严重消化道出血者作为急诊处理，给予止血药物、输血治疗，必要时外科干预。

4. 出现过敏性紫癜性肾炎：明确临床类型，根据临床类型予以对症治疗。观察病情变化，必要时行肾组织活检判断病理类型，根据病理类型做进一步分型治疗。

释义

■ 对单纯皮肤紫癜型以对症支持治疗为主。目前尚无证据证明糖皮质激素治疗对皮疹的消退及复发有效，但糖皮质激素可用于皮肤疱疹和坏死性皮疹的治疗。对急性期有呼吸道或胃肠道等感染时，应给予抗感染治疗。对反复皮疹发作者可试用中药治疗。

■ 有关节受累时以膝、踝关节多见，急性期卧床休息，症状明显时可应用糖皮质激素治疗。

■ 出现胃肠道损害时需注意控制饮食，以免加重胃肠道症状。轻症患儿可以进食无渣或少量少渣易消化食物。严重腹痛或呕吐者需要营养要素饮食或暂时禁食并胃肠外营养支持治疗，并应用糖皮质激素治疗。部分诊断欠明确，出血严重，腹痛明显，或考虑合并其他情况可行内镜检查。一小部分过敏性紫癜可发生肠套叠，应注意判断，必要时查B超或X线检查。消化道出血严重者应紧急处理，可给予止血剂，根据病情可选用生长抑素治疗，必要时外科干预。血红蛋白下降明显者予以输血。

■ 在紫癜出现后的6个月内均有可能出现肾损害，应定期查尿常规。当出现肾损害时，应根据临床表现、尿常规、尿蛋白定量、肾功能等综合判断分型治疗，必要时行肾组织活检，结合病理类型做分型治疗。

■ 对伴有严重合并症或急进性紫癜性肾炎（病理提示新月体肾炎）者可应用血浆置换。

■ 其他免疫抑制剂（如吗替麦考酚酯、环磷酰胺、硫唑嘌呤、咪唑立宾、环孢霉素A、他克莫司等）可根据紫癜性肾炎的临床或病理分型合理选用。

（八）出院标准

1. 皮疹减少或消退。

2. 无明显关节及腹部症状。
3. 无严重肾脏受累表现。

释义

■ 患儿出院前应完成所有必需检查项目，且开始药物治疗，观察临床症状是否减轻或消失，有无明显药物相关不良反应。

（九）变异及原因分析

1. 皮肤紫癜反复出现，需要积极寻找原因并处理干预。
2. 患儿入院时发生严重关节症状、腹痛、血便以及肉眼血尿、大量蛋白尿和/或肾功能异常需进行积极对症处理，完善相关检查，向家属解释并告知病情，导致住院时间延长，增加住院费用等。

释义

■ 按标准治疗方案如病情缓解不明显，发现其他严重基础疾病，需调整药物治疗或针对其他基础疾病的治疗，则中止本路径，转入相应流程。过敏性紫癜的病因及发病机制目前未完全明确，如果紫癜反复，可致治疗疗程延长，应积极寻找诱因（如感染、免疫紊乱、遗传等因素）。当发生严重关节症状或严重消化道情况（如消化道大出血、肠套叠、肠穿孔等）或严重紫癜性肾炎表现［如肉眼血尿、大量蛋白尿和/或肾功能异常］等情况时，导致住院时间延长，增加住院费用，需退出本路径。

■ 认可的变异原因主要是指患儿入选路径后，在检查及治疗过程中发现患儿合并存在事前未预知的、对本路径治疗可能产生影响的情况，需要中止执行路径或延长治疗时间、增加治疗费用。医师需在表单中明确说明。

■ 因患儿方面的主观原因导致执行路径出现变异，需医师在表单中予以说明。

五、儿童过敏性紫癜临床路径给药方案

（一）用药选择

1. 糖皮质激素：糖皮质激素可用于过敏性紫癜合并关节症状、消化道症状、严重肾损害、血管神经性水肿或其他脏器严重受累等情况。根据中华儿科杂志 2013 年 7 月中华医学会儿科学分会免疫学组的《儿童过敏性紫癜循证诊治建议》，选用合理的剂型、剂量、疗程。有腹痛症状者推荐口服泼尼松治疗，1~2 mg/kg（最大剂量 60mg）1~2 周，后 1~2 周减量。胃肠症状较重、不能口服的患儿（持续腹痛、肠出血、肠系膜血管炎、胰腺炎等）、关节炎、血管神经性水肿及其他器官的急性血管炎病情较重者推荐静脉使用糖皮质激素：推荐使用短效糖皮质激素氢化可的松琥珀酸钠 5~10 mg/（kg·次），根据病情可间断 4~8 小时重复使用，也可使用中长效糖皮质激素甲泼尼龙 5~10 mg/（kg·d），急性器官血管炎病情严重者冲击治疗剂量可达 15~30 mg/（kg·d），最大剂量小于 1000mg/d，连用 3 天，必要时 1~2 周后重复冲击 3 天或地塞米松 0.3mg/（kg·d），严重症状控制后应改口服糖皮质激素，并逐渐减量，总疗程推荐 2~4 周，注意疗程不宜过长。
2. 抗血小板凝聚/抗凝药物：疗效欠确切。根据原卫生部 2010 年《过敏性紫癜等 6 种疾病

诊疗指南》，据病情选用阿司匹林、双嘧达莫、肝素钠、肝素钙、尿激酶等。阿司匹林3～5mg/（kg·d），每日1次口服。双嘧达莫3～5mg/（kg·d），分次服用。肝素钠120～150U/kg加入10%葡萄糖溶液100ml中静脉滴注，每日1次，连续5天；或肝素钙10U/（kg·次），皮下注射，每日2次，连续7天。也有推荐使用尿激酶2500U/kg。

（二）药学提示

1. 糖皮质激素：不良反应包括：①物质代谢和水盐代谢紊乱：长期应用可引起，如糖尿病、库欣综合征、满月脸、水牛背、低钾血症、水钠潴留等；②消化系统并发症：可诱发或加剧消化性溃疡，出现出血、穿孔等；③诱发或加重感染：可使体内潜伏的感染灶扩散或静止感染灶复燃，应注意对潜伏结核病灶的防治；④眼部症状：如白内障、青光眼等；⑤骨代谢异常：如骨质疏松、股骨头坏死、椎骨压缩性骨折等；⑥神经精神异常：如激动、失眠、情感改变或甚至出现明显的精神病症状；⑦心血管系统：可诱发高血压和动脉粥样硬化等；⑧其他：如生长发育落后、肌肉萎缩、伤口愈合延缓等。
2. 抗血小板凝聚/抗凝药物：应监测凝血功能，注意观察加重出血等副作用。合并有消化道出血时，使用应慎重。

（三）注意事项

1. 长期使用糖皮质激素应注意副作用，及时给予维生素D、钙剂、补钾等，监测血糖、血压、眼压、肝功能、电解质等。应向家属沟通可能的副作用，并签署知情同意书。
2. 糖皮质激素使用时应注意可能诱发或加剧消化性溃疡，出现出血、穿孔等。特别是有消化道出血使用大剂量糖皮质激素时应注意观察，权衡利弊。
3. 糖皮质激素长期应用应注意停药反应，长期用药者减量过快或突然停药，可引起肾上腺皮质功能不全，甚至肾上腺危象。还应注意停药后反跳现象。

六、儿童过敏性紫癜护理规范

1. 皮肤护理：
（1）保持皮肤清洁，避免摩擦、碰伤、抓伤，如有破溃及时处理，防止出血和感染。
（2）衣着宽松、柔软，并保持清洁、干燥，被褥平整、清洁、柔软，防止紫癜受压。
（3）尽量减少肌注，静脉注射操作轻柔，尽量一针见血，扎压脉带切勿太紧，拔针后要延长进针部位的压迫时间。
2. 腹痛、便血护理：腹痛、有消化道出血时应卧床休息，给予舒适的体位。出血量多时要绝对卧床休息，给予静脉补液和输血。呕血严重者应注意保持呼吸道通畅。
3. 关节肿痛的护理：观察疼痛及肿胀情况，保持患肢功能位置，协助患儿选用舒适体位，做好日常生活护理。
4. 病情观察：
（1）观察紫癜的分布，有无消退或增多。
（2）观察有无腹痛、便血等，腹痛者注意其部位和性质，有无压痛、反跳痛、肌紧张，以排除急腹症，如肠套叠等。消化道出血量多时要准确记录出血量，监测脉搏、血压，以便早期发现失血性休克。
（3）观察尿量、尿色、尿比重的变化，出现肾功能损害时，要注意有无水肿及血压升高。
5. 心理护理：病情易反复，病程长，患儿及家长多有急躁情绪，应针对具体情况做好解释，消除不良情绪，树立战胜疾病的信心。同时与患儿多交流，解除其恐惧、焦虑等情绪。
6. 健康教育：向家长介绍疾病的有关知识，尤其是饮食方面，向患儿及家长做好耐心细致的解释工作，讲明饮食护理的重要性，使家长主动配合治疗和护理。

七、儿童过敏性紫癜营养治疗规范

1. 急性期：

（1）基本原则：①高营养、易消化饮食；②避免食用易过敏食物。

（2）腹型过敏性紫癜患儿，需熟的少渣半流质或流质饮食。呕血严重及便血者，应暂禁食，给予止血、静脉补液，部分严重患儿可能需要静脉营养以补充热量摄入。待消化道出血症状消失后逐步调整饮食，可先后予稀饭、面条、米饭等，做到逐渐、少量添加。食物应温热，避免过热引起消化道再出血。

（3）合并水肿的过敏性紫癜性肾炎患儿，应同时低盐饮食。

2. 稳定期：

（1）症状消失后2月内不要食用鱼、虾、海鲜、鸡蛋、奶类、鸡肉等动物蛋白，饮食清淡、易消化。

（2）饮食中逐渐增加蔬菜及水果种类，如果食用不适，应停止食用。

八、儿童过敏性紫癜患儿健康宣教

1. 加强患儿及家属的健康教育，让他们更好地了解疾病的发生机制以及诱因，同时告知其饮食控制的重要性，从而降低对饮食控制的抵触感，提高对疾病治疗及预防的认知。

2. 积极寻找变应原：注意进食某些食物、药物或接触某些物品与发病的关系，含动物蛋白的食物应逐步增加种类和量，并仔细观察。

3. 避免接触变应原。

4. 保持生活环境清洁卫生，养成良好的卫生习惯。

5. 注意饮食卫生、清淡，不吃生冷、不洁食物，忌食油腻食品、饮料，忌暴饮暴食。

6. 注意休息，适当运动，避免过度活动，增强免疫力，尽量不去人群聚集的地方，减少或避免感染。

7. 监测尿常规，定期专科门诊复诊。

8. 建议症状消失 3~6 个月后再接种疫苗。

九、推荐表单

（一）医师表单

儿童过敏性紫癜临床路径医师表单

适用对象：第一诊断为过敏性紫癜患儿（ICD-10：D69.0）

患儿姓名：	性别：　年龄：　门诊号：	住院号：
住院日期：　年　月　日	出院日期：　年　月　日	标准住院日：3~10 天

时间	住院第 1 天	住院第 2~3 天	住院第 4~10 天（出院日）
主要诊疗工作	□ 询问病史及体格检查 □ 完成病历书写 □ 开化验单 □ 上级医师查房，初步确定诊断 □ 对症支持治疗 □ 向患儿家属交代病情及其注意事项，危重者签署病重或病危通知书	□ 上级医师查房 □ 完成入院检查 □ 完成必要的相关科室会诊 □ 完成上级医师查房记录等病历书写 □ 向患儿家属交代病情及其注意事项，危重者签署病重或病危通知书	□ 上级医师查房，同意其出院 □ 完成出院小结 □ 出院宣教：向患儿家属交代出院注意事项，如随访项目、间隔时间、观察项目等
重点医嘱	**长期医嘱：** □ 过敏性紫癜护理常规 □ 根据病情禁食、软食或特殊饮食 □ 视病情通知病重或病危 □ 药物医嘱 **临时医嘱：** □ 血常规、尿常规、大便常规+隐血、尿微量蛋白、24 小时尿蛋白定量 □ 肝肾功能、电解质、血糖、血沉、免疫球蛋白、补体、过敏源、抗链球菌溶血素 O 及凝血功能 □ X 线胸片、心电图、腹部 B 超 □ 免疫相关、感染相关检查（有指征时） □ 其他医嘱	**长期医嘱：** □ 过敏性紫癜护理常规 □ 根据病情禁食、软食或特殊饮食 □ 根据病情对症治疗 □ 其他医嘱 **临时医嘱：** □ 患儿既往基础用药 □ 其他医嘱 □ 根据肾脏受累程度决定是否肾活检以及相关检查，是否退出临床路径	**出院医嘱：** □ 出院带药 □ 门诊随诊 □ 密切随访尿常规
病情变异记录	□ 无　□ 有，原因：	□ 无　□ 有，原因：	□ 无　□ 有，原因：
医师签名			

（二）护士表单

儿童过敏性紫癜临床路径护士表单

适用对象：第一诊断为过敏性紫癜患儿（ICD-10：D69.0）

患儿姓名：	性别：　年龄：　门诊号：	住院号：
住院日期：　年　月　日	出院日期：　年　月　日	标准住院日：3~10天

时间	住院第1天	住院第2~3天	住院第4~10天 （出院日）
健康宣教	□ 入院宣教 □ 介绍主管医师、护士 □ 介绍环境、设施 □ 介绍住院注意事项 □ 介绍探视和陪伴制度 □ 介绍贵重物品制度 □ 药物宣教 □ 饮食宣教	□ 完善化验、检查宣教：如B超 □ 疾病知识宣教 □ 饮食、活动宣教 □ 肾活检患儿宣教	□ 出院宣教 □ 复查时间 □ 服药方法 □ 活动休息 □ 指导饮食 □ 指导办理出院手续
护理处置	□ 核对患儿，佩戴腕带 □ 建立入院护理病历 □ 协助完成各项化验、检查 □ 测量体温、脉搏、呼吸、血压、体重	□ 测量体温、脉搏、呼吸 □ 协助完成各项化验、检查	□ 办理出院手续 □ 书写出院小结
基础护理	□ 一级护理 □ 晨晚间护理 □ 排泄管理 □ 患儿安全管理	□ 一/二级护理 □ 晨晚间护理 □ 排泄管理 □ 患儿安全管理	□ 二级护理 □ 晨晚间护理 □ 患儿安全管理
专科护理	□ 护理查体 □ 病情观察 □ 皮疹的观察 □ 腹部体征的观察 □ 关节症状的观察 □ 尿液及大便的观察 □ 填写疼痛、跌倒、压疮、烫伤、呕吐物窒息评分表及防范措施表 □ 请家属陪伴 □ 确定饮食种类 □ 心理护理	□ 病情观察 □ 皮疹的观察 □ 腹部体征的观察 □ 关节症状的观察 □ 尿液及大便的观察 □ 遵医嘱完成相关检查 □ 肾活检患儿护理 □ 心理护理	□ 病情观察 □ 皮疹的观察 □ 腹部体征的观察 □ 关节症状的观察 □ 尿液及大便的观察 □ 出院指导 □ 心理护理
重点医嘱	□ 详见医嘱执行单	□ 详见医嘱执行单	□ 详见医嘱执行单
病情变异记录	□ 无　□ 有，原因：	□ 无　□ 有，原因：	□ 无　□ 有，原因：
护士签名			

（三）患儿表单

儿童过敏性紫癜临床路径患儿表单

适用对象：第一诊断为过敏性紫癜（ICD-10：D69.0）

患儿姓名：	性别： 年龄： 门诊号：	住院号：
住院日期： 年 月 日	出院日期： 年 月 日	标准住院日：3~10天

时间	入院	住院第2~3天	住院第4~10天 （出院日）
医患配合	□ 配合询问病史、收集资料，请务必详细告知既往史、用药史、过敏史 □ 配合进行体格检查 □ 配合进行治疗 □ 有任何不适请告知医师	□ 配合进行查房、体格检查 □ 配合进行治疗 □ 有任何不适请告知医师	□ 接受出院前指导 □ 知道复查程序 □ 获取出院诊断书
护患配合	□ 配合测量体温、脉搏、呼吸、血压、体重 □ 配合完成入院护理评估（简单询问病史、过敏史、用药史） □ 接受入院宣教（环境介绍、病室规定、订餐制度、贵重物品保管等） □ 配合执行探视和陪伴制度 □ 有任何不适请告知护士 □ 配合完善相关检查、化验，如采血、留尿、心电图、X线胸片 □ 接受饮食宣教 □ 接受药物宣教	□ 配合测量体温、脉搏、呼吸、询问大小便 □ 配合护理观察、评估 □ 配合护理操作 □ 有任何不适请告知护士 □ 配合完善进一步检查、化验	□ 接受出院宣教 □ 办理出院手续 □ 获取出院带药 □ 知道服药方法、作用、注意事项 □ 知道复印病历程序
饮食	□ 遵医嘱饮食	□ 遵医嘱饮食	□ 遵医嘱饮食
排泄	□ 正常排尿便，观察次数、颜色、量等	□ 正常排尿便，观察次数、颜色、量等	□ 正常排尿便，观察次数、颜色、量等
活动	□ 注意休息	□ 注意休息	□ 注意休息

附：原表单（2016年版）

儿童过敏性紫癜临床路径表单

适用对象：第一诊断为过敏性紫癜患儿（ICD-10：D69.004）

患儿姓名：	性别： 年龄： 门诊号：	住院号：
住院日期： 年 月 日	出院日期： 年 月 日	标准住院日：3~10天

时间	住院第1天	住院第2~9天	住院第3~10天（出院日）
主要诊疗工作	□ 询问病史及体格检查 □ 完成病历书写 □ 开化验单 □ 上级医师查房，初步确定诊断 □ 对症支持治疗 □ 向患儿家属交代病情及其注意事项，危重者签署病重或病危通知书	□ 上级医师查房 □ 完成入院检查 □ 完成必要的相关科室会诊 □ 完成上级医师查房记录等病历书写 □ 向患儿家属交代病情及其注意事项，危重者签署病重或病危通知书	□ 上级医师查房，同意其出院 □ 完成出院小结 □ 出院宣教：向患儿家属交代出院注意事项，如随访项目、间隔时间、观察项目等
重点医嘱	**长期医嘱：** □ 过敏性紫癜护理常规 □ 根据病情禁食、软食或特殊饮食 □ 视病情通知病重或病危 □ 根据病情对症治疗 □ 其他医嘱 **临时医嘱：** □ 血常规、尿常规、大便常规+隐血、尿微量蛋白系列、24小时尿蛋白定量 □ 肝肾功能、电解质、血糖、血沉、免疫球蛋白、补体、抗链O及凝血指标。 □ X线胸片、心电图、B超 □ 过敏原，自身免疫疾病筛查 □ 其他医嘱	**长期医嘱：** □ 过敏性紫癜护理常规 □ 根据病情禁食、软食或特殊饮食 □ 根据病情对症治疗 □ 其他医嘱 **临时医嘱：** □ 患儿既往基础用药 □ 其他医嘱 □ 根据肾脏受累程度决定是否肾活检以及相关检查	**出院医嘱：** □ 出院带药 □ 门诊随诊 □ 密切随访尿常规
主要护理工作	□ 介绍病房环境、设施和设备 □ 入院护理评估 □ 宣教	□ 观察患儿病情变化 □ 遵医嘱完成相关检查 □ 遵医嘱完成治疗	□ 出院宣教
病情变异记录	□ 无 □ 有，原因： 1. 2.	□ 无 □ 有，原因： 1. 2.	□ 无 □ 有，原因： 1. 2.
护士签名			
医师签名			

第三十一章

苯丙酮尿症临床路径释义

【医疗质量控制指标】（专家建议）

指标一、诊断需结合临床表现、实验室检查结果及基因检查结果。

指标二、对临床诊断病例和确诊病例尽早治疗。

指标三、需定期监测血 Phe（苯丙氨酸）浓度，调整治疗。

指标四、该病为终身治疗，需定期复诊，进行评估及调整。

一、苯丙酮尿症编码

1. 原编码：

疾病名称及编码：苯丙酮尿症（PKU）（ICD-10：E70.101）

2. 修改编码：

疾病名称及编码：典型的苯丙酮酸尿（ICD-10：E70.0）

其他高苯丙酮酸尿（ICD-10：E70.1）

二、临床路径检索方法

E70.0/E70.1 住院科别为儿科

三、国家医疗保障疾病诊断相关分组（CHS-DRG）

MDC 编码：MDCK（内分泌、营养、代谢疾病及功能障碍）

ADRC 编码：KV1（先天性代谢异常）

四、苯丙酮尿症临床路径标准住院流程

（一）适用对象

第一诊断为苯丙酮尿症（PKU）（ICD-10：E70.101）。

释义

■ 苯丙酮尿症是指由于苯丙氨酸羟化酶缺乏导致血苯丙氨酸增高的氨基酸代谢病。

（二）诊断依据

中华医学会儿科分会内分泌遗传代谢学组及中华预防医学会出生缺陷预防与控制专业委员会新生儿筛查学组《高苯丙氨酸血症的诊治共识》［中华儿科杂志，2014 年，52（6）：420-425］、中华人民共和国卫生部《苯丙酮尿症和先天性甲状腺功能减低症诊治技术规范（2010 版）》［中国儿童保健杂志，2011，19（2）：190-191］。

1. 临床特点：头发黄，皮肤白，鼠臭味，智能发育落后。

2. 血苯丙氨酸（Phe）浓度＞120μmol/L（＞2mg/dl）及苯丙氨酸/酪氨酸（Phe/Tyr）＞2.0。

3. 尿蝶呤谱及红细胞二氢蝶啶还原酶（DHPR）活性正常。

4. 苯丙氨酸羟化酶基因（*PAH*）致病变异。

释义

■ 新生儿期多无典型的临床表现，出生后3~4个月出现头发黄、皮肤白、尿液、汗液鼠臭味及智能发育落后。部分患儿临床表现不典型，苯丙酮尿症的确诊依赖于生化及基因诊断。对于血苯丙氨酸及酪氨酸的测定建议采用定量法（荧光法或串联质谱法），测定时间应于生后72小时以后，蛋白质摄入不足可能导致血苯丙氨酸升高不明显，造成假阴性结果，而早产儿肝功能不成熟、发热、感染、肠外营养或输血可能造成假阳性结果，故必要时需复查血苯丙氨酸及酪氨酸水平。同时完善尿蝶呤谱分析及红细胞DHPR测定，可以排除其他原因如BH4缺乏症（蝶呤谱或DHPR异常），及其他遗传代谢病，如酪氨酸血症、希特林蛋白缺乏症等（血Phe＞120μmol/L，Phe/Tyr＜2.0）。苯丙酮尿症为常染色体隐性遗传病，苯丙氨酸羟化酶基因*PAH*的纯合或复合杂合致病变异可导致该病，基因诊断也是该病确诊方法，建议常规进行。

（三）治疗方案的选择

《高苯丙氨酸血症的诊治共识》［中华儿科杂志，2014，52（6）：420-425］。

1. 治疗指征：血Phe＞360μmol/L。
2. 低或无Phe特殊饮食，个体化治疗。
3. 对症处理。

释义

■ 苯丙酮尿症的治疗为终生治疗，正常蛋白质摄入下血苯丙氨酸浓度＞360μmol/L，需给予治疗，越早越好。特殊饮食治疗是本病的主要治疗方法，根据PAH酶活性的不同，不同患儿对苯丙氨酸的耐受程度不同，治疗需个体化，定期监测血苯丙氨酸水平酌情调整治疗。婴儿期可选择无苯丙氨酸特殊奶粉，依据血苯丙氨酸浓度酌情增加少量天然乳品。婴儿期后患儿特殊奶粉需求量减少，需按照食物成分表选择不同苯丙氨酸含量的天然食物进行搭配制作，满足蛋白质需要及血苯丙氨酸浓度控制。对于BH4负荷试验结果阳性的PKU患儿可于口服BH4联合低苯丙氨酸饮食治疗，可提高患儿对苯丙氨酸的耐受量，适当增加天然蛋白质的摄入，改善生活质量。

（四）进入路径标准

1. 第一诊断必须符合苯丙酮尿症疾病编码（ICD-10：E70.101）。
2. 当患儿合并其他疾病，但不需要特殊处理，也不影响第一诊断的临床路径实施时可以进入路径。

释义

■ 患儿同时具有其他疾病影响第一诊断的临床路径流程实施时不适合进入本临床路径。

（五）住院期间的检查项目

1. 必需检查的项目：

（1）血氨基酸分析。

（2）尿蝶呤谱。

（3）血依赖细胞膜二氢吡啶受体（DHPR）活性测定。

（4）*PAH* 基因分析。

2. 可选择的检查项目：

（1）四氢生物蝶呤（BH4）负荷试验。

（2）颅脑 MRI。

（3）智能测试。

释义

■ 由于检测周期长，部分检查可于门诊进行。对于确诊 PKU 的患儿可进行 BH4 负荷试验，若血苯丙氨酸下降>30%，可确定为 BH4 反应型 PKU，治疗上可选择口服 BH4 联合低苯丙氨酸饮食治疗。

（六）治疗方案与药物选择

1. 无 Phe 饮食配伍母乳或天然低蛋白辅食。

2. 对症处理。

释义

■ 治疗方案需根据患儿情况个体化，治疗期间监测血苯丙氨酸水平及生长发育治疗，酌情调整治疗。苯丙氨酸为人体必需氨基酸，不能完全无苯丙氨酸饮食，需按照患儿苯丙氨酸的耐受程度合理添加天然蛋白。随年龄增长，由于天然饮食的诱惑，患儿饮食治疗的依从性逐渐降低，治疗同时还需做好患儿的心理辅导工作。

（七）必需复查的检查项目

必需复查的检查项目：血 Phe 浓度。

释义

■ 我国对于血苯丙氨酸浓度的控制范围尚无统一标准。美国国立卫生研究院推荐患儿血中苯丙氨酸水平的控制范围为：120~360μmol/L（2~6mg/dl）。我国 2014 年出版的《高苯丙氨酸血症的诊治共识》提出我国 PKU 女性患儿在孕前 6 个月至整个孕期需将血苯丙氨酸水平需控制在 120~360μmol/L（2~6mg/dl）。

（八）出院标准

1. 完成检查项目。

2. 血 Phe 浓度下降接近理想范围。

（九）标准住院日

标准住院日：5天。

释义

■ 如果出现并发症，是否需继续住院处理，由主管医师具体决定。

五、苯丙酮尿症护理规范

1. 饮食控制：低苯丙氨酸饮食，其原则是摄入苯丙氨酸的量既能保证生长发育和体内代谢的最低需要，又能使血中苯丙氨酸浓度维持在2~10mg/dl。对婴儿可喂特制的低苯丙氨酸奶粉，对幼儿添加辅食时应以淀粉类，蔬菜和水果等低蛋白质食物为主，忌用肉、蛋、豆类等蛋白质高的食物。治疗时应根据年龄定期随访血中苯丙氨酸浓度，同时注意生长发育情况。饮食控制应至少持续到青春期后。

2. 皮肤护理：勤换尿布，保持皮肤干燥，对皮肤褶皱处特别是腋下、腹股沟应保持清洁，有湿疹时应及时处理。

六、苯丙酮尿症营养治疗规范

1. 患儿膳食中苯丙氨酸的摄入量应严格控制在一定范围，既要满足生理需要又不能过多。

2. 蛋白质的摄入要满足孩子的生长发育需求。在控制苯丙氨酸摄入的情况下尽可能的满足蛋白质的需要。

3. 充分保证孩子的能量及其他各种营养素供应。足够的能量及其它营养素是保证蛋白质充分利用及平衡膳食的必要条件。

4. 饮食控制的方法

（1）根据个体差异制定饮食方案：不同年龄（或月龄）的患儿对苯丙氨酸的需要量不同；不同患儿PAH活性不尽相同。可根据患儿的年龄（或月龄）、体重和血苯丙氨酸浓度计算每日苯丙氨酸、蛋白质及热卡的需要量，并制定恰当的食谱。

（2）按年龄及体重计算每日苯丙氨酸、能量和蛋白质需要量。

（3）天然食物可以选择青菜、土豆、水果、淀粉、藕粉、粉丝、粉条、糖等。也可以吃一些米饭、米粥等主食，但应严格限制摄入量，一般每天限量在1两左右，其余用含蛋白量极低的淀粉类食物来补足。

七、苯丙酮尿症患儿宣教

1. 协助制订饮食治疗方案，提供遗传咨询。

2. 做好信息支持和相关健康教育。

八、推荐表单

（一）医师表单

苯丙酮尿症临床路径医师表单

适用对象：第一诊断为苯丙酮尿症（ICD-10：E70.101）

患儿姓名：	性别：　　年龄：　　门诊号：	住院号：
住院日期：　　年　月　日	出院日期：　　年　月　日	标准住院日：5天

时间	住院第1天	住院第2~3天	住院第4天	住院第5天 （出院日）
主要诊疗工作	□ 完成病历书写 □ 上级医师查房 □ 开具常规化验单 □ 开具必需检查项目 □ 制订食谱	□ 上级医师查房 □ 完成病程记录 □ 完成必须检查 □ 无或低 Phe 饮食	□ 上级医师查房 □ 根据检测结果诊断 □ 调整食谱 □ 基因分析	□ 出院小结 □ 随访计划，包括血 Phe 监测及发育评估
重点医嘱	**长期医嘱：** □ 儿内科护理常规 □ 二级护理 □ 普通饮食 **临时医嘱：** □ 常规检测项目 □ 血串联质谱分析 □ 尿蝶呤谱分析 □ DHPR 活性测定 □ BH4 负荷试验（必要时）	**长期医嘱：** □ 无 Phe 特殊饮食或配伍普通饮食	**长期医嘱：** □ 无 Phe 特殊饮食或配伍普通饮食 **临时医嘱：** □ 血 Phe 测定 □ 家系 PAH 基因分析	**出院医嘱：** □ 饮食配伍 □ 内分泌遗传代谢门诊随访
病情变异记录	□ 无　□ 有，原因： 1. 2.	□ 无　□ 有，原因： 1. 2.	□ 无　□ 有，原因： 1. 2.	
医师签名				

（二）护士表单

苯丙酮尿症临床路径护士表单

适用对象：第一诊断为苯丙酮尿症（ICD-10：E70.101）

患儿姓名：	性别： 年龄：	住院号：
住院日期： 年 月 日	出院日期： 年 月 日	标准住院日：5天

时间	住院第1天	住院第2~3天	住院第4天	住院第5天 （出院日）
健康宣教	□ 入院宣教 □ 介绍主管医师、护士 □ 介绍环境、设施 □ 介绍住院注意事项 □ 介绍探视和陪伴制度 □ 介绍贵重物品制度	□ 告知检查后可能出现的情况及应对方式 □ 再次明确探视陪伴须知	□ 特殊饮食及配伍饮食的宣教 □ 给予患儿及家属心理支持	□ 出院宣教 □ 内分泌遗传代谢科随诊
护理处置	□ 核对患儿，佩戴腕带 □ 建立入院护理病历 □ 协助患儿留取各种标本 □ 测量体重	□ 协助医师完成相关化验 □ 按医嘱给药 □ 记录不良反应 □ 血标本采集 □ 家系 DNA 采集	□ 配合医师制定食谱 □ 不良反应记录	□ 协助办理出院
基础护理	□ 二级护理 □ 晨晚间护理 □ 患儿安全管理	□ 二级护理 □ 晨晚间护理 □ 患儿安全管理	□ 二级护理 □ 晨晚间护理 □ 患儿安全管理	□ 二级护理
专科护理	□ 护理查体 □ 病情观察 □ 特殊饮食耐受情况，药物不良反应 □ 需要时，填写跌倒及压疮防范表 □ 需要时，请家属陪伴 □ 确定饮食种类 □ 心理护理	□ 病情观察 □ 特殊饮食耐受情况，药物不良反应 □ 遵医嘱完成相关检查 □ 心理护理	□ 遵医嘱给予补液 □ 病情观察 □ 特殊饮食耐受情况，药物不良反应 □ 心理护理	□ 病情观察 □ 出院指导 □ 饮食配伍宣教
重点医嘱	□ 详见医嘱执行单	□ 详见医嘱执行单	□ 详见医嘱执行单	□ 详见医嘱执行单
病情变异记录	□ 无 □ 有，原因： 1. 2	□ 无 □ 有，原因： 1. 2.	□ 无 □ 有，原因： 1. 2.	□ 无 □ 有，原因： 1. 2.
护士签名				

（三）患儿表单

苯丙酮尿症临床路径患儿表单

适用对象：第一诊断为苯丙酮尿症（ICD-10：E70.101）

患儿姓名：	性别： 年龄： 住院号：	
住院日期： 年 月 日	出院日期： 年 月 日	标准住院日：5天

时间	入院	住院期间	出院
医患配合	□ 配合询问病史、收集资料，请务必详细告知既往史、用药史、过敏史 □ 配合进行体格检查 □ 有任何不适请告知医师	□ 配合完善相关检查、化验 □ 医师与患儿及家属介绍病情及检查谈话、签字	□ 配合医师办理出院 □ 明确下次就诊时间 □ 遵医嘱用药、饮食
护患配合	□ 配合测量体温、脉搏、呼吸、血压、体重 □ 配合完成入院护理评估（简单询问病史、过敏史、用药史） □ 接受入院宣教（环境介绍、病室规定、订餐制度、贵重物品保管等） □ 配合执行探视和陪伴制度 □ 有任何不适请告知护士	□ 配合测量体温、脉搏、呼吸、询问大便 □ 接受饮食宣教 □ 接受药物宣教 □ 有任何不适请告知护士	□ 接受出院宣教 □ 获取出院带药 □ 掌握饮食配伍原则 □ 有任何不适请告知护士
饮食	□ 遵医嘱饮食	□ 遵医嘱饮食	□ 遵医嘱饮食
排泄	□ 正常排尿便	□ 正常排尿便	□ 正常排尿便
活动	□ 正常活动	□ 正常活动	□ 正常活动

附：原表单（2016 年版）

苯丙酮尿症临床路径表单

适用对象：第一诊断为苯丙酮尿症（ICD-10：E70.101）

患儿姓名：	性别： 年龄： 门诊号：	住院号：
住院日期： 年 月 日	出院日期： 年 月 日	标准住院日：5 天

时间	住院第 1 天	住院第 2~3 天	住院第 4 天	住院第 5 天 （出院日）
主要诊疗工作	□ 完成病历书写 □ 上级医师查房 □ 开具常规化验单 □ 开具必需检查项目 □ 制订食谱	□ 上级医师查房 □ 完成病程记录 □ 完成必须检查 □ 无或低 Phe 饮食	□ 上级医师查房 □ 根据检测结果诊断 □ 调整食谱 □ 基因分析	□ 出院小结 □ 随访计划包括血 Phe 监测及发育评估
重点医嘱	**长期医嘱：** □ 儿内科护理常规 □ 二级护理 □ 普通饮食 **临时医嘱：** □ 常规检测项目 □ 血串联质谱分析 □ 尿蝶呤谱分析 □ DHPR 活性测定 □ BH4 负荷试验（必要时）	**长期医嘱：** □ 无 Phe 特殊饮食或配伍普通饮食	**长期医嘱：** □ 无 Phe 特殊饮食或配伍普通饮食 **临时医嘱：** □ 血 Phe 测定 □ 家系 PAH 基因分析	**出院医嘱：** □ 饮食配伍 □ 内分泌遗传代谢门诊随访
主要护理工作	□ 入院护理常规 □ 喂养指导 □ 执行医嘱	□ 完成检测 □ 饮食配伍及喂养 □ 记录不良反应	□ 执行医嘱 □ 饮食喂养纪录 □ 不良反应报告 □ 标本采集	□ 协助办理出院 □ 培训家长采血
病情变异记录	□ 无 □ 有，原因： 1. 2.	□ 无 □ 有，原因： 1. 2.	□ 无 □ 有，原因： 1. 2.	□ 无 □ 有，原因： 1. 2.
护士签名				
医师签名				

第三十二章

四氢生物蝶呤缺乏症临床路径释义

【医疗质量控制指标】(专家建议)

指标一、诊断需结合临床表现、实验室检查结果及基因检查结果。

指标二、对临床诊断病例和确诊病例尽早诊断、早治疗。

指标三、需定期监测血苯丙氨酸浓度，调整治疗。

指标四、该病为终身治疗，需定期复诊，进行评估及调整。

一、四氢生物蝶呤缺乏症编码

1. 原编码：

疾病名称及编码：四氢生物蝶呤（BH4）缺乏症（ICD-10：E70.1）

2. 修改编码：

疾病名称及编码：四氢生物蝶呤（BH4）缺乏症（ICD-10：E70.102）

二、临床路径检索方法

E70.102 住院科别为儿科

三、国家医疗保障疾病诊断相关分组（CHS-DRG）

MDC 编码：MDCK（内分泌、营养、代谢疾病及功能障碍）

ADRC 编码：KV1（先天性代谢异常）

四、四氢生物蝶呤缺乏症临床路径标准

（一）适用对象

第一诊断为四氢生物蝶呤（BH4）缺乏症（ICD-10：E70.1）。

释义

■ 四氢生物蝶呤缺乏症是指由于苯丙氨酸等芳香族氨基酸羟化酶辅助因子-四氢生物蝶呤（BH4）其合成或代谢途径中某种酶的先天性缺陷导致一些芳香族氨基酸代谢障碍，影响脑内神经递质合成，从而出现严重的神经系统损害症状体征。

（二）诊断依据

根据中华医学会儿科分会内分泌遗传代谢学组及中华预防医学会出生缺陷预防与控制专业委员会新生儿筛查学组《高苯丙氨酸血症的诊治共识》［中华儿科杂志，2014，52（6）：420-425］、中华人民共和国卫生部《苯丙酮尿症和先天性甲状腺功能减低症诊治技术规范（2010 版）》［中国儿童保健杂志，2011，19（2）：190-191］。

1. 典型特点：除 PKU 特点外，主要表现为肌张力低下。

2. 血苯丙氨酸（Phe）浓度＞120μmol/L（＞2mg/dl）及苯丙氨酸/酪氨酸（Phe/Tyr）＞2.0。

3. 尿蝶呤谱分析：采用高效液相色谱仪进行尿新蝶呤（N）、生物蝶呤（B）定量分析，从而得出两者比例和生物蝶呤百分率。
4. 酶学分析：6-丙酮酰四氢蝶呤合成酶（PTPS）缺乏最多见，二氢蝶啶还原酶（DHPR）缺乏少见。
5. 四氢生物蝶呤（BH4）负荷试验可阳性。
6. 脑脊液蝶呤和神经递质代谢产物测定。
7. 头颅影像学检查：有助于BH4缺乏症患儿脑损伤的评估。
8. 相关基因突变。

释义

■ 新生儿期的BH4缺乏症患儿，除了血Phe增高外，往往在生后1~3个月出现类似PKU的临床症状外，主要表现为儿茶酚胺及5-羟色胺缺乏症状。多巴胺缺乏相关症状如运动障碍、嗜睡、肌张力减低、眼震、吞咽困难及口水增多等。5-羟色胺缺乏相关症状如面无表情、反应迟钝、抑郁、失眠等。去甲肾上腺素缺乏相关症状如躯干肌张力低下、眼睑下垂、小脑发育障碍等。部分患儿临床表现不典型，BH4缺乏症的确诊依赖于生化及基因诊断。尿蝶呤谱分析是目前世界上公认的BH4缺乏症筛查手段。PTPS缺乏时尿新蝶呤明显增加，生物蝶呤明显降低，B%＜10%（多＜5%）。对于尿新蝶呤明显增高，生物蝶呤正常或略低，B%介于5%~10%，需结合BH4负荷试验协诊。DHRP缺乏时，尿新蝶呤可正常或稍高，生物蝶呤明显增加，但部分DHRP缺乏患儿可有正常尿蝶呤谱。GTHCH缺乏者，尿新蝶呤、生物蝶呤均极低。PCD缺乏者在生物蝶呤峰后出现7-生物蝶呤波峰。SR缺乏症者尿蝶呤谱可正常。BH4负荷试验是一种快速而可靠的BH4缺乏症辅助诊断实验，也是鉴别BH4反应性PKU/HPA的有效方法。脑脊液中加入维生素C以保存，其蝶呤分析方法与尿蝶呤相一致。

（三）治疗方案的选择

《高苯丙氨酸血症的诊治共识》[中华儿科杂志，2014，52（6）：420-425]。
1. 四氢生物蝶呤（BH4）。
2. 低/无苯丙氨酸特殊饮食。
3. 神经递质前质。
4. 叶酸（DHPR缺乏）。
5. 对症处理。

释义

■ BH4缺乏症的治疗主要取决于酶缺乏类型及脑脊液中神经递质缺乏程度。大多数BH4缺乏症都需要神经递质前质多巴（L-DOPA）及5-羟色胺酸联合低苯丙氨酸饮食治疗。

（四）进入路径标准

1. 第一诊断必须符合四氢生物蝶呤缺乏症疾病编码（ICD-10：E70.1）。
2. 当患儿同时具有其他疾病诊断，但在住院期间不需要特殊处理也不影响第一诊断的临床路径流程实施时，可以进入路径。

释义

■ 患儿同时具有其他疾病影响第一诊断的临床路径流程实施时不适合进入本临床路径。

（五）住院期间的检查项目

1. 必需的检查项目：

（1）血氨基酸分析。

（2）尿蝶呤谱。

（3）血 DHPR 活性。

（4）基因突变分析。

2. 可选择的检查项目：

（1）BH4 负荷试验。

（2）颅脑 MRI。

（3）智能测试。

释义

■ 由于检测周期长，部分检查可于门诊进行。对于临床高危患儿，常规进行串联质谱氨基酸分析以尽早诊断高苯丙氨酸血症（HPA），对所有诊断为 HPA 者，应在低 Phe 饮食治疗前常规进行尿蝶呤谱分析、干滤纸血片 DHRP 活性测定以进行 BH4 缺乏症鉴别诊断。BH4 负荷试验有助于 BH4 缺乏症的快速辅助诊断及鉴别 BH4 反应性 PKU/HPA。

（六）必需复查的检查项目

血苯丙氨酸浓度。

释义

■ 我国对于血苯丙氨酸浓度的控制范围尚无统一标准。美国国立卫生研究院推荐患儿血中苯丙氨酸水平的控制范围为：120～360μmol/L（2～6mg/dl）。我国 2014 年出版的《高苯丙氨酸血症的诊治共识》提出我国 PKU 女性患儿在孕前 6 个月至整个孕期需将血苯丙氨酸水平需控制在 120～360μmol/L（2～6mg/dl）。

（七）出院标准

1. 完成检查项目。

2. 无药物不良反应。

3. 血 Phe 浓度下降正常。

释义

■ 患儿出院前应完成所有必需检查项目，且开始药物治疗，观察临床症状是否减轻或消失，有无明显药物相关不良反应。

（八）标准住院日

标准住院日：5天。

释义

■ 如果出现并发症，是否需继续住院处理，由主管医师具体决定。

五、四氢生物蝶呤缺乏症给药方案

（一）用药选择

二盐酸沙丙蝶呤，允许的剂量范围是10~20mg/（kg·d），起始剂量为10mg/（kg·d）每日1次，应于开始治疗后1周、1月分别测定血中苯丙氨酸水平，治疗1月血苯丙氨酸水平至少较前下降30%，若无明显酰基，可增至20mg/（kg·d）每日1次。

（二）药学提示

沙丙蝶呤的药代动力学特点相当较为简单，为2室模型，平均半衰期为6.69±2.29小时，该药物在血浆中没有明显的蓄积。

（三）注意事项

给药方式：与食物同服，每日同一时间服用。对肝、肾功能不全者慎用。国内尚缺乏4岁及4岁以下儿童用药临床数据。

六、四氢生物蝶呤缺乏症护理常规

应避免患儿应神经系统症状发生坠床、摔倒、磕碰情况。长期卧床者注意勤翻身、拍背，避免发生压疮、坠积性肺炎。

七、四氢生物蝶呤缺乏症营养治疗规范

低/无苯丙氨酸特殊饮食。

八、四氢生物蝶呤缺乏症患儿及家属健康宣教

1. 遵医嘱定期随访，检测血苯丙氨酸浓度。
2. 终身用药，不得自行停药、减量。

九、推荐表单

（一）医师表单

四氢生物蝶呤缺乏症临床路径医师表单

适用对象：第一诊断为四氢生物蝶呤缺乏症（ICD-10：E70.1）

患儿姓名：	性别：　　年龄：　　门诊号：	住院号：
住院日期：　　年　月　日	出院日期：　　年　月　日	标准住院日：5天

时间	住院第1天	住院第2~3天	住院第4天	住院第5天（出院日）
主要诊疗工作	□ 完成病历书写 □ 开具常规化验单 □ 开具必须检测项目	□ 上级医师查房 □ 完成必需检测项目 □ 制订初步食谱	□ 上级医师查房 □ 根据检测结果诊断 □ 制订药物治疗方案 □ 基因检测	□ 上级医师查房，确定能否出院 □ 交代出院注意事项 □ 随访计划包括血Phe监测及发育评估及不良反应
重点医嘱	**长期医嘱：** □ 儿内科疾病护理常规 □ 二级护理 □ 普通饮食 **临时医嘱：** □ 常规检测项目 □ 血氨基酸分析 □ 尿蝶呤谱分析 □ DHPR活性测定 □ BH4负荷试验（必要时）	**长期医嘱：** □ 无Phe特殊饮食或配伍普通饮食	**长期医嘱：** □ BH4或无Phe特殊饮食 □ 多巴丝肼或息宁 □ 5-羟色胺酸 □ 亚叶酸钙（DHPR缺乏） **临时医嘱：** □ 血Phe测定 □ 家系基因检测	**出院医嘱：** □ 出院带药 □ 内分泌遗传代谢门诊随访
病情变异记录	□ 无　□ 有，原因： 1. 2.	□ 无　□ 有，原因： 1. 2.	□ 无　□ 有，原因： 1. 2.	
医师签名				

（二）护士表单

四氢生物蝶呤缺乏症临床路径护士表单

适用对象：第一诊断为四氢生物蝶呤缺乏症（ICD-10：E70.1）

患儿姓名：	性别： 年龄： 门诊号：	住院号：
住院日期： 年 月 日	出院日期： 年 月 日	标准住院日：5天

时间	住院第1天	住院第2~3天	住院第4天	住院第5天（出院日）
健康宣教	□ 入院宣教 □ 介绍主管医师、护士 □ 介绍环境、设施 □ 介绍住院注意事项 □ 介绍探视和陪伴制度 □ 介绍贵重物品制度	□ 药物宣教 □ 特殊饮食及配伍饮食的宣教	□ 特殊检查宣教 □ 给予患儿及家属心理支持 □ 再次明确探视陪伴须知	□ 出院宣教 □ 指导办理出院手续
护理处置	□ 核对患儿，佩戴腕带 □ 建立入院护理病历 □ 协助患儿留取各种标本 □ 测量体重	□ 协助医师完成各项相关化验 □ 配合医师制订初步食谱 □ 不良反应记录	□ 按医嘱给药 □ 记录不良反应 □ 血标本采集 □ 家系 DNA 采集	□ 办理出院
基础护理	□ 二级护理 □ 晨晚间护理 □ 患儿安全管理	□ 二级护理 □ 晨晚间护理 □ 患儿安全管理	□ 二级护理 □ 晨晚间护理 □ 患儿安全管理	□ 二级护理
专科护理	□ 护理查体 □ 病情观察 □ 特殊饮食耐受情况，药物不良反应 □ 需要时，填写跌倒及压疮防范表 □ 需要时，请家属陪伴 □ 确定饮食种类 □ 心理护理	□ 病情观察 □ 特殊饮食耐受情况，药物不良反应 □ 遵医嘱完成相关检查 □ 心理护理	□ 遵医嘱给予补液 □ 病情观察 □ 特殊饮食耐受情况，药物不良反应 □ 心理护理	□ 病情观察 □ 协助办理出院
重点医嘱	□ 详见医嘱执行单	□ 详见医嘱执行单	□ 详见医嘱执行单	□ 详见医嘱执行单
病情变异记录	□ 无 □ 有，原因： 1. 2.	□ 无 □ 有，原因： 1. 2.	□ 无 □ 有，原因： 1. 2.	□ 无 □ 有，原因： 1. 2.
护士签名				

（三）患儿表单

四氢生物蝶呤缺乏症临床路径患儿表单

适用对象：第一诊断为四氢生物蝶呤缺乏症（ICD-10：E70.1）

患儿姓名：	性别：　　年龄：　　门诊号：	住院号：
住院日期：　　年　月　日	出院日期：　　年　月　日	标准住院日：5天

时间	入院	住院期间	出院
医患配合	□ 配合询问病史、收集资料，请务必详细告知既往史、用药史、过敏史 □ 配合进行体格检查 □ 有任何不适请告知医师	□ 配合完善常规检查、化验，如采血、留尿、心电图、X线胸片等 □ 配合完善特殊化验，如血氨基酸分析、尿蝶呤谱、血DHPR活性、基因突变分析等 □ 医师与患儿及家属介绍病情	□ 接受出院前指导 □ 指导复查程序 □ 获取出院诊断书
护患配合	□ 配合测量体温、脉搏、呼吸3次，血压、体重1次 □ 配合完成入院护理评估（简单 □ 询问病史、过敏史、用药史） □ 接受入院宣教（环境介绍、病室规定、订餐制度、贵重物品保管等） □ 配合执行探视和陪伴制度 □ 有任何不适请告知护士	□ 配合测量体温、脉搏、呼吸3次，询问大便情况1次 □ 接受检查前宣教 □ 接受饮食宣教 □ 接受药物宣教	□ 配合护士办理出院
饮食	□ 遵医嘱饮食	□ 遵医嘱饮食	□ 遵医嘱饮食
排泄	□ 正常排尿便	□ 正常排尿便	□ 正常排尿便
活动	□ 正常活动	□ 正常活动	□ 正常活动

附：原表单（2016 年版）

四氢生物蝶呤缺乏症临床路径表单

适用对象：第一诊断为四氢生物蝶呤缺乏症（ICD-10：E70.1）

患儿姓名：	性别：　　年龄：　　门诊号：	住院号：
住院日期：　　年　月　日	出院日期：　　年　月　日	标准住院日：5 天

时间	住院第 1 天	住院第 2~3 天	住院第 4 天	住院第 5 天 （出院日）
主要诊疗工作	□ 完成病历书写 □ 上级医师查房 □ 开具常规化验单 □ 开具必需检测项目	□ 上级医师查房 □ 完成必须检测项目 □ 制订初步食谱	□ 上级医师查房 □ 根据检测结果诊断 □ 制订药物治疗方案 □ 基因检测	□ 出院小结 □ 随访计划包括血 Phe 监测及发育评估及不良反应
重点医嘱	**长期医嘱：** □ 儿内科疾病护理常规 □ 二级护理 □ 普通饮食 **临时医嘱：** □ 常规检测项目 □ 血氨基酸分析 □ 尿蝶呤谱分析 □ DHPR 活性测定 □ BH4 负荷试验（必要时）	**长期医嘱：** □ 无 Phe 特殊饮食或配伍普通饮食	**长期医嘱：** □ BH4 或无 Phe 特殊饮食 □ 多巴丝肼或息宁 □ 5-羟色氨酸 □ 亚叶酸钙（DHPR 缺乏） **临时医嘱：** □ 血 Phe 测定 □ 家系基因检测	**出院医嘱：** □ 药物剂量 □ 内分泌遗传代谢门诊随访
主要护理工作	□ 入院护理常规 □ 正常饮食喂养 □ 执行医嘱	□ 完成检测 □ 饮食喂养记录 □ 不良反应记录	□ 按医嘱给药 □ 记录不良反应 □ 血标本采集 □ 家系 DNA 采集	□ 协助办理出院 □ 培训家属采血
病情变异记录	□ 无　□ 有，原因： 1. 2.	□ 无　□ 有，原因： 1. 2.	□ 无　□ 有，原因： 1. 2.	□
护士签名				
医师签名				

第三十三章

肾小管性酸中毒临床路径释义

【医疗质量控制指标】（专家建议）

指标一、诊断需结合临床表现和实验室检查。

指标二、对临床诊断病例和确诊病例尽早治疗。

指标三、继发原因患儿需进一步明确病因。

一、肾小管酸中毒编码

不详

二、临床路径检索方法

N25.802- N25.806

三、肾小管酸中毒临床路径标准住院流程

（一）适用对象

第一诊断为肾小管性酸中毒。

（二）诊断依据

根据《诸福棠实用儿科学》（人民卫生出版社，2015，第8版，江载芳、申昆玲、沈颖主编）、《肾脏病学》（人民卫生出版社，2008，第3版，王海燕主编）。

对于阴离子间隙正常的高氯性代谢性酸中毒，临床均应怀疑肾小管性酸中毒，并初步判断为近端肾小管性酸中毒（Ⅱ型），或远端肾小管性酸中毒（Ⅰ型）。

（三）治疗方案的选择

1. 纠正水电解质酸价平衡紊乱。
2. 加强喂养，保证热量摄入，纠正营养不良。
3. 枸橼酸合剂口服。
4. 治疗原发病。

释义

■ 本路径的制订主要参考《诸福棠实用儿科学》（人民卫生出版社，2015，第8版，江载芳、申昆玲、沈颖主编）

■ 临床表现：生后1岁内起病，临床表现为恶心、呕吐、喂养困难、生长迟缓、多饮多尿、脱水、肌无力。

■ 诊断：依赖临床表现、实验室检查进行诊断。

1. 近端肾小管性酸中毒的诊断依据：凡原因未明的高氯性代谢性酸中毒，而氯化铵试验阴性者均应怀疑近端肾小管性酸中毒，诊断依据：①阴离子间隙正常的高氯性代谢性酸中毒；②低钾血症，尿

钾排出增多；③尿中碳酸氢根排出增多；④机体严重代谢性酸中毒下，尿液呈碱性；⑤碳酸氢盐重吸收试验。尿 HCO_3^- 排泄率大于滤过量的15%；⑥氯化铵负荷试验阴性。

2. 远端肾小管性酸中毒的诊断依据：原因未明的低钾血症、佝偻病、软骨病、磷酸钙结石或肾钙化症，均提供远端肾小管性酸中毒的诊断线索，诊断依据：①阴离子间隙正常的高氯性代谢性酸中毒；②低钾血症，尿钾排出增多；③尿液可滴定酸排出减少；④机体严重代谢性酸中毒下，尿液呈碱性，尿 pH 大于 6.0；⑤碳酸氢盐重吸收试验。尿 HCO_3^- 排泄率小于滤过量的15%；⑥氯化铵负荷试验阳性。低血钙、低血磷、尿路结石、肾钙化则进一步支持诊断。

（四）标准住院日

4~6日。

释义

■ 轻者纠正脱水及严重酸中毒后可门诊进一步调整治疗方案。

■ 重症患儿需住院调整药物剂量至患儿病情稳定。

■ 继发原因导致的肾小管酸中毒患儿需进一步明确病因，除给予对症治疗外，根据不同病因给予对因治疗。

（五）进入路径的标准

1. 第一诊断必须符合肾小管性酸中毒。
2. 当患儿同时具有其他疾病诊断，但在住院期间不需要特殊处理也不影响第一诊断的临床路径流程实施时，可以进入路径。

释义

■ 如高度疑似其他病因继发的肾小管酸中毒，可以进入路径，但住院期间变异可能增多，也可能延长住院时间，增加花费。

（六）住院期间的检查项目。

1. 必需的检查项目：

血常规、血气分析。

血生化：包括血电解质、肝肾功能、碱性磷酸酶。

尿常规分析、尿电解质、肾小管功能蛋白检测、24小时尿蛋白定量。

长骨X线检查。

泌尿系彩超。

血酰基肉碱、氨基酸分析，尿有机酸分析。

释义

■ 由于营养不良和酸中毒，患儿可发生贫血。

■ 血气分析成代谢性酸中毒表现。

■ 血电解质结果提示提示低钾、高氯，阴离子间隙正常，部分患儿可表现为暂时性高钙血症，碱性磷酸酶升高，部分患儿有低钠。

■ 肝豆状核变性。

■ 近端肾小管酸中毒患儿尿 pH＞5.5，远端肾小管酸中毒患儿尿 pH＜5.5。

■ 24 小时尿电解质提示尿钾、尿钠排出增加、继发于肾脏疾病患儿可合并蛋白尿。

■ 部分患儿合并活动性佝偻病表现。

■ 代谢性疾病如胱氨酸尿症、dent 病继发的肾小管酸中毒患儿可表现为肾结石。

■ 血尿质谱分析可帮助鉴别代谢性疾病如高草酸尿症、胱氨酸尿症、范可尼综合征等。

2. 根据患儿病情进行的检查项目：

（1）免疫相关分析：如 SSA、SSB、免疫球蛋白。

（2）肝脏超声、基因检测分析。

（3）心肌酶谱，眼底裂隙灯，血乳酸。

（4）末梢血图片。

释义

■ 干燥综合征等免疫性疾病可出现 SSA、SSB 阳性。

■ 镰状细胞贫血患儿末梢血涂片可见异常红细胞。

■ 肝脏超声可能发现脂肪肝或肝硬化，以鉴别肝豆状核变性。

■ 肾结石病、胱氨酸尿症等代谢性疾病和先天遗传性疾病可通过基因检测协助鉴别诊断。

■ 部分患儿心肌酶升高。

■ KSS 综合征、Leigh 病等线粒体病继发肾小管酸中毒患儿，血乳酸升高。

（七）治疗方案与药物选择

近端肾小管性酸中毒治疗方案：

1. 病因治疗：寻找原发病，治疗原发病，如药物中毒、遗传代谢病、重金属中毒、多发性骨髓瘤、继发性甲状旁腺亢进、肾淀粉样变、干燥综合征等。

2. 纠正酸中毒：常用枸橼酸钠钾合剂。严重酸中毒可静脉给予碳酸氢钠。

3. 纠正水电解质紊乱：一般选用 10%枸橼酸钾，从小剂量开始，逐渐增加剂量，严重低钾的患儿应静脉补充钾盐。

4. 预防和治疗骨病：可适当补充维生素 D_3 和磷酸盐，避免发生高钙血症。

5. 积极预防和治疗近端肾小管性酸中毒的并发症。

（1）可适当补充维生素 D_3 和磷酸盐，维持血钙、血磷于正常水平的低值，但应避免发生高钙血症。

（2）多喝水，保证入量，增加尿量；少吃含草酸盐高的食物，如菠菜。

(3) 已发生尿路结石的患儿，应及时与泌尿外科联系。

(4) 积极治疗尿路感染。

远端肾小管性酸中毒治疗方案：

1. 病因治疗：寻找治疗原发病，如慢性肾盂肾炎、系统性红斑狼疮和干燥综合征、遗传代谢病、多发性骨髓瘤、甲状旁腺功能亢进、肾淀粉样变等。

2. 纠正酸中毒：口服复方枸橼酸钠溶液（枸橼酸 140g、枸橼酸钠 98g，加水至 1000ml）10~30ml/次，每日 3 次。病情严重者可静脉点滴碳酸氢钠溶液。

3. 纠正水电解质紊乱：一般选用 10%枸橼酸钾，每日 3 次，从小剂量开始，逐渐增加剂量，严重低钾的患儿应静脉补充钾盐。

4. 预防和治疗骨病：可适当补充维生素 D_3 和磷酸盐，维持血钙、血磷于正常水平的低值，避免发生高钙血症。

5. 预防和治疗尿路结石：多喝水，保证入量，增加尿量；少吃含草酸盐高的食物。

6. 积极治疗尿路感染：一旦发生尿路感染，应及时诊断，积极治疗。

（八）出院标准。

1. 酸中毒明显好转。
2. 电解质紊乱基本纠正。
3. 原发病病情稳定。
4. 没有需要住院治疗的并发症和/或合并症。

（九）变异及原因分析。

患儿出现其他并发症：如肾功能不全，严重呼吸道感染、严重营养不良导致的贫血等。

病情严重治疗效果差，治疗时间长。

由于继发原因导致肾小管酸中毒，需进一步明确原发病因。

五、肾小管酸中毒临床路径给药方案

近端肾小管性酸中毒治疗方案：

常用枸橼酸钠钾合剂。严重酸中毒可静脉给与碳酸氢钠。

一般选用 10%枸橼酸钾，从小剂量开始，逐渐增加剂量，严重低钾的患儿应静脉补充钾盐。

远端肾小管性酸中毒治疗方案：

1. 一般选用 10%枸橼酸钾，每日 3 次，从小剂量开始，逐渐增加剂量，严重低钾的患儿应静脉补充钾盐。

2. 合并佝偻病是可加用维生素 D_3。

六、肾小管酸中毒护理规范

1，保证营养。

2，保证液体入量避免脱水。

3，合并呼吸道感染或腹泻患儿，给予积极对症治疗。

七、肾小管酸中毒营养治疗规范

1，保证每日热量摄入，满足生理需要量的同时积极改善营养不良。

2，喂养困难者适当补液或鼻饲。

八、肾小管酸中毒患儿健康宣教

1. 及时服药，保证电解质酸碱平衡。
2. 加强喂养，纠正营养不良。
3. 避免到人群聚集的地方，减少交叉感染的机会。
4. 勤排尿，避免泌尿系感染。

九、肾小管性酸中毒临床路径执行表单

适用对象：第一诊断为肾小管性酸中毒（ICD-10：）

患儿姓名：	性别：　　年龄：　　门诊号：	住院号：
住院日期：　　年　月　日	出院日期：　　年　月　日	标准住院日天

（一）医师表单

适用对象：第一诊断为肾小管性酸中毒（ICD-10：）

患儿姓名：	性别：　　年龄：　　门诊号：	住院号：
住院日期：　　年　月　日	出院日期：　　年　月　日	标准住院日天

时间	住院第 1 天	住院第 2~4 天	住院第 5~6 天
诊疗工作	□ 询问病史、查体 □ 书写病历 □ 完善检查 □ 上级医师查房，完成初步诊断 □ 对症支持治疗 □ 向家长家代病情	□ 上级医师查房 □ 完成各项检查 □ 必要时会诊 □ 完成首次查房记录书写 □ 评估有无合并症、并发症，并对症治疗	□ 上级医师查房准予出院 □ 向患儿家属交代后续治疗方案 □ 完成出院记录 □ 出院宣教
重点医嘱	**长期医嘱：** □ 儿科护理常规 □ 二级护理 □ 饮食 □ 记尿量 □ 病重 □ 其他医嘱 □ 积极控制感染 **临时医嘱：** □ 血常规、尿液分析、大便常规、24 小时尿蛋白定量 □ 血气分析、生化 B、血尿酸、钙/磷/碱性磷酸酶 □ 泌尿系彩超 □ 免疫全套（必要时） □ 紧急情况纠正酸中毒、低钾	**长期医嘱：** □ 儿科护理常规 □ 二级护理 □ 饮食 □ 记尿量 □ 病重 □ 枸橼酸钠钾合剂口服 □ 积极控制感染 □ 其他医嘱 **临时医嘱：** □ 其他医嘱 □ 复查血气分析、电解质	**出院医嘱：** □ 出院带药 □ 门诊随访 □ 密切监测血气、电解质 □ 骨质疏松的监测
变异	□ 无　□ 有，原因：	□ 无　□ 有，原因：	□ 无　□ 有，原因：
医师签名			

（二）护士表单

适用对象：第一诊断为肾小管性酸中毒（ICD-10：）

患儿姓名：	性别：　　年龄：　　门诊号：	住院号：
住院日期：　　年　月　日	出院日期：　　年　月　日	标准住院日天

时间	住院第 1 天	住院第 2~4 天	住院第 5~6 天
健康宣教	□ 入院宣教 □ 介绍主管医师、护士，介绍环境、设施 □ 介绍住院注意事项 □ 介绍探视和陪住制度 □ 介绍贵重物品及危险物品制度	□ 向患儿家属交代用药注意事项 □ 主管护士与患儿沟通，了解并指导心理应对 □ 宣教疾病知识、用药知识及特殊检查操作过程	□ 出院宣教 □ 向患儿家属交代出院注意事项，如门诊随访项目、时间、观察项目等
护理处置	□ 核对患儿，佩戴腕带 □ 建立入院护理病历 □ 测量体重及生命体征 □ 叮嘱患儿卧床休息 □ 完成各种标本的留取	□ 随时观察患儿病情变化 □ 协助医师完成各项检查化验	□ 协助医师完成各项检查化验 □ 执行医嘱 □ 观察病情并及时向医师汇报 □ 每 1~2 个小时测血压、生命体征 □ 出院手续
基础护理	□ 二级护理 □ 定时测量体温 □ 患儿安全管理	□ 二级护理 □ 定时测量体温 □ 患儿安全管理	□ 二级护理 □ 晨间护理 □ 患儿安全管理
专科护理	□ 护理查体 □ 病情观察，有无腹痛、腹泻，乏力，多饮多尿，发热等征象 □ 心理护理	□ 护理查体 □ 病情观察，有无腹痛、腹泻，乏力，多饮多尿，发热等征象 □ 心理护理	□ 遵医嘱完成相关检查 □ 病情观察 □ 心理护理 □ 出院指导
重点医嘱	□ 详见医嘱执行单	□ 详见医嘱执行单	□ 详见医嘱执行单
病情变异情况	□ 无　□ 有，原因： 1. 2.	□ 无　□ 有，原因： 1. 2.	□ 无　□ 有，原因： 1. 2.
护士签名			

（三）患儿表单

适用对象：第一诊断为肾小管性酸中毒（ICD-10：）

患儿姓名：	性别：　　年龄：　　门诊号：	住院号：
住院日期：　　年　月　日	出院日期：　　年　月　日	标准住院日天

时间	住院第1天	住院第2~4天	住院第5~6天
医患配合	□ 配合询问病史、收集资料，请务必详细告知既往史、用药史、过敏史 □ 配合进行体格检查 □ 有任何不适告知医师	□ 配合完善相关检查、化验，如采血、留尿、心电图、X线胸片等 □ 医师向患儿及家属介绍病情，如有异常检查结果需进一步检查 □ 配合用药及治疗 □ 有任何不适告知医师	□ 接受出院前指导 □ 知道复诊程序 □ 获取出院诊断书
护患配合	□ 配合测量体温、脉搏、呼吸、血压、血氧饱和度、体重、血糖 □ 配合完成入院护理评估单（简单询问病史、过敏史、用药史） □ 接受入院宣教（环境介绍、病室规定、订餐制度、贵重物品保管等） □ 有任何不适告知护士	□ 接受相关化验检查宣教，正确留取标本，配合检查 □ 有任何不适告知护士 □ 注意活动安全，避免坠床或跌倒 □ 配合执行探视及陪伴制度 □ 接受疾病及用药等相关知识指导	□ 接受出院宣教 □ 办理出院手续 □ 获取出院携带药品 □ 知道药品的服用方法、作用、注意事项 □ 知道复印病历方案
饮食	□ 正常饮食	□ 正常饮食	□ 正常饮食
排泄	□ 正常排尿便	□ 正常排尿便	□ 正常排尿便
活动	□ 适度活动	□ 适度活动	□ 适度活动
患儿监护人签字			

附：原表单（2017年版）

肾小管性酸中毒临床路径执行表单

适用对象：第一诊断为肾小管性酸中毒（ICD-10：）

患儿姓名：	性别： 年龄： 门诊号：	住院号：
住院日期： 年 月 日	出院日期： 年 月 日	标准住院日天

时间	住院第1天	住院第2~4天	住院第5~6天
主要诊疗工作	□ 询问病史、查体 □ 书写病历 □ 完善检查 □ 上级医师查房，完成初步诊断 □ 对症支持治疗 □ 向家长交代病情	□ 上级医师查房 □ 完成各项检查 □ 必要时会诊 □ 完成首次查房记录书写 □ 评估有无合并症、并发症，并对症治疗	□ 上级医师查房准予出院 □ 向患儿家属交代后续治疗方案 □ 完成出院记录 □ 出院宣教
重点医嘱	**长期医嘱：** □ 儿科护理常规 □ 二级护理 □ 饮食 □ 记尿量 □ 病重 □ 其他医嘱 □ 积极控制感染 **临时医嘱：** □ 血常规、尿液分析、大便常规、24小时尿蛋白定量 □ 血气分析、生化B、血尿酸、钙/磷/碱性磷酸酶 □ 泌尿系彩超 □ 免疫全套（必要时） □ 紧急情况纠正酸中毒、低钾	**长期医嘱：** □ 儿科护理常规 □ 二级护理 □ 饮食 □ 记尿量 □ 病重 □ 枸橼酸钠钾合剂口服 □ 积极控制感染 □ 其他医嘱 **临时医嘱：** □ 其他医嘱 □ 复查血气分析、电解质	**出院医嘱：** □ 出院带药 □ 门诊随访 □ 密切监测血气、电解质 □ 骨质疏松的监测
主要护理工作	□ 介绍病房环境、设施 □ 入院护理评估 □ 宣教	□ 观察患儿病情变化	□ 出院宣教
变异	□ 无 □ 有，原因：	□ 无 □ 有，原因：	□ 无 □ 有，原因：
护士签名			
医师签名			

第三十四章

1 型糖尿病临床路径释义

【医疗质量控制指标】（专家建议）

指标一、1 型糖尿病的诊断需结合临床表现和化验检查，需要与 2 型糖尿病和青少年发病的成人型糖尿病相鉴别。

指标二、糖尿病治疗是包括饮食/运动/血糖监测/胰岛素/社会心理支持的综合治疗。

指标三、糖尿病教育是糖尿病治疗成功的关键。

一、1 型糖尿病编码

疾病名称及编码：1 型糖尿病（ICD-10：E10.2-E10.9）

二、临床路径检索方法

E10.2-E10.9，6 个月至 18 岁的儿童病例

三、国家医疗保障疾病诊断相关分组（CHS-DRG）

MDC 编码：MDCK 内分泌、营养、代谢疾病及功能障碍

ADRC 编码：KS1 糖尿病

四、1 型糖尿病临床路径标准住院流程

（一）适用对象

第一诊断为 1 型糖尿病的患儿（不伴急性并发症）（ICD-10：E10.2-E10.9）。

释义

■ 1 型糖尿病（type 1 diabetes mellitus，T1DM）是指在遗传易感性的基础上，外界因素的影响下引起的胰岛 B 细胞的自身免疫性破坏所致的胰岛素分泌绝对缺乏。

■ 1 型糖尿病的急性高血糖并发症包括糖尿病酮症酸中毒、高血糖高渗性昏迷。

（二）诊断依据

根据《儿科学》（申昆玲等主编，人民卫生出版社，2016 年，第 1 版）、《诸福棠实用儿科学（第 8 版）》（人民卫生出版社，2015）、《2018 ISPAD 临床实践共识指南：儿童青少年糖尿病的定义，流行病学和分类》（Pediatr Diabetes. 2018 Oct；19 Suppl 27：7-19. doi：10.1111/pedi.12773.）《中国儿童 1 型糖尿病标准化诊断与治疗专家共识（2020 版）》

1. 有糖尿病症状（典型症状包括多饮、多尿和不明原因的体重下降等）者满足以下标准中一项即可诊断糖尿病：

（1）随机血糖≥11.1mmol/L（200mg/dl）。

（2）空腹（禁食时间>8 小时）血糖≥7.0mmol/L（126mg/dl）。

（3）OGTT 试验 2 小时血糖≥11.1mmol/L（200mg/dl）。

注：OGTT 试验必须按照 WHO 的规定施行，使用含糖量等于 75g 的葡萄糖水或含糖量等于

1.75g/kg（最多不超过75g）。

（4）HbA1c≥6.5%（HbA1c检测必须采用美国HbA1c标准化计划组织认证的方法，在儿童1型糖尿病中不推荐以HbA1c作为诊断标准）。

符合上述标准但无症状者建议在随后的1d重复检测以确认诊断。

2. 具备1型糖尿病特点：

（1）通常15岁以下起病，起病迅速，症状明显，包括体重下降、多尿、烦渴、多饮、体型消瘦、酮尿或酮症酸中毒等。

（2）空腹或餐后的血清C肽水平低或缺乏；可出现免疫标记：胰岛素自身抗体（IAA）、胰岛细胞抗体（ICA）、谷氨酸脱羧酶抗体（GAD）、蛋白酪氨酸磷酸酶抗体（IA-2A）、锌转运体8抗体（ZnT8A）；需要胰岛素治疗；可伴有其他自身免疫性疾病。

释义

■ 本路径的制订主要参考：《诸福棠实用儿科学（第8版）》（人民卫生出版社，2015）/《2018 ISPAD临床实践共识指南：儿童青少年糖尿病的定义，流行病学和分类》（Pediatr Diabetes. 2018 Oct; 19 Suppl 27: 7-19. doi: 10.1111/pedi.12773.）。

临床表现：T1DM起病较急，多数患儿常因感染，饮食不当而诱发起病。表现为多尿、多饮、易饥多食和体重减轻，称为“三多一少”。但是婴幼儿多饮多尿常不易被发觉而很快发展为脱水及酮症酸中毒。学龄儿童可发生夜间遗尿，多食并非糖尿病儿童必有症状，部分患儿食欲正常或减低，体重减轻很快、有乏力及精神萎靡。糖尿病儿童可以突然发生恶心、呕吐、厌食或腹痛等症状，需考虑是糖尿病酮症酸中毒（DKA）的可能，应尽早诊断。各种感染发热、咳嗽、外阴炎或结核病等可与糖尿病共存。

诊断：T1DM的诊断以及与其他类型糖尿病的鉴别主要根据临床特征，包括：发病年龄常在6个月以上，糖尿病症状明显，多以酮症或酮症酸中毒起病，空腹或餐后的血清C肽浓度明显降低，出现自身免疫标记，需要终身依赖胰岛素维持生命。对发病年龄<6月龄，或有35岁以内发病的糖尿病家族史，或仅有空腹血糖轻度增高（5.5~8.5 mmol/L），以及伴有神经性耳聋、视神经萎缩或综合征特征（线粒体疾病）等相关症状的患儿应进行基因检测，以排除单基因突变所致的糖尿病（表1）。

■ 儿童青少年糖尿病的诊断首先应鉴别是1型还是2型糖尿病，单基因遗传病也要鉴别。表1中是可供鉴别的临床特征。仅从临床表现区分1型与2型糖尿病已经越来越缺乏可靠性，虽然如此，时至今日，国际指南依然以临床表现进行诊断。

■ 具有以下临床信息时应进行分子遗传学检测：

合并有胰腺外病变（先天性心脏病，胃肠道畸形，脑畸形，视力听力异常，严重腹泻，肾发育异常或其他自身免疫性疾病）；家族多代（三代以上）高血糖或糖尿病史；诊断T1DM5年后，仍有部分胰岛β细胞功能保留，胰岛素需要量低，血清C肽在正常范围；轻度/非进展的空腹高血糖；与肥胖程度不符合的显著黑棘皮病表现伴有高三酰甘油等代谢异常表现；不寻常脂肪分布，如中央脂肪堆积，四肢脂肪缺乏或肌肉发达。

表1　儿童及青少年1型糖尿病、2型糖尿病和单基因糖尿病的临床特点

特点	1型	2型	单基因
遗传学	多基因的	多基因的	单基因
发病年龄	6个月至年轻的成年人	通常在青春期（或者更迟）	通常在青春期之后，除了葡萄糖激酶和新生儿糖尿病
临床表现	常常急性、迅速发病	差异较大；从缓慢（通常是隐匿的）到严重不等	差异较大（可能伴随葡萄糖激酶）
自身免疫性	是	否	否
酮症	常见	不常见	在新生儿糖尿病中常见；其他类型中少见
肥胖	与普通人群相同	较普通人群发病率高	与普通人群相同
黑棘皮	无	有	无
频率（在所有儿童糖尿病中占的比例%）	通常90%	多数国家＜10%（日本60%~80%）	1%~4%
家族史	2%~4%	80%	90%

（三）治疗方案的选择

根据《中国1型糖尿病胰岛素治疗指南》（2016）、《诸福棠实用儿科学（第8版）》（人民卫生出版社，2015）。《中国儿童1型糖尿病标准化诊断与治疗专家共识（2020版）》

1. 胰岛素治疗。
2. 饮食疗法。
3. 运动疗法。
4. 自我血糖监测、低血糖事件评估、定期随访。
5. 心理治疗。

释义

■ 1型糖尿病的治疗是综合治疗。包括上述几个方面。强调应有一支专业治疗糖尿病的队伍，有内分泌医师、糖尿病护士、营养师和教育工作者对患儿进行长期的治疗和管理。

■ 胰岛素治疗：儿童1型糖尿病一经确诊常需终生依赖外源性胰岛素替代治疗。常见胰岛素包括速效、短效、中效和长效制剂。常用胰岛素方案：常规每日2次胰岛素皮下注射、基础餐时方案的多次皮下胰岛素注射（MDI）和胰岛素泵。糖尿病控制与并发症研究及其后续的糖尿病干预和并发症流行病学研究提出，强化治疗可以带来良好的血糖控制，从而减少或延缓T1DM并发症的发生，但研究发现不能盲目夸大胰岛素治疗方案的作用，更应该重视综合管理的意义，如每日严格的自我血糖

监测，定期监测 HbA1c，积极地锻炼，良好的饮食控制，定期随诊及对糖尿病教育的良好依从性。儿童期因年龄、生理阶段和生活规律的不同，要求制订针对患儿的个体化胰岛素治疗方案，使患儿达到最佳血糖控制，而没有严重低血糖发生，并使患儿有良好的生长发育。

■ 饮食治疗是为了使血糖能控制在要求达到的范围内，饮食应基于个人口味和嗜好，饮食治疗必须与胰岛素治疗同步进行。患儿每日摄取的能量能满足正常生长发育需求，按下列公式计算所需能量 kcal：年龄×（70~100）+1000。

■ 运动可有助于降血糖，应坚持每天规律运动。在住院期间由于条件限制，运动治疗有限。

■ 自我血糖监测对糖尿病控制起着决定性作用，血糖平稳时每日监测 4 次，不平稳时需要增加监测频率，达每日 7 次或更多。2018 年 ISPAD 指南推荐的血糖控制目标为餐前 4~7mmol/L、餐后 2 小时血糖 5~10mmol/L，睡前 4.4~7.8mmol/L。持续葡萄糖监测（Continued Glucose Monitoring，CGMS）作为一种新的血糖监测手段已应用于儿科临床，它通过提供全天血糖的动态变化，尤其是可监测到无症状的低血糖和高血糖，并可以了解血糖异常波动的持续时间，弥补了指尖血糖监测和 HbA1c 测定的局限性，是评估胰岛素治疗方案安全性和有效性的重要补充工具。同时 CGMS 结果对患儿及其家长具有教育意义，能够增加他们配合治疗的主动性。

■ 心理治疗是糖尿病患儿综合治疗非常重要的一部分，是促进患儿健康成长的关键环节。社会、学校和家庭都应给予糖尿病儿童更多的关心和爱护。

（四）标准住院日为 28 天内

释义

■ 如果患儿因某些原因，如合并感染或其他疾病而超过上述住院日需要退出本临床路径。

（五）进入路径标准

1. 第一诊断必须符合 1 型糖尿病（不伴急性并发症）疾病编码。
2. 当患儿同时具有其他疾病诊断，但在住院期间不需要特殊处理也不影响第一诊断的临床路径流程实施时，可以进入路径。

释义

■ 进入本路径的患儿为第一诊断为 1 型糖尿病，需除外糖尿病酮症酸中毒、高血糖高渗性昏迷等糖尿病并发症。

■ 患儿同时具有其他疾病，影响第一诊断的临床路径流程实施时，不适合进入本临床路径。

（六）住院期间检查项目

1. 必需的检查项目：

（1）血常规、尿常规+酮体、大便常规。

（2）全天毛细血管血糖监测（包括三餐前、三餐后2小时、睡前、3am等）。

（3）肝肾功能、电解质、血脂。

（4）X线胸片、心电图、腹部B超（包括肝脾、胰腺等）。

（5）糖化血红蛋白（HbA1c），胰岛β细胞自身抗体（ICA、GAD、IAA），C肽激发试验（病情允许时），空腹胰岛素（未用胰岛素前）及C肽。

（6）内分泌腺体功能评估（甲状腺、垂体）：甲状腺功能，抗甲状腺过氧化物酶抗体，胰岛素样生长因子。

2. 根据患儿病情可选的检查项目：

（1）血气分析，X线胸片、胰岛β细胞自身抗体（IAA、ICA、GAD等）、行动态血糖监测[血糖未达标和/或血糖波动较大者]。

（2）相关免疫指标（血沉、CRP、RF、自身免疫系列、免疫功能Ig系列，CD系列等，补体全套、ANA、dsDNA和ENA）、内分泌腺体功能评估（甲状腺、肾上腺、性腺、甲状旁腺、垂体）。

（3）并发症相关检查（新诊断糖尿病/病程超过2年定期复诊者或进入青春期者）：24小时尿微量白蛋白定量、眼底检查、慢性并发症倾向时超声心动图、颈动脉和下肢血管彩超等。

释义

■ 部分检查可以在门诊完成。

■ 5岁以下患儿可以根据情况选择C肽释放试验。

■ 本病需鉴别自身免疫多腺体病，需完善甲状腺功能和自身抗体检测，如有蛋白尿，应进一步查补体、免疫球蛋白、ANA、dsDNA和ENA除外系统性红斑狼疮。对于非新诊断糖尿病患儿，如果近1年内曾进行过相关并发症筛查或者评估腺体功能，可以不筛查和评估。

■ 并发症筛查根据年龄、病程和青春期进行选择性筛查。

（七）治疗方案和药物选择

1. 胰岛素治疗方案选择：

（1）三餐前短效（或速效）和睡前中效（或长效/超长效类似物）胰岛素方案。

（2）早餐前短效和中效，晚餐前短效，睡前中效胰岛素方案。

（3）早餐前短效和中效，晚餐前短效和中效胰岛素方案。

（4）胰岛素泵持续皮下胰岛素注射（短效或速效）。

2. 胰岛素治疗剂量调整：正确的胰岛素剂量就是维持个体最佳血糖控制所需要的剂量。初始剂量一般按0.5~1.0IU/（kg·d）给予。年龄小用量偏小，0.25~0.50IU/（kg·d），处于青春发育前期患儿用量偏大0.7~1.0IU/（kg·d），青春期常>1.0IU/（kg·d），甚至达2.0IU/（kg·d）。T1DM部分缓解期（蜜月期）适当应用胰岛素有助于保护胰岛β细胞功能，此时胰岛素用量常<0.5IU/（kg·d），但一般不主张完全停药。

若用短、中效胰岛素混合治疗：①一日2次：短、中效的比例一般为1∶2或1∶3分两次于早餐及晚餐前注射，早餐前2/3量，晚餐前1/3量。②一日3次：早餐前注射短效与中效胰岛素的混合剂，午餐前单用短效胰岛素，晚餐或用短效与中效胰岛素的混合剂，或其他类似的方案。③一日 4 次：每餐前注射短效胰岛素，睡前应用中效胰岛素。短效胰岛素也可用速效胰岛素类似物替代，但应在餐前 15min 或餐后立即注射。基础-餐时方案：一般胰岛素总量的 40%~60%由基础胰岛素提供，余量分次餐前给予速效胰岛素类似物或短效胰岛素。基础长效胰岛素/类似物一般于睡前或分 2 次早晚注射。目前认为此种强化治疗方案是最符合胰岛素生理性分泌模式的治疗方案。胰岛素泵（持续皮下胰岛素输注，CSII）的应用：具体方法是：将胰岛素全天总量的 40%~60%作为基础量，余量分 3 次于餐前大剂量注射；将 24 小时分为两个时段即：日间（6AM~10PM）；夜间（10PM~6AM）；日夜间基础量可按 2：1 比例分配。需根据血糖监测结果酌情调整基础时段及餐前剂量，例如三餐前血糖水平升高，应增加基础胰岛素剂量；餐后血糖高则应增加餐前大剂量。

3. 对症治疗。

释义

■ 胰岛素治疗方案需要依据患儿年龄、病程、生活习惯（如饮食、运动时间、上学）等进行个体化的制订和调整。

（八）出院标准

1. 治疗方案确定，血糖控制趋于稳定。
2. 患儿或其监护人得到基本技能培训并学会胰岛素注射、自我血糖监测。
3. 完成相关并发症的检查。
4. 没有需要住院处理的并发症和/或合并症。

释义

■ 如果出现并发症，是否需要继续住院处理，由主管医师具体决定。

（九）变异及原因分析

1. 出现急性并发症（酮症酸中毒、低血糖昏迷、高渗性昏迷、乳酸酸中毒等），则按照相应路径或指南进行救治，退出本路径。
2. 反复发生低血糖，伴有增加控制血糖难度的合并症，延长住院时间，则按照相应路径或指南进行治疗。
3. 若必须同时服用对血糖或胰岛素作用有影响的药物，或患儿对胰岛素制剂有过敏情况时，导致住院时间延长，住院费用增加。
4. 出现严重的糖尿病慢性并发症（糖尿病肾病、眼部、心血管、神经系统并发症、皮肤病变、糖尿病足），或合并感染，导致住院时间延长，住院费用增加。

释义

■ 按标准治疗方案如患儿发生其他严重疾病，需调整药物治疗或继续其他基础疾病的治疗，则中止本路径。如出现糖尿病酮症酸中毒、反复低血糖或合并感染等导致住院时间延长时，需退出路径。

■ 认可的变异原因主要是指患儿入选路径后，在检查及治疗过程中发现患儿合并存在事前未预知的、对本路径治疗可能产生影响的情况，需要中止执行路径或延长治疗时间、增加治疗费用。医师需在表单中明确说明。

■ 因患儿方面的主观原因导致执行路径出现变异，需医师在表单中予以说明。

五、1型糖尿病给药方案

（一）用药选择

1. 胰岛素方案的选择依据：①年龄，病程，生活方式（饮食方式，运动时间安排、上学、工作日程等等）；②不同患儿/家庭有不同的偏爱；③建议至少每日两次胰岛素注射。

2. 选择方案原则：方便、少痛苦、保证有效。

3. 最常用的方案：每日两次注射短效与中效胰岛素的混合物；每日3次注射；基础-大剂量方案；持续胰岛素皮下输注。

（二）药学提示

1. 6岁以下儿童使用长效胰岛素类似物（甘精胰岛素）的安全性和有效性尚未评估。

2. 速效胰岛素中的门冬胰岛素，在2岁以下儿童中的应用尚未进行评估。赖脯胰岛素在12岁以下儿童中应用的安全性和有效性尚未评定。

（三）注意事项

在选择速效和长效胰岛素类似物时，需要向家长充分告知药物使用的适应证，征得家长同意后尚可使用。

六、1型糖尿病护理规范

1型糖尿病护理进行的操作有监测血糖和胰岛素注射，监督和督促患儿的饮食，指导患儿适当活动，检查胰岛素注射部位有无硬结，皮下脂肪增生等。同时护理人员需要对患儿进行糖尿病相关知识的教育，包括饮食，运动，血糖监测，教家长学习胰岛素注射，如何轮换注射部位等。

七、1型糖尿病营养治疗规范

1. 营养治疗的原则：

（1）摄食、胰岛素用量、能量消耗之间的平衡是良好血糖控制的基本前提。

（2）方法各异，复杂可有争论。

（3）饮食计划必须与文化、民族、家庭传统相适应并符合儿童的个体需要。

（4）重视养育方式的心理因素、食欲和儿童口味的重要性。

（5）不同国家和地区的饮食习惯有很大不同。

（6）现行的对糖尿病患儿的饮食建议基本是适合于一般大众的健康饮食配方。

（7）有些饮食建议不仅是改善血糖控制，而且还与减少心血管病危险相关。

（8）鼓励终生保持健康饮食习惯。

（9）努力获得和维持理想体重。

（10）防治糖尿病急性并发症，如低血糖、高血糖症危象等。

（11）有助于预防微血管和大血管并发症。

2. 采集营养史：

（1）发病前的家庭饮食习惯，传统信仰。

（2）孩子通常食欲，摄食习惯，能量和碳水化合物比例和进食时间。

（3）孩子每日的活动：幼儿园/学校/大学/工作的影响以及锻炼的时间表。

（4）＜5岁儿童需要较高能量的饮食；＞5岁应该鼓励采取成人营养指南。

3. 能量公式：

（1）总热量：全日摄入能量可参照计算公式拟订：总热能（kcal）= 1 000+年龄×系数（系数：100~70）；可根据糖尿病儿童的营养情况、体力活动量及应激状况等调整为个体化的能量值。糖尿病儿童的体重变化应作为判断阶段性能量出入是否平衡的实用参考指标。若评价为营养过剩，则需以降低能量摄入、增加热量消耗为原则，逐步调整营养方案使体重下降或以体重不变而身高沿着正常曲线持续增长为达标。对于体重偏低，存在营养不良的糖尿病儿童，则应增加能量及蛋白质的摄入，促进正氮平衡，纠正营养不良。

（2）热量分配：全天热量分为3餐3点心；一般三餐分配比例分别为1/5，2/5，2/5或1/3，1/3，1/3。每餐预留15~20g左右的食品，作为餐后点心。应用胰岛素治疗时需注意，定时定量进餐，进正餐和加餐的时间要与胰岛素注射时间及作用时间相配合。

（3）营养素的供给与分配：控制总能量的同时应注意保持平衡膳食，每日总能量摄入宜按如下分配：碳水化合物占全天总热量的55%~55%，脂肪占25%~35%，蛋白质为15%~20%。碳水化合物的不应低于每日必需量，否则可能严重影响糖尿病儿童的生长发育。蔗糖每日摄入量不超过总能量的10%。摄入脂肪的种类及数量对糖尿病儿童的脂代谢情况影响显著，推荐单不饱和脂肪酸占总能量的10%~20%，限制饱和脂肪酸、胆固醇及反式脂肪酸的摄入，数量不应超过供能比的10%。蛋白质是儿童期生长发育必不可少的营养成分，推荐每日蛋白质摄入：3岁以下2g/（kg·d）；3~10岁1g/（kg·d）；青春期0.8~0.9g/（kg·d）。注意选择、保证优质蛋白的摄入，如出现微量白蛋白尿和肾病的患儿应减少蛋白质摄入量，但必须保证正常生长发育，推荐蛋白摄入量0.8 g/（kg·d）。膳食纤维可以延缓碳水化合物的消化和吸收，改善糖脂类代谢，因此鼓励摄入各种富含纤维的食物，特别是富含可溶性纤维的蔬菜、水果、豆类、薯类、全谷类食物。推荐糖尿病儿童的膳食纤维摄入量应达到并超过健康儿童的推荐摄入量，具体推荐量为14g/1 000kcal（≥1岁），每日最低摄入量为（年龄+5）g。糖尿病儿童每日食盐摄入高限为6g/d。关于维生素的摄入，除非营养评价显示明显缺乏某种维生素，否则并不主张额外补充，应从均衡膳食中获取每日必需的维生素和矿物质。

（4）饮食管理方法：目前我国应用比较广泛的糖尿病饮食管理方法是食物交换份法，碳水化合物计数法较食物交换份法步骤简单，只需要管理好含有碳水化合物的食物，广泛应用于使用基础-餐时胰岛素治疗和胰岛素泵治疗的患儿，运用该方法将食物摄入量与血糖水平、胰岛素剂量建立关联，有助于预测餐后血糖值，并调整胰岛素剂量，从而有助于改善糖尿病患儿的血糖控制。关于食物交换份法和碳水化合物计数法的应用方法可详见《儿童青少年糖尿病营养治疗专家共识》。

八、1型糖尿病患儿健康宣教

教育是成功治疗糖尿病的关键，儿童和青少年糖尿病的教育干预有益于血糖和心理。应向所有年轻糖尿病患儿及其护理人员提供有质量保证的结构化教育，帮助患儿学会自我管理。内容包括饮食，运动，血糖监测和血糖目标，低血糖的处理，胰岛素注射和用量的调整。糖尿病教育者可以是医生，护士，营养师等。糖尿病健康宣教包括住院期间的大课堂教育以及针对个人的个体化教育。移动和基于网络的应用程序可以成为糖尿病自我管理教育的有用工具，以改善糖尿病管理。

九、推荐表单

（一）医师表单

1 型糖尿病临床路径医师表单

适用对象：第一诊断为 1 型糖尿病（ICD-10：E10.2-E10.9）

患儿姓名：	性别：　　年龄：　　门诊号：	住院号：
住院日期：　　年　月　日	出院日期：　　年　月　日	标准住院日：28 天内

时间	住院第 1 天
主要诊疗工作	□ 询问病史及体格检查 □ 完成病历书写 □ 开化验单、完成实验室初步检查 □ 上级医师查房与病情评估 □ 初步确定治疗方案 □ 监测血糖谱或行动态血糖监测 □ 确定胰岛素注射方案，填写胰岛素治疗单
重点医嘱	**长期医嘱：** □ 糖尿病护理常规 □ 二级护理 □ 糖尿病饮食 □ 血糖测定×4 次/天或×7 次/天（胰岛素泵治疗时） □ 初步设定胰岛素皮下注射或胰岛素泵治疗的基础剂量及餐前胰岛素剂量 **临时医嘱：** □ 血常规、尿常规、大便常规及尿酮体 □ 血气分析、肝肾功能、电解质、血脂 □ 糖化血红蛋白、空腹胰岛素及 C 肽、1 型糖尿病相关自身抗体、甲状腺功能及相关自身抗体 □ 并发症相关检查 □ X 线胸片、心电图、腹部 B 超 □ 动态血糖监测（必要时）
病情变异记录	□ 无　□ 有，原因： 1. 2.
医师签名	

时间	住院第 2~14 天	住院第 15~28 天 （出院日）
主要诊疗工作	□ 上级医师查房 □ 完成相关科室会诊 □ 复查相关异常检查 □ 注意病情变化 □ 调整胰岛素剂量	□ 评估患儿是否进行缓解期，完成胰岛素-C肽释放试验 □ 上级医师查房，明确是否出院 □ 向患儿及家长进行糖尿病相关知识的健康教育指导 □ 完成出院记录、病案首页、出院小结等 □ 向患儿交代出院后的注意事项，饮食、运动、血糖监测、胰岛素注射指导和复诊日期 □ 如果患儿不能出院，在病程记录中说明原因和继续治疗的方案
重点医嘱	**长期医嘱：** □ 同前 □ 调整胰岛素剂量 □ 降糖药（一般不用） **临时医嘱：** □ 对异常化验检查的复查 □ 并发症相关检查 □ 免疫指标、其他自身抗体、内分泌腺功能评估（必要时） □ 并发症的相关处理	**出院医嘱：** □ 出院带药 □ 门诊随诊 □ 健康宣教
主要护理工作	□ 糖尿病及其并发症宣教 □ 胰岛素注射方法培训 □ 血糖监测培训 □ 营养及运动培训 □ 病情观察	□ 强化血糖监测、胰岛素注射方法知识 □ 指导患儿办理出院手续
病情变异记录	□ 无 □ 有，原因： 1. 2.	□ 无 □ 有，原因： 1. 2.
护士签名		
医师签名		

（二）护士表单

1型糖尿病临床路径护士表单

适用对象：第一诊断为1型糖尿病（ICD-10：E10.2-E10.9）

患儿姓名：	性别：　　年龄：　　门诊号	住院号：
住院日期：　　年　月　日	出院日期：　　年　月　日	标准住院日：28天内

时间	住院第1~3天	住院第4~14天	住院第15~28天
健康宣教	□ 介绍主管医师、护士 □ 介绍环境、设施 □ 介绍住院注意事项 □ 向患儿宣教饮食、血糖监测的重要性	□ 指导患儿如何进行胰岛素注射部位的轮换 □ 主管护士与患儿沟通，了解并指导心理应对 □ 宣教疾病知识、用药知识及特殊检查操作过程 □ 告知检查及操作前后饮食、活动，探视注意事项及应对方式	□ 康复和锻炼宣教 □ 嘱患儿定时复查 □ 告知出院携带药品的服用方法 □ 饮食运动等注意事项指导 □ 讲解低血糖的概念及处理方法 □ 强化讲解胰岛素的注射方法和血糖监测方法
护理处置	□ 核对患儿、佩戴腕带 □ 建立入院护理病历 □ 卫生处置：剪指（趾）甲、沐浴、更换病号服	□ 随时观察患儿病情变化 □ 遵医嘱正确使用胰岛素方案 □ 协助医师完成各项检查化验	□ 办理出院手续 □ 书写出院小结
基础护理	□ 二级护理 □ 晨晚间护理 □ 患儿安全管理	□ 二级护理 □ 晨晚间护理 □ 患儿安全管理	□ 二级护理 □ 晨晚间护理 □ 患儿安全管理
专科护理	□ 护理查体 □ 血糖监测 □ 需要时填写跌倒及压疮防范表 □ 需要时请家属陪伴 □ 心理护理	□ 血糖监测 □ 遵医嘱完成相关检查 □ 心理护理 □ 遵医嘱正确给药 □ 指导患儿正确测定血糖、注射胰岛素 □ 提供并发症征象的依据	□ 病情观察：评估患儿血糖 □ 心理护理
重点医嘱	□ 详见医嘱执行单	□ 详见医嘱执行单	□ 详见医嘱执行单
病情变异记录	□ 无　□ 有，原因： 1. 2.	□ 无　□ 有，原因： 1. 2.	□ 无　□ 有，原因： 1. 2.
护士签名			

（三）患儿表单

1型糖尿病临床路径患儿表单

适用对象：第一诊断为1型糖尿病（ICD-10：E10.2-E10.9）

患儿姓名：	性别： 年龄： 门诊号：	住院号：
住院日期： 年 月 日	出院日期： 年 月 日	标准住院日：28天内

时间	入院当日	住院期间（第2~14天）	住院第15~28天（出院日）
医患配合	□ 配合询问病史、收集资料，请务必详细告知既往史、用药史、过敏史 □ 配合进行体格检查 □ 有任何不适告知医师	□ 配合完善相关检查、化验，如采血、留尿、心电图、X线胸片等 □ 医师向患儿及家属介绍病情，如有异常检查结果需进一步检查 □ 配合用药及治疗 □ 配合医师调整用药 □ 有任何不适告知医师	□ 接受糖尿病健康教育指导 □ 完成胰岛素-C肽释放试验 □ 接受出院前指导 □ 知道复诊程序 □ 获取出院诊断书
护患配合	□ 配合测量体温、脉搏、呼吸、血压、血氧饱和度、体重、血糖 □ 配合完成入院护理评估单（简单询问病史、过敏史、用药史） □ 接受入院宣教（环境介绍、病室规定、订餐制度、贵重物品保管等） □ 有任何不适告知护士	□ 配合测量体温、脉搏、呼吸，血糖，回答每日排便情况 □ 接受相关化验检查宣教，正确留取标本，配合检查 □ 有任何不适告知护士 □ 接受输液、服药、胰岛素注射治疗 □ 注意活动安全，避免坠床或跌倒 □ 配合执行探视及陪伴制度 □ 接受疾病及用药等相关知识指导	□ 接受出院宣教 □ 办理出院手续 □ 获取出院携带药品 □ 知道药品的服用方法、作用、注意事项 □ 知道复印病历方案
饮食	□ 糖尿病饮食	□ 糖尿病饮食	□ 糖尿病饮食
排泄	□ 正常排尿便	□ 正常排尿便	□ 正常排尿便
活动	□ 适度活动	□ 适度活动	□ 适度活动
患儿监护人签字			

附：原表单（2019年版）

1型糖尿病临床路径表单

适用对象：第一诊断为1型糖尿病（ICD-10：E10.9.1）

患儿姓名：	性别：　　年龄：　　门诊号：	住院号：
住院日期：　　年　月　日	出院日期：　　年　月　日	标准住院日：28天内

时间	住院第1天
主要诊疗工作	□ 询问病史及体格检查 □ 完成病历书写 □ 开实验室检查单、完成实验室初步检查 □ 上级医师查房与病情评估 □ 初步确定治疗方案 □ 监测血糖谱或行动态血糖监测 □ 确定胰岛素注射方案，填写胰岛素治疗单
重点医嘱	**长期医嘱：** □ 糖尿病护理常规 □ 一级护理 □ 护工/天 □ 糖尿病饮食 □ 血糖测定×7次/天 □ 初步设定胰岛素皮下注射或胰岛素泵治疗的基础剂量及餐前胰岛素剂量 **临时医嘱：** □ 血常规、尿常规、大便常规及尿酮体 □ 血气分析、肝肾功能、电解质、血脂、血D-3羟丁酸 □ 糖化血红蛋白、空腹胰岛素及C肽、1型糖尿病相关自身抗体、甲状腺功能及相关自身抗体、ACTH、皮质醇、 □ 并发症相关检查（肾早期损伤标志物、眼底） □ 胸片、心电图、腹部超声 □ 动态血糖监测（必要时） □ 胰岛素备用
主要护理工作	□ 介绍病房环境、设施和设备 □ 入院护理评估
病情变异记录	□ 无　□ 有，原因： 1. 2.
护士签名	
医师签名	

时间	住院第 2~14 天	住院第 15~28 天 （出院日）
主要诊疗工作	□ 上级医师查房 □ 完成相关科室会诊 □ 复查相关异常检查 □ 注意病情变化 □ 调整胰岛素剂量	□ 评估患儿是否进行缓解期，完成胰岛素-C 肽释放试验 □ 上级医师查房，明确是否出院 □ 向患儿及家长进行糖尿病相关知识的健康教育指导 □ 完成出院记录、病案首页、出院小结等 □ 向患儿交代出院后的注意事项，饮食、运动、血糖监测、胰岛素注射指导和复诊日期 □ 如果患儿不能出院，在病程记录中说明原因和继续治疗的方案
重点医嘱	**长期医嘱：** □ 同前 □ 调整胰岛素剂量 □ 并发症的相关处理 **临时医嘱：** □ 对异常实验室检查的复查 □ 并发症相关检查 □ 免疫指标、其他自身抗体、内分泌腺功能评估（必要时） □ 并发症的相关处理	**出院医嘱：** □ 出院带药 □ 门诊随诊 □ 健康宣教
主要护理工作	□ 糖尿病及其并发症宣教 □ 胰岛素注射方法培训 □ 血糖监测培训 □ 营养及运动培训 □ 病情观察	□ 指导患儿办理出院手续
病情变异记录	□ 无 □ 有，原因： 1. 2.	□ 无 □ 有，原因： 1. 2.
护士签名		
医师签名		

第三十五章

矮小症临床路径释义

【医疗质量控制指标】专家建议

指标一　矮小症的病因诊断需结合病史，临床表现以及实验室检查进行综合判断。

指标二　矮小症的治疗需针对病因治疗。

指标三　生长激素治疗矮小症有适应证和禁忌证。

一、矮小症编码

疾病名称及编码：矮小症（ICD-10：E34.3）

二、临床路径检索方法

E34.3

三、国家医疗保障疾病诊断相关分组（CHS-DRG）

MDC 编码：MDCK 内分泌、营养、代谢疾病及功能障碍

ADRC 编码：KT1 内分泌疾患

四、矮小症临床路径标准住院流程

（一）适用对象

第一诊断为矮小症（ICD-10：E34.3）。

释义

■ 本路径适用对象为身高低于同种族、同性别、同年龄正常儿童生长曲线第 3 百分位数（-1.88 SD）者，或低于正常人群平均身高 2 个标准差（-2SD）者。

（二）诊断依据

《矮身材儿童诊治指南》（中华医学会儿科学分会内分泌遗传代谢学组，中华儿科杂志，2008，46：428-430.），《诸福棠实用儿科学（第 8 版）》（人民卫生出版社，2015 年），《小儿内分泌学》（颜纯、王慕逖主编，人民卫生出版社，2006 年）。

身高处于同种族、同年龄、同性别正常健康儿童生长曲线第 3 百分位数以下，或低于 2 个标准差者（身高标准参照 2009 年九省/市儿童体格发育调查数据研究制定的中国 2~18 岁儿童身高、体重标准差）。

释义

■ 本路径的制订主要参考国内权威参考书籍和诊疗指南（《小儿内分泌学》（颜纯、王慕逖主编，人民卫生出版社，2006 年），中华医学会儿科学分会内分泌遗传代

谢学组．基因重组人生长激素儿科临床规范应用的建议．中华儿科杂志，2013，51：426-432）。

■ 矮小症的两个标准符合其中之一即可。

■ 矮小症根据体型是否匀称分为匀称性矮小和非匀称性矮小。非匀称性矮小的病因主要包括甲状腺功能减退症、佝偻病、黏多糖病、软骨发育不良、脊柱干骺端发育不良等疾病。匀称性矮小的病因包括全身性疾病、生长激素缺乏症、Turner综合征、宫内发育迟缓、特发性矮小（家族性矮小、体质性青春期发育延迟及其他原因不明的矮小）、生长激素神经分泌障碍和生长激素抵抗综合征等。在诊疗过程中发现有骨骼畸形的矮小患儿，不宜进入本临床路径，以治疗原发病为主。

（三）治疗方案的选择

根据《儿科学》（王卫平主编，高等教育出版社，2004）、《中华医学会儿科学分会内分泌遗传代谢学组矮身材儿童诊治指南》（中华儿科杂志，2008，46：428-430）、《Pediatric Endocinology》（Mark A. Sperling主编，Saunders Elsevier出版社，2007）等。

1. 生长激素缺乏症药物治疗：生长激素替代治疗。
2. 甲状腺素功能减低症：甲状腺素替代疗法。
3. 先天性卵巢发育不全症：一般骨龄12岁（13~15岁）前生长激素替代治疗，12岁（13~15岁）后联合或单独雌、孕激素治疗。
4. 联合垂体激素缺乏症：相应缺乏激素替代治疗。
5. 其他：对因、对症治疗。
6. 辅助治疗：运动、营养治疗。

释义

■ 治疗选择依据更新：中华医学会儿科学分会内分泌遗传代谢学组，《基因重组人生长激素儿科临床规范应用的建议》（中华儿科杂志，2013年6月）以及《中华医学会儿科学分会内分泌遗传代谢学组矮身材儿童诊治指南》（中华儿科杂志，2008，46：428-430）。

■ 身材矮小因病因不同，其治疗方法不同。目前可用生长激素药物治疗的导致身材矮小的疾病：生长激素缺乏症（growth hormone deficiency，GHD）、Turner综合征（Turner syndrome）、Prader-Willi综合征（Prader-Willisyndrome）、小于胎龄儿（small for gestational age）、特发性矮身材（idiopathic short stature，ISS）、短肠综合征、SHOX基因缺失、Noonan综合征（Noonan syndrome）等。

（四）标准住院日≤3天

释义

■ 矮小症患儿入院后积极完善生长激素刺激试验等相关检查，如果条件允许，住院时间可以低于3天。

（五）进入路径标准

1. 第一诊断必须符合 ICD-10：E34.3 矮小症疾病编码。

2. 没有明确的矮小病因。

3. 达到住院标准：符合矮小症诊断标准，并经内分泌专科或儿内科临床医师判断需要住院检查治疗。

4. 当患儿同时具有其他疾病诊断，如在住院期间不需特殊处理也不影响第一诊断的临床路径流程实施时，可以进入路径。

释义

■ 患儿同时具有其他疾病且影响第一诊断的临床路径流程实施时不适合进入本临床路径。

（六）住院期间检查项目

1. 必需的检查项目：

（1）血常规、尿常规、大便常规。

（2）甲状腺功能（T_3、T_4、TSH、FT_3、FT_4）。

（3）肝肾功能、血脂、电解质、血糖。

（4）骨龄。

（5）胰岛素样生长因子 1（IGF-1）、胰岛素样生长因子结合蛋白 3（IGFBP-3）。

（6）生长激素激发试验（包括精氨酸激发试验、胰岛素低血糖激发试验、可乐定激发试验、左旋多巴，必选 2 项，其中前两项必选一项）。

2. 根据患儿病情可选择的检查项目：

（1）乙肝两对半（乙肝五项）、皮质醇、促肾上腺激素释放激素、胰岛素、糖化血红蛋白。

（2）骨密度。

（3）垂体 MRI（怀疑肿瘤时需强化）。

（4）头颅、胸部、脊柱、骨盆、四肢长骨 X 线摄片。

（5）血气分析。

（6）性激素：黄体生成素、卵泡刺激素、雌二醇、睾酮、催乳素、绒毛膜促性腺激素。

（7）戈那瑞林激发试验。

（8）染色体核型分析。

（9）IGF-1 生成试验。

（10）腹部超声/肾脏超声/心脏超声。

释义

■ 部分检查可以在门诊完成。

■ 两个生长激素激发试验，如果其中一项生长激素峰值已达到 10ng/ml，那么另一项激发试验可以不做。

■ 根据病情部分检查可以不进行。

■ 根据年龄和青春发育分期综合考虑选择性激素的检查。

（七）治疗方案与药物选择

1. 诊断生长激素缺乏症者给予生长激素治疗：生长激素粉剂或水剂，国内常用剂量是0.10~0.15U/（kg·d），睡前皮下注射。

2. 对症治疗药物：根据患儿情况选择。

（1）诊断甲状腺功能减低者给予甲状腺激素替代治疗：一般选用左甲状腺素钠片，剂量根据缺乏的程度而异，从小剂量开始，需晨起空腹口服给药，开始用药后2~4周复查激素水平并调整剂量。

（2）诊断肾上腺皮质功能减退者：选用氢化可的松治疗。

（3）其他：根据相应检查结果处理。

释义

■ 生长激素的剂量范围较大，应根据需要和观察到的疗效进行个体化调整。生长激素治疗矮身材的疗程视需要而定，通常不宜短于1~2年，过短时患儿的获益对其终身高的作用不大。

■ 生长激素治疗过程中可能出现甲状腺功能减低，可按需给予甲状腺素片纠正。

■ 治疗的患儿都应进行长期随访，注意观察性发育情况。

（八）出院标准

1. 患儿完善相关检查以及病因评估。

2. 生长激素激发试验过程顺利，无不良反应。

3. 没有需要住院处理的并发症和/或合并症。

释义

■ 患儿生长激素激发试验过程出现不良反应，是否需要继续住院处理，由主管医师具体决定。

（九）变异及原因分析

检查发现存在较严重的内科系统性疾病如肾功能不全、先天性心脏病等，需进行积极对症处理，完善相关检查，向家属解释并告知病情，导致住院时间延长，增加住院费用的原因等，并按相应路径或指南进行救治，退出本路径。

释义

■ 微小变异：因为医院检查项目限制，不能及时按照要求完成检查；因为节假日不能按照要求完成检查；患儿不愿配合完成相应检查，短期不愿按照要求出院随诊。

■ 重大变异：因基础疾病需要进一步诊断和治疗；因各种原因需要其他治疗措施；医院与患儿或家属发生医疗纠纷，患儿要求离院或转院；不愿按照要求出院随诊而导致入院时间明显延长。

■ 因为偶发感染，可脱离本临床路径。

五、矮小症给药方案

【用药选择】

1. 对于矮小症，应尽早进行病因治疗，生长激素缺乏症患儿使用生长激素治疗。甲状腺功能减低症者使用甲状腺素片治疗，多发垂体功能减低症者根据病情使用左旋甲状腺素片、生长激素，必要时使用氢化可的松。

2. 在肾上腺危象时给予氢化可的松静脉注射，稳定后可给予口服替代治疗。多发垂体功能异常，多种激素替代用药的开始顺序需要注意个体化。

【药学提示】

1. 甲状腺素可使氢化可的松代谢清除率增加，故氢化可的松与甲状腺素合用时应适当调整剂量。

2. 氢化可的松与生长激素合用，可抑制后者的促生长作用。

【注意事项】

生长激素禁用于骨骺闭合、有肿瘤进展症状的患儿。所有患儿在使用生长激素之前，应充分向家长告知生长激素治疗的不良反应。

六、矮小症护理规范

矮小症住院者应进行入院相关事项的宣教，生长激素激发试验过程中注意监测药物的不良反应。如低血糖，恶心，呕吐，头晕，低血压等。

七、矮小症营养治疗规范

加强营养，均衡膳食。

八、矮小症患儿健康宣教

保持健康的生活方式，注意饮食，运动等，防止感染发生，定期监测生长速度。有生长激素注射者需要进行生长激素治疗的宣教。

九、推荐表单

（一）医师表单

矮小症临床路径医师表单

适用对象：第一诊断为矮小症（ICD-10：E34.3）

患儿姓名：	性别：　年龄：　门诊号：	住院号：
住院日期：　年　月　日	出院日期：　年　月　日	标准住院日：≤3天

时间	住院第1天	住院第2天	住院第3天（出院日）
主要诊疗工作	□ 完成询问病史和体格检查，按要求完成病历书写 □ 上级医师查房与病情评估 □ 化验单、完成实验室初步检查 □ 向患儿家属初步交代病情	□ 上级医师查房，确定进一步的检查和治疗方案 □ 完成上级医师查房记录 □ 进行生长激素激发试验 □ 根据相应的检查结果调整检查方案 □ 激发试验过程中不良反应监测与治疗 □ 完成其他辅助检查 □ 有激发试验不良反应发生患儿： □ 每1~2个小时测血压、血糖 □ 建立静脉通道 □ 吸氧、重症监护（必要时）	□ 上级医师查房 □ 完成三级查房记录 □ 完成生长激素激发试验 □ 激发试验过程中不良反应监测与治疗 □ 上级医师查房同意其出院 □ 完成出院小结
重点医嘱	**长期医嘱：** □ 儿内科疾病护理常规 □ 二级护理 □ 普通饮食 □ 健康宣教 **临时医嘱：** □ 血常规、尿常规、大便常规 □ 肝肾功能、电解质、血糖、血脂 □ 甲状腺功能五项 □ 皮质醇、ACTH、IGF-1、IGFBP-3 □ 骨龄、垂体MRI/CT平扫 □ 激发试验方案 □ 其他检查（酌情）：骨骼X线片、血气分析、乙肝五项、胰岛素、糖化血红蛋白等视病情增加检查项目	**长期医嘱：** □ 儿内科疾病护理常规 □ 二级护理 □ 普通饮食 **临时医嘱：** □ 激发试验方案（第二种药物激发）	**出院医嘱：** □ 出院带药 □ 健康宣教：营养和运动 □ 出院宣教：向患儿家属交代出院注意事项，如门诊随访项目、间隔时间、观察项目等
病情变异记录	□ 无　□ 有，原因： 1. 2.	□ 无　□ 有，原因： 1. 2.	□ 无　□ 有，原因： 1. 2.
医师签名			

（二）护士表单

矮小症临床路径护士表单

适用对象：第一诊断为矮小症（ICD-10：E34.3）

患儿姓名：	性别：　　年龄：　　门诊号：	住院号：
住院日期：　　年　月　日	出院日期：　　年　月　日	标准住院日：≤3 天

时间	住院第 1 天	住院第 2 天	住院第 3 天（出院日）
健康宣教	□ 入院宣教 □ 介绍主管医师、护士 □ 介绍环境、设施 □ 介绍住院注意事项 □ 介绍探视和陪住制度 □ 介绍贵重物品制度 □ 入院护理评估 □ 矮小症住院检查流程教育	□ 与患儿及家长沟通，消除患儿紧张情绪 □ 告知检查后可能出现的情况及应对方式	□ 出院宣教 □ 复查时间 □ 活动休息 □ 指导饮食 □ 指导办理出院手续
护理处置	□ 核对患儿，佩戴腕带 □ 建立入院护理病历 □ 协助患儿留取各种标本 □ 测量体重	□ 协助医师完成生长激素激发试验 □ 观察病情并及向医师汇报 □ 发生不良反应患儿的特殊处理	□ 协助医师完成生长激素激发试验 □ 观察病情并及时向医师汇报 □ 发生不良反应患儿的特殊处理 □ 办理出院手续 □ 书写出院小结
基础护理	□ 二级护理 □ 晨晚间护理 □ 患儿安全管理	□ 二级护理 □ 晨晚间护理 □ 患儿安全管理	□ 二级护理 □ 晨晚间护理 □ 患儿安全管理
专科护理	□ 护理查体 □ 病情观察 □ 需要时，请家属陪伴 □ 确定饮食种类 □ 心理护理	□ 病情观察 □ 遵医嘱完成相关检查 □ 心理护理	□ 出院指导 □ 心理护理
重点医嘱	□ 详见医嘱执行单	□ 详见医嘱执行单	□ 详见医嘱执行单
病情变异记录	□ 无　□ 有，原因： 1. 2.	□ 无　□ 有，原因： 1. 2.	□ 无　□ 有，原因： 1. 2.
护士签名			

（三）患儿表单

矮小症临床路径患儿表单

适用对象：第一诊断为矮小症（ICD-10：E34.3）

患儿姓名：	性别： 年龄： 门诊号：	住院号：
住院日期： 年 月 日	出院日期： 年 月 日	标准住院日：≤3天

时间	入院	住院第2天	住院第3天（出院日）
医患配合	□ 配合询问病史、收集资料，请务必详细告知既往史、用药史、过敏史 □ 配合进行体格检查 □ 有任何不适请告知医师	□ 配合完善生长激素刺激试验 □ 医师与患儿及家属介绍病情及试验	□ 配合完善生长激素刺激试验 □ 接受出院前指导 □ 知道复查程序 □ 获取出院诊断书
护患配合	□ 配合测量体温、脉搏、呼吸、血压、体重、身高等 □ 配合完成入院护理评估（简单询问病史、过敏史、用药史） □ 接受入院宣教（环境介绍、病室规定、订餐制度、贵重物品保管等） □ 配合执行探视和陪伴制度 □ 有任何不适请告知护士	□ 配合测量体温、脉搏、呼吸，询问大便、小便情况 □ 配合取血完善生长激素刺激试验	□ 接受出院宣教 □ 办理出院手续 □ 获取出院带药 □ 知道服药方法、作用、注意事项 □ 知道复印病历程序
饮食	□ 遵医嘱饮食	□ 遵医嘱饮食	□ 遵医嘱饮食
排泄	□ 正常排尿便	□ 正常排尿便	□ 正常排尿便
活动	□ 正常活动	□ 正常活动	□ 正常活动

附：原表单（2019 年版）

适用对象：第一诊断为身材矮小症（ICD-10：E34.307）

患儿姓名：	性别：　　年龄：　　门诊号：	住院号：
住院日期：　　年　月　日	出院日期：　　年　月　日	标准住院日：≤3 天

时间	住院第 1 天	住院第 2 天	住院第 3 天（出院日）
主要诊疗工作	□ 完成询问病史和体格检查，按要求完成病历书写 □ 上级医师查房与病情评估 □ 开检查单、完成实验室初步检查 □ 向患儿家属初步交代病情	□ 上级医师查房，确定进一步的检查和治疗方案 □ 完成上级医师查房记录 □ 进行生长激素激发试验 □ 根据相应的检查结果调整检查方案 □ 激发试验过程中不良反应监测与治疗 □ 完成其他辅助检查 有激发试验不良反应发生患儿 □ 每 1~2 个小时测血压、血糖 □ 建立静脉通道 □ 吸氧、重症监护（必要时）	□ 上级医师查房，同意其出院 □ 完成查房记录 □ 完成生长激素激发试验 □ 激发试验过程中不良反应监测与治疗 □ 完成出院小结
重点医嘱	**长期医嘱：** □ 护理级别（必选包） □ 一级护理（可选） □ 二级护理（可选） □ 护工/天（必选） □ 饮食（必选包） □ 幼儿饭（可选） □ 儿童饭（可选） □ 治疗饭（可选） □ 记出入量（可选） □ 测血压（可选） **临时医嘱：** □ 血常规、尿常规、大便常规（可选） □ 血生化（包括电解质、肝肾功、血糖、血脂）（可选） □ 血气分析（可选） □ 甲状腺功能五项（可选） □ 乙肝五项（可选） □ 皮质醇、ACTH（8AM）（可选） □ IGF-1、IGFBP-3（可选） □ 胰岛素（可选） □ 性激素六项（可选） □ 糖化血红蛋白（可选） □ 心电图（可选） □ 染色体核型分析（可选） □ 左腕关节正位+脊柱正侧位（可选）	**长期医嘱：** □ 护理级别（必选包） □ 一级护理（可选） □ 二级护理（可选） □ 护工/天（可选） □ 饮食（必选包） □ 幼儿饭（可选） □ 儿童饭（可选） □ 治疗饭（可选） □ 记出入量（可选） □ 测血压（可选） **临时医嘱：** □ 生长激素（可选） □ GH×5（可选） □ 明晨禁食、禁水做生长激素激发试验（可选） □ 静脉抽血×5（可选） □ 静脉抽血×7（可选） □ 干化学法快速血糖定量×6（可选） □ 真空采血管×5（可选） □ 真空采血管×7（可选） □ 激发试验方案（必选） ┌氯化钠注射液（0.9%）：2ml └生物合成人胰岛素注射液（短）：体重（kg）×（0.075~0.1）IU，静脉推注 备注：明日用（可选）	**出院医嘱：** □ 护理级别（必选包） □ 一级护理（可选） □ 二级护理（可选） □ 通知出院 □ 出院带药（可选包） □ 生长激素 □ 优甲乐 □ 醋酸氢化可的松 □ 健康宣教：营养和运动 □ 出院宣教：向患儿家属交代出院注意事项，如门诊随访项目，间隔时间，观察项目等

续 表

时间	住院第1天	住院第2天	住院第3天（出院日）
	□ 垂体 MRI/CT 平扫（可选） □ 盆腔超声（可选） □ 心脏彩超（可选） □ 生长激素（必选） □ GH×5（可选） □ GH×7（可选） □ 明晨禁食、禁水做生长激素激发试验（必选） □ 静脉抽血×5（可选） □ 静脉抽血×7（可选） □ 干化学法快速血糖定量×6（可选） □ 真空采血管×5（可选） □ 真空采血管×7（可选） □ 激发试验方案（必选） ┌氯化钠注射液（0.9%）：2ml └生物合成人胰岛素注射液（短）：体重（kg）×（0.075~0.1）IU，静脉推注 备注：明日用（可选） ┌盐酸精氨酸注射液：体重×0.5（g）（最大量30g） └氯化钠注射液（0.9%）：精氨酸剂量（g）×6（ml）静脉滴注 备注：明日用（可选） 左旋多巴 10mg/kg（最大量500mg），口服（可选） □ 氯化钠注射液 100ml 备用 □ 明晨留置针+输液接头 □ 心电监护 3h ST	┌盐酸精氨酸注射液：体重×0.5（g）（最大量30g） └氯化钠注射液（0.9%）：精氨酸剂量（g）×6（ml），静脉滴注 备注：明日用（可选） 左旋多巴 10mg/kg（最大量500mg），口服（可选） □ 氯化钠注射液 100ml 备用 □ 明晨扎留置针+输液接头 □ 心电监护 3h ST	
主要护理工作	□ 介绍病房环境、设施和设备 □ 入院护理评估 □ 矮小症患儿住院检查流程教育	□ 执行医嘱 □ 观察病情并及时向医师汇报 □ 发生不良反应患儿的特殊处理	□ 执行医嘱 □ 观察病情并及时向医师汇报 □ 发生不良反应患儿的特殊处理 □ 指导患儿办理出院手续
病情变异记录	□ 无 □ 有，原因： 1. 2.	□ 无 □ 有，原因： 1. 2.	□ 无 □ 有，原因： 1. 2.
护士签名			
医师签名			

第三十六章

性早熟临床路径释义

【医疗质量控制指标】（专家建议）

指标一、明确性早熟的病因及分类对选择不同的治疗方案至关重要。

指标二、对快进展型青春期需按性早熟方案处理。

指标三、遗传检测可能揭示更多特发性性早熟病因。

一、性早熟编码

1. 原编码：

疾病名称及编码：性早熟（ICD-10：E30.100）

2. 修改编码：

疾病名称及编码：性早熟（ICD-10：E30.1）

中枢性性早熟（ICD-10：E22.802）

二、临床路径检索方法

E30.1/E22.802 住院科别为儿科

三、国家医疗保障疾病诊断相关分组（CHS-DRG）

MDC 编码：MDCK（内分泌、营养、代谢疾病及功能障碍）

ADRC 编码：KT1（内分泌疾患）

四、性早熟临床路径标准住院流程

（一）适用对象

第一诊断为性早熟（ICD：E30.100）。

释义

■ 性早熟是指女孩 8 岁前、男孩 9 岁前出现内外生殖器官快速发育及第二性征出现，女孩 10 岁前月经来潮。通常以女孩出现乳腺发育乳房结节，男孩睾丸容积增大为首发表现。

（二）诊断依据

根据《中枢性性早熟诊断与治疗共识（2015）》，［中华儿科杂志，2015，53（6）：412-418］。

临床表现：

1. 女孩 8 岁前、男孩 9 岁前出现第二性征。
2. 线性生长加速，年生长速率高于正常儿童。
3. 骨龄超前 1 年以上。
4. 性腺增大：女童在 B 超下见卵巢容积> 1ml，并可见多个直径≥4ml 卵泡；男童睾丸容积

≥4ml，并随病程延长呈进行性增大。

释义

■ 性发育开始的时间与遗传、环境、营养等因素有关。性早熟的诊断标准来源于正常儿童青春期发育开始年龄的统计数据。随着经济发展，性发育呈现逐渐提前的趋势，故有学者提出修订性早熟的年龄界定。目前国内外仍广泛沿用既往年龄标准。

■ 性发育过程具有一定规律性。女孩青春期发育顺序通常为乳房发育，阴毛、外阴的改变，腋毛生长，月经来潮，皮下脂肪呈现女性分布。男孩性发育则首先表现为睾丸容积增大（≥4ml 时即标志青春期开始），继而阴茎增长增粗，阴毛、腋毛生长及声音低沉，长胡须，出现遗精，肌肉容积增加呈现成年男性。对于不同病因所致性早熟，性征出现的时间可能不符合这个规律。

■ 性发育的速度存在明显个体差异。一般性发育过程可持续 3~4 年，女孩每个 Tanner 分期的进展历时约 1 年。男孩 Tanner 分期进展与女孩类似，但从睾丸开始增大至遗精历时比女孩稍长。

■ 在重视性发育开始年龄的同时，还应考虑性发育的顺序及进程。性发育顺序或进程异常，可为性早熟的不同表现。性发育开始时间早，但是进程缓慢的孩子可能不需要治疗。但是性发育开始时间正常，而进展迅速的孩子需要进行治疗。

■ 性早熟按下丘脑-垂体-性腺轴（HPGA）功能是否提前启动分为中枢性性早熟（又称为 GnRH 依赖性、真性或完全性性早熟）、外周性性早熟（又称为非 GnRH 依赖性或假性性早熟）和不完全性性早熟（部分性性早熟）。

■ 诊断标准中有 2 条符合标准，可以进行 LHRH 激发试验。

（三）进入路径标准

1. 符合性早熟诊断标准。
2. 正常年龄出现第二性征，但是性发育进程过快，6 个月内从一个发育分期进展到下一分期，同时伴有生长及骨骼加速。

释义

■ 如基础 LH≥5U/L，LH/FSH≥0.6（免疫化学发光法），则提示 HPGA 已启动，无须住院行 LHRH 激发试验，可在门诊进行评估、治疗。

（四）标准住院日

标准住院日为 1 天。

（五）住院期间的检查项目

1. 必需的检查项目：LH（0’、30’、60’、90’）；FSH（0’、30’、60’、90’）。
2. 根据患儿病情进行的检查项目（酌情选择）：雌二醇、睾酮、泌乳素、孕酮、OGTT、生化全项、皮质醇、ACTH、甲状腺功能、hCG、甲胎蛋白、癌胚抗原、骨龄、盆腔 B 超、垂体 MRI+增强。

释义

■ 还可选作的检查有糖化血红蛋白、胰岛素样生长因子-1（IGF-1）、胰岛素样生长因子结合蛋白3（IGFBP-3）。

■ 由于住院时间短，无法在住院期间完成影像学检查，可以在门诊完成。

■ 根据病情，部分检查可以不进行（如垂体 MRI 无明显异常，则可不进行垂体增强 MRI）。

（六）治疗方案的选择

注射用水 2ml+戈那瑞林 100μg/m^2 或曲普瑞林针 2.5μg/kg，普瑞林针（0.1克/支，最大量 100μg）静脉推注或皮下注射，st。

释义

■ 应用不同的方法检测时诊断临界值不同。免疫化学发光法（ICMA），LH 峰值≥5.0U/L 提示性腺轴启动。免疫荧光法（IFMA）的诊断标准为 LH 峰值>9.6U/L（男孩）或>6.9U/L（女孩）。

■ 正确评估 LH 峰值/FSH 峰值：LH 峰值/FSH 峰值≥0.6，考虑青春期启动，但应注意同时要满足 LH 峰值≥5.0U/L。单纯以 LH 峰值/FSH 峰值>0.6 作为诊断指标，易造成误诊。LH 峰值/FSH 峰值还有助于快进展型与非进展型 CPP 的鉴别（快进展型 CPP 患儿的 LH 峰值/FSH 峰值比值较高）。

■ 在 GnRH 激发试验中，FSH 的基础值和峰值对性早熟诊断无明显临床意义。

■ 在判断结果时尚需结合患儿性发育状态、性征进展情况、身高和骨龄的变化等进行综合分析。

■ 对于部分病程较短的患儿，在乳房开始发育的早期、未出现明显的生长加速、骨龄未出现明显超前时，GnRH 激发试验可为假阴性。对此类患儿应密切随访性征发育情况、生长速率、骨龄等，必要时应重复进行 GnRH 激发试验。

（七）出院标准

完善 LHRH 激发试验后出院。

释义

■ 如果 LHRH 激发试验过程中出现不良反应，是否需要继续住院处理，由主管医师具体决定。

（八）变异及原因分析

出现发热等感染情况可能影响化验结果，需待体温正常以后才能进行上述检查。

释义

■ 微小变异：因为医院检验项目限制，不能及时按照要求完成检查；患儿不愿配合完成相应检查，短期不愿按照要求出院随诊。

■ 重大变异：因基础疾病需要进一步诊断和治疗；因各种原因需要其他治疗措施；医院与患儿或家属发生医疗纠纷，患儿要求离院或转院；不愿按照要求出院随诊而导致入院时间明显延长。

五、性早熟护理规范

1. 告知家长饮食与性早熟的关系，指导其健康饮食。
2. 嘱患儿适当运动，不可整日对着电视、电脑，避免开夜灯睡觉。
3. 注意保护患儿隐私，给予患儿正确引导，进行理智科学的性教育，培养孩子坚强、乐观、开朗的性格。

六、性早熟营养治疗规范

1. 避免进食含激素类的食物。
2. 肥胖患儿注意控制饮食。

七、性早熟患儿健康宣教

1. 避免给孩子进食过多的快餐、饮料、蜂蜜及反季节蔬菜、水果等。
2. 肥胖的孩子应通过积极控制饮食及加强运动，必要时辅以药物减肥。
3. 避免孩子接触大人的化妆品。
4. 家中的药物应放在孩子够不着的地方，尤其如避孕药、丰胸瘦身霜等妥善保管。
5. 避免让孩子过多接触成人的爱情生活，让孩子度过一个纯真的童年。
6. 保持身心健康，丰富文娱生活，建立良好的兴趣爱好。

八、推荐表单

（一）医师表单

性早熟临床路径医师表单

适用对象：第一诊断为性早熟（ICD-10：E30.100）

患儿姓名：	性别：　　年龄：　　门诊号：	住院号：
住院日期：　　年　月　日	出院日期：　　年　月　日	标准住院日：≤2 天

时间	住院第 1 天	住院第 2 天
主要诊疗工作	□ 询问病史及体格检查 □ 开化验单 □ 上级医师查房与病情评估 □ 初步确定治疗方案 □ 完成病历书写，完成上级医师查房记录 □ 向患儿家属初步交代病情	□ 进行 LHRH 激发试验 □ 激发试验过程中不良反应监测与治疗 □ 上级医师查房同意其出院 □ 完成出院小结
重点医嘱	**长期医嘱：** □ 二级护理 □ 儿科疾病护理常规 □ 浅静脉置管护理 **临时医嘱：** □ 明晨禁食水，行 LHRH 兴奋试验 □ 血清促黄体生成素测定（LH） □ 血清促卵泡刺激素测定（FSH） □ 雌二醇测定（E_2）、泌乳素、孕酮 □ 睾酮测定（T） □ 血清促黄体生成素测定 LH（30’） □ 血清促卵泡刺激素测定 FSH（30’） □ 血清促黄体生成素测定 LH（60’） □ 血清促卵泡刺激素测定 FSH（60’） □ 血清促黄体生成素测定 LH（90’） □ 血清促卵泡刺激素测定 FSH（90’） □ 注射用水 2ml+戈那瑞林 100μg/m^2 或曲普瑞林针 2.5μg/kg，普瑞林针（0.1 克/支，最大量 100μg）静脉推注或皮下注射，st □ 心电监护 2 小时，st □ 癌胚抗原、甲胎蛋白、人绒毛膜促性腺激素 □ 生化全项、ACTH、皮质醇、甲状腺功能、糖化血红蛋白、胰岛素样生长因子 1（IGF-1）、胰岛素样生长因子结合蛋白 3（IGFBP-3）	**长期医嘱：** □ 二级护理 □ 儿科疾病护理常规 □ 浅静脉置管护理 **临时医嘱：** □ 今日出院
病情变异情况	□ 无　□ 有，原因： 1. 2.	□ 无　□ 有，原因： 1. 2.
医师签名		

（二）护士表单

性早熟临床路径护士表单

适用对象：第一诊断为性早熟（ICD-10：E30.100）

患儿姓名：	性别：　年龄：　门诊号：	住院号：
住院日期：　年　月　日	出院日期：　年　月　日	标准住院日：≤2天

时间	住院第1天	住院第2天
健康宣教	□ 入院宣教 □ 介绍主管医师、护士，介绍环境、设施 □ 介绍住院注意事项 □ 介绍探视和陪住制度 □ 介绍贵重物品及危险物品制度	□ 出院宣教 □ 向患儿家属交代出院注意事项，如门诊随访项目、时间、观察项目等
护理处置	□ 核对患儿，佩戴腕带 □ 建立入院护理病历 □ 测量体重及生命体征 □ 叮嘱患儿卧床休息 □ 禁食禁水	□ 完成各种标本的留取 □ 执行医嘱 □ 观察病情并及时向医师汇报 □ 有激发试验不良反应发生患儿 □ 每1~2个小时测血压、生命体征 □ 建立静脉通道 □ 吸氧、重症监护（必要时） □ 出院手续
基础护理	□ 二级护理 □ 定时测量体温 □ 患儿安全管理	□ 二级护理 □ 晨间护理 □ 患儿安全管理
专科护理	□ 护理查体 □ 病情观察，有无发热、咳嗽等感染征象 □ 心理护理	□ 遵医嘱完成相关检查 □ 病情观察 □ 试验过程中有无恶心、呕吐、皮疹、皮肤瘙痒等 □ 心理护理 □ 出院指导
重点医嘱	□ 详见医嘱执行单	□ 详见医嘱执行单
病情变异情况	□ 无　□ 有，原因： 1. 2.	□ 无　□ 有，原因： 1. 2.
护士签名		

（三）患儿表单

性早熟临床路径患儿表单

适用对象：第一诊断为性早熟（ICD-10：E30.100）

患儿姓名：	性别：　　年龄：　　门诊号：	住院号：
住院日期：　　年　月　日	出院日期：　　年　月　日	标准住院日：≤2天

时间	入院及试验前	激发试验当天
医患配合	□ 配合询问病史、收集资料，请务必详细告知既往史、用药史、过敏史 □ 配合进行体格检查 □ 有任何不适请告知医师 □ 医师与患儿家属介绍病情及激发试验谈话、签字	□ 配合完善相关检查、化验 □ 配合完成激发试验
护患配合	□ 配合测量体温、脉搏、呼吸、血压、体重 □ 配合完成入院护理评估（简单询问病史、过敏史、用药史） □ 接受入院宣教（环境介绍、病室规定、贵重物品及危险物品制度等） □ 配合执行探视和陪护制度 □ 有任何不适请告知护士 □ 接受试验前宣教	□ 配合测量体温、脉搏、呼吸、血压 □ 配合完善相关检查、化验、标本留取 □ 配合完成药物注射，试验的顺利完成 □ 有任何不适，请告知护士
饮食	□ 遵医嘱饮食	□ 遵医嘱饮食
活动	□ 正常活动	□ 正常活动

附：原表单（2016 年版）

性早熟临床路径执行表单

适用对象：第一诊断为性早熟（ICD-10：E30.100）

患儿姓名：	性别：　年龄：　门诊号：	住院号：
住院日期：　年　月　日	出院日期：　年　月　日	标准住院日：≤2 天

时间	住院第 1 天	住院第 2 天
主要诊疗工作	□ 询问病史及体格检查 □ 开化验单 □ 上级医师查房与病情评估 □ 初步确定治疗方案 □ 完成病历书写，完成上级医师查房记录 □ 向患儿家属初步交代病情	□ 进行 LHRH 激发试验 □ 激发试验过程中不良反应监测与治疗 □ 上级医师查房同意其出院 □ 完成出院小结
重点医嘱	**长期医嘱：** □ 二级护理 □ 儿科疾病护理常规 □ 浅静脉置管护理 **临时医嘱：** □ 血清促黄体生成素测定（LH） □ 血清促卵泡刺激素测定（FSH） □ 雌二醇测定（E_2） □ 睾酮测定（T） □ 血清促黄体生成素测定 LH（30’） □ 血清促卵泡刺激素测定 FSH（30’） □ 血清促黄体生成素测定 LH（60’） □ 血清促卵泡刺激素测定 FSH（60’） □ 血清促黄体生成素测定 LH（90’） □ 血清促卵泡刺激素测定 FSH（90’） □ 注射用水 5ml+戈那瑞林 100μg/m^2 或曲普瑞林针 2.5μg/kg，普瑞林针（0.1 克/支，最大量 100μg）静脉推注或皮下注射，st □ 明日出院	
主要护理工作	□ 入院护理评估 □ 入院宣教 □ 叮嘱患儿卧床休息 □ 定时测量体温	□ 执行医嘱 □ 观察病情并及时向医师汇报 □ 有激发试验不良反应发生患儿 □ 每 1~2 个小时测血压、生命体征 □ 建立静脉通道 □ 吸氧、重症监护（必要时） □ 出院宣教：向患儿家属交代出院注意事项：如门诊随访项目、时间、观察项目等 □ 出院手续

续　表

时间	住院第 1 天	住院第 2 天
病情变异情况	□无　□有，原因： 1. 2.	□无　□有，原因： 1. 2.
护士签名		
医师签名		

第三十七章

手足口病临床路径释义

【医疗质量控制指标】（专家建议）

指标一、诊断需结合流行病学史、临床表现和病原学检查。

指标二、对临床诊断病例和确诊病例尽早隔离。

指标三、注重重症病例的早期识别及治疗。

指标四、抗菌药物需有指征用药。

一、手足口病编码

疾病名称及编码：（ICD-10：B08.401）

二、临床路径检索方法

B08.401

三、国家医疗保障疾病诊断相关分组（CHS-DRG）

MDC 编码：MDCS 感染及寄生虫病（全身性或不明确部位的）

ADRC 编码：SU1 病毒性疾患

四、手足口病临床路径标准住院流程

（一）适用对象

第一诊断为手足口病患儿（ICD：B08-401）。

（二）诊断依据

根据“十二五”国家规划教材《传染病学》（2013 年，第 8 版，李兰娟、任红主编）和《手足口病诊疗指南（2018 版）》（国家卫生健康委员会，2018 年，中国病毒病杂志）。

1. 在流行季节发病，常见于学龄前儿童，婴幼儿多见。

2. 急性起病，发热伴手、足、口、臀部皮疹，部分病例可无发热，极少数病例皮疹不典型，部分病例仅表现为脑炎或脑膜炎等，诊断需结合病原学或血清学检查结果。

临床诊断病例具有下列之一者即可确诊：

1. 肠道病毒（CoxA16 、EV71 等）特异性核酸检测阳性。

2. 分离出肠道病毒，并鉴定为 CoxA16、EV71 或其他可引起手足口病的肠道病毒。

3. 急性期血清相关病毒 IgM 抗体阳性。

4. 急性期与恢复期血清 CoxA16、EV71 或其他可引起手足口病的肠道病毒中和抗体有 4 倍以上的升高。

释义

■ 本路径的制订主要参考国内权威参考书和诊疗指南。

■ 病史和症状是诊断手足口病的基本依据，手、足、口、臀部小疱疹伴发热及咽痛是典型的表现。皮疹多分布于手指、足趾背面及指、趾间褶皱处。

■ 肠道病毒（CoxA16 、EV71 等）核酸检测阳性或急性期与恢复期血清抗体有 4 倍以上升高可确诊。

（三）治疗方案选择

根据“十二五”国家规划教材《传染病学》（2013 年，第 8 版，李兰娟、任红主编）《手足口病诊疗指南（2018 版）》（国家卫生健康委员会，2018 年，中国病毒病杂志）。

1. 隔离：呼吸道消化道传染病隔离。
2. 一般治疗：适当休息，清淡饮食，做好口腔和皮肤护理。
3. 对症治疗：发热等症状采用中西医结合治疗。

本病一般为自限性疾病，多数预后良好，不留后遗症，少数患儿可出现脑膜炎、脑炎、心肌炎、弛缓性麻痹、肺水肿等严重并发症。

4. 重症病例的治疗：

（1）神经系统受累治疗，控制颅内高压，酌情应用糖皮质激素治疗，酌情应用静脉注射免疫球蛋白。

（2）其他对症治疗：降温、镇静、止惊。

（3）严密观察病情变化，密切监护。

（4）呼吸、循环衰竭前期转 ICU 治疗。

释义

■ 本病确诊后应立即给予呼吸道及消化道隔离。

■ 本病通常为自限性，无有效抗病毒药物，治疗以对症支持为主，注意口腔护理，饮食宜清淡、软、易消化，刺激性饮食会加重症状。

■ 发热较高时可以予解热镇痛药物，并发脑膜脑炎、心肌炎重症病例可以酌情给予糖皮质激素。

（四）标准住院日

5~7 天。

释义

■ 普通病例通常无须住院，居家隔离护理即可。

■ 病情较重，如高热、进食困难或者出现脑膜脑炎、心肌炎等并发症患儿需住院治疗，至症状明显缓解即可出院。

（五）进入路径标准

1. 第一诊断必须符合 ICD10：B08. 401 手足口病编码。
2. 当患儿同时具有其他疾病诊断，但在住院期间不需要特殊处理也不影响第一诊断的临床路径流程实施时，可以进入路径。

释义

■ 进入路径患儿第一诊断为手足口病，如患儿同时诊断其他疾病如糖尿病、支气管哮喘、风湿免疫病等，需全面评估，如果对手足口病治疗无明显影响，可以进入路径，但住院期间变异可能增多，也可能延长住院时间，增加花费。

（六）住院期间的检查项目

1. 必需的检查项目：

（1）血常规、尿常规、大便常规。

（2）血生化、心肌酶学、活化淋巴细胞亚群检测、凝血功能、D-二聚体。

（3）手足口病 RNA 检测。

（4）肝胆 B 超、X 线胸片、心电图。

2. 根据患儿病情进行的检查项目：心脏超声、脑电图、颅脑 CT 和/或 MRI、血气分析、血培养。

释义

■ 肝肾功能、心肌酶谱等项目对于病情评估是必需的。

■ 血常规、尿常规、大便常规、心电图、胸部 X 线是住院患儿最基本的一些检查，心电图有助于了解有无心脏损害。

■ 怀疑中枢神经系统受累可以行腰椎穿刺脑脊液检查。

■ 肠道病毒核酸检测是确诊依据。

（七）治疗方案与药物选择

1. 一般治疗：消化道、呼吸道隔离，避免交叉感染。适当休息，清淡饮食，做好口腔和皮肤护理。

2. 对症治疗：发热等症状采用中西医结合治疗。

3. 重症病例的治疗：

（1）神经系统受累治疗。①控制颅内高压：限制入量，积极给予甘露醇降颅压治疗，每次 0.25~1.00g/kg，每 4~8 小时 1 次，20~30 分钟快速静脉注射。严重颅内高压或脑疝时，可增加频次至每 2~4 小时 1 次。严重颅内高压或低钠血症患儿可考虑联合使用高渗盐水（3%氯化钠）。有心功能障碍者，可使用利尿剂，如呋塞米 1~2mg/kg 静脉注射。②酌情应用糖皮质激素治疗，可选用甲基泼尼松龙 1~2mg/（kg·d），或氢化可的松 3~5mg/（kg·d），或地塞米松 0.2~0.5mg/（kg·d），一般疗程 3~5 天。③酌情应用静脉注射免疫球蛋白，剂量 1.0g/（kg·d），连用 2 天。④其他对症治疗：降温、镇静、止惊。⑤严密观察病情变化，密切监护。

（2）呼吸、循环衰竭前期转 ICU 治疗。

释义

■ 手足口病通常是一种急性自限性疾病，不出现并发症可完全自行康复，无须特殊治疗。

■ 因口腔病变无法进食者可以短期静脉营养支持。

■ 有脑脊髓炎和持续高热等表现者以及危重病例，可酌情使用静脉免疫球蛋白及糖皮质激素。

（八）出院标准

皮疹消退、体温正常，神经系统受累症状和心肺功能恢复。

释义

■ 患儿出院前应症状好转，皮疹消退，并确定并发的脑膜脑炎、心肌炎等均明显好转。

（九）变异及原因分析

1. 若患儿病情加重，出现呼吸、循环衰竭，需要转入 ICU 病房，则退出此路径。
2. 患儿住院期间合并严重的并发症，如肺部感染、败血症等。

释义

■ 患儿出现呼吸、循环衰竭等重症表现，应终止本路径，转入重症监护治疗。

■ 住院期间发现患儿存在进入路径前未知的严重疾病，影响流行手足口病治疗的，需根据具体情况或终止路径，或者延长治疗时间。

■ 无论何种原因出现变异，应在医师表单中予以说明。

五、手足口病给药方案

【用药选择】

1. 抗病毒药物：目前尚无特效抗肠道病毒药物。研究显示，干扰素 α 喷雾或雾化、利巴韦林静脉滴注早期使用可有一定疗效，若使用利巴韦林应关注其不良反应和生殖毒性。
2. 解热镇痛药物：退热，缓解疼痛等症状。如开喉剑喷雾剂（儿童型）或痰热清能缩短患儿口腔溃疡愈合时间、口腔镇痛时间和退热时间。
3. 有脑脊髓炎和持续高热等表现者以及危重病例，可酌情应用糖皮质激素治疗，可选用甲基泼尼松龙 1~2mg/（kg·d），或氢化可的松 3~5mg/（kg·d），或地塞米松 0.2~0.5mg/（kg·d），一般疗程 3~5 天。
4. 有脑脊髓炎和持续高热等表现者以及危重病例，酌情应用静脉注射免疫球蛋白，剂量 1.0g/（kg·d），连用 2 天。

【药学提示】

大剂量糖皮质激素可导致水钠潴留、高血压、高血糖、胃黏膜损害等不良反应。

【注意事项】

幼儿禁用阿司匹林。

六、手足口病护理规范

1. 注意隔离，避免交叉感染；做好口腔和皮肤护理。

2. 积极控制高热。体温超过38.5℃者，采用物理降温（温水擦浴、使用退热贴等）或应用退热药物治疗。

3. 保持患儿安静。重症病例出现惊厥需要及时止惊，需严密监测生命体征，做好呼吸支持准备，保持呼吸道通畅，必要时吸氧。

七、手足口病营养治疗规范

1. 饮食宜清淡。

2. 注意营养支持，维持水、电解质平衡。

八、手足口病患儿健康宣教

1. 保持良好的个人卫生习惯，勤洗手，不要让儿童喝生水，吃生冷食物。儿童玩具和常接触到的物品应当定期进行清洁消毒。

2. 避免儿童与患手足口病儿童密切接触。

九、推荐表单

（一）医师表单

手足口病临床路径医师表单

适用对象：第一诊断符合手足口病（ICD：B08-401）

患儿姓名：	性别：　　年龄：　　门诊号：	住院号：
住院日期：　　年　月　日	出院日期：　　年　月　日	标准住院日：5~7 天

时间	住院第 1 天	住院第 2 天	住院第 3 天
主要诊疗工作	□ 完成询问病史和体格检查 □ 完成入院病历及首次病程记录 □ 拟定检查项目 □ 制订初步治疗方案 □ 对家属进行有关的宣教，及时填报疫情卡并上报院感科/疾控处	□ 上级医师查房 □ 明确下一步诊疗计划 □ 完成上级医师查房记录 □ 向家属交代病情	□ 上级医师查房 □ 完成病历记录 □ 评价治疗疗效，调整治疗药物
重点医嘱	**长期医嘱：** □ 手足口病护理常规 □ 呼吸道消化道隔离 □ 一级护理（病重者提高级别） □ 清淡饮食 □ 血压、血氧监测（病重者） □ 支持治疗 □ 必要时加用抗菌药物 **临时医嘱：** □ 血常规、尿常规、大便常规、CRP □ 重症者急查血气分析 □ 血生化 □ 血凝系列、D-二聚体 □ ECG、X 线胸片 □ 心脏超声、脑电图（重症患儿） □ 手足口病 RNA 检测 □ 高热时物理降温，超高热时退热剂治疗 □ 心肺衰竭前期，转 ICU 治疗	**长期医嘱：** □ 手足口病护理常规 □ 呼吸道消化道隔离 □ 一级护理（病重者提高级别） □ 清淡饮食 □ 血压、血氧监测（病重者） □ 支持治疗 □ 必要时加用抗菌药物 **临时医嘱：** □ 进食少者及高热者静脉适量补液 □ 高热时物理降温，超高热时退热剂治疗 □ 心肺衰竭前期，转 ICU 治疗	**长期医嘱：** □ 手足口病护理常规 □ 呼吸道消化道隔离 □ 一级护理（病重者提高级别） □ 清淡饮食 □ 血压、血氧监测（病重者） □ 支持治疗 □ 必要时加用抗菌药物 **临时医嘱：** □ 必要时补充电解质液 □ 高热时物理降温，超高热时退热剂治疗 □ 心肺衰竭前期，转 ICU 治疗
病情变异记录	□ 无　□ 有，原因： 1. 2.	□ 无　□ 有，原因： 1. 2.	□ 无　□ 有，原因： 1. 2.
医师签名			

时间	住院第 4~5 天	住院第 6~7 天
主要诊疗工作	□ 上级医师查房 □ 完成病历记录 □ 评价治疗疗效调整治疗药物	□ 上级医师查房，确定患儿可以出院 □ 完成上级医师查房记录、出院记录、出院证明书和病历首页的填写 □ 通知出院 □ 向患儿交代出院注意事项及随诊时间 □ 若患儿不能出院，在病程记录中说明原因和继续治疗的方案
重点医嘱	**长期医嘱：** □ 手足口病护理常规 □ 呼吸道消化道隔离 □ 一级护理（病重者提高级别） □ 清淡饮食 □ 血压、血氧监测（病重者） □ 抗病毒治疗：利巴韦林注射液 □ 必要时加用抗菌药物 **临时医嘱：** □ 必要时补充电解质液 □ 必要时复查血常规 □ 必要时复查心肌酶、转氨酶	**出院医嘱：** □ 今日出院 □ 门诊随诊
病情变异记录	□ 无 □ 有，原因： 1. 2.	□ 无 □ 有，原因： 1. 2.
医师签名		

（二）护士表单

手足口病临床路径护士表单

适用对象：第一诊断符合手足口病（ICD：B08-401）

患儿姓名：	性别： 年龄： 门诊号：	住院号：
住院日期： 年 月 日	出院日期： 年 月 日	标准住院日：5~7 天

时间	住院第 1 天	住院第 2~4 天	住院第 5~7 天 （出院日）
健康宣教	□ 入院宣教 □ 介绍主管医师、护士 □ 介绍环境、设施 □ 介绍住院注意事项 □ 介绍探视和陪伴制度 □ 介绍贵重物品制度 □ 介绍消毒隔离制度	□ 药物宣教 □ 饮食宣教	□ 出院宣教 □ 饮食宣教 □ 药物宣教 □ 指导患儿办理出院手续
护理处置	□ 核对患儿，佩戴腕带 □ 建立入院护理病历 □ 协助患儿留取各种标本 □ 测量体重	□ 根据医嘱的相关采血 □ 根据医嘱发放相关药物	□ 办理出院手续 □ 协助取出院带药 □ 书写出院小结
基础护理	□ 级别护理 □ 晨晚间护理 □ 患儿安全管理	□ 级别护理 □ 晨晚间护理 □ 患儿安全管理	□ 级别护理 □ 晨晚间护理 □ 患儿安全管理
专科护理	□ 护理查体 □ 病情观察 □ 需要时，填写跌倒及压疮防范表 □ 需要时，请家属陪伴 □ 确定饮食种类 □ 心理护理	□ 病情观察 □ 遵医嘱完成相关检查 □ 心理护理 □ 皮肤护理	□ 出院指导
重点医嘱	□ 详见医嘱执行单	□ 详见医嘱执行单	□ 详见医嘱执行单
病情变异记录	□ 无 □ 有，原因： 1. 2.	□ 无 □ 有，原因： 1. 2.	□ 无 □ 有，原因： 1. 2.
护士签名			

（三）患儿表单

手足口病临床路径患儿表单

适用对象：第一诊断符合手足口病（ICD：B08-401）

患儿姓名：	性别：　年龄：　门诊号：	住院号：
住院日期：　年　月　日	出院日期：　年　月　日	标准住院日：5~7天

时间	入院第1天	住院第2~6天	住院第3~7天 （出院日）
医患配合	□配合询问病史、收集资料，请务必详细告知既往史、用药史、过敏史 □配合进行体格检查 □有任何不适请告知医师	□配合完善相关检查，如采血、留尿、心电图、X线胸片 □医师与您及家属介绍病情	□接受出院前指导 □知道复查程序 □获取出院诊断书
护患配合	□配合测量体温、脉搏、呼吸3次、血压、体重1次 □配合完成入院护理评估（简单询问病史、过敏史、用药史） □接受入院宣教（环境介绍、病室规定、订餐制度、贵重物品保管等） □配合执行探视和陪伴制度 □有任何不适请告知护士	□配合测量体温、脉搏、呼吸3次、询问大便1次 □接受饮食宣教 □接受药物宣教	□接受出院宣教 □办理出院手续 □获取出院带药 □知道服药方法、作用、注意事项 □知道复印病历程序
饮食	□遵医嘱饮食	□遵医嘱饮食	□遵医嘱饮食
排泄	□正常排尿便	□正常排尿便	□正常排尿便
活动	□卧床休息	□逐渐恢复正常活动	□正常活动

附：原表单（2016年版）

手足口病临床路径表单

适用对象：第一诊断符合手足口病（ICD：B08-401）

患儿姓名：	性别：　　年龄：　　门诊号：	住院号：
住院日期：　　年　月　日	出院日期：　　年　月　日	标准住院日：5~7天

时间	住院第1天	住院第2天	住院第3天
主要诊疗工作	□ 完成询问病史和体格检查 □ 完成入院病历及首次病程记录 □ 拟定检查项目 □ 制订初步治疗方案 □ 对家属进行有关的宣教，及时填报疫情卡并上报院感科	□ 上级医师查房 □ 明确下一步诊疗计划 □ 完成上级医师查房记录 □ 向家属交代病情	□ 上级医师查房 □ 完成病历记录 □ 评价治疗疗效，调整治疗药物
重点医嘱	**长期医嘱：** □ 手足口病护理常规 □ 呼吸道消化道隔离 □ 一级护理（病重者提高级别） □ 清淡饮食 □ 血压、血氧监测（病重者） □ 支持治疗 □ 必要时加用抗菌药物 **临时医嘱：** □ 血常规、尿常规、大便常规、CRP □ 重症者急查血气分析 □ 血生化 □ 血凝系列、D-二聚体 □ ECG、X线胸片 □ 心超、脑电图（重症患儿） □ 手足口病RNA检测 □ 高热时物理降温，超高热时退热剂治疗 □ 心肺衰竭前期，转ICU治疗	**长期医嘱：** □ 手足口病护理常规 □ 呼吸道消化道隔离 □ 一级护理（病重者提高级别） □ 清淡饮食 □ 血压、血氧监测（病重者） □ 支持治疗 □ 必要时加用抗菌药物 **临时医嘱：** □ 进食少者及高热者静脉适量补液 □ 高热时物理降温，超高热时退热剂治疗 □ 心肺衰竭前期，转ICU治疗	**长期医嘱：** □ 手足口病护理常规 □ 呼吸道消化道隔离 □ 一级护理（病重者提高级别） □ 清淡饮食 □ 血压、血氧监测（病重者） □ 支持治疗 □ 必要时加用抗菌药物 **临时医嘱：** □ 必要时补充电解质液 □ 高热时物理降温，超高热时退热剂治疗 □ 心肺衰竭前期，转ICU治疗
主要护理工作	□ 介绍病房环境、设施和设备 □ 入院护理评估 □ 饮食指导	□ 病情观察 □ 皮肤护理 □ 健康宣教 □ 饮食指导	□ 病情观察 □ 饮食指导 □ 皮肤护理
病情变异原因	□ 无　□ 有，原因： 1. 2.	□ 无　□ 有，原因： 1. 2.	□ 无　□ 有，原因： 1. 2.
护士签名			
医师签名			

时间	住院第 4~5 天	住院第 6~7 天
主要诊疗工作	□ 上级医师查房 □ 完成病历记录 □ 评价治疗疗效调整治疗药物	□ 上级医师查房，确定患儿可以出院 □ 完成上级医师查房记录、出院记录、出院证明书和病历首页的填写 □ 通知出院 □ 向患儿交代出院注意事项及随诊时间 □ 若患儿不能出院，在病程记录中说明原因和继续治疗的方案
重点医嘱	**长期医嘱：** □ 手足口病护理常规 □ 呼吸道消化道隔离 □ 一级护理（病重者提高级别） □ 清淡饮食 □ 血压、血氧监测（病重者） □ 抗病毒治疗：利巴韦林注射液 □ 必要时加用抗菌药物 **临时医嘱：** □ 必要时补充电解质液 □ 必要时复查血常规 □ 必要时复查心肌酶、转氨酶	**出院医嘱：** □ 今日出院 □ 门诊随诊
主要护理工作	□ 病情观察 □ 饮食指导 □ 皮肤护理	□ 帮助患儿办理出院手续、交费等事项
病情变异原因	□ 无 □ 有，原因： 1. 2.	□ 无 □ 有，原因： 1. 2.
护士签名		
医师签名		

第三十八章

儿童肺结核临床路径释义

【医疗质量控制指标】（专家建议）

指标一、诊断需结合流行病学史、临床表现、胸部影像学和病原学检查。

指标二、对临床诊断病例和确诊病例尽早隔离。

指标三、明确诊断后给予正确的抗涝方案。

一、儿童肺结核编码

疾病名称及编码：儿童肺结核（ICD-10：A15. 0/A15. 1/A15. 2/A15. 3/A16. 0）

二、临床路径检索方法

A15. 0/A15. 1/A15. 2/A15. 3/A16. 0

三、国家医疗保障疾病诊断相关分组（CHS-DRG）

MDC 编码：MDCE 呼吸系统疾病及功能障碍

ADRC 编码：ES1 呼吸系统结核

四、儿童肺结核临床路径标准住院流程

（一）适用对象

第一诊断为儿童肺结核。

释义

■ 儿童肺结核：本路径纳入儿童肺结核包括确诊病例和临床诊断病例。确诊病例：≤18 岁儿童直接痰或胃液涂片抗酸杆菌阳性 2 次，或 1 次阳性且 X 线胸片显示活动性肺结核病变，或涂片 1 次阳性加培养阳性 1 次，或肺部有结核病变，涂片阴性，痰培养阳性。临床诊断病例：①3 次痰或胃液涂片阴性，胸部影像学检查显示与活动性肺结核相符的病变，且伴有咳嗽、咳痰、咯血等肺结核可疑症状；②3 次痰或胃液涂片阴性，胸部影像学检查显示与活动性肺结核相符的病变，且结核菌素试验强阳性；③3 次痰涂片阴性，胸部影像学检查显示与活动性肺结核相符的病变；④3 次痰或胃液涂片阴性，胸部影像学检查显示与活动性肺结核相符的病变，且肺外组织病理检查证实为结核病变者；⑤3 次痰或胃液涂片阴性的疑似肺结核病例，经诊断性治疗或随访观察可排除其他肺部疾病者。

（二）诊断依据

根据《中华人民共和国卫生行业标准肺结核诊断标准（WS288—2017）》《中国结核病防治规划实施工作指南（2008 年版）》《临床诊疗指南·结核病分册》、2014 年 WHO《国家结核病规划关于儿童结核病处理指南（第二版）》及 2017 年版《中国儿童结核病防治手册》。

1. 临床症状：其他原因不能解释的持续咳嗽超过 3 周，发热（体温> 38℃，持续 14 天以上，

排除疟疾/肺炎等其他常见疾病引起）、盗汗、咳痰、咯血或血痰、胸痛、体重下降或生长迟滞等。部分患儿可无临床症状。

2. 体征：可出现呼吸频率增快、呼吸音减低或粗糙、肺部啰音等。轻者可无体征。

3. 胸部影像学检查：显示原发综合征，粟粒性肺结核或其他活动性肺结核病变特征。

4. 痰液/胃液检查：痰抗酸杆菌涂片镜检或分枝杆菌培养阳性，痰 Xpert MTB/RIF 阳性。若诱导取痰失败，建议进行纤维支气管镜取材。

5. 与菌阳肺结核患儿密切接触史。

释义

■ 痰抗酸染色阳性或分枝杆菌培养阳性不能区分是结核分枝杆菌还是非结核分枝杆菌。若具备条件，应进一步行菌种鉴定。结核/非结核分枝杆菌核酸检测、Xpert MTB/RIF 等分子生物学检测方法对于诊断结核，以及区分结核与非结核分枝杆菌具有一定价值。

■ ①涂阴肺结核患儿的诊断必须由放射医师和结核科医师联合病案讨论确认，必要时请涂阴诊断小组会诊后确诊。②对暂时不能确诊而疑似炎症的患儿，可进行诊断性抗炎治疗（一般观察 2 周）或使用其他检查方法进一步确诊。诊断性抗炎治疗不应选择喹诺酮类、氨基糖苷类等具有明显抗结核活性的药品。③对经抗炎治疗仍怀疑患有活动性肺结核的患儿，可进行诊断性抗结核治疗，推荐使用初治活动性肺结核治疗方案，一般治疗 1~2 个月。

（三）治疗方案的选择

根据《中国结核病防治规划实施工作指南（2008 年版）》《临床诊疗指南·结核病分册》及 2014 年 WHO《国家结核病规划关于儿童结核病处理指南（第二版）》。

1. 药物治疗：

（1）推荐治疗方案：2HRZ/4HR（低 HIV 流行区、低 INH 耐药区：涂阴肺结核、纵隔淋巴结核、外周淋巴结核）；或 2HRZE/4HR（低 HIV 流行区、低 INH 耐药区：肺部病灶广泛、涂阳肺结核、合并严重肺外结核；或高 HIV 流行区、高 INH 耐药区）；3HRZE/9HR（血行播散型肺结核、结核性脑膜炎、骨结核，强化期需延长至 3 个月，总疗程延长至 12 个月）。链霉素不推荐作为儿童结核病的一线用药（H：异烟肼，R：利福平，Z：吡嗪酰胺，E：乙胺丁醇）。

（2）治疗模式：强调儿童结核病每日用药，不推荐强化期的间歇治疗。对于病情严重或存在影响预后的合并症的患儿，可适当延长疗程。

（3）推荐剂量：INH（H）10mg/kg（7~15mg/kg），最大剂量 300mg/d；RFP（R）15mg/kg（10~20mg/kg），最大剂量 600mg/d；PZA（Z）35 mg/kg（30~40mg/kg），EMB（E）20mg/kg（15~25mg/kg）。当儿童体重达到 25kg 时，可使用成人剂量。

2. 根据患儿存在的并发症或合并症进行对症治疗。

释义

■ 肺结核治疗原则：结核病是由结核分枝杆菌引起的传染病，所以针对结核菌，采用强有力的化疗药物，规律全程地用药，杀灭结核菌，消除传染性，同时给结核病变的修复创造条件，是肺结核治疗的基本。当使用化疗药物，痰菌不能转阴，或虽已阴转但病灶修复不充分，病灶内仍残留活菌将来复发可能性较大时，才使用外科疗法。因此，全身化学治疗是结核病治疗的最基本方法。

■ 结核病化学治疗应遵循“早期、规律、全程、联合、适量”的原则，以期达到杀灭结核分枝杆菌和病灶治愈的目的。

（四）标准住院日

21~28 天。

释义

■ 如果患儿条件允许，住院时间可以低于或高于上述住院天数。

（五）进入路径标准

1. 年龄≤18 岁。
2. 第一诊断必须符合儿童肺结核病。
3. 当患儿合并其他疾病，但住院期间不需要特殊处理也不影响第一诊断的临床路径流程实施时，可以进入路径。

释义

■ 需要经过痰液镜检、痰培养或 Xpert MTB/RIF 确诊或由放射医师和结核科医师联合病案讨论确认，必要时请涂阴诊断小组会诊后确诊肺结核后方始进入路径。

■ 患儿肺结核已经引起严重并发症（如气胸、呼吸衰竭等），或合并重要脏器的肺外结核，或同时具有其他疾病（如其他病原菌引起的肺炎等），如果影响第一诊断的临床路径流程实施时均不适合进入本路径。

（六）住院期间检查项目

1. 必需的检查项目：

（1）血常规、尿常规、大便常规。

（2）感染性疾病筛查（乙型肝炎、丙型肝炎、艾滋病等）。

（3）肝肾功能、电解质、血糖、红细胞沉降率、C 反应蛋白、血尿酸。

（4）痰/胃液/诱导痰/粪便，抗酸杆菌涂片及分枝杆菌培养；血行播散型肺结核需查血分枝杆菌培养；结核杆菌分子生物学 Xpert MTB/RIF 检测。

（5）心电图。

（6）胸部 CT。

（7）腹部超声检查，浅表及深部淋巴结超声检查。

（8）听力、视力、视野检测。

（9）血行播散型肺结核患儿需完善全身检查以排除有无全身其他重要组织脏器的结核播散，如腰椎穿刺脑脊液检查，必要时完善头颅 CT、脊柱 CT 等。

释义

■X线胸片可以由胸部CT替代。部分检查在治疗后相应的时间需要复查（如痰或胃液检查、X线胸片等），以评价治疗效果。治疗过程中需定期复查血常规、肝肾功能、血尿酸等，以监测药物不良反应。

2. 根据患儿病情可选择检查项目：
（1）抗结核药物敏感试验及菌种鉴定（分枝杆菌培养阳性者）。
（2）胸部超声（怀疑胸腔积液、心包积液患儿）。
（3）体液免疫、细胞免疫功能检查（怀疑免疫异常患儿）。
（4）浅表部位肿大淋巴结或脓肿怀疑结核感染所致时可穿刺活检行病理学、细菌学、分子生物学诊断技术等检查。

释义

■经过检查确诊合并存在其他疾病，如果影响第一诊断的临床路径流程实施，则应退出临床路径；如果不影响第一诊断的临床路径流程实施，则可继续进行临床路径。

（七）出院标准

1. 临床症状好转。
2. 患儿可耐受制订的抗结核治疗方案。

释义

■如果出现并发症，是否需要继续住院处理，由主管医师具体决定。

（八）变异及原因分析

1. 出现严重的抗结核药物不良反应。
2. 治疗过程中出现严重并发症或合并症，如肺外结核、咯血、气胸、呼吸衰竭等，需要进一步诊疗，或需要转入其他路径。
3. 进一步诊断为耐多药结核病，需要转入其他路径。
4. 原有病情明显加重，导致住院时间延长。

释义

■变异分为微小变异和重大变异两大类，前者是不出路径、偏离预定轨迹的病例，后者是需要退出本路径或进入其他路径的病例。

■微小变异包括：

并发症：因为使用抗结核药物所引起的轻度药物副反应，如白细胞、血小板的轻度降低，肝功能轻度异常，轻度胃肠道反应，经过对症治疗后可缓解。出现肺结核并发症但症状较轻，如痰中带血。

医院原因：因为医院检验项目的及时性，不能按照要求完成检查；因为节假日不能按照要求完成检查。

个人原因：不愿配合完成相应检查，短期不愿按照要求出院随诊。

■ 重大变异包括：

疾病本身原因：因基础疾病需要进一步诊断和治疗；因为合并其他疾病需要进一步诊断和治疗，如合并其他病原菌引起的感染、因出现耐药结核需更换用药、因各种原因需要其他治疗措施等。

并发症：因使用抗结核药物所引起的严重副反应，如导致粒细胞缺乏、肝功能严重异常、患儿不能耐受的严重恶心呕吐等，需暂时停用或更换抗结核药物治疗。因出现肺结核严重的并发症，如大咯血、气胸、呼吸衰竭等，需进一步诊治。

医院原因：与患儿或家属发生医疗纠纷。

个人原因：要求离院或转院；不愿按照要求出院随诊而导致入院时间明显延长。

五、儿童肺结核给药方案

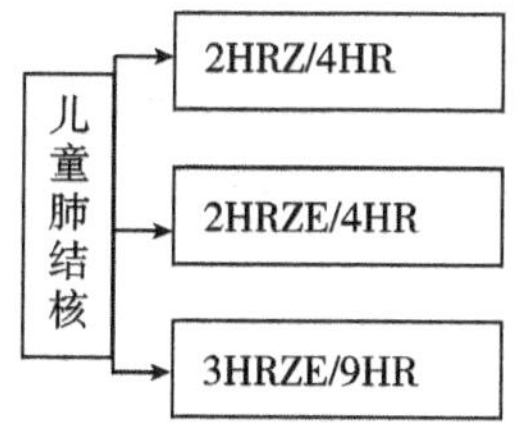

【用药选择】

1. 药物名称前数字表示用药月数，药物名称后面数字表示每周用药次数。H：异烟肼；R：利福平；Z：吡嗪酰胺；E：乙胺丁醇。

2. 上述治疗方案中的任一种均可，推荐治疗方案：2HRZE/4HR 或 2HRZ/4HR、3HRZE/9HR。

3. 任何方案包括 2 个不同的治疗阶段：①强化治疗阶段：以 3～4 种药物联用 8 周，以期达到尽快杀灭各种菌群保证治疗成功的目的；②巩固治疗阶段：以 2～3 种药物联用，其目的巩固强化阶段取得的疗效，继续杀灭残余菌群。

【药学提示】

1. 异烟肼：7～15mg/（kg·d）（最大量不超过 300mg/d），每日 1 次顿服。其主要不良反应是末梢神经炎、中枢神经系统障碍和肝损害。常规用量勿须并用维生素 B_6，以免降低异烟肼的抗菌能力。营养不良患儿易发生末梢神经炎，需加用维生素 B_1。

2. 利福平：10～20mg/（kg·d）（最大量不超过 600mg/d），每日 1 次空腹顿服。主要不良反应是肝损害、过敏反应、流感样综合征和胃肠道反应。

3. 乙胺丁醇：15～25mg/（kg·d），每日 1 次顿服。主要不良反应是视神经损害和末梢神经炎。

4. 吡嗪酰胺：20～30mg/（kg·d），每日 1 次。主要不良反应是肝损害、胃肠道反应和痛风样关节炎。

【注意事项】

（1）儿童用药剂量应以千克体重计算，最大剂量不超过成人剂量。

（2）多种有肝损伤药物联合使用时，每种药物最好使用推荐剂量的最低限；小儿联合使用异烟肼、利福平时，二者剂量最好各不超过 10mg/（kg·d），以免损害肝脏功能。

（3）使用链霉素或其他氨基糖苷类药物时，需履行告知义务并进行听力监测，家族中有药物性耳聋的患儿应禁用。剂量以不超过 20mg/（kg·d）为宜，最大剂量为 1000mg/d。

（4）乙胺丁醇使用需谨慎。由于该药物有视神经毒性作用，6 岁以下视神经发育尚不完善，而且小儿不会表述视力变化，药物毒性反应不易早期发现，最好不使用乙胺丁醇。

（5）儿童对较长期的抗结核治疗顺应性差，应坚持直接面视下的督导化疗。

（6）儿童处于生长发育期，组织器官功能尚不成熟，治疗期间应注意对肝肾功能、血常规等药物不良反应的监测。

六、儿童肺结核护理规范

1. 注意隔离，避免交叉感染。
2. 严密观察有无咯血、胸痛、呼吸困难、心衰等病情变化。
3. 疾病活动期、高热或咯血时应卧床休息，恢复期患儿可以参加户外活动和适当体育锻炼，但需保证充分休息时间。

七、儿童肺结核营养治疗规范

1. 治疗期间，饮食宜清淡，忌食刺激性食物，如辣椒、咖喱、芥末、蒜等。减少高糖、高油、高盐分的食物。
2. 坚持营养平衡普食，每日不少于 13 种食物，包含谷薯类、蔬菜水果类、肉蛋奶及豆制品类以及适量的油脂类。保持优质蛋白质食物占总蛋白质 50%以上。
3. 体液丢失过量是需要补充水分，必要时根据体液电解质情况补充盐分。

八、儿童肺结核患儿健康宣教

1. 注意公共卫生，避免疾病传播。不随地吐痰，到公共场所需戴口罩，咳嗽 、打喷嚏应轻捂口鼻。
2. 尽可能与家人分床、分食。
3. 强调遵医嘱规范治疗重要性，提高患儿治疗依从性。
4. 嘱患儿定期复查，做好病情随访，以便及时调整治疗方案。

九、推荐表单

（一）医师表单

儿童肺结核临床路径医师表单

适用对象：第一诊断为儿童肺结核（ICD-10：A15.0/ A15.1/ A15.2/ A15.3/ A16.0）

患儿姓名：	性别：　　年龄：　　门诊号：	住院号：
住院日期：　　年　月　日	出院日期：　　年　月　日	标准住院日：21~28 天

时间	住院第 1~3 天	住院期间
主要诊疗工作	□ 询问病史及进行体格检查 □ 初步评估病情 □ 完成病历书写 □ 完善必要检查 □ 根据病情对症、支持治疗 □ 上级医师查房，制订诊疗计划 □ 确定抗结核治疗方案，签署药物治疗知情同意书，开始抗结核治疗	□ 全科病案讨论，上级医师定期查房，完善诊疗计划 □ 处理基础性疾病及对症治疗 □ 根据患儿病情调整、制订合理治疗方案 □ 观察药品不良反应 □ 住院医师书写病程记录
重点医嘱	**长期医嘱：** □ 肺结核护理常规 □ 二/三级护理 □ 普通饮食 □ 抗结核药物治疗 **临时医嘱：** □ 血常规、尿常规 □ 肝肾功能检查（含胆红素）、电解质、血糖、血尿酸、相关感染性疾病筛查、红细胞沉降率（或 C 反应蛋白） □ 痰抗酸杆菌涂片镜检，痰分枝杆菌培养 □ 心电图、X 线胸片 □ 既往基础用药 □ 对症治疗 □ 进行其他相关检查	**长期医嘱：** □ 肺结核护理常规 □ 二/三级护理 □ 普通饮食 □ 抗结核药物治疗 **临时医嘱：** □ 既往基础用药 □ 对症治疗 □ 抗结核治疗 14 天后复查血常规、肝肾功能（含胆红素） □ X 线胸片检查（必要时） □ 异常指标复查
病情变异记录	□ 无　□ 有，原因： 1. 2.	□ 无　□ 有，原因： 1. 2.
医师签名		

时间	出院前 1~3 天	出院日
主要诊疗工作	□ 上级医师查房 □ 评估患儿病情及治疗效果 □ 确定出院日期及治疗方案 □ 出院前 1 天开具出院医嘱 □ 完成上级医师查房记录	□ 完成常规病程记录、上级医师查房记录、病历首页及出院小结 □ 和患儿或家属协商出院后治疗管理机构（本院门诊或患儿所在地结核病防治机构或医疗机构） □ 向患儿或家属交代出院后服药方法及注意事项 □ 预约复诊日期
重点医嘱	**长期医嘱：** □ 肺结核护理常规 □ 二/三级护理 □ 普通饮食 □ 抗结核药物治疗 **临时医嘱：** □ 复查肝肾功能、血尿常规（必要时） □ 痰抗酸杆菌涂片检查 □ X 线胸片（必要时） □ 根据需要，复查相关检查项目	**出院医嘱：** □ 开具出院带药 □ 定期复查肝肾功能、血常规、尿常规、痰菌检查、X 线胸片等 □ 注意药品不良反应 □ 病情变化随时就诊
病情变异记录	□ 无 □ 有，原因： 1. 2.	□ 无 □ 有，原因： 1. 2.
医师签名		

（二）护士表单

儿童肺结核临床路径护士表单

适用对象：第一诊断为儿童肺结核（ICD-10：A15.0/ A15.1/ A15.2/ A15.3/ A16.0）

患儿姓名：	性别：　　年龄：　　门诊号：	住院号：
住院日期：　　年　月　日	出院日期：　　年　月　日	标准住院日：21~28 天

时间	住院第 1 天	住院期间	出院前 1~3 天 （出院日）
健康宣教	□ 入院宣教 □ 介绍主管医师、护士 □ 介绍环境、设施 □ 介绍住院注意事项 □ 向患儿宣教戒烟、戒酒的重要性及减少剧烈活动 □ 介绍疾病知识	□ 主管护士与患儿沟通，了解并指导心理应对 □ 宣教疾病知识 □ 使用药物宣教 □ 正确留取标本及各种检查注意事项宣教 □ 给予患儿及家属心理支持 □ 指导患儿活动 □ 恢复期生活护理	□ 出院宣教 □ 复查时间 □ 服药方法 □ 活动休息 □ 指导饮食 □ 指导办理出院手续
护理处置	□ 核对患儿、佩戴腕带 □ 建立入院护理病历 □ 卫生处置：剪指（趾）甲、沐浴、更换病号服	□ 随时观察患儿病情变化 □ 遵医嘱氧疗 □ 遵医嘱完成用药 □ 协助医师完成各项检查	□ 办理出院手续 □ 书写出院小结
基础护理	□ 二级护理 □ 流质饮食或普通饮食 □ 晨晚间护理 □ 患儿安全管理 □ 心理护理	□ 二级护理 □ 半流质饮食或普通饮食 □ 晨晚间护理 □ 患儿安全管理 □ 心理护理	□ 三级护理 □ 普通饮食 □ 晨晚间护理 □ 患儿安全管理
专科护理	□ 护理查体 □ 体温、呼吸频率 □ 需要时填写跌倒及压疮防范表 □ 需要时请家属陪伴 □ 心理护理	□ 体温、呼吸频率 □ 遵医嘱完成相关检查 □ 随时观察患儿病情变化及药物疗效 □ 必要时吸氧 □ 遵医嘱正确给药 □ 观察患儿药物不良反应 □ 提供并发症征象的依据 □ 心理护理	□ 病情观察：评估患儿生命体征，特别是体温和呼吸频率 □ 心理护理
重点医嘱	□ 详见医嘱执行单	□ 详见医嘱执行单	□ 详见医嘱执行单
病情变异记录	□ 无　□ 有，原因： 1. 2.	□ 无　□ 有，原因： 1. 2.	□ 无　□ 有，原因： 1. 2.
护士签名			

（三）患儿表单

儿童肺结核临床路径患儿表单

适用对象：第一诊断为儿童肺结核（ICD-10：A15.0/ A15.1/ A15.2/ A15.3/ A16.0）

患儿姓名：	性别：　年龄：　门诊号：	住院号：
住院日期：　年　月　日	出院日期：　年　月　日	标准住院日：21~28天

时间	住院第1天	住院期间	出院前1~3天（出院日）
医患配合	□ 配合询问病史、收集资料，请务必详细告知既往史、用药史、过敏史 □ 配合进行体格检查 □ 有任何不适告知医师	□ 配合完善相关检查，如采血、留尿、心电图、X线胸片等 □ 医师与患儿及家属介绍病情，如有异常检查结果需进一步检查 □ 配合医师调整用药 □ 有任何不适告知医师	□ 接受出院前指导 □ 知道复查程序 □ 获取出院诊断书
护患配合	□ 配合测量体温、脉搏、呼吸、血压、血氧饱和度、体重 □ 配合完成入院护理评估单（简单询问病史、过敏史、用药史） □ 接受入院宣教（环境介绍、病室规定、订餐制度、贵重物品保管等）及疾病知识相关教育 □ 有任何不适告知护士	□ 正确留取标本，配合检查 □ 配合用药及治疗 □ 配合定时测量生命体征，每日询问大便 □ 接受输液、服药治疗，并告知用药后效果 □ 注意活动安全，避免坠床或跌倒 □ 配合执行探视及陪伴	□ 接受出院宣教 □ 办理出院手续 □ 获取出院带药 □ 指导服药方法、作用、注意事项 □ 知道复印病历方法及复诊时间
饮食	□ 正常饮食 □ 遵医嘱饮食	□ 正常饮食 □ 遵医嘱饮食	□ 正常饮食 □ 遵医嘱
排泄	□ 正常排尿便 □ 避免便秘	□ 正常排尿便 □ 避免便秘	□ 正常排尿便 □ 避免便秘
活动	□ 正常适度活动，避免疲劳	□ 正常适度活动，避免疲劳	□ 正常适度活动，避免疲劳

附：原表单（2016 年版）

儿童肺结核临床路径表单

适用对象：第一诊断为儿童肺结核

患儿姓名：	性别：　　年龄：　　门诊号：	住院号：
住院日期：　　年　月　日	出院日期：　　年　月　日	标准住院日：21～28 天

时间	住院第 1~3 天	住院期间
主要诊疗工作	□ 询问病史及进行体格检查 □ 初步评估病情 □ 完成病历书写 □ 完善必要检查 □ 根据病情对症、支持治疗 □ 上级医师查房，制订诊疗计划 □ 确定抗结核治疗方案，签署化疗知情同意书，开始抗结核治疗	□ 全科病案讨论，上级医师定期查房，完善诊疗计划 □ 处理基础性疾病及对症治疗 □ 根据患儿病情调整、制订合理化疗方案 □ 观察药品不良反应 □ 住院医师书写病程记录
重点医嘱	**长期医嘱：** □ 肺结核护理常规 □ 二/三级护理 □ 普通饮食 □ 抗结核药物治疗 **临时医嘱：** □ 血常规、尿常规、大便常规 □ 肝肾功能检查（含胆红素）、电解质、血糖、血尿酸、相关感染性疾病筛查、红细胞沉降率、C 反应蛋白 □ 痰抗酸杆菌涂片镜检，痰分枝杆菌培养 □ 胸片及胸部 CT 检查 □ 支气管镜检查 □ 结核菌素皮肤试验 □ 血清抗结核抗体检测 □ 痰结核分枝杆菌分子生物学检测 □ 心电图、腹部超声检查 □ 视力、视野检测 □ 既往基础用药 □ 对症治疗 □ 进行其他相关检查	**长期医嘱：** □ 肺结核护理常规 □ 二/三级护理 □ 普通饮食 □ 抗结核药物治疗 **临时医嘱：** □ 既往基础用药 □ 对症治疗 □ 抗结核治疗 7～14 天后复查血常规、肝肾功能（含胆红素） □ 异常指标复查

续 表

时间	住院第 1~3 天	住院期间
主要护理工作	□ 病房环境、医院制度及医护人员介绍 □ 入院护理评估 □ 告知各项检查注意事项并协助患儿完成 □ 指导留痰 □ 静脉取血 □ 入院健康宣教 □ 心理护理 □ 通知营养科新患儿饮食 □ 完成护理记录书写 □ 执行医嘱，用药指导	□ 观察患儿一般情况及病情变化 □ 检验、检查前的宣教 □ 做好住院期间的健康宣教 □ 正确落实各项治疗性护理措施 □ 观察治疗效果及药品反应 □ 护理安全措施到位 □ 给予正确的饮食指导 □ 了解患儿心理需求和变化，做好心理护理
病情变异记录	□ 无 □ 有，原因： 1. 2.	□ 无 □ 有，原因： 1. 2.
护士签名		
医师签名		

时间	出院前 1~3 天	出院日
主要诊疗工作	□ 上级医师查房 □ 评估患儿病情及治疗的不良反应 □ 确定出院日期及治疗方案 □ 出院前一天开具出院医嘱 □ 完成上级医师查房记录	□ 完成常规病程记录、上级医师查房记录、病历首页及出院小结 □ 和患儿或家属协商出院后治疗管理机构（本院门诊或患儿所在地结核病防治机构或医疗机构） □ 向患儿或家属交代出院后服药方法及注意事项 □ 预约复诊日期
重点医嘱	**长期医嘱：** □ 肺结核护理常规 □ 二/三级护理 □ 普通饮食 □ 抗结核药物治疗 **临时医嘱：** □ 复查肝肾功能、血尿常规（必要时） □ 痰抗酸杆菌涂片检查 □ 根据需要，复查相关检查项目	**出院医嘱：** □ 开具出院带药 □ 定期复查肝肾功能、血常规、尿常规、痰菌检查、X 线胸片或 CT 等 □ 注意药品不良反应 □ 病情变化随时就诊
主要护理工作	□ 观察患儿一般情况 □ 观察疗效及药品不良反应 □ 恢复期生活和心理护理 □ 出院准备指导	□ 协助患儿办理出院手续 □ 出院指导
病情变异记录	□ 无　□ 有，原因： 1. 2.	□ 无　□ 有，原因： 1. 2.
护士签名		
医师签名		

第三十九章

儿童病毒性脑炎临床路径释义

【医疗质量控制指标】（专家建议）

指标一、诊断需结合临床表现、头颅影像学和病原学检查。

指标二、尽快明确病原学诊断，尽早给与针对性抗感染治疗。

指标三、抗菌药物需有指征用药。

一、儿童病毒性脑炎编码

1. 原编码：

疾病名称及编码：儿童病毒性脑炎（轻中度）（ICD-10：A86. x00）

2. 修改编码：

疾病名称及编码：肠病毒性脑炎（ICD-10：A85. 0+G05. 1＊）
腺病毒性脑炎（ICD-10：A85. 1+G05. 1＊）
风疹病毒性脑炎（ICD-10：B06. 0+G05. 1＊）
脊髓灰质炎病毒性脑炎（ICD-10：A80. 901+G05. 1＊）
病毒性脑炎，其他特指的（ICD-10：A85. 8）
疱疹病毒性脑炎（ICD-10：B00. 4+G05. 1＊ ）
带状疱疹病毒性脑炎（ICD-10：B02. 0+G05. 1＊）
水痘脑炎（ICD-10：B01. 1+G05. 1＊）
麻疹并发脑炎（ICD-10：B05. 0+G05. 1＊）
流行性腮腺炎（ICD-10：B26. 2G05. 1＊）
流行感冒伴脑炎（具体病毒未证实）（ICD-10：J11. 801+G05. 1＊）
流行感冒伴脑炎（具体病毒已证实）（ICD-10：J10. 801+G05. 1＊）
巨细胞病毒性脑炎（ICD-10：B25. 801+G05. 1＊）

二、临床路径检索方法

A85. 0/A85. 1/B06. 0/A80. 901/A85. 8/A86/B00. 4/B25. 801/B02. 0B01. 1/B05. 0/B26. 2/J11. 8/J10. 8 住院科别为儿科

三、国家医疗保障疾病诊断相关分组（CHS-DRG）

MDC 编码：MDCB 神经系统疾病及功能障碍

ADRC 编码：BT1 病毒性脑、脊髓和脑膜炎

四、儿童病毒性脑炎临床路径标准住院流程

（一）适用对象

第一诊断为病毒性脑炎（轻中度）ICD-A86. x00。

释义

■ 适用对象编码参见第一部分。

■ 本路径适用对象为临床诊断为轻中度病毒性脑炎的患儿，如重症病毒性脑炎、深昏迷、呼吸肌麻痹需要机械通气治疗、癫痫持续状态，以及非病毒直接侵袭所致脑损伤，如急性播散性脑脊髓炎、免疫性脑炎等，均不属于本路径范畴。

（二）诊断依据

根据《诸福棠实用儿科学》（第8版，人民卫生出版社）及《儿科学》（第8版，人民卫生出版社）等国内、外临床诊疗指南。

1. 急性或亚急性起病。
2. 主要表现为发热、头痛、喷射性呕吐、抽搐、嗜睡、意识障碍和/或神经系统定位体征等脑实质受损征象。
3. 脑电图（EEG）可显示局灶性或弥散性异常。
4. 头颅 CT/MRI 检查可显示脑水肿、局灶性或弥漫性病变。
5. 抗生素治疗前腰穿检查脑脊液压力正常或升高，白细胞和蛋白质正常或轻到中度增高，糖和氯化物正常。无细菌、结核菌和真菌感染依据。

释义

■ 本路径制订主要参考国内权威参考书和诊疗指南。

■ 病史、临床症状和神经系统定位体征是诊断病毒性脑炎的初步依据。多数患儿为急性或亚急性起病，有前驱呼吸道或消化道感染史，后出现发热、头痛、喷射性呕吐、嗜睡、昏迷、抽搐等症状。多数患儿存在神经系统定位体征，如意识障碍、颈抵抗、球结膜水肿、脑膜刺激征阳性、肌张力改变、腱反射活跃或亢进、病理征阳性等。部分轻症患儿也可无明确神经系统定位体征，头颅影像学及脑脊液常规、生化正常。

（三）治疗方案的选择

根据《诸福棠实用儿科学》（第8版，人民卫生出版社）。

1. 一般治疗：精心护理、密切观察病情，必要时需持续监测生命体征。
2. 对症治疗：高热时降温，惊厥时止惊、降颅压防止脑水肿、维持水电解质平衡。
3. 抗病毒治疗。
4. 必要时糖皮质激素治疗。
5. 必要时应用保护脏器功能、营养神经药物。
6. 必要时针灸、康复等综合治疗。

释义

■ 本病确诊后即应开始综合性治疗，包括早期内科基本治疗和药物治疗，后期可选择康复、针灸等综合治疗，目的在于消除病原，缓解临床中枢神经系统症状，防止病情恶化和减少并发症的发生。

■ 早期内科基本治疗包括监测生命体征，尤其是呼吸、血压情况。限制全天液体入量及输液速度，严密监测每天出入量平衡。积极治疗或预防脑水肿、颅高压（可抬高床头30°和冰帽低温疗法），监测球结膜水肿、双侧瞳孔大小和对光反射是否灵敏，必要时给予甘露醇脱水降颅压治疗。积极降温、止惊治疗。监测血电解质水平，积极补钠、补钾等对症治疗。

■ 所有疑似病毒性脑炎患儿，需尽早使用阿昔洛韦初始抗病毒治疗。病原明确后，根据不同的病毒类型，选择合适的抗病毒药物，具体治疗方案释义参见“（七）选择用药”。

■ 糖皮质激素在病毒性脑炎中的治疗效果，国内外尚未有统一定论，临床中建议根据患儿实际情况（如脑水肿严重程度），适当应用糖皮质激素治疗。

（四）标准住院日轻中症2~3周

释义

■ 高度怀疑病毒性脑炎的患儿入院后，常规抗病毒治疗疗程2~3周，主要观察临床症状恢复情况以及有无后期并发症（如脱髓鞘脑病、免疫性脑炎以及肢体运动功能障碍等），有无药物副作用，总住院时限不超过3周符合本路径要求。若合并免疫力缺陷的患儿建议延长治疗时限。

（五）进入临床路径标准

1. 第一诊断必须符合卫生部疾病编码ICD-A86. x00病毒性脑炎。
2. 具有其他疾病诊断，但住院期间不需要特殊处理也不影响第一诊断临床路径流程。

释义

■ 进入本路径的患儿为第一临床诊断为轻中度病毒性脑炎的患儿，需除外急性播散性脑脊髓炎（ADEM）、脱髓鞘脑病、免疫性脑炎等合并症。对伴有昏迷、呼吸肌麻痹、惊厥持续状态或频繁发作的重症病毒性脑炎，不进入路径。

■ 入院后常规化验检查发现有基础疾病，如高血压、心脏病、糖尿病、肝肾功能不全、免疫力缺陷等，经系统评估后对病毒性脑炎的诊断治疗无特殊影响者可进入临床路径。但可能增加医疗费用，延长住院时间。

（六）住院期间检查项目

1. 必需的检查项目：

（1）血常规、尿常规、大便常规。

（2）肝肾功能、电解质、血糖、血沉、C反应蛋白、ASO、支原体抗体、单胞病毒抗体IgM、EB病毒五项、TORCH-IgM及IgG、肠道病毒抗体IgM等病原学检查。

（3）心电图和X线胸片，并根据病情复查。

（4）脑电图。
（5）头颅 CT/MRI。
（6）脑脊液常规、生化及病原学检查（涂片、培养、病毒性抗体），血、脑脊液、咽拭子肠道病毒核酸检查，脑脊液人类疱疹病毒核酸筛查。
2. 根据患儿病情可选择的检查项目：
（1）血气分析、血乳酸、血氨、自身抗体、甲状腺相关抗体。
（2）血、脑脊液自身免疫性相关抗体。
（3）并发其他感染患儿行分泌物或排泄物细菌/真菌培养及药敏试验。
（4）血串联质谱分析及尿代谢筛查。

释义

■ 血常规、尿常规、大便常规是最基本三大常规检查，进入路径患儿均需完成。肝肾功能、电解质、血糖、血沉、心电图、X 线胸片可评估有无基础疾病，是否影响住院时间、费用及其治疗预后。血、脑脊液、咽拭子肠道病毒核酸检查，脑脊液人类疱疹病毒核酸筛查，单疱病毒抗体 IgM、EB 病毒五项、TORCH-IgM 及 IgG 明确病原。头颅 CT/MRI 协助评估患儿颅内是否存在病变及其严重程度以及确定是否存在脑疝（若存在脑疝，则禁行腰椎穿刺）。脑电图可协助评估脑神经元电活动情况，尤其是合并抽搐的患儿，脑电图可明确颅内异常放电程度和部位，对于抗癫痫药物选择有决定性意义。无腰穿禁忌证患儿，应尽早行腰椎穿刺，脑脊液常规、生化及病原学检查有助于明确感染程度及病毒类型，可进一步制订治疗方案。

■ 本病需与其他可引起中枢神经系统病变的疾病相鉴别，如怀疑先天遗传代谢病，需完善血气分析、血乳酸、血氨、血串联质谱分析及尿代谢筛查。怀疑结缔组织病或自身免疫性疾病，需完善自身抗体、甲状腺相关抗体。怀疑免疫性脑炎，需完善血及脑脊液自身免疫性抗体。怀疑合并其他感染者，需完善相应血、尿、便、呼吸道分泌物细菌、真菌、结核菌培养及药敏试验。

（七）选择用药

1. 抗病毒药物：阿昔洛韦或更昔洛韦、利巴韦林等。
2. 合并细菌感染时应用抗菌药物。
3. 渗透性脱水利尿药物：甘露醇、甘油果糖和呋塞米等。
4. 抗癫痫药物：频繁痫样发作者依据癫痫发作类型选用。
5. 糖皮质激素：地塞米松或甲基泼尼松龙等。
6. 保护脏器功能、营养神经药物。
7. 对症治疗和防治并发症相关药物。

释义

■ 所有疑似病毒性脑炎患儿，需尽早使用阿昔洛韦初始抗病毒治疗；对于有肾功能损害的患儿，应减少阿昔洛韦给药剂量。若合并免疫力低下或缺陷患儿，应延长抗病毒疗程。单纯疱疹病毒性脑炎、水痘-带状疱疹病毒性脑炎推荐使用阿昔洛韦。巨细胞病毒性脑炎推荐使用更昔洛韦或膦甲酸治疗。人疱疹病毒（HHV-6）感染，可以使用更昔洛韦或膦甲酸治疗。

（八）出院标准

1. 病情平稳，神经功能缺损表现有所好转或基本恢复。
2. 并发症得到有效控制。

释义

■ 患儿出院前应完成所有必须检查项目，并且抗病毒治疗足疗程，临床症状减轻，并发症有效控制，神经功能损害有所好转，无明显药物相关不良反应。

（九）变异及原因分析

重症病毒性脑炎或合并严重并发症，患儿出现呼吸肌麻痹，需机械通气治疗。频繁癫痫持续发作、深昏迷、严重感染等并发症须进入ICU治疗。

释义

■ 按标准治疗方案患儿病情恢复不理想、病情进行性加重，出现意识障碍、昏迷、频繁抽搐发作、惊厥持续状态呼吸肌麻痹考虑为重症病毒性脑炎，或发现其他严重基础疾病，需延长药物治疗时限或继续其他基础疾病的治疗，则中止本路径。合并严重并发症，如呼吸肌麻痹，需机械通气支持治疗。频繁抽搐发作，或癫痫持续状态，抗癫痫药物控制不佳，合并严重感染等上述情况，均需要中止本路径，延长治疗时间，增加治疗费用，医师需在表单中明确说明。

■ 因患儿方面的主观原因导致执行临床路径出现变异，需医师在表单中予以说明。

五、病毒性脑炎给药方案

【用药选择】

1. 抗病毒药物：所有疑似病毒性脑炎患儿均应使用阿昔洛韦进行初始治疗，对于有肾功能损害的患儿，应减少阿昔洛韦的给药剂量。
（1）单纯疱疹病毒性脑炎推荐使用阿昔洛韦。
（2）水痘-带状疱疹病毒性脑炎使用阿昔洛韦。
（3）巨细胞病毒性脑炎推荐采用更昔洛韦治疗。
（4）人疱疹病毒（HHV6）感染者，可以采用更昔洛韦治疗。
2. 糖皮质激素：对于单纯疱疹病毒性脑炎患儿不推荐常规使用糖皮质激素。
3. 丙种球蛋白：对于肠道病毒所致严重性的病毒性脑炎患儿可使用丙种球蛋白治疗。

【药学提示】

1. 阿昔洛韦主要通过肾脏代谢，肾脏损害者接受阿昔洛韦治疗时可造成死亡。用药前或用药期间应检查肾功能。免疫功能不全的患儿接受阿昔洛韦治疗时，可发生血栓形成、血小板减少性紫癜、溶血、尿毒症，并可导致死亡。
2. 更昔洛韦主要通过肾脏代谢，并可导致粒细胞减少、贫血、血小板减少，故需监测血常规、肾功能、凝血功能，肾功能不全者应根据其肌酐清除率酌情减量。

【注意事项】

1. 及时诊断病毒性脑炎，积极寻找病毒类型，尽早给予针对性抗病毒治疗，合理护理避免并发症，有助于改善预后。

2. 抗病毒治疗要足疗程，以免出现病情复发。

六、儿童病毒性脑炎护理规范

1. 积极控制高热。体温超过38.5℃者，采用物理降温（温水擦浴、使用退热贴等）或应用退热药物治疗。

2. 保持患儿安静。出现惊厥需要及时止惊，需严密监测生命体征，做好呼吸支持准备，保持呼吸道通畅，必要时吸氧。

3. 对于昏迷患儿，防止压疮和泌尿系感染，注意口腔护理、保持呼吸道通畅。

七、儿童病毒性脑炎营养治疗规范

1. 饮食宜清淡。

2. 注意营养支持，维持水、电解质平衡。

八、儿童病毒性脑炎患儿健康宣教

1. 对于有后遗症的患儿，应进行康复训练，争取尽量以恢复正常生理功能。

2. 出院后注意休息，观察患儿的神经系统症状体征，有病情变化及时复诊，复查头颅影像学。

九、推荐表单

（一）医师表单

病毒性脑炎临床路径医师表单

适用对象：第一诊断为病毒性脑炎（ICD- A86. x00）

患儿姓名：	性别：　年龄：　门诊号：	住院号：
住院日期：　年　月　日	出院日期：　年　月　日	标准住院日：2~3周

时间	住院第1天	住院第2天
主要诊疗工作	□ 询问病史及体格检查 □ 完善辅助检查 □ 评估既往腰穿、影像学结果及脑电图等结果，进行首次腰穿并确定复查时间 □ 初步确定治疗方案 □ 向患儿及其家属告知病情、检查结果及治疗方案，签署各种检查知情同意书 □ 完成首次病程记录等病历书写 □ 主治医师查房意见，必要时主任医师查房，指导诊断，治疗 □ 完成上级医师查房记录 □ 必要时向患儿及家属介绍病情变化及相关检查结果	□ 上级医师查房 □ 书写病程记录 □ 继续观察病情变化，并及时与患儿家属沟通 □ 尽快完善必要检查如头颅 MRI
重点医嘱	**长期医嘱：** □ 一/二级护理 □ 抗病毒药物 □ 抗生素药物（不能排除或合并细菌感染时） □ 糖皮质激素治疗等（必要时） □ 脱水降颅压等（必要时） □ 保护脏器功能（必要时） □ 其他用药依据病情下达 **临时医嘱：** □ 血常规、尿常规、大便常规 □ 血肝肾功能、血糖、心肌酶、电解质、凝血功能、血培养加药敏、C反应蛋白、ASO、支原体抗体、单胞病毒抗体 IgM、EB病毒五项、TORCH-IgM 及 IgG 等病原学检查 □ 心电图、X线胸片 □ 脑电图 □ 头颅 CT 或头颅 MRI □ 腰椎穿刺脑脊液检查 □ 其他检查（酌情）：血气分析、血氨、血乳酸、血串联质谱、尿代谢筛查、自身抗体、甲状腺抗体、脑脊液免疫学检查	**长期医嘱：** □ 一/二级护理 □ 抗病毒药物 □ 抗生素药物（不能排除或合并细菌感染时） □ 糖皮质激素治疗等（必要时） □ 脱水降颅压等（必要时） □ 保护脏器功能（必要时） □ 其他用药依据病情下达 **临时医嘱：** □ 根据化验结果调整用药
病情变异记录	□ 无　□ 有，原因： 1. 2.	□ 无　□ 有，原因： 1. 2.
医师签名		

时间	住院第 3~7 天	住院第 8~13 天	住院第 14~21 天（出院日）
主要诊疗工作	□ 三级医师查房 □ 予以抗病毒及对症治疗 □ 根据患儿病情调整治疗方案和检查项目 □ 完成上级医师查房记录 □ 向患儿及家属介绍病情及相关检查结果 □ 必要时请相关科室会诊 □ 复查结果异常的化验检查	□ 上级医师查房 □ 根据患儿病情调整治疗方案和检查项目 □ 神经科查体，评价神经功能状态 □ 完成上级医师查房记录 □ 向患儿及家属介绍病情及相关检查结果 □ 复查结果异常的化验检查	□ 向患儿家属介绍患儿出院后注意事项 □ 将出院证明书交患儿家属办理出院手续
重点医嘱	**长期医嘱：** □ 一/二级护理 □ 抗病毒药物 □ 抗生素药物（不能排除或合并细菌感染时） □ 糖皮质激素治疗等（必要时） □ 脱水降颅压等（必要时） □ 保护脏器功能（必要时） □ 必要时护脑营养神经药物 **临时医嘱：** □ 根据病情变化必要时调整用药 □ 依据病情变化必要时进一步完善相关检查（自身免疫性脑炎等） □ 复查异常化验	**长期医嘱：** □ 一/二级护理 □ 抗病毒药物 □ 抗生素药物（不能排除或合并细菌感染时） □ 护脑营养神经药物（必要时） □ 保护脏器功能（必要时） **临时医嘱：** □ 依据病情变化必要时进一步完善相关检查（如自身免疫性脑炎等）	□ 出院带药 □ 嘱患儿在医师指导下服药
病情变异记录	□ 无 □ 有，原因： 1. 2.	□ 无 □ 有，原因： 1. 2.	□ 无 □ 有，原因： 1. 2.
医师签名			

（二）护士表单

病毒性脑炎临床路径护士表单

适用对象：第一诊断为病毒性脑炎（ICD- A86. x00）

患儿姓名：	性别： 年龄： 门诊号：	住院号：
住院日期： 年 月 日	出院日期： 年 月 日	标准住院日：2~3周

时间	住院第1天	住院第2天
健康宣教	□ 入院宣教 □ 介绍主管医师、护士 □ 介绍环境、设施 □ 介绍住院注意事项 □ 介绍探视和陪伴制度 □ 介绍贵重物品制度	□ 主管护士与患儿及家属沟通 □ 宣教疾病知识、用药知识及特殊检查操作过程
护理处置	□ 核对患儿，佩戴腕带 □ 建立入院护理病历 □ 测量血压及体重 □ 严记出入量	□ 随时观察患儿病情变化 □ 测量血压 □ 记录出入量 □ 遵医嘱正确使用药物 □ 协助医师完成各项检查、化验
基础护理	□ 二/一级护理 □ 晨晚间护理 □ 患儿安全管理	□ 二/一级护理 □ 晨晚间护理 □ 患儿安全管理
专科护理	□ 护理查体 □ 病情观察 □ 意识状态观察 □ 抽搐发作观察并记录 □ 需要时，填写跌倒及压疮防范表 □ 需要时，请家属陪伴 □ 书写护理病历 □ 协助行视频脑电图或脑电监测患儿做好检查前准备	□ 病情观察 □ 意识状态观察 □ 体温监测 □ 观察并记录抽搐发作情况 □ 发作时的对症处理及安全护理 □ 观察并记录头痛、肢体活动、尿便情况 □ 遵医嘱完成相关检查 □ 督导服药
重点医嘱	□ 详见医嘱执行单	□ 详见医嘱执行单
病情变异记录	□ 无 □ 有，原因： 1. 2.	□ 无 □ 有，原因： 1. 2.
护士签名		

时间	住院第 3~7 天	住院第 8~13 天	住院第 14~21 天（出院日）
健康宣教	□ 疾病知识宣教 □ 给予患儿及家属心理支持 □ 指导退热药物的使用及物理降温方法 □ 指导抽搐发作时的处理方法及注意事项	□ 疾病知识宣教 □ 指导退热药物的使用及物理降温方法 □ 指导抽搐发作时的处理方法及注意事项 □ 指导康复肢体的护理方法	□ 出院宣教 □ 复查时间 □ 服药方法 □ 指导康复肢体的护理方法 □ 指导办理出院手续
护理处置	□ 随时观察患儿病情变化 □ 测量血压 □ 记录出入量 □ 遵医嘱正确使用药物 □ 协助医师完成各项检查、化验	□ 随时观察患儿病情变化 □ 测量血压 □ 记录出入量 □ 遵医嘱正确使用药物 □ 协助医师完成各项检查、化验	□ 办理出院手续 □ 书写出院小结
基础护理	□ 二/一级护理 □ 晨晚间护理 □ 患儿安全管理	□ 二级护理 □ 晨晚间护理 □ 患儿安全管理	□ 三级护理 □ 晨晚间护理 □ 患儿安全管理
专科护理	□ 病情观察 □ 意识状态观察 □ 体温监测 □ 观察并记录抽搐发作情况 □ 发作时的对症处理及安全护理 □ 观察并记录头痛、肢体活动、尿便情况 □ 遵医嘱完成相关检查 □ 督导服药	□ 病情观察 □ 意识状态观察 □ 体温监测 □ 观察并记录抽搐发作情况 □ 发作时的对症处理及安全护理 □ 观察并记录头痛、肢体活动、尿便情况 □ 遵医嘱完成相关检查 □ 督导服药	□ 病情观察 □ 意识状态观察 □ 体温监测 □ 观察并记录抽搐发作情况 □ 发作时的对症处理及安全护理 □ 观察并记录头痛、肢体活动、尿便情况 □ 遵医嘱完成相关检查 □ 督导服药 □ 健康教育：针对具体情况做个体化指导
重点医嘱	□ 详见医嘱执行单	□ 详见医嘱执行单	□ 详见医嘱执行单
病情变异记录	□ 无　□ 有，原因： 1. 2.	□ 无　□ 有，原因： 1. 2.	□ 无　□ 有，原因： 1. 2.
护士签名			

（三）患儿表单

病毒性脑炎临床路径患儿表单

适用对象：第一诊断为病毒性脑炎（ICD- A86. x00）

患儿姓名：	性别：　　年龄：　　门诊号：	住院号：
住院日期：　　年　月　日	出院日期：　　年　月　日	标准住院日：2~3 周

时间	入院当日	住院期间（住院第 2~13 天）	住院第 14~21 天（出院日）
医患配合	□ 配合询问病史、收集资料，请务必详细告知既往史、用药史、过敏史 □ 配合进行体格检查 □ 有任何不适告知医师	□ 接受相关化验检查宣教，正确留取标本，配合检查 □ 必要时配合康复训练 □ 有任何不适告知医师 □ 接受疾病及用药等相关知识指导	□ 办理出院手续 □ 知道出院注意事项 □ 知道复印病历方法 □ 知道门诊复诊时间、复查内容
护患配合	□ 配合测量体温、脉搏、呼吸、血压、出入量、体重 □ 配合完成入院护理评估单 □ 接受入院宣教 □ 有任何不适告知护士	□ 配合测量体温、脉搏、呼吸、血压、出入量，回答每日抽搐发作情况 □ 接受相关化验检查宣教，正确留取标本，配合检查 □ 有任何不适告知护士 □ 接受输液、服药治疗 □ 注意安全，避免坠床或跌倒 □ 配合执行探视及陪伴制度	□ 接受出院宣教 □ 获取出院带药 □ 知道药品的服用方法、作用、不良反应、注意事项
饮食	□ 遵医嘱饮食	□ 遵医嘱饮食	□ 遵医嘱饮食
活动	□ 适度活动	□ 适度活动	□ 适度活动
患儿监护人签名			

附：原表单（2016年版）

病毒性脑炎临床路径表单

适用对象：第一诊断为病毒性脑炎（ICD- A86. x00）

患儿姓名：	性别：　　年龄：　　门诊号：	住院号：
住院日期：　　年　月　日	出院日期：　　年　月　日	标准住院日：2~3周

时间	住院第1天	住院第2天
主要诊疗工作	□ 询问病史及体格检查 □ 完善辅助检查 □ 评估既往腰穿、影像学结果及脑电图等结果，进行首次腰穿并确定复查时间 □ 初步确定治疗方案 □ 向患儿及其家属告知病情、检查结果及治疗方案，签署各种检查知情同意书 □ 完成首次病程记录等病历书写 □ 主治医师查房意见，必要时主任医师查房，明确诊断，指导治疗 □ 完成上级医师查房记录 □ 必要时向患儿及家属介绍病情变化及相关检查结果	□ 上级医师查房 □ 书写病程记录 □ 继续观察病情变化，并及时与患儿家属沟通 □ 患儿复查抽血项目中异常的检查
重点医嘱	**长期医嘱：** □ 一/二级护理 □ 抗病毒药物 □ 抗生素药物（不能排除或合并细菌感染时） □ 糖皮质激素治疗等（必要时） □ 脱水降颅压等（必要时） □ 保护脏器功能（必要时） □ 其他用药依据病情下达 **临时医嘱：** □ 血常规、尿常规、大便常规 □ 血肝肾功能、血糖、心肌酶、电解质、凝血功能、血培养加药敏 □ 心电图、X线胸片 □ 脑电图 □ 头颅CT或头颅MRI □ 腰椎穿刺脑脊液检查	**长期医嘱：** □ 一/二级护理 □ 抗病毒药物 □ 抗生素药物（不能排除或合并细菌感染时） □ 糖皮质激素治疗等（必要时） □ 脱水降颅压等（必要时） □ 保护脏器功能（必要时） □ 其他用药依据病情下达 **临时医嘱：** □ 根据化验结果调整用药 □ 依据病情需要下达
主要护理工作	□ 入院宣教及护理评估 □ 正确执行医嘱 □ 严密观察患儿病情变化	□ 观察病情变化同前 □ 按时评估病情，相应护理措施到位 □ 特殊用药护理同前
病情变异记录	□ 无　□ 有，原因： 1. 2.	□ 无　□ 有，原因： 1. 2.
护士签名		
医师签名		

时间	住院第3~7天	住院第8~13天	住院第14~21天（出院日）
主要诊疗工作	□ 三级医师查房 □ 根据患儿病情调整治疗方案和检查项目 □ 完成上级医师查房记录 □ 向患儿及家属介绍病情及相关检查结果 □ 相关科室会诊 □ 复查结果异常的化验检查	□ 上级医师查房 □ 根据患儿病情调整治疗方案和检查项目 □ 神经科查体，评价神经功能状态 □ 完成上级医师查房记录 □ 向患儿及家属介绍病情及相关检查结果 □ 相关科室会诊 □ 复查结果异常的化验检查	□ 再次向患儿及家属介绍病人出院后注意事项 □ 将出院证明书交患儿或其家属办理出院手续
重点医嘱	**长期医嘱：** □ 一/二级护理 □ 抗病毒药物 □ 抗生素药物（不能排除或合并细菌感染时） □ 糖皮质激素治疗等（必要时） □ 脱水降颅压等（必要时） □ 保护脏器功能（必要时） □ 必要时护脑营养神经药物 □ 其他用药依据病情下达 **临时医嘱：** □ 根据病情变化必要时调整用药 □ 依据病情变化必要时进一步完善相关检查（自身免疫性脑炎等） □ 复查异常化验 □ 依据病情需要下达	**长期医嘱：** □ 一/二级护理 □ 抗病毒药物 □ 抗生素药物（不能排除或合并细菌感染时） □ 护脑营养神经药物（必要时） □ 保护脏器功能（必要时） □ 其他用药依据病情下达 **临时医嘱：** □ 依据病情变化必要时进一步完善相关检查（如自身免疫性脑炎等）	□ 出院带药 □ 嘱患儿在医师指导下服药
主要护理工作	□ 观察病情变化同前 □ 按时评估病情，相应护理措施到位 □ 特殊用药护理同前	□ 观察病情变化同前 □ 按时评估病情，相应护理措施到位 □ 特殊用药护理同前	□ 出院带药服用指导 □ 特殊护理指导 □ 告知复诊时间和地点 □ 交代常见的药物不良反应，嘱其定期门诊复诊
病情变异记录	□ 无 □ 有，原因： 1. 2.	□ 无 □ 有，原因： 1. 2.	□ 无 □ 有，原因： 1. 2.
护士签名			
医师签名			

第四十章

传染性单核细胞增多症临床路径释义

【医疗质量控制指标】（专家建议）

指标一、诊断需结合临床表现和病原学检查。

指标二、抗菌药物需有指征用药（禁用氨苄西林和阿莫西林）。

一、传染性单核细胞增多症编码

疾病名称及编码：传染性单核细胞增多症（ICD-10：B27.0）

二、临床路径检索方法

B27.0

三、国家医疗保障疾病诊断相关分组（CHS-DRG）

MDC 编码：MDCS 感染及寄生虫病（全身性或不明确部位的）

ADRC 编码：SU1 病毒性疾患

四、传染性单核细胞增多症临床路径标准住院流程

（一）适用对象

第一诊断为传染性单核细胞增多症（ICD-10：B27）（无并发症患儿）。

释义

■ 本临床路径适用对象为第一诊断为传染性单核细胞增多症的患儿。

■ EB 病毒感染再激活、慢性活动性 EB 病毒感染等非原发性 EB 病毒感染，以及 EB 病毒以外的其他病原（巨细胞病毒、鼠弓形虫及肝炎病毒）感染引起的类传染性单核细胞增多症进入其他临床路径。

■ 第一诊断为传染性单核细胞增多症而合并其他病原感染如细菌感染、支原体感染，并发脾破裂、溶血性贫血、血小板减少性紫癜、心肌炎、无菌性脑膜炎、脑膜脑炎，以及重症患儿出现噬血细胞综合征等进入其他路径。

（二）诊断依据

根据《实用儿科学》（江载芳、申昆玲、沈颖主编，人民卫生出版社，2015 年，第 8 版）、中华医学会儿科学分会感染学组《儿童主要非肿瘤性 EB 病毒感染相关疾病的诊断和治疗原则建议》（2016 年，中华儿科杂志）。

1. 临床症状：至少 3 项以上。

（1）发热。

（2）咽炎、扁桃体炎。

（3）颈淋巴结肿大（1cm 以上）。

（4）肝脏增大（4 岁以下：2cm 以上；4 岁以上：可触及）。

（5）脾脏肿大（可触及）。
（6）眼睑水肿。
2. 实验室指标：外周血异型淋巴细胞百分比≥10%，淋巴细胞增多≥5.0×10^9/L为主。
3. EB病毒抗体检查。
（1）抗EBV-VCA-IgM和抗EBV-VCA-IgG抗体阳性，且抗EBV-NA-IgG阴性。
（2）抗EBV-VCA-IgM阴性，但抗EBV-VCA-IgG抗体阳性，且为低亲和力抗体。

释义

■ 根据《诸福棠实用儿科学》（江载芳、申昆玲、沈颖主编，人民卫生出版社，2015，第8版），中华医学会儿科学分会感染学组《儿童主要非肿瘤性EB病毒感染相关疾病的诊断和治疗原则建议》（2016年，中华儿科杂志）。

■ 本病为EB病毒感染所致，EB病毒通过口腔唾液传播，输血及粪便亦为传染源之一。病毒进入口腔后，在咽部淋巴组织内繁殖，继而进入血流产生病毒血症，主要累及全身淋巴组织及具有淋巴细胞的组织与内脏。

■ 小儿潜伏期较短，4~15天，大多为10天，青年期潜伏期可达30天。发病或急或缓，半数有前驱期，继之有发热、咽痛、全身不适、恶心、疲乏、出汗、头痛、颈淋巴结肿大等。绝大多数患儿均有不同程度的发热，热型不定，一般在39℃左右，但幼儿多不发热或仅为低热。淋巴结急性肿大为本病的特征之一。部分患儿亦可有皮疹，疹型多样无特异。

■ 肿大淋巴结主要在双侧前后颈部，两侧可不对称，柔韧，无压痛，互不粘连。肿大淋巴结亦可出现在腋窝、肱骨上髁等部位。咽峡炎表现为扁桃体充血、肿大，扁桃体陷窝可见白色渗出物，偶可形成假膜。约有20%的病例可有肝增大、肝区压痛，偶有黄疸。部分病人脾肿大。

■ 外周血常规表现为淋巴细胞总数增高，高于5.0×10^9/L，其中非典型性淋巴细胞多达1.0×10^9/L以上，白细胞总数中度增加，多见于病程第二周。部分患儿伴有肝功能损害。

■ EB病毒特异性抗体检测是确诊的必备条件。抗衣壳抗原（CA）抗体分IgM和IgG两型，均在急性期出现，IgM可维持4~8周，IgG可终生存在。抗早期抗原（EA）抗体分弥漫性D和限制性R两种，D多见于青少年，阳性率70%，维持3~6个月，R多见于小年龄儿，在病后2周以上出现高峰，一般维持2个月至3年。抗核心抗原（NA）抗体出现于发病后4~6周，阳性的效价亦较低，但可持续终生，如发现该抗体，则提示感染实际早已存在。另外血清EB病毒DNA含量高，提示存在病毒血症。

（三）治疗方案的选择

根据《实用儿科学》（江载芳、申昆玲、沈颖主编，人民卫生出版社，2015，第8版）、中华医学会儿科学分会感染学组《儿童主要非肿瘤性EB病毒感染相关疾病的诊断和治疗原则建议》（2016年，中华儿科杂志）。
1. 一般治疗：卧床休息，加强护理，避免发生严重并发症。
2. 抗病毒治疗：更昔洛韦每次5mg/kg，静脉滴注，每日2次，疗程7~10天，或阿昔洛韦剂量每次为5~10mg/kg，静脉滴注，每日3次，疗程7~10天。热退后可酌情停用抗病毒治疗。
3. 对症治疗：退热镇痛、镇咳、保肝等措施。

4. 激素治疗：如出现严重气道梗阻可选用激素治疗。

释义

■ 根据《诸福棠实用儿科学》（第8版）（人民卫生出版社）。

■ 急性期应卧床休息，加强护理，避免发生严重并发症。脾脏显著增大时尤应避免剧烈活动，以防破裂。抗病毒治疗可应用更昔洛韦每次5mg/kg，每日2次静点；或阿昔洛韦每次5~10mg/kg，每日3次静点，疗程7~10天。退热镇痛、镇静、镇咳、保肝等措施，用药过程中每周监测肝功能、血常规等。激素不作为常规治疗，当出现严重气道梗阻可选用激素治疗。

（四）标准住院日为14天内

释义

■ 根据患儿临床症状恢复时间决定住院天数。

（五）进入路径标准

1. 第一诊断必须符合（ICD-10：B27）传染性单核细胞增多症疾病编码。
2. 当患儿同时具有其他疾病诊断，但在治疗期间不需要特殊处理也不影响第一诊断的临床路径流程实施时，可以进入路径。

释义

■ 患儿同时具有其他疾病影响第一诊断的临床路径流程实施时均不适合进入临床路径。

■ 入院后常规检查发现以往没有发现的疾病或既往有基础疾病，经系统评估后对传染性单核细胞增多症诊断治疗无特殊影响，仅需要药物维持治疗者，可进入路径。但可能会增加医疗费用，延长住院时间。

（六）明确诊断及入院常规检查需1~2天（指工作日）

1. 必需的检查项目：
（1）血常规、血涂片、尿常规、大便常规+隐血。
（2）肝肾功能，EBV-VCA-IgM，EBV-VCA-IgG，EBV-NA-IgG。
（3）腹部超声（肝脾、肾、腹腔淋巴结）。
2. EBV-DNA。
3. 细胞免疫功能检查。
4. 骨髓形态学检查。

释义

■ 部分检查可以在门诊完成。

■ 根据病情部分检查可以不进行。

■ 根据患儿情况进行：血培养、CRP、PCT、骨髓形态学检查等。血培养可以鉴别细菌感染，CRP、PCT 增高可以提示是否可能合并细菌感染，骨髓形态学检查可以鉴别血液系统恶性疾病。

（七）治疗开始于诊断第 1 天

（八）出院标准

体温正常持续 2 天以上，血常规异常淋巴细胞< 10%，肝功能基本正常（肝酶低于正常值 2 倍）。

释义

■ 出院标准以患儿临床症状、体征及辅助检查为评判标准。出院时应体温正常，鼻塞及咽痛消失，生命体征稳定，肝功基本恢复正常。

（九）变异及原因分析

入院治疗过程中发生严重并发症者（包括脾破裂、溶血性贫血、血小板减少性紫癜、神经系统并发症、噬血细胞增多症、肝衰竭等），则退出路径或转入其他相应疾病路径。

释义

■ 因发生严重并发症需要进一步诊断和治疗，如脾破裂、溶血性贫血、血小板减少性紫癜、神经系统并发症、嗜血细胞增多综合征、肝衰竭等。

■ 由于存在其他医疗、护理、患儿、环境等多方面事前未预知的对本路径治疗可能产生影响的情况，需要中止执行路径或者是延长治疗时间、增加治疗费用。医师需要在表单中说明。

■ 为便于总结和在工作中不断完善和修订路径，应将变异原因归纳、总结，以便重新修订路径时作为参考。

五、传染性单核细胞增多症给药方案

【用药选择】

1. 抗病毒治疗可应用更昔洛韦每次 5mg/kg，每日 2 次静点；或阿昔洛韦每次 5~10mg/kg，每日 3 次静点，疗程 7~10 天。
2. 伴有肝功能损害的患儿，可应用还原性谷胱甘肽、门冬氨酸鸟氨酸及复方甘草酸酐等保护肝功能。

【药学提示】

更昔洛韦可引起中性粒细胞减少、贫血、血小板减少等骨髓抑制表现，亦可出现肝酶升高。

需要每周 1 次检测血常规及肝功能。若中性粒细胞绝对值在 0.5×10^9/L 以下，或血小板低于 25×10^9/L 应暂时停药。

【注意事项】

更昔洛韦需应用 5%的葡萄糖注射液或生理盐水配置，滴注 1 小时以上，滴注浓度不超过 10mg/ml。

六、传染性单核细胞增多症护理规范

1. 急性期应注意休息，如肝功能损害明显应卧床休息，

2. 防治脾破裂：避免任何可能挤压或撞击脾脏的动作，限制或避免运动，进行腹部体格检查时动作要轻柔，注意及时处理便秘，传染性单核细胞增多症患儿应尽量少用阿司匹林退热，因其可能诱发脾破裂及血小板减少。

3. 本病可出现鼻塞、打鼾，严重者可出现呼吸困难，应注意监测呼吸情况，及时对症护理及治疗。

七、传染性单核细胞增多症营养治疗规范

1. 饮食宜清淡，忌食生冷、肥甘、厚腻食物。

2. 食少者及高热者，适量补液。

八、传染性单核细胞增多症患儿健康宣教

1. 脾脏恢复很慢，定期复查腹部 B 超，传染性单核细胞增多症患儿尤其青少年应在症状改善 2~3 个月甚至 6 个月后才能剧烈运动。

2. 部分患儿疾病后可出现乏力疲劳等表现，应注意休息，适当补充营养。

九、推荐表单

（一）医师表单

传染性单核细胞增多症临床路径医师表单

适用对象：第一诊断为传染性单核细胞增多症（ICD-10：B27）

患儿姓名：	性别：　年龄：　门诊号：	住院号：
住院日期：　年　月　日	出院日期：　年　月　日	标准住院日：7~14 天内

时间	住院第 1 天	住院第 2 天
主要诊疗工作	□ 询问病史及体格检查 □ 完成病历书写 □ 开化验单 □ 上级医师查房，初步确定诊断 □ 对症支持治疗 □ 通知患儿家属病重或病危，并签署病重或病危通知书（必要时）	□ 上级医师查房 □ 完成入院检查 □ 继续对症支持治疗 □ 完成上级医师查房记录等病历书写 □ 向患儿及家属交代病情及其注意事项
重点医嘱	**长期医嘱：** □ 儿科护理常规 □ 二级护理 □ 软食或普食 □ 视病情通知病重或病危 □ 其他医嘱 **临时医嘱：** □ 血常规、血涂片、尿常规、大便常规+潜血 □ 肝肾功能、EBV-IgM、EBV-IgG、EBV-DNA □ 腹部 B 超 □ 其他医嘱	**长期医嘱：** □ 患儿既往基础用药 □ 其他医嘱 **临时医嘱：** □ 细胞免疫功能检查 □ 骨穿（必要时） □ 骨髓形态学（必要时） □ 其他医嘱
病情变异记录	□ 无　□ 有，原因： 1. 2.	□ 无　□ 有，原因： 1. 2.
医师签名		

时间	住院第 3~6 天	住院第 7~14 天（出院日）
主要诊疗工作	□ 上级医师查房 □ 复查血常规、血涂片 □ 复查肝功能（入院时肝功能异常者） □ 根据症状、体检及实验室结果，进行鉴别诊断和确定诊断 □ 根据其他检查结果进行鉴别诊断，判断是否合并其他疾病 □ 开始治疗 □ 完成病程记录	□ 上级医师查房，进行评估，确定有无并发症情况，明确是否出院 □ 完成出院记录、病案首页、出院证明书等 □ 向患儿交代出院后的注意事项，如返院复诊的时间、地点，发生紧急情况时的处理等
重点医嘱	**长期医嘱（视情况可第 2 天起开始治疗）：** □ 更昔洛韦或阿昔洛韦 □ 其他医嘱 **临时医嘱：** □ 复查血常规、血涂片 □ 复查肝功能 □ 对症支持 □ 其他医嘱	**出院医嘱：** □ 出院带药 □ 定期门诊随访 □ 监测血常规、血涂片 □ 监测 EBV-IgM、EBV-IgG、EBV-DNA
病情变异记录	□ 无　□ 有，原因： 1. 2.	□ 无　□ 有，原因： 1. 2.
医师签名		

（二）护士表单

传染性单核细胞增多症临床路径护士表单

适用对象：第一诊断为传染性单核细胞增多症（ICD-10：B27）

患儿姓名：	性别： 年龄： 门诊号：	住院号：
住院日期： 年 月 日	出院日期： 年 月 日	标准住院日：7~14 天

时间	住院第 1 天	住院第 2~6 天	住院第 7~14 天（出院日）
健康宣教	□ 介绍主管医师、护士 □ 介绍环境、设施 □ 介绍住院注意事项 □ 向患儿宣教戒烟、戒酒的重要性，减少二手烟的吸入	□ 主管护士与患儿沟通，了解并指导心理应对 □ 宣教疾病知识、用药知识及特殊检查操作过程 □ 告知检查及操作前后饮食、活动及探视注意事项及应对方式	□ 康复和锻炼 □ 定时复查 □ 出院带药服用方法 □ 饮食、休息等注意事项指导 □ 讲解增强体质的方法，减少感染的机会
护理处置	□ 核对患儿、佩戴腕带 □ 建立入院护理病历 □ 卫生处置：剪指（趾）甲、沐浴、更换病号服	□ 随时观察患儿病情变化 □ 遵医嘱正确使用治疗药物 □ 协助医师完成各项检查化验	□ 办理出院手续 □ 书写出院小结
基础护理	□ 二级护理 □ 晨晚间护理 □ 患儿安全管理	□ 二级护理 □ 晨晚间护理 □ 患儿安全管理	□ 三级护理 □ 晨晚间护理 □ 患儿安全管理
专科护理	□ 护理查体 □ 需要时填写跌倒及压疮防范表 □ 需要时请家属陪伴 □ 心理护理	□ 遵医嘱完成相关检查 □ 心理护理 □ 遵医嘱正确给药	□ 病情观察：评估患儿生命体征 □ 心理护理
重点医嘱	□ 详见医嘱执行单	□ 详见医嘱执行单	□ 详见医嘱执行单
病情变异记录	□ 无 □ 有，原因： 1. 2.	□ 无 □ 有，原因： 1. 2.	□ 无 □ 有，原因： 1. 2.
护士签名			

（三）患儿表单

传染性单核细胞增多症临床路径患儿表单

适用对象：第一诊断为传染性单核细胞增多症（ICD-10：B27）

患儿姓名：	性别： 年龄： 门诊号：	住院号：
住院日期： 年 月 日	出院日期： 年 月 日	标准住院日：7~14 天

时间	入院第 1 天	住院第 2~6 天	住院第 7~14 天 （出院日）
医患配合	□ 配合询问病史、收集资料，请务必详细告知既往史、用药史、过敏史 □ 配合进行体格检查 □ 有任何不适告知医师	□ 配合完善相关检查、化验，如采血、留尿、心电图、腹部 B 超等 □ 医师向患儿及家属介绍病情，如有异常检查结果需进一步检查 □ 配合用药及治疗 □ 配合医师调整用药 □ 有任何不适告知医师	□ 接受出院前指导 □ 知道复查程序 □ 获取出院诊断书
护患配合	□ 配合测量体温、脉搏、呼吸、血压、体重 □ 配合完成入院护理评估单（简单询问病史、过敏史、用药史） □ 接受入院宣教（环境介绍、病室规定、订餐制度、贵重物品保管等） □ 有任何不适告知护士	□ 配合测量体温、脉搏、呼吸，询问每日排便情况 □ 接受相关化验检查宣教，正确留取标本，配合检查 □ 有任何不适告知护士 □ 接受输液、服药治疗 □ 注意活动安全，避免坠床或跌倒 □ 配合执行探视及陪伴 □ 接受疾病及用药等相关知识指导	□ 接受出院宣教 □ 办理出院手续 □ 获取出院带药 □ 指导服药方法、作用、注意事项 □ 知道复印病历方法
饮食	□ 正常普食	□ 正常普食	□ 正常普食
排泄	□ 正常排尿便	□ 正常排尿便	□ 正常排尿便
活动	□ 适度活动	□ 适度活动	□ 适度活动

附：原表单（2019年版）

传染性单核细胞增多症临床路径表单

适用对象：第一诊断为传染性单核细胞增多症（ICD-10：B27）

患儿姓名：	性别： 年龄： 门诊号：	住院号：
住院日期： 年 月 日	出院日期： 年 月 日	标准住院日：7-14天内

时间	住院第1天	住院第2天
主要诊疗工作	□ 询问病史及体格检查 □ 完成病历书写 □ 开化验单 □ 上级医师查房，初步确定诊断 □ 对症支持治疗 □ 通知患儿家属病重或病危，并签署病重或病危通知书（必要时）	□ 上级医师查房 □ 完成入院检查 □ 继续对症支持治疗 □ 完成上级医师查房记录等病历书写 □ 向患儿及家属交代病情及其注意事项
重点医嘱	**长期医嘱：** □ 儿科护理常规 □ 二级护理 □ 软食或普食 □ 视病情通知病重或病危 □ 其他医嘱 **临时医嘱：** □ 血常规、血涂片、尿常规、大便常规+潜血 □ 肝肾功能、EBV-IgM、EBV-IgG、EBV-DNA □ 腹部B超 □ 其他医嘱	**长期医嘱：** □ 患儿既往基础用药 □ 其他医嘱 **临时医嘱：** □ 细胞免疫功能检查（必要时） □ 骨穿 □ 骨髓形态学 □ 其他医嘱
主要护理工作	□ 介绍病房环境、设施和设备 □ 入院护理评估 □ 宣教	□ 观察患儿病情变化
病情变异记录	□ 无 □ 有，原因： 1. 2.	□ 无 □ 有，原因： 1. 2.
护士签名		
医师签名		

时间	住院第 3~6 天	住院第 7~14 天（出院日）
主要诊疗工作	□ 上级医师查房 □ 复查血常规、血涂片 □ 复查肝功能（入院时肝功能异常者） □ 根据症状、体检及实验室结果，进行鉴别诊断和确定诊断 □ 根据其他检查结果进行鉴别诊断，判断是否合并其他疾病 □ 开始治疗 □ 完成病程记录	□ 上级医师查房，进行评估，确定有无并发症情况，明确是否出院 □ 完成出院记录、病案首页、出院证明书等 □ 向患儿交代出院后的注意事项，如返院复诊的时间、地点，发生紧急情况时的处理等
重点医嘱	**长期医嘱（视情况可第 2 天起开始治疗）：** □ 更昔洛韦或阿昔洛韦 □ 其他医嘱 **临时医嘱：** □ 复查血常规、血涂片 □ 复查肝功能 □ 对症支持 □ 其他医嘱	**出院医嘱：** □ 出院带药 □ 定期门诊随访 □ 监测血常规、血涂片 □ 监测 EBV-IgM、EBV-IgG、EBV-DNA
护理工作	□ 观察患儿病情变化	□ 指导患儿家长办理出院手续
病情变异记录	□ 无　□ 有，原因： 1. 2.	□ 无　□ 有，原因： 1. 2.
护士签名		
医师签名		

第四十一章

自身免疫性溶血性贫血临床路径释义

【医疗质量控制指标】（专家建议）

指标一、诊断为自身免疫性溶血性贫血要求溶血的实验室证据和 DAT 阳性结果。

指标二、诊断需排除感染、自身免疫性疾病、肿瘤及药物等继发性因素。

指标三、对于大多数温抗体型自身免疫性溶血性贫血患儿，建议首选糖皮质激素。

一、自身免疫性溶血性贫血编码

疾病名称及编码：自身免疫性溶血性贫血（ICD-10：D59.102）

二、临床路径检索方法

D59.102，1 个月至 18 岁的儿童病例

三、国家医疗保障疾病诊断相关分组（CHS-DRG）

MDC 编码：QS2 溶血性贫血

四、自身免疫性溶血性贫血临床路径标准住院流程

（一）适用对象

1. 第一诊断为自身免疫性溶血性贫血（ICD-10：D59.102）。
2. 1 个月≤年龄< 18 岁。
3. 温抗体型。
4. 免疫性。

释义

■ 儿童自身免疫性溶血性贫血（autoimmunehemolytic anemia，AIHA）是儿童常见的溶血性疾病，其发生是因患儿免疫功能紊乱，产生红细胞自身抗体（IgG、IgM、IgA）和/或补体 C3 吸附于红细胞表面，导致红细胞过多、过早地被肝脏、脾脏内的巨噬细胞识别和吞噬，使红细胞破坏加速而引起的一种溶血性贫血。

■ 根据病因不同 AIHA 分为原发性与继发性两大类。继发性 AIHA 常见病因包括以下几种：

1. 感染：由细菌、病毒、支原体、螺旋体或疫苗接种等引起。

2. 免疫性疾病：如系统性红斑狼疮、幼年特发性关节炎、皮肌炎、免疫缺陷等。

3. 恶性肿瘤：如白血病、淋巴瘤等。

4. 药物：如青霉素类、奎宁、奎尼丁、甲基多巴、左旋多巴等。

■ 根据抗体性质不同 AIHA 分为温抗体型、冷抗体型和混合型三类。温抗体在 37℃时作用最强，又分为温性不完全抗体和温性溶血素。温性不完全抗体为 IgG 型抗体，温性溶血素为 IgM 型抗体。冷抗体在 4℃时作用最强，是一种完全抗体，又分

为冷凝集素和冷溶血素。冷凝集素是IgM型抗体，能引起冷凝集素综合征。冷溶血素是IgG型抗体，能引起阵发性寒冷性血红蛋白尿。温抗体型和冷抗体型两类又有相应的混合型。

■ 本临床路径适用对象为原发性温抗体型自身免疫性溶血性贫血。

（二）诊断依据

根据《诸福棠实用儿科学》（胡亚美、江载芳，申昆玲、沈颖，第8版，人民卫生出版社，2015），《血液病诊断和疗效标准》（张之南、沈悌主编，第3版，科学出版社，2008）《临床诊疗指南·血液病学分册》（中华医学会编著，人民卫生出版社，2007）。

1. 病史。

2. 临床表现及体征：常见的临床症状有面色苍黄、黄疸、茶色尿等。常见体征有肝脾大。

3. 实验室检查：

（1）血常规及外周血涂片：贫血程度不一。外周血涂片可见数量不等的球形红细胞、幼红细胞或红细胞碎片，网织红细胞增多。再生危象时，血象呈全血细胞减少，网织红细胞减少。

（2）血生化：间接胆红素水平高、LDH水平高。

（3）骨髓：呈幼红细胞增生现象，偶见红细胞轻度巨幼变。再生危象时，骨髓象呈增生减低。

（4）抗球蛋白试验：直接试验阳性，主要为抗IgG和抗补体C3型，偶有抗IgA型；间接试验可阳性或阴性。

释义

■ 本路径的制订主要参考《诸福棠实用儿科学》（胡亚美、江载芳、申昆玲、沈颖，第8版，人民卫生出版社，2015）。

■ 病史采集应包括现病史、既往史、个人史、家族史及预防接种史等。现病史包括患儿起病缓急，主要临床表现（贫血、黄疸、血红蛋白尿、发热等）及持续时间、严重程度、治疗情况，有无寒冷环境接触史，有无消瘦、乏力、盗汗、脱发、皮疹、关节痛、口腔溃疡等伴随症状，有无感染等并发症。既往史、个人史、家族史、预防接种史应包括出生史、既往健康状况、家中有无类似病患、疫苗接种类别及反应，有无放射线、药物和化学试剂接触史，有无输血及肝炎、结核等传染病史，家族中有无贫血、自身免疫性疾病及肿瘤等患儿。

■ 临床表现：温抗体型AIHA表现多样，起病缓急不一，临床上可分为急性、亚急性及慢性三型。其中急性型多见于婴幼儿，病前1~2周常有急性感染病史，起病急，伴发热、寒战、进行性贫血、黄疸、脾大，常发生血红蛋白尿；疾病呈自限性（病程≤6个月），起病1~2周后溶血可自行停止，50%的病例3个月内完全康复，严重溶血者可发生急性肾衰竭，出现少尿、无尿、水肿和氮质血症等。亚急性型起病缓，主要表现为疲劳、贫血、黄疸、肝脾大，病程约2年，部分病例可能转为慢性型。慢性型起病缓慢，呈进行性或间歇性溶血，感染可加重溶血。主要表现为贫血、黄疸、肝脾大，常伴血红蛋白尿，这些症状常反复发作，溶血持续数月或数年。少数AIHA患儿可合并血小板减少并出现皮肤、黏膜出血表现，称之为Evans综合征。

■ 与其他溶血性疾病一样，AIHA 贫血程度不一，外周血幼红细胞及网织红细胞增多，可有红细胞碎片等，需要注意的是患儿外周血可能同时出现球形红细胞增多，此需要与遗传性球形红细胞增多症进行鉴别，可通过酸化甘油溶血试验、基因检测等方法鉴别。

■ 由于红细胞破坏加速，大多数 AIHA 患儿的总胆红素会增高，且胆红素以间接胆红素为主。直接胆红素升高提示固有的肝脏疾病。AIHA 患儿中可见血清 LDH 增高，这表明存在溶血，尤其是血管内溶血。

■ 因溶血后代偿性增生反应，AIHA 患儿骨髓红系比例明显增高并可有病态造血现象，最常见的病态造血是幼红细胞巨幼样改变，应注意与巨幼细胞性贫血、急性髓细胞白血病 M6 型（AML-M6）及骨髓增生异常综合征（MDS）进行鉴别。根据病史、叶酸及维生素 B_{12} 测定、白血病细胞浸润证据及细胞遗传与分子生物学检查进行鉴别。

■ 在合并叶酸缺乏、严重感染等情况时 AIHA 可能发生溶血危象、再生障碍性贫血危象和巨幼细胞贫血危象，初诊病例即发生再生障碍性贫血危象时尤其要注意与真正的再生障碍性贫血、单纯红细胞再生障碍性贫血鉴别，通常溶血引起的再障危象会在溶血终止、感染等控制后短时内恢复正常血象。

■ 抗人球蛋白试验（Coombs test）是确诊 AIHA 的主要方法，有直接抗人球蛋白试验（DAT）和间接抗人球蛋白试验（IAT）两种。DAT 测定吸附在红细胞膜上的不完全抗体和补体，IAT 检测患儿血清中的游离抗体或补体。AIHA 患儿 DAT 多阳性，主要为抗 IgG 和抗补体 C3 型，提示每个红细胞上至少有 300~400 个 IgG 分子或 60~115 个补体 C3 分子。AIHA 患儿 IAT 可以阳性或阴性。采用流式细胞术检测红细胞膜结合的自身抗体 IgG 可以提高经典 DAT 的阳性率，从而提高 AIHA 的确诊率。对于 4 个月内无输血史或特殊药物服用史的患儿，如 DAT 阳性，结合临床表现和其他实验室检查可确定温抗体型 AIHA 的诊断。

（三）治疗方案的选择

1. 糖皮质激素作为首选治疗：可常规剂量或短疗程大剂量给药。
2. 免疫抑制剂：适用于激素治疗无效或激素维持量过高者，脾切除无效或复发者。
3. 脾切除：温抗体型患儿脾切除后约有 50%可获得缓解。
4. 红细胞输注：严重贫血或出现缺氧症状需要输红细胞。尽可能使用洗涤红细胞。
5. 其他：如静注大剂量丙种球蛋白、达那唑、长春碱等。

释义

■ 糖皮质激素是原发性温抗体型 AIHA 的一线首选治疗药物，对于发病相对平缓、贫血进展不快的病例可选择常规剂量给药。如果溶血发生急骤、贫血进展快速、出现休克或器官功能受损等情况应首先选用短疗程大剂量给药。对于接受糖皮质激素治疗的患儿应密切关注激素的不良反应并积极给予相应预防及治疗措施。静脉输注丙种球蛋白不推荐作为初治 AIHA 的常规疗法，但当糖皮质激素治疗效果不佳或病情严重时可合并使用。

■ 对于一线治疗效果不好的原发性温抗体型 AIHA，目前二线治疗推荐免疫抑制剂如巯嘌呤、环磷酰胺、环孢素 A 以及靶向药物 CD20 单克隆抗体（利妥昔单抗）等治疗。

■ 因红细胞膜上或血浆中存在相应抗体或补体，AIHA 患儿输血时有可能出现严重输血反应或使溶血加重，因此只有在贫血严重或出现缺氧症状时才考虑输注红细胞。根据患儿的一般状态、疾病进展速度等个体化情况决定是否输血。必须输血时应选择输注洗涤红细胞，而且输注速度不要太快。

■ 脾切除的适应证包括：对激素治疗有禁忌证；经大剂量激素治疗无效者；需长期用较大剂量激素才能维持血红蛋白于正常水平者；激素与免疫抑制剂联用仍不能控制溶血者；经常反复发作者。

（四）标准住院日

标准住院日为 14 天。

释义

急性型预后较好，对激素治疗反应敏感。根据治疗方案的选择，标准住院日酌情缩短或延长。

（五）进入路径标准

1. 第一诊断必须符合 ICD-10 D59.102 自身免疫性溶血性贫血（AIHA）疾病编码，且 1 个月≤年龄< 18 岁。
2. 血液检查指标符合需要住院指征：血红蛋白< 70g/L，或伴有明显缺氧症状，或血红蛋白下降过快。
3. 当患儿同时具有其他疾病诊断，但在住院期间不需要特殊处理，也不影响第一诊断的临床路径流程实施时，可以进入路径。

释义

■ 本路径适用对象为原发性温抗体型自身免疫性溶血性贫血（ICD-10 D59.102）。

■ 起病缓慢、进展不快、一般状况良好的 AIHA 患儿可以在门诊治疗，而血红蛋白< 70g/L，或伴有明显缺氧症状，或血红蛋白下降过快的需住院患儿可纳入本临床路径。

■ 患儿入院后经详细检查可能发现过去未诊断的其他疾病，如果这些疾病不需要特殊处理可按本临床路径对 AIHA 进行治疗。而一旦发现这些疾病较 AIHA 更严重或对 AIHA 治疗有影响，则不宜进入本路径。如原有疾病经治疗后已达稳定或者虽还需要持续用药，但不影响第一诊断预后和路径实施的也可进入路径，只是可能因此延长住院时间并增加医疗费用。

（六）明确诊断及入院常规检查需2~3天（工作日）

1. 必需检查的项目：

（1）血常规（包括网织红细胞计数）、尿常规、大便常规+潜血。

（2）抗人球蛋白试验、冷凝集素试验。

（3）肝肾功能、电解质、凝血功能、溶血全套、输血前检查、红细胞沉降率、血涂片、血型、自身免疫疾病筛查。

2. 根据患儿情况可选择的检查项目：

（1）感染相关病原检查。

（2）相关影像学检查。

（3）骨髓形态学检查。

释义

■ 血常规、尿常规、大便常规是住院基础检查，获取的信息量大。通过血常规检查可以判断是否为单纯贫血或合并血小板减少，如同时有血小板减少则应甄别是否为Evans综合征。如果白细胞数量或分类或形态明显改变，有助于判断感染或其他血液疾病。网织红细胞计数可以了解贫血属于增生性还是增生不良性，这对溶血的诊断意义重大。尿常规检查可以确定尿胆原、尿胆素水平，有无脓尿、血尿、管型尿等，这有助于判断患儿有无溶血、泌尿道感染或肾脏受损，对查找溶血病因及溶血后肾损伤的确定有指导作用。大便常规+潜血可判断有无肠道感染或出血，有助于某些继发性溶血性贫血的病因寻找。外周血红细胞形态学检查可以帮助急性溶血的诊断，对遗传性球形红细胞增多症、β-珠蛋白生成障碍性贫血的诊断有决定或辅助作用。

■ 抗人球蛋白试验、冷凝集素试验是确诊AIHA的必需检查。抗人球蛋白试验中DAT是诊断温抗体型AIHA的经典实验方法，约90%的患儿DAT阳性，所测抗体主要是抗IgG和抗C3型，偶见抗IgA型，罕见抗IgM型。IAT则可阳性或阴性。冷凝集素试验（CAT）有助于鉴别冷抗体型AIHA。

■ 肝肾功能、电解质检查对溶血病因及严重程度的判断极其重要，肝酶异常对肝豆状核变性、病毒性肝炎等诊断意义重大，间接胆红素升高有助于判断是否溶血。肾功能异常是溶血引起肾损害的重要指标，也是疾病严重程度的重要指征。乳酸脱氢酶（LDH）水平可以了解红细胞破坏程度。凝血功能检查对监测有无弥散性血管内溶血（DIC）及病情危重程度有重要的参考价值。溶血全套检测包括酸热糖水试验、异丙醇试验、红细胞渗透脆性试验、葡萄糖-6-磷酸脱氢酶（G6PD）活性测定等，有助于查明溶血病因，对除外阵发性睡眠性血红蛋白尿症（PNH）、遗传性球形红细胞增多症、遗传性葡萄糖-6-磷酸脱氢酶（G6PD）缺乏症（蚕豆病）、珠蛋白生成障碍性贫血及急性溶血危象等有重要的指导作用。血型及输血前检查（乙型肝炎、丙型肝炎、艾滋病、梅毒）为患儿住院期间可能需要紧急输血做准备，或为需要急诊输血的必备项目。其他如血浆游离血红蛋白（FHb）和结合珠蛋白（HP）测定对判断血管内溶血价值较大。

■ 自身免疫性疾病筛查主要包括抗可溶性抗原（ENA）全套、抗链球菌溶血素O、红细胞沉降率等，用于除外可能导致继发性溶血性贫血的自身免疫性疾病，以避免误诊。

■ 骨髓细胞形态学检查是国内诊断 AIHA 的依据之一，患儿骨髓红系多呈增生状态。对于全血细胞减少者则有助于判断是否合并再障危象、排除其他血液系统疾病。

■ 胸部 CT 或 X 线检查可明确肺部情况，了解有无肺部感染、心脏大小等情况；腹部 B 超可明确患儿有无肝脾肿大、肝脾包块及其他腹腔脏器异常或包块；心电图及超声心动图对确定心脏病变有帮助；其他影像学检查及脏器检查需根据溶血伴发症状决定。

■ 对发病前或治疗过程中有感染症状的患儿应做病原微生物检查，根据具体情况选择不同的体液培养，血涂片找疟原虫，不同病原体的抗原、抗体检测或 DNA 检测。根据确定的病原体感染情况尽可能快地控制病情。

（七）治疗开始于诊断后第 1 天

（八）治疗方案与药物选择

1. 糖皮质激素作为首选治疗：注意观察糖皮质激素的副作用并对症处理。

（1）常规剂量：泼尼松 1~2mg/（kg · d），分次口服，用药 2~4 周后，逐渐减停。

（2）短疗程大剂量给药：甲泼尼龙 15~30mg/（kg · d），或地塞米松 0.5~1.0mg/（kg · d），3~5 天后减量或停药。

2. 红细胞输注：尽可能输洗涤红细胞，每次 10~15ml/kg。

3. 静脉输注丙种球蛋白：0.4~2.0g/（kg · d）×5，1 天，糖皮质激素效果不佳时使用或病情严重时合并使用。

4. 病情极其严重或糖皮质激素、丙种球蛋白效差的病例可考虑环孢素 A 或其他免疫抑制剂（如环磷酰胺）治疗。

释义

■ 糖皮质激素是原发性温抗体型 AIHA 患儿的一线首选治疗药物，对于发病相对平缓、贫血进展不快的病例可选择常规剂量给药，泼尼松 1~2mg/（kg · d），分次给药。初治患儿或不能服药的患儿也可采用同等效价的甲泼尼龙、氢化可的松、地塞米松等静脉给药，病情稳定、溶血终止或贫血基本纠正后改为口服给药并逐渐减量，一般达最小有效剂量后维持用药至少 3~6 个月，停药前复查抗人球蛋白试验及肝肾功能检查，建议在抗人球蛋白试验阴转后再完全停药。溶血发生急骤、贫血进展快速、出现休克或器官功能受损等情况时应首先选用短疗程大剂量给药，甲泼尼龙 15~30mg/（kg · d），或地塞米松 0.5~1.0mg/（kg · d），静脉给药 3~5 天后，根据病情逐渐减量，注意疗程不宜过长，以减少或避免不良反应的发生。患儿一般情况好转后改为等效药物口服给药并逐渐减量、停药。若糖皮质激素治疗 3~4 周无效或维持用药剂量过大（泼尼松每天用量 10mg 以上才能控制溶血）应考虑更换其他治疗方案。

■ 对于病情进展快速、溶血严重、贫血程度达重度的危重症患儿或糖皮质激素初始治疗效果不佳者可同时给予静脉输注丙种球蛋白，使用方案包括 0.4g/（kg·d），共 5 天，1.0g/（kg·d），共 2 天，或 2.0g/（kg·d），共 1 天，部分患儿有效但疗效不能长期维持。

■ 一线治疗药物糖皮质激素及丙种球蛋白治疗效果不好或糖皮质激素维持剂量过大的患儿可以应用二线治疗药物，如环孢素 A、利妥昔单抗治疗。

■ 因贫血严重可能造成缺氧、休克等，需要通过“替代性”输血措施迅速改善重症贫血患儿的缺血缺氧症状和体征，维持重要脏器（心、肺、脑、肾上腺等）功能，为控制溶血赢得时间。

■ 儿童重度贫血在不同年龄有不同的参考值，一般血红蛋白水平低于 70g/L 时应考虑输血。对于急性溶血或心肺功能不全者，因患儿对缺血耐受程度差可放宽输血指征，此时血红蛋白水平在 70g/L 以上患儿也可能耐受不了，必须通过输血改善症状。慢性溶血患儿因长期处于贫血状态，机体通过代偿已经适应贫血及慢性缺氧状态，此时血红蛋白水平低于 70g/L 也不一定需要输血，但血红蛋白低于 30g/L 属于紧急输血指征，患儿随时可能因为缺氧出现惊厥、休克等，此时无论患儿一般情况如何都应采用紧急输血措施。目前，紧急输血指征包括暴发性 AIHA、溶血危象、可能危及生命的极重度贫血。

■ 温抗体型 AIHA 患儿自身抗体效价高时，抗体覆盖红细胞增加了血型鉴定的难度，需要做反向 ABO 血型鉴定：即用患儿的血清与已知血型的标准红细胞做凝集试验，由此判断患儿血清中含有抗 A 或抗 B 抗体，并据此“反向”判定患儿的 ABO 血型。

（九）出院标准

1. 生命体征平稳。

不输红细胞情况下，血红蛋白≥70g/L 且无缺氧症状，并且持续 3 天以上。

2. 没有需要住院处理的并发症和/或合并症。

释义

■ 患儿精神、食欲等一般情况良好，溶血得到控制，没有血红蛋白尿等异常，也没有需要继续住院治疗的并发症，连续 3 天查血红蛋白稳定在 70g/L 以上且无任何缺氧症状，说明患儿出院后在短期内没有生命威胁，准予出院。

■ 如住院期间有并发症，由主管医师提出并报请上级医师决定是否继续住院治疗。

■ 出院后需要继续糖皮质激素治疗，多数患儿可能痊愈，部分患儿可能复发。达到出院标准后，主管医师应告知患儿激素使用方法并强调逐渐减量的重要性，尽量在 3~6 个月内减停，严密监测激素的不良反应，停激素前应常规做器官功能评估及免疫状态评估。

（十）变异及原因分析

1. 经治疗后，血红蛋白＜70g/L 并大于 2 周，退出该路径。
2. 治疗过程中出现溶血危象或再生障碍危象，退出该路径。
3. 最终诊断冷抗体型自身免疫性溶血性贫血，退出该路径。
4. 最终诊断继发性自身免疫性溶血性贫血，退出该路径。

释义

■ 如患儿用糖皮质激素等治疗后血红蛋白仍低于 70g/L 并持续 2 周以上，说明激素抵抗，提示疗效不好，疗程已超出路径设定标准，患儿应退出本临床路径并重新评估病情。此时应进一步明确病因诊断，积极寻找溶血原因并积极治疗原发病。

■ 治疗过程中如果出现溶血危象或再障危象，说明患儿病情危重，不可能在 2 周内完成治疗过程，治疗费用也将超过预算，此时患儿应退出本临床路径。

■ 住院后经系统检查确定患儿属于继发性自身免疫性溶血性贫血，其治疗重点是原发病的诊治，预计治疗时间不低于 2 周，患儿已不符合本临床路径诊治条件，应该退出本临床路径。同理，如果患儿最终确定为冷抗体型自身免疫性溶血性贫血，不属于本临床路径（温抗体型 AIHA）的范畴，也应退出本临床路径。

■ 患儿诊疗过程中如出现严重的合并症或并发症，干扰了 AIHA 诊疗进程，延长了住院时间，应退出本临床路径。

■ 微小变异：因为医院资质或过于繁忙不能及时完成要求的检查项目，或因为节假日延缓了检查的实施，或因患儿家属的原因不能配合完成相应的检查，或短期不愿按照要求出院随访，这些情况不会对临床路径的最终结果产生重大影响，也不会大幅增加住院时间和住院费用，可不退出本临床路径。

■ 重大变异：因患儿存在的其他基础疾病或诊疗过程中出现并发症、合并症需要额外的诊断和治疗，或虽经积极治疗但效果不理想，医院与患儿家属发生医疗纠纷，或患儿因各种原因要求离院或转院，以及其他对临床路径实施造成重大影响的因素，均应退出本临床路径。

五、温抗体型自身免疫性溶血性贫血给药方案

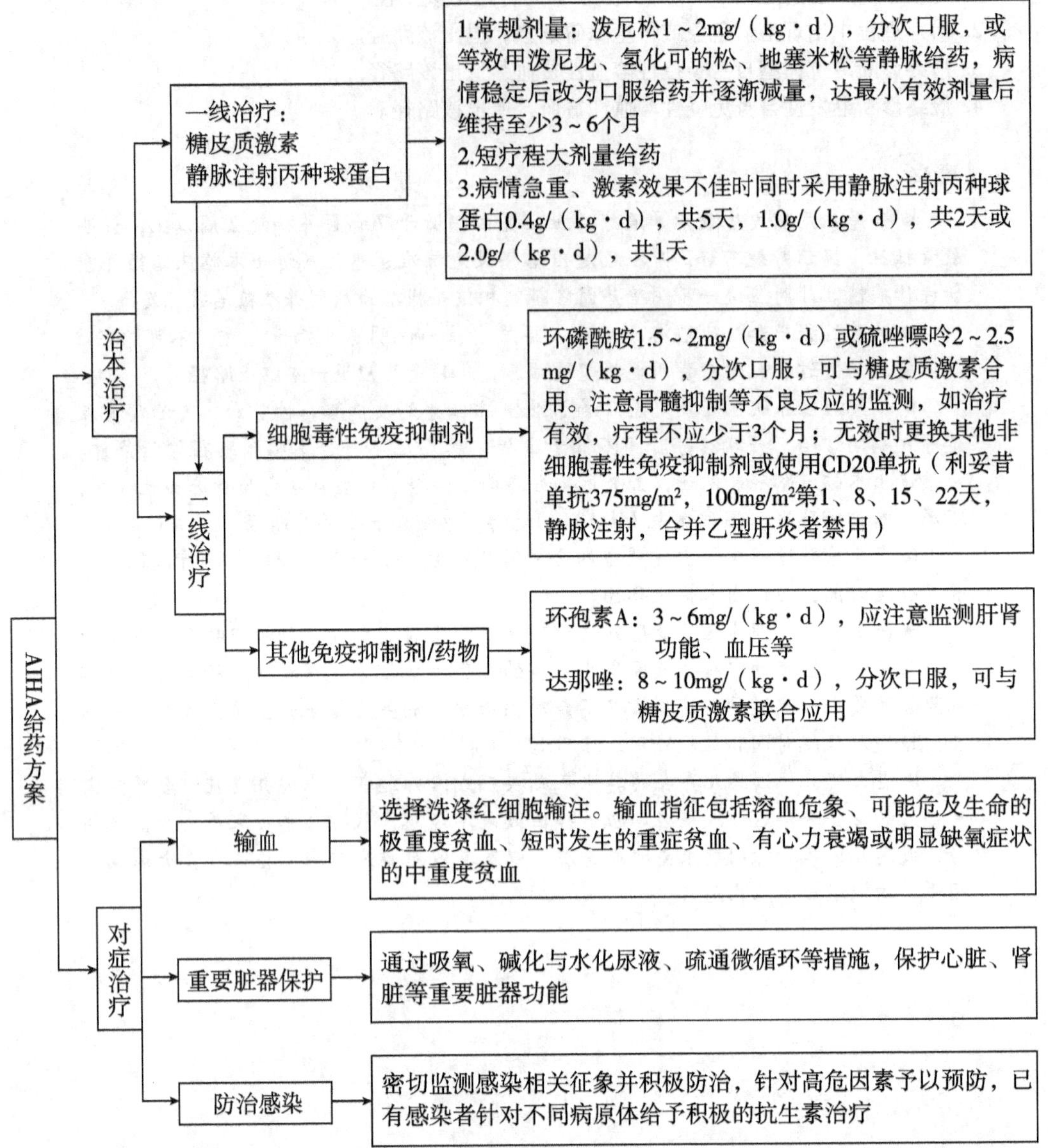

AIHA给药方案
治本治疗
一线治疗：
糖皮质激素
静脉注射丙种球蛋白
1.常规剂量：泼尼松1～2mg/（kg·d），分次口服，或等效甲泼尼龙、氢化可的松、地塞米松等静脉给药，病情稳定后改为口服给药并逐渐减量，达最小有效剂量后维持至少3～6个月
2.短疗程大剂量给药
3.病情急重、激素效果不佳时同时采用静脉注射丙种球蛋白0.4g/（kg·d），共5天，1.0g/（kg·d），共2天或2.0g/（kg·d），共1天
二线治疗
细胞毒性免疫抑制剂
环磷酰胺1.5～2mg/（kg·d）或硫唑嘌呤2～2.5mg/（kg·d），分次口服，可与糖皮质激素合用。注意骨髓抑制等不良反应的监测，如治疗有效，疗程不应少于3个月；无效时更换其他非细胞毒性免疫抑制剂或使用CD20单抗（利妥昔单抗375mg/m²，100mg/m²第1、8、15、22天，静脉注射，合并乙型肝炎者禁用）
其他免疫抑制剂/药物
环孢素A：3～6mg/（kg·d），应注意监测肝肾功能、血压等
达那唑：8～10mg/（kg·d），分次口服，可与糖皮质激素联合应用
对症治疗
输血
选择洗涤红细胞输注。输血指征包括溶血危象、可能危及生命的极重度贫血、短时发生的重症贫血、有心力衰竭或明显缺氧症状的中重度贫血
重要脏器保护
通过吸氧、碱化与水化尿液、疏通微循环等措施，保护心脏、肾脏等重要脏器功能
防治感染
密切监测感染相关征象并积极防治，针对高危因素予以预防，已有感染者针对不同病原体给予积极的抗生素治疗

（一）用药选择

1. 糖皮质激素是 AIHA 患儿的一线首选治疗药物，如果糖皮质激素治疗 3～4 周仍无效时应考虑其他治疗方案。

2. 如果糖皮质激素及静脉注射丙种球蛋白治疗效果仍差或需要大剂量糖皮质激素才能维持疗效，应选择环孢素 A 或其他免疫抑制剂（如环磷酰胺）治疗，可巩固糖皮质激素疗效并减少激素用量。

3. 利妥昔单抗对成人 AIHA 疗效较好，但儿童使用的安全性及疗效需要进一步论证。

4. 因价格高昂，静脉注射丙种球蛋白主要用于溶血严重的重症患儿、糖皮质激素治疗效果差或难治性 AIHA 患儿。

（二）药学提示

1. 糖皮质激素：长期或大量应用可引起体型改变、多毛、生长发育迟缓、高血压、高血糖、低血钾、消化道溃疡、骨质脱钙等不良反应，并易继发感染，应给予相应的防治措施。

2. 环磷酰胺、硫唑嘌呤等细胞毒药物可引起骨髓抑制、肝肾功能损伤等；大剂量环磷酰胺还可造成性腺损伤、出血性膀胱炎等严重不良反应。

3. 环孢素 A 的主要不良反应是毛发与牙龈增生、高血压、肝肾损伤等，使用过程中应密切监测肝肾功能、环孢素 A 血药浓度等。

4. 利妥昔单抗治疗儿童 AIHA，目前国内仍属超适应证使用。

六、自身免疫性溶血性贫血的护理规范

1. 密切监测患儿生命体征、神志、尿色的变化。

2. 重度贫血者绝对卧床休息，必要时遵医嘱吸氧。轻、中度贫血者可以适当床边活动。避免劳累，避免久蹲或突然变换体位。

3. 饮食上注意营养均衡。

4. 重度贫血者输血时，速度宜慢，密切观察患儿情况，及早发现输血反应。

5. 药物治疗周期较长，尤其是糖皮质激素、免疫抑制剂等需要在医生严密监控下使用。向家长讲解疾病治疗的相关知识，消除顾虑，配合治疗。

6. 照顾患儿心理健康，长期的药物治疗及疾病困扰使患儿可能出现焦虑等负面情况，应积极鼓励患儿，增强信心。

七、自身免疫性溶血性贫血的营养治疗规范

1. 食用富含营养和高热量、高蛋白、维生素的饮食，多吃富含维生素 C 的新鲜蔬菜和水果。

2. 避免进食熏烤、油炸及不易消化的食物，少吃辛辣油腻的食物。

3. 注意饮食卫生，避免食用生冷、隔夜或变质的食品。

八、自身免疫性溶血性贫血的患儿健康宣教

1. 注意保暖，避免受寒，规律饮食，正常作息。

2. 保持心情愉悦，积极配合治疗。

3. 定期复查，监测病情，及早发现病情变化。

九、推荐表单

（一）医师表单

自身免疫性溶血性贫血临床路径医师表单（温抗体型、免疫性）

适用对象：第一诊断为自身免疫性溶血性贫血（ICD-10：D59.102）

患儿姓名：	性别：　　年龄：　　门诊号：	住院号：
住院日期：　　年　月　日	出院日期：　　年　月　日	标准住院日：14 天内

时间	住院第 1 天
主要诊疗工作	□ 询问病史及体格检查 □ 完成病历书写 □ 开化验单 □ 上级医师查房，初步确定诊断 □ 对症支持及各项治疗 □ 向患儿家属发病重或病危通知，并签署病重或病危通知书（必要时） □ 患儿家属签署输血知情同意书、骨髓穿刺同意书（必要时）
重点医嘱	**长期医嘱：** □ 血液病护理常规 □ 一级护理 □ 饮食 □ 视病情通知病重或病危 □ 其他 **临时医嘱：** □ 血常规（包括网织红细胞计数）、尿常规、大便常规+潜血 □ 抗人球蛋白试验、冷凝集素试验 □ 肝肾功能、电解质、红细胞沉降率、凝血功能、血涂片、血型、输血前检查、自身免疫性疾病筛查 □ 病原微生物检查（必要时） □ X 线胸片、腹部 B 超、头颅 CT 等影像学检查（必要时） □ 输注红细胞（有指征且有供应时） □ 其他
病情变异记录	□ 无　□ 有，原因： 1. 2.
护士签名	
医师签名	

时间	住院第 2 天	住院第 3~13 天	住院第 14 天 （出院日）
主要诊疗工作	□ 上级医师查房 □ 完成入院各项辅助检查 □ 继续各项治疗 □ 完成相关科室会诊（必要时） □ 完成上级医师查房记录等病历书写 □ 向患儿及家属交代病情及其注意事项	□ 上级医师查房 □ 复查血常规（包括网织红细胞计数） □ 观察血红蛋白等变化 □ 根据体检、骨髓检查结果和既往资料，进行鉴别诊断并确定诊断 □ 根据其他检查结果进行鉴别诊断，判断是否合并其他疾病 □ 开始治疗 □ 保护重要脏器功能 □ 注意观察糖皮质激素的不良反应，并对症处理 □ 完成病程记录	□ 上级医师查房，进行评估，确定有无并发症情况，明确是否出院 □ 完成出院记录、病案首页、出院证明书等 □ 向患儿交代出院后的注意事项，如用药方法，返院复诊的时间、地点，发生紧急情况时的处理等
重点医嘱	**长期医嘱：** □ 患儿既往用药 □ 其他 **临时医嘱：** □ 血常规 □ 骨髓穿刺及骨髓形态学检查（必要时） □ 输注红细胞（有指征且有供应时） □ 其他	**长期医嘱（视情况可第 2 天起开始治疗）：** □ 糖皮质激素 □ 重要脏器保护、碱化尿液、疏通微循环等 □ 其他 **临时医嘱：** □ 复查血常规 □ 复查血生化、电解质 □ 静脉输注丙种球蛋白或红细胞（有指征且有供应时） □ 对症支持治疗 □ 其他	**出院医嘱：** □ 出院带药 □ 定期门诊随访 □ 监测血常规
病情变异记录	□ 无　□ 有，原因： 1. 2.	□ 无　□ 有，原因： 1. 2.	□ 无　□ 有，原因： 1. 2.
护士签名			
医师签名			

（二）护士表单

自身免疫性溶血性贫血临床路径护士表单（温抗体型、免疫性）

适用对象：第一诊断为自身免疫性溶血性贫血（ICD-10：D59.102）

患儿姓名：	性别： 年龄： 门诊号：	住院号：
住院日期： 年 月 日	出院日期： 年 月 日	标准住院日：14天内

时间	住院第1天	住院第2天
健康宣教	□ 介绍主管医师、护士 □ 介绍环境、设施 □ 介绍住院注意事项	□ 主管护士与患儿或家属沟通，了解并指导心理应对 □ 宣教疾病知识、用药知识及特殊检查操作过程 □ 告知检查及操作前后饮食、活动及探视注意事项
护理处置	□ 核对患儿、佩戴腕带 □ 建立入院护理病历 □ 卫生处置：剪指（趾）甲、沐浴、更换病号服	□ 随时观察患儿病情变化 □ 遵医嘱正确使用激素、丙种球蛋白等 □ 协助医师完成各项检查化验
基础护理	□ 一级护理 □ 晨晚间护理 □ 患儿安全管理	□ 一级护理 □ 晨晚间护理 □ 患儿安全管理
专科护理	□ 护理查体 □ 呼吸、脉搏、体温、血氧饱和度监测 □ 体重、血压测量 □ 需要时填写跌倒及压疮防范表 □ 需要时请家属陪伴 □ 心理护理	□ 呼吸、脉搏、体温、血氧饱和度监测 □ 遵医嘱完成相关检查 □ 心理护理 □ 必要时吸氧 □ 遵医嘱正确给药
病情变异记录	□ 无 □ 有，原因： 1. 2.	□ 无 □ 有，原因： 1. 2.
护士签名		

时间	住院第 3~13 天	出院日
健康宣教	□ 饮食、休息等注意事项指导 □ 指导尿色的观察及报告 □ 讲解增强体质的方法，减少感染的机会	□ 告知患儿出院携带药品的服用方法 □ 告知患儿复诊时间 □ 讲解减少感染和溶血的注意事项
护理处置	□ 随时观察患儿病情变化 □ 遵医嘱完成相关治疗 □ 协助医师完成各项检查、化验	□ 办理出院手续 □ 书写出院小结
基础护理	□ 一/二级护理 □ 晨晚间护理 □ 患儿安全管理	
专科护理	□ 病情观察：评估患儿生命体征，特别是呼吸、脉搏、血压、尿色、血氧饱和度 □ 心理护理	
病情变异记录	□ 无　□ 有，原因： 1. 2.	□ 无　□ 有，原因： 1. 2.
护士签名		

（三）患儿表单

自身免疫性溶血性贫血临床路径患儿表单（温抗体型、免疫性）

适用对象：第一诊断为自身免疫性溶血性贫血（ICD-10：D59.102）

患儿姓名：	性别： 年龄： 门诊号：	住院号：
住院日期： 年 月 日	出院日期： 年 月 日	标准住院日：14 天内

时间	住院第 1 天	住院第 2 天
医患配合	□ 配合询问病史、收集资料，请务必详细告知既往史、用药史、过敏史、预防接种史等 □ 配合进行体格检查 □ 有任何不适告知医师	□ 配合完善相关检查、化验，如采血、留尿、心电图、超声心动图等 □ 医师向患儿及家属介绍病情，如有异常检查结果需进一步检查 □ 配合用药及治疗 □ 配合医师调整用药 □ 有任何不适告知医师
护患配合	□ 配合测量体温、脉搏、呼吸、血压、体重、血氧饱和度 □ 配合完成入院护理评估单（简单询问病史、过敏史、用药史） □ 接受入院宣教（环境介绍、病室规定、订餐制度、贵重物品保管等） □ 有任何不适告知护士	□ 配合测量体温、脉搏、呼吸，回答排便、排尿情况 □ 接受相关化验、检查宣教，正确留取标本，配合检查 □ 有任何不适告知护士 □ 接受输液、服药治疗 □ 注意活动安全，避免坠床或跌倒 □ 配合执行探视及陪伴制度 □ 接受疾病及用药等相关知识指导
饮食	□ 正常普食	□ 正常普食
排泄	□ 正常排尿便	□ 正常排尿便
活动	□ 适度活动	□ 适度活动
患儿监护人签名		

时间	住院第 3~13 天	出院日
医患配合	□ 知道复查程序 □ 配合进行体格检查 □ 有任何不适告知医师	□ 接受出院前指导 □ 获取出院诊断书
护患配合	□ 知道药品的服用方法、作用、注意事项 □ 有任何不适告知护士 □ 接受输液、服药治疗	□ 接受出院宣教 □ 办理出院手续 □ 获取出院携带药品 □ 知道复印病历的方法
饮食	□ 正常普食	
排泄	□ 正常排尿便	
活动	□ 适度活动	
患儿监护人签名		

附：原表单（2010年版）

自身免疫性溶血性贫血临床路径表单（温抗体型、免疫性）

适用对象：第一诊断为自身免疫性溶血性贫血（ICD-10：D59.102）

患儿姓名：	性别：　　年龄：　　门诊号：	住院号：
住院日期：　　年　月　日	出院日期：　　年　月　日	标准住院日：14天内

时间	住院第1天
主要诊疗工作	□ 询问病史及体格检查 □ 完成病历书写 □ 开化验单 □ 上级医师查房，初步确定诊断 □ 对症支持及各项治疗 □ 向患儿家属发病重或病危通知，并签署病重或病危通知书（必要时） □ 患儿家属签署输血知情同意书、骨穿同意书（必要时）
重点医嘱	**长期医嘱：** □ 血液病护理常规 □ 一级护理 □ 饮食 □ 视病情通知病重或病危 □ 其他医嘱 **临时医嘱：** □ 血常规（包括网织红细胞计数）、尿常规、大便常规+潜血 □ 抗人球蛋白试验、冷凝集素试验 □ 肝肾功能、电解质、红细胞沉降率、凝血功能、血涂片、血型、输血前检查、自身免疫疾病筛查 □ 病原微生物检查（必要时） □ X线胸片、腹部B超、头颅CT等影像学检查（必要时） □ 输注红细胞（有指征且有供应时） □ 其他医嘱
主要护理工作	□ 介绍病房环境、设施和设备 □ 入院护理评估 □ 宣教
病情变异记录	□ 无　□ 有，原因： 1. 2.
护士签名	
医师签名	

时间	住院第 2 天	住院第 3~13 天	住院第 14 天 （出院日）
主要诊疗工作	□ 上级医师查房 □ 完成入院各项辅助检查 □ 继续各项治疗 □ 完成相关科室会诊（必要时） □ 完成上级医师查房记录等病历书写 □ 向患儿及家属交代病情及其注意事项	□ 上级医师查房 □ 复查血常规（包括网织红细胞计数） □ 观察血红蛋白等变化 □ 根据体检、骨髓检查结果和既往资料，进行鉴别诊断和确定诊断 □ 根据其他检查结果进行鉴别诊断，判断是否合并其他疾病 □ 开始治疗 □ 保护重要脏器功能 □ 注意观察皮质激素的不良反应，并对症处理 □ 完成病程记录	□ 上级医师查房，进行评估，确定有无并发症情况，明确是否出院 □ 完成出院记录、病案首页、出院证明书等 □ 向患儿交代出院后的注意事项，如用药方法，返院复诊的时间、地点，发生紧急情况时的处理等
重点医嘱	**长期医嘱：** □ 患儿既往用药 □ 其他医嘱 **临时医嘱：** □ 血常规 □ 骨髓穿刺及骨髓形态学（必要时） □ 输注红细胞（有指征且有供应时） □ 其他医嘱	**长期医嘱（视情况可第 2 天起开始治疗）：** □ 糖皮质激素 □ 重要脏器保护、碱化尿液、疏通微循环等 □ 其他医嘱 **临时医嘱：** □ 复查血常规 □ 复查血生化、电解质 □ 静脉输丙种球蛋白或红细胞（有指征且有供应时） □ 对症支持 □ 其他医嘱	**出院医嘱：** □ 出院带药 □ 定期门诊随访 □ 监测血常规
主要护理工作	□ 观察患儿病情变化	□ 观察患儿病情变化	□ 指导患儿办理出院手续
病情变异记录	□ 无　□ 有，原因： 1. 2.	□ 无　□ 有，原因： 1. 2.	□ 无　□ 有，原因： 1. 2.
护士签名			
医师签名			

（周芬　金润铭）

第四十二章
免疫性血小板减少症临床路径

【医疗质量控制指标】（专家建议）

指标一、诊断需要仔细甄别和排查，婴幼儿时期要重点排查先天性血小板减少症、遗传性血小板减少性疾病。

指标二、在治疗的过程中，若疗效不佳，需对疾病进行重新评估。

指标三、住院天数≤14 天。

一、免疫性血小板减少症（ITP）编码

ICD-11：D69. 300

二、临床路径检索方法

三、国家医疗保障疾病诊断相关分组（CHS-DRG）

MDC 编码：QT1 凝血功能障碍

四、免疫性血小板减少症临床路径标准住院流程

（一）适用对象

第一诊断为免疫性血小板减少症（ITP）（ICD-11：D69. 300）。患儿年龄在 1 个月至 18 岁之间且为原发性、免疫性。

释义

■ 原发性免疫性血小板减少症（ITP）是一种以孤立性外周血血小板数量减少（$<100\times10^9$/L）为特征的自身免疫性疾病，也是儿童最常见的出血性疾病或血小板异常性疾病，占所有出血性疾病的 1/4，预计发病率（4~6）/10 万。主要临床特点为血循环中存在抗血小板抗体，使血小板破坏过多、血小板数量减少引起皮肤、黏膜自发性出血，骨髓巨核细胞数正常或增多。目前诊断分为新诊断型（病程＜3 个月）、持续型（病程 3 个月至 1 年）、慢性型（病程＞1 年）及重症型（常规治疗仍有出血症状，或发生新的出血需要额外应用另一种血小板增强药物或需要增加原来药物的剂量才能控制）。

■ 本临床路径主要适用于年龄在 1 个月至 18 岁、初诊并有出血症状的 ITP 患儿，不包括继发性血小板减少症患儿，需要排除其他可能导致血小板减少的原因。

（二）诊断依据

本路径的编写主要依据《美国血液学会关于免疫性血小板减少症的指南》（2019 版）、《儿童原发性免疫性血小板减少症诊疗规范（2019 年版）》、《美国血液学会 2011 年免疫性血小板减少症实践指南》、《国际工作组关于成人和儿童免疫性血小板减少性紫癜名词学、定义和诊疗的原则》和《成人原发免疫性血小板减少症诊断与治疗中国专家共识（2016 年版）》等

指南以及《诸福棠实用儿科学》(第 8 版)(人民卫生出版社)。

1. 至少 2 次检查血小板计数减少(包括血涂片),血细胞形态无异常。
2. 皮肤出血点、淤斑和/或黏膜、内脏出血等临床表现。
3. 脾脏一般不大。
4. 骨髓检查巨核细胞数增多或正常,有成熟障碍。
5. 排除血小板减少的其他原因。

释义

■ 对于典型的 ITP,骨髓不是必须检查项目。但若患儿临床表现不典型、治疗反应差时骨髓检查是必检项目,有时甚至要多次骨髓穿刺或做骨髓活检协助诊断。骨髓检查的主要目的是排除其他造血系统疾病或遗传代谢性疾病。目前国内采用的巨核细胞正常数量标准是每张骨髓涂片上 7~35 个,但血涂片的厚薄及涂片面积大小可能影响结果,且有小部分患儿巨核细胞数较少,因此巨核细胞数量正常不能除外 ITP 的诊断,但巨核细胞数量明显减少,则 ITP 的可能性不大,需要结合骨髓活检等排除其他血液系统疾病,如再生障碍性贫血。

■ 儿童血小板减少的原因很多,需要仔细甄别和排查。婴幼儿时期要重点排查先天性血小板减少症、遗传性血小板减少性疾病,如 WAS(Wiscott-Aldrich)综合征、Bernard-Soulier 综合征等,血涂片检查血小板体积及基因检查有较大价值。年长儿童需要排除假性血小板减少、系统性红斑狼疮、药物诱导的血小板减少、再生障碍性贫血、骨髓增生异常综合征、急性白血病以及感染等所致的继发性血小板减少。

(三)治疗方案的选择

本路径的编写主要依据《美国血液学会关于免疫性血小板减少症的指南》(2019 版)、《儿童原发性免疫性血小板减少症诊疗规范(2019 年版)》、《美国血液学会 2011 年免疫性血小板减少症实践指南》、《国际工作组关于成人和儿童免疫性血小板减少性紫癜名词学、定义和诊疗的原则》和《成人原发免疫性血小板减少症诊断与治疗中国专家共识(2016 年版)》等指南以及《诸福棠实用儿科学》(第 8 版)(人民卫生出版社)。

1. 一般治疗:禁用阿司匹林等影响血小板功能的药物,防止外伤,暂时不进行疫苗接种,避免肌内注射。
2. 糖皮质激素作为首选治疗:可常规剂量或短疗程大剂量给药。对于慢性、难治性免疫性血小板减少症,可选用二线治疗,如糖皮质激素联合利妥昔单抗和/或 TPO 治疗。
3. 急症治疗:适用于严重、广泛出血;可疑或明确颅内出血;需要紧急手术者。

(1)静脉输注丙种球蛋白[(0.8~1.0)g/(kg·d)×(1~2)d]和/或甲泼尼龙冲击治疗[10~30mg/(kg·d),最大剂量为 1.0g/d×3d]。

(2)应用促血小板生成素类药物。

(3)在有威胁生命的严重出血时可考虑输注血小板(由于 ITP 患儿血小板输注无效且增加后续治疗难度,故建议对不存在威胁生命出血的患儿不要给予血小板输注治疗)、活化重组凝血因子Ⅶ以达到迅速止血。

(4)其他治疗:局部加压止血、控制血压、停止应用抑制血小板功能药物、月经量增多青春期女童应在妇科指导下用药控制月经过多、应用纤溶抑制剂(如止血环酸、6-氨基己酸)等。

释义

■ 新诊断 ITP 的一线治疗仍是糖皮质激素和静脉注射免疫球蛋白。大部分患儿对激素治疗疗效满意，可以采用常规剂量或大剂量激素短时冲击疗法。常规剂量激素疗程一般 6~8 周，在使用 2~4 周后就应逐渐减量以避免严重的激素副作用不良反应，大剂量口服激素时要使用胃保护剂。

■ 静脉注射免疫球蛋白是起效最快的提升血小板药物，但疗效通常不持久且价格昂贵，因此一般不推荐作为常规使用，仅推荐在紧急情况时需要尽快提高血小板计数，使患儿尽快脱离严重出血风险的紧急情况使用。

■ 血小板输注仅推荐在出现危及生命的出血或术前需要立即提高血小板计数的情况下应用，而且最好输注同型血小板。

（四）标准住院日为 14 天内

释义

■ ITP 患儿入院后，需要完善血液及骨髓（必要时）检查 1~2 天，同时应开始给予治疗，在第 3~13 天继续相应治疗并观察疗效，期间应根据病情多次复查血小板计数等指标，第 14 天内血小板计数恢复后出院。总住院时间不超过 14 天，如果没有达到预期疗效应退出本临床路径。

（五）进入路径标准

1. 第一诊断必须符合 ICD-11：D69.300 免疫性血小板减少症疾病编码，且 1 月 ≤ 年龄 < 18岁。
2. 血液检查指标符合需要住院指征：血小板数 $\leqslant 30\times10^9$/L，或伴有广泛皮肤、黏膜出血，或有脏器出血倾向。
3. 当患儿同时具有其他疾病诊断，但在住院期间不需要特殊处理，也不影响第一诊断的临床路径流程实施时，可以进入路径。

释义

■ 本临床路径仅针对发病 3 个月内新诊断的原发性免疫性血小板减少症，继发性血小板减少症患儿不得进入本临床路径，而需要积极地寻找原发病，并给予相应治疗。

■ 血小板计数大于 30×10^9/L 的患儿，如果没有血小板功能异常通常不会发生明显的出血征象，也不会突发致命性出血，因此将住院治疗的标准确定为血小板计数低于 30×10^9/L，或有明显出血的患儿。

■ 出血程度采用国际通用的四级分类法，通常 2 级以上的出血如有较密集出血点或较大淤斑（> 3cm）、出现黏膜或内脏出血时方考虑住院治疗并纳入临床路径管理。

■ 经入院常规检查发现除 ITP 外还有其他过去没有发现的疾病，只要其他伴随病症不需要立即治疗且不影响本病预后和临床路径实施的，仍可进入本临床路径。若其他疾病对患儿健康影响严重，可能影响本临床路径实施的，延长住院时间并大幅增加治疗费用的暂不宜进入本临床路径。

（六）明确诊断及入院常规检查需2~3天（指工作日）

1. 必需的检查项目：

（1）血常规（包括网织红细胞计数）、尿常规、大便常规+隐血。

（2）肝肾功能、电解质、凝血功能、血涂片。

2. 根据患儿情况可选择的检查项目：

（1）输血前检查、血型、甲状腺功能、叶酸、维生素 B_{12}、铁代谢等。

（2）感染相关病原检查（CMV-DNA、EB-DNA、TORCH、EB 抗体）、PCT、CRP、呼吸道病原、ASO、支原体抗体、幽门螺杆菌检测、PPD 等。

（3）风湿免疫抗体筛查（ENA 抗体谱、ANA、dsDNA、aCL、狼疮抗凝物，β_2GPI 抗体等）、补体、红细胞沉降率、抗人球蛋白实验等。

（4）免疫相关指标：淋巴细胞绝对数、CD 系列、Ig 系列、辅助性 T 细胞亚群、细胞因子、双阴性 T 细胞检测等。

（5）相关影像学检查：头 CT、X 线胸片（或肺 CT）、腹部超声、心电图、心脏彩超等。

（6）根据情况选择骨髓形态学检查（建议在应用糖皮质激素前进行）、组化染色、小巨核酶标、骨髓活检、染色体分型、流式细胞学检测、基因测序等。

释义

■ 血常规有助于判断是否为单纯的血小板减少，如果同时有贫血及白细胞减少，则 ITP 可能性不大。尿常规、大便常规可帮助判断有无泌尿道、胃肠道出血，这对病情评估、预判致命性出血的发生有重要参考价值。

■ 肝肾功能及电解质检查有助于判断患儿是否合并其他疾病及其生命重要器官的功能状态。凝血功能检查可排除患儿是否存在凝血功能异常并明确患儿出血风险。为便于患儿急救时可能输注血小板或来源于血液的免疫球蛋白制剂，因此需要进行输血前检查和血型鉴定。血涂片检查可发现有无异常血细胞及血小板大小，这对排除白血病、遗传性血小板减少症等极有帮助。

■ 自身免疫疾病的筛查主要是包括 ENA 抗体谱，含抗双链 DNA 抗体、抗核抗体、抗心磷脂抗体、狼疮抗凝集物等，主要用于除外可能导致血小板减少的自身免疫性疾病（如系统性红斑狼疮、抗磷脂综合征），同时做甲状腺功能及甲状腺抗体检查以排除是否同时存在免疫性甲状腺炎，这对于判断是否原发性 ITP 或系统性自身免疫性疾病有帮助。ITP 目前仍为排他性诊断，为避免误诊或漏诊，这些检查均应列入必检项目。

■ 感染相关病原学检查主要包括巨细胞病毒、EB 病毒、微小病毒 B19、幽门螺杆菌、肝炎病毒、支原体抗体等，主要用于排除感染所致的继发性血小板减少。

■ X 线胸片有助于了解肺部情况并排除肺部感染；心电图可用于筛查患儿是否合并心脏疾病；腹部 B 超可帮助了解患儿是否合并肝脾增大、有无腹部肿块及其他脏器异常，这是 ITP 诊断标准的重要组成部分。

■ 抗人球蛋白试验可协助 Evans 综合征的早期诊断。

■ 血小板膜糖蛋白特异性抗体对于 ITP 诊断及判断疾病预后均有很大帮助。

■ 骨髓形态学检查是国内的 ITP 诊断标准之一，有助于鉴别患儿是否有其他血液系统疾病，其中巨核细胞的数量和成熟状态对诊断意义最大。

（七）明确诊断及判断出血严重程度后即可开始治疗

（八）治疗选择

1. 糖皮质激素作为首选治疗：注意观察皮质激素的不良反应并对症处理；防治脏器功能损伤，包括抑酸、补钙等。

（1）短疗程大剂量给药（地塞米松 0.6mg/（kg·d）×4d，最大剂量≤40mg/d）。甲泼尼龙冲击治疗 10~30mg/（kg·d）（最大剂量≤1g/d）治疗 3~5 天后开始减量，3~4 周左右逐渐减停。

（2）常规剂量［泼尼松 1~2mg/（kg·d）开始］，最大剂量不超过 60mg/d，建议晨起顿服，血小板数目≥100×10^9/L 后稳定 1~2 周，逐渐减量直至停药，一般疗程 4~6 周。也可用等效剂量的其他糖皮质激素制剂代替。糖皮质激素治疗 4 周，仍无反应，说明治疗无效，应迅速减量至停用。

2. 丙种球蛋白：常用剂量 400 mg/（kg·d）×（3~5）d；或 0.8~1.0 g/（kg·d）×（1~2）d，必要时可以重复。

3. 重组人血小板生成素（rhTPO）：（二线，选用）：剂量按 300~600U/（kg·d），皮下注射，联合一线治疗应用。当血小板计数≥100×10^9/L 时可考虑停药；应用 14 天血小板计数不升，可视为无效，可以考虑停药。

4. 利妥昔单抗（二线，选用）：按 375mg/m^2 给药或根据患儿年龄体重给予小剂量利妥昔单抗（0.1g/0.2g）治疗，每周 1 次应用，共 4 周。

5. 急症治疗（选用）：适用于严重、广泛出血；可疑或明确脏器出血；需要紧急手术者。

（1）大剂量静脉输注丙种球蛋白冲击：（0.8~1.0）g/（kg·d）×（1~2）d。

（2）大剂量糖皮质激素冲击：甲泼尼龙冲击治疗（10~30）mg/（kg·d）（最大剂量≤1g/d）治疗 3~5 天后开始减量，3~4 周左右逐渐减停。

（3）在有威胁生命的严重出血时可考虑输注血小板和/或应用活化重组凝血因子Ⅶ以达到迅速止血。

（4）可考虑应用促血小板生成素皮下注射、剂量按 300~600U/（kg·d），1~2 周后根据治疗效果酌情减量应用。

释义

■ 糖皮质激素是初诊 ITP 患儿的一线首选治疗药物，常规剂量激素的使用时间不宜过长，避免或减少不良反应的发生。如果应用大剂量给药方案，需注意按照疗程结束后直接停药，不用逐渐减量。

■ 关于急症治疗，由于静脉注射丙种球蛋白能够较快地提高血小板计数，在严重出血时应尽可能快地输入，除非有致命性出血的危险，血小板输注应从严把握，其效果有限。

（九）出院标准

不输血小板情况下，血小板≥20×10^9/L 并且持续 3 天以上且临床表现上出血倾向不重。

释义

■ 糖皮质激素治疗 ITP 多数效果良好，大多数患儿可以痊愈。达到出院标准后，需告知患儿家属激素逐渐减量方法，并尽量在 4~6 周内减停，由此避免或减少激素的不良反应。

■感染是导致患儿血小板计数迅速降低的危险因素，应告知家长保护好患儿，尽量减少患儿感染的机会。

■疫苗接种可能导致 ITP 复发，建议在血小板计数达到并维持正常水平一定时间后（一般至少 6 个月）再考虑疫苗接种。

（十）变异及原因分析

（1）经治疗后，血小板仍持续低于 20×10^9/L 并大于 2 周，则退出本路径。

（2）在实施临床路径过程中，患儿合并严重感染、严重脏器功能损害、重要脏器出血或其他需要处理的严重疾病，需进行相关检查和干预治疗，可能延长住院时间并使费用增加，影响正常治疗进行的情况。

（3）最终诊断为继发性免疫性血小板减少性紫癜，则退出本路径。

（4）在实施临床路径过程中，患儿要求出院、转院、或更改治疗方式而需要退出临床路径情况。

（5）其他严重影响临床路径实施的情况。

释义

■如治疗后效果不佳，应重新评估病情，进一步完善骨髓等检查以明确是否为 ITP。

■如仍确诊为 ITP 但仍有明显出血倾向，可建议采用血小板生成素、抗 CD20 单克隆抗体等二线治疗，同时退出该临床路径。

■治疗过程中发生颅内出血等危及生命的并发症或明确为继发性免疫性血小板减少症时应退出本临床路径。

■患儿家属自愿要求退出临床路径应准予。

五、原发性免疫性血小板减少症给药方案

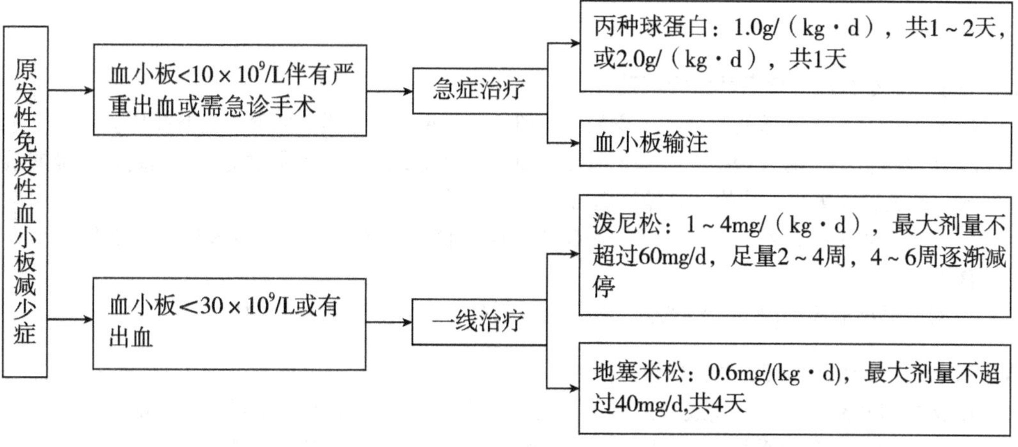

（一）用药选择

1. 糖皮质激素是ITP患儿的一线首选治疗药物，如果大剂量糖皮质激素冲击治疗1周或常规剂量口服2周仍无效时应考虑其他治疗方案。一般糖皮质激素使用2~4周、血小板恢复正常后逐渐减量、停药，以避免长期使用此药所造成的严重不良反应。

2. 出血严重的急诊患儿可以同时采用大剂量静脉注射丙种球蛋白及糖皮质激素冲击疗法，同时输注血小板悬液，尤其是合并颅内出血或内脏大出血时应尽早实施此联合治疗方案。

3. 如果糖皮质激素及静脉注射丙种球蛋白治疗效果不佳或需要大剂量糖皮质激素才能维持疗效时，可选择血小板生成素、利妥昔单抗、环孢素A等二线治疗或联合治疗，此可巩固糖皮质激素疗效并减少激素用量，此类患儿应退出本临床路径。

4. 因价格高昂，静脉注射丙种球蛋白主要用于严重出血的急症ITP患儿，或糖皮质激素治疗效果差的ITP患儿。

（二）药学提示

1. 糖皮质激素：长期或大量应用可引起体型改变、多毛、生长发育迟缓、高血压、高血糖、低血钾、消化道溃疡、骨质脱钙等不良反应，并易继发感染，应给予相应的防治措施。

2. 环孢素A的主要不良反应是毛发与牙龈增生、高血压、肝肾损伤等，使用过程中应密切监测肝肾功能、环孢素A血药浓度等。

3. 静脉注射丙种球蛋白可能发生过敏反应或生物污染，使用前需要告知家属并签字。

（三）注意事项

1. 利妥昔单抗治疗儿童ITP，目前国内仍属超适应证使用。

2. 血小板输注仅推荐在出现危及生命的出血或术前需要立即提高血小板计数的情况下应用，而且最好输注同型血小板。

六、免疫性血小板减少症护理规范

1. 密切监测患儿生命体征、精神状态、出血部位、出血量及性质。发现异常及时通知医生作好止血、输血准备。

2. 出血严重者，应卧床休息，避免剧烈运动及一切诱发出血的相关因素，以免加重自发性出血。

3. 供给少渣或无渣易消化的流食或软食，有胃肠道出血时应禁食。

4. 患儿忌玩锐利玩具、限制剧烈运动、避免损伤，避免挖耳、鼻，避免搔抓皮肤，保持大便通畅。

5. 严密观察药物反应及副作用：如胃肠反应、高血压、高血糖、神经精神症状等，配合医生进行处理。

七、免疫性血小板减少症营养治疗规范

1. 确保每日摄入足够的热量和优质蛋白，如牛奶、鸡蛋、鱼类、家禽、豆制品等。

2. 注意膳食结构的合理搭配，每天保证5种以上的新鲜蔬菜和水果供应，增加膳食纤维的摄入。避免进食熏烤、油炸、高糖高脂肪及不易消化的食物。

3. 注意饮食卫生，避免食用生冷、隔夜或变质的食品。各种食物都应该经过清洗处理后再食用。

4. 有明显出血倾向时，少渣饮食，避免进食质硬，辛辣，刺激性强的食物。

八、免疫性血小板减少症患儿健康宣教

1. 保持房间清洁，空气流通及适宜的温湿度。保持良好的个人卫生习惯；餐前后、便前后勤洗手；保持环境清洁和通风，定时空气和地面消毒，避免或减少探视。

2. 注意保护患儿，避免能造成出血的因素，如避免摔倒，碰撞，不用硬毛牙刷刷牙，保持皮肤清洁，勿抓伤。有严重出血倾向时应严格卧床休息，避免剧烈运动以免加重出血。
3. 指导家长正确观察生命体征，精神症状、出血部位、出血量。发现异常及时通知医务人员做好处理工作。
4. 保持大便通畅，供给高热量、高蛋白、高维生素、少渣或无渣易消化食物，避免坚硬、过冷或过热、辛辣刺激食物
5. 秋冬气候多变，注意加减衣物；保持皮肤的清洁干燥，选择棉质透气，宽松衣服；定期沐浴更衣，勤剪指（趾）甲。

九、推荐表单

（一）医师表单

免疫性血小板减少症的临床路径医师表单

适用对象：第一诊断为免疫性血小板减少症（ICD-11：D69.300）

患儿姓名：	性别：　　年龄：　　门诊号：	住院号：
住院日期：　　年　月　日	出院日期：　　年　月　日	标准住院日：14 天内

时间	住院第 1 天
主要诊疗工作	□ 询问病史及体格检查 □ 完成病历书写 □ 开化验单 □ 上级医师查房，初步确定诊断 □ 对症支持治疗及各项治疗 □ 向患儿家属发病重或病危通知，并签署病重或病危通知书（必要时） □ 患儿家属签署输血知情同意书、骨髓穿刺同意书（必要时）
重点医嘱	**长期医嘱：** □ 血液病护理常规 □ 一级护理 □ 根据病情禁食、流食、软食或普食 □ 视病情通知病重或病危 □ 其他医嘱 **临时医嘱：** □ 血常规（包括网织红细胞计数）、尿常规、大便常规+潜血 □ 肝肾功能、电解质、血沉红细胞沉降率、凝血功能、血涂片、血型、输血前检查、自身免疫性疾病筛查、血小板膜糖蛋白特异性抗体检查、免疫球蛋白水平测定 □ 抗人球蛋白试验（必要时） □ X 线胸片、腹部 B 超、头颅 CT 等影像学检查（必要时） □ 静脉滴注丙种球蛋白或血小板（有指征且有供应时） □ 其他医嘱
病情变异记录	□ 无　□ 有，原因： 1. 2.
医师签名	

时间	住院第 2 天	住院第 3~13 天	出院日
主要诊疗工作	□ 上级医师查房 □ 完成入院各项辅助检查 □ 继续各项治疗 □ 完成相关科室会诊（必要时） □ 完成上级医师查房记录等病历书写 □ 向患儿及家属交代病情及其注意事项	□ 上级医师查房 □ 复查血常规 □ 观察血小板变化 □ 根据体检、骨髓检查结果和既往资料，进行鉴别诊断并确定诊断 □ 根据其他检查结果进行鉴别诊断，判断是否合并其他疾病 □ 开始治疗 □ 保护重要脏器功能 □ 注意观察糖皮质激素的不良反应，并对症处理 □ 完成病程记录	□ 上级医师查房，进行评估，确定有无并发症情况，明确是否出院 □ 完成出院记录、病案首页、出院证明书等 □ 向患儿交代出院后的注意事项，如用药方法，返院复诊的时间、地点，发生紧急情况时的处理等
重点医嘱	**长期医嘱：** □ 患儿既往用药 □ 其他医嘱 **临时医嘱：** □ 血常规 □ 骨穿骨髓穿刺及骨髓形态学（必要时） □ 静脉滴注丙种球蛋白或血小板（有指征且有供应时） □ 其他医嘱	**长期医嘱（视情况可第 2 天起开始治疗）：** □ 糖皮质激素 □ 重要脏器保护：抑酸、补钙等 □ 其他医嘱 **临时医嘱：** □ 复查血常规 □ 复查血生化、电解质 □ 静脉滴注丙种球蛋白或血小板（有指征且有供应时） □ 对症支持治疗 □ 其他医嘱	**出院医嘱：** □ 出院带药 □ 定期门诊随访 □ 监测血常规
病情变异记录	□ 无　□ 有，原因： 1. 2.	□ 无　□ 有，原因： 1. 2.	□ 无　□ 有，原因： 1. 2.
医师签名			

（二）护士表单

免疫性血小板减少症的临床路径护士表单

适用对象：第一诊断为免疫性血小板减少症（ICD-编码）

患儿姓名：	性别： 年龄： 门诊号：	住院号：
住院日期： 年 月 日	出院日期： 年 月 日	标准住院日：14 天内

时间	住院第 1 天	住院第 2 天
健康宣教	□ 介绍主管医师、护士 □ 介绍环境、设施 □ 介绍住院注意事项	□ 主管护士与患儿或家属沟通，了解并指导心理应对 □ 宣教疾病知识、用药知识及特殊检查操作过程 □ 告知检查及操作前后饮食、活动及探视注意事项
护理处置	□ 核对患儿、佩戴腕带 □ 建立入院护理病历 □ 卫生处置：剪指（趾）甲、沐浴、更换病号服	□ 随时观察患儿病情变化 □ 遵医嘱正确使用激素、丙种球蛋白等 □ 协助医师完成各项检查、化验
基础护理	□ 一级护理 □ 晨晚间护理 □ 患儿安全管理	□ 一级护理 □ 晨晚间护理 □ 患儿安全管理
专科护理	□ 护理查体 □ 呼吸、脉搏、体温、出血监测 □ 体重、血压测量 □ 需要时填写跌倒及压疮防范表 □ 需要时请家属陪伴 □ 心理护理	□ 呼吸、脉搏、体温、出血等监测 □ 遵医嘱完成相关检查 □ 心理护理 □ 必要时吸氧 □ 遵医嘱正确给药 □ 指导患儿避免外伤，尤其是脑保护
病情变异记录	□ 无 □ 有，原因： 1. 2.	□ 无 □ 有，原因： 1. 2.
护士签名		

时间	住院第 3~13 天	出院日
健康宣教	□ 饮食休息等注意事项指导 □ 减少出血的生活方法 □ 讲解增强体质的方法，减少感染的机会	□ 告知患儿出院携带药品的服用方法 □ 告知患儿复诊时间 □ 指导患儿减少感染和出血的注意事项
护理处置	□ 随时观察患儿病情变化 □ 遵医嘱完成相关治疗 □ 协助医师完成各项检查、化验	□ 办理出院手续 □ 书写出院小结
基础护理	□ 二级护理 □ 晨晚间护理 □ 患儿安全管理	
专科护理	□ 病情观察：评估患儿生命体征，特别是呼吸、脉搏、出血情况 □ 心理护理	
病情变异记录	□ 无 □ 有，原因： 1. 2.	□ 无 □ 有，原因： 1. 2.
护士签名		

（三）患儿表单

免疫性血小板减少症的临床路径患儿表单

适用对象：第一诊断为免疫性血小板减少症（ICD-编码）

患儿姓名：	性别：　年龄：　门诊号：	住院号：
住院日期：　年　月　日	出院日期：　年　月　日	标准住院日：14 天内

时间	住院第 1 天	住院第 2 天
医患配合	□ 配合询问病史、收集资料，请务必详细告知既往史、用药史、过敏史、预防接种史等 □ 配合进行体格检查 □ 有任何不适告知医师	□ 配合完善相关检查、化验，如采血、留尿、心电图、心脏超声心动图等 □ 医师向患儿及家属介绍病情，如有异常检查结果需进一步检查 □ 配合用药及治疗 □ 配合医师调整用药 □ 有任何不适告知医师
护患配合	□ 配合测量体温、脉搏、呼吸、血压、体重 □ 配合完成入院护理评估单（简单询问病史、过敏史、用药史） □ 接受入院宣教（环境介绍、病室规定、订餐制度、贵重物品保管等） □ 有任何不适告知护士	□ 配合测量体温、脉搏、呼吸，询问排便、排尿情况 □ 接受相关化验、检查宣教，正确留取标本，配合检查 □ 有任何不适告知护士 □ 接受输液、服药治疗 □ 注意活动安全，避免坠床或跌倒 □ 配合执行探视及陪伴制度 □ 接受疾病及用药等相关知识指导
饮食	□ 正常普食	□ 正常普食
排泄	□ 正常排尿便	□ 正常排尿便
活动	□ 适度活动	□ 适度活动
患儿监护人签名		

时间	住院第 3~13 天	出院日
医患配合	□ 知道复查程序 □ 配合进行体格检查 □ 有任何不适告知医师	□ 接受出院前指导 □ 获取出院诊断书
护患配合	□ 知道药品的服用方法、作用、注意事项 □ 有任何不适告知护士 □ 接受输液、服药治疗	□ 接受出院宣教 □ 办理出院手续 □ 获取出院携带药品 □ 知道复印病历的方法
饮食	□ 正常普食	
排泄	□ 正常排尿便	
活动	□ 适度活动	
患儿监护人签名		

附：原表单（2019年版）

免疫性血小板减少症临床路径表单

适用对象：第一诊断为免疫性血小板减少症（ICD-10：D69.3）

患儿姓名：	性别： 年龄： 门诊号：	住院号：
住院日期： 年 月 日	出院日期： 年 月 日	标准住院日：14天内

时间	住院第1天
主要诊疗工作	□ 询问病史及体格检查 □ 完成病历书写 □ 开实验室检查单 □ 上级医师查房，初步确定诊断 □ 对症支持治疗及各项治疗 □ 向患儿家属告病重或病危通知，并签署病重或病危通知书（必要时） □ 患儿家属签署激素用药知情 □ 利妥昔单抗知情书、输血知情同意书、骨髓穿刺同意书（必要时）
重点医嘱	**长期医嘱：** □ 血液病护理常规 □ 一级护理 □ 根据病情禁食、流质饮食、软食或普通饮食 □ 视病情通知病重或病危 □ 其他医嘱：止血药静点，如合并感染酌情加用抗感染治疗 **临时医嘱：** □ 必选检查 □ 血常规（包括网织红细胞计数）、尿常规、大便常规 □ 肝肾功能、电解质、凝血功能 可选检查 □ 输血前检查、血型、甲状腺功能、叶酸、维生素 B_{12}、铁代谢等 □ 感染相关病原检查（CMV-DNA、EB-DNA、TORCH、EB抗体）、PCT、CRP、呼吸道病原、ASO、支原体抗体、幽门螺杆菌检测、PPD等 □ 风湿免疫抗体筛查（ENA抗体谱、ANA、dsDNA、aCL、狼疮抗凝物等）、补体、红细胞沉降率、库姆斯实验等 □ CD系列、Ig系列、辅助性T细胞亚群、细胞因子、ALPS测定等 □ 相关影像学检查：头CT、肺CT、腹部超声、心电图、心脏彩超 □ 骨髓形态学检查、小组化染色、小巨核酶标、骨髓活检、染色体分型、流式细胞学检测、基因测序等
主要护理工作	□ 介绍病房环境、设施和设备 □ 入院护理评估 □ 宣教
病情变异记录	□ 无 □ 有，原因： 1. 2.
护士签名	
医师签名	

时间	住院第 2 天	住院第 3~13 天	出院日
主要诊疗工作	□ 上级医师查房 □ 完成入院各项辅助检查 □ 继续各项治疗 □ 完成相关科室会诊（必要时） □ 完成上级医师查房记录等病历书写 □ 向患儿及家属交代病情及其注意事项	□ 上级医师查房 □ 复查血常规 □ 观察血小板变化 □ 根据体检、骨髓检查结果和既往资料，进行鉴别诊断并确定诊断 □ 根据其他检查结果进行鉴别诊断，判断是否合并其他疾病 □ 开始治疗 □ 保护重要脏器功能 □ 注意观察糖皮质激素的不良反应，并对症处理 □ 完成病程记录	□ 上级医师查房，进行评估，确定有无并发症情况，明确是否出院 □ 完成出院记录、病案首页、出院证明书等 □ 向患儿交代出院后的注意事项，如用药方法，返院复诊的时间、地点，发生紧急情况时的处理等
重点医嘱	**长期医嘱：** □ 糖皮质激素 □ 重要脏器保护：抑酸、补钙等 □ 利妥昔单抗（可选） □ TPO（可选） □ 患儿既往用药（可选） □ 其他医嘱 **临时医嘱：** □ 血常规 □ 输静脉丙种球蛋白或血小板（可选） □ 其他医嘱：如合并感染酌情加用抗感染治疗（可选）	**长期医嘱（视情况可第 2 天起开始治疗）：** □ 复查血常规 □ 复查血生化、电解质 □ 输静脉丙种球蛋白或血小板（可选） □ 对症支持 □ 其他医嘱：如合并感染酌情加用抗感染治疗（可选）	**出院医嘱：** □ 出院带药 □ 定期门诊随访 □ 监测血常规
主要护理工作	□ 观察患儿病情变化	□ 观察患儿病情变化	□ 指导患儿办理出院手续
病情变异记录	□ 无　□ 有，原因： 1. 2.	□ 无　□ 有，原因： 1. 2.	□ 无　□ 有，原因： 1. 2.
护士签名			
医师签名			

第四十三章

幼年型粒单核细胞白血病临床路径释义

【医疗质量控制指标】（专家建议）

指标一、诊断需结合临床表现、外周血及骨髓形态学检查和细胞遗传学检查。

指标二、目前能治愈幼年型粒单核细胞白血病的唯一方法是造血干细胞移植，移植前化疗依据患儿初诊个体状况、基础疾病等决定，通常为中、小剂量依托泊苷、维甲酸、阿糖胞苷等药物化疗。

指标三、定期评估血液学和非血液学不良反应。

一、幼年型粒单核细胞白血病（Juvenile Myelomonocytic Leukemia，JMML）

1. 疾病名称及编码：C93.300

二、临床路径检索方法

J

三、国家医疗保障疾病诊断相关分组（CHS-DRG）

MDC 编码：RS1 淋巴瘤及其他类型白血病

ADRC 编码：RU1 与化学和/或靶向、生物治疗有关的恶性增殖性疾患

四、幼年型粒单核细胞白血病临床路径标砖住院流程

（一）适用对象

第一诊断为幼年型粒单核细胞白血病。

（二）诊断依据

根据《World Health Organization Classification of Tumors. Pathology and Genetic of Tumors of Haematopoietic and Lymphoid Tissue》（2008）

1. 临床表现及体征：常见的临床症状包括腹胀、面苍、乏力、皮肤出血点、发热等不适。常见体征：肝脾增大，淋巴结肿大，皮疹。

2. 实验室检查：

（1）外周血：白细胞数增多或大致正常，分类中可见单核细胞比例及单核细胞绝对值> 1.0×10^9/L，贫血多为正细胞正色素性，血小板多数正常。

（2）骨髓：骨髓细胞增生明显活跃或极度活跃，粒红巨三系增生，可见病态造血，单核细胞比例增高或大致正常。

（3）遗传学/分子生物学：细胞遗传学检查大多数染色体核型正常，部分可见 7 号染色体单体。分子生物学：BCR/ABL（-）。大部分患儿可检测出 PTPN11，CBL，NRAS，KRAS，NF1，SETBP1 等常见 JMML 基因突变。

（4）粒单核细胞刺激因子（GM-CSF）高敏感实验：JMML 骨髓细胞行造血干细胞培养（GM-CSF）：可见 CFU-GM 生长。

（5）抗碱血红蛋白：大部分患儿抗碱血红蛋白均高于同年龄儿童。

释义

■ 本路径的制订主要参考：2020 年《慢性髓性白血病 NCCN 肿瘤学临床实践指南》（NCCN 2020）、《慢性髓系白血病中国诊断与治疗指南》（2020 年版）。

■ 临床表现：JMML 的临床表现与其他儿童白血病和骨髓增生性疾病相似，最主要表现是皮肤黏膜苍白、发热、出血、感染症状和肝脾大、淋巴结肿大。皮肤损害也是常见且重要的特征，表现多为面部斑丘疹或湿疹样皮疹，也可见化脓性皮疹、黄色瘤、牛奶咖啡斑，半数以上患儿可有皮疹的症状。另患儿起病时常伴有发热、咳嗽、腹胀等不适，但这些并非 JMML 特异性表现，与发病时合并多种微生物感染相关，诊断时应注意排查感染因素。

■ 由于 JMML 无特异性临床表现，感染、遗传代谢类疾病和其他血液增生性疾病均可引起类似症状，而且部分病例进展缓慢，难以确诊，因此随访观察病情变化是一个重要的诊断过程。同时一定要结合实验室检查结果，目前的诊断标准参照下表（表 1），当患儿满足第 1 类中的所有标准和第 2 类中的至少 1 项标准时，即可诊断 JMML。如果患儿无 2 类标准，则必须满足第 3 类中至少 2 项标准。

表 1　JMML 诊断标准

第 1 类（必须同时符合下述所有标准）	第 2 类（必须至少具有 1 项）	第 3 类（10%无遗传学异常的患儿，满足第 1 类的条件下至少有以下 2 项）
1. 外周血单核细胞绝对计数> 1.0×10^9/L 2. 骨髓和外周血原始细胞< 20% 3. 脾肿大 4. BCR/ABL 融合基因阴性或 Ph 染色体阴性	1. PTPN11、K－RAS 或 N－RAS基因体细胞突变 2. 符合 NF1 诊断标准或存在 NF1 突变 3. CBL 生殖系突变或 CBL 杂合子丢失 4. 7 号染色体单体	1. 除－7 外的其他染色体异常 2. 外周血 HbF 高于同年龄正常值 3. 外周血涂片可见髓系原始细胞 4. 体外培养髓系原始细胞对 GM－CSF 高度敏感 5. STAT5 高度磷酸化

（三）治疗方案的选择

1. 造血干细胞移植。
2. 无条件行造血干细胞移植：
（1）羟基脲片。
（2）VP－16：如果患儿白细胞进行性增高，肝脾增大明显，为减轻肿瘤负荷可给予 VP－16 50～100mg 3～5 天。
（3）阿糖胞苷：为减轻肿瘤负荷 50～100mg/d，5～7 天。
3. 临床试验。

释义

■ 治疗的选择受预后因素影响，包括临床、细胞遗传学和分子学特征，由此决定是否进行异基因造血细胞移植（HCT），以及 HCT 的治疗时机。

■ 异基因造血细胞移植（HCT）是目前治愈 JMML 的唯一方法。对于大部分 JMML 患儿，尤其高危患儿推荐立即行异基因 HCT。

■ 部分预后较好的JMML患儿，不推荐立即行HCT，而建议密切随访观察。

■ 无条件行造血干细胞移植，常采用羟基脲片、VP-16或小剂量的阿糖胞苷减少肿瘤负荷，但对最终预后改善不大。或者进入临床试验。

（四）标准住院日

标准住院日为1~7天。

释义

一般情况下，标准住院日为7~10天，根据治疗方案的选择，标准住院日酌情缩短或延长。

（五）进入路径标准

1. 第一诊断必须符合（ICD-　）幼年型粒单核细胞白血病编码。
2. 当患儿同时具有其他疾病诊断，但住院期间不需要特殊处理也不影响第一诊断的临床路径流程实施时，可以进入路径。

释义

■ 幼年型粒单核细胞白血病（JMML）是婴儿和儿童中的一种罕见的恶性骨髓异常增生性疾病，表现为外周血、骨髓和内脏中粒、单核细胞增生、分化、浸润。多发生于婴幼儿，95%的患儿诊断时年龄小于4岁。其临床表现同其他儿童白血病和骨髓增生性疾病相比无特异性，难以区分；需结合外周血及骨髓形态学检查和细胞遗传学检查进行诊断和鉴别诊断。

■ 患儿同时具有其他疾病影响第一诊断的临床路径流程实施时均不适合进入临床路径。

（六）住院期间的检查项目

1. 必需的检查项目：

（1）血常规及分类、尿常规、大便常规+潜血、血型。

（2）肝肾功能、电解质、输血前检查，凝血功能。

（3）骨髓细胞形态学、细胞遗传学和分子生物学（包括BCR/ABLP210、P190融合基因，Fish -7）检测。

（4）干细胞培养（GM-CSF）。

（5）抗碱血红蛋白（HbF）。

（6）病毒学检测。

（7）胸片、心电图、腹部B超。

2. 根据患儿病情进行的检查项目：融合基因BCR/ABLP230、JMML常见突变基因，MDS突变基因，fish +8，P53，20q-。

释义

■ 常规检查：血常规及分类、尿常规、大便常规+潜血为基本检查项目，JMML 患儿血常规是白细胞增多，绝大多数在 50×10^9/L 以下，少数可大于 50×10^9/L，伴有血红蛋白、血小板减少，且单核细胞比例增多。外周血涂片可见幼粒细胞和幼红细胞。

■ 血型及输血前检查：部分患儿伴有贫血、血小板减少并达到输血治疗指征。

■ 肝肾功能、电解质、凝血功能：评估患儿的内环境情况及脏器有无受损。

■ 骨髓细胞形态学：粒系增生，单核系幼稚细胞增多，约占所有髓系细胞的 5%~10%，巨核细胞减少，可见病态造血。原始粒细胞必须小于 20%，这是与急性髓细胞白血病鉴别的重要依据。

■ 细胞遗传学：约 1/3 JMML 患儿核型异常，7 号染色体单体最常见，可见于 25%左右的 JMML 患儿。

■ 分子生物学（包括 BCR/ABLP210、P190 融合基因，Fish -7）检测：部分 JMML 患儿染色体-7 异常，PTPN11 体细胞突变，NF1 突变，大多数存在 KRAS、NRAS 体细胞突变。

■ 干细胞培养：粒单系祖细胞（CFU-GM）的自发性生长是因为对粒-巨噬细胞集落刺激因子（GM-CSF）具有选择性，仅抗 GM-CSF 抗体可抑制 JMML 克隆性生长，故细胞培养 GM 克隆自发性生长对 JMML 诊断有重要意义。

■ 抗碱血红蛋白：JMML 患儿 HbF 增多，HbA_2 减低。

■ 病毒学检测：JMML 血常规提示单核细胞增多，需完善 EB 病毒等病原学检测。

■ 胸片、心电图、腹部 B 超：明确患儿有无脏器浸润以及评估脏器功能，JMML 常伴有肝脾淋巴结肿大。

（七）治疗方案与药物选择

1. 造血干细胞移植。
2. 无条件行造血干细胞移植：
（1）羟基脲片。
（2）VP-16：如果患儿白细胞进行性增高，肝脾增大明显，为减轻肿瘤负荷可给予 VP-16 50~100mg 3~5 天。
（3）阿糖胞苷：为减轻肿瘤负荷 50~100mg/d，5~7 天。
3. 临床试验。

释义

■ 异基因造血细胞移植（HCT）是目前治愈 JMML 的唯一方法。对于大部分 JMML 患儿，尤其高危患儿推荐立即行异基因 HCT。高危因素包括发病年龄>2 岁，原始细胞增多>20%，染色体-7 异常，NF1 突变，PTPN11 体细胞突变，KRAS 体细胞突变以及大部分 NRAS 体细胞突变。

■ 部分预后较好的 JMML 患儿，不推荐立即行 HCT，而建议密切随访观察。预后好的因素可能包括：具有 CBL 生殖细胞突变，获得性 RAS 突变伴正常 HbF 水平和较高血小板计数，Noonan 综合征（NS），发病年龄小于1岁，血小板大于 $40\times10^9/L$，HbF＜15%，无克隆性遗传学异常。

■ 无条件行造血干细胞移植，常采用中、小剂量的化疗旨在减少肿瘤负荷，控制脾脏进行性增大。化疗药物选择上，多推荐羟基脲片、VP-16 及小剂量的阿糖胞苷，但对最终预后改善不大。

■ 临床试验：主要是靶向药物治疗。Ras 通路的过度活化是导致 JMML 的重要原因。JMML 靶向治疗主要是抑制 Ras 及其通路中的相关蛋白。多项临床试验正在进行中，包括 RAFI 抑制剂、MEK 抑制剂、PI3/Akt 抑制剂、Src 家族激酶抑制剂等，这些 Ras 途径的抑制剂有望治疗 JMML。

（八）预防性抗菌药物选择与使用时机

一般情况下，不做预防性抗菌药物使用。

（九）出院标准

1. 生命体征平稳。
2. 没有需要住院处理的并发症和/或合并症。

释义

■ 患儿血象稳定，无明显需住院处理的并发症可准予出院，如果出现并发症，是否需要住院处理，由主管医师具体决定。

（十）变异及原因分析

1. 治疗中或治疗后有感染、出血及其他合并症者，进行相关的诊断和治疗，并适当延长住院时间或退出路径。
2. 疾病进展期的患儿退出路径。

释义

■ 微小变异：因为医院检验项目的不及时性，不能按照要求完成检查；因为节假日不能按照要求完成检查；患儿不愿配合完成相应检查，短期不愿按照要求出院随诊。

■ 重大变异：因治疗期间病情进展；因基础疾病需要进一步诊断和治疗；因治疗前、中、后合并严重并发症需要其他治疗措施，明显延长住院时间并致住院费用显著增加者；医院与患儿或家属发生医疗纠纷，患儿要求离院或转院；不愿按照要求出院随诊而导致入院时间明显延长。

五、幼年型粒单核细胞白血病临床路径给药方案

【用药选择】

为减轻肿瘤负荷，可选择以下化疗：

1. 羟基脲片 20~60mg/kg。

2. VP-16：如果患儿白细胞进行性增高，肝脾增大明显，为减轻肿瘤负荷可给予 VP-16 50~100mg/m^2/d，3~5 天。

3. 阿糖胞苷：为减轻肿瘤负荷 50~100mg/（m^2·d），5~7 天。

【药学提示】

1. VP-16 不良反应主要为骨髓抑制和消化道反应，静脉滴注速度过快，可出现低血压、心悸等反应。注意生理盐水配置，浓度不超过 0.25mg/ml，静脉滴注时间不少于 30~60 分钟。

2. 低剂量阿糖胞苷的主要毒性反应骨髓抑制、消化道反应及肝功能异常。因此需检测血常规和肝功能指标。

六、幼年型粒单核细胞白血病护理规范

1. 密切监测患儿生命体征、神志、尿量的变化，让患儿注意休息，多饮水。

2. 血红蛋白低时保证充足睡眠，根据病情适度活动、避免劳累，必要时遵医嘱吸氧。

3. 血小板低时绝对卧床休息，避免剧烈运动及一切诱发出血的相关因素。

4. 皮肤损害时保持清洁干燥，避免搔抓。

5. 发热时卧床休息，多饮温开水，定期监测体温，体温 38.5℃以上给予退热剂口服。

6. 严密观察化疗副作用：如静脉炎、口腔炎、胃肠反应、高尿酸血症、骨髓抑制等，配合医生进行处理。

七、幼年型粒单核细胞白血病营养治疗规范

1. 确保每日摄入足够的热量和优质蛋白，如牛奶、鸡蛋、鱼类、家禽、豆制品等，维持机体氮平衡。

2. 注意膳食结构的合理搭配，尽可能多食用新鲜蔬菜，增加膳食纤维的摄入。少食多餐，避免进食熏烤，油炸及不易消化的食物。禁止食用刺激性调味品，如辣椒、芥末等。

3. 注意饮食卫生，避免食用生冷、隔夜或变质的食品。各种食物都应该经过加热熟透后再食用。新鲜水果必须洗净、削皮后再食用。

4. 有出血倾向时，避免进食质硬，辛辣，刺激性强的食物。

八、幼年型粒单核细胞白血病患儿健康宣教

1. 保持良好的个人卫生习惯；餐前后、便前后勤洗手；保持环境清洁和通风，定时空气和地面消毒，避免或减少探视。

2. 清淡易消化饮食，良好的膳食结构，补充机体的热量消耗。

3. 适当活动，避免长期卧床血栓形成。

4. 与餐前后、睡前晨起用生理盐水漱口，睡前晨起应用软毛刷刷牙。

5. 秋冬气候多变，注意加减衣物；定期沐浴更衣，勤剪指（趾）甲。

6. 保持大便通畅，便后坐浴，预防肛周感染。

九、推荐表单

（一）医师表单

初治幼年型粒单核细胞白血病（ICD：）临床路径医师表单

适用对象：第一诊断为初治幼年型粒单核细胞白血病

患儿姓名：	性别：　年龄：　门诊号：	住院号：
住院日期：　年　月　日	出院日期：　年　月　日	标准住院日：7~10 天内

时间	住院第 1 天	住院第 2 天
主要诊疗工作	□ 询问病史及体格检查 □ 完成病历书写 □ 开化验单 □ 对症支持治疗 □ 病情告知，必要时向患儿家属告病重或病危通知，并签署病重或病危通知书 □ 患儿家属签署抽血及骨穿同意书	□ 上级医师查房 □ 完成入院检查 □ 骨髓穿刺术 □ 继续对症支持治疗 □ 完成必要的相关科室会诊 □ 完成上级医师查房记录等病历书写 □ 向患儿及家属交代病情及注意事项
重点医嘱	**长期医嘱：** □ 血液病护理常规 □ 二级护理 □ 饮食 □ 视病情通知病重或病危 □ 其他医嘱 **临时医嘱：** □ 血常规（含分类）、尿常规、大便常规+隐血 □ 血型、输血前检查、肝肾功能、电解质、凝血功能 □ 病毒学检测 □ 胸片、心电图、腹部 B 超 □ 头颅 CT、血管超声（疑诊血栓） □ 其他医嘱	**长期医嘱：** □ 患儿既往基础用药 □ 其他医嘱 **临时医嘱：** □ 血常规 □ 骨穿及活检术 □ 骨髓形态学、细胞/分子遗传学、基因突变检测 □ 其他医嘱
病情变异记录	□ 无　□ 有，原因： 1. 2.	□ 无　□ 有，原因： 1. 2.
医师签名		

时间	住院第 3~9 天 （根据具体情况可第 2 天开始）	住院第 10 天 （出院日，根据具体情况可第 7 天）
主要诊疗工作	□ 上级医师查房 □ 复查血常规 □ 根据体检、骨髓检查结果和既往资料，进行鉴别诊断和确定诊断 □ 根据其他检查结果进行鉴别诊断，判断是否合并其他疾病 □ 开始治疗 □ 保护重要脏器功能 □ 注意观察药物的副作用，并对症处理 □ 完成病程记录	□ 上级医师查房，进行评估，确定有无并发症情况，明确是否出院 □ 完成出院记录、病案首页、出院证明书等 □ 向患儿交代出院后的注意事项，如返院复诊的时间、地点，发生紧急情况时的处理等
重点医嘱	**长期医嘱（视情况可第 2 天起开始治疗）：** □ 羟基脲 □ VP-16 □ 阿糖胞苷 □ 其他医嘱 **临时医嘱：** □ 复查血常规 □ 复查血生化、电解质 □ 对症支持 □ 其他医嘱	**出院医嘱：** □ 出院带药 □ 定期门诊随访 □ 监测血常规
病情变异记录	□ 无　□ 有，原因： 1. 2.	□ 无　□ 有，原因： 1. 2.
医师签名		

（二）护士表单

初治幼年型粒单核细胞白血病临床路径护士表单

适用对象：第一诊断为初治幼年型粒单核细胞白血病（ICD：）

患儿姓名：	性别：　年龄：　门诊号：	住院号：
住院日期：　年　月　日	出院日期：　年　月　日	标准住院日：7~10天内

时间	住院第1天	住院第2天
健康宣教	□ 入院宣教：介绍病房环境、设施、医院相关制度、主管医师、护士 □ 告知各项检查、化验的目的及注意事项 □ 安全宣教：避免患儿跌倒、坠床 □ 指导患儿饮食、卫生 □ 指导患儿活动与休息，规范患儿作息、限制陪伴 □ 讲解疾病相关知识、用药知识 □ 化疗宣教 □ 预防感染、出血知识宣教 □ 做好心理安慰，消除恐惧，稳定情绪	□ 宣教疾病知识 □ 介绍骨穿的目的、方法和注意事项 □ 观察患儿病情变化 □ 血液病知识宣教
护理处置	□ 入院护理评估：询问病史、相关查体、血常规等 □ 监测和记录生命体征 □ 建立护理记录（病危、重患儿） □ 卫生处置：剪指（趾）甲、更换病号服 □ 完成各项化验检查的准备	□ 完成各项化验标本的留取并及时送检 □ 遵医嘱完成相关检查
基础护理	□ 二级护理 □ 晨晚间护理 □ 安全护理 □ 口腔护理	□ 二级护理 □ 晨晚间护理 □ 安全护理 □ 口腔护理
专科护理	□ 执行儿科血液病护理常规 □ 病情观察 □ 填写患儿危险因素评估表（需要时） □ 感染、出血护理 □ 输血护理（需要时） □ 化疗护理 □ 心理护理	□ 观察患儿病情变化，重点观察有无感染及出血倾向、化疗副作用 □ 感染、出血护理 □ 输血护理（需要时） □ 化疗护理 □ 心理护理
重点医嘱	□ 详见医嘱执行单	□ 详见医嘱执行单
病情变异记录	□ 无　□ 有，原因： 1. 2.	□ 无　□ 有，原因： 1. 2.
护士签名		

时间	住院第3~9天 （根据具体情况可第2天开始）	住院第10天 （出院日，根据具体情况可第7天）
健康宣教	□ 观察患儿病情变化 □ 化疗宣教 □ 告知用药及注意事项 □ 化疗期间患儿饮食、卫生 □ 化疗期间嘱患儿适当多饮水 □ 对陪伴家属健康指导 □ 指导预防感染和出血 □ 介绍药物作用、副作用 □ 心理指导	□ 出院宣教：用药、饮食、卫生、休息、监测血常规等 □ 指导患儿家属办理出院手续 □ 告知家属科室联系电话 □ 定期门诊随访
护理处置	□ 遵医嘱完成相关化验检查 □ 遵照医嘱及时给予对症治疗	□ 为患儿领取出院带药 □ 协助整理患儿用物 □ 床单位终末消毒
基础护理	□ 二级护理 □ 晨晚间护理 □ 安全护理 □ 口腔护理	□ 安全护理（护送出院）
专科护理	□ 观察患儿病情变化，重点观察有无出血倾向、化疗副作用 □ 感染、出血护理 □ 输血护理（需要时） □ 化疗护理 □ 心理护理	□ 心理护理
重点医嘱	□ 详见医嘱执行单	□ 详见医嘱执行单
病情变异记录	□ 无 □ 有，原因： 1. 2.	□ 无 □ 有，原因： 1. 2.
护士签名		

（三）患儿表单

幼年型粒单核细胞白血病临床路径患儿表单

适用对象：第一诊断为幼年型粒单核细胞白血病（ICD：）

患儿姓名：	性别：　年龄：　门诊号：	住院号：
住院日期：　年　月　日	出院日期：　年　月　日	标准住院日：7~10天内

时间	入院第1天	入院第2天
医患配合	□ 接受询问病史、收集资料，请家属务必详细告知既往史、用药史、过敏史 □ 请明确告知既往用药情况 □ 配合进行体格检查 □ 有任何不适请告知医师 □ 配合进行相关检查 □ 签署相关知情同意书	□ 配合完成相关检查 □ 配合完成化验：血常规、生化等 □ 配合骨穿等 □ 配合用药 □ 有任何不适请告知医师
护患配合	□ 配合测量体温、脉搏、呼吸、血压、身高、体重 □ 配合完成入院护理评估（简单询问病史、过敏史、用药史） □ 接受入院宣教（环境介绍、病室规定、探视陪伴制度、送餐订餐制度、贵重物品保管等） □ 接受用药指导 □ 接受化疗知识指导 □ 接受预防感染和出血指导 □ 接受安全教育 □ 有任何不适请告知护士	□ 配合测量体温、脉搏、呼吸，询问排便 □ 配合各项检查（需要空腹的请遵照执行） □ 配合采集血标本 □ 接受疾病知识介绍 □ 接受骨穿宣教 □ 接受用药指导 □ 接受化疗知识指导 □ 接受心理护理 □ 接受基础护理 □ 接受预防感染和出血指导 □ 接受安全教育 □ 有任何不适请告知护士
饮食	□ 遵照医嘱饮食	□ 遵照医嘱饮食
排泄	□ 便尿异常时及时告知医护人员	□ 便尿异常时及时告知医护人员
活动	□ 根据病情适当活动 □ 有出血倾向的需卧床休息，减少活动，注意安全	□ 根据病情适当活动 □ 有出血倾向的需卧床休息，减少活动，注意安全

时间	住院第 3~9 天 （根据具体情况可第 2 天开始）	住院第 10 天 （出院日，根据具体情况可第 7 天）
医患配合	□ 配合相关检查 □ 配合用药 □ 配合各种治疗 □ 有任何不适请告知医师	□ 接受出院前指导 □ 遵医嘱出院后用药 □ 家属知道复查时间 □ 获取出院诊断书
护患配合	□ 配合定时测量生命体征、每日询问排便 □ 配合各种相关检查 □ 配合采集血标本 □ 接受疾病知识介绍 □ 接受用药指导 □ 接受心理护理 □ 接受基础护理 □ 接受预防感染和出血指导 □ 接受安全教育 □ 有任何不适请告知护士	□ 接受出院宣教 □ 家属办理出院手续 □ 获取出院带药 □ 家属或患儿熟悉服药方法、作用、注意事项 □ 家属或患儿知道复印病历方法
饮食	□ 洁净饮食	□ 普通饮食 □ 避免进生、冷、硬、辛辣和刺激饮食
排泄	□ 尿便异常时及时告知医护人员	□ 尿便异常（出血时）及时就诊
活动	□ 根据病情适当活动 □ 有出血倾向的需卧床休息，减少活动，注意安全	□ 适当活动，避免疲劳 □ 注意保暖，避免感冒 □ 注意安全，减少出血

附：原表单（2017年版）

幼年型粒单核细胞白血病临床路径表单

适用对象：第一诊断为幼年型粒单核细胞白血病（ICD-10：）

患儿姓名：	性别：　　年龄：　　门诊号：	住院号：
住院日期：　　年　月　日	出院日期：　　年　月　日	标准住院日：7~10天

时间	住院第1天	住院第2天
主要诊疗工作	□ 询问病史及体格检查 □ 完成病历书写 □ 开化验单 □ 对症支持治疗 □ 病情告知，必要时向患儿家属告病重或病危通知，并签署病重或病危通知书 □ 患儿家属签署抽血及骨穿同意书	□ 上级医师查房 □ 完成入院检查 □ 骨髓穿刺术 □ 继续对症支持治疗 □ 完成必要的相关科室会诊 □ 完成上级医师查房记录等病历书写 □ 向患儿及家属交代病情及注意事项
重点医嘱	**长期医嘱：** □ 血液病护理常规 □ 二级护理 □ 饮食 □ 视病情通知病重或病危 □ 其他医嘱 **临时医嘱：** □ 血常规（含分类）、尿常规、大便常规+隐血 □ 血型、输血前检查、肝肾功能、电解质、凝血功能 □ 病毒学检测 □ 胸片、心电图、腹部B超 □ 头颅CT、血管超声（疑诊血栓） □ 其他医嘱	**长期医嘱：** □ 患儿既往基础用药 □ 其他医嘱 **临时医嘱：** □ 血常规 □ 骨穿及活检术 □ 骨髓形态学、细胞/分子遗传学、基因突变检测 □ 其他医嘱
主要护理工作	□ 介绍病房环境、设施和设备 □ 入院护理评估 □ 宣教	□ 观察患儿病情变化 □ 血液病知识宣教
变异	□ 无　□ 有，原因： 1. 2.	□ 无　□ 有，原因： 1. 2.
护士签名		
医师签名		

时间	住院第 3~9 天 （根据具体情况可第 2 天开始）	住院第 10 天 （出院日，根据具体情况可第 7 天）
主要诊疗工作	□ 上级医师查房 □ 复查血常规 □ 根据体检、骨髓检查结果和既往资料，进行鉴别诊断和确定诊断 □ 根据其他检查结果进行鉴别诊断，判断是否合并其他疾病 □ 开始治疗 □ 保护重要脏器功能 □ 注意观察药物的副作用，并对症处理 □ 完成病程记录	□ 上级医师查房，进行评估，确定有无并发症情况，明确是否出院 □ 完成出院记录、病案首页、出院证明书等 □ 向患儿交代出院后的注意事项，如返院复诊的时间、地点，发生紧急情况时的处理等
重点医嘱	**长期医嘱（视情况可第二天起开始治疗）：** □ 羟基脲 □ VP-16 □ 阿糖胞苷 □ 其他医嘱 **临时医嘱：** □ 复查血常规 □ 复查血生化、电解质 □ 对症支持 □ 其他医嘱	**出院医嘱：** □ 出院带药 □ 定期门诊随访 □ 监测血常规
主要护理工作	□ 观察患儿病情变化 □ 心理与生活护理	□ 指导患儿办理出院手续 □ 血液病知识宣教
变异	□ 无　□ 有，原因： 1. 2.	□ 无　□ 有，原因： 1. 2.
护士签名		
医师签名		

第四十四章

儿童慢性粒细胞白血病（慢性期）临床路径释义

【医疗质量控制指标】（专家建议）

指标一、诊断需结合临床表现、外周血及骨髓形态学检查和细胞遗传学检查。

指标二、一线 TKI 选择，应当在明确治疗目标基础上，依据患儿初诊个体状况、基础疾病、合并用药选择恰当的一线药物。

指标三、评估血液学和非血液学不良反应。

一、儿童慢性粒细胞白血病（慢性期）

疾病名称及编码：儿童慢性粒细胞白血病（CML，慢性期）（ICD-11：C92.100x001）

二、临床路径检索方法

C92.100x001

三、国家医疗保障疾病诊断相关分组（CHS-DRG）

MDC 编码：RS1 淋巴瘤及其他类型白血病

ADRC 编码：RU1 与化学和/或靶向、生物治疗有关的恶性增殖性疾患

四、儿童慢性粒细胞白血病临床路径标准住院流程

（一）适用对象

第一诊断为儿童慢性粒细胞白血病（CML，慢性期）（ICD-11：C92.100x001）

（二）诊断依据

根据《World Health Organization Classification of Tumors. Pathology and Genetic of Tumors of Haematopoietic and Lymphoid Tissue》（2008）、《中国慢性髓系白血病诊断与治疗指南》（2016 年版）

1. 临床表现：无症状；或有低热、乏力、多汗、体重减轻等症状。

2. 实验室检查：

（1）外周血：白细胞数增多，主要为中性中晚幼和杆状粒细胞，原始细胞＜5%～10%，嗜酸性粒细胞和嗜碱性粒细胞增多，可有少量有核红细胞。

（2）骨髓：骨髓增生明显至极度活跃，以粒系增生为主，中晚幼粒细胞和杆状核粒细胞增多，原始细胞＜10%。

（3）细胞遗传学：有 Ph 染色体。

释义

■ 本路径的制订主要参考：2020 年《慢性髓性白血病 NCCN 肿瘤学临床实践指南》（NCCN 2020）、《慢性髓系白血病中国诊断与治疗指南》（2020 年版）。

临床表现：CML 患儿早期可无明显症状。随着疾病的进展，患儿会出现贫血和脾脏肿大相关的症状：包括面色苍白、乏力、头晕、体重减轻、食欲缺乏、早饱感、

左上腹或腹部的疼痛不适等。部分患儿出现不同程度的出血，尤其是血小板显著增高的患儿（> 1000×10^9/L），因血小板大量吸附血管性血友病因子（von Willebrand factor，vWF），使 vWF 含量减少而易合并出血，如鼻出血、齿龈出血、皮肤出血点、淤斑、消化道出血等。

■ 诊断标准：典型的临床表现，合并 Ph 染色体和/或 BCR-ABL 融合基因阳性即可确定诊断。其中慢性期需符合：外周血或骨髓中原始细胞< 10%，没有达到加速期或急性期的标准。

白细胞数升高是本病的显著特征，一半以上患儿白细胞高达 100×10^9/L 以上，未治疗的患儿白细胞进行性升高。通常先通过血液和骨髓检查的典型表现疑诊为 CML，然后通过细胞遗传学检查、FISH 分析或 RT-PCR 证实存在 Ph 染色体、BCR-ABL1 融合基因阳性来确诊。

（三）治疗方案的选择

1. 酪氨酸激酶抑制剂（TKI）：一线选择为伊马替尼 260～340mg/m^2 口服 qd。当伊马替尼耐药或不耐受时，可考虑选择达沙替尼 60～120mg/m^2 qd（中国 CFDA 尚未批准用于儿童）。治疗期间，应定期监测血液学、细胞遗传学及分子学反应，定期评估患儿 TKI 治疗耐受性，特别应关注处于青春期前的患儿生长发育指标（如身高、血钙、血磷、）等 TKI 长期不良反应，强调服药依从性。
2. 其他治疗：因各种原因无法使用 TKI 治疗、TKI 耐药或不耐受的患儿可考虑异基因造血干细胞移植（allo-HSCT）。

释义

■ 目前伊马替尼也已被广泛认可是儿童 CML-CP 的一线治疗药物。TKIs 的治疗目标在于达到深度分子学反应，以获得功能性治愈，需持续服用，能否停药至今未有定论。但伊马替尼治疗慢性 CML，5 年无进展生存率已达到 80%以上，因此本临床路径推荐对 CML 慢性期患儿，首选伊马替尼进行治疗。儿童持续使用 TKIs，其并发症将比成人更多更复杂，包括对生长、生殖发育的影响以及未能确定的使用 20 年以上的不良反应，因此治疗期间，除外定期药物反应评估，还应密切关注药物不良反应的发生，包括对生长发育、性发育的监测。

■ 儿童 CML 比成人更具侵袭性，进展为进展期的概率显著高于成人，因此，造血干细胞移植仍然是 14 岁以下 CML 患儿根治 CML 慢性期的唯一根治性治疗选择。报道显示，儿童 HSCT，非亲缘供者移植后 5 年总体生存率 60%左右（52%～65%），亲缘相合供者 5 年总体生存率达 75%～87%；故因各种原因无法使用 TKI 治疗、TKI 耐药或不耐受的患儿可考虑异基因造血干细胞移植（allo-HSCT）。

（四）标准住院日。

一般情况下，标准住院日为 7～10 天，根据治疗方案的选择，标准住院日酌情缩短或延长。

（五）进入路径标准。

1. 第一诊断必须符合（ICD-11：C92. 100x001）儿童慢性粒细胞白血病编码。
2. 处于慢性期。

3. 当患儿同时具有其他疾病诊断，但住院期间不需要特殊处理也不影响第一诊断的临床路径流程实施时，可以进入路径。

释义

■ 慢性粒细胞性白血病是一种造血干细胞恶性克隆增殖性疾病，儿童少见，年发生率约 1/100 万，仅占儿童白血病的 3%~5%；多见于 6~14 岁，4 岁以下极少见。约 95%的 CML 患儿存在 9 号染色体和 22 号染色体长臂易位形成的 Ph 染色体。9 号染色体长臂（9q34）上的原癌基因 ABL 和 22 号染色体（22q11）上的 BCR 基因断裂重排形成 BCR-ABL 融合基因，导致 ABL1 酪氨酸激酶（Tyrosine kinase，TK）高度表达，从而导致慢性粒细胞白血病的发生。

CML 的自然病程分为慢性期（chronic phase of CML，CP-CML）、加速期（accelerated phase of CML，AP-CML）、急变期（blast phase of CML，BP-CML）见表 1。

表 1　CML 临床分期诊断标准

分期	定义
慢性期（CP-CML）	未达到诊断加速期或急变期的标准
加速期（AP-CML）	符合下列任何一项： 1. 外周血或骨髓中原始细胞占 15%~19% 2. 外周血嗜碱性粒细胞≥20% 3. 与治疗无关的持续血小板减少（$<100\times10^9/L$），或治疗无法控制的持续血小板增多（$>1000\times10^9/L$） 4. 治疗无法控制的进行性脾脏肿大和白细胞增加 5. 克隆演变
急变期（BP-CML）	符合下列任何一项： 1. 外周血或骨髓中原始细胞≥ 30% 2. 髓外原始细胞浸润 3. 骨髓活检原始细胞集聚

（六）住院期间的检查项目

1. 必需的检查项目：

（1）血常规及分类、尿常规、大便常规+潜血、血型。

（2）肝肾功能、电解质、凝血功能。

（3）骨髓细胞形态学、检查、骨髓活检+网状纤维染色、细胞遗传学（显带法）和分子生物学（包括 BCR-ABL P210、P230、P190 融合基因）检测。

（4）胸片、心电图、腹部 B 超。

2. 根据患儿病情进行的检查项目：如果 BCR-ABL 阴性，建议行 JAK2V617、JAK2 exon12 突变筛查，伴血小板增多者行 MPLW515L/K，CALR exon9 突变筛查，伴嗜酸性细胞增多者行 FIP1L1/PDGFRα、PDGFRb 重排。

释义

■ 常规检查：血常规及分类、尿常规、大便常规+潜血为基本检查项目，CML 患儿白细胞计数常常显著升高，半数大于 100×10^9/L，部分患儿血小板计数增高。随病情进展患儿可呈现出正色素正细胞性贫血。外周血涂片可见各阶段中性粒细胞明显增多，以中晚幼粒和杆状粒细胞为主，易见嗜酸性、嗜碱性粒细胞。

■ 血型：部分患儿伴有重度贫血，需要进行输血治疗。

■ 肝肾功能、电解质、凝血功能：为评估患儿的内环境，CML 患儿常出现尿酸、乳酸脱氢酶水平的增高。

■ 胸片、心电图、腹部 B 超：评估患儿脏器有无浸润，CML 患儿常伴有脾大。

■ 骨髓细胞形态学检查、骨髓活检+网状纤维染色：骨髓显著增生，以粒系为主，形态与外周血相似，慢性期原粒+早幼粒＜10%，嗜酸性、嗜碱性粒细胞增多。红系造血通常不活跃或下降，巨核细胞数正常或增加，小巨核细胞多见，血小板成堆。骨髓活检+网状纤维染色：骨髓活检看到原始细胞聚集和网状纤维染色提示增生与 CML 的进展相关。

■ 细胞遗传学（显带法）：符合 CML 临床和实验室诊断标准的患儿中 90%以上伴有 Ph 染色体，分带技术显示 t（9；22）（q34；q11）。

■ 分子生物学（包括 BCR-ABL P210、P230、P190 融合基因）检测：RT- PCR 及多色荧光位点杂交法（FISH）技术可检测到 BCR-ABL 融合基因，是 CML 诊断及治疗疗效判断的重要指标。

（七）治疗方案与药物选择

儿童 CML 的治疗目标是：疾病缓解，进展的风险降低并长期无事件生存。酪氨酸激酶抑制剂（tyrosine kinase inhibitors，TKIs）是治疗 CML 的主要药物，大大提高了 CML 的预后。目前仍以第一代 TKIs 伊马替尼作为首选治疗。。

1. 一代 TKI 伊马替尼：起始剂量为 260~340 mg/（m^2·d），最大量不超过 400mg。（说明书 260 mg/m^2）因为伊马替尼为 100mg 片剂，在药量计算时尽量接近 50mg 的倍数。目前尚无法确定 TKI 的停药指证，因此不建议停药。接受 TKI 治疗期间定期监测各项指标，动态评估并根据评估结果调整治疗选择（表 2、表 3）。

表 2 一线酪氨酸激酶抑制剂（TKI）治疗慢性髓系白血病慢性期患儿治疗反应评价标准

时间	最佳反应	警告	失败
3 个月	达到 CHR 基础上	达到 CHR 基础上	未达到 CHR
	至少达到 PCyR	未达到 PCyR	无任何 CyR
	（Ph+细胞≤35%）	（Ph+细胞 36%~95%）	（Ph+细胞＞95%）
	BCR-ABL^{IS}≤10%	BCR-ABL^{IS}＞10%	
6 个月	至少达到 CCyR	达到 PCyR 未达到 CCyR	未达到 PCyR
	（Ph+细胞=0）	（Ph+细胞 1%~35%）	（Ph+细胞＞35%）
	BCR-ABL^{IS}＜1%	BCR-ABL^{IS}1%~10%	BCR-ABL^{IS}＞10%
12 个月	BCR-ABL^{IS}≤0.1%	BCR-ABL^{IS}0.1%~1%	未达到 CCyR（Ph+细胞＞0）

续 表

时间	最佳反应	警告	失败
			BCR-ABL^{IS}> 1%
任何时间	稳定或达到 MMR	Ph+细胞=0，出现-7 或 7q-（CCA/Ph-）	丧失 CHR 或 CCyR 或 MMR[a]，出现伊马替尼或其他 TKI 耐药性突变，出现 Ph 染色体上其他克隆性染色体异常

注：CHR：完全血液学缓解；CyR：细胞遗传学反应；PCyR：部分细胞遗传学反应；CCyR：完全细胞遗传学反应；MMR：主要分子学反应；IS：国际标准化；CCA/Ph-：Ph-染色体的克隆性染色体异常；[a]连续2次检测明确丧失 MMR 并且其中 1 次 BCR-ABL^{IS}≥1%。

表 3 一线酪氨酸激酶抑制剂（TKI）治疗慢性髓系白血病慢性期患儿治疗调整策略

治疗反应	评估	治疗方案调整
最佳治疗反应		继续原方案治疗
警告	①评价患儿依从性	①更换其他 TKI
	②评价药物相互作用	②继续原方案治疗
	③BCR-ABL 激酶突变分析	③临床试验
		④一线伊马替尼治疗者可考虑提高伊马替尼剂量
治疗失败	①评价患儿依从性	①更换其他 TKI
	②评价药物相互作用	②造血干细胞移植评估
	③BCR-ABL 激酶突变分析	③临床试验
不耐受		①更换其他 TKI
		②造血干细胞移植评估
		③临床试验

2. 二代 TKI：二代 TKI 已被证实能更快诱导更深度的分子遗传学缓解，目前尼洛替尼及氟马替尼均获得 CFDA 批准用于成人慢性期患儿一线治疗。由于缺乏中国新诊断 CML 慢性期患儿达沙替尼、博苏替尼一线治疗的相关数据，CFDA 未批准达沙替尼及博苏替尼用于 CML 慢性期患儿的一线药物。但达沙替尼在儿童 Ph+白血病中的使用，在国际已有较多成功经验和文献报道，可以作为一种推荐选择。若 ABL1 激酶区突变检测提示伊马替尼原发耐药者，或伊马替尼治疗失败而又因为各种原因无法行 allo-HSCT，可选用达沙替尼或尼洛替尼。

达沙替尼（Dasatinib）：60~120 mg/m^2，qd。

尼洛替尼（Nilotinib）：剂量尚不确切，推荐剂量 170~230 mg/m^2，每日两次，不超过 400 毫克/次。

根据 BCR -ABL 激酶区突变情况选择二代 TKI 治疗：目前有 7 种类型突变对于达沙替尼或尼洛替尼选择具有较为明确的指导意义。

（1）T315I：二者均耐药，有条件者可进入新药试验，或选择 allo-HSCT。

（2）F317L/V/I/C、V299L、T315A：采用尼洛替尼治疗更易获得临床疗效。

（3）Y253H、E255K/V、F359C/V/I：采用达沙替尼治疗更易获得临床疗效。

3. allo-HSCT：TKI 的治疗目标在于使患儿达到疾病缓解并长期生存，但儿童患儿终止 TKI 药物后能否持续遗传学缓解，迄今为止尚无明确定论，故 allo-HSCT 仍是治愈儿童 CML 的唯一公认手段，如果 TKI 耐药或不耐受，能有合适供者，仍建议积极进行移植。

（八）预防性抗菌药物选择与使用时机

一般情况下，不做预防性抗菌药物使用。

（九）出院标准

1. 一般情况良好。
2. 没有需要住院处理的并发症和/或合并症。

释义

■ 患儿确诊后，口服 TKI 治疗者，无明显需住院处理的并发症可准予出院，如果出现并发症，是否需要住院处理，由主管医师具体决定。

（十）变异及原因分析

1. 治疗中或治疗后有感染、出血及其他合并症者，进行相关的诊断和治疗，并适当延长住院时间或退出路径。
2. 疾病进展期的患儿退出路径。

释义

■ 微小变异：因为医院检验项目的不及时性，不能按照要求完成检查；因为节假日不能按照要求完成检查；患儿不愿配合完成相应检查，短期不愿按照要求出院随诊。

■ 重大变异：因治疗期间病情进展；因基础疾病需要进一步诊断和治疗；因治疗前、中、后合并严重并发症需要其他治疗措施，明显延长住院时间并致住院费用显著增加者；患儿口服非正规途径获取 TKI 药物；医院与患儿或家属发生医疗纠纷，患儿要求离院或转院；不愿按照要求出院随诊而导致入院时间明显延长。

五、儿童慢性粒细胞白血病临床路径给药方案

（一）用药选择

1. 酪氨酸激酶抑制剂（TKI）：一线选择为伊马替尼 260~340mg/m^{2}口服 qd。
2. 当伊马替尼耐药或不耐受时，可考虑选择达沙替尼 60~120mg/m^2 qd（中国 CFDA 尚未批准用于儿童）。

（二）药学提示

1. 伊马替尼和达沙替尼与能够强效抑制 CYP3A4 的药物（例如酮康唑、曲康唑、红霉素、克拉霉素、利托那韦、泰利霉素）同时使用可增加伊马替尼与达沙替尼的暴露。
2. 伊马替尼与达沙替尼与可以诱导 CYP3A4 的药物（例如地塞米松、苯妥英、卡马西平、利福平、苯巴比妥或含有金丝桃素的中草药制剂，也称为圣约翰草）同时使用可大大降低伊马替尼与达沙替尼的暴露。

3. 达沙替尼与组胺-2（H_2）阻断剂（例如法莫替丁）、质子泵抑制剂（例如奥美拉唑）或氢氧化铝/氢氧化镁同时使用可能会降低达沙替尼的暴露。氢氧化铝/氢氧化镁制剂应在给予达沙替尼前至少2小时，或2小时后给药。

（三）注意事项

1. 伊马替尼对胃肠道的局部刺激常引起恶心、呕吐的，空腹时更易发生。因此建议伊马替尼和食物共同服用，并饮一大杯水。饮食对达沙替尼的吸收没有影响，所以达沙替尼的服用无须注意与进餐配合。

伊马替尼及达沙替尼使用期间前2个月内应每周进行一次全血细胞计数，随后视情况而定，若发生严重中性粒细胞或血小板减少，应调整剂量。骨髓抑制通常可通过暂时停用达沙替尼或降低剂量恢复。肝功能损害者应慎用。如果在用药过程中发生了重度非血液学不良反应，那么必须停止治疗，直至不良反应解决。随后，治疗可以以适当降低剂量重新开始。

六、儿童慢性粒细胞白血病（慢性期）护理规范

1. 密切监测患儿生命体征、神志、尿量的变化，让患儿注意休息，多饮水。
2. 血红蛋白低时保证充足睡眠，根据病情适度活动、避免劳累，必要时遵医嘱吸氧。
3. 血小板低时绝对卧床休息，避免剧烈运动及一切诱发出血的相关因素。
4. 发热时卧床休息，多饮温开水，定期监测体温，体温38.5℃以上给予退热剂口服。
5. 严密观察药物副作用：如头痛、胃肠反应、高尿酸血症、骨髓抑制等，配合医生进行处理。

七、儿童慢性粒细胞白血病（慢性期）营养治疗规范

1. 确保每日摄入足够的热量和优质蛋白，如牛奶、鸡蛋、鱼类、家禽、豆制品等，维持机体氮平衡。
2. 注意膳食结构的合理搭配，尽可能多食用新鲜蔬菜，增加膳食纤维的摄入。少食多餐，避免进食熏烤，油炸及不易消化的食物。禁止食用刺激性调味品，如辣椒、芥末等。
3. 注意饮食卫生，避免食用生冷、隔夜或变质的食品。各种食物都应该经过加热熟透后再食用。新鲜水果必须洗净、削皮后再食用。
4. 有出血倾向时，避免进食质硬，辛辣，刺激性强的食物。

八、儿童慢性粒细胞白血病（慢性期）患儿健康宣教

1. 保持良好的个人卫生习惯；勤洗手；保持环境清洁和通风，定时空气和地面消毒，避免或减少探视。
2. 清淡易消化饮食，良好的膳食结构，补充机体的热量消耗。
3. 适当活动，避免腹部受到外力冲击，注意防止外伤及出血等意外发生。
4. 与餐前后、睡前晨起用生理盐水漱口，睡前晨起应用软毛刷刷牙。
5. 秋冬气候多变，注意加减衣物；定期沐浴更衣，勤剪指（趾）甲。
6. 保持大便通畅，便后坐浴，预防肛周感染。
7. 按医生要求定期来院随访、检查、评估疗效调整治疗方案。及时向医生反馈治疗期间的任何副作用或问题。

九、推荐表单

（一）医师表单

初治儿童慢性粒细胞白血病（慢性期）（ICD-11：C92.100x001）临床路径医师表单

适用对象：第一诊断为初治儿童慢性粒细胞白血病（慢性期）

患儿姓名：	性别：　　年龄：　　门诊号：	住院号：
住院日期：　　年　月　日	出院日期：　　年　月　日	标准住院日：7~10 天内

时间	住院第 1 天	住院第 2 天
主要诊疗工作	□ 询问病史及体格检查 □ 完成病历书写 □ 开化验单 □ 对症支持治疗 □ 病情告知，必要时向患儿家属告病重或病危通知，并签署病重或病危通知书 □ 患儿家属签署抽血及骨穿同意书	□ 上级医师查房 □ 完成入院检查 □ 骨髓穿刺 □ 继续对症支持治疗 □ 完成必要的相关科室会诊 □ 完成上级医师查房记录等病历书写 □ 向患儿及家属交代病情及注意事项
重点医嘱	**长期医嘱：** □ 血液病儿科护理常规 □ 饮食 □ 视病情通知病重或病危 □ 其他医嘱 **临时医嘱：** □ 血常规（含分类）、尿常规、大便常规+隐血 □ 血型、肝肾功能、电解质、凝血功能 □ 胸片、心电图、腹部 B 超 □ 其他医嘱	**长期医嘱：** □ 患儿既往基础用药 □ 其他医嘱 **临时医嘱：** □ 血常规 □ 骨穿及活检术 □ 骨髓形态学、细胞/分子遗传学、骨髓病理 □ 其他医嘱
病情变异记录	□ 无　□ 有，原因： 1. 2.	□ 无　□ 有，原因： 1. 2.
医师签名		

时间	住院第 3~9 天 （根据具体情况可第 2 天开始）	住院第 10 天 （出院日，根据具体情况可第 7 天）
诊疗工作	□ 上级医师查房 □ 复查血常规 □ 根据体检、骨髓检查结果和既往资料，进行鉴别诊断和确定诊断 □ 根据其他检查结果进行鉴别诊断，判断是否合并其他疾病 □ 开始治疗 □ 保护重要脏器功能 □ 注意观察药物的副作用，并对症处理 □ 完成病程记录	□ 上级医师查房，进行评估，确定有无并发症情况，明确是否出院 □ 完成出院记录、病案首页、出院证明书等 □ 向患儿交代出院后的注意事项，如返院复诊的时间、地点，发生紧急情况时的处理等
重点医嘱	**长期医嘱（视情况可第二天起开始治疗）：** □ 伊马替尼 □ 其他医嘱：使用 TKI 药物期间注意检测出入量、体重、血压、生化等指标。 **临时医嘱：** □ 复查血常规 □ 复查血生化、电解质 □ 对症支持 □ 其他医嘱	**出院医嘱：** □ 出院带药 □ 定期门诊随访 □ 监测血常规
变异	□ 无 □ 有，原因： 1. 2.	□ 无 □ 有，原因： 1. 2.
医师签名		

（二）护士表单

初治儿童慢性粒细胞白血病（慢性期）临床路径护士表单

适用对象：第一诊断为初治儿童慢性粒细胞白血病（慢性期 ICD-11：C92.100x001）

患儿姓名：	性别：　　年龄：　　门诊号：	住院号：
住院日期：　　年　月　日	出院日期：　　年　月　日	标准住院日：7~10 天内

时间	住院第 1 天	住院第 2 天
健康宣教	□ 入院宣教：介绍病房环境、设施、医院相关制度、主管医师、护士 □ 告知各项检查、化验的目的及注意事项 □ 安全宣教：避免患儿跌倒、坠床 □ 指导患儿饮食、卫生 □ 指导患儿活动与休息，规范患儿作息、限制陪伴 □ 讲解疾病相关知识、用药知识 □ 化疗宣教 □ 预防感染、出血知识宣教 □ 做好心理安慰，消除恐惧，稳定情绪	□ 宣教疾病知识 □ 介绍骨穿的目的、方法和注意事项 □ 观察患儿病情变化 □ 血液病知识宣教
护理处置	□ 入院护理评估：询问病史、相关查体、血常规等 □ 监测和记录生命体征 □ 建立护理记录（病危、重患儿） □ 卫生处置：剪指（趾）甲、更换病号服 □ 完成各项化验检查的准备	□ 完成各项化验标本的留取并及时送检 □ 遵医嘱完成相关检查
基础护理	□ 一级护理 □ 晨晚间护理 □ 安全护理 □ 口腔护理	□ 一级护理 □ 晨晚间护理 □ 安全护理 □ 口腔护理
专科护理	□ 执行儿科血液病护理常规 □ 病情观察 □ 填写患儿危险因素评估表（需要时） □ 感染、出血护理 □ 输血护理（需要时） □ 化疗护理 □ 心理护理	□ 观察患儿病情变化，重点观察有无感染及出血倾向、化疗副作用 □ 感染、出血护理 □ 输血护理（需要时） □ 化疗护理 □ 心理护理
重点医嘱	□ 详见医嘱执行单	□ 详见医嘱执行单
病情变异记录	□ 无　□ 有，原因： 1. 2.	□ 无　□ 有，原因： 1. 2.
护士签名		

时间	住院第 3~9 天 （根据具体情况可第 2 天开始）	住院第 10 天 （出院日，根据具体情况可第 7 天）
健康宣教	□ 观察患儿病情变化 □ 化疗宣教 □ 告知用药及注意事项 □ 化疗期间患儿饮食、卫生 □ 化疗期间嘱患儿适当多饮水 □ 对陪伴家属健康指导 □ 指导预防感染和出血 □ 介绍药物作用、副作用 □ 心理指导	□ 出院宣教：用药、饮食、卫生、休息、监测血常规等 □ 指导患儿家属办理出院手续 □ 告知家属科室联系电话 □ 定期门诊随访
护理处置	□ 遵医嘱完成相关化验检查 □ 遵照医嘱及时给予对症治疗	□ 为患儿领取出院带药 □ 协助整理患儿用物 □ 床单位终末消毒
基础护理	□ 一级护理 □ 晨晚间护理 □ 安全护理 □ 口腔护理	□ 安全护理（护送出院）
专科护理	□ 观察患儿病情变化，重点观察有无出血倾向、化疗副作用 □ 感染、出血护理 □ 输血护理（需要时） □ 化疗护理 □ 心理护理	□ 心理护理
重点医嘱	□ 详见医嘱执行单	□ 详见医嘱执行单
病情变异记录	□ 无　□ 有，原因： 1. 2.	□ 无　□ 有，原因： 1. 2.
护士签名		

（三）患儿表单

儿童慢性粒细胞白血病（慢性期）临床路径患儿表单

适用对象：第一诊断为儿童慢性粒细胞白血病（慢性期）（ICD-11：C92.100x001）

患儿姓名：	性别：　　年龄：　　门诊号：	住院号：
住院日期：　　年　月　日	出院日期：　　年　月　日	标准住院日：7~10天内

时间	入院第1天	入院第2天
医患配合	□ 接受询问病史、收集资料，请家属务必详细告知既往史、用药史、过敏史 □ 请明确告知既往用药情况 □ 配合进行体格检查 □ 有任何不适请告知医师 □ 配合进行相关检查 □ 签署相关知情同意书	□ 配合完成相关检查 □ 配合完成化验：血常规、生化等 □ 配合骨穿等 □ 配合用药 □ 有任何不适请告知医师
护患配合	□ 配合测量体温、脉搏、呼吸、血压、身高、体重 □ 配合完成入院护理评估（简单询问病史、过敏史、用药史） □ 接受入院宣教（环境介绍、病室规定、探视陪伴制度、送餐订餐制度、贵重物品保管等） □ 接受用药指导 □ 接受化疗知识指导 □ 接受预防感染和出血指导 □ 接受安全教育 □ 有任何不适请告知护士	□ 配合测量体温、脉搏、呼吸，询问排便 □ 配合各项检查（需要空腹的请遵照执行） □ 配合采集血标本 □ 接受疾病知识介绍 □ 接受骨穿宣教 □ 接受用药指导 □ 接受化疗知识指导 □ 接受心理护理 □ 接受基础护理 □ 接受预防感染和出血指导 □ 接受安全教育 □ 有任何不适请告知护士
饮食	□ 遵照医嘱饮食	□ 遵照医嘱饮食
排泄	□ 便尿异常时及时告知医护人员	□ 便尿异常时及时告知医护人员
活动	□ 根据病情适当活动 □ 有出血倾向的需卧床休息，减少活动，注意安全	□ 根据病情适当活动 □ 有出血倾向的需卧床休息，减少活动，注意安全

时间	住院第3~9天 （根据具体情况可第2天开始）	住院第10天 （出院日，根据具体情况可第7天）
医患配合	□ 配合相关检查 □ 配合用药 □ 配合各种治疗 □ 有任何不适请告知医师	□ 接受出院前指导 □ 遵医嘱出院后用药 □ 家属知道复查时间 □ 获取出院诊断书
护患配合	□ 配合定时测量生命体征、每日询问排便 □ 配合各种相关检查 □ 配合采集血标本 □ 接受疾病知识介绍 □ 接受用药指导 □ 接受心理护理 □ 接受基础护理 □ 接受预防感染和出血指导 □ 接受安全教育 □ 有任何不适请告知护士	□ 接受出院宣教 □ 家属办理出院手续 □ 获取出院带药 □ 家属或患儿熟悉服药方法、作用、注意事项 □ 家属或患儿知道复印病历方法
饮食	□ 洁净饮食	□ 普通饮食 □ 避免进生、冷、硬、辛辣和刺激饮食
排泄	□ 尿便异常时及时告知医护人员	□ 尿便异常（出血时）及时就诊
活动	□ 根据病情适当活动 □ 有出血倾向的需卧床休息，减少活动，注意安全	□ 适当活动，避免疲劳 □ 注意保暖，避免感冒 □ 注意安全，减少出血

附：原表单（2020 年版）

儿童慢性粒细胞白血病（慢性期）临床路径表单

适用对象：第一诊断为儿童慢性粒细胞白血病（慢性期）（ICD-11：C92.100x001）

患儿姓名：	性别： 年龄： 门诊号：	住院号：
住院日期： 年 月 日	出院日期： 年 月 日	标准住院日 7~10 天

时间	住院第 1 天	住院第 2 天
主要诊疗工作	□ 询问病史及体格检查 □ 完成病历书写 □ 开化验单 □ 对症支持治疗 □ 病情告知，必要时向患儿家属告病重或病危通知，并签署病重或病危通知书 □ 患儿家属签署抽血及骨穿同意书	□ 上级医师查房 □ 完成入院检查 □ 骨髓穿刺术 □ 继续对症支持治疗 □ 完成必要的相关科室会诊 □ 完成上级医师查房记录等病历书写 □ 向患儿及家属交代病情及注意事项
重点医嘱	**长期医嘱：** □ 血液病儿科护理常规 □ 饮食 □ 视病情通知病重或病危 □ 其他医嘱 **临时医嘱：** □ 血常规（含分类）、尿常规、大便常规+隐血 □ 血型、肝肾功能、电解质、凝血功能 □ 胸片、心电图、腹部 B 超 □ 其他医嘱	**长期医嘱：** □ 患儿既往基础用药 □ 其他医嘱 **临时医嘱：** □ 血常规 □ 骨穿及活检术 □ 骨髓形态学、细胞/分子遗传学、骨髓病理 □ 其他医嘱
主要护理工作	□ 介绍病房环境、设施和设备 □ 入院护理评估 □ 宣教	□ 观察患儿病情变化 □ 血液病知识宣教
病情变异记录	□ 无 □ 有，原因： 1. 2.	□ 无 □ 有，原因： 1. 2.
护士签名		
医师签名		

时间	住院第3~9天 （根据具体情况可第2天开始）	住院第10天 （出院日，根据具体情况可第7天）
主要诊疗工作	□ 上级医师查房 □ 复查血常规 □ 根据体检、骨髓检查结果和既往资料，进行鉴别诊断和确定诊断 □ 根据其他检查结果进行鉴别诊断，判断是否合并其他疾病 □ 开始治疗 □ 保护重要脏器功能 □ 注意观察药物的副作用，并对症处理 □ 完成病程记录	□ 上级医师查房，进行评估，确定有无并发症情况，明确是否出院 □ 完成出院记录、病案首页、出院证明书等 □ 向患儿交代出院后的注意事项，如返院复诊的时间、地点，发生紧急情况时的处理等
重点医嘱	**长期医嘱（视情况可第二天起开始治疗）：** □ 伊马替尼 □ 其他医嘱：使用TKI药物期间注意检测出入量、体重、血压、生化等指标。 **临时医嘱：** □ 复查血常规 □ 复查血生化、电解质 □ 对症支持 □ 其他医嘱	**出院医嘱：** □ 出院带药 □ 定期门诊随访 □ 监测血常规
主要护理工作	□ 观察患儿病情变化 □ 心理与生活护理	□ 指导患儿办理出院手续 □ 血液病知识宣教
病情变异记录	□ 无 □ 有，原因： 1. 2.	□ 无 □ 有，原因： 1. 2.
护士签名		
医师签名		

第四十五章

儿童急性早幼粒细胞白血病临床路径释义

【医疗质量控制指标】（专家建议）

指标一、治愈好转率≥90%。

指标二、住院死亡率<5%。

指标三、平均住院日：初治出院患儿平均住院日≤40天；完全缓解出院患儿平均住院日≤28天。

一、儿童急性早幼粒细胞白血病编码

疾病名称及编码：儿童急性早幼粒细胞白血病（ICD-10：C92.4，M9866/3）

二、临床路径检索方法

（ICD-10：C92.4，M9866/3），1个月至18岁的儿童病例

三、国家医疗保障疾病诊断相关分组（CHS-DRG）

MDC编码：MDCR（骨髓增生疾病和功能障碍，低分化肿瘤）

ADRG编码：RB1（急性白血病化学治疗和/或其他治疗）

四、儿童急性早幼粒细胞白血病（APL）临床路径标准住院流程

（一）适用对象

第一诊断为儿童急性早幼粒细胞白血病（ICD-10：C92.4，M9866/3）。

释义

■ 儿童急性早幼粒细胞白血病（acute promyelocytic leukemia，APL）是急性髓系白血病的一类特殊亚型，FAB协作组根据其形态特点，定义为M3，即骨髓形态学以颗粒增多的早幼粒细胞增多为主，占有核细胞的20%以上，同时分子生物学具有融合基因*PML/RARα*为必要条件。细胞遗传学出现染色体核型t（15；17）等。

（二）诊断依据

根据国家卫生健康委员会颁布的《儿童急性早幼粒细胞白血病诊疗规范（2018年版）》，中华医学会血液学分会和中国医师协会血液科医师分会制定的《中国急性早幼粒细胞白诊疗指南（2018年版）》，《诸福棠实用儿科学》（江载芳，申昆玲，沈颖主编，第8版，人民卫生出版社，2015年）。

1. 体检有或无以下体征：发热、皮肤黏膜苍白、皮肤出血点及淤斑、淋巴结及肝脾增大、胸骨压痛等。
2. 血细胞计数及分类。
3. 骨髓检查：形态学（包括细胞组织化学染色）。
4. 免疫分型。

5. 细胞遗传学：核型分析 t（15；17）及其变异型及 FISH 检测（必要时）。
6. 白血病相关基因（*PML/RARα* 及其变异型）。

释义

■ 发热、贫血、出血、浸润等是急性白血病的四大主征，发热原因一般不能用感染来解释。疾病早期即可出现贫血，随病程进展贫血可进行性加重，可出现与贫血相关的临床症状，如面色苍白、乏力、心悸等，且急性早幼粒细胞白血病常常以出血作为首发症状，而早期死亡原因通常也是由于出血所致，常见的出血部位为皮肤、黏膜，偶有颅内及消化道的致命性出血。白血病细胞大量增生，使骨髓腔内压力增高或浸润破坏骨皮质引起骨痛。白血病细胞可浸润多脏器引起相应的临床症状和体征，如肝、脾及淋巴结大。

■ 血细胞计数及分类：可有不同程度的贫血，多为正细胞正色素性贫血。约半数以上患儿血小板＜50×10^9/L，外周血白细胞多数在（1~500）$\times10^9$/L，约 20%患儿诊断时白细胞＞100×10^9/L。外周血中幼稚细胞比例不定，低白细胞者外周血中可无幼稚细胞。

■ 细胞形态学显示：骨髓增生程度多为活跃及明显活跃，骨髓中以多颗粒的早幼粒细胞为主＞20%。胞质粗黑颗粒，常覆盖细胞核，核不规则，呈折叠或肾形，含束捆状 Auer 小体，MPO 强阳性。M3v 的形态学特征是细胞呈双叶状或胞质呈肾型，细胞质内以细颗粒为主，与典型的 M3 型细胞一样，MPO 和 SBB 强阳性。M3v 与 M3 型细胞的免疫表型也完全相同，且具有相同的染色体异常 t（15；17）。

■ APL 免疫学分型特点：HLA-DR 阴性，均一性 $CD33^+$，CD13 强弱不一，CD34 表达呈异质性。通常 $CD14^-$、$CD15^-$，可以 $CD34^-CD15^-$/$CD34^-CD15^+$/$CD34^+CD15^-$。单一群体细胞 CD34，CD15 表达异质性，结合 CD13 异质性表达，高度提示存在 *PML/RARα* 重排。

■ 细胞遗传学和分子生物学：约 85%的急性早幼粒细胞白血病患儿可检出 t（15；17）（q22；q21），是其高度特异性的细胞遗传学标志，该易位导致 17q21 的 *RARα* 基因与 15q22 的 *PML* 基因相互易位融合。约 5%的 APL 染色体核型正常。文献也有报道部分 APL 患儿在染色体检查中表现为非典型的 t（15；17）变异易位，如 *PLZF*（11*q*23）/*RARα*，提示这部分患儿对 ATRA 不敏感，不进入临床路径。染色体荧光原位杂交技术（FISH）可作为染色体核型异常的重要辅助检测技术，其快速检测结果有利于尽早实施靶向药物实现精准治疗。

■ 白血病相关基因：通常采取 PCR 技术对急性早幼粒细胞白血病的特异性的标志-*PML/RARα* 重排，定性及定量的检测不仅有助于疾病的诊断，对其后期治疗后 MRD 的监测也有积极的意义。

（三）选择治疗方案的依据

1. 危险度分层：
低危组：WBC＜10×10^9/L。
高危组：WBC≥10×10^9/L；*FLT3-ITD* 突变者；或低危组维持治疗前未达到分子生物学缓解。
2. 诱导治疗：
低危组：全反式维甲酸（ATRA）+砷剂（三氧化二砷 ATO 或复方黄黛片 RIF）。
（1）ATRA：15~25mg/（m^2·d），bid 或 tid，d1~28，口服；骨髓形态学证实为 APL 时立即

给药。
(2) ATO/RIF：ATO 0.15mg/（kg·d）（最大剂量 10mg/d）d1～28，静滴；或 RIF 50～60mg/（kg·d），bid 或 tid，d1～28，口服。分子生物学证实 *PML/RARα* 融合基因阳性时给药，建议 1 周内给药。
高危组：ATRA+砷剂+蒽环类药（去甲氧柔红霉素 IDA，或柔红霉素 DNR）。
(1) ATRA+砷剂（剂量和给药时间同上）。
(2) IDA/DNR：IDA 10mg/（m^2·d）或 DNR 40mg/（m^2·d）静滴 qod×2～3 次。
诱导后评估：
(1) 评估时间：低危组和高危组的诱导治疗疗程均为 28 天。由于诱导期间砷剂比 ATRA 晚用 3～7 天，且可能因分化综合征暂停使用分化剂，故评估时间以砷剂实际使用满 28 天为评估点。如果评估时 ATRA 未服用满 28 天，不影响评估，但需继续服用满 28 天。
(2) 进入巩固治疗时间：无论诱导后评估结果如何，均在砷剂停用 2 周后，进入巩固治疗。
3. 缓解后巩固治疗：
低危组：ATRA+砷剂（ATO/RIF）。
(1) ATRA：15～25mg/（m^2·d），bid 或 tid，d1～14，口服。
(2) ATO/RIF：ATO 0.15mg/（kg·d）d1～14，静滴（最大剂量 10mg/d）；或 RIF 50～60mg/（kg·d），bid 或 tid，d1～14，口服。
高危组：ATRA+砷剂（ATO/RIF）+蒽环类药物（IDA/DNR）（注：如果高危组在诱导后分子生物学已转阴，可以不用蒽环类药物）。
(1) ATRA+砷剂（剂量和给药时间同上）。
(2) IDA/DNR：IDA 10mg/（m^2·d）静滴 qod×1～2 次；或 DNR 40mg/（m^2·d）静滴 qod×1～2 次。
巩固后评估：
(1) 评估时间：低危组和高危组的巩固治疗疗程均为 28 天，即从用药开始计算，第 28 天行骨髓穿刺及融合基因评估，然后进入下一个疗程。
(2) 若分子生物学（*PML/RARα*）缓解，进入维持治疗。
(3) 若分子生物学（*PML/RARα*）不缓解，按原巩固方案重复 1 次，第 28 天再做评估。如分子生物学转阴，进入维持治疗；如分子生物学仍阳性，进入强化方案：
1) 原低危组患儿：IDA 10mg/（m^2·d）静滴 qod×2～3 次；或 DNR 40mg/（m^2·d）静滴 qod×2～3 次。
2) 原高危组患儿：IDA+Ara-C [IDA 10mg/（m^2·d），qod ×3 天；Ara-C 100mg/m^2，q12h × 7 天]。
若分子生物学缓解，进入维持治疗。若分子生物学仍阳性，原低危组可重复一次高危组强化方案（IDA+Ara-C），原高危组患儿建议造血干细胞移植或更强化疗（HDAra-C 为主的方案）。

释义

■ ATRA 应用的过程中可能发生维甲酸综合征，表现为原因不明的发热、气促、原因不明的低血压、低氧血症、肺部浸润、急性肾衰竭、胸膜或心包周围渗出，因此注意监测咳嗽、胸痛、呼吸困难、体重增加等症状。ATRA 诱导分化治疗过程中多出现高白细胞综合征，“假性脑瘤”引起的高颅压症状，应给予相应的对症处理。

联合应用 DNR 时一般在 ATRA 后 4 天，目的是降低 ATRA 治疗过程中的高白细胞，但应根据凝血功能从低剂量开始应用，以免因肿瘤细胞大量破坏加重凝血异常而发生致命性出血。

■ 砷剂不良反应的监测：心电图的监测（注意有无 QT 间期的延长），同时注意电解质、肌酐等的变化。

■ 若诱导时出现维甲酸（砷剂）副作用，经相应处理（加用 DEX、脱水剂、镇痛药等）仍不能耐受，可在上级医师指导下将维甲酸（砷剂）减量或停用，待原症状、体征消失经评估后恢复原剂量。

■ 监测凝血功能，预防 DIC，PLT 维持在 50×10^9/L 以上，纤维蛋白原维持在 1.0~1.5g/L 及以上。

■ DIC 和维甲酸综合征是早期死亡和诱导治疗失败的主要原因，初诊白细胞计数是危险因素之一，积极控制白细胞数是有效手段之一。

■ 诱导治疗 28 天后，通过骨髓穿刺检查评价疗效。由于 ATRA 和砷剂诱导的早幼粒细胞分化作用可持续存在一段时间，诱导治疗 28 天时若骨髓形态学及融合基因尚未转阴，不用处理，砷剂停用 2 周后直接进入巩固治疗（可在巩固治疗前 1 天复查骨髓穿刺检查）。巩固治疗 28 天后再做骨髓穿刺评估，若融合基因转阴，进入维持治疗；若融合基因仍阳性，进入强化方案，融合基因转阴后进入维持治疗；若强化方案后融合基因仍不转阴，则退出路径。

（四）缓解后维持治疗

1. ATRA：15~25mg/（m^2·d），bid 或 tid，口服 1 周，停 1 周，依次循环。

2. ATO/RIF：ATO 0.15mg/（kg·d）静滴 2 周，停 2 周，依次循环；或 RIF 50~60mg/（kg·d），bid 或 tid，口服 2 周，停 2 周，依次循环。

3. 每 8 周为 1 个疗程。低、高危组均为 4 个疗程。

4. 维持阶段 *PML/RARα* 融合基因出现阴转阳情况处理：

（1）IDA［IDA 10mg/（m^2·d），qod ×3 天］与 ATO+ATRA（维持方案）交替，循环 2~3 次。

（2）根据融合基因监测结果调整，总 ATO 不超过 6 疗程（包括诱导治疗）。

（3）如监测持续阳性，建议异基因造血干细胞移植。

5. 停药后出现阴转阳（持续 2 次以上结果）情况处理：建议行异基因造血干细胞移植。

释义

■ 根据 NCCN 指南（2019/2021），低危组患儿缓解后治疗采用砷剂、全反式维甲酸联合或交替进行，剂量同诱导治疗；高危组患儿采用蒽环类药物联合砷剂和全反式维甲酸治疗。每 3 个月复查骨髓，并监测 MRD 结果。

■ 维持阶段 *PML/RARα* 融合基因持续阳性以及停药后复发的患儿（*PML/RARα* 在 2 周内连续检测 2 次阳性），则退出路径，建议行造血干细胞移植。

（五）中枢神经白血病（CNSL）的防治

诱导期务必待 DIC 控制后，再行鞘注。诱导期 0~1 次，巩固治疗 1 次，维持期每 3~6 个月 1 次，共 1~2 次。确诊 CNSL 退出该方案。鞘注方案见表 1。

表 1　防治 CNSL 的鞘注方案

年龄	阿糖胞苷（Ara-C）	地塞米松（Dex）
<12 个月	15mg	2. 5mg
12~36 个月	25mg	2. 5mg
>36 个月	35mg	5mg

释义

■ 诱导缓解后行腰穿及鞘内注射，以筛查和预防 CNSL。

释义

■ 维持治疗期间，注意监测血常规及肝肾功能等。

■ 若中性粒细胞少于 0.5×10^9/L 建议停药，血象回升后继续用药。

■ 期间出现发热等感染合并症，建议停药。

■ 注意观察相关药物副作用，必要时停药。

五、根据患儿的疾病状态选择路径

初治儿童 APL 临床路径和完全缓解（CR）的儿童 APL 临床路径（附后）。

六、儿童急性早幼粒细胞白血病给药方案

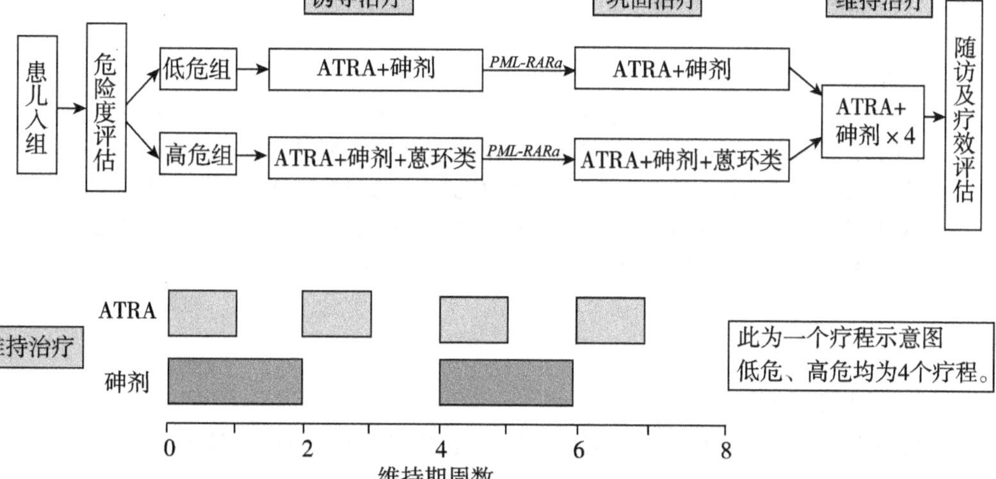

注：如果高危组在诱导治疗后分子生物学已转阴，巩固治疗可不用蒽环类药物。

【用药选择】

1. ATRA 为低白细胞患儿诱导治疗的首选药物。ATRA 诱导分化治疗过程中多出现高白细胞综合征，“假性脑瘤”引起的高颅压症状，应给予相应的对症处理。

2. 高白细胞患儿诱导治疗时应首选 ATO。
3. 糖皮质激素用于维甲酸综合征的预防和治疗。

【药学提示】

ATO 治疗 APL 可引起白细胞增多，出现类似维甲酸综合征的表现。因白细胞过多引起 DIC 加重、纤溶亢进、脑血管栓塞引起脑出血、肺血管栓塞导致呼吸窘迫综合征、浸润症状加重，如出现视力下降、骨关节疼痛及尿酸肾病、体重增加、胸膜渗出、心包渗出及颜面水肿等，心脏毒性有 PR 间期延长或完全性房室传导阻滞，但多为可逆的。QT 间期延长及在此基础上的室性心律失常已有多次报道。

【注意事项】

联合应用 DNR 时一般在 ATRA 后 4 天，目的是降低 ATRA 治疗过程中的高白细胞，但应根据凝血功能从低剂量开始应用，以免因肿瘤细胞大量破坏加重凝血异常而发生致命性出血。若诱导时出现维甲酸（砷剂）副作用，经相应处理（加用 DEX、脱水剂、镇痛药等）仍不能耐受，可在上级医师指导下将维甲酸（砷剂）减量或停用，待原症状、体征消失后，经评估后恢复原剂量。

初治儿童 APL 临床路径释义

一、初治儿童 APL 编码

疾病名称及编码：儿童急性早幼粒细胞白血病（ICD-10：C92.4，M9866/3）

二、临床路径检索方法

（ICD-10：C92.4，M9866/3），1 个月至 18 岁的儿童病例

三、初治儿童 APL 临床路径标准住院流程

（一）标准住院日为 40 天内

释义

■ APL 患儿诱导缓解治疗疗程为 28 天，疗程结束时大部分患儿可获得完全血液学反应，少部分未获得完全血液学反应的患儿可在停用砷剂 2 周后复查或直接进入巩固治疗。由于需要分子生物证实 *PML/RARα* 融合基因阳性后开始砷剂治疗，砷剂给药通常比维甲酸晚 3~7 天，且可能因分化综合征暂停使用分化剂，故治疗完成按砷剂治疗累计满 28 天计算，因此标准住院日为 40 天内。

（二）进入路径标准

1. 第一诊断必须符合儿童急性早幼粒细胞白血病（APL）疾病编码（ICD-10：C92.401，M9866/3）。
2. 当患儿同时具有其他疾病诊断时，但在住院期间不需要特殊处理，也不影响第一诊断的临床路径流程实施时，可以进入路径。

释义

■ 患儿同时具有其他疾病影响第一诊断的临床路径流程实施时均不适合进入临床路径。

（三）明确诊断及入院常规检查需3~5天（指工作日）

1. 必需的检查项目：

（1）血常规、尿常规、大便常规。

（2）肝肾功能、电解质、凝血功能、血型、输血前检查。

（3）胸部X线片、心电图、腹部B超、眼底检查。

2. 发热或疑有感染者可选择：病原微生物培养、影像学检查。

3. 骨髓检查（形态学包括组化）、免疫分型、细胞遗传学、白血病相关基因（*PML/RARα*及其变异型）检测。

4. 患儿及家属签署以下同意书：病重或病危通知书、骨穿同意书、腰穿及鞘内注射同意书、化疗知情同意书、输血知情同意书。

释义

■ 部分检查可以在门诊完成。

■ 病原学检查根据情况标本来源不限于痰液，可包括血液等，可进行涂片、培养、药物敏感实验，也包括血清抗体检测。

■ 根据病情可选择与疾病处置密切相关部分项目进行检查。

■ 静脉插管应注意患儿凝血功能状况。

（四）治疗前准备

1. 发热患儿建议立即进行病原微生物培养并经验性使用抗菌药物，可选用头孢类（或青霉素类）抗感染治疗，48小时后发热不缓解者，可考虑更换碳青霉烯类和/或糖肽类和/或抗真菌治疗；有明确感染灶者根据感染部位及病原学结果选用相应抗菌药物。

2. 对于Hb＜70g/L，PLT＜30×10^9/L或有活动性出血的患儿，分别输浓缩红细胞、单采或多采血小板，可使用肝素等相关DIC治疗药物，并动态监测相关指标。有心功能不全者可放宽输血指征。

3. 有凝血功能异常，输相关血液制品。纤维蛋白原＜1.5g/L，输新鲜血浆或浓缩纤维蛋白原。

释义

■ 急性白血病患儿为特殊人群，发热患儿的治疗原则应遵循免疫低下人群或中性粒细胞减少伴发热的治疗原则。

■ 在疾病早期，APL患儿的凝血功能的监测和纠正尤为重要，应高度重视。需多次复查，及时应对。

（五）化疗开始于诊断明确第1天

1. 如骨髓涂片以及免疫组化一旦怀疑APL者，尽早给予全反式维甲酸（ATRA）口服，详见治疗方案。

2. 如分子生物学证实*PML/RARα*融合基因阳性，及时予以砷剂。

（六）治疗方案

1. 低危组：全反式维甲酸（ATRA）+砷剂（三氧化二砷ATO或复方黄黛片RIF）。

（1）ATRA：15~25mg/（m^2·d）d1~28，口服；骨髓形态学证实为APL时立即给药。

（2）ATO/RIF：ATO 0.15mg/（kg·d）（最大剂量10mg/d）d1~28，静滴；或RIF 50~60mg/（kg·d）d1~28，口服。分子生物学证实*PML/RARα*融合基因阳性时给药，建议1周内给药。

2. 高危组：ATRA+砷剂+蒽环类药（去甲氧柔红霉素IDA，或柔红霉素DNR）。

（1）ATRA+砷剂（剂量和给药时间同上）。

（2）IDA/DNR：IDA 10mg/（m^2·d）静滴qod×2~3次；或DNR 40mg/（m^2·d）静滴qod×2~3次。

可根据治疗过程中白细胞数量变化适量加用羟基脲、或小剂量阿糖胞苷或小剂量高三尖杉酯碱等药物减积治疗。

释义

■ ATRA应用的过程中可能发生维甲酸综合征，表现为原因不明的发热、气促、原因不明的低血压、低氧血症、肺部浸润、急性肾衰竭、胸膜或心包周围渗出，因此注意监测咳嗽、胸痛、呼吸困难、体重增加等症状。ATRA诱导分化治疗过程中多出现高白细胞综合征、“假性脑瘤”引起的高颅压症状，应给予相应的对症处理。

■ 联合应用DNR时一般在ATRA后4天，目的是降低ATRA治疗过程中的高白细胞，但应根据凝血功能从低剂量开始应用，以免因肿瘤细胞大量破坏加重凝血异常而发生致命性出血。

■ 砷剂不良反应的监测：心电图的监测（注意有无QT间期的延长），同时注意电解质、肌酐等的变化。

■ 若诱导时出现维甲酸（砷剂）副作用，经相应处理（加用DEX、脱水剂、镇痛药等）仍不能耐受，可在上级医师指导下将维甲酸（砷剂）减量或停用，待原症状、体征消失经评估后恢复原剂量。

■ 监测凝血功能，预防DIC，PLT维持在$50×10^9$/L以上，纤维蛋白原维持在1~1.5g/L以上。

■ DIC和维甲酸综合征是早期死亡和诱导治疗失败的主要原因，初诊白细胞计数是危险因素之一，积极控制白细胞数是有效手段之一。

■ 诱导治疗28天后，通过骨髓穿刺检查评价疗效。由于ATRA和砷剂诱导的早幼粒细胞分化作用可持续存在一段时间，诱导治疗28天时若骨髓形态学及融合基因尚未转阴，不用处理，停用砷剂2周后直接进入巩固治疗（可在巩固治疗前1天复查骨髓穿刺检查）。

（七）治疗完成后（按砷剂治疗累计满28天后）3天内必须复查的检查项目

1. 血常规、肝肾功能、电解质、凝血功能。

2. 脏器功能评估。
3. 骨髓检查。
4. *PML/RARα* 融合基因微小残留病变检测，如果高危组在诱导后分子生物学已转阴，其后的巩固治疗可以不用蒽环类药物。

释义

■ 应为诱导治疗疗程结束，观察血液学反应是否充分，决定是否复查。

■ 诱导治疗 28 天后，通过骨髓穿刺检查评价疗效。由于 ATRA 和砷剂诱导的早幼粒细胞分化作用可持续存在一段时间，诱导治疗 28 天时若骨髓形态学及融合基因尚未转阴，不用处理，停用砷剂 2 周后直接进入巩固治疗（可在巩固治疗前 1 天复查骨髓穿刺检查）。

■ *PML/RARα* 融合基因微小残留白血病监测十分必要，不但决定预后，还可指导下一步治疗方案的选择。

■ 若治疗期间出现相关并发症或合并症，可适当延长治疗时间。

（八）治疗并发症防治

1. 感染防治：发热患儿建议立即进行病原微生物培养并使用抗菌药物，可选用头孢类（或青霉素类）抗炎治疗；48 小时后发热不缓解者，可考虑更换碳青霉烯类和/或糖肽类和/或抗真菌药物治疗；有明确脏器感染的患儿，应根据感染部位及病原微生物培养结果选用相应抗菌药物。
2. 防治脏器功能损伤：止吐、保肝、护心、水化、碱化、防治尿酸肾病（尿酸氧化酶、别嘌呤醇）、治疗诱导分化综合征（地塞米松、甘露醇）、抑酸剂等。
3. 成分输血：适用于对于 Hb＜70g/L 或进行性降低者，PLT＜30×10^9/L 或有活动性出血的患儿，分别输浓缩红细胞、单采或多采血小板。若存在弥散性血管内凝血（DIC）倾向则 PLT＜50×10^9/L 应输注单采或多采血小板，可使用肝素等相关 DIC 治疗药物，并动态监测相关指标。有心功能不全者可放宽输血指征。
4. 粒细胞集落刺激因子：一般不建议使用，如果化疗后中性粒细胞绝对值（ANC）≤0.5×10^9/L，并伴有严重感染，可使用 G-CSF 5μg/（kg·d）。
5. 预防感染：白细胞≤2×10^9/L 或 ANC≤0.5×10^9/L，建议 SMZco 预防卡氏肺孢子菌感染，25mg/（kg·d），分 2 次。

释义

■ 急性白血病患儿为特殊人群，发热的治疗原则应遵循免疫低下人群或中性粒细胞减少伴发热的治疗原则。

■ 在疾病早期，APL 患儿的凝血功能的监测和纠正尤为重要，需多次复查，及时应对。

■ 注意儿童患儿的特殊性，输注液体的速度、如何补液应遵循其治疗原则。

（九）出院标准

1. 一般情况良好。

2. 没有需要住院处理的并发症和/或合并症。

释义

■ 患儿血象恢复，无明显需住院处理的并发症可准予出院，如果出现并发症，是否需要住院处理，由主管医师具体决定。

（十）变异及原因分析

1. 治疗前、中、后有感染、贫血、出血及其他合并症者，需进行相关的诊断和治疗，可能延长住院时间并致费用增加。
2. 若腰椎穿刺后脑脊液检查确诊 CNSL，退出本路径，进入相关路径。

释义

■ 微小变异：因为医院检验项目的不及时性，不能按照要求完成检查；因为节假日不能按照要求完成检查；患儿不愿配合完成相应检查，短期不愿按照要求出院随诊。

■ 重大变异：因基础疾病需要进一步诊断和治疗；因治疗前、中、后合并严重并发症需要其他治疗措施；医院与患儿或家属发生医疗纠纷，患儿要求离院或转院；不愿按照要求出院随诊而导致入院时间明显延长。

四、推荐表单

（一）医师表单

初治儿童 APL 临床路径医师表单

适用对象：第一诊断为初治儿童急性早幼粒细胞白血病（ICD-10：C92.401，M9866/3）拟行诱导化疗

患儿姓名：	性别：　　年龄：　　门诊号：	住院号：
住院日期：　　年　月　日	出院日期：　　年　月　日	标准住院日：40 天内

时间	住院第 1 天	住院第 2 天
主要诊疗工作	□ 询问病史及体格检查 □ 完成病历书写 □ 开实验室检查单 □ 上级医师查房与治疗前评估 □ 根据血象及凝血功能决定是否成分输血 □ 确定治疗方案和日期 □ 向家属告病重或病危并签署病重或病危通知书 □ 患儿家属签署骨髓穿刺同意书、腰椎穿刺同意书、输血知情同意书	□ 上级医师查房 □ 完成入院检查 □ 骨髓穿刺：骨髓形态学检查、免疫分型、细胞遗传学、白血病相关基因（*PML/RARα* 及其变异型）检测 □ 根据血象及凝血象决定是否成分输血 □ 完成必要的相关科室会诊 □ 住院医师完成上级医师查房记录等病历书写
重要医嘱	**长期医嘱** □ 儿科血液病护理常规 □ 饮食 □ 抗菌药物（必要时） □ 补液治疗（水化、碱化） □ ATRA 15～25mg/（m^2·d） □ ATO 0.15mg/（kg·d）或 RIF 50～60mg/（kg·d）（可选） □ 重要脏器功能保护 □ 其他医嘱 **临时医嘱** □ 血常规、尿常规、大便常规 □ 肝肾功能、电解质、凝血功能、血型、输血前检查 □ 胸部 X 线片、心电图、腹部超声 □ 超声心动图（视患儿情况而定） □ 病原微生物培养（必要时） □ 输血医嘱（必要时） □ 眼科会诊（眼底检查） □ 其他医嘱	**长期医嘱** □ 患儿既往基础用药 □ 抗菌药物（必要时） □ 补液治疗（水化、碱化） □ ATRA 15～25mg/（m^2·d） □ ATO 0.15mg/（kg·d）或 RIF 50～60mg/（kg·d）（可选） □ 重要脏器功能保护：防治尿酸肾病（别嘌呤醇）、保肝等 □ 其他医嘱 **临时医嘱** □ 骨髓穿刺 □ 骨髓形态学、免疫分型、染色体核型、FISH（必要时）、白血病相关基因（*PML/RARα* 及其变异型）检测 □ 血常规 □ 输血医嘱（必要时） □ 其他医嘱
病情变异记录	□ 无　□ 有，原因： 1. 2.	□ 无　□ 有，原因： 1. 2.
医师签名		

时间	住院第3~7天	住院第8~21天
主要诊疗工作	□ 上级医师查房 □ 根据初步骨髓结果制定治疗方案 □ 患儿家属签署化疗知情同意书 □ 化疗 □ 复查血常规、凝血功能 □ 住院医师完成病程记录 □ 重要脏器保护 □ 止吐	□ 上级医师查房，注意病情变化 □ 住院医师完成病历书写 □ 每日复查血常规 □ 复查凝血功能、肝肾功能、电解质 □ 注意观察体温、血压、体重等 □ 成分输血、抗感染等支持治疗（必要时） □ 造血生长因子（必要时）
重要医嘱	**长期医嘱** □ 化疗医嘱（低危组） □ ATRA15~25mg/（m^2·d）×28天 □ ATO 0.15mg/（kg·d）或 RIF 50~60mg/（kg·d）×28天 □ 化疗医嘱（高危组下列方案选一） □ 单用 IDA：10mg/（m^2·d）静滴 qod×2~3次 □ 单用 DNR：40mg/（m^2·d）静滴 qod×2~3次 □ 减积治疗（可选其一）：羟基脲/小剂量阿糖胞苷/小剂量高三尖杉酯碱 □ 重要脏器功能保护：止吐、保肝等 □ 其他医嘱 **临时医嘱** □ 输血医嘱（必要时） □ 心电监护（必要时） □ 根据需要复查肝肾功、电解质、凝血功能 □ 每天复查血常规 □ 影像学检查（必要时） □ 血培养（高热时） □ 病原微生物培养（必要时） □ 其他医嘱	**长期医嘱** □ 洁净饮食 □ 羟基脲（可选） □ 地塞米松（治疗诱导分化综合征） □ 重要脏器功能保护：保肝、抑酸等 □ 抗感染等支持治疗（必要时） □ 其他医嘱 **临时医嘱** □ 输血医嘱（必要时） □ 血常规、尿常规、大便常规 □ 肝肾功能、电解质、凝血功能 □ G-CSF 5μg/（kg·d）（必要时） □ 影像学检查（必要时） □ 血培养（高热时） □ 病原微生物培养（必要时） □ 其他医嘱
病情变异记录	□ 无 □ 有，原因： 1. 2.	□ 无 □ 有，原因： 1. 2.
医师签名		

时间	住院第 22~39 天	出院日
主要诊疗工作	□ 上级医师查房 □ 住院医师完成常规病历书写 □ 根据血常规情况，决定复查骨髓穿刺	□ 上级医师查房，进行治疗（根据骨髓穿刺）评估，确定有无并发症情况，明确是否出院 □ 完成出院记录、病案首页、出院证明书等 □ 向患儿家属交代出院后的注意事项，如返院复诊的时间、地点，发生紧急情况时的处理等
重要医嘱	**长期医嘱** □ 洁净饮食 □ 停抗菌药物（根据体温及症状、体征及影像学） □ 其他医嘱 **临时医嘱** □ 骨髓穿刺 □ 骨髓形态学、微小残留病变检测 □ 血常规、尿常规、大便常规 □ 肝肾功能、电解质 □ 心电图 □ 输血医嘱（必要时） □ G-CSF 5μg/（kg·d）（必要时） □ 完全缓解后可行腰椎穿刺，鞘内注射（具体剂量见住院流程） □ 脑脊液常规、生化、甩片（有条件时） □ 其他医嘱	出院医嘱 □ 出院带药 □ 定期门诊随访 □ 监测血常规、肝肾功能、电解质等
病情变异记录	□ 无　□ 有，原因： 1. 2.	□ 无　□ 有，原因： 1. 2.
医师签名		

（二）护士表单

初治儿童 APL 临床路径护士表单

适用对象：第一诊断为初治儿童急性早幼粒细胞白血病（ICD-10：C92.401，M9866/3）拟行诱导化疗

患儿姓名：	性别：　　年龄：　　门诊号：	住院号：
住院日期：　　年　月　日	出院日期：　　年　月　日	标准住院日：40 天内

时间	住院第 1 天	住院第 2 天
健康宣教	□ 入院宣教：介绍病房环境、设施、医院相关制度、主管医师、护士 □ 告知各项检查、化验的目的及注意事项 □ 安全宣教：避免患儿跌倒、坠床 □ 指导患儿饮食、卫生 □ 指导患儿活动与休息，规范患儿作息、限制陪伴 □ 指导漱口和坐浴的方法 □ 讲解疾病相关知识、用药知识 □ 化疗宣教 □ 预防感染、出血知识宣教 □ PICC 置管介绍 □ 做好心理安慰，消除恐惧，稳定情绪	□ 宣教疾病知识 □ 介绍骨穿的目的、方法和注意事项 □ 讲解口服维甲酸的重要性 □ 告知维甲酸、三氧化二砷不良反应 □ 鼓励患儿多饮水，预防尿酸性肾病 □ PICC 置管宣教
护理处置	□ 入院护理评估：询问病史、相关查体、血常规、检查皮肤黏膜有无出血、营养状况、血管情况等 □ 监测和记录生命体征 □ 建立护理记录（病危、重患儿） □ 卫生处置：剪指（趾）甲、理发、沐浴，更换病号服 □ 完成各项化验检查的准备	□ 完成各项化验标本的留取并及时送检 □ 遵医嘱完成相关检查 □ PICC 置管术（条件允许时），术前签署 PICC 置管知情同意书 □ 遵医嘱准确记录 24 小时出入量
基础护理	□ 一级护理 □ 晨晚间护理 □ 安全护理 □ 口腔护理 □ 肛周护理	□ 一级护理 □ 晨晚间护理 □ 安全护理 □ 口腔护理 □ 肛周护理
专科护理	□ 执行儿科血液病护理常规 □ 病情观察 □ 填写患儿危险因素评估表（需要时） □ 感染、出血护理 □ 输血护理（需要时） □ 化疗护理 □ 心理护理	□ 观察患儿病情变化，重点观察有无出血倾向、化疗副作用 □ 感染、出血护理 □ 输血护理（需要时） □ 化疗护理 □ 心理护理

续　表

时间	住院第 1 天	住院第 2 天
重点医嘱	□ 详见医嘱执行单	□ 详见医嘱执行单
病情变异记录	□ 无　□ 有，原因： 1. 2.	□ 无　□ 有，原因： 1. 2.
护士签名		

时间	住院第 3~7 天	住院第 8~21 天
健康宣教	□ 化疗宣教 □ 告知用药及注意事项 □ 化疗期间患儿饮食、卫生 □ 化疗期间嘱患儿适当多饮水 □ 对陪伴家属健康指导 □ 指导预防感染和出血 □ 介绍药物作用、副作用 □ 心理指导	□ 骨髓抑制期宣教：预防感染和出血，维护病室环境清洁、整齐 □ 指导进洁净饮食 □ 心理指导
护理处置	□ 遵医嘱完成相关化验检查 □ 遵照医嘱及时给予对症治疗 □ PICC 导管维护 □ 遵医嘱准确记录 24 小时出入量 □ 执行保护性隔离措施	□ 遵医嘱完成相关化验检查 □ 遵照医嘱及时给予对症治疗 □ PICC 导管维护 □ 执行保护性隔离措施
基础护理	□ 一级护理 □ 晨晚间护理 □ 安全护理 □ 口腔护理 □ 肛周护理	□ 一级护理 □ 晨晚间护理 □ 安全护理 □ 口腔护理 □ 肛周护理
专科护理	□ 观察患儿病情变化，重点观察有无出血倾向、化疗副作用 □ 感染、出血护理 □ 输血护理（需要时） □ 化疗护理 □ 心理护理	□ 观察患儿病情变化，观察有无感染、出血倾向，防止并发症发生 □ 感染、出血护理 □ 输血护理（需要时） □ 化疗护理 □ 心理护理
重点医嘱	□ 详见医嘱执行单	□ 详见医嘱执行单
病情变异记录	□ 无 □ 有，原因： 1. 2.	□ 无 □ 有，原因： 1. 2.
护士签名		

时间	住院第 22~39 天	出院日
健康宣教	□ 宣教预防感染和出血 □ 指导进高压饮食 □ 介绍腰穿、鞘内注射的目的、方法和注意事项 □ 心理指导	□ 出院宣教：用药、饮食、卫生、休息、监测血常规、生化等 □ PICC 院外维护宣教 □ 指导患儿家属办理出院手续 □ 告知家属科室联系电话 □ 定期门诊随访
护理处置	□ 遵医嘱完成相关化验检查 □ 遵照医嘱及时给予对症治疗 □ PICC 导管维护 □ 执行保护性隔离措施	□ 为患儿领取出院带药 □ 协助整理患儿用物 □ 发放 PICC 院外维护手册 □ 床单位终末消毒
基础护理	□ 一级护理 □ 晨晚间护理 □ 安全护理 □ 口腔护理 □ 肛周护理	□ 安全护理（护送出院）
专科护理	□ 密切观察病情观察 □ 感染、出血护理 □ 输血护理（需要时） □ 化疗护理 □ 心理护理	□ 预防感染和出血指导 □ 心理护理
重点医嘱	□ 详见医嘱执行单	□ 详见医嘱执行单
病情变异记录	□ 无　□ 有，原因： 1. 2.	□ 无　□ 有，原因： 1. 2.
护士签名		

（三）患儿表单

儿童初治 APL 临床路径患儿表单

适用对象：第一诊断为儿童初治急性早幼粒细胞白血病（ICD-10：C92.4，M9866/3）
行诱导化疗

患儿姓名：	性别： 年龄： 门诊号：	住院号：
住院日期： 年 月 日	出院日期： 年 月 日	标准住院日：40 天内

时间	入院第 1 天	入院第 2 天
医患配合	□ 接受询问病史、收集资料，请家属务必详细告知既往史、用药史、过敏史 □ 请明确告知既往用药情况 □ 配合进行体格检查 □ 有任何不适请告知医师 □ 配合进行相关检查 □ 签署相关知情同意书	□ 配合完成相关检查（B 超、心电图、X 线胸片等） □ 配合完成化验：血常规、生化等 □ 配合骨穿、活检等 □ 配合用药 □ 有任何不适请告知医师
护患配合	□ 配合测量体温、脉搏、呼吸、血压、身高体重 □ 配合完成入院护理评估（简单询问病史、过敏史、用药史） □ 接受入院宣教（环境介绍、病室规定、探视陪伴制度、送餐订餐制度、贵重物品保管等） □ 配合护士选择静脉通路 □ 接受 PICC 置管介绍 □ 接受用药指导 □ 接受化疗知识指导 □ 接受预防感染和出血指导 □ 接受安全教育 □ 有任何不适请告知护士	□ 配合测量体温、脉搏、呼吸，询问排便 □ 配合各项检查（需要空腹的请遵照执行） □ 配合采集血标本 □ 接受疾病知识介绍 □ 接受骨穿、活检宣教 □ 接受用药指导 □ 接受 PICC 置管宣教 □ 接受 PICC 置管 □ 接受化疗知识指导 □ 接受预防感染和出血指导 □ 接受心理护理 □ 接受基础护理 □ 接受安全教育 □ 有任何不适请告知护士
饮食	□ 遵照医嘱饮食	□ 遵照医嘱饮食
排泄	□ 便尿异常时及时告知医护人员	□ 便尿异常时及时告知医护人员
活动	□ 根据病情适当活动 □ 有出血倾向的卧床休息，减少活动，注意安全	□ 根据病情适当活动 □ 有出血倾向的卧床休息，减少活动，注意安全

时间	入院第 3~7 天	入院第 8~21 天
医患配合	□ 配合相关检查 □ 配合用药 □ 配合化疗 □ 有任何不适请告知医师	□ 配合相关检查 □ 配合用药 □ 配合各种治疗 □ 有任何不适请告知医师
护患配合	□ 配合定时测量生命体征、每日询问排便 □ 配合各种相关检查 □ 配合采集血标本 □ 接受疾病知识介绍 □ 接受用药指导 □ 接受 PICC 维护 □ 接受化疗知识指导 □ 接受预防感染和出血指导 □ 接受保护性隔离措施 □ 接受心理护理 □ 接受基础护理 □ 接受安全教育 □ 有任何不适请告知护士	□ 配合定时测量生命体征、每日询问排便 □ 配合各种相关检查 □ 配合采集血标本 □ 接受疾病知识介绍 □ 接受用药指导 □ 接受 PICC 维护 □ 接受预防感染和出血指导 □ 接受保护性隔离措施 □ 接受心理护理 □ 接受基础护理 □ 接受安全教育 □ 有任何不适请告知护士
饮食	□ 洁净饮食	□ 洁净饮食
排泄	□ 便尿异常时及时告知医护人员	□ 便尿异常时及时告知医护人员
活动	□ 根据病情适当活动 □ 有出血倾向的卧床休息，减少活动，注意安全	□ 根据病情适当活动 □ 有出血倾向的卧床休息，减少活动，注意安全

时间	入院第22~39天	出院日
医患配合	□ 配合相关检查 □ 配合用药 □ 配合各种治疗 □ 配合腰穿 □ 有任何不适请告知医师	□ 接受出院前指导 □ 遵医嘱出院后用药 □ 家属知道复查时间 □ 获取出院诊断书
护患配合	□ 配合定时测量生命体征、每日询问排便 □ 配合各种相关检查 □ 配合采集血标本 □ 接受疾病知识介绍 □ 接受用药指导 □ 接受 PICC 维护 □ 接受腰穿、鞘内注射宣教 □ 接受预防感染和出血指导 □ 接受保护性隔离措施 □ 接受心理护理 □ 接受基础护理 □ 接受安全教育 □ 有任何不适请告知护士	□ 接受出院宣教 □ 家属办理出院手续 □ 获取出院带药 □ 家属或患儿熟悉服药方法、作用、注意事项 □ 家属或患儿掌握预防感染、出血措施 □ 家属或患儿知道复印病历方法 □ 接受 PICC 院外维护指导 □ 签署 PICC 院外带管协议
饮食	□ 洁净饮食	□ 普通饮食 □ 避免进生、冷、硬、辛辣和刺激饮食
排泄	□ 尿便异常时及时告知医护人员	□ 尿便异常（出血时）及时就诊
活动	□ 根据病情适当活动 □ 有出血倾向的卧床休息，减少活动，注意安全	□ 适当活动，避免疲劳 □ 注意保暖，避免感冒 □ 注意安全，减少出血

附：原表单（2019 年版）

初治儿童 APL 临床路径表单

适用对象：第一诊断为初治儿童急性早幼粒细胞白血病（ICD-10：C92.401，M9866/3）拟行诱导化疗

患儿姓名：	性别： 年龄： 门诊号：	住院号：
住院日期： 年 月 日	出院日期： 年 月 日	标准住院日：40 天内

时间	住院第 1 天	住院第 2 天
主要诊疗工作	□ 询问病史及体格检查 □ 完成病历书写 □ 开实验室检查单 □ 上级医师查房与治疗前评估 □ 根据血象及凝血功能决定是否成分输血 □ 确定治疗方案和日期 □ 向家属告病重或病危并签署病重或病危通知书 □ 患儿家属签署骨髓穿刺同意书、腰椎穿刺同意书、输血知情同意书	□ 上级医师查房 □ 完成入院检查 □ 骨髓穿刺：骨髓形态学检查、免疫分型、细胞遗传学、白血病相关基因（*PML/RARα* 及其变异型）检测 □ 根据血象及凝血象决定是否成分输血 □ 完成必要的相关科室会诊 □ 住院医师完成上级医师查房记录等病历书写
重要医嘱	**长期医嘱：** □ 儿科血液病护理常规 □ 饮食 □ 抗菌药物（必要时） □ 补液治疗（水化、碱化） □ ATRA 15~25mg/（m^2·d） □ ATO 0.15mg/（kg·d）或 RIF 50~60mg/（kg·d）（可选） □ 重要脏器功能保护 □ 其他医嘱 **临时医嘱：** □ 血常规、尿常规、大便常规 □ 肝肾功能、电解质、凝血功能、血型、输血前检查 □ 胸部 X 线片、心电图、腹部超声 □ 超声心动图（视患儿情况而定） □ 病原微生物培养（必要时） □ 输血医嘱（必要时） □ 眼科会诊（眼底检查） □ 其他医嘱	**长期医嘱：** □ 患儿既往基础用药 □ 抗菌药物（必要时） □ 补液治疗（水化、碱化） □ ATRA 15~25mg/（m^2·d） □ ATO 0.15mg/（kg·d）或 RIF 50~60mg/（kg·d）（可选） □ 重要脏器功能保护：防治尿酸肾病（别嘌呤醇）、保肝等 □ 其他医嘱 **临时医嘱：** □ 骨髓穿刺 □ 骨髓形态学、免疫分型、染色体核型、FISH（必要时）、白血病相关基因（*PML/RARα* 及其变异型）检测 □ 血常规 □ 输血医嘱（必要时） □ 其他医嘱
主要护理工作	□ 介绍病房环境、设施和设备 □ 入院护理评估	□ 宣教（血液病知识）

续 表

时间	住院第1天	住院第2天
病情变异记录	□无 □有，原因： 1. 2.	□无 □有，原因： 1. 2.
护士签名		
医师签名		

时间	住院第 3~7 天	住院第 8~21 天
主要诊疗工作	□ 上级医师查房 □ 根据初步骨髓结果制定治疗方案 □ 患儿家属签署化疗知情同意书 □ 化疗 □ 复查血常规、凝血功能 □ 住院医师完成病程记录 □ 重要脏器保护 □ 止吐	□ 上级医师查房，注意病情变化 □ 住院医师完成病历书写 □ 每日复查血常规 □ 复查凝血功能、肝肾功能、电解质 □ 注意观察体温、血压、体重等 □ 成分输血、抗感染等支持治疗（必要时） □ 造血生长因子（必要时）
重要医嘱	**长期医嘱：** □ 化疗医嘱（低危组） □ ATRA15~25mg/（m^2·d）×28 天 □ ATO 0.15mg/（kg·d）或 RIF 50~60mg/（kg·d）×28 天 □ 化疗医嘱（高危组下列方案选一） □ 单用 IDA：10mg/（m^2·d）静滴 qod×2~3 次 □ 单用 DNR：40mg/（m^2·d）静滴 qod×2~3 次 □ 减积治疗（可选其一）：羟基脲/小剂量阿糖胞苷/小剂量高三尖杉酯碱 □ 重要脏器功能保护：止吐、保肝等 □ 其他医嘱 **临时医嘱：** □ 输血医嘱（必要时） □ 心电监护（必要时） □ 根据需要复查肝肾功、电解质、凝血功能 □ 每天复查血常规 □ 影像学检查（必要时） □ 血培养（高热时） □ 病原微生物培养（必要时） □ 其他医嘱	**长期医嘱：** □ 洁净饮食 □ 羟基脲（可选） □ 地塞米松（治疗诱导分化综合征） □ 重要脏器功能保护：保肝、抑酸等 □ 抗感染等支持治疗（必要时） □ 其他医嘱 **临时医嘱：** □ 输血医嘱（必要时） □ 血常规、尿常规、大便常规 □ 肝肾功能、电解质、凝血功能 □ G-CSF 5μg/（kg·d）（必要时） □ 影像学检查（必要时） □ 血培养（高热时） □ 病原微生物培养（必要时） □ 其他医嘱
主要护理工作	□ 观察患儿病情变化 □ 心理与生活护理 □ 化疗期间嘱患儿多饮水	□ 观察患儿情况 □ 心理与生活护理
病情变异记录	□ 上级医师查房 □ 根据初步骨髓结果制定治疗方案 □ 患儿家属签署化疗知情同意书 □ 化疗 □ 复查血常规、凝血功能 □ 住院医师完成病程记录 □ 重要脏器保护 □ 止吐	□ 上级医师查房，注意病情变化 □ 住院医师完成病历书写 □ 每日复查血常规 □ 复查凝血功能、肝肾功能、电解质 □ 注意观察体温、血压、体重等 □ 成分输血、抗感染等支持治疗（必要时） □ 造血生长因子（必要时）
护士签名		
医师签名		

时间	住院第 22~39 天	出院日
主要诊疗工作	□ 上级医师查房 □ 住院医师完成常规病历书写 □ 根据血常规情况，决定复查骨髓穿刺	□ 上级医师查房，进行治疗（根据骨髓穿刺）评估，确定有无并发症情况，明确是否出院 □ 完成出院记录、病案首页、出院证明书等 □ 向患儿交代出院后的注意事项，如返院复诊的时间、地点，发生紧急情况时的处理等
重要医嘱	**长期医嘱：** □ 洁净饮食 □ 停抗菌药物（根据体温及症状、体征及影像学） □ 其他医嘱 **临时医嘱：** □ 骨髓穿刺 □ 骨髓形态学、微小残留病变检测 □ 血常规、尿常规、大便常规 □ 肝肾功能、电解质 □ 心电图 □ 输血医嘱（必要时） □ G-CSF 5μg/（kg·d）（必要时） □ 完全缓解后可行腰椎穿刺，鞘内注射（具体剂量见住院流程） □ 脑脊液常规、生化、甩片（有条件时） □ 其他医嘱	**出院医嘱：** □ 出院带药 □ 定期门诊随访 □ 监测血常规、肝肾功能、电解质等
主要护理工作	□ 观察患儿情况 □ 心理与生活护理 □ 指导患儿生活护理	□ 指导患儿办理出院手续
病情变异记录	□ 无 □ 有，原因： 1. 2.	□ 无 □ 有，原因： 1. 2.
护士签名		
医师签名		

完全缓解的儿童 APL 临床路径

一、临床路径编码

疾病名称及编码：儿童急性早幼粒细胞白血病（ICD-10：C92.4，M9866/3）

二、临床路径检索方法

（ICD-10：C92.4，M9866/3），1 个月至 18 岁的儿童病例

三、完全缓解的儿童 APL 临床路径标准住院流程

（一）标准住院日为 28 天内

释义

■ 如果患儿血象恢复，无明显并发症可准予出院。临床路径可控制在 28 天内。

（二）进入路径标准

1. 第一诊断必须符合儿童急性早幼粒细胞白血病（APL）疾病编码（ICD-10：C92.402，M9866/3）。
2. 经诱导化疗达完全缓解（CR）。
3. 当患儿同时具有其他疾病诊断，但在住院期间不需要特殊处理，也不影响第一诊断的临床路径流程实施时，可以进入路径。

释义

■ 患儿同时具有其他疾病影响第一诊断的临床路径流程实施时均不适合进入临床路径。

（三）完善入院常规检查需 2 天（指工作日）

1. 必需的检查项目：
（1）血常规、尿常规、便常规。
（2）肝肾功能、电解质、凝血功能、血型、输血前检查。
（3）胸部 X 线片、心电图、腹部 B 超，心脏 B 超。
2. 发热或疑有某系统感染者可选择：病原微生物培养、影像学检查。
3. 骨髓涂片检查、微小残留病变检测（*PML/RARα*）。
4. 患儿及家属签署以下同意书：化疗知情同意书、骨髓穿刺同意书、腰椎穿刺及鞘内注射同意书等。

释义

■ 血尿便三大常规、肝肾功能及心电图、X 线胸片及 B 超是患儿入院常规检查及化疗前脏器功能评估必要的检测项目。

■ 发热患儿根据其临床症状可酌情行病原微生物、胸腹部 CT、MRI 等相关检查。

■ 骨髓涂片检查及微小残留病检测对于疾病的治疗及预后，有特殊意义。

■ 进行有创性操作或化疗前，病情交代解释等均需要患儿及家属签署知情同意书。

（四）治疗开始于入院第 3 天内

释义

■ 如无特殊情况，如发热、感染等治疗可在入院第 3 日开始。

（五）治疗方案

（1）低危组：ATRA+砷剂（ATO/RIF）。

1）ATRA：15～25mg/（m^2·d）d1～14，口服。

2）ATO/RIF：ATO 0.15mg/（kg·d）d1～14，静滴（最大剂量 10mg/d）；或 RIF 50～60mg/（kg·d）d1～14，口服。

（2）高危组：ATRA+砷剂（ATO/RIF）+蒽环类药物（IDA/DNR）（注如果高危组在诱导后分子生物学已转阴，可以不用蒽环类药物）。

1）ATRA+砷剂（剂量和给药时间同上）。

2）IDA/DNR：IDA 10mg/（m^2·d）静滴 qod×1～2 次；或 DNR 40mg/（m^2·d）静滴 qod×1～2次。

（3）巩固后评估：

1）评估时间：低危组和高危组的巩固治疗疗程均为 28 天，即从用药开始计算，第 28 天行骨髓穿刺及融合基因评估，然后进入下一个疗程。

2）若分子生物学（*PML/RARα*）缓解，进入维持治疗。

3）若分子生物学（*PML/RARα*）不缓解，按原巩固方案重复 1 次，第 28 天再做评估。如分子生物学转阴，进入维持治疗；如分子生物学仍阳性，进入强化方案：

A. 原低危组患儿：IDA 10mg/（m^2·d）静滴 qod×2～3 次；或 DNR 40mg/（m^2·d）静滴 qod×2～3 次。

B. 原高危组患儿：IDA+Ara-C［IDA 10mg/（m^2·d），qod ×3 天；Ara-C 100mg/m^2，q12h ×7 天］。

若分子生物学缓解，进入维持治疗。若分子生物学仍阳性，原低危组可重复一次高危组强化方案（IDA+Ara-C），原高危组患儿建议造血干细胞移植或更强化疗（HDAra-C 为主的方案）。

释义

■ 根据 NCCN 指南（2019/2021），低危组患儿缓解后治疗采用砷剂、全反式维甲酸联合或交替进行，剂量同诱导治疗；高危组患儿采用蒽环类药物联合砷剂和全反式维甲酸治疗。每 3 个月复查骨髓，并监测 MRD 结果。

■ 巩固治疗28天后再做骨髓穿刺评估，若融合基因转阴，进入维持治疗；若融合基因仍阳性，进入强化方案，融合基因转阴后进入维持治疗；若强化方案后融合基因仍不转阴，则退出路径。

■ 维持阶段 *PML/RARα* 融合基因持续阳性以及停药后复发的患儿（*PML/RARα* 在2周内连续检测2次阳性），则退出路径，建议行造血干细胞移植。

■ 诱导缓解后行腰穿及鞘内注射，以筛查和预防CNSL。若无异常，巩固治疗28天后行第二次腰穿及鞘内注射。

2. 缓解后维持治疗：

（1）ATRA：15~25mg/（m^2·d）口服1周，停1周，依次循环。

（2）ATO/RIF：ATO 0.15mg/（kg·d）静滴2周，停2周，依次循环；或 RIF 50~60mg/（kg·d）口服2周，停2周，依次循环。

（3）每8周为1个疗程。低、高危组均为4个疗程。

（4）维持阶段 *PML/RARα* 融合基因出现阴转阳情况处理：

1）IDA［IDA 10mg/（m^2·d）qod ×3天］与ATO+ATRA（维持方案）交替，循环2~3次。

2）根据融合基因监测结果调整，总ATO不超过6疗程（包括诱导治疗）。

3）如监测持续阳性，建议异基因造血干细胞移植。

（5）停药后出现阴转阳（持续2次以上结果）情况处理：建议行异基因造血干细胞移植。

释义

■ 维持治疗期间，注意监测血常规及肝肾功能等。

■ 若中性粒细胞小于 $0.5×10^9$/L，建议停药。血象回升后继续用药。

■ 期间出现发热等感染合并症，建议停药。

■ 注意观察相关药物副作用，必要时停药。

（六）治疗后恢复期复查的检查项目

1. 血常规、肝肾功能、电解质。
2. 脏器功能评估。
3. 骨髓检查（必要时）。
4. 微小残留病变检测（必要）。

释义

■ 患儿缓解后第一年每个疗程监测融合基因MRD结果，第二年可每3~6个月监测MRD结果，第三年可每6个月监测MRD结果。其目的为早期发现分子生物学复发，及时处理。

（七）治疗并发症防治

1. 感染防治：发热患儿建议立即进行病原微生物培养并使用抗菌药物，可选用头孢类（或青霉素类）抗感染治疗；48小时后发热不缓解者，可考虑更换碳青霉烯类和/或糖肽类和/或抗真菌治疗；有明确感染病灶者，应根据感染部位及病原学结果选用相应抗菌药物。

2. 防治脏器功能损伤：止吐、保肝、护心、水化、碱化。

3. 成分输血：适用于 Hb＜70g/L，PLT＜30×10^9/L 或有活动性出血的患儿，分别输浓缩红细胞、单采或多采血小板。若存在弥散性血管内凝血（DIC）倾向则 PLT＜50×10^9/L 应输注单采或多采血小板，可使用肝素等相关 DIC 治疗药物，并动态监测相关指标。有心功能不全者可放宽输血指征。

4. 粒细胞集落刺激因子：一般不建议使用，如果化疗后中性粒细胞绝对值（ANC）≤0.5×10^9/L，并伴有严重感染，可使用 G-CSF 5μg/（kg·d）。

释义

■ 急性白血病患儿为特殊人群，发热患儿的治疗原则应遵循免疫低下人群或中性粒细胞减少伴发热的治疗原则。

■ 在疾病早期，APL 患儿的凝血功能的监测和纠正尤为重要，应高度重视。需多次复查，及时应对。

■ 注意儿童患儿的特殊性，输注液体的速度、如何补液应遵循其治疗原则。

（八）出院标准

1. 一般情况良好。

2. 没有需要住院处理的并发症和/或合并症。

释义

■ 患儿血象恢复，无明显并发症和/或合并症可准予出院，如果出现并发症，是否需要住院处理，由主管医师具体决定。

（九）变异及原因分析

1. 治疗中、后有感染、贫血、出血及其他合并症者进行相关的诊断和治疗，可能延长住院时间并致费用增加。

2. 若腰椎穿刺后脑脊液检查诊断 CNSL 需退出此路径，进入相关路径。

3. 若治疗过程中出现复发，退出路径。

释义

■ 微小变异：因为医院检验项目的不及时性，不能按照要求完成检查；因为节假日不能按照要求完成检查；患儿不愿配合完成相应检查，短期不愿按照要求出院随诊。

■ 重大变异：存在 CNSL 者退出路径，因治疗期间出现髓内和/或髓外复发退出路径者；因基础疾病需要进一步诊断和治疗；因治疗前、中、后合并严重并发症需要其他治疗措施；医院与患儿或家属发生医疗纠纷，患儿要求离院或转院；不愿按照要求出院随诊而导致入院时间明显延长。治疗中出现严重并发症明显延长住院时间并致费用增加。

四、推荐表单

（一）医师表单

完全缓解的儿童 APL 临床路径医师表单

适用对象：第一诊断为儿童急性早幼粒细胞白血病 CR 者（ICD-10：C92.402，M9866/3）
拟行巩固化疗

患儿姓名：	性别：　　年龄：　　门诊号：	住院号：
住院日期：　　年　月　日	出院日期：　　年　月　日	标准住院日：28 天内

时间	住院第 1 天	住院第 2 天
主要诊疗工作	□ 询问病史及体格检查 □ 完成病历书写 □ 开实验室检查单 □ 上级医师查房与化疗前评估 □ 患儿家属签署输血同意书、骨髓穿刺同意书、腰椎穿刺同意书	□ 上级医师查房 □ 完成入院检查 □ 骨髓穿刺（骨髓形态学检查、微小残留病变检测） □ 腰椎穿刺+鞘内注射 □ 根据血象决定是否成分输血 □ 完成必要的相关科室会诊 □ 住院医师完成上级医师查房记录等病历书写 □ 确定化疗方案和日期
重要医嘱	**长期医嘱** □ 儿科血液病护理常规 □ 饮食 □ 抗菌药物（必要时） □ 其他医嘱 **临时医嘱** □ 血常规、尿常规、大便常规 □ 肝肾功能、电解质、凝血功能、血型、输血前检查 □ X 线胸片、心电图、腹部超声 □ 超声心动（视患儿情况而定） □ 病原微生物培养（必要时） □ 输血医嘱（必要时） □ 其他医嘱	**长期医嘱** □ 患儿既往基础用药 □ 抗菌药物（必要时） □ 其他医嘱 **临时医嘱** □ 骨髓穿刺（必要时） □ 骨髓形态学、微小残留病变检测（必要时） □ 输血医嘱（必要时） □ 其他医嘱
病情变异记录	□ 无　□ 有，原因： 1. 2.	□ 无　□ 有，原因： 1. 2.
医师签名		

<table>
<tr><th>时间</th><th>住院第3天</th></tr>
<tr><td>主要诊疗工作</td><td>□ 患儿家属签署化疗知情同意书
□ 化疗
□ 上级医师查房，制订化疗方案
□ 重要脏器功能保护
□ 住院医师完成病程记录
止吐</td></tr>
<tr><td>重要医嘱</td><td>长期医嘱
□ 化疗医嘱（低危组）
□ ATRA 15~25mg/（m^2·d）×14天
□ ATO 0.15mg/（kg·d）或 RIF 50~60mg/（kg·d）×14天
□ 化疗医嘱（高危组下列方案选一）
□ 单用IDA：10mg/（m^2·d）静滴 qod×1~2次
□ 单用DNR：40mg/（m^2·d）静滴 qod×1~2次
□ 补液治疗（水化、碱化）
□ 止吐、保肝、抗感染等医嘱
□ 其他医嘱
临时医嘱
□ 输血医嘱（必要时）
□ 心电监护（必要时）
□ 血常规
□ 血培养（高热时）
□ 其他医嘱</td></tr>
<tr><td>病情变异记录</td><td>□ 无 □ 有，原因：
1.
2.</td></tr>
<tr><td>医师签名</td><td></td></tr>
</table>

时间	住院第 4~27 天	出院日
主要诊疗工作	□ 上级医师查房，注意病情变化 □ 住院医师完成常规病历书写 □ 复查血常规 □ 注意观察体温、血压、体重等 □ 成分输血、抗感染等支持治疗（必要时） □ 造血生长因子（必要时）	□ 上级医师查房，确定有无并发症情况，明确是否出院 □ 完成出院记录、病案首页、出院证明书等，向患儿交代出院后的注意事项，如返院复诊的时间、地点，发生紧急情况时的处理等
重要医嘱	**长期医嘱** □ 洁净饮食 □ 抗感染等支持治疗 □ 其他医嘱 **临时医嘱** □ 骨髓穿刺 □ 骨髓形态学、微小残留病变检测 □ 血常规、尿常规、大便常规 □ 肝肾功能、电解质 □ 输血医嘱（必要时） □ G-CSF 5μg/（kg·d）（必要时） □ 腰椎穿刺，鞘内注射（具体剂量见住院流程） □ 脑脊液常规、生化、细胞形态（有条件时） □ 影像学检查（必要时） □ 血培养（高热时） □ 病原微生物培养（必要时） □ 其他医嘱	**出院医嘱** □ 出院带药 □ 定期门诊随访 □ 监测血常规、肝肾功能、电解质等
病情变异记录	□ 无　□ 有，原因： 1. 2.	□ 无　□ 有，原因： 1. 2.
医师签名		

（二）护士表单

完全缓解的儿童 APL 临床路径护士表单

适用对象：第一诊断为儿童急性早幼粒细胞白血病 CR 者（ICD-10：C92.402，M9866/3）拟行巩固化疗

患儿姓名：	性别： 年龄： 门诊号：	住院号：
住院日期： 年 月 日	出院日期： 年 月 日	标准住院日：28 天内

时间	住院第 1 天	住院第 2 天
健康宣教	□ 入院宣教：介绍病房环境、设施、医院相关制度、主管医师、护士 □ 告知各项检查、化验的目的及注意事项 □ 安全宣教：避免患儿跌倒、坠床 □ 指导患儿饮食、卫生 □ 指导患儿活动与休息，规范患儿作息、限制陪伴 □ 指导漱口和坐浴的方法 □ 讲解疾病相关知识、用药知识 □ 预防感染、出血知识宣教 □ PICC 置管介绍（如入院时带管，进行 PICC 导管评价和宣教） □ 做好心理安慰，消除恐惧，稳定情绪	□ 宣教疾病知识 □ 介绍骨穿的目的、方法和注意事项 □ 介绍腰穿、鞘内注射目的、方法和注意事项 □ 预防感染、出血知识宣教 □ 指导患儿活动与休息 □ 规范患儿作息、限制陪伴 □ PICC 置管宣教（置管前）；PICC 维护宣教（带管者）
护理处置	□ 入院护理评估：询问病史、相关查体、血常规、检查皮肤黏膜有无出血、营养状况、血管情况等 □ 监测和记录生命体征 □ 建立护理记录（病危、重患儿） □ 卫生处置：剪指（趾）甲、理发、沐浴，更换病号服 □ 完成各项化验检查的准备 □ PICC 导管维护（带管者）	□ 完成各项化验检查的标准留取 □ 遵医嘱完成相关检查 □ PICC 置管术（条件允许时），术前签署 PICC 置管知情同意书。（带管者进行 PICC 导管维护）
基础护理	□ 一级护理 □ 晨晚间护理 □ 安全护理 □ 口腔护理 □ 肛周护理	□ 一级护理 □ 晨晚间护理 □ 安全护理 □ 口腔护理 □ 肛周护理
专科护理	□ 执行儿科血液病护理常规 □ 病情观察 □ 填写患儿危险因素评估表（需要时） □ 感染、出血护理（必要时） □ 输血护理（需要时） □ 心理护理	□ 观察患儿病情变化 □ 感染、出血护理（必要时） □ 输血护理（需要时） □ 化疗护理 □ 心理护理

续　表

时间	住院第 1 天	住院第 2 天
重点医嘱	□ 详见医嘱执行单	□ 详见医嘱执行单续表时间住院第 1 天住院第 2 天
病情变异记录	□ 无　□ 有，原因： 1. 2.	□ 无　□ 有，原因： 1. 2.
护士签名		

时间	住院第 3 天
健康宣教	□ 化疗宣教 □ 告知用药及注意事项 □ 化疗期间患儿饮食、卫生 □ 化疗期间嘱患儿适当多饮水 □ 按时输入碱化利尿液体，防止尿酸性肾病 □ 对陪伴家属健康指导 □ 指导预防感染和出血 □ 介绍药物作用、副作用 □ 指导患儿休息与活动 □ 心理指导
护理处置	□ 遵医嘱完成相关化验检查 □ 遵照医嘱及时给予对症治疗 □ PICC 导管维护 □ 执行保护性隔离措施
基础护理	□ 一级护理 □ 晨晚间护理 □ 安全护理 □ 口腔护理 □ 肛周护理
专科护理	□ 观察患儿病情变化，注意观察体温、血压、体重等，防止并发症发生 □ 观察化疗药副作用 □ 感染、出血护理 □ 输血护理（需要时） □ 化疗护理 □ 心理护理
重点医嘱	□ 详见医嘱执行单
病情变异记录	□ 无 □ 有，原因： 1. 2.
护士签名	

时间	住院第 4~27 天	出院日
健康宣教	□ 骨髓抑制期宣教：预防感染和出血，维护病室环境清洁、整齐 □ 指导进洁净饮食 □ 心理指导	□ 出院宣教：用药、饮食、卫生、休息、监测血常规、生化等 □ PICC 带出院外宣教 □ 指导办理出院手续 □ 告知患儿科室联系电话 □ 定期门诊随访
护理处置	□ 遵医嘱完成相关化验检查 □ 遵照医嘱及时给予对症治疗 □ PICC 导管维护 □ 执行保护性隔离措施	□ 为患儿领取出院带药 □ 协助整理患儿用物 □ 床单位终末消毒
基础护理	□ 一级护理 □ 晨晚间护理 □ 安全护理 □ 口腔护理 □ 肛周护理	□ 安全护理（护送出院）
专科护理	□ 观察患儿病情变化，注意观察体温、血压、体重等，防止并发症发生 □ 感染、出血护理 □ 输血护理（需要时） □ 化疗护理 □ 心理护理	□ 预防感染和出血指导 □ 心理护理
重点医嘱	□ 详见医嘱执行单	□ 详见医嘱执行单
病情变异记录	□ 无　□ 有，原因： 1. 2.	□ 无　□ 有，原因： 1. 2.
护士签名		

（三）患儿表单

完全缓解的儿童 APL 临床路径患儿表单

适用对象：第一诊断为儿童急性早幼粒细胞白血病 CR 者（ICD-10：C92.402，M9866/3）拟行巩固化疗

患儿姓名：	性别： 年龄： 门诊号：	住院号：
住院日期： 年 月 日	出院日期： 年 月 日	标准住院日：28 天内

时间	住院第 1 天	住院第 2 天
医患配合	□ 接受询问病史、收集资料，请家属务必详细告知既往史、用药史、过敏史 □ 请明确告知既往用药情况 □ 配合进行体格检查 □ 有任何不适请告知医师 □ 配合进行相关检查 □ 签署相关知情同意书	□ 配合完成相关检查（B 超、心电图、X 线胸片等） □ 配合完成化验：血常规、生化等 □ 配合骨穿、活检等 □ 配合腰穿、鞘内注射 □ 配合用药 □ 有任何不适请告知医师
护患配合	□ 配合测量体温、脉搏、呼吸、血压、身高体重 □ 配合完成入院护理评估（简单询问病史、过敏史、用药史） □ 接受入院宣教（环境介绍、病室规定、探视陪伴制度、送餐订餐制度、贵重物品保管等） □ 配合护士选择静脉通路 □ 接受 PICC 导管评价、宣教与维护（带管者） □ 接受用药指导 □ 接受预防感染和出血指导 □ 接受安全教育 □ 有任何不适请告知护士	□ 配合测量体温、脉搏、呼吸，询问排便 □ 配合各项检查（需要空腹的请遵照执行） □ 配合采集血标本 □ 接受疾病知识介绍 □ 接受骨穿、活检知识宣教 □ 接受腰穿、鞘内注射知识宣教 □ 接受用药指导 □ 接受 PICC 宣教与置管（预置管者） □ 接受 PICC 维护（带管者） □ 接受化疗知识指导 □ 接受预防感染和出血指导 □ 接受心理护理 □ 接受基础护理 □ 接受安全教育 □ 有任何不适请告知护士
饮食	□ 遵照医嘱饮食	□ 遵照医嘱饮食
排泄	□ 大、小便异常时及时告知医护人员	□ 大、小便异常时及时告知医护人员
活动	□ 根据病情适当活动 □ 有出血倾向的卧床休息，减少活动，注意安全	□ 根据病情适当活动 □ 有出血倾向的卧床休息，减少活动，注意安全

时间	住院第 3 天
医患配合	□ 配合相关检查 □ 配合用药 □ 配合化疗 □ 有任何不适请告知医师
护患配合	□ 配合定时测量生命体征、每日询问大便 □ 配合各种相关检查 □ 配合采集血标本 □ 接受疾病知识介绍 □ 接受用药指导 □ 接受 PICC 维护 □ 接受化疗知识指导 □ 接受预防感染和出血指导 □ 接受保护性隔离措施 □ 接受心理护理 □ 接受基础护理 □ 接受安全教育 □ 有任何不适请告知护士
饮食	□ 洁净饮食
排泄	□ 尿便异常时及时告知医护人员
活动	□ 根据病情适当活动 □ 有出血倾向的卧床休息，减少活动，注意安全

时间	住院第 4~27 天	出院日
医患配合	□ 配合相关检查 □ 配合用药 □ 配合各种治疗 □ 有任何不适请告知医师	□ 接受出院前指导 □ 遵医嘱出院后用药 □ 家属知道复查时间 □ 获取出院诊断书
护患配合	□ 配合定时测量生命体征、每日询问大便 □ 配合各种相关检查 □ 配合采集血标本 □ 接受疾病知识介绍 □ 接受用药指导 □ 接受 PICC 维护 □ 接受预防感染和出血指导 □ 接受保护性隔离措施 □ 接受心理护理 □ 接受基础护理 □ 接受安全教育 □ 有任何不适请告知护士	□ 接受出院宣教 □ 家属办理出院手续 □ 获取出院带药 □ 知道服药方法、作用、注意事项 □ 知道预防感染、出血措施 □ 知道复印病历方法 □ 接受 PICC 院外维护指导 □ 签署 PICC 院外带管协议
饮食	□ 洁净饮食	□ 普通饮食 □ 避免进生、冷、硬、辛辣和刺激饮食
排泄	□ 尿便异常时及时告知医护人员	□ 尿便异常（出血时）及时就诊
活动	□ 根据病情适当活动 □ 有出血倾向的卧床休息，减少活动，注意安全	□ 适当活动，避免疲劳 □ 注意保暖，避免感冒 □ 注意安全，减少出血

附：原表单（2010 年版）

完全缓解的儿童 APL 临床路径表单

适用对象：第一诊断为儿童急性早幼粒细胞白血病 CR 者（ICD-10：C92.402，M9866/3）拟行巩固化疗

患儿姓名：	性别：　　年龄：　　门诊号：	住院号：
住院日期：　　年　月　日	出院日期：　　年　月　日	标准住院日：28 天内

时间	住院第 1 天	住院第 2 天
主要诊疗工作	□ 询问病史及体格检查 □ 完成病历书写 □ 开实验室检查单 □ 上级医师查房与化疗前评估 □ 患儿家属签署输血同意书、骨髓穿刺同意书、腰椎穿刺同意书	□ 上级医师查房 □ 完成入院检查 □ 骨髓穿刺（骨髓形态学检查、微小残留病变检测） □ 腰椎穿刺+鞘内注射 □ 根据血象决定是否成分输血 □ 完成必要的相关科室会诊 □ 住院医师完成上级医师查房记录等病历书写 □ 确定化疗方案和日期
重要医嘱	**长期医嘱** □ 儿科血液病护理常规 □ 饮食 □ 抗菌药物（必要时） □ 其他医嘱 **临时医嘱** □ 血常规、尿常规、大便常规 □ 肝肾功能、电解质、凝血功能、血型、输血前检查 □ X 线胸片、心电图、腹部超声 □ 超声心动（视患儿情况而定） □ 病原微生物培养（必要时） □ 输血医嘱（必要时） □ 其他医嘱	**长期医嘱** □ 患儿既往基础用药 □ 抗菌药物（必要时） □ 其他医嘱 **临时医嘱** □ 骨髓穿刺（必要时） □ 骨髓形态学、微小残留病变检测（必要时） □ 腰椎穿刺，鞘内注射（具体剂量见住院流程） □ 脑脊液常规、生化、细胞形态（有条件时） □ 输血医嘱（必要时） □ 其他医嘱
主要护理工作	□ 介绍病房环境、设施和设备 入院护理评估	□ 宣教（血液病知识）
病情变异记录	□ 无　□ 有，原因： 1. 2.	□ 无　□ 有，原因： 1. 2.
护士签名		
医师签名		

时间	住院第 3 天
主要诊疗工作	□ 患儿家属签署化疗知情同意书 □ 化疗 □ 上级医师查房，制定化疗方案 □ 重要脏器功能保护 □ 住院医师完成病程记录 □ 止吐
重要医嘱	**长期医嘱** □ 化疗医嘱（低危组） □ ATRA 15~25mg/（m^2·d）×14 天 □ ATO 0.15mg/（kg·d）或 RIF 50~60mg/（kg·d）×14 天 □ 化疗医嘱（高危组下列方案选一） □ 单用 IDA：10mg/（m^2·d）静滴 qod×1~2 次 □ 单用 DNR：40mg/（m^2·d）静滴 qod×1~2 次 □ 补液治疗（水化、碱化） □ 止吐、保肝、抗感染等医嘱 □ 其他医嘱 **临时医嘱** □ 输血医嘱（必要时） □ 心电监护（必要时） □ 血常规 □ 血培养（高热时） 其他医嘱
主要护理工作	□ 观察患儿病情变化 □ 心理与生活护理 化疗期间嘱患儿多饮水
病情变异记录	□ 无 □ 有，原因： 1. 2.
护士签名	
医师签名	

时间	住院第 4~27 天	出院日
主要诊疗工作	□ 上级医师查房，注意病情变化 □ 住院医师完成常规病历书写 □ 复查血常规 □ 注意观察体温、血压、体重等 □ 成分输血、抗感染等支持治疗（必要时） □ 造血生长因子（必要时）	□ 上级医师查房，确定有无并发症情况，明确是否出院 □ 完成出院记录、病案首页、出院证明书等，向患儿家属交代出院后的注意事项，如返院复诊的时间、地点，发生紧急情况时的处理等
重要医嘱	**长期医嘱** □ 洁净饮食 □ 抗感染等支持治疗 □ 其他医嘱 **临时医嘱** □ 血常规、尿常规、大便常规 □ 肝肾功能、电解质 □ 输血医嘱（必要时） □ G-CSF 5μg/（kg·d）（必要时） □ 影像学检查（必要时） □ 血培养（高热时） □ 病原微生物培养（必要时） □ 其他医嘱	**出院医嘱** □ 出院带药 □ 定期门诊随访 □ 监测血常规、肝肾功能、电解质等
主要护理工作	□ 观察患儿情况 □ 心理与生活护理 □ 化疗期间嘱患儿多饮水	指导患儿办理出院手续
病情变异记录	□ 无 □ 有，原因： 1. 2.	□ 无 □ 有，原因： 1. 2.
护士签名		
医师签名		

第四十六章

儿童急性淋巴细胞白血病临床路径释义

【医疗质量控制指标】（专家建议）

指标一、治愈好转率≥90%。

指标二、住院死亡率<5%。

指标三、平均住院日：初治出院患儿平均住院日≤40天；完全缓解出院患儿平均住院日≤28天。

一、儿童急性淋巴细胞白血病编码

疾病名称及编码：儿童急性淋巴细胞白血病（ICD-10：C91.0）

二、临床路径检索方法

C91.0，1个月至18岁的儿童病例

三、国家医疗保障疾病诊断相关分组（CHS-DRG）

MDC编码：MDCR（骨髓增生疾病和功能障碍，低分化肿瘤）

ADRG编码：RB1（急性白血病化学治疗和/或其他治疗）

四、儿童急性淋巴细胞白血病临床路径标准住院流程

（一）适用对象

第一诊断为儿童急性淋巴细胞白血病（ICD-10：C91.0）的低危、中危组患儿。

释义

■ 急性淋巴细胞白血病（acute lymphoblastic leukemia，ALL）是急性白血病的一种，主要起源于B系或T系淋巴祖细胞，白血病细胞在骨髓异常增生和聚集并抑制正常造血，导致贫血、血小板减少和中性粒细胞减少。白血病细胞也可侵及髓外组织，如脑膜、性腺、胸腺、肝、脾或淋巴结等，引起相应病变。ALL是儿童最常见的恶性肿瘤，占儿童血液系统恶性肿瘤的80%。

■ 高危组ALL是指必须满足下列条件之一的：

1. 诱导治疗d15~19骨髓M3（原淋+幼淋≥20%），d33骨髓M2及M3者（仅适用于无法行MRD检查者）。

2. 低二倍体（≤44）或DI指数<0.8。

3. t（4；11）或MLL/AF4融合基因阳性。

4. *IKZF*1缺失阳性且诱导治疗d15 MRD≥1×10^{-1}或诱导治疗d33及之后的MRD≥1×10^{-4}。

6. *MEF2D*重排。

7. *TCF3-HLF*/t（17；19）（q22；p13）。

8. 诱导治疗后（d33~45）评估纵隔瘤灶没有缩小到最初肿瘤体积的1/3，评为高危；巩固治疗前仍存在瘤灶者列入高危，（仅适用于初诊伴有纵隔瘤灶者）。

9. 符合MRD的HR标准（除外IZKF1缺失者）：诱导治疗（d15~19）MRD≥1 $\times 10^{-1}$或诱导治疗后（d33~45）MRD≥1$\times 10^{-2}$或巩固治疗前MRD≥1$\times 10^{-4}$。

除外上述高危因素的儿童ALL符合标危、中危ALL可进入该临床路径。

（二）诊断依据

根据卫健委《儿童急性淋巴细胞细胞白血病诊疗规范（2018年版）》；《儿童急性淋巴细胞白血病诊疗建议（第4次修订）》（中华医学会儿科分会血液学组，中华儿科杂志，2014）；《儿科血液系统疾病诊疗规范》（中华医学会儿科分会编著，人民卫生出版社，2014），《诸福棠实用儿科学（第8版）》（人民卫生出版社，2015）。

1. 体检：可有发热、皮肤黏膜苍白、皮肤出血点及淤斑、淋巴结及肝脾肿大、胸骨压痛等。
2. 血细胞计数及分类。
3. 骨髓检查：形态学（包括组化检查）。
4. 免疫分型。
5. 细胞遗传学：核型分析，FISH。
6. 白血病相关基因：PCR基因检测或RNAseq。
7. 脑脊液检查。
8. 活检：针对骨髓干抽或者骨髓坏死的患儿。

释义

■ 上述依据为儿童急性淋巴细胞白血病诊断标准诊查项目（RNAseq目前尚不能替代原有的基因检测项目）。

■ 发热、贫血、出血和白血病细胞脏器浸润是急性淋巴细胞白血病重要的临床特征。由于原始幼稚淋巴细胞异常增殖抑制正常造血，可出现由于血红蛋白、血小板、中性粒细胞减少引起的一项或两项以上的临床症状、体征，如血红蛋白减少出现贫血、乏力。血小板减少引起皮肤黏膜出血点、淤斑，鼻出血、齿龈出血等。中性粒细胞减少可出现感染、发热。淋巴细胞异常增生同样可引起骨痛及局部器官肿大，如淋巴结、肝脾大。

■ 实验室检查是诊断急性白血病的重要手段，包括外周血细胞计数及分类、骨髓形态学，细胞化学染色、免疫学及细胞遗传学、分子生物学检测。

1. 外周血细胞计数及分类：多数患儿在确诊时会有不同程度的贫血，红细胞数也会相应减少，贫血一般属于正细胞正色素性。大部分患儿会出现血小板减少，甚至低于10×10^9/L，极少数患儿血小板数可正常，甚至增加。白细胞数常增加，多在（30~50）$\times 10^9$/L，少数可高至100×10^9/L甚至以上，部分患儿初诊时白细胞正常或减低。血涂片中可见数量不等原始及幼稚淋巴细胞。白细胞计数减少者外周血不易见到幼稚细胞。

2. 骨髓形态学：典型的骨髓液无油滴及小粒，骨髓增生明显或极度活跃，少数可呈增生活跃或减低，增生减低者常伴有骨髓纤维化，骨髓穿刺抽吸困难。骨髓中原始及幼稚淋巴细胞大量增生，比例明显增加。粒细胞系、红细胞系及巨核细胞系三系明显减低甚至缺如。按照FAB分型，根据细胞大小、核浆比例、核仁大小及数目、胞质嗜碱程度，将急性淋巴细胞白血病分为L1~L3三型（由于形态学与预后的相关性不强，现基本不再区分，现临床上已忽略。鉴于不同地区的差异，保留如下解释）。

(1) 第一型（L1）：原始和幼稚淋巴细胞以小细胞（直径<12μm）为主，核圆形，偶有凹陷与折叠，染色质较粗，结构较一致，核仁少而小不清楚，胞质少，轻或中度嗜碱，过氧化物酶或苏丹黑染色阳性的原始细胞一般不超过3%。

(2) 第二型（L2）：原始和幼稚细胞以大细胞（直径可大于正常小淋巴细胞2倍以上，>12μm）为主，核形不规则，凹陷和折叠可见，染色质较疏松，结构较不一致，核仁较清楚，一个或多个；胞质量常较多，轻或中度嗜碱，有些细胞深染。

(3) 第三型（L3）：似Burkitt型，原始和幼稚淋巴细胞大小较一致，以大细胞为主，核型较规则，染色质呈均匀细点状，核仁明显，一个或多个，呈小泡状；胞质量较多，深蓝色，空泡常明显，呈蜂窝状。

3. 组化检查：过氧化酶染色（POX）和苏丹黑染色（SB）阴性，糖原染色（PAS）常±~+++，多为粗大颗粒或呈小珠、团块状。酸性磷酸酶（ACP）染色，T淋巴细胞白血病常阳性。

4. 免疫学：目前ALL主要分为T细胞系和B细胞系两大类，儿童ALL主要以B细胞型为主，占80%。根据白血病细胞分化阶段不同，B细胞型ALL主要分为早期前B、普通B、前B、成熟B4种类型，具体免疫表型特征见表1。T细胞型免疫表型特征见表2。

5. 细胞遗传学：90%以上的ALL具有克隆性染色体异常。染色体异常主要包括数量异常和结构异常。

(1) 数量异常：①超二倍体：>50条染色体，约占ALL的1/4，以ProB-ALL多见，多以4、6、10、14、17、18、20、21X染色体异常多见；②假二倍体：伴有结构异常的46条染色体，常表现为染色体异位；③亚二倍体：较少见，常为45条染色体，多见20号染色体缺失。

(2) 结构异常：常见的染色体结构异常包括t（1；19）、t（12；21）、t（9；22）、11q23等。急性淋巴细胞白血病具体细胞遗传学及分子生物学特征见表3。

6. 白血病相关基因：目前急性淋巴细胞白血病常见基因包括TEL/AML1、E2A/PBX1、Bcr/ABL1、MLL、SIL/TAL1、TCRα、TCRβ等。

表1 急性B细胞型淋巴细胞白血病免疫表型特征

型别	HLA-DR	CD19	CD10	Cyu	SmIg
Ⅰ（早期前B）	+	+	-	-	-
Ⅱ（普通B）	+	+	+	-	-
Ⅲ（前B）	+	+	+	+	-
Ⅳ（成熟B）	+	+	+	-	+

表 2　急性 T 细胞型淋巴细胞白血病免疫表型特征

型别	HLA-DR	CD7	CD5	CD2	CD3	CD4	CD8	CD1	CyCD3
Ⅰ	-	+	+	+	-	-	-	-	+
Ⅱ	-	+	+	+	-	+	+	+	+
Ⅲ	-	+	+	+	+	+/-	+/-	-	+

注：Ⅰ. 幼稚胸腺细胞型；Ⅱ. 普通胸腺细胞型；Ⅲ. 成熟胸腺细胞型

表 3　急性淋巴细胞白血病细胞遗传学及分子遗传学特征

分型	细胞遗传学	分子遗传学
急性前体 B 淋巴细胞白血病	t（9；22）（q34；q11）	BCR/ABL
	t（v；11q23）；	AF4/MLL 重排
	t（1；19）（q23；p13）	PBX1/TCF3（E2A）
	t（12；21）（p12；q22）	ETV6（TEL）/RUNX1（AML1）
	t（17；19）（q22；p13）	TCF3-HLF
	染色体数目>50	MEF2D 基因重排
急性前体 T 淋巴细胞白血病	t（1；7）（p32；q35）	TAL1/TCRB
	t（1；14）（p32；q11）	TAL1/TCRA
	t（1；14）（p34；q11）	LCK/TCRD
	t（7；7）（p15；q11）	TCRG
	t（7；9）（q34-35；q32）	TCRB/TAL2
	t（7；11）（q35；p13）	TCRB/LOM2
	t（7；14）（q34-35；q11）	TCRB/TCRD
	t（7；19）（q34-35；p13）	TCRB/LYL1
	t（8；14）（q24；q11）	MYC/TCRA
	del（9p），t（9p）	CDKN2A
	t（10；14）（q24；q11）	HOX11/TCRA
	t（11；14）（p13；q21）	LOM2/TCRA
	t（11；14）（p15；q21）	LOM1/TCRA
	inv（14）（q11q32）	TCRA/IGH
	inv（14）（q11q32）	TCRA/TCL1
	t（14；14）（q11；q32）	TCRA/IGH
Burkitt 细胞白血病	t（8；14）（q24；q32）	MYC/IGH
	t（2；8）（p12；q24）	IGK/MYC
	t（8；22；q24；q11）	MYC/IGL

（三）危险度分组标准

1. 低危组：必须同时满足以下所有条件。

（1）年龄≥1岁且＜10岁。
（2）WBC＜50×10^9/L（仅适用于无法行MRD检查者）。
（3）治疗第15天骨髓呈M_1（原幼淋细胞＜5%）或M_2（原幼淋细胞5%~25%），第33天骨髓完全缓解（仅适用于无法行MRD检查者）。
（4）无其他中危、高危组细胞遗传学及分子生物学特征。
（5）MRD标准：诱导治疗d15~19：MRD＜1×10^{-3}且诱导治疗后（d33~45）MRD＜1×10^{-4}且巩固治疗前MRD＜1×10^{-4}。
2. 中危组：符合以下1项或多项。
（1）年龄≥10岁。
（2）WBC≥50×10^9/L（仅适于无法行MRD检查者）。
（3）CNS2、CNSL（CNS3）和/或睾丸白血病（TL）。
（4）t（1；19）或E2A/PBX1融合基因阳性。
（5）诱导治疗第15~19天骨髓呈M2（5%≤原淋+幼淋＜20%）且d33~45骨髓M1（原淋+幼淋＜5%）。（仅适用于无法行MRD检查者）。
（6）Ph^+ALL。
（7）Ph样ALL。
（8）iAMP 21。
（9）T-ALL。
（10）MRD标准：诱导治疗（d15~19）1×10^{-3}≤MRD＜1×10^{-1}或诱导治疗后（d33~45）1×10^{-4}≤MRD＜1×10^{-2}或巩固治疗前MRD＜1×10^{-4}。
3. 高危组：必须满足下列条件之一。
（1）诱导治疗d15~19骨髓M3（原淋+幼淋≥20%），d33骨髓M_2及M_3者（仅适用于无法行MRD检查者）。
（2）低二倍体（≤44）或DI指数＜0.8。
（3）t（4；11）或MLL/AF4融合基因阳性。
（4）*IKZF*1缺失阳性且诱导治疗d15 MRD≥1×10^{-1}或诱导治疗d33及之后的MRD≥1×10^{-4}。
（5）*MEF2D*重排。
（6）*TCF*3-*HLF*/t（17；19）（q22；p13）。
（7）诱导治疗后（d33~45）评估纵隔瘤灶没有缩小到最初肿瘤体积的1/3，评为高危；巩固治疗前仍存在瘤灶者列入高危，（仅适用于初诊伴有纵隔瘤灶者）。
（8）符合MRD的HR标准（除外IZKF1缺失者）：诱导治疗（d15~19）MRD≥1×10^{-1}或诱导治疗后（d33~45）MRD≥1×10^{-2}或巩固治疗前MRD≥1×10^{-4}。

释义

■ 对于初诊儿童急性淋巴细胞白血病根据年龄，初诊白细胞数，免疫表型，融合基因15~19天骨髓形态学，33~45天微小残留病（MRD）可分为低危组、中危组及高危组。上述分组对治疗选择极为重要。

（四）治疗方案的选择

根据卫健委《儿童急性淋巴细胞细胞白血病诊疗规范（2018年版）》；《儿童急性淋巴细胞白血病诊疗建议（第4次修订）》（中华医学会儿科分会血液学组，中华儿科杂志，2014）；《儿科血液系统疾病诊疗规范》（中华医学会儿科分会编著，人民卫生出版社，2014），《诸福棠实用儿科学（第 8 版）》（人民卫生出版社，2015）。

1. 初始诱导化疗方案：

（1）VDLP（D）方案或 CVDLD 方案：

环磷酰胺（CTX）1000mg/（m^2·d），静脉滴注 1 次（T-ALL 可选择用 CVDLD 方案）。

长春新碱（VCR）1.5mg/（m^2·d），每周 1 次，共 4 次，每次最大绝对量不超过 2mg；无长春新碱可用长春地辛替代，长春地辛（VDS）3mg/（m^2·d），每周 1 次，共 4 次（应该有剂量限制，最大 4mg/d）。

柔红霉素（DNR）25-30mg/（m^2·d），每周 1 次，共 2~4 次。

培门冬酶（PEG-ASP）2000~2500U/（m^2·d），d9，d23，肌内注射，或者左旋门冬酰胺酶 L-sp 5000~10000U/（m^2·d），共 6~10 次。

泼尼松（PDN，VDLP 方案应用）45~60mg/（m^2·d），d1~28，第 29~35 天递减至停。或者 PDN（VDLD 方案中）60mg/（m^2·d），d1~7，地塞米松（DXM，VDLD 方案应用）6~8mg/（m^2·d），d8~28，第 29~35 天递减至停。

PDN 对于肿瘤负荷大的患儿起始剂量［0.2~0.5mg/（kg·d）］开始 1 周内逐渐增至 60mg/（m^2·d），以免发生肿瘤溶解综合征。

说明：为了减少过敏反应发生率以及频繁注射对患儿的影响，门冬酰胺酶（ASP）首选聚乙二醇修饰的 ASP（培门冬酶，PEG-ASP）。对培门冬酶过敏者首先推荐欧文菌。两者全部过敏者可以进行普通大肠杆菌 ASP 皮试，皮试阴性者可尝试使用，最好能够监测 ASP 活性，原则上应该使替换前后的 ASP 总有效活性时间相似。此原则适用于所有 ASP 疗程。

2. 缓解后巩固治疗：

CAM 方案或 CAML 方案：根据危险度不同给予 1~2 个疗程，具体药物见下。

（1）低危组：CAM 方案如下。

环磷酰胺（CTX）750~1000mg/（m^2·d），1 次。

阿糖胞苷（Ara-C）75~100mg/（m^2·d），共 7~8 天。

6-巯基嘌呤（6-MP）50~75mg/（m^2·d），共 7~14 天。

（2）中危组：CAM 方案或者 CAML 方案 2 轮。

CAM 方案具体同低危组；CAML 方案如下。

环磷酰胺（CTX）750~1000mg/（m^2·d），1 次。

阿糖胞苷（Ara-C）75~100mg/（m^2·d），共 7~8 天。

6-巯基嘌呤（6-MP）50~75mg/（m^2·d），共 7~14 天。

培门冬酶（PEG-ASP）2000~2500U/（m^2·d），1 次。

CAM/CAML 结束后 10~14 天后重复 1 次 CAM/CAML 方案。

（3）mM 方案：

大剂量甲氨蝶呤（MTX）2~5g/（m^2·d），每 2 周 1 次，共 4~5 次。

四氢叶酸钙（CF）15mg/m^2，6 小时 1 次，3~8 次，根据 MTX 血药浓度给予调整。

6-MP 25mg/（m^2·d），不超过 56 天，根据 WBC 调整剂量。

上述方案实施期间需要进行水化、碱化。

3. 延迟强化治疗：

（1）VDLD 方案：

VCR 1.5mg/（m^2·d），每周 1 次，共 3~4 次，每次最大绝对量不超过 2mg；或者长春地辛（VDS）3mg/（m^2·d），每周 1 次，共 3~4 次。

DNR 或阿霉素（ADR）25~30mg/（m^2·d），每周 1 次，共 3~4 次。

培门冬酶（PEG-ASP）2000~2500U/（m^2·d），2 次（间隔 14 天）。

DXM 8~10mg/（m^2·d），d1~7，d15~21。

(2) CAM 方案或 CAML 方案：

1) 低危组：CAM 方案如下：

CTX750~1000mg/ (m^2·d)，1 次。

Ara-C 75~100mg/ (m^2·d)，共 7~8 天。

6-MP50~75mg/ (m^2·d)，共 7~14 天。

2) 中危组：CAML 方案如下：

环磷酰胺（CTX）750~1000mg/ (m^2·d)，1 次。

阿糖胞苷（Ara-C）75~100mg/ (m^2·d)，共 7~8 天。

6-巯基嘌呤（6-MP）50~75mg/ (m^2·d)，共 7~14 天。

培门冬酶（PEG-ASP）2000~2500U/ (m^2·d)，1 次。

CAML 结束后 10~14 后重复 1 次 CAML 方案。

低危、中危 B-ALL 患儿延迟强化完成后直接进入维持治疗；中危 T-ALL 患儿插入 8 周维持治疗［即用 8 周 6-MP+MTX 方案，具体方案为：6-MP 50mg/ (m^2·d)，持续睡前空腹口服共 8 周；MTX 15~30mg/m^2，每周 1 次，共 8 次，口服或肌注，根据 WBC 调整方案中 6-MP 的剂量］。中危 T-ALL 在插入维持后患儿重复 1 次上述 VDLD 和 1~2 轮 CAML 方案。

4. 维持治疗方案：6-MP+MTX 方案期间每 4~8 周插入 VD 方案。

(1) 6-MP+MTX 方案：6-MP 50mg/ (m^2·d)，持续睡前空腹口服；MTX 15~30mg/m^2，每周 1 次，口服或肌注。根据肝功和 WBC 调整方案中的药物剂量。

(2) VD 方案：VCR 1.5mg/ (m^2·d)，1 次，每次最大绝对量不超过 2mg；DXM 6~8mg/ (m^2·d)，5~7 天。

总治疗疗程：2~2.5 年。

5. 中枢神经白血病（CNSL）的防治：腰椎穿刺及鞘内注射至少 17~26 次。首次鞘注单用 MTX 之后三联鞘注，具体药物剂量如下。

MTX：年龄< 12 个月 6mg，年龄 12~36 个月 8~10mg，年龄> 36 个月 12~12.5mg。

Ara-C：年龄< 12 个月 15~18mg，年龄 12~36 个月 24~30mg，年龄> 36 个月 35~36mg。

DXM：年龄< 12 个月 2~2.5mg，年龄 12~36 个月 2.5~3mg，年龄> 36 个月 4~5mg。

初诊时即诊断 CNSL 的患儿，年龄<4 岁不放疗，年龄≥4 岁者，可酌情选择 12Gy 头颅放疗。

释义

■ 近年来，儿童急性淋巴细胞白血病疗效取得显著提高，平均无事件生存率（EFS）可达到 75%~80%，治疗上主要根据危险度分组采用适度治疗，既可以提高儿童急性淋巴细胞白血病 EFS 和总生存率（OS），减低化疗药物相关毒性，治疗相关死亡率，又提高了患儿生活质量。

儿童急性淋巴细胞白血病治疗主要包括诱导缓解治疗，巩固强化治疗及口服维持治疗。期间行腰穿鞘内注射预防中枢神经系统白血病。

五、根据患儿的疾病状态选择路径

初治儿童 ALL 临床路径和完全缓解（CR）的儿童 ALL 临床路径（附后）。

六、儿童急性淋巴细胞白血病给药方案（见下图）

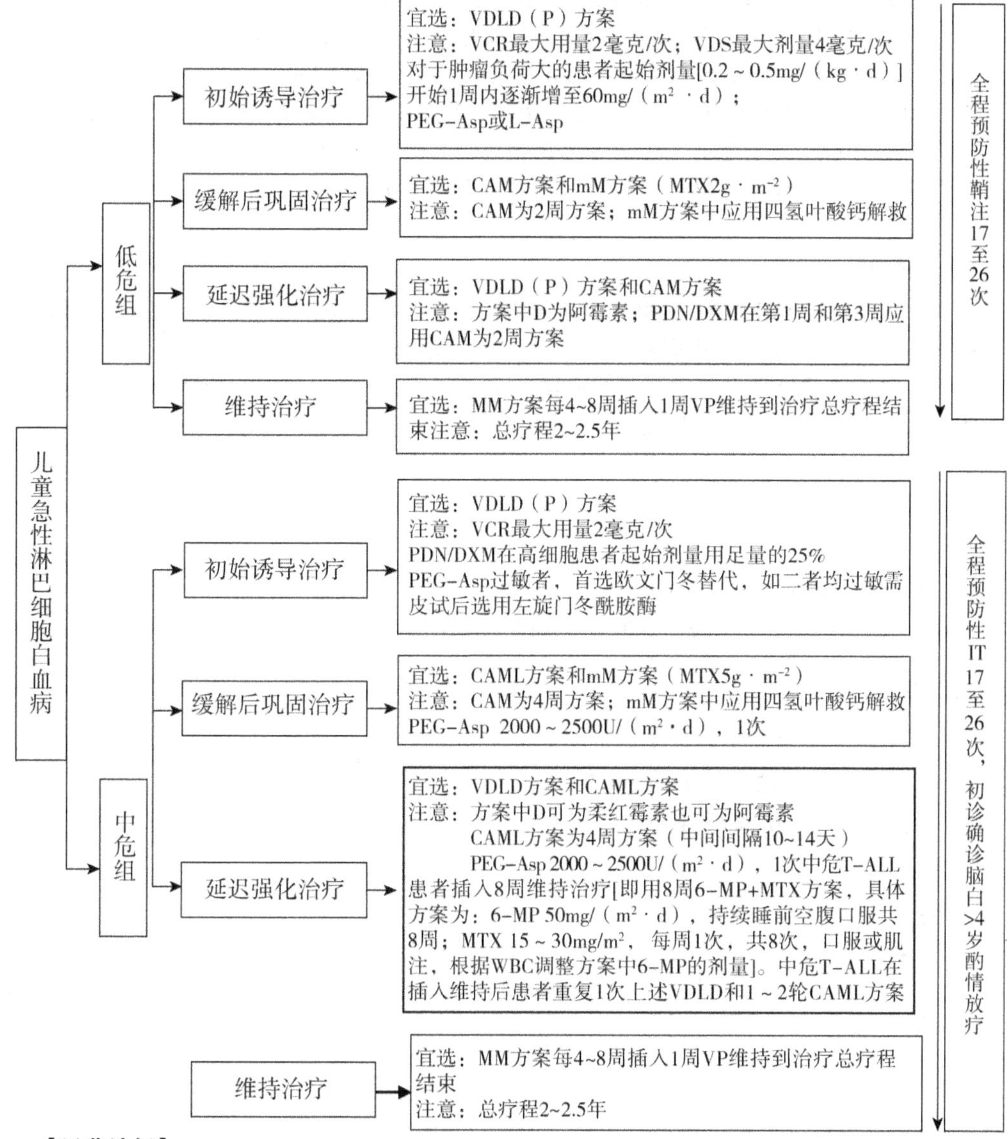
儿童急性淋巴细胞白血病
低危组
初始诱导治疗
宜选：VDLD（P）方案
注意：VCR最大用量2毫克/次；VDS最大剂量4毫克/次
对于肿瘤负荷大的患者起始剂量[0.2～0.5mg/（kg · d）]
开始1周内逐渐增至60mg/（m² · d）；
PEG-Asp或L-Asp
缓解后巩固治疗
宜选：CAM方案和mM方案（MTX2g · m⁻²）
注意：CAM为2周方案；mM方案中应用四氢叶酸钙解救
延迟强化治疗
宜选：VDLD（P）方案和CAM方案
注意：方案中D为阿霉素；PDN/DXM在第1周和第3周应用CAM为2周方案
维持治疗
宜选：MM方案每4~8周插入1周VP维持到治疗总疗程结束注意：总疗程2~2.5年
全程预防性鞘注17至26次
中危组
初始诱导治疗
宜选：VDLD（P）方案
注意：VCR最大用量2毫克/次
PDN/DXM在高细胞患者起始剂量用足量的25%
PEG-Asp过敏者，首选欧文门冬替代，如二者均过敏需皮试后选用左旋门冬酰胺酶
缓解后巩固治疗
宜选：CAML方案和mM方案（MTX5g · m⁻²）
注意：CAM为4周方案；mM方案中应用四氢叶酸钙解救
PEG-Asp 2000～2500U/（m² · d），1次
延迟强化治疗
宜选：VDLD方案和CAML方案
注意：方案中D可为柔红霉素也可为阿霉素
CAML方案为4周方案（中间间隔10~14天）
PEG-Asp 2000～2500U/（m² · d），1次中危T-ALL患者插入8周维持治疗[即用8周6-MP+MTX方案，具体方案为：6-MP 50mg/（m² · d），持续睡前空腹口服共8周；MTX 15～30mg/m²，每周1次，共8次，口服或肌注，根据WBC调整方案中6-MP的剂量]。中危T-ALL在插入维持后患者重复1次上述VDLD和1～2轮CAML方案
维持治疗
宜选：MM方案每4~8周插入1周VP维持到治疗总疗程结束
注意：总疗程2~2.5年
全程预防性IT 17至26次，初诊确诊脑白>4岁酌情放疗

【用药选择】

1. 糖皮质激素（PDN/DXM）在诊断骨髓标本取材之前禁用或慎用。糖皮质激素（甚至退热剂量）可使白血病细胞（淋巴细胞白血病）消失，造成取材困难，免疫分型及分子遗传学分析失败，难以进行精确的危险度分层确定化疗强度。而白血病患儿常常以发热、贫血、出血起病，退热、血制品输注前预防过敏反应时应禁用或慎用糖皮质激素，以免干扰诊断。

2. 长春新碱（VCR）过程中如出现神经末梢毒副作用，可将长春新碱更换为长春地辛。

3. 柔红霉素治疗过程中应注意监测心功能指标，可酌情给予保护心功能药物预防脏器功能损害，如输注柔红霉素前 30 分钟可快速滴注右雷佐生（右丙亚胺），其可以减轻蒽环类药物对心脏毒性，右雷佐生与柔红霉素剂量为 10：1。

4. 左旋门冬酰胺酶可诱导其抗体的产生，一线使用培门冬酰胺酶（PEG-asp）可减少延迟强化时门冬酰胺酶过敏反应的发生。如果 PEG-asp 过敏首先推荐欧文门冬酰胺酶。如果欧文门冬酰胺酶仍然过敏，可选择大肠杆菌发酵的左旋门冬酰胺酶，皮试后在监护下尝试使用。

【药学提示】

1. 伊曲康唑等唑类抗真菌药物有阻碍肝细胞色素 P-4503A 的作用，长春新碱通过肝细胞染色素 P-4503A 代谢，合用可使长春新碱代谢受抑制，增加长春新神经毒性。
2. 长春新碱与苯妥英钠合用，降低苯妥英钠吸收，或使代谢亢进。
3. 长春新碱与 L-天冬酰胺酶合用，可能增强神经系统及血液系统的毒性。为将毒性控制到最小，可将硫酸长春新碱在 L-天冬酰胺酶给药前 12~24 小时以前使用。
4. 6-巯基嘌呤与别嘌呤同时服用时，由于后者抑制了巯嘌呤的代谢，明显地增加巯嘌呤的效能与毒性。

【注意事项】

1. 门冬酰胺酶副作用主要为过敏和凝血异常，急性胰腺炎是发生率不高但可能会威胁生命的并发症，临床用药过程中应密切注意临床症状并限制高脂肪食物摄入。
2. PDN 对于肿瘤负荷大的患儿起始剂量［0.2~0.5mg/（kg·d）］开始 1 周内逐渐增至 60mg/（m^2·d），以免发生肿瘤溶解综合征。

初治儿童 ALL 临床路径释义

一、初治儿童 ALL 编码

疾病名称及编码：儿童急性淋巴细胞白血病（ICD-10：C91.000）

二、临床路径检索方法

C91.000，1 个月至 18 岁的儿童病例

三、初治儿童 ALL 临床路径标准住院流程

（一）标准住院日为 35 天内

释义

■ 初诊儿童急性淋巴细胞白血病 VDLP 诱导缓解治疗第 29 天激素治疗逐渐减量过程中，患儿血象逐渐恢复，无明显感染可考虑出院。因此标准住院日一般可控制在 35 天之内。

（二）进入路径标准

1. 第一诊断必须符合儿童急性淋巴细胞白血病（ALL）疾病编码（ICD-10：C91.000）的低危、中危组患儿。
2. 当患儿同时具有其他疾病诊断时，但在住院期间不需要特殊处理也不影响第一诊断的临床路径流程实施时，可以进入路径。

释义

■ 患儿同时具有其他疾病影响第一诊断的临床路径流程实施时均不适合进入临床路径。

■ 高危组儿童急性淋巴细胞白血病患儿不适合进入临床路径。

（三）明确诊断及入院常规检查需 3~5 天（指工作日）

1. 必需的检查项目：

（1）血常规、尿常规、大便常规。

（2）肝肾功能、电解质、凝血功能、血型、输血前检查。

（3）胸部 X 线片、心电图、超声检查（包括颈、纵隔、心脏和腹部、睾丸等）、眼底检查。

（4）发热或疑有感染者可选择：病原微生物培养、影像学检查。

（5）骨髓检查（形态学包括组化，取材困难者需进行骨髓活检病理检查）、免疫分型、细胞遗传学、白血病相关基因检测。

（6）脑脊液常规、生化和细胞形态学检查，在治疗开始 4 天内鞘内注射化疗药物。

2. 头颅、颈胸、腹部、骨骼 MRI 或 CT、血管超声、四肢骨片、脊柱侧位片、脑电图、血气分析等。

3. 患儿及家属签署以下同意书：病重或病危通知书、骨髓穿刺同意书、腰椎穿刺及鞘内注射同意书、化疗知情同意书、输血知情同意书、静脉插管同意书（有条件时）。

释义

■ 骨髓检查和脑脊液常规检查是明确诊断、了解中枢神经系统状态重要的检测手段。

■ 血尿便三大常规，肝肾功能及心电图，X 线胸片及 B 超是患儿入院常规检查及化疗前脏器功能评估必要的检测项目。

■ 根据患儿临床症状可酌情行头颅、胸腹部 CT、MRI 等相关检查。

■ 进行有创性操作或化疗前，病情交代解释等均需要患儿及家属签署知情同意书。

（四）化疗前准备

1. 发热患儿建议立即进行病原微生物培养并使用抗菌药物，可选用头孢类抗炎治疗，3 天后发热不缓解者，可考虑更换为碳青霉烯类和/或糖肽类和/或抗真菌治疗；有明确脏器感染患儿应根据感染部位及病原微生物培养结果选用相应抗菌药物。

2. 对于 Hb＜80g/L，PLT＜20×10^9/L 或有活动性出血的患儿，分别输浓缩红细胞、单采或多采血小板，若存在弥散性血管内凝血（DIC）倾向则当 PLT＜50×10^9/L 即应输注单采或多采血小板，酌情使用肝素等其他 DIC 治疗药物。有心功能不全者可放宽输血指征。

3. 有凝血功能异常的患儿，输注相关血液制品。纤维蛋白原＜1.0~1.5g/L，结合临床症状输新鲜血浆或浓缩纤维蛋白原。

释义

■ 发热患儿应该进行多部位病原微生物培养及 G 实验、GM 实验。发热 3 天体温未控制者应注意深部脏器的感染，尤其是真菌感染。

■ 对于婴幼儿严重贫血患儿，输注红细胞时应注意红细胞量及输注速度，避免短时间内容量负荷增大引起心功能不全。

（五）化疗开始于诊断第1~5天

（六）化疗方案

VDLP（D）方案或CVDLD方案：

环磷酰胺（CTX）1000mg/（m^2·d），静脉滴注1次（T-ALL可选择用CVDLD方案）。

长春新碱（VCR）1.5mg/（m^2·d），每周1次，共4次，每次最大绝对量不超过2mg；无长春新碱可用长春地辛替代，长春地辛（VDS）3mg/（m^2·d），每周1次，共4次。

柔红霉素（DNR）25-30mg/（m^2·d）或表柔比星（Epi-ADR）/吡柔比星（THP）30mg/（m^2·d），每周1次，共2~4次。

培门冬酶（PEG-ASP）2000~2500U/（m^2·d），d9，d23；或者L-sp 5000~10 000U/（m^2·d），共6~10次。

泼尼松（PDN，VDLP方案应用）45~60mg/（m^2·d），d1~28，第29~35天递减至停。或者VDLD方案中PDN 60mg/（m^2·d），d1~7，地塞米松（DXM）6~8mg/（m^2·d），d8~28，第29~35天递减至停。

说明：为了减少过敏反应发生率以及频繁注射对患儿的影响，门冬酰胺酶（ASP）首选聚乙二醇修饰的ASP（培门冬酶，PEG-ASP）。对培门冬酶过敏者首先推荐欧文菌。两者全部过敏者可以进行普通大肠杆菌ASP皮试，皮试阴性者可尝试使用，最好能够监测ASP活性，原则上应该使替换前后的ASP总有效活性时间相似。此原则适用于所有ASP疗程。

PDN对于肿瘤负荷大的患儿起始剂量［0.2~0.5mg/（kg·d）］开始1周内逐渐增至60mg/（m^2·d），以免发生肿瘤溶解综合征。

释义

■ 使用长春新碱（VCR）过程中如出现神经末梢毒副作用，可将长春新碱更换为长春地辛（VDS）3mg/（m^2·d），每周1次，共4次，最大量不超过5mg。

■ 柔红霉素治疗过程中应注意监测心功能指标，可酌情给予保护心功能药物预防脏器功能损害，如输注柔红霉素前30分钟可快速滴注右雷佐生（右丙亚胺），其可以减轻蒽环类药物对心脏毒性，右雷佐生与柔红霉素剂量为10：1。

■ 培门冬酶（PEG-ASP）2000~2500U/（m^2·d），d9，d23，肌内注射，或者左旋门冬酰胺酶L-sp 5000~10000U/（m^2·d），共6~10次。门冬酰胺酶副作用主要为过敏和凝血异常，急性胰腺炎是发生率不高但可能会威胁生命的并发症，临床用药过程中应密切注意临床症状并限制高脂肪食物摄入。

■ 对于肿瘤负荷大的病人可减低起始用量0.2~0.5mg/（kg·d），避免肿瘤溶解综合征的发生。大剂量激素治疗过程中同时应注意患儿电解质、血糖及血压变化。

■ 肿瘤溶解综合征发生后应中断化疗，加强水化、碱化尿液，监测患儿生命体征、电解质、肾功能变化，注意积极处理高钾血症及肾衰竭，必要时予透析治疗。

（七）化疗后必须复查的检查项目

1. 血常规、尿常规、大便常规。
2. 化疗第8天外周血涂片中幼稚细胞计数（可选择）。
3. 化疗第15天和第33天骨髓形态学，微小残留病变检测。
4. 脑脊液检查。
5. 肝肾功能、电解质、凝血功能和胰酶。

6. 脏器功能评估。
7. 治疗前有白血病细胞浸润改变的各项检查。
8. 出现感染时，需多次重复各种体液或分泌物培养、病原学检查、相关影像学检查。

释义

■ 化疗完成后应行血尿便、肝肾功能、电解质、出凝血功能等相关检查，评估化疗后脏器功能。

■ 化疗后行骨穿、脑脊液相关检查，了解骨髓缓解情况及中枢神经系统化疗后状态。

■ 如果化疗中或化疗后出现感染时，应多部位细菌学培养及影像学检查，尽早明确病原微生物种类及性质。

（八）化疗中及化疗后治疗

1. 感染防治：
（1）给予复方新诺明即复方磺胺甲 唑与甲氧苄啶的复方制剂预防肺孢子菌肺炎。
（2）发热患儿建议立即进行病原微生物培养并使用抗菌药物，可选用加酶抑制剂的头孢、青霉素类抗炎治疗，或碳青霉烯类和/或糖肽类，必要时抗真菌治疗；有明确脏器感染的患儿，应根据感染部位及病原微生物培养结果选用相应抗菌药物。
（3）严重感染时可静脉输注丙种球蛋白。
2. 脏器功能损伤的相应防治：止吐、保肝（必要时）、水化、碱化（必要时）、防治尿酸肾病（别嘌呤醇）、抑酸剂等。
3. 成分输血：适用于 Hb＜70g/L，PLT＜$20×10^9$/L 或有活动性出血的患儿，分别输浓缩红细胞、单采或多采血小板，若存在出血则 PLT＜$50×10^9$/L 即应输注血小板，合并 DIC 酌情使用肝素等其他 DIC 治疗药物。有心功能不全者可放宽输血指征。
4. 造血生长因子：化疗后中性粒细胞绝对值（ANC）≤$1.0×10^9$/L，可酌情使用粒细胞集落刺激因子（G-CSF）3～10μg/（kg·d）。

释义

■ 化疗中或化疗后发热患儿应该进行多部位病原微生物培养及 G 实验、GM 实验。3 天发热不缓解的应注意行影像学检查明确是否存在深部感染，尤其应注意深部脏器真菌感染的发生。大剂量化疗后骨髓抑制期发热患儿可给予 G-CSF 升高白细胞，根据血常规酌情予血制品输注对症支持治疗，应注意预防卡氏肺孢子菌感染。

■ 化疗中或化疗后患儿可根据临床症状酌情予止吐，碱化水化尿液，抑制胃酸异常分泌，保护脏器功能。

■ 化疗过程中及化疗后应密切注意凝血功能，根据监测结果酌情予纤维蛋白原和/或血浆输注。

（九）出院标准

1. 一般情况良好。
2. 没有需要住院处理的并发症和/或合并症。

释义

■ 患儿血象恢复，无明显并发症和/或并发症可准予出院，如果出现并发症，是否需要住院处理，由主管医师具体决定。

（十）变异及原因分析

1. 治疗前、中、后有感染、贫血、出血及其他合并症者，需进行相关的诊断和治疗，可能延长住院时间并致费用增加。
2. 诱导缓解治疗未达完全缓解者退出路径。

释义

■ 微小变异：因为医院检验项目的及时性，不能按照要求完成检查。因为节假日不能按照要求完成检查。患儿不愿配合完成相应检查，短期不愿按照要求出院随诊。

■ 重大变异：因诱导缓解治疗未缓解退出路径者。因基础疾病需要进一步诊断和治疗。因治疗前、中、后合并严重并发症需要其他治疗措施。医院与患儿或家属发生医疗纠纷，患儿要求离院或转院。不愿按照要求出院随诊而导致入院时间明显延长。

四、推荐表单

（一）医师表单

初治儿童 ALL 临床路径医师表单

适用对象：第一诊断为初治儿童急性淋巴细胞白血病（ICD-10：C91.002）拟行诱导化疗

患儿姓名：	性别：　年龄：　门诊号：	住院号：
住院日期：　年　月　日	出院日期：　年　月　日	标准住院日 35 天内

时间	住院第 1 天	住院第 2 天
主要诊疗工作	□ 询问病史及体格检查 □ 完成病历书写 □ 开化验单 □ 上级医师查房与化疗前评估 □ 根据血象及凝血功能决定是否成分输血 □ 向家属发病重或病危并签署病重或病危通知书 □ 患儿家属签署骨穿同意书、腰穿同意书、输血知情同意书、静脉插管同意书（条件允许时）	□ 上级医师查房 □ 完成入院检查 □ 骨穿：骨髓形态学检查、免疫分型、细胞遗传学和预后相关基因突变检测（有条件时） □ 根据血象及凝血工作决定是否成分输血 □ 控制感染等对症支持治疗 □ 完成必要的相关科室会诊 □ 完成上级医师查房记录等病历书写
重要医嘱	**长期医嘱：** □ 儿科血液病护理常规 □ 饮食 □ 抗菌药物（必要时） □ 补液治疗（水化、碱化） □ 其他医嘱 **临时医嘱：** □ 血常规、尿常规、大便常规 □ 肝肾功、电解质、凝血功能、血型、输血前检查 □ 胸部 X 线片、心电图、B 超（多部位） □ 头颅、颈胸部 MRI 或 CT、脊柱侧位片、脑电图、血气分析（必要时） □ 静脉插管术（条件允许时） □ 病原微生物培养（必要时） □ 输血医嘱（必要时） □ 眼底检查 □ 其他医嘱	**长期医嘱：** □ 患儿既往基础用药 □ 防治尿酸肾病（别嘌呤醇） □ 抗菌药物（必要时） □ 补液治疗（水化、碱化） □ 其他医嘱 **临时医嘱：** □ 骨穿 □ 骨髓形态学、免疫分型、细胞遗传学、和预后相关基因突变检测（有条件时） □ 血常规 □ 输血医嘱（必要时） □ 其他医嘱
病情变异记录	□ 无　□ 有，原因： 1. 2.	□ 无　□ 有，原因： 1. 2.
医师签名		

时间	住院第3~5天
主要诊疗工作	□ 根据初步骨髓结果制订治疗方案 □ 患儿家属签署化疗知情同意书 □ 完成病程记录 □ 上级医师查房 □ 化疗 □ 重要脏器保护 □ 止吐
重要医嘱	**长期医嘱：** □ 化疗医嘱（以下方案选一） □ VDLP：VCR 1.5mg/（m^2·d），qw，共4次，每次最大绝对量不超过2mg。如无VCR可用VDS替代3mg/（m^2·d），每次最大剂量4mg DNR25-30mg/（m^2·d），qw，共2~4次 培门冬酶（PEG-ASP）2000~2500U/（m^2·d），d9，d23，肌内注射，或者左旋门冬酰胺酶L-sp 5000~10000U/（m^2·d），共6~10次。 PDN 45~60mg/（m^2·d），第1~28天，第29~35天递减至停。对于肿瘤负荷大的患儿PDN起始剂量［0.2~0.5mg/（kg·d）］开始1周内逐渐增至60mg/（m^2·d），以免发生肿瘤溶解综合征 □ VDLD： VCR 1.5mg/（m^2·d），qw，共4次，每次最大绝对量不超过2mg。如无VCR可用VDS替代3mg/（m^2·d），每次最大剂量4mg DNR 30mg/（m^2·d），qw，共2~4次 培门冬酶（PEG-ASP）2000~2500U/（m^2·d），d9，d23，肌内注射，或者左旋门东酰胺酶L-sp 5000~10000U/（m^2·d），共6~10次 PDN 45~60 mg/（m^2·d），d1~28，第29~35天递减至停 □ 止吐、抗感染等对症支持治疗医嘱 □ 补液治疗（水化、碱化） □ 重要脏器功能保护：防治尿酸肾病（别嘌呤醇）、保肝、抑酸等 □ 复方磺胺异噁唑 □ 其他医嘱 **临时医嘱：** □ 输血医嘱（必要时） □ 心电监护（必要时） □ 复查肝肾功、电解质 □ 隔日复查血常规（必要时可每天复查） □ 血培养（高热时） □ 出现感染时，需多次重复各种体液或分泌物病原学检查及相关影像学检查 □ 静脉插管护理、换药 □ 腰穿，鞘内注射（具体剂量见住院流程） □ 脑脊液常规、生化和细胞形态学检查 □ 其他医嘱
病情变异记录	□ 无　□ 有，原因： 1. 2.
医师签名	

时间	住院第 6~34 天	出院日
主要诊疗工作	□ 上级医师查房，注意病情变化 □ 住院医师完成病历书写 □ 复查血常规 □ 注意观察体温、血压、体重等，防治并发症 □ 成分输血、抗感染等支持治疗（必要时） □ 造血生长因子（必要时） □ 骨髓检查 □ 腰穿，鞘内注射	□ 上级医师查房，进行化疗（根据骨穿）评估，确定有无并发症情况，明确是否出院 □ 完成出院记录、病案首页、出院证明书等 □ 向患儿交代出院后的注意事项，如返院复诊的时间、地点，发生紧急情况时的处理等
重要医嘱	**长期医嘱：** □ 洁净饮食 □ 抗感染等支持治疗（必要时） □ 其他医嘱 **临时医嘱：** □ 血常规、尿常规、大便常规 □ 肝肾功、电解质、凝血功能 □ 输血医嘱（必要时） □ 第 15~19 天和第 33~45 天查骨髓形态学 □ 腰穿，鞘内注射（具体剂量见住院流程） □ 脑脊液常规、生化和细胞形态学检查 □ 复查治疗前有白血病细胞浸润改变的各项检查 □ G-CSF 5μg/（kg·d）（必要时） □ 影像学检查（必要） □ 病原微生物培养（必要时） □ 血培养（高热时） □ 静脉插管维护、换药 □ 其他医嘱	**出院医嘱：** □ 出院带药 □ 定期门诊随访 □ 监测血常规、肝肾功、电解质等
病情变异记录	□ 无　□ 有，原因： 1. 2.	□ 无　□ 有，原因： 1. 2.
医师签名		

（二）护士表单

初治儿童 ALL 临床路径护士表单

适用对象：第一诊断为初治儿童急性淋巴细胞白血病（ICD-10：C91.002）拟行诱导化疗

患儿姓名：	性别：　年龄：　门诊号：	住院号：
住院日期：　年　月　日	出院日期：　年　月　日	标准住院日：35 天内

时间	住院第 1 天	住院第 2 天
健康宣教	□ 入院宣教：介绍病房环境、设施、医院相关制度、主管医师和护士 □ 告知各项检查、化验的目的及注意事项 □ 指导饮食、卫生、活动等 □ 指导漱口和坐浴的方法 □ 安全宣教 □ PICC 置管介绍 □ 化疗宣教 □ 口服化疗药物的作用、副作用 □ 做好心理安慰，减轻患儿入院后焦虑、紧张的情绪	□ 宣教疾病知识 □ 指导预防感染和 □ PICC 维护宣教 □ 介绍骨穿的目的、方法和注意事项 □ 做好用药指导 □ 化疗宣教
护理处置	□ 入院护理评估：询问病史、相关查体、血常规、检查皮肤黏膜有无出血、营养状况、血管情况等 □ 监测和记录生命体征 □ 建立护理记录（病危、重患儿） □ 卫生处置：剪指（趾）甲、沐浴（条件允许时），更换病号服 □ 完成各项化验检查的准备（加急化验及时采集标本并送检） □ PICC 置管术（条件允许时），术前签署 PICC 置管知情同意书	□ 完成各项化验标本的留取并及时送检 □ 遵医嘱完成相关检查 □ PICC 导管维护 □ 遵医嘱准确记录 24 小时出入量
基础护理	□ 根据患儿病情和生活自理能力确定护理级别（遵医嘱执行） □ 晨晚间护理 □ 安全护理 □ 口腔护理 □ 肛周护理	□ 执行分级护理 □ 晨晚间护理 □ 安全护理 □ 口腔护理 □ 肛周护理
专科护理	□ 执行血液病护理常规 □ 观察病情、用药后的副作用 □ 填写患儿危险因素评估表（需要时） □ 感染、出血护理 □ 输血护理（需要时） □ 化疗护理 □ 心理护理	□ 观察患儿病情变化，重点观察有无出血倾向、化疗副作用 □ 感染、出血护理 □ 输血护理（需要时） □ 化疗护理 □ 心理护理

续　表

时间	住院第 1 天	住院第 2 天
重点医嘱	□ 详见医嘱执行单	□ 详见医嘱执行单
病情变异记录	□ 无　□ 有，原因： 1. 2.	□ 无　□ 有，原因： 1. 2.
护士签名		

时间	住院第 3~5 天
健康宣教	□ 化疗宣教 □ 告知用药及注意事项 □ 化疗期间患儿饮食、卫生 □ 化疗期间嘱患儿适当多饮水 □ 对陪伴家属健康指导 □ 指导预防感染和出血 □ 介绍药物作用、副作用 □ 心理指导
护理处置	□ 遵医嘱完成相关化验检查 □ 遵照医嘱及时给予对症治疗 □ PICC 导管维护 □ 遵医嘱准确记录 24 小时出入量 □ 执行保护性隔离措施
基础护理	□ 一级护理 □ 晨晚间护理 □ 安全护理 □ 口腔护理 □ 肛周护理
专科护理	□ 观察患儿病情变化，重点观察有无出血倾向、化疗副作用 □ 感染、出血护理 □ 输血护理（需要时） □ 化疗护理 □ 心理护理
重点医嘱	□ 详见医嘱执行单
病情变异记录	□ 无 □ 有，原因： 1. 2.
护士签名	

时间	住院第 6~34 天	出院日
健康宣教	□ 宣教预防感染和出血 □ 指导进高压饮食和低脂饮食 □ 介绍腰穿、鞘内注射的目的、方法和注意事项 □ 心理指导	□ 出院宣教：用药、饮食、卫生、休息、监测血常规、生化等 □ PICC 院外维护宣教 □ 指导患儿家长办理出院手续 □ 告知家属科室联系电话 □ 定期门诊随访
护理处置	□ 遵医嘱完成相关化验检查 □ 遵照医嘱及时给予对症治疗 □ PICC 导管维护 □ 执行保护性隔离措施	□ 为患儿领取出院带药 □ 协助整理患儿用物 □ 发放 PICC 院外维护手册 □ 床单位终末消毒
基础护理	□ 一级护理 □ 晨晚间护理 □ 安全护理 □ 口腔护理 □ 肛周护理	□ 安全护理（护送出院）
专科护理	□ 密切观察病情观察 □ 感染、出血护理 □ 输血护理（需要时） □ 化疗护理 □ 心理护理	□ 预防感染和出血指导 □ 心理护理
重点医嘱	□ 详见医嘱执行单	□ 详见医嘱执行单
病情变异记录	□ 无　□ 有，原因： 1. 2.	□ 无　□ 有，原因： 1. 2.
护士签名		

（三）患儿表单

初治儿童 ALL 临床路径患儿表单

适用对象：第一诊断为初治儿童急性淋巴细胞白血病（ICD-10：C91.002）拟行诱导化疗

患儿姓名：	性别： 年龄： 门诊号：	住院号：
住院日期： 年 月 日	出院日期： 年 月 日	标准住院日：35 天内

时间	住院第 1 天	住院第 2 天
医患配合	□ 接受询问病史、收集资料，请家属务必详细告知既往史、用药史、过敏史 □ 请明确告知既往用药情况 □ 配合进行体格检查 □ 有任何不适请告知医师 □ 配合进行相关检查 □ 签署相关知情同意书	□ 配合完成相关检查（B 超、心电图、X 线胸片等） □ 配合完成化验：血常规、生化等 □ 配合骨穿、活检等 □ 配合用药 □ 有任何不适请告知医师
护患配合	□ 配合测量体温、脉搏、呼吸、血压、身高体重 □ 配合完成入院护理评估（简单询问病史、过敏史、用药史） □ 接受入院宣教（环境介绍、病室规定、探视陪伴制度、送餐订餐制度、贵重物品保管等） □ 配合护士选择静脉通路 □ 接受 PICC 置管介绍 □ 接受用药指导 □ 接受化疗知识指导 □ 接受预防感染和出血指导 □ 接受安全教育 □ 有任何不适请告知护士	□ 配合测量体温、脉搏、呼吸，询问排便 □ 配合各项检查（需要空腹的请遵照执行） □ 配合采集血标本 □ 接受疾病知识介绍 □ 接受骨穿、活检宣教 □ 接受用药指导 □ 接受 PICC 置管宣教 □ 接受 PICC 置管 □ 接受化疗知识指导 □ 接受预防感染和出血指导 □ 接受心理护理 □ 接受基础护理 □ 接受安全教育 □ 有任何不适请告知护士
饮食	□ 遵照医嘱饮食	□ 遵照医嘱饮食
排泄	□ 便尿异常时及时告知医护人员	□ 便尿异常时及时告知医护人员
活动	□ 根据病情适当活动 □ 有出血倾向的卧床休息，减少活动，注意安全	□ 根据病情适当活动 □ 有出血倾向的卧床休息，减少活动，注意安全

时间	住院第 3~5 天
医患配合	□ 配合相关检查 □ 配合用药 □ 配合化疗 □ 有任何不适请告知医师
护患配合	□ 配合定时测量生命体征、每日询问排便 □ 配合各种相关检查 □ 配合采集血标本 □ 接受疾病知识介绍 □ 接受用药指导 □ 接受 PICC 维护 □ 接受化疗知识指导 □ 接受预防感染和出血指导 □ 接受保护性隔离措施 □ 接受心理护理 □ 接受基础护理 □ 接受安全教育 □ 有任何不适请告知护士
饮食	□ 洁净饮食
排泄	□ 便尿异常时及时告知医护人员
活动	□ 根据病情适当活动 □ 有出血倾向的卧床休息，减少活动，注意安全

时间	住院第 6~34 天	出院日
医患配合	□ 配合相关检查 □ 配合用药 □ 配合各种治疗 □ 配合腰穿 □ 有任何不适请告知医师	□ 接受出院前指导 □ 遵医嘱出院后用药 □ 家属知道复查时间 □ 获取出院诊断书
护患配合	□ 配合定时测量生命体征、每日询问排便 □ 配合各种相关检查 □ 配合采集血标本 □ 接受疾病知识介绍 □ 接受用药指导 □ 接受 PICC 维护 □ 接受腰穿、鞘内注射宣教 □ 接受预防感染和出血指导 □ 接受保护性隔离措施 □ 接受心理护理 □ 接受基础护理 □ 接受安全教育 □ 有任何不适请告知护士	□ 接受出院宣教 □ 家属办理出院手续 □ 获取出院带药 □ 家属或患儿熟悉服药方法、作用、注意事项 □ 家属或患儿掌握预防感染、出血措施 □ 家属或患儿知道复印病历方法 □ 接受 PICC 院外维护指导 □ 签署 PICC 院外带管协议
饮食	□ 洁净饮食	□ 普通饮食 □ 避免进生、冷、硬、辛辣和刺激饮食
排泄	□ 尿便异常时及时告知医护人员	□ 尿便异常（出血时）及时就诊
活动	□ 根据病情适当活动 □ 有出血倾向的卧床休息，减少活动，注意安全	□ 适当活动，避免疲劳 □ 注意保暖，避免感冒 □ 注意安全，减少出血

附：原表单（2019 年版）

初治儿童 ALL 临床路径表单

适用对象：第一诊断为初治儿童急性淋巴细胞白血病（ICD-10：C91.002）拟行诱导化疗

患儿姓名：	性别：　　年龄：　　门诊号：	住院号：
住院日期：　　年　月　日	出院日期：　　年　月　日	标准住院日：35 天内

时间	住院第 1 天	住院第 2 天
主要诊疗工作	□ 询问病史及体格检查 □ 完成病历书写 □ 开实验室检查单 □ 上级医师查房与化疗前评估 □ 根据血象及凝血功能决定是否成分输血 □ 向家属告病重或病危并签署病重或病危通知书 □ 患儿家属签署骨髓穿刺同意书、腰椎穿刺同意书、输血知情同意书、静脉插管同意书	□ 上级医师查房 □ 完成入院检查 □ 骨髓穿刺：骨髓形态学检查、免疫分型、细胞遗传学和危险度分型相关基因检测 □ 根据血象及凝血工作决定是否成分输血 □ 控制感染等对症支持治疗 □ 完成必要的相关科室会诊 □ 完成上级医师查房记录等病历书写
重要医嘱	**长期医嘱：** □ 儿科血液病护理常规 □ 饮食 □ 抗菌药物（必要时） □ 补液治疗（水化，必要时碱化） □ 其他医嘱 **临时医嘱：** □ 血常规、尿常规、大便常规 □ 肝肾功、电解质、凝血功能、血型、输血前检查 □ 胸部 X 线平片、心电图、超声（多部位） □ 头颅、颈胸部 MRI 或 CT、脊柱侧位片、脑电图、血气分析（必要时） □ 静脉插管术 □ 病原微生物培养（必要时） □ 输血医嘱（必要时） □ 眼底检查 □ 其他医嘱	**长期医嘱：** □ 患儿既往基础用药 □ 防治尿酸肾病（别嘌呤醇） □ 预防肺孢子菌肺炎（复方新诺明） □ 抗菌药物（必要时） □ 补液治疗（水化，必要时碱化） □ 其他医嘱 **临时医嘱：** □ 骨髓穿刺 □ 骨髓形态学、免疫分型、细胞遗传学、危险度分型相关基因检测 □ 血常规 □ 输血医嘱（必要时） □ 其他医嘱
主要护理工作	□ 介绍病房环境、设施和设备 □ 入院护理评估	□ 宣教（血液病知识）
病情变异记录	□ 无　□ 有，原因： 1. 2.	□ 无　□ 有，原因： 1. 2.
护士签名		
医师签名		

<table>
<tr><th>时间</th><th>住院第 3~5 天</th></tr>
<tr><td>主要诊疗工作</td><td>□ 根据初步骨髓结果制订治疗方案
□ 患儿家属签署化疗知情同意书
□ 住院医师完成病程记录
□ 上级医师查房
□ 化疗
□ 重要脏器保护
□ 止吐</td></tr>
<tr><td>重要医嘱</td><td>长期医嘱：
□ 化疗医嘱（以下方案选一）
□ VDLP：VCR 1.5mg/（m²·d），qw，共 4 次，每次最大绝对量不超过 2mg
或长春地辛（VDS）3mg/（m²·d），每周 1 次，共 4 次
DNR25-30mg/（m²·d），qw，共 2~4 次
培门冬酶（PEG-ASP）2000~2500U/（m²·d），d9，d23，
或者 L-sp 5000~10 000U/（m²·d），共 6~10 次
PDN 45~60mg/（m²·d），d1~28，第 29~35 天递减至停
对于肿瘤负荷大的患儿 PDN 起始剂量［0.2~0.5mg/（kg·d）］开始 1 周内逐渐增至 60mg/（m²·d），以免发生肿瘤溶解综合征
□ VDLD：VCR 1.5 mg/（m²·d），qw，共 4 次，每次最大绝对量不超过 2mg
或长春地辛（VDS）3mg/（m²·d），每周 1 次，共 4 次
DNR25-30 mg/（m²·d），qw，共 2~4 次
培门冬（PEG-ASP）2000~2500U/（m²·d），d9，d23，
或者 L-sp 5000~10 000U/（m²·d），共 6~10 次
PDN 45~60mg/（m²·d），d1~7
DXM 6~8mg/（m²·d），d8~28，第 29~35 天递减至停
对于肿瘤负荷大的患儿 PDN 起始剂量［0.2~0.5mg/（kg·d）］开始 1 周内逐渐增至 60mg/（m²·d），以免发生肿瘤溶解综合征
□ CVDLD：CTX 1000mg/（m²·d），静脉滴注 1 次
VCR 1.5mg/（m²·d），qw，共 4 次，每次最大绝对量不超过 2mg
或长春地辛（VDS）3mg/（m²·d），每周 1 次，共 4 次
DNR25-30mg/（m²·d），qw，共 2~4 次
培门冬酶（PEG-ASP）2000~2500U/（m²·d），d9，d23，
或者 L-asp 5000~10 000U/（m²·d），共 6~10 次
PDN 45~60 mg/（m²·d），d1~7
DXM 6~8mg/（m²·d），d8~28，第 29~35 天递减至停
对于肿瘤负荷大的患儿 PDN 起始剂量［0.2~0.5mg/（kg·d）］开始 1 周内逐渐增至 60mg/（m²·d），以免发生肿瘤溶解综合征
□ 止吐、抗感染等对症支持治疗医嘱
□ 重要脏器功能保护：防治尿酸肾病（别嘌呤醇）、保肝、抑酸等
□ 补液治疗（水化，必要时碱化）
□ 复方磺胺异噁唑和甲氧苄啶复方制剂
□ 其他医嘱
临时医嘱：
□ 输血医嘱（必要时）
□ 心电监护（必要时）
□ 复查肝肾功、电解质
□ 隔日复查血常规（必要时可每天复查）
□ 血培养（高热时）
□ 出现感染时，需多次重复各种体液或分泌物病原学检查及相关影像学检查
□ 静脉插管护理、换药
□ 腰椎穿刺，鞘内注射（具体剂量见住院流程）
□ 脑脊液常规、生化和细胞形态学检查
□ 其他医嘱</td></tr>
</table>

续　表

时间	住院第 3~5 天
主要护理工作	□ 观察患儿病情变化 □ 心理与生活护理 □ 化疗期间嘱患儿多饮水
病情变异记录	□ 无　□ 有，原因： 1. 2.
护士签名	
医师签名	

时间	住院第 6~34 天	出院日
主要诊疗工作	□ 上级医师查房，注意病情变化 □ 住院医师完成病历书写 □ 复查血常规 □ 注意观察体温、血压、体重等，防治并发症 □ 成分输血、抗感染等支持治疗（必要时） □ 造血生长因子（必要时） □ 骨髓检查 □ 腰椎穿刺，鞘内注射	□ 上级医师查房，进行化疗（根据骨髓穿刺）评估，确定有无并发症情况，明确是否出院 □ 完成出院记录、病案首页、出院证明书等 □ 向患儿家属交代出院后的注意事项，如返院复诊的时间、地点，发生紧急情况时的处理等
重要医嘱	**长期医嘱** □ 洁净饮食 □ 抗感染等支持治疗（必要时） □ 其他医嘱 **临时医嘱** □ 血常规、尿常规、大便常规 □ 肝肾功、电解质、凝血功能 □ 输血医嘱（必要时） □ 第 8 天查外周血涂片中幼稚细胞计数 □ 第 15 天和 33 天查骨髓形态学、微小残留病变 □ 腰椎穿刺，鞘内注射（具体剂量见住院流程） □ 脑脊液常规、生化和细胞形态学检查 □ 复查治疗前有白血病细胞浸润改变的各项检查 □ G-CSF 3~5μg/（kg·d）（必要时） □ 影像学检查（必要） □ 病原微生物培养（必要时） □ 血培养（高热时） □ 静脉插管维护、换药 □ 其他医嘱	出院医嘱 □ 出院带药 □ 定期门诊随访 □ 监测血常规、肝肾功、电解质、凝血功能及胰酶等
主要护理工作	□ 观察患儿情况 □ 心理与生活护理 □ 化疗期间嘱患儿多饮水	□ 指导患儿家属办理出院手续
病情变异记录	□ 无 □ 有，原因： 1. 2.	□ 无 □ 有，原因： 1. 2.
护士签名		
医师签名		

完全缓解的儿童 ALL 临床路径释义

一、完全缓解的儿童 ALL 编码

疾病名称及编码：急性淋巴细胞白血病，完全缓解（ICD-10：C91.006）

二、临床路径检索方法

Z51.1 伴 C91.006，1 个月至 18 岁的儿童病例

三、完全缓解的 ALL 临床路径标准住院流程

（一）标准住院日为 21 天内

释义

■ 如果患儿血象恢复，无明显感染可准予出院。临床路径可控制在 21 天内。

（二）进入路径标准

1. 第一诊断必须符合儿童急性淋巴细胞白血病（ALL）疾病编码（ICD-10：C91.002）的标危、中危组患儿。
2. 经诱导化疗达完全缓解（CR）。
3. 当患儿同时具有其他疾病诊断时，但在住院期间不需要特殊处理也不影响第一诊断的临床路径流程实施时，可以进入路径。

释义

■ 患儿同时具有其他疾病影响第一诊断的临床路径流程实施时均不适合进入临床路径。

■ 高危组儿童急性淋巴细胞白血病患儿不适合进入临床路径。诱导化疗不缓解者不适合进入临床路径。

（三）完善入院常规检查需 2 天（指工作日）

1. 必需的检查项目：
（1）血常规、尿常规、大便常规。
（2）肝肾功能、电解质、凝血功能、血型、输血前检查。
（3）胸部 X 线片、心电图、腹部 B 超。
（4）发热或疑有某系统感染者可选择：病原微生物培养、影像学检查。
（5）骨髓涂片和/或活检（必要时）、微小残留病变检测。
2. 复查治疗前有白血病细胞浸润改变的各项检查。
3. 患儿家属签署以下同意书：化疗知情同意书、骨穿同意书、腰穿及鞘内注射同意书、输血知情同意书、静脉插管知情同意书。

释义

■ 血尿便三大常规、肝肾功能及心电图、X 线胸片及 B 超是患儿入院常规检查及化疗前脏器功能评估必要的检测项目。

■ 根据患儿临床症状可酌情行病原微生物、胸腹部 CT、MRI 等相关检查。

■ 根据临床症状，必要时可行骨穿了解骨髓缓解情况及微小残留病。

■ 进行有创性操作或化疗前，病情交代解释等均需要患儿及家属签署知情同意书。

（四）治疗开始于入院第 3 天内

（五）治疗方案

1. 缓解后巩固治疗：

（1）CAM 方案或 CAML 方案，根据危险度不同给予 1~2 个疗程，具体药物见下。

1）低危组：CAM 方案如下：

环磷酰胺（CTX）750~1000mg/（m^2·d），1 次。

阿糖胞苷（Ara-C）75~100mg/（m^2·d），共 7~8 天。

6-巯基嘌呤（6-MP）50~75mg/（m^2·d），共 7~14 天。

培门冬酶（PEG-ASP）2000~2500U/（m^2·d），1 次。

2）中危组：CAM 方案或者 CAML 方案 2 轮。

CAM 方案具体同低危组；CAML 方案如下：

环磷酰胺（CTX）750~1000mg/（m^2·d），1 次。

阿糖胞苷（Ara-C）75~100mg/（m^2·d），共 4~8 天。

6-巯基嘌呤（6-MP）50~75mg/（m^2·d），共 7~14 天。

培门冬酶（PEG-ASP）2000~2500U/（m^2·d），1 次。

CAM/CAML 结束后 10~14 天后重复 1 次 CAM/CAML 方案。

（2）mM 方案：

大剂量甲氨蝶呤（MTX）2~5g/（m^2·d），每 2 周 1 次，共 4~5 次。

四氢叶酸钙（CF）15mg/m2，6 小时 1 次，3~8 次，根据 MTX 血药浓度给予调整。

6-MP 25mg/（m^2·d），不超过 56 天。

上述方案实施期间需要进行水化、碱化，监测 MTX 血药浓度。

2. 延迟强化治疗：

（1）VDLD 方案：

VCR 1.5mg/（m^2·d），每周 1 次，共 3~4 次，每次最大绝对量不超过 2mg；如无 VCR 可用 VDS 替代 3mg/（m^2·d），每次最大剂量 4mg。；或者长春地辛（VDS）3mg/（m^2·d），每周 1 次，共 3~4 次。

DNR 或阿霉素（ADR）25~30mg/（m^2·d），每周 1 次，共 3~4 次。

培门冬酶（PEG-ASP）2000~2500U/（m^2·d），共 2 次（间隔 14 天），肌内注射。

DXM 8~10mg/（m^2·d），d1~7，d15~21。

（2）CAM 方案或 CAML 方案：

1）低危组：CAM 方案如下：

CTX 750~1000mg/（m^2·d），1 次。

Ara-C 75~100mg/（m^2·d），共 7~8 天。

6-MP 50～75mg/（m^2·d），共 7～14 天。
2）中危组：CAML 方案如下：
环磷酰胺（CTX）750～1000mg/（m^2·d），1 次。
阿糖胞苷（Ara-C）75～100mg/（m^2·d），共 7～8 天。
6-巯基嘌呤（6-MP）50～75mg/（m^2·d），共 7～14 天。
培门冬酶（PEG-ASP）2000～2500U/（m^2·d），1 次。
低危、中危 B-ALL 患儿延迟强化完成后直接进入维持治疗；中危 T-ALL 患儿插入 8 周维持治疗［即用 8 周 6-MP+MTX 方案，具体方案为：6-MP 50mg/（m^2·d），持续睡前空腹口服共 8 周；MTX 15～30mg/m^2，每周 1 次，共 8 次，口服或肌注，根据 WBC 调整方案中 6-MP 的剂量］。中危 T-ALL 在插入维持后患儿重复 1 次上述 VDLD 和 1～2 轮 CAML 方案。
3. 维持治疗方案：
6-MP+MTX 方案期间每 4～8 周插入 VD 方案。
（1）6-MP+MTX 方案：6-MP 50mg/（m^2·d），持续睡前空腹口服；MTX 15-30mg/m^2，每周 1 次，口服或肌注。根据肝功及 WBC 调整方案中的药物剂量。
（2）VD 方案：VCR 1.5mg/（m^2·d），1 次，每次最大绝对量不超过 2mg；如无 VCR 可用 VDS 替代 3mg/（m^2·d），每次最大剂量 4mg。
DXM 6～8mg/（m^2·d），5～7 天。
总治疗疗程：男 2.5～3 年，女 2～2.5 年。
4. 中枢神经白血病（CNSL）的防治：腰椎穿刺及鞘内注射至少 17～25 次。首次鞘注单用 MTX 之后三联鞘注，具体药物剂量如下。
MTX：年龄＜12 个月 6mg，年龄 12～36 个月 8～10mg，年龄＞36 个月 12～12.5mg。
Ara-C：年龄＜12 个月 15～18mg，年龄 12～36 个月 24～30mg，年龄＞36 个月 35～36mg。
DXM：年龄＜12 个月 2～2.5mg，年龄 12～36 个月 2.5～3mg，年龄＞36 个月 4～5mg。
初诊时即诊断 CNSL 的患儿，年龄＜24 岁不放疗，年龄≥24 岁者，可选择 12Gy 头颅放疗。

释义

■ 根据危险度分组进行适度治疗。标危组患儿通过采用减低化疗强度，最大程度降低了化疗的毒副作用，提高患儿生活质量。

■ 中枢神经系统白血病防治根据年龄不同，腰穿鞘内注射药物剂量不同。一般标危组患儿给予一联甲氨蝶呤鞘内注射，中危组患儿采用三联联合鞘内注射。CNSL＞1 岁患儿同时采用颅脑放疗。

■ 血象恢复后，符合以下条件开始 CAM 方案化疗：白细胞≥2.0×10^9/L；粒细胞≥0.5×10^9/L；血小板≥50×10^9/L。环磷酰胺（CTX）使用过程中逐渐监测 24 小时出入量，碱化水化尿液，CTX≥1g，予美司钠解救，分别于 CTX 输注 0 小时、3 小时、6 小时、9 小时。对于年龄＜3 岁患儿应密切注意出入量变化，避免水中毒发生。开始给予 Ara-c 后最好不要中断，如果 Ara-c 延迟使用或中断，则也应同时停用 6-MP，减用的 6-MP 剂量应在后面补足，使累计剂量达到 840mg/m^2。

■ 生命体征平稳，肝功能 ALT/AST≤10 倍正常上限值。胆红素≤3 倍正常上限值。血象呈上升趋势。白细胞≥1.5×10^9/L，粒细胞≥0.5×10^9/L，血小板≥50×10^9/L 可开始 mM 方案化疗。使用大剂量 MTX 同时口服 6-MP，并给予 CF 解救及腰穿鞘内注射。MTX 24 小时静点，其中 1/10 量于 30 分钟内给入，9/10 量持续静点 23.5 小时。输注 MTX 过程中注意水化、碱化尿液，保证尿 pH 7.0～8.0，监测 24 小时出入量，如入量＞出量 400ml/（m^2·12h），给予呋塞米 0.5mg/kg（最大 20mg）静推。

CF 解救原则：15mg/（m^2·次）静推，MTX 输注开始后 42 小时开始解救，每 6 小时解救 1 次，42 小时同时检测 MTX 浓度（每 24 小时检测 1 次浓度），根据 MTX 浓度解救。

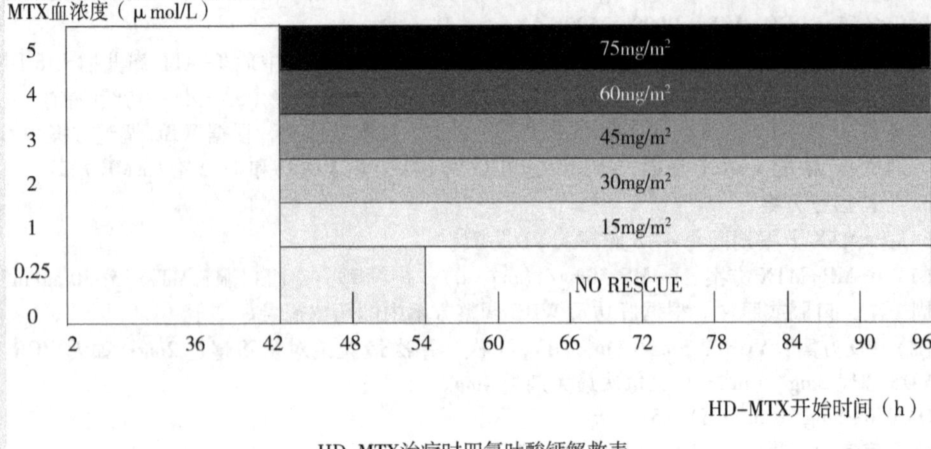

HD-MTX治疗时四氢叶酸钙解救表

■ 中危患儿完成延迟强化治疗后开始 6-MP/MTX 中间维持治疗。符合以下条件可以进行：一般情况良好，血象呈上升趋势：白细胞≥1×10^9/L，粒细胞≥0.2×10^9/L，血小板≥50×10^9/L。化疗过程中注意监测血常规及肝肾功能，根据白细胞计数及中粒细胞绝对值调整化疗药物剂量。下列情况下中止维持治疗。感染，肝脏损伤，ALT/AST＞10 倍正常上限值，胆红素＞3 倍正常上限值，中性粒细胞＜0.5×10^9/L。

（六）治疗后恢复期复查的检查项目

1. 血常规、肝肾功能、电解质。
2. 脏器功能评估。
3. 骨髓检查（必要时）。
4. 微小残留病变检测（必要时）。

释义

■ 化疗完成后应行血尿便、肝肾功能、电解质、心电图、腹部 B 超等相关检查，评估化疗后脏器功能。必要时可根据病情行胸腹部 CT、MRI 检查。

■ 应创造条件开展微小残留病监测指导治疗。

（七）化疗中及化疗后治疗

1. 感染防治：

（1）给予复方磺胺异噁唑和甲氧苄啶复方制剂预防肺孢子菌肺炎。

（2）发热患儿建议立即进行病原微生物培养并使用抗菌药物，可选用头孢类抗炎治疗，3 天后发热不缓解者，可考虑更换碳青霉烯类和/或糖肽类和/或抗真菌治疗；有明确脏器感染患儿应根据感染部位及病原微生物培养结果选用相应抗菌药物。

(3) 严重感染时可静脉输注丙种球蛋白。

2. 脏器功能损伤的相应防治：止吐、保肝（必要时）、水化、碱化。

3. 成分输血：适用于 Hb＜80g/L，PLT＜20×10^9/L 或有活动性出血的患儿，分别输浓缩红细胞、单采或多采血小板。有心功能不全者可放宽输血指征。

4. 造血生长因子：化疗后中性粒细胞绝对值（ANC）≤1.0×10^9/L，可使用 G-CSF 3～5μg/(kg·d)。

释义

■ 化疗中或化疗后发热患儿应该进行多部位病原微生物培养及 G 实验、GM 实验。3 天发热不缓解的应注意行影像学检查明确是否存在深部感染，尤其应注意深部脏器真菌感染的发生。大剂量化疗后骨髓抑制期发热患儿可给予 G-CSF 升高白细胞，根据血常规酌情予血制品输注对症支持治疗，应注意预防卡氏肺孢子菌感染。

■ 化疗中或化疗后患儿可根据临床症状酌情予止吐，碱化水化尿液，保护脏器功能。

（八）出院标准

1. 一般情况良好。

2. 没有需要住院处理的并发症和/或合并症。

释义

■ 患儿血象恢复，无明显并发症和/或并发症可准予出院，如果出现并发症，是否需要住院处理，由主管医师具体决定。

（九）有无变异及原因分析

1. 治疗中、后有感染、贫血、出血及其他合并症者，进行相关的诊断和治疗，可能延长住院时间并致费用增加。

2. 若治疗过程中出现 CNSL，退出本路径，进入相关路径。

3. 治疗期间髓内和/或髓外复发者退出本路径。

释义

■ 微小变异：因为医院检验项目的及时性，不能按照要求完成检查。因为节假日不能按照要求完成检查。患儿不愿配合完成相应检查，短期不愿按照要求出院随诊。

■ 重大变异：因治疗过程中出现 CNSL 退出路径者。因治疗期间出现髓内和/或髓外复发退出路径者。因基础疾病需要进一步诊断和治疗。因治疗前、中、后合并严重并发症需要其他治疗措施。医院与患儿或家属发生医疗纠纷，患儿要求离院或转院。不愿按照要求出院随诊而导致入院时间明显延长。因治疗中或出现严重并发症明显延长住院时间并致费用增加者。

四、推荐表单

（一）医师表单

完全缓解的儿童ALL临床路径医师表单

适用对象：第一诊断为儿童急性淋巴细胞白血病达CR者（ICD-10：C91.002）拟行缓解后续化疗

患儿姓名：	性别：　年龄：　门诊号：	住院号：
住院日期：　年　月　日	出院日期：　年　月　日	标准住院日：21天内

时间	住院第1天	住院第2天
主要诊疗工作	□ 询问病史及体格检查 □ 完成病历书写 □ 开化验单 □ 上级医师查房与化疗前评估 □ 患儿家属签署输血同意书、骨穿同意书、腰穿同意书、静脉插管同意书	□ 上级医师查房 □ 完成入院检查 □ 骨穿（骨髓形态学检查、微小残留病变检测） □ 腰穿+鞘内注射 □ 根据血象决定是否成分输血 □ 完成必要的相关科室会诊 □ 完成上级医师查房记录等病历书写 □ 确定化疗方案和日期
重要医嘱	**长期医嘱：** □ 儿科血液病护理常规 □ 饮食：普食 □ 抗菌药物（必要时） □ 其他医嘱 **临时医嘱：** □ 血常规、尿常规、大便常规 □ 肝肾功能、电解质、血型、凝血功能、输血前检查 □ 胸部X线片、心电图、腹部B超 □ 头颅、颈胸部MRI或CT、脊柱侧位片、脑电图、血气分析、超声心动（视患儿情况而定） □ 复查治疗前有白血病细胞浸润改变的各项检查 □ 静脉插管术（有条件时） □ 病原微生物培养（必要时） □ 输血医嘱（必要时） □ 其他医嘱	**长期医嘱：** □ 患儿既往基础用药 □ 抗菌药物（必要时） □ 其他医嘱 **临时医嘱：** □ 骨穿（需要时） □ 骨髓形态学、微小残留病检测（有条件并需要时） □ 腰穿，鞘内注射（具体剂量见住院流程） □ 脑脊液常规、生化、细胞形态 □ 输血医嘱（必要时） □ 其他医嘱
病情变异记录	□ 无　□ 有，原因： 1. 2.	□ 无　□ 有，原因： 1. 2.
医师签名		

<table>
<tr><th>时间</th><th colspan="2">住院第 3 天</th></tr>
<tr><td>主要
诊疗
工作</td><td>□ 患儿家属签署化疗知情同意书
□ 上级医师查房，制定化疗方案
□ 住院医师完成病程记录</td><td>□ 化疗
□ 重要脏器保护
□ 止吐</td></tr>
<tr><td>重
要
医
嘱</td><td colspan="2">长期医嘱：
□ 化疗医嘱（以下方案选一）
□ CAM
CTX 750～1000mg/（m^2・d），1 次
Ara-C 75～100mg/（m^2・d），共 7～8 天
6-MP 50～75mg/（m^2・d），共 7～14 天
□ CAML
CTX 750～1000mg/（m^2・d），1 次
Ara-C 75～100mg/（m^2・d），共 4～8 天
6-MP 50～75mg/（m^2・d），共 7～14 天
培门冬酶（PEG-ASP）2000～2500U/（m^2・d），1 次，肌内注射
□ mM
MTX 2～5g/（m^2・d），2 周 1 次，共 4～5 次
CF 15mg/m^2，6 小时 1 次，3～8 次，根据 MTX 血药浓度给予调整
6-MP 25mg/（m^2・d），不超过 56 天
□ VDLD
VCR 1. 5mg/（m^2・d），qw，共 3～4 次
或长春地辛（VDS）3mg/（m^2・d），每周 1 次，共 3～4 次
DNR 或 ADR 25～30mg/（m^2・d），qw，共 3～4 次
培门冬酶（PEG-ASP）2000～2500U/（m^2・d），共 2 次（间隔 14 天），肌内注射
或 L-asp 5000～10 000U/（m^2・d），共 4～8 次
DXM 8～10mg/（m^2・d），d1～7，d15～21
□ 中间维持
MTX 15～30mg/（m^2・d），1 周 1 次，共 8 次
6-MP 50mg/（m^2・d），不超过 56 天，根据 WBC 调整剂量，持续睡前空腹口服
□ 维持治疗
6-MP+MTX 方案期间每 4～8 周或叠加 VD 方案
6-MP 50mg/（m^2・d），根据肝功及 WBC 调整用量，持续睡前空腹口服
MTX 15～30mg/（m^2・d），1 周 1 次，共 8 次
VCR 1. 5mg/（m^2・d），1 次，每次最大绝对量不超过 2mg
DXM 6～8mg/（m^2・d），d1～7，口服
□ 补液治疗（水化、碱化）
□ 止吐、保肝、抗感染等医嘱
□ 复方磺胺异噁唑
□ 其他医嘱
临时医嘱：
□ 输血医嘱（必要时）
□ 心电监护（必要时）
□ 血常规
□ 血培养（高热时）
□ 静脉插管维护、换药
□ 其他医嘱</td></tr>
</table>

续 表

时间	住院第 3 天
病情变异记录	□ 无 □ 有，原因： 1. 2.
医师签名	

时间	住院第 4~20 天	出院日
主要诊疗工作	□ 上级医师查房，注意病情变化 □ 住院医师完成常规病历书写 □ 复查血常规、肝肾功能、电解质、凝血功能 □ 注意血药浓度监测（必要时） □ 注意观察体温、血压、体重等，防治并发症 □ 成分输血、抗感染等支持治疗（必要时） □ 造血生长因子（必要时）	□ 上级医师查房，确定有无并发症情况，明确是否出院 □ 完成出院记录、病案首页、出院证明书等，向患儿交代出院后的注意事项，如返院复诊的时间、地点，发生紧急情况时的处理等
重要医嘱	**长期医嘱：** □ 洁净饮食 □ 抗感染等支持治疗 □ 其他医嘱 **临时医嘱：** □ 血常规、尿常规、大便常规 □ 肝肾功能、电解质 □ 输血医嘱（必要时） □ G-CSF 5μg/（kg·d）（必要时） □ 血培养（高热时） □ 出现感染时，需多次重复各种体液或分泌物病原学检查及相关影像学检查 □ 血药浓度监测（必要时） □ 静脉插管维护、换药 □ 腰穿，鞘内注射（具体剂量见住院流程） □ 脑脊液常规、生化、细胞形态 □ 其他医嘱	**出院医嘱：** □ 出院带药 □ 定期门诊随访 □ 监测血常规、肝肾功能、电解质等
病情变异记录	□ 无　□ 有，原因： 1. 2.	□ 无　□ 有，原因： 1. 2.
医师签名		

（二）护士表单

完全缓解的儿童ALL临床路径护士表单

适用对象：第一诊断为儿童急性淋巴细胞白血病达CR者（ICD-10：C91.002）拟行缓解后续化疗

患儿姓名：	性别：　年龄：　门诊号：	住院号：
住院日期：　年　月　日	出院日期：　年　月　日	标准住院日21天内

时间	住院第1天	住院第2天
健康宣教	□ 入院宣教：介绍病房环境、设施、医院相关制度、主管医师、护士 □ 告知各项检查、化验的目的及注意事项 □ 安全宣教：避免患儿跌倒、坠床 □ 指导患儿饮食、卫生 □ 指导患儿活动与休息，规范患儿作息、限制陪伴 □ 指导漱口和坐浴的方法 □ 讲解疾病相关知识、用药知识 □ 预防感染、出血知识宣教 □ PICC置管介绍（如入院时带管，进行PICC导管评价和宣教） □ 做好心理安慰，消除恐惧，稳定情绪	□ 宣教疾病知识 □ 介绍骨穿的目的、方法和注意事项 □ 介绍腰穿、鞘内注射目的、方法和注意事项 □ 预防感染、出血知识宣教 □ 指导患儿活动与休息 □ 规范患儿作息、限制陪伴 □ PICC置管宣教（置管前）；PICC维护宣教（带管者）
护理处理	□ 入院护理评估：询问病史、相关查体、血常规、检查皮肤黏膜有无出血、营养状况、血管情况等 □ 监测和记录生命体征 □ 建立护理记录（病危、重患儿） □ 卫生处置：剪指（趾）甲、理发、沐浴，更换病号服 □ 完成各项化验检查的准备 □ PICC导管维护（带管者）	□ 完成各项化验检查的标准留取 □ 遵医嘱完成相关检查 □ PICC置管术（条件允许时），术前签署PICC置管知情同意书（带管者进行PICC导管维护）
基础护理	□ 一级护理 □ 晨晚间护理 □ 安全护理 □ 口腔护理 □ 肛周护理	□ 一级护理 □ 晨晚间护理 □ 安全护理 □ 口腔护理 □ 肛周护理
专科护理	□ 执行儿科血液病护理常规 □ 病情观察 □ 填写患儿危险因素评估表（需要时） □ 感染、出血护理（必要时） □ 输血护理（需要时） □ 心理护理	□ 观察患儿病情变化 □ 感染、出血护理（必要时） □ 输血护理（需要时） □ 化疗护理 □ 心理护理

续　表

时间	住院第 1 天	住院第 2 天
重点医嘱	□ 详见医嘱执行单	□ 详见医嘱执行单
病情变异记录	□ 无　□ 有，原因： 1. 2.	□ 无　□ 有，原因： 1. 2.
护士签名		

时间	住院第3天
健康宣教	□ 化疗宣教 □ 告知用药及注意事项 □ 化疗期间患儿饮食、卫生 □ 化疗期间嘱患儿适当多饮水 □ 按时输入碱化利尿液体，防止尿酸性肾病 □ 对陪伴家属健康指导 □ 指导预防感染和出血 □ 介绍药物作用、副作用 □ 指导患儿休息与活动 □ 心理指导
护理处理	□ 遵医嘱完成相关化验检查 □ 遵照医嘱及时给予对症治疗 □ PICC 导管维护 □ 执行保护性隔离措施
基础护理	□ 一级护理 □ 晨晚间护理 □ 安全护理 □ 口腔护理 □ 肛周护理
专科护理	□ 观察患儿病情变化，注意观察体温、血压、体重等，防止并发症发生 □ 观察化疗药副作用 □ 感染、出血护理 □ 输血护理（需要时） □ 化疗护理 □ 心理护理
重点医嘱	□ 详见医嘱执行单
病情变异记录	□ 无 □ 有，原因： 1. 2.
护士签名	

时间	住院第4~20天	出院日
健康宣教	□ 骨髓抑制期宣教：预防感染和出血，维护病室环境清洁、整齐 □ 指导进洁净饮食 □ 心理指导	□ 出院宣教：用药、饮食、卫生、休息、监测血常规、生化等 □ PICC 带出院外宣教 □ 指导办理出院手续 □ 告知患儿科室联系电话 □ 定期门诊随访
护理处理	□ 遵医嘱完成相关化验检查 □ 遵照医嘱及时给予对症治疗 □ PICC 导管维护 □ 执行保护性隔离措施	□ 为患儿领取出院带药 □ 协助整理患儿用物 □ 床单位终末消毒
基础护理	□ 一级护理 □ 晨晚间护理 □ 安全护理 □ 口腔护理 □ 肛周护理	□ 安全护理（护送出院）
专科护理	□ 观察患儿病情变化，注意观察体温、血压、体重等，防止并发症发生 □ 感染、出血护理 □ 输血护理（需要时） □ 化疗护理 □ 心理护理	□ 预防感染和出血指导 □ 心理护理
重点医嘱	□ 详见医嘱执行单	□ 详见医嘱执行单
病情变异记录	□ 无　□ 有，原因： 1. 2.	□ 无　□ 有，原因： 1. 2.
护士签名		

（三）患儿表单

完全缓解的儿童 ALL 临床路径患儿表单

适用对象：第一诊断为儿童急性淋巴细胞白血病达 CR 者（ICD-10：C91.002）拟行缓解后续化疗

患儿姓名：	性别：　年龄：　门诊号：	住院号：
住院日期：　年　月　日	出院日期：　年　月　日	标准住院日：21 天内

时间	住院第 1 天	住院第 2 天
医患配合	□ 接受询问病史、收集资料，请家属务必详细告知既往史、用药史、过敏史 □ 请明确告知既往用药情况 □ 配合进行体格检查 □ 有任何不适请告知医师 □ 配合进行相关检查 □ 签署相关知情同意书	□ 配合完成相关检查（B 超、心电图、胸片等） □ 配合完成化验：血常规、生化等 □ 配合骨穿、活检等 □ 配合腰穿、鞘内注射 □ 配合用药 □ 有任何不适请告知医师
护患配合	□ 配合测量体温、脉搏、呼吸、血压、身高体重 □ 配合完成入院护理评估（简单询问病史、过敏史、用药史） □ 接受入院宣教（环境介绍、病室规定、探视陪伴制度、送餐订餐制度、贵重物品保管等） □ 配合护士选择静脉通路 □ 接受 PICC 导管评价、宣教与维护（带管者） □ 接受用药指导 □ 接受预防感染和出血指导 □ 接受安全教育 □ 有任何不适请告知护士	□ 配合测量体温、脉搏、呼吸，询问排便 □ 配合各项检查（需要空腹的请遵照执行） □ 配合采集血标本 □ 接受疾病知识介绍 □ 接受骨穿、活检知识宣教 □ 接受腰穿、鞘内注射知识宣教 □ 接受用药指导 □ 接受 PICC 宣教与置管（预置管者） □ 接受 PICC 维护（带管者） □ 接受化疗知识指导 □ 接受预防感染和出血指导 □ 接受心理护理 □ 接受基础护理 □ 接受安全教育 □ 有任何不适请告知护士
饮食	□ 遵照医嘱饮食	□ 遵照医嘱饮食
排泄	□ 大、小便异常时及时告知医护人员	□ 大、小便异常时及时告知医护人员
活动	□ 根据病情适当活动 □ 有出血倾向的卧床休息，减少活动，注意安全	□ 根据病情适当活动 □ 有出血倾向的卧床休息，减少活动，注意安全

时间	住院第 3 天
医患配合	□ 配合相关检查 □ 配合用药 □ 配合化疗 □ 有任何不适请告知医师
护患配合	□ 配合定时测量生命体征、每日询问大便 □ 配合各种相关检查 □ 配合采集血标本 □ 接受疾病知识介绍 □ 接受用药指导 □ 接受 PICC 维护 □ 接受化疗知识指导 □ 接受预防感染和出血指导 □ 接受保护性隔离措施 □ 接受心理护理 □ 接受基础护理 □ 接受安全教育 □ 有任何不适请告知护士
饮食	□ 洁净饮食
排泄	□ 尿便异常时及时告知医护人员
活动	□ 根据病情适当活动 □ 有出血倾向的卧床休息，减少活动，注意安全

时间	住院第4~20天	出院日
医患配合	□配合相关检查 □配合用药 □配合各种治疗 □有任何不适请告知医师	□接受出院前指导 □遵医嘱出院后用药 □家长知道复查时间 □获取出院诊断书
护患配合	□配合定时测量生命体征、每日询问大便 □配合各种相关检查 □配合采集血标本 □接受疾病知识介绍 □接受用药指导 □接受PICC维护 □接受预防感染和出血指导 □接受保护性隔离措施 □接受心理护理 □接受基础护理 □接受安全教育 □有任何不适请告知护士	□接受出院宣教 □家属办理出院手续 □获取出院带药 □知道服药方法、作用、注意事项 □知道预防感染、出血措施 □知道复印病历方法 □接受PICC院外维护指导 □签署PICC院外带管协议
饮食	□洁净饮食	□普通饮食 □避免进生、冷、硬、辛辣和刺激饮食
排泄	□尿便异常时及时告知医护人员	□尿便异常（出血时）及时就诊
活动	□根据病情适当活动 □有出血倾向的卧床休息，减少活动，注意安全	□适当活动，避免疲劳 □注意保暖，避免感冒 □注意安全，减少出血

时间	住院第 4~20 天	出院日
主要诊疗工作	□ 上级医师查房，注意病情变化 □ 住院医师完成常规病历书写 □ 复查血常规、肝肾功能、电解质、凝血功能 □ 注意血药浓度监测（必要时） □ 注意观察体温、血压、体重等，防治并发症 □ 成分输血、抗感染等支持治疗（必要时） □ 造血生长因子（必要时）	□ 上级医师查房，确定有无并发症情况，明确是否出院 □ 完成出院记录、病案首页、出院证明书等，向患儿交代出院后的注意事项，如：返院复诊的时间、地点，发生紧急情况时的处理等
重要医嘱	**长期医嘱：** □ 洁净饮食 □ 抗感染等支持治疗 □ 其他医嘱 **临时医嘱：** □ 血常规、尿常规、大便常规 □ 肝肾功能、电解质 □ 输血医嘱（必要时） □ G-CSF 5μg/（kg·d）（必要时） □ 血培养（高热时） □ 出现感染时，需多次重复各种体液或分泌物病原学检查及相关影像学检查 □ 血药浓度监测（必要时） □ 静脉插管维护、换药 □ 腰穿，鞘内注射（具体剂量见住院流程） □ 脑脊液常规、生化、细胞形态 □ 其他医嘱	**出院医嘱：** □ 出院带药 □ 定期门诊随访 □ 监测血常规、肝肾功能、电解质等
主要护理工作	□ 观察患儿情况 □ 心理与生活护理 □ 化疗期间嘱患儿多饮水	□ 指导患儿办理出院手续
病情变异记录	□ 无　□ 有，原因： 1. 2.	□ 无　□ 有，原因： 1. 2.
护士签名		
医师签名		

附：原表单（2019年版）

完全缓解的儿童ALL临床路径表单

适用对象：第一诊断为儿童急性淋巴细胞白血病达CR者（ICD-10：C91.006）拟行缓解后续化疗

患儿姓名：	性别：　　年龄：　　门诊号：	住院号：
住院日期：　　年　月　日	出院日期：　　年　月　日	标准住院日21天内

时间	住院第1天	住院第2天
主要诊疗工作	□ 询问病史及体格检查 □ 完成病历书写 □ 开实验室检查单 □ 上级医师查房与化疗前评估 □ 患儿家属签署输血同意书、骨髓穿刺同意书、腰椎穿刺同意书、静脉插管同意书	□ 上级医师查房 □ 完成入院检查 □ 骨髓穿刺（骨髓形态学检查、微小残留病变检测） □ 腰椎穿刺+鞘内注射 □ 根据血象决定是否成分输血 □ 完成必要的相关科室会诊 □ 完成上级医师查房记录等病历书写 □ 确定化疗方案和日期
重要医嘱	**长期医嘱：** □ 儿科血液病护理常规 □ 饮食：普通饮食/其他 □ 复方新诺明预防肺孢子菌肺炎 □ 抗菌药物（必要时） □ 其他医嘱 **临时医嘱：** □ 血常规、尿常规、大便常规 □ 肝肾功能、电解质、血型、凝血功能、胰酶、输血前检查 □ 胸部X线片、心电图、腹部超声 □ 头颅、颈胸部MRI或CT、脊柱侧位片、脑电图、血气分析、超声心动（视患儿情况而定） □ 复查治疗前有白血病细胞浸润改变的各项检查 □ 静脉插管术 □ 病原微生物培养（必要时） □ 输血医嘱（必要时） □ 其他医嘱	**长期医嘱：** □ 患儿既往基础用药 □ 抗菌药物（必要时） □ 其他医嘱 **临时医嘱：** □ 骨髓穿刺（需要时） □ 骨髓形态学、微小残留病变检测 □ 腰椎穿刺，鞘内注射（具体剂量见住院流程） □ 脑脊液常规、生化、细胞形态 □ 输血医嘱（必要时） □ 其他医嘱
主要护理工作	□ 介绍病房环境、设施和设备 □ 入院护理评估	□ 宣教（血液病知识）
病情变异记录	□ 无　□ 有，原因： 1. 2.	□ 无　□ 有，原因： 1. 2.
护士签名		
医师签名		

<table>
<tr><th>时间</th><th colspan="2">住院第 3 天</th></tr>
<tr><td>主要
诊疗
工作</td><td>□ 患儿家属签署化疗知情同意书
□ 上级医师查房，制订化疗方案
□ 住院医师完成病程记录</td><td>□ 化疗
□ 重要脏器保护
□ 止吐</td></tr>
<tr><td>重
要
医
嘱</td><td colspan="2">长期医嘱：
□ 化疗医嘱（以下方案选一）
□ CAM
CTX 750～1000mg/（m^2·d），1 次
Ara-C 75～100mg/（m^2·d），共 7～8 天
6-MP 50～75mg/（m^2·d），共 7～14 天
□ CAML
CTX 750～1000mg/（m^2·d），1 次
Ara-C 75～100mg/（m^2·d），共 4～8 天
6-MP 50～75mg/（m^2·d），共 7～14 天
培门冬酶（PEG-ASP）2000～2500U/（m^2·d），1 次，肌内注射
□ mM
MTX 2～5g/（m^2·d），2 周 1 次，共 4～5 次
CF 15mg/m^2，6 小时 1 次，3～8 次，根据 MTX 血药浓度给予调整
6-MP 25mg/（m^2·d），不超过 56 天
□ VDLD
VCR 1.5mg/（m^2·d），qw，共 3～4 次
或长春地辛（VDS）3mg/（m^2·d），每周 1 次，共 3～4 次
DNR 或 ADR 25～30mg/（m^2·d），qw，共 3～4 次
培门冬酶（PEG-ASP）2000～2500U/（m^2·d），共 2 次（间隔 14 天），肌内注射
或 L-asp 5000～10 000U/（m^2·d），共 4～8 次
DXM 8～10mg/（m^2·d），d1～7，d15～21
□ 中间维持
MTX 15～30mg/（m^2·d），1 周 1 次，共 8 次
6-MP 50mg/（m^2·d），不超过 56 天，根据 WBC 调整剂量，持续睡前空腹口服
□ 维持治疗
6-MP+MTX 方案期间每 4～8 周或叠加 VD 方案
6-MP 50mg/（m^2·d），根据肝功及 WBC 调整用量，持续睡前空腹口服
MTX 15～30mg/（m^2·d），1 周 1 次，共 8 次
VCR 1.5mg/（m^2·d），1 次，每次最大绝对量不超过 2mg
DXM 6～8mg/（m^2·d），d1～7，口服
□ 补液治疗（水化、碱化）
□ 止吐、保肝（必要时）、抗感染等医嘱
□ 复方磺胺异噁唑和甲氧苄啶复方制剂
□ 其他医嘱
临时医嘱：
□ 输血医嘱（必要时）
□ 心电监护（必要时）
□ 血常规
□ 血培养（高热时）
□ 静脉插管维护、换药
□ 其他医嘱</td></tr>
</table>

续 表

时间	住院第 3 天
主要护理工作	□ 观察患儿病情变化 □ 心理与生活护理 □ 化疗期间嘱患儿多饮水
病情变异记录	□ 无 □ 有，原因： 1. 2.
护士签名	
医师签名	

时间	住院第 4~20 天	出院日
主要诊疗工作	□ 上级医师查房，注意病情变化 □ 住院医师完成常规病历书写 □ 复查血常规、肝肾功能、电解质、凝血功能 □ 注意血药浓度监测（必要时） □ 注意观察体温、血压、体重等，防治并发症 □ 成分输血、抗感染等支持治疗（必要时） □ 造血生长因子（必要时）	□ 上级医师查房，确定有无并发症情况，明确是否出院 □ 完成出院记录、病案首页、出院证明书等，向患儿家属交代出院后的注意事项，如返院复诊的时间、地点，发生紧急情况时的处理等
重要医嘱	**长期医嘱：** □ 洁净饮食 □ 抗感染等支持治疗 □ 其他医嘱 **临时医嘱：** □ 血常规、尿常规、大便常规 □ 肝肾功能、电解质 □ 输血医嘱（必要时） □ G-CSF 5μg/（kg·d）（必要时） □ 血培养（高热时） □ 出现感染时，需多次重复各种体液或分泌物病原学检查及相关影像学检查 □ 血药浓度监测（必要时） □ 静脉插管维护、换药 □ 腰椎穿刺，鞘内注射（具体剂量见住院流程） □ 脑脊液常规、生化、细胞形态 □ 其他医嘱	**出院医嘱：** □ 出院带药 □ 定期门诊随访 □ 监测血常规、肝肾功能、电解质等
主要护理工作	□ 观察患儿情况 □ 心理与生活护理 □ 化疗期间嘱患儿多饮水	□ 指导患儿办理出院手续
病情变异记录	□ 无　□ 有，原因： 1. 2.	□ 无　□ 有，原因： 1. 2.
护士签名		
医师签名		

第四十七章
初治儿童霍奇金淋巴瘤（HL）临床路径释义

【医疗质量控制指标】（专家建议）

指标一、病理活检是霍奇金淋巴瘤诊断金标准，病理组织需至少两家三级甲等医院病理会诊，以降低误诊率。

指标二、完善病理活检及临床分期后尽快开始化疗。

指标三、需注意化疗相关并发症的处理。

一、淋巴母细胞淋巴瘤编码

疾病名称及编码：霍奇金淋巴瘤（ICD-10：C81）

二、临床路径检索方法

10：C81

三、国家医疗保障疾病诊断相关分组（CHS-DRG）

MDC 编码：MDCR（骨髓增生疾病和功能障碍，低分化肿瘤）

ADRC 编码：RS1（淋巴瘤及其他类型白血病）

四、初治儿童霍奇金淋巴瘤临床路径标准住院流程

（一）适用对象

第一诊断为新确诊 18 岁以下霍奇金淋巴瘤（ICD-10：C81）。

排除标准：复发 HL，既往曾经接受放/化疗者，第二肿瘤为 HL 者，对化疗药物过敏者。

释义

■ 组织病理（包括形态学和免疫组化）诊断为霍奇金淋巴瘤：建议病理科采用已被广泛接受的 WHO 分类分型标准。包括结节硬化型（Nodular sclerosis）；混合细胞型（Mixed cellularity）；淋巴细胞削减型（Lymphocyte depleted）；经典淋巴细胞富裕型（Classical lymphocyte rich）。

（二）诊断依据及分期标准

1. 诊断根据 WHO Classification of Tumours of Haematopoietic and Lymphoid Tissues 2008 版，《诸福棠实用儿科学（第 8 版）》（人民卫生出版社，2015）。

诊断标准：

（1）临床表现：无痛性进行性淋巴结肿大是主要临床表现之一，常见于颈部、腋下和纵隔区域。皮肤瘙痒相对常见，偶有饮酒后受累淋巴结区域不适。可有发热、盗汗、消瘦等症状伴随。结外病变少见。

（2）实验室检查：血清乳酸脱氢酶（LDH）、血沉可升高。侵犯骨髓少见，严重可造成贫血、血小板减少，中性粒细胞可减低、正常或升高。EBV 检查部分阳性。

（3）病理组织学检查：是确诊本病决定性的必需依据。
病理标本建议为完整切除的组织，避免细针穿刺来源。因为 HL 病理误诊率很高，需至少两家三级甲等医院病理会诊。病理特征为病变组织中见少数散在的巨大肿瘤细胞即 RS 细胞，大小不一，呈单核、双核或多核，瘤细胞胞质丰富，核仁大，核膜厚。瘤细胞周围常有多种反应性细胞。
免疫组织化学检查对于确诊霍奇金淋巴瘤至关重要。采用的单抗应包括 CD15、CD30、CD20、CD45、CD10、Bcl-6、Ki-67、MUM1、EBER、LMP-1、CD138。
2. HL 的分期：

表 1　霍奇金淋巴瘤的 Ann Arbor 分期（Cotswald 会议修订）

分期	受累部位
Ⅰ	侵及单一淋巴结区或淋巴样结构，如脾脏、甲状腺、韦氏环等或其他结外器官/部位（ⅠE）
Ⅱ	在横膈一侧，侵及两个或更多淋巴结区，或外加局限侵犯 1 个结外器官/部位（ⅡE）
Ⅲ	受侵犯的淋巴结区在横膈的两侧（Ⅲ），或外加局限侵犯 1 个结外器官/部位（ⅢE）或脾（ⅢS）或二者均有受累（ⅢSE）
Ⅲ1	有或无脾门、腹腔或门脉区淋巴结受累
Ⅲ2	有主动脉旁、髂部、肠系膜淋巴结受累
Ⅳ	弥漫性或播散性侵犯 1 个或更多的结外器官，同时伴或不伴有淋巴结受累
	适用于各期
A	无症状
B	发热（体温超过 38℃）、夜间盗汗（湿透）、6 个月内不明原因的体重下降 10%以上
E	单一结外部位受累，病变累及淋巴结/淋巴组织直接相连或邻近的器官/组织
S	脾脏受累

3. 危险度分层：采用适于危险度分层的治疗。
低危：ⅠA，ⅡA 且无巨大瘤灶。
中危：ⅠB，ⅢA 且无巨大瘤灶。
高危：ⅡB，ⅢB，Ⅳ期或伴巨大瘤灶者；受累大于 4 个淋巴结区。
巨大瘤灶定义：单个淋巴结直径>6cm 或者成团淋巴结直径>10cm。
纵隔巨大瘤灶定义：X 线胸片提示纵隔肿瘤直径大于胸廓的 0.33。

释义

■ 持续的无痛性颈部或锁骨上淋巴结肿大为儿童 HL 最常见的临床表现。受累的淋巴结易于触及，典型为橡皮样、质硬而无触痛。全身症状可有间断反复发热、食欲减退、恶心、盗汗和体重减轻。部分肿瘤特征与预后相关，治疗前需进行常规检查、详细询问。90%的 HL 以淋巴结肿大为首发症状，多起始于一组受累的淋巴结，以颈部和纵隔淋巴结最常见，随着病情进展可逐渐扩散到其他淋巴结区域，晚期可累及脾、肝、骨髓等。

（三）治疗方案的选择前流程

1. 临床病史：重点询问有无伴发疾病，此前有无治疗史；B 组症状（发热，体温超过 38℃、夜间盗汗，湿透、6 个月内不明原因的体重下降 10%以上）。

2. 必需的检查项目：

（1）血常规、尿常规、便常规。

（2）肝肾功能、电解质、凝血功能、血型、输血前检查；骨髓常规，ⅡA 以上者需行（髂后）骨髓活检，血生化全套、免疫功能测定（CD/Ig）；红细胞沉降率；病毒血清学以及肝炎病毒，心电图，心脏彩超评价心脏功能；肺功能测定。

（3）胸部 X 线平片，心电图，心脏彩超，颈部及腹部超声，眼底检查，头、颈、胸腹（瘤灶部位最好为增强）CT/MR，胸部瘤灶必须行 CT，如果为颅脑和脊髓部位瘤灶则需做相应部位 MR。

3. 发热或疑有感染者可选择：病原微生物培养、影像学检查。

4. 有条件者全部治疗前行全身 PET 检查。

5. 患儿及家属签署以下同意书：病重或病危通知书、骨髓穿刺同意书、化疗知情同意书、输血知情同意书、静脉插管同意书（有条件时）。

释义

■ 患儿初诊时多无明显全身症状，20%～30%的患儿可伴有不明原因的发热、盗汗和体重减轻，还可以有瘙痒、乏力等症状。

（四）标准住院日为 20 天内

释义

■ 每 21 天 1 个疗程，无严重感染，肝肾功及心脏功能正常，中性粒细胞绝对值大于 750/mm^3 继续予下 1 个疗程化疗。

（五）进入路径标准

1. 第一诊断必须符合儿童霍奇金淋巴瘤（HL）疾病诊断。

2. 当患儿同时具有其他疾病诊断时，但在住院期间不需要特殊处理，也不影响第一诊断的临床路径流程实施时，可以进入路径。

（六）化疗前准备

1. 发热患儿建议检查血常规及 CRP 并找感染灶，如果有感染立即进行病原微生物培养并使用抗菌药物，可选用头孢类（或青霉素类）抗感染治疗，3 天后发热不缓解者，可考虑升级抗菌药物，有明确脏器感染患儿应根据感染部位及病原微生物培养结果选用相应抗菌药物。如果无明确感染灶，发热考虑为 B 症状时，可以开始化疗。

2. 仔细查体、重点记录可触及的淋巴结以及其位置，需关注韦氏环，必要时五官科会诊。

3. 整理所有评估结果，分期定危险度。

释义

■ 确诊检查：尽可能在最容易取材的部位取得标本寻找肿瘤细胞，包括：骨髓、胸腹水、浅表淋巴结、皮肤可疑瘤灶、深部淋巴结穿刺或活检、胸腹腔瘤灶穿刺或手术取活检。然后完善肿瘤细胞的 MICM 分型；完成中心病理会诊（至少两家三甲医院病理专家会诊）。

■ 建议胸骨及髂骨两个部位骨髓穿刺或活检：应行骨髓细胞形态学、流式细胞免疫表型分析、细胞遗传学和基因检查。

■ 常规检查：包括全血细胞分析、白细胞分类、肝肾功能、血清乳酸脱氢酶、胸腹水及其他体液的细胞学检查等。

■ 影像学检查进行分期：行可疑淋巴结及腹部 B 超、可疑受侵部位的骨骼片、CT 等影像学检查以便了解病变范围。怀疑中枢神经系统病变时可行脑及脊髓 MRI 检查。有条件的行 PET/CT 检查。

■ 化疗前检查：了解脏器功能、免疫状况、病毒感染、传染病等状况。

（七）化疗开始于诊断明确完善评估后，化疗方案（BCH-HL-2017 方案）

1. 低危组：ⅠA，ⅡA

（1）ABVE-PC：

环磷酰胺　600 mg/（m^2·d）　静脉滴注　第 1 天 水化碱化 2 天。

长春新碱　1.4 mg/（m^2·d）静脉推注（最大量 2mg）d1、8。

多柔比星　25mg/（m^2·d）静脉注射　qd ×2d　d1，d2。

博来霉素 0.5 万 IU/（m^2·d）静脉注射　d1。

1 万 IU/（m^2·d）静脉注射　d8。

依托泊苷：75mg/（m^2·d）静脉注射　大于 1 小时 d1~5。

泼尼松：40mg/（m^2·d）口服　d1~8。

G-CSF：5μg/（kg·d）　皮下注射　粒细胞＜500/mm3 开始直至 ANC＞1000/mm^3。

每 21 天 1 个疗程，无严重感染，肝肾功及心脏功能正常，中性粒细胞绝对值＞750/mm^3 继续予下 1 个疗程化疗。

（2）COPP/ABV：

环磷酰胺　600 mg/（m^2·d）　静脉滴注 d1，水化碱化 2 天。

长春新碱　1.4 mg/（m^2·d）静脉推注（最大 2mg）　d1。

甲基苄肼 100 mg/（m^2·d）口服　d1~7。

泼尼松　40mg/（m^2·d）分两次口服　d1~14。

多柔比星 35 mg/（m^2·d）静脉滴注大于 6 小时　d8。

博莱霉素 1 万 IU/（m^2·d）静脉推注 大于 5 分钟　d8。

长春碱　6mg/（m^2·d）静脉推注　d8。

2 个疗程结束后评估治疗反应，2 个疗程瘤灶缩小＜75%，则考虑升危至中危组。＞75%，继续完成化疗，方案交替共 4 个疗程。疗程结束最终评估有残留局部放疗，无残留停药。

2. 中危组：ⅠB，ⅢA（包括ⅢAS）：

Cycle A- COPP/ABV-Cycle C-Cycle A-COPP/ABV-Cycle C

（1）Cycle A 中阿糖胞苷 2g/m^2，依托泊苷 150 mg/m^2。

即：阿糖胞苷 2 g/（m^2·d）　静脉注射 3 小时　q12h 共 4 次　d1、d2。

依托泊苷　150 mg/（m^2·d）　静脉注射 大于 1 小时 q12h 共 4 次　d1、d2（依托泊苷在

静脉滴注完阿糖胞苷后给予）

G-CSF 5μg/（kg·d） 皮下注射 qd ANC＜500/mm3 开始直至 ANC＞1000/mm^3

（2）COPP/ABV 剂量同低危，21 天 1 个疗程。

（3）Cycle C：

即：环磷酰胺 1000mg/（m^2·d）静脉滴注 20 分钟 qd d1、d2。

水化碱化 4 天 美思纳 400 mg/m^2，于 CTX 的 0、4、8 小时应用。

长春新碱 1.4 mg/（m^2·d）静脉推射（无最大量）d1。

多柔比星 25mg/（m^2·d）静脉注射 qd×3 天 d1~3。

甲泼尼龙 250 mg/m^2 q6h×4 次 静脉滴注 d1。

泼尼松 60mg/（m^2·d）口服 tid d2~4。

G-CSF 5μg/（kg·d） 皮下注射 ANC＜500/mm^3 开始直至 ANC＞1000/mm^3，中性粒细胞绝对值＞750/mm^3 即可继续化疗。

共 6 个疗程。

第二、四疗程结束后（第三、五疗程前）评估治疗反应，2 个疗程缩小＜50%和/或 4 个疗程瘤灶缩小＜75%，应升至高危组，所有患儿 6 个疗程后应性受累野低剂量放疗（18~20GY）。

3. 高危组：ⅡB，ⅢB，Ⅳ期及任何分期伴巨大瘤灶者，大于 4 个淋巴结区受累者

Cycle A-COPP/ABV-Cycle C-Cycle A-COPP/ABV- Cycle C。

（1）Cycle A（Ara-C/VP16）：

阿糖胞苷 3 g/（m^2·d）静脉滴注 3 小时 q12h 共 4 次 d1、d2

依托泊苷 200 mg/（m^2·d）静脉滴注 1 小时 Q12h 共 4 次 d1，d2 （依托泊苷在静脉滴注完阿糖胞苷后给予）。

G-CSF 5μg/（kg·d） 皮下注射 qd d3 开始直至 ANC＞1000/mm^3。

（2）COPP/ABV 剂量同前，每 21 天 1 个疗程，无严重感染，肝肾功及心脏功能正常，中性粒细胞绝对值＞750/mm^3继续予下 1 个疗程化疗。

（3）Cycle C（CHOP，21 天 1 个疗程）：

环磷酰胺 1200mg/（m^2·d）静脉滴注 20 分钟 qd d1，d2。

长春新碱 1.4 mg/m^2静脉推注（无最大量） d1。

多柔比星 25mg/（m^2·d）静脉滴注 6 小时 qd d1，d2 ，d3。

甲泼尼龙 250 mg/m^2 静脉滴注 Q6h × 4 次 d1。

泼尼松 60mg/（m^2·d） tid 口服 d2~d4。

G-CSF 5μg/（kg·d）皮下注射 ANC＜500/mm^3开始直至 ANC＞1000/mm^3。

中性粒细胞绝对值＞750/mm^3即可继续化疗。

共 6 个疗程。

第二、四疗程结束后（第三、五疗程前）评估治疗反应，2 个疗程缩小＜50%和/或 4 个疗程瘤灶缩小＜75%，应考虑 6 个疗程后续接自体造血干细胞移植。所有患儿 6 疗程后应接受累野低剂量放疗（18~20GY）。

释义

■ 高危组患儿 B 组症状（主要是发热）突出者可以先用 CycleC 方案，调整化疗顺序为 Cycle C-Cycle A -COPP/ABV-Cycle C-Cycle A -COPP/ABV。

（八）化疗后评估

1. 所有患儿 2 个疗程化疗后接受评价：

需进行所有瘤灶评估：颈部超声和/或 MRI、胸部 CT 或增强 CT、腹部超声和/或增强 CT、盆腔（腹股沟）超生和/或增强 CT、头颅及脊髓：MRI 或 CT。检查时间：末次化疗后 d10~14。PET-CT 时间（建议做，视各单位情况）：化疗开始前、4 个疗程后及停治疗 3 个月后各做 1 次。

中危组 4 个疗程后，高危组 6 疗程后第 2 次再评估（停化疗前）、定义后期治疗反应评价。范围包括所有患儿初诊受累范围/结区。

2. 所有患儿全部化疗结束后需进行全面评估：

脏器功能评估：据末次化疗 28 天左右血象恢复后进行，实验室注意红细胞沉降率，肝肾功，心脏及肺功能，Ⅲ期以上或有 B 组症状患儿复查骨髓象。

化疗不良反应及传染病评估：检查眼底及输血前检查、相关病毒筛查。原瘤灶部位全面影像学评估：颈、胸腹超声和/或 CT/MR。胸部必须行 CT。

3. 治疗后随访：末次化疗后 3、6、9、12、18、24、36、48、60 个月（第一年每 3 个月 1 次，第二年每 6 个月 1 次，第三年开始每年 1 次），评价内容为瘤灶影像学及心肺功能，肝肾功能以及生长发育等。

释义

■ 随访内容如下：①体格检查：包括血压、身高、体重、放疗部位和二次肿瘤的体征，睾丸发育情况（男性）；②实验室检查：包括外周血象、肝功能、肾功能、血清铁蛋白；③相关部位的影像学检查：可选择性采用 CT、磁共振成像、胸部 X 线平片、B 型超声，早期患儿仅检查受累部位，晚期患儿应包含颈、胸和腹部，超声检查适合于颈部及腹部。

（九）化疗中及化疗后治疗

1. 感染防治：所有患儿化疗期间应预防性服用复方新诺明 20~25mg/（kg·d），预防肺孢子菌肺炎。发热患儿建议立即进行病原微生物培养并使用抗菌药物，可选用头孢类（或青霉素类）抗炎治疗；3 天后发热不缓解和/或伴有粒细胞缺乏者，可考虑更换碳青霉烯类和/或糖肽类和/或抗真菌药物治疗；有明确脏器感染的患儿，应根据感染部位及病原微生物培养结果选用相应抗菌药物。

2. 治疗脏器功能损伤：止吐、保肝、保心、水化碱化。

释义

■ 化疗后监测：血常规，ANC＜0.5×10^9/L，PLT＜100×10^9/L，可皮下注射粒细胞刺激因子（G-CSF）5μg/（kg·d）至 ANC＞1×10^9/L 停用。

■ 化疗药物毒副反应的判定标准。按 NCI 不良反应的分级标准（CTCAE version 4.0，2009）监测，化疗前后均需注意检测心电图、超声心动图、肝肾功、尿常规、血淀粉酶、凝血功能等加以预防。

■ 预防卡氏孢子菌肺炎：化疗开始口服复方新诺明［20~25mg/（kg·d），bid］，每周服 3 天停 4 天，直到化疗结束后 3 个月。

（十）出院标准

1. 一般情况良好。

2. 无需要住院处理的并发症和/或合并症。

（十一）变异及原因分析

1. 治疗前、中、后有感染、贫血、出血及其他合并症者，需进行相关的诊断和治疗，可能延长住院时间并致费用增加。

2. 治疗中进展者退出路径。

五、初治儿童霍奇金淋巴瘤（HL）护理规范

1. 病情观察：

（1）观察患儿活动受限程度、有无感染的症状和体征。

（2）观察淋巴结肿大所累及范围、大小、活动度。

（3）观察有无骨骼浸润，警惕病理性骨折、脊髓压迫的发生。

2. 一般护理：

（1）早期患儿可适当活动，有发热、明显浸润症状时应卧床休息，减少消耗，保护机体。

（2）给予高蛋白、高热量、高维生素、易消化饮食，多饮水。忌用咖啡等兴奋性饮料、辛辣刺激食物，忌油煎、霉变、腌制食物等。

（3）保持皮肤清洁，避免一切刺激皮肤的因素，勤换内衣。

3. 对症护理：

（1）患儿发热时按发热护理常规执行。

（2）纵隔淋巴结肿大时给予氧气吸入，半卧位。根据患儿情况遵医嘱化疗。

（3）咽淋巴结病变给予流食，严重者鼻饲饮食。

（4）骨骼浸润时出现骨骼疼痛要减少活动，防止外伤，尽可能有人陪伴，警惕病理性骨折的发生。疼痛剧烈时尽量分散注意力，必要时给予镇痛药物应用。

4. 心理护理：由于病程时间长，花费高，放化疗的毒副作用，患儿思想负担重。护士应积极建立社会支持网，加强与患儿沟通，注意沟通方式，消除顾虑，减轻痛苦，增强战胜疾病的信心，取得最佳疗效。

5. 健康指导：

（1）注意个人清洁卫生，勤换内衣，适当锻炼，增强体质，教会患儿自查淋巴结的方法。

（2）加强营养，提高抵抗力，嘱其遵医嘱坚持治疗，定期复诊。

六、初治儿童霍奇金淋巴瘤（HL）营养治疗规范

1. 注意饮食卫生：

（1）绝对不吃不洁食物，隔夜饭菜需进行彻底加热方可食用，最好食用当天新鲜的食物。

（2）就餐前彻底清洗双手，清洗碗筷。

（3）蔬果食用前可用专用的蔬果清洗剂浸泡半小时到一小时，水果去皮。

（4）冷藏食物可在室温中放置一段时间再食用，避免造成腹痛腹泻。

2. 日常饮食均衡摄入，选材多样，制作方式多样并配合当时的消化和咀嚼能力，尽量细软易消化；不可盲目给予大补的药材，如灵芝、冬虫夏草、人参等；休息与运动相结合。

七、初治儿童霍奇金淋巴瘤（HL）患儿健康宣教

1. 保持良好的个人卫生习惯。

2. 勤洗手，保持环境清洁和通风。

3. 注意佩戴口罩，少去人口密集的公共场所。

4. 早晚刷牙，餐后漱口，保持口腔清洁。

5. 保持大便通畅，注意肛周护理。
6. 全家调整情绪，保持轻松的心态，减少因疾病而带来的过度压力，家长在患儿面前不可表现出太大的悲伤情绪，正确面对疾病。
7. 根据天气变化，适时增减衣物。
8. 休息与运动相结合。

八、推荐表单

（一）医师表单

初治儿童 HL 临床路径医师表单

适用对象：第一诊断为初治儿童霍奇金淋巴瘤拟行预治疗化疗

患儿姓名：	性别：　　年龄：　　门诊号：	住院号：
住院日期：　　年　月　日	出院日期：　　年　月　日	标准住院日 20 天内

时间	住院第 1 天	住院第 2 天
主要诊疗工作	□ 询问病史及体格检查 □ 完成病历书写 □ 开检查单 □ 上级医师查房与化疗前评估 □ 向家属告病重或病危并签署病重或病危通知书 □ 患儿家属签署骨髓穿刺同意书、输血知情同意书、静脉插管同意书（条件允许时）	□ 上级医师查房 □ 完成入院检查 □ 骨髓穿刺：骨髓形态学检查、细胞遗传学和相关基因检测、骨髓活检 □ 完成影像学检查评估肿瘤状态 □ 控制感染等对症支持治疗 □ 尽快完成必要的相关科室会诊，包括病理会诊 □ 完成上级医师查房记录等病历书写
重要医嘱	**长期医嘱：** □ 儿科血液病护理常规 □ 饮食 □ 抗菌药物（必要时） □ 补液治疗（水化，必要时碱化） □ 其他医嘱 **临时医嘱：** □ 血常规、尿常规、大便常规 □ 肝肾功、电解质、凝血功能、血型、输血前检查 □ 心电图、心脏彩超、超声（多部位） □ 头颅 MRI，胸、腹、盆腔 CT、 □ 静脉插管术（条件允许时） □ 病原微生物培养（必要时） □ PPD 检查 □ 输血医嘱（必要时） □ 眼底检查 □ 其他医嘱	**长期医嘱：** □ 患儿既往基础用药 □ 预防肺孢子菌肺炎（复方新诺明） □ 抗菌药物（必要时） □ 补液治疗（水化，必要时碱化） □ 其他医嘱 **临时医嘱：** □ 骨髓穿刺 □ 骨髓形态学、细胞遗传学、相关基因检测 □ 骨髓活检 □ 血常规 □ 输血医嘱（必要时） □ 其他医嘱
病情变异记录	□ 无　□ 有，原因： 1. 2.	□ 无　□ 有，原因： 1. 2.
医师签名		

时间	住院第 3~10 天
主要诊疗工作	□ 根据初步骨髓结果、影像学结果制订治疗方案　□ 化疗 □ 患儿家属签署化疗知情同意书　□ 重要脏器保护 □ 住院医师完成病程记录　□ 止吐 □ 上级医师查房
重要医嘱	**长期医嘱：** □ 化疗医嘱（以下方案选一） □ ABVE/PC □ cycle A □ clcle C □ 针吐、抗感染等对症支持治疗医嘱　□ 补液治疗（水化，必要时碱化） □ 重要脏器功能保护：保肝、抑酸等　□ 复方磺胺异噁唑　□ 其他医嘱 **临时医嘱：** □ 心电监护（必要时） □ 密切监测肝肾功、电解质，视肿瘤负荷情况每日 1~2 次 □ 隔日复查血常规（必要时可每天复查） □ 血培养（高热时） □ 出现感染时，需多次重复各种体液或分泌物病原学检查及相关影像学检查 □ 静脉插管护理、换药 □ 其他医嘱
病情变异记录	□ 无　□ 有，原因： 1. 2.
医师签名	

<table>
<tr><th>时间</th><th>住院第 10~20 天</th><th>出院日</th></tr>
<tr><td>主要诊疗工作</td><td>□ 上级医师查房，注意病情变化
□ 住院医师完成病历书写
□ 完善早期评估，超声及 CT 等影像学
□ 化疗后密切监测血常规
□ 注意观察体温、血压、体重等，防治并发症
□ 成分输血、抗感染等支持治疗（必要时）
□ 造血生长因子（必要时）</td><td>□ 上级医师查房，进行化疗（根据骨髓穿刺）评估，确定有无并发症情况，明确是否出院
□ 完成出院记录、病案首页、出院证明书等
□ 向患儿家属交代出院后的注意事项，如返院复诊的时间、地点，发生紧急情况时的处理等</td></tr>
<tr><td>重要医嘱</td><td>长期医嘱：
□ 洁净饮食，视情况无渣饮食或流质饮食
□ 抗感染等支持治疗（必要时）
□ 其他医嘱
临时医嘱：
□ 血常规、尿常规、大便常规
□ 肝肾功、电解质、凝血功能
□ 复查治疗前有肿瘤浸润改变的各项检查
□ 输血医嘱（必要时）
□ G-CSF 3~5μg/（kg·d）（必要时）
□ 感染部位影像学检查（必要）
□ 病原微生物培养（必要时）
□ 血培养（高热时）
□ 静脉插管维护、换药
□ 其他医嘱</td><td>出院医嘱：
□ 出院带药
□ 定期门诊随访
□ 监测血常规、肝肾功、电解质、凝血功能等</td></tr>
<tr><td>病情变异记录</td><td>□ 无 □ 有，原因：
1.
2.</td><td>□ 无 □ 有，原因：
1.
2.</td></tr>
<tr><td>医师签名</td><td></td><td></td></tr>
</table>

（二）护士表单

初治儿童 HL 临床路径表单

适用对象：第一诊断为初治儿童霍奇金淋巴瘤拟行预治疗化疗

患儿姓名：	性别：　　年龄：　　门诊号：	住院号：
住院日期：　　年　月　日	出院日期：　　年　月　日	标准住院日 20 天内

时间	住院第 1 天	住院期间	出院日
健康宣教	□ 入院宣教（血液病知识） 介绍主管医生、护士 介绍环境、设施 介绍住院注意事项 介绍探视和陪伴制度 介绍贵重物品制度 介绍消毒隔离制度	□ 药物宣教 □ 饮食宣教	□ 出院宣教 □ 饮食宣教 □ 药物宣教 □ 指导患儿办理出院手续
护理处置	□ 核对患儿，佩戴腕带 □ 建立入院护理病历 □ 协助患儿留取各种标本 □ 测量体重 □ 静脉插管术（条件允许时）	□ 根据医嘱的相关采血 □ 根据医嘱发放相关药物 □ 静脉插管护理、换药	□ 办理出院手续 □ 协助取出院带药 □ 书写出院小结
基础护理	□ 级别护理 晨晚间护理 患儿安全管理	□ 级别护理 晨晚间护理 患儿安全管理	□ 级别护理 晨晚间护理 患儿安全管理
专科护理	□ 护理查体 □ 病情观察 □ 填写防跌倒、防坠床，需要时填写压疮防范表 □ 填写血栓风险评估单 □ 需要时请家属陪伴 □ 确定饮食种类 □ 心理护理	□ 病情观察 □ 遵医嘱完成相关检查 □ 心理与生活护理 □ 化疗期间嘱患儿多饮水	□ 出院指导
病情变异记录	□ 无　□ 有，原因： 1. 2.	□ 无　□ 有，原因： 1. 2.	□ 无　□ 有，原因： 1. 2.
护士签名			

（三）患儿表单

初治儿童HL临床路径表单

适用对象：第一诊断为初治儿童霍奇金淋巴瘤拟行预治疗化疗

患儿姓名：	性别： 年龄： 门诊号：	住院号：
住院日期： 年 月 日	出院日期： 年 月 日	标准住院日20天内

时间	住院第1天	住院第2天
医患配合	□ 接受询问病史、收集资料，请家属务必详细告知既往史、用药史、过敏史 □ 请明确告知既往用药情况 □ 配合进行体格检查 □ 有任何不适请告知医师 □ 配合进行相关检查 □ 签署相关知情同意书	□ 配合完成相关检查 □ 配合完成化验：血常规、生化等 □ 配合骨穿等 □ 配合用药 □ 有任何不适请告知医师
护患配合	□ 配合测量体温、脉搏、呼吸、血压、身高、体重 □ 配合完成入院护理评估（简单询问病史、过敏史、用药史） □ 接受入院宣教（环境介绍、病室规定、探视陪伴制度、送餐订餐制度、贵重物品保管等） □ 接受用药指导 □ 接受化疗知识指导 □ 接受预防感染和出血指导 □ 接受安全教育 □ 有任何不适请告知护士	□ 配合测量体温、脉搏、呼吸，询问排便 □ 配合各项检查（需要空腹的请遵照执行） □ 配合采集血标本 □ 接受疾病知识介绍 □ 接受骨穿宣教 □ 接受用药指导 □ 接受化疗知识指导 □ 接受心理护理 □ 接受基础护理 □ 接受预防感染和出血指导 □ 接受安全教育 □ 有任何不适请告知护士
饮食	□ 遵照医嘱饮食	□ 遵照医嘱饮食
排泄	□ 便尿异常时及时告知医护人员	□ 便尿异常时及时告知医护人员
活动	□ 根据病情适当活动 □ 有出血倾向的需卧床休息，减少活动，注意安全	□ 根据病情适当活动 □ 有出血倾向的需卧床休息，减少活动，注意安全

时间	住院第 3~20 天	出院日
医患配合	□ 配合相关检查 □ 配合用药 □ 配合各种治疗 □ 有任何不适请告知医师	□ 接受出院前指导 □ 知道复查程序 □ 获取出院诊断书
护患配合	□ 配合定时测量生命体征、每日询问排便 □ 配合各种相关检查 □ 配合采集血标本 □ 接受疾病知识介绍 □ 接受用药指导 □ 接受心理护理 □ 接受基础护理 □ 接受预防感染和出血指导 □ 接受安全教育 □ 有任何不适请告知护士	□ 接受出院宣教 □ 办理出院手续 □ 获取出院带药 □ 知道服药方法、作用、注意事项 □ 知道复印病历程序
饮食	□ 洁净饮食	□ 遵医嘱饮食
排泄	□ 尿便异常时及时告知医护人员	□ 正常排尿便
活动	□ 根据病情适当活动 □ 有出血倾向的需卧床休息，减少活动，注意安全	□ 正常活动

附：原表单（2019年版）

初治儿童HL临床路径表单

适用对象：第一诊断为初治儿童霍奇金淋巴瘤拟行预治疗化疗

患儿姓名：	性别： 年龄： 门诊号：	住院号：
住院日期： 年 月 日	出院日期： 年 月 日	标准住院日20天内

时间	住院第1天	住院第2天
主要诊疗工作	□ 询问病史及体格检查 □ 完成病历书写 □ 开检查单 □ 上级医师查房与化疗前评估 □ 向家属告病重或病危并签署病重或病危通知书 □ 患儿家属签署骨髓穿刺同意书、输血知情同意书、静脉插管同意书（条件允许时）	□ 上级医师查房 □ 完成入院检查 □ 骨髓穿刺：骨髓形态学检查、细胞遗传学和相关基因检测、骨髓活检 □ 完成影像学检查评估肿瘤状态 □ 控制感染等对症支持治疗 □ 尽快完成必要的相关科室会诊，包括病理会诊 □ 完成上级医师查房记录等病历书写
重要医嘱	**长期医嘱：** □ 儿科血液病护理常规 □ 饮食 □ 抗菌药物（必要时） □ 补液治疗（水化，必要时碱化） □ 其他医嘱 **临时医嘱：** □ 血常规、尿常规、便常规 □ 肝肾功、电解质、凝血功能、血型、输血前检查 □ 心电图、心脏彩超、超声（多部位） □ 头颅MRI，胸、腹、盆腔CT、 □ 静脉插管术（条件允许时） □ 病原微生物培养（必要时） □ PPD检查 □ 输血医嘱（必要时） □ 眼底检查 □ 其他医嘱	**长期医嘱：** □ 患儿既往基础用药 □ 预防肺孢子菌肺炎（复方新诺明） □ 抗菌药物（必要时） □ 补液治疗（水化，必要时碱化） □ 其他医嘱 **临时医嘱：** □ 骨髓穿刺 □ 骨髓形态学、细胞遗传学、相关基因检测 □ 骨髓活检 □ 血常规 □ 输血医嘱（必要时） □ 其他医嘱
主要护理工作	□ 介绍病房环境、设施和设备 □ 入院护理评估	□ 宣教（血液病知识）
病情变异记录	□ 无 □ 有，原因： 1. 2.	□ 无 □ 有，原因： 1. 2.
护士签名		
医师签名		

时间	住院第 3～10 天
主要诊疗工作	□ 根据初步骨髓结果、影像学结果制订治疗方案 □ 患儿家属签署化疗知情同意书 □ 住院医师完成病程记录 □ 上级医师查房 □ 化疗 □ 重要脏器保护 □ 止吐
重要医嘱	**长期医嘱：** □ 化疗医嘱（以下方案选一） □ ABVE/PC □ cycle A □ clcle C □ 止吐、抗感染等对症支持治疗医嘱　□ 补液治疗（水化，必要时碱化） □ 重要脏器功能保护：保肝、抑酸等　□ 复方磺胺异噁唑　□ 其他医嘱 **临时医嘱：** □ 心电监护（必要时） □ 密切监测肝肾功、电解质，视肿瘤负荷情况每日 1～2 次 □ 隔日复查血常规（必要时可每天复查） □ 血培养（高热时） □ 出现感染时，需多次重复各种体液或分泌物病原学检查及相关影像学检查 □ 静脉插管护理、换药 □ 其他医嘱
主要护理工作	□ 观察患儿病情变化 □ 心理与生活护理 □ 化疗期间嘱患儿多饮水
病情变异记录	□ 无　□ 有，原因： 1. 2.
护士签名	
医师签名	

<table>
<tr><th>时间</th><th>住院第 10~20 天</th><th>出院日</th></tr>
<tr><td>主要诊疗工作</td><td>□ 上级医师查房，注意病情变化
□ 住院医师完成病历书写
□ 完善早期评估，超声及 CT 等影像学
□ 化疗后密切监测血常规
□ 注意观察体温、血压、体重等，防治并发症
□ 成分输血、抗感染等支持治疗（必要时）
□ 造血生长因子（必要时）</td><td>□ 上级医师查房，进行化疗（根据骨髓穿刺）评估，确定有无并发症情况，明确是否出院
□ 完成出院记录、病案首页、出院证明书等
□ 向患儿家属交代出院后的注意事项，如返院复诊的时间、地点，发生紧急情况时的处理等</td></tr>
<tr><td>重要医嘱</td><td>长期医嘱：
□ 洁净饮食，视情况无渣饮食或流质饮食
□ 抗感染等支持治疗（必要时）
□ 其他医嘱
临时医嘱：
□ 血常规、尿常规、便常规
□ 肝肾功、电解质、凝血功能
□ 复查治疗前有肿瘤浸润改变的各项检查
□ 输血医嘱（必要时）
□ G-CSF 3~5μg/（kg·d）（必要时）
□ 感染部位影像学检查（必要）
□ 病原微生物培养（必要时）
□ 血培养（高热时）
□ 静脉插管维护、换药
□ 其他医嘱</td><td>出院医嘱：
□ 出院带药
□ 定期门诊随访
□ 监测血常规、肝肾功、电解质、凝血功能等</td></tr>
<tr><td>主要护理工作</td><td>□ 观察患儿情况
□ 心理与生活护理
□ 化疗期间嘱患儿多饮水</td><td>□ 指导患儿办理出院手续</td></tr>
<tr><td>病情变异记录</td><td>□ 无 □ 有，原因：
1.
2.</td><td>□ 无 □ 有，原因：
1.
2.</td></tr>
<tr><td>护士签名</td><td></td><td></td></tr>
<tr><td>医师签名</td><td></td><td></td></tr>
</table>

第四十八章

儿童成熟B细胞淋巴瘤（MBL）临床路径释义

【医疗质量控制指标】（专家建议）

指标一、治愈好转率≥85%。

指标二、住院死亡率＜5%。

指标三、平均住院日：初治出院患儿平均住院日≤30天；完全缓解出院患儿平均住院日≤10天。

一、儿童成熟B细胞淋巴瘤（MBL）编码

疾病名称及编码：

伯基特淋巴瘤（ICD-10：C83.7 M9687/3）。

弥漫大B细胞淋巴瘤（ICD-10：C83.3 M96803/3）。

高级别B细胞淋巴瘤及滤泡性淋巴瘤Ⅲ级（ICD-10：C82.2 M9698）。

介于弥漫大B细胞淋巴瘤和伯基特淋巴瘤之间的B细胞淋巴瘤（ICD-10：C85.119）。

介于弥漫大B细胞淋巴瘤和经典霍奇金淋巴瘤之间的B细胞淋巴瘤（ICD-10：C85.120）。

B细胞淋巴瘤（ICD-10：C85.103）。

纵隔大B细胞淋巴瘤（ICD-10：M967900/3）。

二、临床路径检索方法

（ICD-10：C83.7 M9687/3，C83.3 M96803/3，C82.2 M9698，C85.119，C85.120，C85.103，M967900/3,），1个月至18岁的儿童病例

三、国家医疗保障疾病诊断相关分组（CHS-DRG）

MDC编码：MDCR（骨髓增生疾病和功能障碍，低分化肿瘤）

ADRC编码：RS1（淋巴瘤及其他类型白血病）

四、儿童成熟B细胞淋巴瘤（MBL）临床路径标准住院流程

（一）适用对象

第一诊断为儿童成熟B细胞淋巴瘤患儿，包括伯基特淋巴瘤（ICD-10：C83.7 M9687/3）、弥漫大B细胞淋巴瘤（ICD-10：C83.3 M96803/3）、高级别B及滤泡细胞淋巴瘤（滤泡性淋巴瘤Ⅲ级ICD-10：C82.2 M9698、滤泡性淋巴瘤Ⅲa级ICD-10：C82.3 M9698、泡性淋巴瘤Ⅲb级ICD-10：C82.4 M9698）等。

释义

■ 成熟B细胞淋巴瘤（mature B cell lymphoma，MBL）是儿童非霍奇金淋巴瘤中最为常见的病理亚型之一，2016年WHO分类包括伯基特淋巴瘤，弥漫大B细胞淋巴瘤，高级别B细胞淋巴瘤，滤泡淋巴瘤，纵隔大B细胞淋巴瘤，儿童型滤泡淋巴瘤等，伯基特淋巴瘤患儿肿瘤绝大多数分子生物学具有融合基因*C-myc*，细胞遗传学出现染色体核型t（8；14）。

（二）诊断依据

根据 WHO Classification of Tumours of Haematopoietic and Lymphoid Tissues 2008 版，《诸福棠实用儿科学（第 8 版）》（人民卫生出版社，2015）。

1. 体检：可有鼻咽/口腔肿物，皮肤黏膜苍白、腹部肿物包块等。

2. 骨髓检查：骨髓浸润者形态学可见 L3 型、免疫分型表达成熟 B 细胞表型、细胞遗传学染色体核型分析，骨髓病理 FISH 基因。

3. 病理诊断：病理活检根据 WHO Classification of Tumours of Haematopoietic and Lymphoid Tissues 2008 版 MBL 诊断标准。

4. 影像学瘤灶部位检查：颈部及腹部（消化道）超声，头、鼻咽、颈、胸腹（瘤灶部位最好为增强）CT/MR，如果为颅脑和脊髓部位瘤灶则需做相应部位 MR。

5. 中枢神经系统侵犯的诊断：中枢神经系统侵犯的诊断-根据脑脊液状态分级：

（1）CNS1：同时符合以下 3 条：脑脊液中无肿瘤细胞；无中枢神经系统异常的临床表现；无中枢神经系统异常的影像学（CT/MRI）依据。

（2）CNS2：符合以下任何 1 条可诊断 CNS2：

腰椎穿刺无损伤—脑脊液不混血（红细胞：白细胞≤100：1）时，脑脊液白细胞计数≤5/μl，并见到明确的肿瘤细胞；腰椎穿刺有损伤—脑脊液混血（红细胞：白细胞> 100：1）时，脑脊液见到明确的肿瘤细胞；腰椎穿刺有损伤并为血性脑脊液，不论有无肿瘤细胞，如初诊白细胞数> 50×10^9/L 则归为 CNS2。

中枢邻近部位的侵犯：头面部皮肤、软组织或骨骼侵犯，如颅骨、鼻窦、眼眶等（未突破硬脑膜）；脊柱骨破坏或椎旁侵犯不伴神经系统症状的，无 CNS 占位、脑脊液检查正常。

（3）CNS3：符合以下任何 1 条可诊断 CNS3：

脑脊液白细胞计数> 5/μl，并以肿瘤细胞为主，同时红细胞：白细胞≤100：1；或者脑脊液白细胞计数> 5/μl，其中肿瘤细胞所占比例高于外周血幼稚细胞百分比。

脑神经麻痹，即使脑脊液中无肿瘤细胞、颅脑 MRI/CT 未发现占位性病变。

CT/MRI 可见脑、脊髓或脑膜、脊膜病变。

脊柱骨破坏或椎旁侵犯引起排尿异常、肢体活动障碍等神经系统症状。

释义

■ 临床表现：腹部膨隆、腹痛、肠套叠、血便等是儿童侵袭性成熟 B 细胞淋巴瘤的主征，部分患儿合并发热、颌面部肿物，当合并骨髓侵犯时可出现贫血及血小板减少的表象，特别是伯基特淋巴瘤（BL）临床起病大多较急，骨髓侵犯时可出现面色苍白、精神不振、乏力、食欲低下，鼻出血或齿龈出血等；晚期患儿可呈现恶病质状况。BL 患儿肿瘤增殖速度快，通常具有自发肿瘤溶解的表现，本病存在三种不同临床形式：地方性，散发性和免疫缺陷相关性。弥漫大 B 细胞淋巴瘤（DLBCL）是在儿童相对少见，约占儿童 NHL 病例的 15%，男童多见，起病较 BL 相对缓慢，恶性程度低于 BL 预后优于 BL。DLBCL 临床上以迅速增大的无痛性肿块为典型表现，肿瘤主要位于淋巴结内，但有 30%~40%的患儿存在结外侵犯，般呈局限性病灶。结外发生部位常见于胃肠道、皮肤、骨骼、中、枢神经系统、纵隔、肺、肝、脾、生殖器、及 Waldeyer’ s 环，骨髓和中枢神经系统累及少见。弥漫大 B 细胞淋巴瘤的临床过程较 BL 更为缓慢，侵袭性相对 BL 弱，少数患儿有全身症状。

■ 辅助检查：

1. 病理：组织形态学：BL 镜下可见淋巴结的正常结构被破坏，肿瘤细胞可侵犯淋巴结包膜、纤维组织，肿瘤细胞呈单一浸润性生长，BL 细胞形态单一，中等大小，弥漫浸润生长，核圆形、椭圆形，染色质粗，核仁明显，胞质嗜碱性，核分裂多见，大部分见明显的星空现象。细胞学特征与 FAB 分型中 L3 型幼稚淋巴细胞相对应。DLBCL 组织病理学表现为相对单一形态的肿瘤细胞弥漫性浸润，破坏淋巴结或结外组织的正常结构，并可浸润至周围组织。细胞体积正常淋巴细胞的 2 倍以上；胞核大，空洞感强，有单个或多个核仁；胞质量较少，常呈嗜碱性或嗜双色性。肿瘤细胞形态具有异质性的特点，可类似于中心母细胞或免疫母细胞，或者伴有浆细胞分化，偶见异形肿瘤细胞。2000 年 cDNA 微阵列技术被首次运用于 DLBCL 分型，根据基因表达谱将 DLBCL 分为两类，生发中心 B 细胞样（Germinal center B cell，GCB）和活化的 B 细胞样（Actirve Bcell，ABC）。两型 DLBCL 来源于不同分化发育阶段的 B 细胞：GCB 型起源于生发中心细胞，而 ABC 型来自后生发中心细胞。随后又发现一类基因表达与 GCB 样和 ABC 样不同，但预后与 ABC 样相似的第 3 型免疫组化（Immunohisto chemistry，ICH）：BL 是起源于生发中心或生发中心后 B 细胞的侵袭性淋巴瘤，肿瘤细胞表达 B 细胞相关抗原（如 CDl9、CD20、CD22）以及 CDlO、bcl-6、CD38、CD43 和 CD77，bcl-2 通常阴性或弱阳性，ki-67 增值指数阳性率接近 100%。GCB-DLBCL 相关标记：bcl-6 表达于成熟的生发中心 B 细胞和静止 B 细胞，随着细胞的活化而表达降低，可作为生发中心细胞的标志物。CD10 在淋巴细胞的分化过程中表达于前 B 细胞和生发中心 B 细胞。Bcl-6 和 CD10 联合应用能够确定 DLBCL 的 GCB 型。non-GCB 相关标志物：约 50%~70% 的 DLBCL 细胞表 MUMl/IRF4。IRF4 的表达提示细胞来自于 GC 分化末期的 B 细胞，或 PGC 直至分化为浆细胞的各阶段 B 细胞。MUMl/IRF4 可作为 PGC 来源细胞的标志物，MUM-1 的表达与 ABC 亚群密切相关。分子生物学（（Molecular biology）及细胞遗传学（Cytogenetics）：几乎所有 BL 病例均存在 c-MYC 基因的易位，*C-myc* 是一种转录因子，可以促进细胞增殖和细胞转化，并且抑制细胞分化，在细胞增殖和分化的调控中起关键作用。*C-myc* 基因位于染色体 8q24 上，多数 *C-myc* 易位为 t（8；14）（q24；q32）的重排，约占 80%。此外，还存在两种其他类型的易位，分别为 t（8；22）（q24；q11）及 t（2；8）（q12；q24）。尽管上述易位点不同，但是均未影响 *C-myc* 基因的编码区，其结果均导致 C-myc 蛋白的持续高表达。BL 的细胞遗传学异常较为复杂，除 c-MYC 易位外，还存在多样化的染色体异常，其中最常见的包括 13q 的缺失、lq 重复以及 6q 缺失，且这些不同的染色体突变可能与预后相关。而儿童 DLBCL 中绝大多数无 *C-myc* 基因表达。

2. 其他：

（1）血常规及生化、凝血功能：BL 患儿血象可表现为正常，当存在骨髓受累时可有白血病的表现，如白细胞增高/降低、血小板降低、贫血，CRP 增高等。生化：尿酸、肝肾功能、LDH、电解质是必查项目。肿瘤负荷大的患儿可出现血尿酸及乳酸脱氢酶含量增高，电解质紊乱，肾功能异常等表现，若伴有胰腺侵犯或胆总管受压者，可有胰酶增高，胆红素增高等继发改变。凝血功能包括 PT、APTT、FIB、D-二聚体，本病在发病时或化疗早期有可能出现凝血功能异常，如：FIB 及 D-二聚体升高，PT 及 APTT 延长等。而 DLBCL 患儿，多数血象、生化、凝血功能改变不著。

（2）骨髓常规：BL 骨髓侵犯者，骨髓常规可见大量原始幼稚淋巴细胞，形态上呈 L3 型，胞质内可见空泡，同时通过骨髓活检和进行免疫组化染色，流式细胞术检查可获得比骨髓穿刺更高的阳性率。骨髓流式细胞检查可表达 CD10、CD19、CD20、

Kappa/Lambda，需要注意与急性B淋巴细胞白血病相鉴别。当骨髓无侵犯时，骨髓常规同正常骨髓象。DLBCL患儿骨髓侵犯者极为少见。

（3）影像学检查：患儿进行治疗前需进行全身影像学检查以明确受累部位，完成分期。颈部、胸部、腹部、盆腔CT、核磁作为分期的依据应常规检查。如患儿有CNS受累的症状或表现，应进行头颅MRI或CT扫描。近年来，PET-CT已逐渐成为本病分期和再评估的重要工具。

（4）脑脊液检查：脑脊液检查是诊断淋巴瘤患儿中枢神经系统侵犯重要依据，除了常规和生化检查必须同时做离心甩片法检查及流式细胞学检查。如果腰穿无损伤，WBC > 5×10^6/L并见有幼稚细胞，或者脑脊液流式细胞检测阳性便可诊断为中枢神经系统侵犯。

（三）方案分组标准

按St. Jude分期系统进行临床分期。

1. 低危组（Group A）：所有完全切除的Ⅰ期和Ⅱ期伯基特淋巴瘤（Burkitt）、弥漫大B细胞淋巴瘤（DLBCL）；未切除的Ⅰ期和Ⅱ期滤泡细胞淋巴瘤（有治疗理由）。

2. 中危组（Group B）：未切除的Ⅰ~Ⅱ期Burkitt、DLBCL，滤泡细胞淋巴瘤Ⅲ~Ⅳ期；Ⅲ~Ⅳ期（无CNS浸润，骨髓< 25%），A组早期反应不好。

3. 高危组（Group C）：Ⅳ期伴CNS浸润（包括CNS2）、C组Ⅳ期伴睾丸及卵巢侵犯，骨髓> 25%（Burkitt白血病）；B组早期治疗反应不好，中期有残留病灶。

中期评估反应不好患儿不进入本临床路径。

释义

■ 详见参考文献。

（四）选择治疗方案的依据

根据《诸福棠实用儿科学（第8版）》（人民卫生出版社，2015）。应用来源于改良LMB-89方案的BCH-NHL-成熟B方案化疗。

1. 初始诱导化疗方案：

（1）低危组A组方案为COPAD方案：

COPAD具体如下：

长春新碱（VCR）2mg/（m^2·d）（最大剂量2mg）静脉推注d1、d6。

泼尼松（PDN）60 mg/（m^2·d）（分2次给）　d1~d5，以后3天内减停。

环磷酰胺（CTX）　每次250mg/m^2　q12h×3d，15分钟输入，d1~d3　（首剂应在DNR前给）。

同时水化3000ml/（m^2·d）［125ml/（m^2·h）］，持续水化至最后1次CTX后12小时。

柔红霉素（DNR）30mg/（kg·d）×2d（d1~d2），6小时输入，在首剂CTX后给。

（2）中危B组及高危C组诱导方案：COP方案：

COP具体如下：

长春新碱（VCR）1mg/（m^2·d）（最大剂量2mg）静脉推注d1。

环磷酰胺（CTX）　每次300mg/m^2（15分钟内静脉滴入）　d1。
泼尼松（PDN）60mg/（m^2·d）（分2次给）　d1～d7。
B组为二联鞘内注射d1　按年龄鞘内注射剂量如下：

年龄	MTX（mg）	Dex（mg）
＜1岁	8	2
≥1岁，＜2岁	10	2
≥2岁，＜3岁	12	2
≥3岁	15	4

C组分别于d1、3、5进行三联鞘内注射　剂量如下：

年龄	MTX（mg）	Ara-C（mg）	Dex（mg）
＜1岁	8	15	2
≥1岁，＜2岁	10	20	2
≥2岁，＜3岁	12	25	4
≥3岁	15	30	4

备注：C组需在鞘内注射后24小时口服亚叶酸钙（FH4Ca）15mg/m^2口服q12h解救d2、4

2. 巩固治疗化疗方案：
（1）低危A组方案：COPAD方案（同前）于血常规恢复尽快进行，不超过上次化疗的d21。
（2）中危B组及高危C组COPADM1方案具体如下：
VCR　2 mg/（m^2·d）（最大剂量2mg）静脉推注d1。
PND　60mg/（m^2·d）（分2次服）d1～d5，以后3天内减停。
甲氨蝶呤（MTX）3g/（m^2·d）置于500ml液体中静脉滴注3小时　d1［CNS状态为CNS3者MTX为5g/（m^2·d）］。
FH4Ca：　15mg/（m^2·d）（MTX后24小时开始口服，每6小时1次，共12次（8次以后依据MTX浓度定）。
CTX：　250 mg/（m^2·d）　q12h×3d静脉滴注　15分钟入，d2～d4。
DNR：30mg/（m^2·d）×2d 6小时输入，d1～d2。
鞘内注射：B组为二联鞘内注射（MTX+Dex）d2、d6。
C组为三联鞘内注射MTX/Dex/Ara-c　d1、d3、d5。
中危B组1：
1）COPADM2方案：
VCR　2mg/（m^2·d）（最大剂量2mg）静脉推注d1。
PND　60mg/（m^2·d）（分2次服）　d1～d5，以后3天内减停。
甲氨蝶呤（MTX）3g/（m^2·d）置于500ml液体中静脉滴注3小时　d1。
FH4Ca：　15mg/（m^2·d）（MTX后24小时开始口服，每6小时1次，共12次（8次以后依据MTX浓度定）。
CTX：　500 mg/（m^2·d）q12h×3天静脉滴注　15分钟入，d2～d4（美司钠200mg/m^2于CTX 0、4、8小时）。
DNR：　30 mg/（m^2·d）×2d 6小时输入，d1～d2，在首剂CTX后给。
鞘内注射：二联鞘内注射（MTX+Dex）d2、d6。
2）CYM1方案：
阿糖胞苷（Ara-c）100mg/（m^2·d）溶入500～1000ml/m^2溶液，持续输注24小时 d2～d6

（共 5 天）。

MTX3g/m^2置于 500ml 液体（5%糖盐钾）中静脉滴注，＞3 小时进入 d1。

FH4Ca：15mg/m^2（24 小时后开始服，每 6 小时 1 次，共 12 次（8 次以后依据血药浓度定给药次数）。

鞘内注射：MTX+Dex 第 2 天；Ara-c+Dex 第 7 天。

CYM1 后对患儿重新评估（中期评估），若提示进展，退出临床路径，进入 C 组方案，用 CYVE1。

3）CYM2 用药同 CYM1，应在 CYM1 后 ANC＞1.0×10^9/L，PLT＞100×10^9/L 尽快进行。

4）COPADM3 方案：

VCR　2mg/（m^2·d）（最大剂量 2mg）静脉推注 d1。

PND 60mg/（m^2·d）（分 2 次服）　d1～d5，以后 3 天内减停。

甲氨蝶呤（MTX）3g/m^2置于 500ml 液体中静脉滴注 3 小时　d1。

FH4Ca：　15mg/（m^2·d）（MTX 后 24 小时开始口服，每 6 小时 1 次，共 12 次（8 次以后依据 MTX 浓度定）。

CTX：　500 mg/（m^2·d）q12h×3 天静脉滴注　15 分钟入，d2～d4（美司钠 200mg/m^2于 CTX 0、4、8 小时）。

阿霉素（多柔比星，Adr）：　30 mg/（m^2·d）×2d 6 小时输入，d1～d2。

鞘内注射：二联鞘内注射（MTX+Dex）d2。

高危 C 组：

1）COPADM2 方案：

VCR　　2mg/（m^2·d）（最大剂量 2mg）静脉推注 d1。

PND　　60mg/（m^2·d）（分 2 次服）　d1～d5，以后 3 天内减停。

甲氨蝶呤（MTX）5g/m^2置于 500ml 液体中静脉滴注 3 小时　d1（CNS3 者 MTX 为 8g/m^2），充分水化碱化。

FH4Ca：　15mg/m^2（MTX 后 24 小时开始口服，每 6 小时候 1 次，共 12 次（8 次以后依据 MTX 浓度定）。

CTX：　500 mg/m^2 q12h×3 天静脉滴注　15 分钟入，d2～4d（美司钠 200mg/m^2于 CTX 0、4、8 小时）。

DNR：　30 mg/（m^2·d）×2d 6 小时输入，d1～d5，在首剂 CTX 后给。

鞘内注射：三联鞘内注射 d2、d4、d6。

2）CYVE1—MTX5/8 方案：

小剂量 Ara-c　50mg/（m^2·d）持续静脉滴注 12 小时，（从晚 8pm 至次日晨 8am）共用 5 天

大剂量 Ara-c 3000mg/（m^2·d）加入 375ml/m^2 液体静脉滴注 3 小时，在小剂量开始后 12 小时给，共 4 次，d2～d5（8am-11am）

可的松滴眼液点眼共 5 天，每 2 小时 1 次。

VP16 200mg/（m^2·d）加入 500ml/m^2液体中静脉滴注 2 小时，qd4　d2～d5（2pm～4pm）。

HDMTX5g/m^2置于 500ml 液体（5%糖盐钾）中静脉滴注 4 小时进入。同时水化 3000～4000ml/（m^2·d），直至 MTX 浓度低于 0.15μmol/L（CNS3 者 MTX 为 8g/m^2）。

HDMTX 必须在 CYVE1 后 18～25 天具备以下条件才能使用：ANC＞0.5×10^9/L 和 PLT＞50×10^9/L；G-CSF（如果用）结束后第 48 小时；转氨酶＜10 倍正常值。

d19 三联鞘内注射。

CYVE1—MTX5/8 后对患儿重新评估（中期评估），瘤灶部位超声及增强 CT，可行 PET-CT 鉴别瘤灶与瘢痕。确定瘤灶阴性，则继续完成 CYEVE2-M4，瘤灶进展退出临床路径。

3）CYVE2 在 CYVE1 后血象恢复至 ANC＞1.0×10^9/L 和 PLT＞100×10^9/L 开始。具体方案同

CYVE1。

4）M1 方案：

VCR　　2mg/（m^2・d）（最大剂量 2mg）静脉推注 d1。

PND　　60mg/（m^2・d）（分 2 次服）　d1～d5，以后 3 天内减停。

甲氨蝶呤（MTX）5g/（m^2・d）置于 500ml 液体中静脉滴注 3 小时　d1 充分水化碱化。

FH4Ca：　15mg/m^2（MTX 后 24 小时开始口服，每 6 小时候 1 次，共 12 次（8 次以后依据 MTX 浓度定）

CTX：　500 mg/（m^2・d）qd×2d 静脉滴注　15 分钟入，d2～d3（美司钠 200mg/m^2 于 CTX 0、4、8 小时）。

阿霉素（多柔比星，Adr）：　30 mg/（m^2・d）×2d 6 小时输入，d1～d2，在首剂 CTX 后给。

鞘内注射：三联鞘内注射 d2。

3. 维持治疗化疗方案：

（1）低危 A 组无维持治疗。

（2）中危 B 组及高危 C 组维持方案一致：

1）M2 具体如下：

Ara-C　50mg/m^2静脉滴注　q12h　d1～d5。

VP16　150mg/m^2静脉滴注 90 分钟　d1～d3。

2）M3 具体如下：

VCR：　2mg/m^2（最大剂量 2mg）d1。

PND：　60mg/（m^2・d）分 2 次口服。d1～d5　3 天内减停。

CTX：　500mg/（m^2・d），30 分钟内输入，d1～d2。

维持液量在 3000ml/（m^2・d）至 CTX 后 12 小时。

Adr：30mg/（m^2・d）d1、2 持续输注。

3）M4 具体如下：

Ara-C　50mg/m^2静脉滴注　q12h　d1～d5。

VP16　150mg/m^2　静脉滴注 90 分钟　d1～d3。

释义

■ 并发症及处理原则：

（1）急性肿瘤溶解综合征：对化疗敏感的肿瘤在初始治疗时，大量肿瘤细胞溶解坏死，引起高尿酸血症、高磷血症、低钙血症、低镁血症及尿酸结晶堵塞肾小管，严重时导致急性肾衰竭。淋巴系肿瘤对化疗敏感，在肿瘤高负荷时更容易合并肿瘤细胞溶解综合征。需积极预防和处理。

（2）心脏毒性：指蒽环类药物的心脏毒性，包括急性心肌损伤和慢性心功能损害。前者为短暂而可逆的心肌局部缺血，可表现为心悸、气短、胸闷、心前区不适等；后者为不可逆的充血性心力衰竭，与药物累积剂量相关。一旦心功能检测提示心脏射血分数＜55%或轴缩短分数＜28%，若能证明左心功能异常和细菌感染有关，可以继续使用蒽环类抗生素，否则应该暂停，直到射血分数≥55%或轴缩短分数≥28%。根据蒽环类药物使用剂量或心肌损伤程度选择右丙亚胺（Zinecard），左旋肉碱、能量合剂等药物。

（3）肾脏毒性：HD-MTX：肾毒性药物（如阿昔洛韦）可导致血清肌酐正常 GFR 降低的亚临床性肾功能异常，如有可能这类药物应该延迟到 HD-MTX 后 20 小时以后或 MTX 已经充分排泄后给予。如果肌酐值提示肾功能异常，MTX 用量需要调整。

■ 治疗中评估：

治疗过程中进行3次评估：①早期评估：于COP方案化疗第7天进行，通过影像学检查（超声/CT）测量瘤灶大小。瘤灶缩小>75%为极其敏感，瘤灶缩小25%~75%为敏感，瘤灶缩小<25%为不敏感。②中期评估：4个疗程后进行，包括全身瘤灶筛查、骨髓和脑脊液微小残留病检测及血清学检查。有可疑残留病灶者行活检或PET-CT，明确为瘤灶后尽快行自体造血干细胞移植；未行活检及PET-CT检查的患儿继续按原方案化疗并动态观察。③后期评估：6个疗程后进行，评估内容与中期评估类似，重点检查中期评估有问题的项目。停化疗前常规进行影像学检查、骨髓及脑脊液检查、脏器和免疫功能检查、病毒筛查。治疗中出现瘤灶复发、进展则退出路径。

■ 疗效判断标准：

①完全缓解：肿瘤完全消失；②部分缓解：肿瘤缩小50%以上，但未完全缓解；③疾病稳定：肿瘤缩小不足50%或增大未超过25%；④疾病进展：肿瘤增大超过25%；⑤复发：疾病达到完全缓解后再次出现新发病灶。

■ 停药随访：

患儿化疗结束后定期门诊复查随访，停化疗2年内每3个月复查1次，之后每6个月复查1次。每次复查时均监测血常规、脏器功能、免疫功能以及瘤灶部位影像学等。

五、儿童成熟B细胞淋巴瘤（MBL）护理规范

1. 密切观察患儿生命体征，有无呼吸困难，观察患儿活动受限的程度、有无感染的症状和体征，肿大淋巴结的部位、大小、活动度，观察有无尿量减少，患儿的体重变化及营养状况，化疗后观察血象及不良反应。

2. 保持病房安静、安全、舒适、整洁，协助患儿取舒适卧位，加强心理护理，注意观察患儿情绪，讲解必要的疾病知识，增加患儿治疗的信心，加强营养，少食多餐，戒烟酒及刺激性食物。每周测量体重，注意观察大便的颜色，保持大便通畅，纵隔淋巴结受累时，可发生发绀、呼吸困难或上腔静脉综合征，赢取半坐卧位，高流量氧气吸入，若患儿有腹痛、腹泻、腹水、腹块或肠梗阻现象，表示有腹腔淋巴结或肠道受累，应及时报告医师，化疗患儿注意保护血管，预防化疗药物刺激产生静脉炎，避免药物外渗。加强保护性隔离，防止感染。化疗期间及化疗后应每周至少化验血常规1次。

3. 健康教育，心理指导：关心体贴患儿，多于患儿及家属沟通，耐心向患儿解释，树立战胜疾病的信心，争取早日康复。

4. 药物指导：向患儿讲解药物的作用不良反应，告知患儿应注意的事项。化疗期间因骨髓抑制、抵抗力低下，有感染的危险，保持病房新鲜空气外，做好消毒隔离工作。做好患儿的基础护理，防止受寒感冒。向其讲解化疗期间的注意事项，取得患儿的配合。告知患儿化疗期间常见的反应，减少患儿恐惧，指导患儿化疗后黏膜炎及皮肤护理，以免破溃影响治疗。

5. 出院指导：嘱患儿预防感冒，适当增减衣物，遵医嘱服药，定期复诊，劳逸结合，有情况随诊。

六、儿童成熟B细胞淋巴瘤（MBL）营养治疗规范

1. 常规饮食指导：以干净卫生好消化为原则。应给予足量的蛋白质、碳水化合物，维生素

和热量的摄入，应少食多餐，不吃过冷、过热、过硬的食物，禁忌暴饮暴食，多吃新鲜蔬菜等，保持大便通畅。

2. 特殊饮食指导：初诊患儿，当瘤灶侵犯肠道时（有黑便、消化道出血、肠套叠、肠道黏膜肿胀）需进流食或禁食水。

七、儿童成熟B细胞淋巴瘤（MBL）患儿健康宣教

多休息，休疗期适度活动，保持大便通畅。保证营养摄入，食物以清淡、易消化、无刺激为宜。多饮水。病室保护整洁，空气流通。减少陪伴探视人员，患有感冒的人员勿探视。加强皮肤、口鼻及会阴部的清洁，便后坐盆。监测体温，及早发现感染征兆，如咽部不适，咳嗽等马上告知医务人员。注意安全，避免外伤，穿刺后延长按压时间至不出血为止。饮食：注意饮食的合理搭配及饮食均衡。营养原则为高热量、高蛋白、高维生素、避免刺激性食物。服药与就诊：遵医嘱按时服药，定期复查及化疗。如出现发生、出血、肿块等不适时及时随诊。

初治儿童成熟B细胞淋巴瘤（MBL）临床路径

一、初治儿童MBL临床路径标准住院流程

（一）标准住院日为30天内

释义

■ MBL患儿诱导缓解治疗疗程为21~25天（COP化疗7天，COPADM1方案化疗8天，休疗6~10天），疗程结束时大部分患儿可获得部分缓解，血象恢复正常，感染控制，因此标准住院日为30天内。化疗尽量紧凑，延迟化疗有可能影响预后。

（二）进入路径标准

1. 第一诊断必须符合儿童成熟B细胞淋巴瘤（包括伯基特淋巴瘤MBL、弥漫大B细胞淋巴瘤DLBCL及滤泡细胞淋巴瘤FL等）诊断的患儿。

2. 当患儿同时具有其他疾病诊断时，但在住院期间不需要特殊处理，也不影响第一诊断的临床路径流程实施时，可以进入路径。

释义

■ 患儿同时具有其他疾病影响第一诊断的临床路径流程实施时均不适合进入临床路径。

（三）明确诊断及入院常规检查需3~5天（指工作日）

1. 临床病史：询问有无伴发疾病，此前有无治疗史。寻找最佳部位进行确诊检查：尽可能在最容易取材的部位取得标本寻找肿瘤细胞，可以考虑一下顺序：骨髓、胸腹腔积液、浅表淋巴瘤、皮肤可疑瘤灶、深部淋巴结穿刺或活检、瘤灶手术取活检。然后完善肿瘤细胞的MICM分型，骨髓及胸腔积液需做流失细胞检测，病理标本需进行基因检测和FISH检测。完成病理中心会诊以避免误诊（至少3家三甲医院病理专家会诊）。

2. 必需的检查项目：

（1）外周血常规及白细胞分类。

（2）骨髓：至少行胸骨及髂后两个部位骨髓穿刺，行骨髓形态、免疫组化、流式细胞仪检测应行骨髓细胞形态学、流式细胞免疫表型（应包括成熟 B 标志）分析、细胞遗传学染色体和基因检查，同时行骨髓活检病理检查（至少应包括 C-myc/Bcl-2/ Bcl-2 等基因和 FISH 检测）。

（3）血清学检查：包括电解质，肝肾功能，心肌酶检测，凝血功能及肿瘤生物因子检查：LDH、尿酸、CRP、铁蛋白。

（4）病毒学检查：EBV 四项、EBV-DNA、CMV-IgG 及 IgM、HSV 系列（HSV1-8-IgM）；乙型肝炎、丙型肝炎、梅毒、艾滋病毒抗体。

（5）脑脊液检查：包括常规、生化、脑脊液甩片找肿瘤细胞、有条件者流式细胞仪检测肿瘤细胞免疫分型可提高 CNS 侵犯检出率。

（6）影像学检查进行分期：

1）超声：至少包括颈部淋巴结超声、腹部超声及消化道等病灶部位相关超声（做最大瘤灶测量）。

2）CT：至少包括胸腹盆 CT 平扫（若作 PET-CT，可不做常规 CT 检查，仅作病灶部位检查）；病灶部位需行增强 CT 检查；注意测瘤灶容积。

3）MR：头颅和脊髓需做 MR。鼻咽部受累者需进行鼻咽部 MR。

4）PET-CT：有条件者全部治疗前行全身 PET 检查。

（7）心脏功能检测：心电图、心脏彩超。

3. 患儿及家属签署以下同意书：病重或病危通知书、骨髓穿刺及活检同意书、化疗知情同意书、输血知情同意书、PICC 静脉插管或输液港同意书（有条件时）。

释义

■ 部分检查可以在门诊完成。

■ 病原学检查根据情况标本来源不限于痰液，可包括血液等，可进行涂片、培养、药物敏感实验，也包括血清抗体检测。

■ 根据病情可选择与疾病处置密切相关部分项目进行检查。

■ 静脉插管应注意患儿凝血功能状况。

（四）化疗前准备

1. 发热患儿建议检查血常规及 CRP 并寻找感染灶，如果有感染立即进行病原微生物培养并使用抗菌药物，可选用头孢类（或青霉素类）抗炎治疗，3 天后发热不缓解者，可考虑升级抗菌药物，如更换为碳青霉烯类和/或糖肽类和/或抗真菌治疗。有明确脏器感染患儿应根据感染部位及病原微生物培养结果选用相应抗菌药物；如果无明确感染灶，发热考虑为 B 症状时，可以开始化疗。

2. 对于 Hb＜80g/L，PLT＜20×10^9/L 或有活动性出血的患儿，分别输浓缩红细胞、单采或多采血小板，若存在弥散性血管内凝血（DIC）倾向则当 PLT＜50×10^9/L 即应输注单采或多采血小板，酌情使用肝素等其他 DIC 治疗药物。有心功能不全者可放宽输血指征。

3. 有凝血功能异常的患儿，输注相关血液制品。纤维蛋白原＜1.0~1.5g/L，结合临床症状输新鲜血浆或浓缩纤维蛋白原。

4. 仔细查体，详细记录各项阳性体征包括生命体征、可触及的肿大淋巴结以及其位置、肝脾大情况、韦氏环、腹部包块、皮肤软组织或骨关节病灶等。

5. 整理所有评估结果，确定受累部位，明确临床分期。

释义

■ 成熟B细胞淋巴瘤为特殊人群，发热患儿的治疗原则应遵循免疫低下人群或中性粒细胞减少伴发热的治疗原则。

■ 在疾病早期，成熟B细胞淋巴瘤患儿的电解质、肾功能、尿酸、凝血功能的监测和纠正尤为重要，应高度重视。需多次复查，及时应对。

（五）MBL的诊断标准、治疗原则和危险度分组

1. 诊断标准：依据患儿临床特点，并行肿物组织病理学、免疫组化、细胞遗传学和分子生物学的检测，经2~3家三级甲等医院病理诊断一致确诊。方案适用于：伯基特淋巴瘤、弥漫大B细胞淋巴瘤、高级别B及滤泡细胞淋巴瘤。

2. 根据外周血象、骨髓象、脑脊液检查及影像学检查（X线、超声、CT、MRI、PET-CT等），按St. Jude分期系统进行临床分期。

3. 治疗原则：应用来源于改良LMB-89方案的CNCL—NHL-成熟B方案化疗。

4. 中枢神经系统侵犯的诊断：

（1）中枢神经系统侵犯的诊断：根据脑脊液状态分级。

脑脊液状态分级主要依据临床表现、影像学改变、脑脊液检查。

1）CNS1：同时符合以下3条：脑脊液中无肿瘤细胞；无中枢神经系统异常的临床表现；无中枢神经系统异常的影像学（CT/MRI）依据。

2）CNS2：符合以下任何一条可诊断CNS2：腰椎穿刺无损伤—脑脊液不混血（红细胞：白细胞≤100：1）时，脑脊液白细胞计数≤5/μl，并见到明确的肿瘤细胞。

腰椎穿刺有损伤—脑脊液混血（红细胞：白细胞>100：1）时，脑脊液见到明确的肿瘤细胞；

腰椎穿刺有损伤并为血性脑脊液，不论有无肿瘤细胞，如初诊白细胞数>50×10^9/L则归为CNS2。

中枢邻近部位的侵犯：头面部皮肤、软组织或骨骼侵犯，如颅骨、鼻窦、眼眶等（未突破硬脑膜）；脊柱骨破坏或椎旁侵犯不伴神经系统症状的，无CNS占位、脑脊液检查正常。

3）CNS3：符合以下任何一条可诊断CNS3：

脑脊液白细胞计数>5/μl，并以肿瘤细胞为主，同时红细胞：白细胞≤100：1；或者脑脊液白细胞计数>5/μl，其中肿瘤细胞所占比例高于外周血幼稚细胞百分比。

脑神经麻痹，即使脑脊液中无肿瘤细胞、颅脑MRI/CT未发现占位性病变。

CT/MRI可见脑、脊髓或脑膜、脊膜病变。

脊柱骨破坏或椎旁侵犯引起排尿异常、肢体活动障碍等神经系统症状。

5. 方案分组：

（1）Group A：所有完全切除的Ⅰ期和Ⅱ期Burkitt、DLBCL；未切除的Ⅰ期和Ⅱ期滤泡细胞淋巴瘤（有治疗理由）。

（2）Group B：未切除的Ⅰ~Ⅱ期Burkitt、DLBCL，滤泡细胞淋巴瘤Ⅲ~Ⅳ期；Ⅲ~Ⅳ期（无CNS浸润，骨髓<25%），A组早期反应不好。

（3）Group C：Ⅳ期伴CNS浸润（包括CNS2）、C组Ⅳ期伴睾丸及卵巢侵犯，骨髓>25%（Burkitt白血病）；B组早期治疗反应不好，中期有残留病灶。

释义

■ 治疗早期并发症：

急性肿瘤溶解综合征：对化疗敏感的肿瘤在初始治疗时，大量肿瘤细胞溶解坏死，可引起高尿酸血症、高磷血症、低钙血症、低镁血症及尿酸结晶堵塞肾小管，严重时导致急性肾衰竭。淋巴系肿瘤对化疗敏感，在肿瘤高负荷时更容易合并肿瘤细胞溶解综合征，需积极预防和处理。

（六）化疗开始于诊断明确完善评估后

本组患儿危重，进展快，尽快完善检查，尽早用药（尽量入院3天之内）。

释义

■ 化疗前完善脏器功能、免疫功能、瘤灶部位的影像、骨穿，评估脏器功能、有无化疗禁忌证及瘤灶受累部位，帮助进行分期、分组。

（七）化疗方案（CNCL—NHL-成熟B方案）

1. A组方案：A方案，COPAD方案。

COPAD具体如下：

长春新碱（VCR）2mg/（m^2·d）（最大剂量2mg）或长春地辛（VDS）3mg/（m^2·d）（最大剂量4mg）静脉推注 d1、d6。

泼尼松（PDN）60 mg/（m^2·d）（分2次给）d1~d5，以后3天内减停。

环磷酰胺（CTX）　250mg/m^2 q12h×3d，15分钟输入，d1~d3（首剂应在DNR前给）。

同时水化3000ml/（m^2·d）［125ml/（m^2·h）］，持续水化至最后1次CTX后12小时。

柔红霉素（DNR）或表柔比星（EPI）30mg/（m^2·d）×2d（d1~d2），6小时输入，在首剂CTX后给。

2. B组及C组方案：COP--COPADM1方案。

COP具体如下：

长春新碱（VCR）1mg/（m^2·d）（最大剂量2mg）或长春地辛（VDS）3mg/（m^2·d）（最大剂量4mg）静脉推注 d1。

环磷酰胺（CTX）　300mg/（m^2·d）（15分钟内静脉滴入）　d1。

泼尼松（PDN）60 /（m^2·d）（分2次给）　d1~d7。

B组为二联鞘内注射 d1　按年龄鞘内注射剂量如下：

年龄	MTX（mg）	Dex（mg）
＜1岁	8	2
≥1岁，＜2岁	10	2
≥2岁，＜3岁	12	2
≥3岁	15	4

C组分别于d1/d3/d5进行三联鞘内注射　剂量如下：

年龄	MTX（mg）	Ara-C（mg）	Dex（mg）
<1岁	8	15	2
≥1岁，<2岁	10	20	2
≥2岁，<3岁	12	25	4
≥3岁	15	30	4

备注：C组需在鞘内注射后24小时口服亚叶酸钙（FH4Ca）15mg/m^{2}口服 q12h 解救 d2、d4；

COPADM1 方案具体如下：

此疗程应在第8天开始（如有肝功异常等问题，延迟3天）

任何患儿开始此方案前需做肌酐清除率（GFR）（用甲氨蝶呤 MTX 前），如果 GFR 减少<70，则暂不能给MTX。GFR100~150，MTX 减量 10%；GFR 70~100，减量 20%。

VCR　2mg/（m^2·d）（最大剂量 2mg）或 VDS 3mg/（m^2·d）（最大剂量 4mg）静脉推注 d1

PND　60mg/（m^2·d）（分2次服）　d1~d5，以后3天内减停

甲氨蝶呤（MTX）3g/（m^2·d）置于 500ml 液体中静脉滴注3小时　d1［CNS 状态为 CNS3 者 MTX 为 5g/（m^2·d）］

FH4Ca：　15mg/m^2（MTX 后 24 小时开始口服，每6小时1次，共12次（8次以后依据 MTX 浓度定）

CTX：　250mg/m^2 q12h×3d 静脉滴注　15 分钟入，d2~d4。

首剂应在第2天的 DNR 前输入，同时水化 3000ml/m^2［125ml/（m^2·h）］，直至 CTX 用完后 12 小时

DNR 或 EPI：　30mg/（m^2·d）×2d 6 小时输入，d1~d2，在首剂 CTX 后给。

鞘内注射：B组为二联鞘内注射（MTX+Dex）d2、d6

C组为三联鞘内注射 MTX/Dex/Ara-c　d1、d3、d5

释义

■ 化疗药物所致脏器功能损伤：

心脏毒性：指蒽环类药物的心脏毒性，包括急性心肌损伤和慢性心功能损害。前者为短暂而可逆的心肌局部缺血，可表现为心悸、气短、胸闷、心前区不适等；后者为不可逆的充血性心力衰竭，与药物累积剂量相关。一旦心功能检测提示心脏射血分数<55%或轴缩短分数<28%，若能证明左心功能异常和细菌感染有关，可以继续使用蒽环类抗生素，否则应该暂停，直到射血分数≥55%或轴缩短分数≥28%。根据蒽环类药物使用剂量或心肌损伤程度选择右丙亚胺（Zinecard），左旋肉碱、能量合剂等药物。

肾脏毒性：HD-MTX 所致的肾毒性药物（如阿昔洛韦）可导致血清肌酐正常GFR 降低的亚临床性肾功能异常，如有可能这类药物应该延迟到 HD-MTX 后 20 小时以后或 MTX 已经充分排泄后给予。如果肌酐值提示肾功能异常，MTX 用量需要调整。

黏膜炎：HD-MTX 所致的黏膜炎，口腔黏膜炎、肛周黏膜炎，用药后需严密监测病变情况。

（八）化疗中监测及后评估

1. 务必于化疗前先行鞘内注射和脑水检查，并尽量避免腰椎穿刺出血。本组有大瘤块的患儿有发生肿瘤溶解综合征的危险性，入院即需进行充分水化碱化，量及时间视合并症而定。化疗后前3天密切监测血生化肾功能及尿酸电解质情况，有大瘤块尿酸>500，LDH>1000的患儿建议先给 PND 及 VCR（或 VDS），CTX 在间隔 24 小时后给。定期复查血常规、尿常规、大便常规；肝肾功能、电解质、凝血功能和胰酶；脏器功能评估。

2. 已经有肿瘤溶解综合征及肾衰竭的患儿建议化疗前予1~3剂尿酸氧化酶（G6PD阴性者）和/或血液滤过治疗。

3. 所有B组及C组患儿均在COP后第7天进行瘤灶评估（与治疗前选择同一瘤灶、同一方法检查并测量和计算）

（1）B组肿块缩小>25%视为反应敏感，如无反应或<25%进入C方案；肿块缩小>75%视为反应非常敏感，进入B组。

（2）如患儿有肾衰竭（肾清除率<60ml/min）败血症或其他器官毒性，则考虑再用1轮COP。

（3）复查转氨酶，如果>正常10倍，则等待2天用COPADM1，如果48小时后不降，则用下1轮COP。

4. 出现感染时，需多次重复各种体液或分泌物培养、病原学检查、相关影像学检查。

释义

■ 常见的病原学检查：血培养（双份，外周+深静脉置管，寒战时加做1次），呼吸道病源，若有尿频、腹泻等症状时加做尿便培养。

（九）化疗中及化疗后治疗

1. 感染防治：

（1）给予复方磺胺异噁唑预防肺孢子菌肺炎。

（2）发热患儿建议立即进行病原微生物培养并使用抗菌药物，可选用头孢类抗炎治疗，3天后发热不缓解者，可考虑更换碳青霉烯类和/或糖肽类和/或抗真菌治疗；有明确脏器感染的患儿，应根据感染部位及病原微生物培养结果选用相应抗菌药物。

（3）严重感染时可静脉输注丙种球蛋白。

2. 脏器功能损伤的相应防治：镇吐、保肝、水化、碱化（必要时）、防治尿酸肾病（别嘌呤醇）、抑酸剂等。

3. 成分输血：适用于Hb<80g/L，PLT<20×10^9/L或有活动性出血的患儿，分别输浓缩红细胞、单采或多采血小板，若存在DIC倾向则PLT<50×10^9/L即应输注血小板，并酌情使用肝素等其他DIC治疗药物。有心功能不全者可放宽输血指征。

4. 造血生长因子：化疗后中性粒细胞绝对值（ANC）≤1.0×10^9/L，可酌情使用粒细胞集落刺激因子（G-CSF）3~5μg/（kg·d）。

释义

■ 成熟B细胞淋巴瘤病患儿为特殊人群，发热的治疗原则应遵循免疫低下人群或中性粒细胞减少伴发热的治疗原则。

■ 在疾病早期，MBL患儿的肾功能、电解质、尿酸的监测和纠正尤为重要，需多次复查，及时应对，避免肿瘤溶解综合征的发生。

■ 注意儿童患儿的特殊性，输注液体的速度、如何补液应遵循其治疗原则。

（十）出院标准

1. 一般情况良好。

2. 无须住院处理的并发症和/或合并症。

释义

■ 患儿血象恢复，无明显需住院处理的并发症可准予出院，如果出现并发症，是否需要住院处理，由主管医师具体决定。

（十一）变异及原因分析

1. 治疗前、中、后有感染、贫血、出血及其他合并症者，需进行相关的诊断和治疗，可能延长住院时间并致费用增加。
2. 治疗中进展者退出路径。

释义

■ 微小变异：因为医院检验项目的不及时性，不能按照要求完成检查；因为节假日不能按照要求完成检查；患儿不愿配合完成相应检查，短期不愿按照要求出院随诊。

■ 重大变异：因基础疾病需要进一步诊断和治疗；因治疗前、中、后合并严重并发症需要其他治疗措施；医院与患儿或家属发生医疗纠纷，患儿要求离院或转院；不愿按照要求出院随诊而导致入院时间明显延长。

二、推荐表单

（一）医师表单

初治儿童 MBL 临床路径医师表单

适用对象：第一诊断为初治儿童成熟 B 细胞淋巴瘤拟行预治疗化疗

患儿姓名：	性别：　年龄：　门诊号：	住院号：
住院日期：　年　月　日	出院日期：　年　月　日	标准住院日 30 天内

时间	住院第 1 天	住院第 2 天
主要诊疗工作	□ 询问病史及体格检查 □ 完成病历书写 □ 开检查单 □ 上级医师查房与化疗前评估 □ 根据血象及凝血功能决定是否成分输血 □ 向家属告病重或病危并签署病重或病危通知书 □ 患儿家属签署骨髓穿刺同意书、腰椎穿刺同意书、输血知情同意书、静脉插管同意书（条件允许时）	□ 上级医师查房 □ 完成入院检查 □ 骨髓穿刺：骨髓形态学检查、免疫分型、细胞遗传学和危险度分型相关基因检测、骨髓活检 □ 完成影像学检查评估肿瘤状态 □ 根据血象及凝血工作决定是否成分输血 □ 控制感染等对症支持治疗 □ 尽快完成必要的相关科室会诊，包括病理会诊 □ 完成上级医师查房记录等病历书写
重要医嘱	**长期医嘱：** □ 儿科血液病护理常规 □ 饮食 □ 抗菌药物（必要时） □ 补液治疗（水化，必要时碱化） □ 其他医嘱 **临时医嘱：** □ 血常规、尿常规、大便常规 □ 肝肾功、电解质、凝血功能、血型、输血前检查 □ 心电图、心脏彩超、超声（多部位） □ 头颅 MRI、胸、腹、盆 CT、血气分析（必要时） □ 静脉插管术（条件允许时） □ 病原微生物培养（必要时） □ PPD 检查 □ 输血医嘱（必要时） □ 眼底检查 □ 其他医嘱	**长期医嘱：** □ 患儿既往基础用药 □ 防治尿酸肾病（别嘌呤醇） □ 预防肺孢子菌肺炎（复方新诺明） □ 抗菌药物（必要时） □ 补液治疗（水化，必要时碱化） □ 其他医嘱 **临时医嘱：** □ 骨髓穿刺 □ 骨髓形态学、免疫分型、细胞遗传学、危险度分型相关基因检测 □ 骨髓活检 □ 血常规 □ 输血医嘱（必要时） □ 其他医嘱
病情变异记录	□ 无　□ 有，原因： 1. 2.	□ 无　□ 有，原因： 1. 2.
医师签名		

<table>
<tr><th>时间</th><th>住院第3~10天</th></tr>
<tr><td>主要诊疗工作</td><td>□ 根据初步骨髓结果、影像学结果制订治疗方案
□ 患儿家属签署化疗知情同意书
□ 住院医师完成病程记录
□ 上级医师查房
□ 化疗
□ 重要脏器保护
□ 止吐</td></tr>
<tr><td>重要医嘱</td><td>长期医嘱：
□ 化疗医嘱（以下方案选一）
□ COPAD：
VCR 2mg/（m^2·d）（最大剂量2mg）或VDS 3mg/（m^2·d）（最大剂量4mg）静脉推注 d1，d6
PDN 60 mg/（m^2·d）（分2次给） d1~d5，以后3天内减停
CTX每次250mg/m^2 q12h×3d，15分钟输入，d1~d3 （首剂应在DNR前给）
同时水化3000ml/（m^2·d）［125ml/（m^2·h）］，持续水化至最后1次CTX后12小时
DNR或EPI30mg/（kg·d）×2d（d1~d2），6小时输入，在首剂CTX后给
□ COP：
VCR 1mg/（m^2·d）（最大剂量2mg）或VDS 3mg/（m^2·d）（最大剂量4mg）静脉推注 d1
CTX每次300mg/m^2（15分钟内静脉滴入） d1
PDN 60 mg/（m^2·d）（分2次给） d1~d7
□ 二联鞘内注射 d1
□ 止吐、抗感染等对症支持治疗医嘱
□ 重要脏器功能保护：防治尿酸肾病（别嘌呤醇）、保肝、抑酸等
□ 三联鞘内注射 d1/d3/d5
□ 补液治疗（水化，必要时碱化）
□ 复方磺胺异噁唑
□ 其他医嘱
临时医嘱：
□ 输血医嘱（必要时）
□ 心电监护（必要时）
□ 密切监测肝肾功、电解质，视肿瘤负荷情况每日1~2次
□ 隔日复查血常规（必要时可每天复查）
□ 血培养（高热时）
□ 出现感染时，需多次重复各种体液或分泌物病原学检查及相关影像学检查
□ 静脉插管护理、换药
□ 腰椎穿刺，鞘内注射（具体剂量见住院流程）
□ 脑脊液常规、生化和细胞形态学检查、流式细胞仪检测肿瘤细胞免疫分型
□ 其他医嘱</td></tr>
<tr><td>病情变异记录</td><td>□ 无 □ 有，原因：
1.
2.</td></tr>
<tr><td>医师签名</td><td></td></tr>
</table>

<table>
<tr><th>时间</th><th>住院第 10~30 天</th><th>出院日</th></tr>
<tr><td>主要诊疗工作</td><td>□ 上级医师查房，注意病情变化
□ 住院医师完成病历书写
□ 完善早期评估 超声及 CT 等影像学
□ 化疗医嘱 COPADM1 方案：此疗程应在化疗第 8 天开始（如有肝功异常等问题，延迟 3 天）
□ 任何患儿开始此方案前需做肌酐清除率（GFR）（用甲氨蝶呤 MTX 前），如果 GFR 减少<70，则暂不能给 MTX。GFR100~150 之间 MTX 减量 10%，GFR70~100 之间 MTX 减量 20%
VCR 2 mg/（m^2·d）（最大剂量 2mg）或 VDS 3mg/（m^2·d）（最大剂量 4mg）静脉推注 d1
PND 60mg/（m^2·d）（分 2 次服） d1~d5，以后 3 天内减停
甲氨蝶呤（MTX）3g/（m^2·d）置于 500ml 液体中静脉滴注 3 小时 d1（CNS 状态为 CNS3 者 MTX 为 5g/（m^2·d））
FH4Ca：15mg/（m^2·d）（MTX 后 24 小时开始口服，每 6 小时候 1 次，共 12 次.（8 次以后依据 MTX 浓度定）
CTX：250 mg/（m^2·d）q12h×3 天静脉滴注 15 分钟入，d2~d4，水化 3000ml/m^2［125ml/（m^2·h）］，直至 CTX 用完后 12 小时
DNR 或 EPI：30mg/（m^2·d）×2d 6 小时输入，d1~d2。在首剂 CTX 后给
□ 鞘内注射：B 组为二联鞘内注射（MTX+Dex）d2，d6
□ 鞘内注射：C 组为三联鞘内注射 d1，d3，d5
□ 化疗后密切监测血常规
□ 注意观察体温、血压、体重等，防治并发症
□ 成分输血、抗感染等支持治疗（必要时）
□ 造血生长因子（必要时）</td><td>□ 上级医师查房，进行化疗（根据骨髓穿刺）评估，确定有无并发症情况，明确是否出院
□ 完成出院记录、病案首页、出院证明书等
□ 向患儿家属交代出院后的注意事项，如返院复诊的时间、地点，发生紧急情况时的处理等</td></tr>
<tr><td>重要医嘱</td><td>长期医嘱：
□ 洁净饮食，视情况无渣饮食或流质饮食
□ 抗感染等支持治疗（必要时）
□ 其他医嘱
临时医嘱：
□ 血常规、尿常规、大便常规
□ 肝肾功、电解质、凝血功能
□ 复查治疗前有肿瘤浸润改变的各项检查
□ 输血医嘱（必要时）
□ 腰椎穿刺，鞘内注射（具体剂量见住院流程）
□ 脑脊液常规、生化和细胞形态学检查
□ G-CSF 3~5μg（kg·d）（必要时）
□ 感染部位影像学检查（必要）
□ 病原微生物培养（必要时）
□ 血培养（高热时）
□ 静脉插管维护、换药
□ 其他医嘱</td><td>出院医嘱：
□ 出院带药
□ 定期门诊随访
□ 监测血常规、肝肾功、电解质、凝血功能等</td></tr>
</table>

续　表

时间	住院第10~30天	出院日
病情变异记录	□无　□有，原因： 1. 2.	□无　□有，原因： 1. 2.
医师签名		

（二）护士表单

适用对象：第一诊断为初治儿童成熟B细胞淋巴瘤拟行预治疗化疗

患儿姓名：	性别： 年龄： 门诊号：	住院号：
住院日期： 年 月 日	出院日期： 年 月 日	标准住院日30天内

时间	住院第1天	住院期间	出院日
健康宣教	□ 入院宣教（血液病知识） 介绍主管医师、护士 介绍环境、设施 介绍住院注意事项 介绍探视和陪伴制度 介绍贵重物品制度 介绍消毒隔离制度	□ 药物宣教 □ 饮食宣教	□ 出院宣教 □ 饮食宣教 □ 药物宣教 □ 指导患儿家属办理出院手续
护理处置	□ 核对患儿，佩戴腕带 □ 建立入院护理病历 □ 入院护理评估 □ 协助患儿留取各种标本 □ 测量体重 □ 静脉插管术（有条件时）	□ 根据医嘱的相关采血 □ 根据医嘱发放相关药物 □ 静脉插管护理、换药	□ 办理出院手续 □ 协助取出院带药 □ 书写出院小结
基础护理	□ 级别护理 晨晚间护理 患儿安全管理	□ 级别护理 晨晚间护理 患儿安全管理	□ 级别护理 晨晚间护理 患儿安全管理
专科护理	□ 护理查体 □ 病情观察 □ 填写防跌倒、防坠床，需要时填写压疮防范表 □ 填写血栓风险评估单 □ 需要时请家属陪伴 □ 确定饮食种类 □ 心理护理	□ 病情观察 □ 遵医嘱完成相关检查 □ 心理与生活护理 □ 化疗期间嘱患儿多饮水	□ 出院指导
重点医嘱	□ 详见医嘱执行单	□ 详见医嘱执行单	□ 详见医嘱执行单
病情变异记录	□ 无 □ 有，原因： 1. 2.	□ 无 □ 有，原因： 1. 2.	□ 无 □ 有，原因： 1. 2.
护士签名			

（三）患儿表单

适用对象：第一诊断为儿童淋巴母细胞淋巴瘤拟行缓解后续化疗

患儿姓名：	性别：　　年龄：　　门诊号：	住院号：
住院日期：　　年　月　日	出院日期：　　年　月　日	标准住院日 21 天内

时间	住院第 1 天	住院期间	出院日
医患配合	□配合询问病史、收集资料，请务必详细告知既往史、用药史、过敏史 □ 配合进行体格检查 □ 有任何不适请告知医生	□ 配合完善相关检查、化验，如采血、留尿、心电图、彩超，CT 或 PET-CT □ 医生与您及家属介绍病情	□ 接受出院前指导 □ 知道复查程序 □ 获取出院诊断书
护患配合	□ 配合测量体温、脉搏、呼吸 3 次、血压、体重 1 次 □ 配合完成入院护理评估（简单询问病史、过敏史、用药史） □ 接受入院宣教（环境介绍、病室规定、订餐制度、贵重物品保管等） □ 配合执行探视和陪伴制度 □ 有任何不适请告知护士	□ 配合测量体温、脉搏、呼吸 3 次、询问大便 1 次 □ 接受饮食宣教 □ 接受药物宣教	□ 接受出院宣教 □ 办理出院手续 □ 获取出院带药 □ 知道服药方法、作用、注意事项 □ 知道复印病历程序
饮食	□ 遵医嘱饮食	□ 遵医嘱饮食	□ 遵医嘱饮食
排泄	□ 正常排尿便	□ 正常排尿便	□ 正常排尿便
活动	□ 卧床休息	□ 逐渐恢复正常活动	□ 正常活动

附：原表单（2019年版）

初治儿童MBL临床路径表单

适用对象：第一诊断为初治儿童成熟B细胞淋巴瘤拟行预治疗化疗

患儿姓名：	性别： 年龄： 门诊号：	住院号：
住院日期： 年 月 日	出院日期： 年 月 日	标准住院日30天内

时间	住院第1天	住院第2天
主要诊疗工作	□ 询问病史及体格检查 □ 完成病历书写 □ 开检查单 □ 上级医师查房与化疗前评估 □ 根据血象及凝血功能决定是否成分输血 □ 向家属告病重或病危并签署病重或病危通知书 □ 患儿家属签署骨髓穿刺同意书、腰椎穿刺同意书、输血知情同意书、静脉插管同意书（条件允许时）	□ 上级医师查房 □ 完成入院检查 □ 骨髓穿刺：骨髓形态学检查、免疫分型、细胞遗传学和危险度分型相关基因检测、骨髓活检 □ 完成影像学检查评估肿瘤状态 □ 根据血象及凝血工作决定是否成分输血 □ 控制感染等对症支持治疗 □ 尽快完成必要的相关科室会诊，包括病理会诊 □ 完成上级医师查房记录等病历书写
重要医嘱	**长期医嘱：** □ 儿科血液病护理常规 □ 饮食 □ 抗菌药物（必要时） □ 补液治疗（水化，必要时碱化） □ 其他医嘱 **临时医嘱：** □ 血常规、尿常规、大便常规 □ 肝肾功、电解质、凝血功能、血型、输血前检查 □ 心电图、心脏彩超、超声（多部位） □ 头颅MRI、胸、腹、盆CT、血气分析（必要时） □ 静脉插管术（条件允许时） □ 病原微生物培养（必要时） □ PPD检查 □ 输血医嘱（必要时） □ 眼底检查 □ 其他医嘱	**长期医嘱：** □ 患儿既往基础用药 □ 防治尿酸肾病（别嘌呤醇） □ 预防肺孢子菌肺炎（复方新诺明） □ 抗菌药物（必要时） □ 补液治疗（水化，必要时碱化） □ 其他医嘱 **临时医嘱：** □ 骨髓穿刺 □ 骨髓形态学、免疫分型、细胞遗传学、危险度分型相关基因检测 □ 骨髓活检 □ 血常规 □ 输血医嘱（必要时） □ 其他医嘱
主要护理工作	□ 介绍病房环境、设施和设备 □ 入院护理评估	□ 宣教（血液病知识）
病情变异记录	□ 无 □ 有，原因： 1. 2.	□ 无 □ 有，原因： 1. 2.
护士签名		
医师签名		

<table>
<tr><td>时间</td><td>住院第 3~10 天</td></tr>
<tr><td>主要诊疗工作</td><td>□ 根据初步骨髓结果、影像学结果制订治疗方案
□ 患儿家属签署化疗知情同意书
□ 住院医师完成病程记录
□ 上级医师查房
□ 化疗
□ 重要脏器保护
□ 止吐</td></tr>
<tr><td>重要医嘱</td><td>长期医嘱：
□ 化疗医嘱（以下方案选一）
□ COPAD：
VCR 2mg/（m^2・d）（最大剂量 2mg）或 VDS 3mg/（m^2・d）（最大剂量 4mg）静脉推注 d1，d6
PDN 60 mg/（m^2・d）（分 2 次给）　d1~d5，以后 3 天内减停
CTX 每次 250mg/m^2　q12h×3d，15 分钟输入，d1~d3　（首剂应在 DNR 前给）
同时水化 3000ml/（m^2・d）［125ml/（m^2・h）］，持续水化至最后 1 次 CTX 后 12 小时
DNR 或 EPI30mg/（kg・d）×2d（d1~d2），6 小时输入，在首剂 CTX 后给
□ COP：
VCR　1mg/（m^2・d）（最大剂量 2mg）或 VDS 3mg/（m^2・d）（最大剂量 4mg）静脉推注 d1
CTX 每次 300mg/m^2（15 分钟内静脉滴入）　d1
PDN 60 mg/（m^2・d）（分 2 次给）　d1~d7
□ 二联鞘内注射 d1
□ 止吐、抗感染等对症支持治疗医嘱
□ 重要脏器功能保护：防治尿酸肾病（别嘌呤醇）、保肝、抑酸等
□ 三联鞘内注射　d1/d3/d5
□ 补液治疗（水化，必要时碱化）
□ 复方磺胺异噁唑
□ 其他医嘱
临时医嘱：
□ 输血医嘱（必要时）
□ 心电监护（必要时）
□ 密切监测肝肾功、电解质，视肿瘤负荷情况每日 1~2 次
□ 隔日复查血常规（必要时可每天复查）
□ 血培养（高热时）
□ 出现感染时，需多次重复各种体液或分泌物病原学检查及相关影像学检查
□ 静脉插管护理、换药
□ 腰椎穿刺，鞘内注射（具体剂量见住院流程）
□ 脑脊液常规、生化和细胞形态学检查、流式细胞仪检测肿瘤细胞免疫分型
□ 其他医嘱</td></tr>
<tr><td>主要护理工作</td><td>□ 观察患儿病情变化
□ 心理与生活护理
□ 化疗期间嘱患儿多饮水</td></tr>
<tr><td>病情变异记录</td><td>□ 无　□ 有，原因：
1.
2.</td></tr>
<tr><td>护士签名</td><td></td></tr>
<tr><td>医师签名</td><td></td></tr>
</table>

时间	住院第10~30天	出院日
主要诊疗工作	□ 上级医师查房，注意病情变化 □ 住院医师完成病历书写 □ 完善早期评估 超声及CT等影像学 □ 化疗医嘱COPADM1方案：此疗程应在化疗第8天开始（如有肝功异常等问题，延迟3天） □ 任何患儿开始此方案前需做肌酐清除率（GFR）（用甲氨蝶呤MTX前），如果GFR减少＜70，则暂不能给MTX。GFR100~150之间MTX减量10%，GFR70~100之间MTX减量20% VCR 2 mg/（m^2·d）（最大剂量2mg）或VDS 3mg/（m^2·d）（最大剂量4mg）静脉推注 d1 PND 60mg/（m^2·d）（分2次服） d1~d5，以后3天内减停 甲氨蝶呤（MTX）3g/（m^2·d）置于500ml液体中静脉滴注3小时 d1（CNS状态为CNS3者MTX为5g/（m^2·d）） FH4Ca：15mg/（m^2·d）（MTX后24小时开始口服，每6小时候1次，共12次。（8次以后依据MTX浓度定） CTX：250 mg/（m^2·d）q12h×3天静脉滴注 15分钟入，d2~d4，水化3000ml/m^2［125ml/（m^2·h）］，直至CTX用完后12小时 DNR或EPI：30mg/（m^2·d）×2d 6小时输入，d1~d2。在首剂CTX后给 □ 鞘内注射：B组为二联鞘内注射（MTX+Dex）d2，d6 □ 鞘内注射：C组为三联鞘内注射 d1，d3，d5 □ 化疗后密切监测血常规 □ 注意观察体温、血压、体重等，防治并发症 □ 成分输血、抗感染等支持治疗（必要时） □ 造血生长因子（必要时）	□ 上级医师查房，进行化疗（根据骨髓穿刺）评估，确定有无并发症情况，明确是否出院 □ 完成出院记录、病案首页、出院证明书等 □ 向患儿交代出院后的注意事项，如：返院复诊的时间、地点，发生紧急情况时的处理等
重要医嘱	**长期医嘱：** □ 洁净饮食，视情况无渣饮食或流质饮食 □ 抗感染等支持治疗（必要时） □ 其他医嘱 **临时医嘱：** □ 血常规、尿常规、大便常规 □ 肝肾功、电解质、凝血功能 □ 复查治疗前有肿瘤浸润改变的各项检查 □ 输血医嘱（必要时） □ 腰椎穿刺，鞘内注射（具体剂量见住院流程） □ 脑脊液常规、生化和细胞形态学检查 □ G-CSF 3~5μg/（kg·d）（必要时） □ 感染部位影像学检查（必要） □ 病原微生物培养（必要时） □ 血培养（高热时） □ 静脉插管维护、换药 □ 其他医嘱	**出院医嘱：** □ 出院带药 □ 定期门诊随访 □ 监测血常规、肝肾功、电解质、凝血功能等

续　表

时间	住院第 10～30 天	出院日
主要护理工作	□ 观察患儿情况 □ 心理与生活护理 □ 化疗期间嘱患儿多饮水	□ 指导患儿办理出院手续
病情变异记录	□ 无　□ 有，原因： 1. 2.	□ 无　□ 有，原因： 1. 2.
护士签名		
医师签名		

治疗反应好的儿童 MBL 临床路径

一、治疗反应好的 MBL 临床路径标准住院流程

（一）临床路径标准住院日为 21 天内

释义

■ 如果患儿血象恢复，无明显并发症可准予出院。临床路径可控制在 21 天内。

（二）进入路径标准

1. 第一诊断必须符合儿童成熟 B 细胞淋巴瘤的患儿。
2. 经诱导化疗达缓解瘤灶，回缩大于 25%。
3. 当患儿同时具有其他疾病诊断时，但在住院期间不需要特殊处理也不影响第一诊断的临床路径流程实施时，可以进入路径。

释义

■ 患儿同时具有其他疾病影响第一诊断的临床路径流程实施时均不适合进入临床路径。

（三）完善入院常规检查需 2 天（指工作日）

1. 必需的检查项目：
（1）血常规、尿常规、大便常规。
（2）肝肾功能、电解质、凝血功能、血型、输血前检查。
（3）心电图、心脏彩超。
（4）发热或疑有某系统感染者可选择：病原微生物培养、影像学检查。
（5）初诊骨髓受累者需复查骨髓涂片及微小残留病。
2. 进行治疗前瘤灶部位的各项检查。
3. 患儿及家属签署以下同意书：化疗知情同意书、骨髓穿刺同意书、腰椎穿刺及鞘内注射同意书、输血知情同意书、静脉插管知情同意书。

释义

■ 进行有创性操作或化疗前，病情交代解释等均需要患儿及家属签署知情同意书。

（四）治疗开始于入院第 3 天内

释义

■ 如无特殊情况，如发热、感染等治疗可在入院第 3 日开始。

（五）治疗方案

1. A组方案：A方案　COPAD方案（同前）血常规恢复尽快进行，不超过上次化疗的D 21。

2. B组方案：

COPADM2—CYM1—CYM2—COPADM3—M2—M3

（1）COPADM2开始条件：

1）ANC＞1.0×10^9/L和PLT＞100×10^9/L。

2）在COPADM1开始后第16~25天（血象允许应尽早开始）。

3）在G-CSF结束后第48小时后开始。

具体如下：

VCR　2mg/（m^2·d）（最大剂量2mg）或VDS 3mg/（m^2·d）（最大剂量4mg）静脉推注d1。

PND　60mg/（m^2·d）（分2次服）　d1~5，以后3天内减停。

甲氨蝶呤（MTX）3g/（m^2·d）置于500ml液体中静脉滴注3小时　d1。

FH4Ca：　15mg/m^2（MTX后24小时开始口服，每6小时1次，共12次（8次以后依据MTX浓度定）。

CTX：　500 mg/m^2 q12h×3d静脉滴注　15分钟入，d2~d4（美司钠200mg/m^2于CTX 0、4、8小时）。

首剂应在第2天的DNR前输入，同时水化3000ml/m^2［125ml/（m^2·h）］，直至CTX用完后12小时。

DNR或EPI：　30 mg/（m^2·d）×2d 6小时输入，d1~d2，在首剂CTX后给。

鞘内注射：二联鞘内注射（MTX+Dex）d2、d6。

（2）CYM1方案 开始条件：在COPADM2后ANC＞1.0×10^9/L，PLT＞100×10^9/L。

阿糖胞苷（Ara-c）100mg/（m^2·d）溶入500~1000ml/m^2溶液，持续输注24小时 d2~d6（共5天）。

MTX　3g/m^2置于500ml液体（5%糖盐钾）中静脉滴注，＞3小时进入。

FH4Ca　15mg/m^2（24小时后开始服，每6小时1次，共12次（8次以后依据血药浓度定给药次数）。

鞘内注射：MTX+Dex d2；Ara-c+Dex d7。

（3）CYM1后对患儿重新评估（中期评估），瘤灶部位超声及增强CT，可行PET-CT鉴别瘤灶与瘢痕。如仍有瘤块，应做外科切除，不能全部切除者，应做病理活检。如病理阴性，继续CYM2。如病理仍阳性，进入C组方案，用CYVE1。

（4）CYM2用药同CYM1，应在CYM1后ANC＞1.0×10^9/L，PLT＞100×10^9/L尽快进行。

（5）COPADM3开始条件：

1）ANC＞1.0×10^9/L和PLT＞100×10^9/L。

2）在CYM2开始后第16~25天（血象允许应尽早开始）。

3）在G-CSF结束后第48小时后开始。

VCR　2mg/（m^2·d）（最大剂量2mg）或VDS 3mg/（m^2·d）（最大剂量4mg）静脉推注d1。

PND　60mg/（m^2·d）（分2次服）　d1~d5，以后3天内减停。

甲氨蝶呤（MTX）3g/（m^2·d）置于500ml液体中静脉滴注3小时　d1。

FH4Ca：　15mg/m^2（MTX后24小时开始口服，每6小时候1次，共12次（8次以后依据MTX浓度定）。

CTX：　500 mg/m^2 q12h×3d静脉滴注　15分钟入，d2~d4（美司钠200mg/m^2于CTX 0、4、8小时）。

首剂应在第 2 天的 DNR 前输入，同时水化 3000ml/（m^2·d）［125ml/（m^2·h）］，直至 CTX 用完后 12 小时。
阿霉素（多柔比星，Adr）或 EPI： 30mg/（m^2·d）×2d 6 小时输入，d1~d2，在首剂 CTX 后给。
鞘内注射：二联鞘内注射（MTX+Dex）d2。
（4）维持治疗：M2~M4 序贯化疗均应在上次化疗后血象恢复 ANC＞1.0×10^9/L 和 PLT＞100×10^9/L 开始。
M2 具体如下：
Ara-C 50mg/m^2静脉滴注 q12h d1~d5。
VP16 150mg/m^2静脉滴注 90 分钟 d1~d3。
M3 具体如下：
VCR： 2mg/m^2（最大剂量 2mg）或 VDS 3mg/m^2（最大剂量 4mg）d1。
Pred： 60mg/m^2分 2 次口服。d1~d5，3 天内减停。
CTX： 500mg/（m^2·d），30 分钟内输入，d1~d2 首剂在 DNR 前给，维持液量在 3000ml/（m^2·d）至 CTX 后 12 小时。
ADR 或 EPI：30mg/（m^2·d）d1、d2 持续输注（在 CTX 后给）。
M4 具体如下：
Ara-C 50mg/m^2静脉滴注 q12h d1~d5。
VP16 150mg/（m^2·d）静脉滴注 90 分钟 d1~d3。
3. C 组：
COPADM2—CYVE1—MTX5/8-CYVE2—M1—M2—M3—M4
（1）COPADM2 开始条件：
1）ANC＞1.0×10^9/L 和 PLT＞100×10^9/L。
2）在 COPADM1 开始后第 16~25 天（血象允许应尽早开始）。
3）在 G-CSF 结束后第 48 小时后开始。
4）如果血象在第 25 天仍未恢复（ANC＜1000，PLT＜100×10^9/L），建议复查骨髓象，如有幼稚细胞，则应立即用 COPADM2；如为骨髓抑制，则推迟用 COPADM2；具体如下：
VCR 2mg/（m^2·d）（最大剂量 2mg）或 VDS 3mg/（m^2·d）（最大剂量 4mg）静脉推注 d1。
PND 60mg/（m^2·d）（分 2 次服） d1~d5，以后 3 天内减停。
甲氨蝶呤（MTX）5g/m^2置于 500ml 液体中静脉滴注 3 小时 d1（CNS3 者 MTX 为 8g/m^2），充分水化碱化。
FH4Ca： 15mg/（m^2·d）（MTX 后 24 小时开始口服，每 6 小时 1 次，共 12 次（8 次以后依据 MTX 浓度定）。
CTX： 500 mg/（m^2·d）q12h×3 天静脉滴注 15 分钟入，d2~d4（美司钠 200mg/m^2于 CTX 0、4、8 小时）。
首剂应在第 2 天的 DNR 前输入，同时水化 3000ml/m^{-2}［125ml/（m^2·h）］，直至 CTX 用完后 12 小时。
DNR 或 EPI： 30 mg/（m^2·d）×2d 6 小时输入，d1~d2，在首剂 CTX 后给。
鞘内注射：三联鞘内注射 d2、d4、d6。
（2）CYVE1—MTX5/8 具体如下：
小剂量 Ara-C 50mg/（m^2·d）持续静脉滴注 12 小时，（从晚 8pm 至次日晨 8am）共用 5 天。
大剂量 Ara-C 3000mg/（m^2·d）加入 375ml/m^2液体静脉滴注 3 小时，在小剂量开始后 12

小时给，共 4 次，d2～d5（8am－11am）。

可的松滴眼液点眼共 5 天，每 2 小时 1 次。

VP16 200mg/（m^2 · d）加入 500ml/m^2液体中静脉滴注 2 小时，qd　d2～d5（2pm～4pm）。

HDMTX　5g/m^2置于 500ml 液体（5%糖盐钾）中静脉滴注 4 小时进入。同时水化 3000～4000ml/（m^2 · d）直至 MTX 浓度低于 0. 15μmol/L（CNS3 者 MTX 为 8g/m^2）。

本疗程 HDMTX 必须在 CYVE1 后 18～25 天具备以下条件才能使用：ANC＞0. 5×10^9/L 和 PLT＞50×10^9/L；G-CSF（如果用）结束后第 48 小时；转氨酶＜10 倍正常值。

D19 三联鞘内注射 MTX+Dex+Ara-c 在四氢叶酸钙解救前给。

CYVE1—MTX5/8 后对患儿重新评估（中期评估），瘤灶部位超声及增强 CT，可行 PET-CT 鉴别瘤灶与瘢痕。确定瘤灶阴性，则继续完成 CYEVE2-M4。

（3）CYVE2 在 CYVE1 后血象恢复至 ANC＞1. 0×10^9/L 和 PLT＞100×10^9/L 开始。具体方案同 CYVE1。

（4）M1 开始条件：

1）ANC＞1. 0×10^9/L 和 PLT＞100×10^9/L。

2）在 CYVE2 开始后第 16～25 天（血象允许应尽早开始）。

3）在 G-CSF 结束后第 48 小时后开始。

VCR　　2mg/（m^2 · d）（最大剂量 2mg）或 VDS 3mg/（m^2 · d）（最大剂量 4mg）静脉推注 d1。

PND　　60mg/（m^2 · d）（分 2 次服）　d1～d5，以后 3 天内减停。

甲氨蝶呤（MTX）5g/（m^2 · d）置于 500ml 液体中静脉滴注 3 小时　d1 充分水化碱化。

FH4Ca：　15mg/m^2（MTX 后 24 小时开始口服，每 6 小时 1 次，共 12 次（8 次以后依据 MTX 浓度定）。

CTX：　500mg/（m^2 · d）qd×2d 静脉滴注　15 分钟人，d2～d3（美司钠 200mg/m^2于 CTX 0、4、8 小时）。

首剂应在第 2 天的 DNR 前输入，同时水化 3000ml/m^2［125ml（m^2 · h）］，直至 CTX 用完后 12 小时。

阿霉素（多柔比星，Adr）或 EPl：30 mg/（m^2 · d）×2d 6 小时输入，d1～d2，在首剂 CTX 后给。

鞘内注射：三联鞘内注射 d2。

维持治疗：M2-M4 均应在 M1 后血象恢复 ANC＞1. 0×10^9/L 和 PLT＞100×10^9/L 开始。

M2 具体如下：

Ara-C　50mg/m^2　静脉滴注　q12h　d1～d5。

VP16　150mg/m^2静脉滴注 90 分钟　d1～d3。

M3 具体如下：

VCR：　2mg/m^2（最大剂量 2mg）或 VDS 3mg/m^2（最大剂量 4mg）d1。

Pred：　60mg/m^2分 2 次口服。d1～d5，3 天内减停。

CTX：　500mg/（m^2 · d），30 分钟内输入，d1～d2 首剂在 DNR 前给，维持液量在 3000ml/（m^2 · d）至 CTX 后 12 小时。

ADR 或 EPI：30mg/（m^2 · d）d1、d2 持续输注。（在 CTX 后给）。

M4 具体如下：

Ara-C　每次 50mg/m^2　静脉滴注　q12h　d1～d5

VP16　150mg/m^2　　静脉滴注 90 分钟　d1～d3。

释义

■ 治疗中评估：

治疗过程中进行3次评估：①早期评估：于COP方案化疗第7天进行，通过影像学检查（超声/CT）测量瘤灶大小。瘤灶缩小>75%为极其敏感，瘤灶缩小25%~75%为敏感，瘤灶缩小<25%为不敏感。②中期评估：4个疗程后进行，包括全身瘤灶筛查、骨髓和脑脊液微小残留病检测及血清学检查。有可疑残留病灶者行活检或PET-CT，明确为瘤灶后尽快行自体造血干细胞移植；未行活检及PET-CT检查的患儿继续按原方案化疗并动态观察。③后期评估：6个疗程后进行，评估内容与中期评估类似，重点检查中期评估有问题的项目。停化疗前常规进行影像学检查、骨髓及脑脊液检查、脏器和免疫功能检查、病毒筛查。治疗中出现瘤灶复发、进展则退出路径。

■ 疗效判断标准：

①完全缓解：肿瘤完全消失；②部分缓解：肿瘤缩小50%以上，但未完全缓解；③疾病稳定：肿瘤缩小不足50%或增大未超过25%；④疾病进展：肿瘤增大超过25%；⑤复发：疾病达到完全缓解后再次出现新发病灶。

■ 停药随访：

患儿化疗结束后定期门诊复查随访，停化疗2年内每3个月复查1次，之后每6个月复查1次。每次复查时均监测血常规、脏器功能、免疫功能以及瘤灶部位影像学等。

（六）治疗后恢复期复查的检查项目

1. 血常规、肝肾功能、电解质。
2. 脏器功能及免疫状态评估。
3. 定期瘤灶评估。
4. 定期的骨髓检查及微小残留病变检测。

释义

■ 无骨髓侵犯的患儿，在中期评估及停药检查均进行MRD检查，伴有骨髓侵犯的患儿，每次评估检查均进行MRD检查。其目的为早期发现分子生物学复发，及时处理。

（七）化疗中及化疗后治疗。

1. 感染防治：

（1）给予复方磺胺异噁唑预防肺孢子菌肺炎。

（2）发热患儿建议立即进行病原微生物培养并使用抗菌药物，可选用头孢类抗炎治疗，3天后发热不缓解者，可考虑更换碳青霉烯类和/或糖肽类和/或抗真菌治疗；有明确脏器感染患儿应根据感染部位及病原微生物培养结果选用相应抗菌药物。

（3）严重感染时可静脉输注丙种球蛋白。

2. 脏器功能损伤的相应防治：止吐、保肝、水化、碱化。

3. 成分输血：适用于Hb<80g/L，PLT<20×10^9/L或有活动性出血的患儿，分别输浓缩红细

胞、单采或多采血小板。有心功能不全者可放宽输血指征。

4. 造血生长因子：化疗后中性粒细胞绝对值（ANC）≤1.0×10^9/L，可使用G-CSF 3~5μg/(kg·d)。

释义

■ 成熟B细胞淋巴瘤患儿为特殊人群，发热患儿的治疗原则应遵循免疫低下人群或中性粒细胞减少伴发热的治疗原则。

■ 在疾病早期，成熟B细胞淋巴瘤患儿的电解质、肾功能、尿酸的监测和纠正尤为重要，应高度重视。需多次复查，及时应对。

■ 注意儿童患儿的特殊性，输注液体的速度、如何补液应遵循其治疗原则。

（八）出院标准

1. 一般情况良好。
2. 无须住院处理的并发症和/或合并症。

释义

■ 患儿血象恢复，无明显并发症和/或合并症可准予出院，如果出现并发症，是否需要住院处理，由主管医师具体决定。

（九）有无变异及原因分析

1. 治疗中、后有感染、贫血、出血及其他合并症者，进行相关的诊断和治疗，可能延长住院时间并致费用增加。
2. B组中期评估有残留病灶者应转入高危组方案化疗。
3. 若治疗过程中出现肿瘤进展，退出此路径。

二、推荐表单

（一）医师表单

治疗反应好的的儿童成熟 B 细胞临床路径医师表单

适用对象：第一诊断为儿童成熟 B 细胞淋巴瘤拟行缓解后续化疗

患儿姓名：	性别：　　年龄：　　门诊号：	住院号：
住院日期：　　年　月　日	出院日期：　　年　月　日	标准住院日 21 天内

时间	住院第 1 天	住院第 2 天
主要诊疗工作	□ 询问病史及体格检查 □ 完成病历书写 □ 开检查单 □ 上级医师查房与化疗前评估 □ 患儿家属签署输血同意书、骨髓穿刺同意书、腰椎穿刺同意书、静脉插管同意书	□ 上级医师查房 □ 完成入院检查 □ 骨髓穿刺（骨髓形态学检查、微小残留病检测） □ 腰椎穿刺+鞘内注射 □ 根据血象决定是否成分输血 □ 完成必要的相关科室会诊 □ 完成上级医师查房记录等病历书写 □ 确定化疗方案和日期
重要医嘱	**长期医嘱：** □ 儿科血液病护理常规 □ 饮食：◎普通饮食◎其他 □ 复方新诺明预防肺孢子菌肺炎 □ 抗菌药物（必要时） □ 其他医嘱 **临时医嘱：** □ 血常规、尿常规、大便常规 □ 肝肾功能、电解质、血型、凝血功能、胰酶、输血前检查 □ 胸部 X 线片、心电图、腹部超声 □ 头颅、颈胸部 MRI 或 CT、脊柱侧位片、脑电图、血气分析、超声心动（视患儿情况而定） □ 复查治疗前有白血病细胞浸润改变的各项检查 □ 静脉插管术（有条件时） □ 病原微生物培养（必要时） □ 输血医嘱（必要时） □ 其他医嘱	**长期医嘱：** □ 患儿既往基础用药 □ 抗菌药物（必要时） □ 其他医嘱 **临时医嘱：** □ 骨髓穿刺（需要时） □ 骨髓形态学、微小残留病检测 □ 腰椎穿刺，鞘内注射（具体剂量见住院流程） □ 脑脊液常规、生化、细胞形态 □ 输血医嘱（必要时） □ 其他医嘱
病情变异记录	□ 无　□ 有，原因： 1. 2.	□ 无　□ 有，原因： 1. 2.
医师签名		

<table>
<tr><th>时间</th><th colspan="2">住院第 3 天</th></tr>
<tr><td>主要诊疗工作</td><td>□ 患儿家属签署化疗知情同意书
□ 上级医师查房，制订化疗方案
□ 住院医师完成病程记录</td><td>□ 化疗
□ 重要脏器保护
□ 镇吐</td></tr>
<tr><td>重要医嘱</td><td colspan="2">长期医嘱：
□ 化疗医嘱（以下方案选一）
□ COPAD
□ COPADM
□ CYVE：
□ HDMTX
□ 补液治疗（水化、碱化）
□ 止吐、保肝（必要时）、抗感染等医嘱
□ 复方磺胺异噁唑
□ 其他医嘱
临时医嘱：
□ 输血医嘱（必要时）
□ 心电监护（必要时）
□ 血常规
□ 血培养（高热时）
□ 静脉插管维护、换药
□ 其他医嘱</td></tr>
<tr><td>病情变异记录</td><td colspan="2">□ 无　□ 有，原因：
1.
2.</td></tr>
<tr><td>医师签名</td><td colspan="2"></td></tr>
</table>

<table>
<tr><th>时间</th><th>住院第 4~20 天</th><th>出院日</th></tr>
<tr><td>主要诊疗工作</td><td>□ 上级医师查房，注意病情变化
□ 住院医师完成常规病历书写
□ 复查血常规、肝肾功能、电解质、凝血功能
□ 注意血药浓度监测（必要时）
□ 注意观察体温、血压、体重等，防治并发症
□ 成分输血、抗感染等支持治疗（必要时）
□ 造血生长因子（必要时）</td><td>□ 上级医师查房，确定有无并发症情况，明确是否出院
□ 完成出院记录、病案首页、出院证明书等，向患儿家属交代出院后的注意事项，如返院复诊的时间、地点，发生紧急情况时的处理等</td></tr>
<tr><td>重要医嘱</td><td>长期医嘱：
□ 洁净饮食
□ 抗感染等支持治疗
□ 其他医嘱
临时医嘱：
□ 血常规、尿常规、大便常规
□ 肝肾功能、电解质
□ 输血医嘱（必要时）
□ G-CSF 5μg/（kg·d）（必要时）
□ 血培养（高热时）
□ 出现感染时，需多次重复各种体液或分泌物病原学检查及相关影像学检查
□ 血药浓度监测（必要时）
□ 静脉插管维护、换药
□ 腰椎穿刺，鞘内注射（具体剂量见住院流程）
□ 脑脊液常规、生化、细胞形态
□ 其他医嘱</td><td>出院医嘱：
□ 出院带药
□ 定期门诊随访
□ 监测血常规、肝肾功能、电解质等</td></tr>
<tr><td>病情变异记录</td><td>□ 无 □ 有，原因：
1.
2.</td><td>□ 无 □ 有，原因：
1.
2.</td></tr>
<tr><td>医师签名</td><td></td><td></td></tr>
</table>

（二）护士表单

治疗反应好的的儿童成熟 B 细胞临床路径护士表单

适用对象：第一诊断为儿童成熟 B 细胞淋巴瘤拟行缓解后续化疗

患儿姓名：	性别：　年龄：　门诊号：	住院号：
住院日期：　年　月　日	出院日期：　年　月　日	标准住院日 30 天内

时间	住院第 1 天	住院期间	出院日
健康宣教	□ 入院宣教（血液病知识） 介绍主管医师、护士 介绍环境、设施 介绍住院注意事项 介绍探视和陪伴制度 介绍贵重物品制度 介绍消毒隔离制度	□ 药物宣教 □ 饮食宣教	□ 出院宣教 □ 饮食宣教 □ 药物宣教 □ 指导患儿办理出院手续
护理处置	□ 核对患儿，佩戴腕带 □ 建立入院护理病历 □ 入院护理评估 □ 协助患儿留取各种标本 □ 测量体重 □ 静脉插管术（有条件时）	□ 根据医嘱的相关采血 □ 根据医嘱发放相关药物 □ 静脉插管护理、换药	□ 办理出院手续 □ 协助取出院带药 □ 书写出院小结
基础护理	□ 级别护理 晨晚间护理 患儿安全管理	□ 级别护理 晨晚间护理 患儿安全管理	□ 级别护理 晨晚间护理 患儿安全管理
专科护理	□ 护理查体 □ 病情观察 □ 填写防跌倒、防坠床，需要时填写压疮防范表 □ 填写血栓风险评估单 □ 需要时请家属陪伴 □ 确定饮食种类 □ 心理护理	□ 病情观察 □ 遵医嘱完成相关检查 □ 心理与生活护理 □ 化疗期间嘱患儿多饮水	□ 出院指导
重点医嘱	□ 详见医嘱执行单	□ 详见医嘱执行单	□ 详见医嘱执行单
病情变异记录	□ 无　□ 有，原因： 1. 2.	□ 无　□ 有，原因： 1. 2.	□ 无　□ 有，原因： 1. 2.
护士签名			

（三）患儿表单

适用对象：第一诊断为儿童淋巴母细胞淋巴瘤拟行缓解后续化疗

患儿姓名：	性别：　　年龄：　　门诊号：	住院号：
住院日期：　　年　月　日	出院日期：　　年　月　日	标准住院日 21 天内

时间	住院第 1 天	住院期间	出院日
医患配合	□ 配合询问病史、收集资料，请务必详细告知既往史、用药史、过敏史 □ 配合进行体格检查 □ 有任何不适请告知医生	□ 配合完善相关检查、化验，如采血、留尿、心电图、彩超，CT 或 PET-CT □ 医生与您及家属介绍病情	□ 接受出院前指导 □ 知道复查程序 □ 获取出院诊断书
护患配合	□ 配合测量体温、脉搏、呼吸 3 次、血压、体重 1 次 □ 配合完成入院护理评估（简单询问病史、过敏史、用药史） □ 接受入院宣教（环境介绍、病室规定、订餐制度、贵重物品保管等） □ 配合执行探视和陪伴制度 □ 有任何不适请告知护士	□ 配合测量体温、脉搏、呼吸 3 次、询问大便 1 次 □ 接受饮食宣教 □ 接受药物宣教	□ 接受出院宣教 □ 办理出院手续 □ 获取出院带药 □ 知道服药方法、作用、注意事项 □ 知道复印病历程序
饮食	□ 遵医嘱饮食	□ 遵医嘱饮食	□ 遵医嘱饮食
排泄	□ 正常排尿便	□ 正常排尿便	□ 正常排尿便
活动	□ 卧床休息	□ 逐渐恢复正常活动	□ 正常活动

附：原表单（2019 年版）

治疗反应好的的儿童成熟 B 细胞临床路径表单

适用对象：第一诊断为儿童成熟 B 细胞淋巴瘤拟行缓解后续化疗

患儿姓名：	性别：　　年龄：　　门诊号：	住院号：
住院日期：　　年　月　日	出院日期：　　年　月　日	标准住院日 21 天内

时间	住院第 1 天	住院第 2 天
主要诊疗工作	□ 询问病史及体格检查 □ 完成病历书写 □ 开检查单 □ 上级医师查房与化疗前评估 □ 患儿家属签署输血同意书、骨髓穿刺同意书、腰椎穿刺同意书、静脉插管同意书	□ 上级医师查房 □ 完成入院检查 □ 骨髓穿刺（骨髓形态学检查、微小残留病检测） □ 腰椎穿刺+鞘内注射 □ 根据血象决定是否成分输血 □ 完成必要的相关科室会诊 □ 完成上级医师查房记录等病历书写 □ 确定化疗方案和日期
重要医嘱	**长期医嘱：** □ 儿科血液病护理常规 □ 饮食：◎普通饮食◎其他 □ 复方新诺明预防肺孢子菌肺炎 □ 抗菌药物（必要时） □ 其他医嘱 **临时医嘱：** □ 血常规、尿常规、大便常规 □ 肝肾功能、电解质、血型、凝血功能、胰酶、输血前检查 □ 胸部 X 线片、心电图、腹部超声 □ 头颅、颈胸部 MRI 或 CT、脊柱侧位片、脑电图、血气分析、超声心动（视患儿情况而定） □ 复查治疗前有白血病细胞浸润改变的各项检查 □ 静脉插管术（有条件时） □ 病原微生物培养（必要时） □ 输血医嘱（必要时） □ 其他医嘱	**长期医嘱：** □ 患儿既往基础用药 □ 抗菌药物（必要时） □ 其他医嘱 **临时医嘱：** □ 骨髓穿刺（需要时） □ 骨髓形态学、微小残留病检测 □ 腰椎穿刺，鞘内注射（具体剂量见住院流程） □ 脑脊液常规、生化、细胞形态 □ 输血医嘱（必要时） □ 其他医嘱
主要护理工作	□ 介绍病房环境、设施和设备 □ 入院护理评估	□ 宣教（血液病知识）
病情变异记录	□ 无　□ 有，原因： 1. 2.	□ 无　□ 有，原因： 1. 2.
护士签名		
医师签名		

<table>
<tr><th>时间</th><th colspan="2">住院第3天</th></tr>
<tr><td>主要
诊疗
工作</td><td>□ 患儿家属签署化疗知情同意书
□ 上级医师查房，制订化疗方案
□ 住院医师完成病程记录</td><td>□ 化疗
□ 重要脏器保护
□ 镇吐</td></tr>
<tr><td>重
要
医
嘱</td><td colspan="2">长期医嘱：
□ 化疗医嘱（以下方案选一）
□ COPAD
□ COPADM
□ CYVE
□ HDMTX
□ 补液治疗（水化、碱化）
□ 止吐、保肝（必要时）、抗感染等医嘱
□ 复方磺胺异噁唑
□ 其他医嘱
临时医嘱：
□ 输血医嘱（必要时）
□ 心电监护（必要时）
□ 血常规
□ 血培养（高热时）
□ 静脉插管维护、换药
□ 其他医嘱</td></tr>
<tr><td>主要
护理
工作</td><td colspan="2">□ 观察患儿病情变化
□ 心理与生活护理
□ 化疗期间嘱患儿多饮水</td></tr>
<tr><td>病情
变异
记录</td><td colspan="2">□ 无 □ 有，原因：
1.
2.</td></tr>
<tr><td>护士
签名</td><td colspan="2"></td></tr>
<tr><td>医师
签名</td><td colspan="2"></td></tr>
</table>

时间	住院第 4~20 天	出院日
主要诊疗工作	□ 上级医师查房，注意病情变化 □ 住院医师完成常规病历书写 □ 复查血常规、肝肾功能、电解质、凝血功能 □ 注意血药浓度监测（必要时） □ 注意观察体温、血压、体重等，防治并发症 □ 成分输血、抗感染等支持治疗（必要时） □ 造血生长因子（必要时）	□ 上级医师查房，确定有无并发症情况，明确是否出院 □ 完成出院记录、病案首页、出院证明书等，向患儿家属交代出院后的注意事项，如返院复诊的时间、地点，发生紧急情况时的处理等
重要医嘱	**长期医嘱：** □ 洁净饮食 □ 抗感染等支持治疗 □ 其他医嘱 **临时医嘱：** □ 血常规、尿常规、大便常规 □ 肝肾功能、电解质 □ 输血医嘱（必要时） □ G-CSF 5μg/（kg·d）（必要时） □ 血培养（高热时） □ 出现感染时，需多次重复各种体液或分泌物病原学检查及相关影像学检查 □ 血药浓度监测（必要时） □ 静脉插管维护、换药 □ 腰椎穿刺，鞘内注射（具体剂量见住院流程） □ 脑脊液常规、生化、细胞形态 □ 其他医嘱	**出院医嘱：** □ 出院带药 □ 定期门诊随访 □ 监测血常规、肝肾功能、电解质等
主要护理工作	□ 观察患儿情况 □ 心理与生活护理 □ 化疗期间嘱患儿多饮水	□ 指导患儿办理出院手续
病情变异记录	□ 无　□ 有，原因： 1. 2.	□ 无　□ 有，原因： 1. 2.
护士签名		
医师签名		

第四十九章

儿童淋巴母细胞淋巴瘤临床路径释义

【医疗质量控制指标】（专家建议）

指标一、病理活检是淋巴母细胞淋巴瘤诊断金标准。

指标二、完善病理活检及临床分期后尽快开始化疗。

指标三、儿童 LBL 的标准治疗是采用急性淋巴细胞白血病（ALL）样的化疗方案。

指标四、需注意化疗相关并发症的处理。

一、淋巴母细胞淋巴瘤编码

疾病名称及编码：淋巴母细胞性淋巴瘤 NOS（ICD-10：C83.503 M9727/3）

前体 B 细胞淋巴母细胞性淋巴瘤（ICD-10：C83.501 M9728/3）

前体 T 细胞淋巴母细胞性淋巴瘤（ICD-10：C83.505 M9729/3）

二、临床路径检索方法

C83.503 M9727/3、C83.501 M9728/3、C83.505 M9729/3

三、国家医疗保障疾病诊断相关分组（CHS-DRG）

MDC 编码：MDCR（骨髓增生疾病和功能障碍，低分化肿瘤）

ADRC 编码：RS1（淋巴瘤及其他类型白血病）

四、儿童淋巴母细胞淋巴瘤（LBL）临床路径标准住院流程

（一）适用对象

第一诊断为儿童淋巴母细胞淋巴瘤低危组、中危组患儿。淋巴母细胞性淋巴瘤 NOS（ICD-10：C83.503 M9727/3）、前体 B 细胞淋巴母细胞性淋巴瘤（ICD-10：C83.501 M9728/3）、前体 T 细胞淋巴母细胞性淋巴瘤（ICD-10：C83.505 M9729/3）。

（二）诊断依据

根据 WHO Classification of Tumours of Haematopoietic and Lymphoid Tissues 2008 版，《诸福棠实用儿科学（第 8 版）》（人民卫生出版社，2015）。

1. 体检：可有颈部、锁骨上等浅表淋巴结肿大、呼吸困难、皮肤软组织结节、发热、皮肤黏膜苍白、皮肤出血点及淤斑、肝脾大等。

2. 血细胞计数及分类。

3. 骨髓检查：形态学（包括组化检查）、免疫分型、细胞遗传学：染色体核型分析，FISH（必要时）及白血病相关基因。

4. 病理诊断：病理活检根据 WHO Classification of Tumours of Haematopoietic and Lymphoid Tissues 2008 版 LBL 诊断标准。

5. 影像学瘤灶部位检查：颈部、腹部及病灶部位超声，头、颈、胸腹（瘤灶部位最好为增强）CT/MR，如果为颅脑和脊髓部位瘤灶则需做相应部位 MR。

（三）危险度分组标准

1. 低危组：按照 St. Jude 临床分期，不具有高危因素的Ⅰ、Ⅱ期患儿（存在早期肿瘤自发溶

解或巨大瘤块的Ⅱ期患儿除外）。

2. 中危组：不具有高危因素的Ⅲ、Ⅳ期患儿。

3. 高危组：高危组患儿不进入此临床路径。以下为高危因素：

（1）泼尼松预治疗第 8 天，外周血幼稚细胞大于 $1000/mm^3$。

（2）诱导治疗第 15 天骨髓幼稚细胞> 25%。

（3）诱导治疗第 33 天肿瘤残存> 25%或骨髓幼稚细胞> 5%；骨髓 MRD≥10^{-2}；脑脊液中持续存在幼稚细胞（指 3 次鞘注后脑脊液中仍有肿瘤细胞）。其中任 1 项。

（4）巩固治疗前（CAM2 化疗后）评估仍有残留病灶者尽量行活检，仍为肿瘤组织（如果没有条件做二次活检可视条件行 PET-CT 协助鉴别）；骨髓 MRD≥10^{-3}。其中任 1 项。

（5）具有不良遗传学特征：t（9；22）或 BCR/ABL，t（4；11）或 MLL/AF4；t（17；19）（q22；p13）或 TCF3/HLF；IKZF1 阳性；Ph 样 ALL 相关基因阳性；iAMP 21；LOH6q。

释义

■ 本路径的修订主要参考《儿科血液系统疾病诊疗规范》（中华医学会儿科分会编著，人民卫生出版社），《诸福棠实用儿科学（第 8 版）》（人民卫生出版社，2015）。

■ 淋巴母细胞淋巴瘤（Lymphoblastic lymphoma，LBL）是一组起源于不成熟前体 T 或 B 淋巴细胞的恶性肿瘤，约占儿童 NHL 的 35%~40%，是儿童 NHL 最常见的病理类型之一。由于 LBL 与急性淋巴细胞白血病（acute lymphocytic leukemia，ALL）具有相似的临床和实验室特征，这些特征包括细胞形态学、免疫表型、基因型、细胞遗传学以及临床表现和预后，因此当前 WHO 分类将二者共同归于前体淋巴细胞肿瘤，命名为前体 T/B 淋巴母细胞白血病/淋巴瘤（T/B- ALL/LBL）。当临床以肿瘤性病灶起病而无骨髓及外周血浸润或骨髓中肿瘤性淋巴母细胞小于 25%时诊为 LBL；当有骨髓和外周血受累，骨髓中淋巴母细胞大于 25%时，则诊断为 ALL。按照免疫表型分为 T 细胞型（约占 70%~80%）和 B 细胞型（约占 20%~30%）。近年来，通过采用与危险度相关的类似治疗 ALL 的方案化疗，使疗效得到显著提高，一些治疗中心 5 年无事件生存率（Event-free survival，EFS）已达到 75%~90%。

■ 临床表现：

1. 前体 T 淋巴母细胞淋巴瘤（T-LBL）：前 T 细胞肿瘤 85%~90%表现为 LBL，少数表现为 ALL。好发于年长儿，中位发病年龄 9~12 岁。男性多见，男女之比（2. 5~3）: 1。典型的临床表现为前纵隔肿物，出现轻重不等的气道压迫症状如咳嗽、胸闷、喘息、气促、端坐呼吸等，伴胸膜侵犯可合并胸腔积液，加重呼吸困难；纵隔肿物压迫食管可引起吞咽困难；压迫上腔静脉可致静脉回流受阻、颈面部和上肢水肿，即“上腔静脉综合征（superior vena cava syndrome）”；侵犯心包，导致恶性的心包积液和心包压塞。淋巴结病变约占 70%，以颈部、锁骨上和腋下多见。部分患儿合并肝脾肿大。约 50%骨髓受累；约 15%中枢神经系统转移，脑膜病变多于脑实质病变；性腺受累约占 5%。本病往往进展迅速，90%以上病例就诊时已处于临床Ⅲ、Ⅳ期。

2. 前体 B 淋巴母细胞淋巴瘤（B-LBL）：与前体 T 细胞肿瘤相反，前 B 细胞构成的肿瘤 85%以上表现为 ALL，只有 10%~20%为 LBL。B-LBL 发病年龄较小，中位年龄小于 6 岁。发病无明显性别特征。常见表现为淋巴结肿大及皮肤、软组织（尤其是头颈部）、骨（常见于股骨、胫骨、脊柱骨）等结外侵犯，表现为皮肤多发性红色结节，骨内孤立性肿块，影像学检查示溶骨性或硬化性病变；少见的表现有纵隔、胸膜侵犯，内脏侵犯如肾脏、消化道浸润等。也易发生骨髓和 CNS 浸润。

■ 诊断及分期：拟诊 NHL 时应首选快速、简便并可能明确诊断的检查，首先进行骨髓涂片形态学检查及免疫分型检查排除白血病或明确诊断 NHL 骨髓浸润及其免疫亚型和病理类型。如不能明确病理类型，积极落实肿块活检，首先推荐手术切开活检，获得足够组织标本以明确诊断及分型。不推荐肿块细针穿刺仅作细胞形态学诊断。在获得标本困难时可考虑体液（如胸腔脊液、腹水等）细胞形态学检查，但必须结合临床特征、免疫表型、分子生物学检查结果才能明确诊断。应尽量避免诊断不明时使用激素及化疗类药物。

■ 在治疗前必须先明确分期，常规分期检查包括以下项目：全身体格检查、眼底检查、骨髓活检和/或涂片、胸腹盆腔影像学检查（以增强 CT 检查为主）、脑脊液离心甩片找肿瘤细胞，疑有中枢浸润时增强头颅 MRI 或 CT 以除外颅内转移，疑有骨骼浸润时行全身骨扫描。通过以上检查确定肿瘤浸润范围并据此作出临床分期，常用分期标准为 St Jude 分期系统，标准见表 1-1。

■ 临床危险度分型：LBL 危险度分层尚无统一标准，原则上是综合临床分期、肿瘤细胞遗传学特征以及治疗反应等加以确定。在治疗早期需根据危险因素，确定危险度分组为低危组、中危组、高危组。

危险度分组如路径中所述。第一诊断为儿童淋巴母细胞淋巴瘤低危组、中危组患儿可入此路径。

■ 鉴别诊断：

1. 急性髓系白血病和粒细胞肉瘤：形态学上成髓细胞与 LBL 的淋巴母细胞难以区别。但成髓细胞形态较不一致，细胞质较多，胞质内可见红染棒状 Auer 小体。免疫表型 MPO、CD13、CD14、CD15 和 CD64 呈阳性反应；TdT 以及 T 或 B 淋巴细胞标志为阴性。

2. Burkitt’s 淋巴瘤：形态学上二者有相似之处，均为中等大小的单形性肿瘤细胞构成，都可出现“星空现象”。但 LBL 偶见灶性“星空现象”，而 Burkitt’s 淋巴瘤“星空现象”常常贯穿于整个瘤组织。瘤细胞表达 sIgM、CD10、EBER 1/2 原位杂交阳性。细胞遗传学显示有特征性 t（8；14）（q23；q21）或 C-myc 基因重排。

3. 非淋巴造血系统小细胞性恶性肿瘤：主要包括尤因肉瘤、原始神经外胚叶肿瘤、神经母细胞瘤、小细胞未分化癌等。尤其是发生于淋巴结外的小圆细胞肿瘤，由于其母细胞化特征，且儿童亦为好发年龄组，因此当 CD99（+），而 LCA、CD3、CD20 均阴性时易误诊为此类疾病。可选用多种抗原，包括神经内分泌标志物（CgA、Syn）等可资鉴别。

4. 胸腺瘤：一般位于前上纵隔，极少发生于儿童及青少年。从病理上两者均表现为淋巴细胞弥漫性生长，TdT 均呈阳性。胸腺瘤瘤组织呈分叶状，见明显的纤维包膜及粗大的纤维间隔；散在的低分子质量角蛋白（CK）阳性细胞贯穿整个瘤组织。而 LBL 中，由于瘤细胞的浸润性生长，在残存的胸腺组织中可出现少量灶性分布的 CK 阳性细胞。

5. 畸胎瘤：纵隔内可能发生良性和恶性畸胎瘤，也多发生于前纵隔，肿瘤内含有高密度的物质如钙化软骨、骨、齿等组织时，X 线检查常可确定诊断；血中甲胎蛋白增高者多为恶性。

6. 其他纵隔肿瘤：如神经源性肿瘤、纤维瘤、脂肪瘤、淋巴管瘤等，均需通过临床表现、肿瘤在纵隔中的位置、影像学特点及病理检查进行鉴别。

表 1-1　St Jude 儿童非霍奇金淋巴瘤临床分期

分期	定义
Ⅰ期	单个淋巴结区或结外肿瘤，但纵隔及腹部肿块除外
Ⅱ期	单个结外肿瘤伴局部淋巴结受累
	膈肌同侧 2 个或 2 个以上淋巴结区受累
	膈肌同侧 2 个单独的结外肿瘤，伴或不伴区域淋巴结受累
	原发于胃肠道肿瘤，常在回盲部伴或不伴有肠系膜淋巴结受累，均被完全切除的
Ⅲ期	膈肌两侧有单独的结外肿瘤
	膈肌两侧有 2 个或更多的淋巴结病变所有原发于胸腔的肿瘤（纵隔、胸膜、胸腺）
	所有广泛原发于腹腔内的病变，未完全切除。
	所有脊柱旁或硬膜下的肿物，不论其他部位是否受累
Ⅳ期	以上任何病变加中枢神经系统或骨髓浸润

（四）选择治疗方案的依据

根据《儿科血液系统疾病诊疗规范》（中华医学会儿科分会编著，人民卫生出版社），《诸福棠实用儿科学（第 8 版）》（人民卫生出版社，2015）。

1. 初始诱导化疗方案：

VDLP 方案诱导治疗：

长春新碱（VCR）1.5mg/（m^2·d），每周 1 次，共 4 次，每次最大绝对量不超过 2mg，第 8、15、22、29 天，共 4 次。

柔红霉素（DNR）25mg/（m^2·d），静脉滴注 6 小时入，每周 1 次，第 8、15、22、29 天，共 4 次。

左旋门冬酰胺酶（L-Asp）5000U/（m^2·d），第 8、11、14、17、20、23、26、29 天，q2d，共 8 次，肌内注射；若 L- ASP 过敏可予培门冬酶（PEG-ASP）2500 IU/m^2，肌内注射，第 9、23 天，共 2 剂。

泼尼松（PDN）60mg/（m^2·d），第 1~28 天，口服，第 29~35 天递减至停。

PDN 对于肿瘤负荷大的患儿起始剂量 15mg/（m^2·d），逐日递增 15mg/（m^2·d），开始 1 周内逐渐增至 60mg/（m^2·d），以免发生肿瘤溶解综合征。

单联 MTX 鞘注，第 1 天；三联鞘注（TIT），第 15、33 天。

按年龄 TIT 剂量：

年龄	MTX（mg）	Ara-C（mg）	Dex（mg）
＜1 岁	6	18	2
≥1 岁＜2 岁	8	24	2.5
≥2 岁＜3 岁	10	30	3
≥3 岁	12	36	4

注：1. 如果第 1 次腰椎穿刺有损伤，则需在第 8 天和第 22 天增加 2 次三联鞘注

2. CNS2 患儿在第 8 天和第 22 天增加 2 次三联鞘注

3. CNS3 患儿在第 8 天和第 22 天增加 2 次三联鞘注，即在诱导缓解治疗中每周 1 次鞘注治疗，直至脑脊液转阴，至少 5 剂

2. 缓解后巩固治疗：

(1) CAM 方案：若患儿无发热、无严重感染；ANC≥500/μl，PLT≥5 万/μl 时，可于第 36 天开始第 1 轮 CAM 方案。共 2 个疗程 CAM 方案，具体药物见下：

环磷酰胺（CTX）1000mg/（m^2·d），1 次，第 1 天，水化碱化 3 天。

阿糖胞苷（Ara-C）75mg/（m^2·d），第 3~6 天，第 10~13 天，共 8 天。

6-巯基嘌呤（6-MP）60mg/（m^2·d），共 14 天。

三联鞘注，第 10 天。

休疗 1~2 周；ANC≥500/μl，PLT≥5 万/μl；无发热及严重感染；开始第 2 轮 CAM。

(2) 巩固治疗 M 方案：CAM2 结束后 1~2 周，无发热、无严重感染；肌酐清除率值正常；肝功能 ALT/AST≤10 倍正常上限值；胆红素≤3 倍正常上限值；ANC≥500/μl，PLT≥5 万/μl 时可以开始巩固治疗方案 M。

CAM2 后血象回升即复查骨髓穿刺，并行瘤灶评估，未见明确残留病灶，可以开始 M 方案化疗。若有明确残留，进入高危组化疗，退出本路径。具体药物如下：

大剂量甲氨蝶呤（MTX）3~5g/（m^2·d），每 2 周 1 次，共 4 次（T-LBL：每次 5g/m^2；B-LBL：每次 3g/m^2），第 8、22、36、50 天。

四氢叶酸钙（CF）15mg/m^2，6 小时 1 次，3~8 次，根据 MTX 血药浓度给予调整。

6-MP 25mg/（m^2·d），不超过 56 天，根据 WBC 调整剂量。

三联鞘注：第 8、22、36、50 天。

应用大剂量 MTX 期间需要进行水化、碱化，并监测 MTX 血药浓度。45 小时查 MTX 浓度<0.25μmol/L 为正常。若 MTX 高于正常，根据浓度调整 CF 用量和次数。

(3) 延迟强化 I 治疗：

1）VDLD 方案：当巩固方案结束后约 2 周，无发热、无严重感染；ANC≥1000/μl，PLT≥10 万/μl 时可开始此方案化疗。本疗程化疗前复查骨髓，并行瘤灶评估。

具体药物如下：

VCR 1.5mg/（m^2·d），每周 1 次，共 3 次，第 1、8、15 天，每次最大绝对量不超过 2mg；

DNR 或阿霉素（ADR）25mg/（m^2·d），每周 1 次，共 3 次，第 1、8、15 天。

L-asp10000U/（m^2·d），肌内注射，q2d，第 1、4、7、10 天，共 4 次；L-ASP 过敏可予培门冬酶（PEG-ASP）2500 IU/m^2，肌内注射，第 4 天，共 1 剂。

DXM8~10mg/（m^2·d），第 1~7 天，第 15~21 天。

三联鞘注：第 1、15 天（仅 CNS3 者增加 2 次 IT）。

2）CAM 方案：休疗 1~2 周；ANC≥1000/μl，PLT≥10 万/μl；无发热及严重感染；肌酐值正常；开始 CAM 方案化疗。具体药物如下：

环磷酰胺（CTX）1000mg/（m^2·d），1 次，第 1 天，水化碱化 3 天。

阿糖胞苷（Ara-C）75mg/（m^2·d），第 3~6 天，第 10~13 天，共 8 天。

6-巯基嘌呤（6-MP）60mg/（m^2·d），共 14 天。

三联鞘注，第 3 天。

休疗约 2 周，无发热及严重感染；ANC≥200/μl，PLT≥5 万/μl；可开始维持治疗。

(4) 中间维持治疗：Ⅰ、Ⅱ期患儿延迟强化完成后直接进入维持治疗；Ⅲ、Ⅳ期患儿插入 8 周中间维持治疗（即用 8 周 6-MP+MTX/VD 方案化疗后进入延迟强化Ⅱ），中间维持具体方案为：6-MP 50mg/（m^2·d），持续睡前空腹口服共 8 周；MTX 20mg/m^2，每周 1 次，共 8 次，口服或肌内注射，根据 WBC 调整方案中 6-MP 的剂量。VCR 1.5mg/（m^2·d），1 次，第 1 天，每次最大绝对量不超过 2mg；DXM 6mg/（m^2·d），第 1~5 天。三联鞘注，第 1 天。

(5) 延迟强化Ⅱ治疗：

1）VDLD 方案：当患儿无发热、无严重感染；ANC≥1000/μl，PLT≥10 万/μl 时可开始此方案化疗。本疗程化疗前复查骨髓，并行瘤灶评估。具体药物如下：

VCR 1.5mg/（m^2·d），每周 1 次，共 3 次，第 1、8、15 天，每次最大绝对量不超过 2mg。

DNR 或阿霉素（ADR）25mg/（m^2·d），每周 1 次，共 3 次，第 1、8、15 天。

L-asp 10 000U/（m^2·d），肌内注射，q2d，第 1、4、7、10 天，共 4 次；L-ASP 过敏可予培门冬酶（PEG-ASP）2500 IU/m^2，肌内注射，第 4 天，共 1 剂。

DXM8~10mg/（m^2·d），第 1~7 天，第 15~21 天。

三联鞘注：第 1 天。

2）CAM 方案：休疗 1~2 周；ANC≥1000/μl，PLT≥10 万/μl；无发热及严重感染；肌酐值正常；开始 CAM 方案化疗。具体药物如下：

环磷酰胺（CTX）1000mg/（m^2·d），1 次，第 1 天，水化碱化 3 天。

阿糖胞苷（Ara-C）75mg/（m^2·d），第 3~6 天，第 10~13 天，共 8 天。

6-巯基嘌呤（6-MP）60mg/（m^2·d），共 14 天。

三联鞘注，第 3 天。

注：Ⅰ、Ⅱ期患儿无延迟强化Ⅱ治疗（存在早期肿瘤自发溶解或巨大瘤块的Ⅱ期患儿除外）。

（6）维持治疗方案：6-MP+MTX 方案期间每 4 周插入 VD 方案。每 8 周为一个循环，共 8 个循环。

开始维持治疗时行瘤灶评估，维持治疗前四个循环每 8 周评估 1 次（包括骨髓检查），以后每 8 周小评估 1 次（简单影像学检查，无骨髓穿刺、腰椎穿刺），每 16 周大评估 1 次（包括脑脊液和骨髓检查）。

1）6-MP+MTX 方案：

6-MP 50mg/（m^2·d），持续睡前空腹口服。

MTX20mg/m^2，每周 1 次，口服或肌内注射。

根据 WBC 调整方案中的 6MP 药物剂量。

2）VD 方案：每 4 周 1 次。

VCR 1.5mg/（m^2·d），1 次，每次最大绝对量不超过 2mg。

DXM 6mg/（m^2·d），第 1~5 天。

总治疗疗程：2.5 年。

3. 中枢神经系统侵犯的诊断、预防和治疗：

（1）中枢神经系统侵犯的诊断-根据脑脊液状态分级：

脑脊液状态分级主要依据临床表现、影像学改变、脑脊液检查。

1）CNS1：同时符合以下 3 条：脑脊液中无肿瘤细胞；无中枢神经系统异常的临床表现；无中枢神经系统异常的影像学（CT/MRI）依据。

2）CNS2：符合以下任何 1 条可诊断 CNS2：

腰椎穿刺无损伤—脑脊液不混血（红细胞：白细胞≤100∶1）时，脑脊液白细胞计数≤5/μl，并见到明确的肿瘤细胞。

腰椎穿刺有损伤—脑脊液混血（红细胞：白细胞>100∶1）时，脑脊液见到明确的肿瘤细胞。

腰椎穿刺有损伤并为血性脑脊液，不论有无肿瘤细胞，如初诊白细胞数>50×10^9/L 则归为 CNS2。

中枢邻近部位的侵犯：头面部皮肤、软组织或骨骼侵犯，如颅骨、鼻窦、眼眶等（未突破硬脑膜）；脊柱骨破坏或椎旁侵犯不伴神经系统症状的，无 CNS 占位、脑脊液检查正常。

T 细胞型伴高肿瘤负荷。

3）CNS3：符合以下任何 1 条可诊断 CNS3：

脑脊液白细胞计数>5/μl，并以肿瘤细胞为主，同时红细胞：白细胞≤100∶1；或者脑脊液白细胞计数> 5/μl，其中肿瘤细胞所占比例高于外周血幼稚细胞百分比。

脑神经麻痹，即使脑脊液中无肿瘤细胞、颅脑 MRI/CT 未发现占位性病变。

CT/MRI 可见脑、脊髓或脑膜、脊膜病变。

脊柱骨破坏或椎旁侵犯引起排尿异常、肢体活动障碍等神经系统症状。

(2) 中枢神经系统浸润的预防及治疗：本组去除了颅脑放疗（包括 CNS3 患儿），以加强化疗、增加鞘注加强 CNS 侵犯的预防和治疗。

1）CNS1 的治疗：无颅脑放疗。所有患儿均接受预防性三联鞘注及 4 疗程大剂量 MTX 化疗，其中 T-LBL $5g/m^2$；B-LBL $3g/m^2$。

2）CNS2 的治疗：在诱导缓解 VDLP 方案中（第 8、22 天）增加 2 次三联鞘注，即每周 1 次，共 5 次。

3）CNS3 的治疗：在诱导缓解 VDLP 方案中（第 8、22 天）增加 2 次三联鞘注，即每周 1 次，共 5 次。

延迟强化Ⅰ VDLD（第 1、15 天）增加 2 次鞘注。

4）维持治疗期间的 CNS 治疗：CNS2（包括 T-LBL 伴高肿瘤负荷、中枢邻近部位侵犯者）、CNS3 患儿维持治疗期间增加 2 次鞘注。T-LBL 维持治疗期间每 4 周鞘注 1 次，共 12 次；B-LBL 每 8 周鞘注 1 次，共 8 次。

释义

■ 对于确诊病例需立即开始治疗，根据不同分期、形态分型及（或）免疫分型采用不同药物联合和强度的治疗方案。

■ 儿童 LBL 的标准治疗是采用急性淋巴细胞白血病（ALL）样的化疗方案。

（五）根据患儿的疾病状态选择路径

初治儿童 LBL 临床路径和完全缓解（CR）的儿童 LBL 临床路径（附后）。

初治儿童淋巴母细胞淋巴瘤（LBL）临床路径释义

一、初治儿童 LBL 临床路径标准住院流程

（一）标准住院日为 40 天内

释义

诱导治疗时间为 33~35 天，部分儿童 LBL 临床进展极快，应尽快完成各项检查明确诊断，一旦明确诊断立即开始治疗。

若无其他明显应退出本路径的变异，仅在住院日数上有小的出入，并不影响纳入路径。

化疗过程中应定期监测，积极预防及治疗各种化疗并发症，确保在标准住院日内完成治疗。

（二）进入路径标准

1. 第一诊断必须符合儿童淋巴母细胞淋巴瘤（LBL）低危组、中危组诊断的患儿。

2. 当患儿同时具有其他疾病诊断时，但在住院期间不需要特殊处理，也不影响第一诊断的临床路径流程实施时，可以进入路径。

（三）明确诊断及入院常规检查需3~5天（指工作日）

1. 临床病史：询问有无伴发疾病，此前有无治疗史。

（1）前体T淋巴母细胞淋巴瘤（T-LBL）：临床常表现为前纵隔肿物，伴颈部、锁骨上淋巴结肿大，出现轻重不等的气道压迫症状，可伴胸腔积液、心包积液、上腔静脉压迫综合征。易发生骨髓和中枢神经系统（Central nervous system，CNS）转移。

（2）前体B淋巴母细胞淋巴瘤（B-LBL）：常见淋巴结肿大及皮肤、软组织（尤其是头颈部）、骨等结外侵犯，也易发生骨髓和CNS浸润。

2. 必需的检查项目：

（1）外周血常规及白细胞分类。

（2）骨髓：至少行胸骨及髂后2个部位骨髓穿刺，行骨髓形态、免疫组化、流式细胞仪检测白血病免疫分型、融合基因（需涵盖BCR/ABL、MLL、IKZF1、其他Ph-like ALL相关基因等预后不良基因）、染色体检查；同时行骨髓活检病理检查。

（3）血清学检查：包括电解质、肝肾功能、心肌酶检测、凝血功能及肿瘤生物因子检查：LDH、尿酸、CRP、铁蛋白。

（4）病毒学检查：EBV四项、EBV-DNA、CMV-IgG及IgM、HSV系列（HSV1-8-IgM）；乙型肝炎、丙型肝炎、梅毒、艾滋病毒抗体。

（5）脑脊液检查：包括常规、生化、脑脊液甩片找肿瘤细胞、有条件者流式细胞仪检测肿瘤细胞免疫分型可提高CNS侵犯检出率。

（6）心脏功能检测：心电图、心脏彩超。

（7）影像学检查：

X线检查：骨片（有骨、关节肿痛者）。

超声：至少包括颈部淋巴结超声、腹部超声及病灶部位相关超声（做最大瘤灶测量）。

CT：至少包括胸腹盆腔CT平扫（若作PET-CT，可不做常规CT检查，仅作病灶部位检查）。病灶部位需行增强CT检查；怀疑中枢神经系统病变的行头颅和/或脊髓MRI检查。

（8）有条件者全部治疗前行全身PET检查。

3. 发热或疑有感染者可选择：病原微生物培养、影像学检查。

4. 患儿及家属签署以下同意书：病重或病危通知书、骨髓穿刺同意书、化疗知情同意书、输血知情同意书、PICC静脉插管同意书（有条件时）。

释义

■ 必须的检查项目：

（1）血常规：白细胞可正常或轻度升高，可有贫血，多为正细胞正血色素性贫血。当骨髓受累时，可有白细胞总数升高或减低，外周血出现幼稚细胞，可伴有贫血和/或血小板减低。

（2）骨髓检查：建议行胸骨及髂骨两个部位骨髓穿刺或活检：骨髓受累时，骨髓中幼稚淋巴细胞一般小于25%，通过流式细胞术、细胞遗传学、基因重排等检查有助于诊断和分型。流式细胞仪检测可以发现隐性的骨髓受累。骨髓活检对骨髓侵犯的检出率高于骨髓形态学。

（3）血清学检查：①血清乳酸脱氢酶（LDH）水平与肿瘤负荷呈正相关，并和预后相关，因此在治疗前应进行评估；②高负荷LBL在治疗前、初始治疗的1周内易发生肿瘤溶解综合征，因此在这段时间内应定期行肾功能、电解质的监测；③凝血功能：包括PT、APTT、TT、FIB、D二聚体、FDP，本病可造成凝血功能异常，凝血酶原和纤维蛋白原减少，从而导致凝血酶原时间延长和出血。

(4) 病毒学检查：化疗前行传染病、病毒学检测，评估患儿基础状态及有无合并症。

(5) 脑脊液检查：常规行脑脊液常规、生化、甩片找肿瘤细胞了解有无中枢神经系统（Central nervous system，CNS）的侵犯。流式细胞仪检测肿瘤细胞免疫分型可提高CNS侵犯检出率。

(6) 心脏功能检测：高肿瘤负荷者可发生心、肝、肾等重要脏器的浸润而致功能不全，治疗前应仔细评估。

(7) 影像学检查：治疗前需常规进行全身影像学检查以明确受累部位，协助分期。进行增强CT检查前应先查看肾功能情况，有肿瘤溶解综合征或肾功能不全时应避免使用造影剂，以免加重肾功能损害。

（四）化疗前准备

1. 发热患儿建议检查血常规及CRP并寻找感染灶，如果有感染立即进行病原微生物培养并使用抗菌药物，可选用头孢类（或青霉素类）抗炎治疗，3天后发热不缓解者，可考虑升级抗菌药物，如更换为碳青霉烯类和/或糖肽类和/或抗真菌治疗。有明确脏器感染患儿应根据感染部位及病原微生物培养结果选用相应抗菌药物；如果无明确感染灶，发热考虑为B症状时，可以开始化疗。

2. 对于Hb＜80g/L，PLT＜20×10^9/L或有活动性出血的患儿，分别输浓缩红细胞、单采或多采血小板，若存在弥散性血管内凝血（DIC）倾向则当PLT＜50×10^9/L即应输注单采或多采血小板，酌情使用肝素等其他DIC治疗药物。有心功能不全者可放宽输血指征。

3. 有凝血功能异常的患儿，输注相关血液制品。纤维蛋白原＜1.0~1.5g/L，结合临床症状输新鲜血浆或浓缩纤维蛋白原。

4. 仔细查体，详细记录各项阳性体征包括生命体征、可触及的肿大淋巴结以及其位置、肝脾大情况、韦氏环、腹部包块、皮肤软组织或骨关节病灶等。

5. 整理所有评估结果，确定受累部位，明确临床分期。

（五）LBL的诊断标准、治疗原则和危险度分组。

1. 诊断标准：依据患儿临床特点，并行肿物组织病理学、免疫组化、细胞遗传学和分子生物学的检测，经2~3家三级甲等医院病理诊断一致确诊。根据外周血象、骨髓象、脑脊液检查及影像学检查（X线、超声、CT、MRI、PET-CT等），按St. Jude分期系统进行临床分期。

2. 治疗原则：应用来源于改良BFM-90方案的BCH-LBL-2017方案化疗，Ⅰ、Ⅱ期患儿无延迟强化Ⅱ治疗（存在早期肿瘤自发溶解或巨大瘤块的Ⅱ期患儿除外）。Ⅲ、Ⅳ期患儿按中危组方案化疗。通过治疗后评估治疗反应及是否存在预后不良基因决定是否进入高危组治疗。

3. 转入高危组化疗的标准：高危组患儿不进入此临床路径。

（1）泼尼松预治疗第8天，外周血幼稚细胞＞1000/mm^3。

（2）诱导治疗第15天骨髓幼稚细胞＞25%。

(3) 诱导治疗第 33 天肿瘤残存> 25%或骨髓幼稚细胞> 5%；骨髓 MRD≥10^{-2}；脑脊液中持续存在幼稚细胞（指三次鞘注后脑脊液中仍有肿瘤细胞)。其中任 1 项。

(4) 巩固治疗前（CAM2 化疗后）评估仍有残留病灶者尽量行活检，仍为肿瘤组织（如果没有条件做二次活检可视条件行 PET-CT 协助鉴别)；骨髓 MRD≥10^{-3}。其中任一项。

(5) 具有不良遗传学特征：t（9；22）或 BCR/ABL，t（4；11）或 MLL/AF4；t（17；19）(q22；p13）或 TCF3/HLF；IKZF1 阳性；Ph 样 ALL 相关基因阳性；iAMP 21；LOH6q。

4. 中枢神经系统侵犯的诊断、预防和治疗：

(1) 中枢神经系统侵犯的诊断-根据脑脊液状态分级：

脑脊液状态分级主要依据临床表现、影像学改变、脑脊液检查。

1) CNS1：同时符合以下 3 条：脑脊液中无肿瘤细胞；无中枢神经系统异常的临床表现；无中枢神经系统异常的影像学（CT/MRI）依据。

2) CNS2：符合以下任何 1 条可诊断 CNS2：

腰椎穿刺无损伤—脑脊液不混血（红细胞：白细胞≤100：1）时，脑脊液白细胞计数≤5/μl，并见到明确的肿瘤细胞)。

腰椎穿刺有损伤—脑脊液混血（红细胞：白细胞> 100：1）时，脑脊液见到明确的肿瘤细胞)。

腰椎穿刺有损伤并为血性脑脊液，不论有无肿瘤细胞，如初诊白细胞数> 50×10^9/L 则归为 CNS2。

中枢邻近部位的侵犯：头面部皮肤、软组织或骨骼侵犯，如颅骨、鼻窦、眼眶等（未突破硬脑膜)；脊柱骨破坏或椎旁侵犯不伴神经系统症状的，无 CNS 占位、脑脊液检查正常。

T 细胞型伴高肿瘤负荷。

3) CNS3：符合以下任何 1 条可诊断 CNS3：

脑脊液白细胞计数> 5/μl，并以肿瘤细胞为主，同时红细胞：白细胞≤100：1；或者脑脊液白细胞计数> 5/μl，其中肿瘤细胞所占比例高于外周血幼稚细胞百分比。

脑神经麻痹，即使脑脊液中无肿瘤细胞、颅脑 MRI/CT 未发现占位性病变。

CT/MRI 可见脑、脊髓或脑膜、脊膜病变。

脊柱骨破坏或椎旁侵犯引起排尿异常、肢体活动障碍等神经系统症状。

(2) 中枢神经系统浸润的预防及治疗：本组去除了颅脑放疗（包括 CNS3 患儿)，以加强化疗、增加鞘注加强 CNS 侵犯的预防和治疗。

1) CNS1 的治疗：无颅脑放疗。所有患儿均接受预防性三联鞘注及 4 个疗程大剂量 MTX 化疗，其中 T-LBL 5g/m^2；B-LBL 3g/m^2。

2) CNS2 的治疗：在诱导缓解 VDLP 方案中（第 8、22 天）增加 2 次三联鞘注，即每周 1 次，共 5 次。

3) CNS3 的治疗：在诱导缓解 VDLP 方案中（第 8、22 天）增加 2 次三联鞘注，即每周 1 次，共 5 次。

延迟强化Ⅰ VDLD（第 1、15 天）增加 2 次鞘注。

4) 维持治疗期间的 CNS 治疗：CNS2（包括 T-LBL 伴高肿瘤负荷、中枢邻近部位侵犯者)、CNS3 患儿维持治疗期间增加 2 次鞘注。T-LBL 维持治疗期间每 4 周鞘注 1 次，共 12 次；B-LBL 每 8 周鞘注 1 次，共 8 次。

释义

■ 睾丸侵犯的诊断：

患儿表现为睾丸单侧或双侧肿大，质地变硬或呈结节状缺乏弹性感，透光试验阴性，B超检查可发现睾丸呈非均质性浸润灶，初诊患儿可不予活检。在全身化疗缓解的患儿出现睾丸肿大者，应进行活检以确定是否睾丸复发。

■ 睾丸浸润的治疗原则：

(1) 当诊断时存在睾丸无痛性肿大等典型睾丸浸润的症状时，不一定必须行活检，可通过B超确诊。若经过诱导及巩固治疗后睾丸肿物消失，B超检查睾丸实质回声恢复正常可不放疗。

(2) 若经过诱导及巩固治疗后仍有持续存在的睾丸肿物，需行活检。经病理证实仍存在睾丸浸润者，于巩固治疗M后需行双侧睾丸放疗，剂量为18~24Gy。

（六）化疗开始于诊断明确完善评估后

（七）化疗方案（BCH-LBL-2017方案）

VDLP方案诱导治疗：

长春新碱（VCR）1.5mg/（m^2·d），每周1次，共4次，每次最大绝对量不超过2mg，第8、15、22、29天，共4次。

柔红霉素（DNR）25mg/（m^2·d），静脉滴注6小时，每周1次，第8、15、22、29天，共4次。

左旋门冬酰胺酶（L-Asp）5000U/（m^2·d），第8、11、14、17、20、23、26、29天，q2d，共8次，肌内注射；若L- ASP过敏可予培门冬酶（PEG-ASP）2500 IU/m^2，肌内注射，第9、23天，共2剂。

泼尼松（PDN）60mg/（m^2·d），第1~28天，口服，第29~35天递减至停。

PDN对于肿瘤负荷大的患儿起始剂量15mg/（m^2·d），逐日递增15mg/（m^2·d），开始1周内逐渐增至60mg/（m^2·d），以免发生肿瘤溶解综合征。

单联MTX鞘注，第1天；三联鞘注（TIT），第15、33天。

按年龄TIT剂量：

年龄	MTX（mg）	Ara-C（mg）	Dex（mg）
<1岁	6	18	2
≥1岁<2岁	8	24	2.5
≥2岁<3岁	10	30	3
≥3岁	12	36	4

注：1. 如果第1次腰椎穿刺有损伤，则需在第8天和第22天增加2次三联鞘注

2. CNS2患儿在第8天和第22天增加2次三联鞘注

3. CNS3患儿在第8天和第22天增加2次三联鞘注，即在诱导缓解治疗中每周1次鞘注治疗，直至脑脊液转阴，至少5剂

释义

■ 药学提示：

1. 长春新碱：仅供静脉使用，禁忌鞘内注射及肌内注射，如误入脑脊液中可导致严重的中枢神经毒性甚至死亡。静脉使用避免漏出，漏出可致严重的组织坏死。单次最大剂量不得超过2mg。常见的毒性有下颌疼痛、便秘、深反射减弱，有时可以

有发声障碍。VCR 导致轻、中度神经病变时不必停药。如果出现明显的神经毒性，如持续腹绞痛、步态不稳、严重的疼痛或抗利尿激素异常分泌（SIADH），长春新碱应减量或改用神经毒性较小的长春地辛。如长春新碱治疗期间需要同时使用唑类药物，长春新碱的剂量应减少 50%。

2. 柔红霉素：最常见的副作用为心脏毒性，主要临床表现可为胸闷、心悸、呼吸困难、心电图异常、LVEF 下降以及心肌酶谱的变化，甚至导致致命性的心力衰竭，可以结合病史和临床表现，通过临床症状结合心电图、超声心动图以及同位素扫描等检查进行诊断。当心功能检测提示心脏射血分数＜55%或轴缩短分数＜28%时，若能证明左心功能异常和细菌感染有关，可以继续使用蒽环类抗生素；否则应该暂停，直到射血分数≥55%或轴缩短分数≥ 28%。柔红霉素前心电图明显异常但没有心功能不全表现者可以加用右丙亚胺。

3. 门冬酰胺酶：可引起多种不良反应：①过敏反应：可表现为皮试阳性、皮疹、过敏性哮喘、过敏性休克、面部水肿、喉头水肿或肌注部位的局部炎症（如红、肿、热、痛等）。一旦出现各种过敏反应，门冬酰胺酶应用其他制剂替换。但由于过敏反应通常伴有中和抗体产生可以使门冬酰胺酶失活，因此选用替代药物时应该考虑不同制剂间的交叉反应。目前中国常用的门冬酰胺酶有三种：天然大肠杆菌门冬酰胺酶（L-ASP）、聚乙二醇化的大肠杆菌门冬酰胺酶（PEG-ASP，培门冬）和天然欧文菌门冬酰胺酶（Erwinia ASP）。其中前两者均从大肠杆菌提取，具有交叉反应。Erwinia ASP 和前两者发生交叉反应的可能性相对较小，但其半衰期仅为 L-ASP 的一半。②胰腺炎：门冬酰胺酶使用中要注意胰腺炎的检测，一旦发生需立即停止使用，进行内科保守治疗甚至外科治疗，当确诊为门冬酰胺酶导致的急性重型胰腺炎时，在后续治疗中应慎用该药物。③凝血障碍和静脉血栓形成：门冬酰胺酶可引起纤维蛋白原减低、静脉血栓形成，以上肢静脉和中枢神经系统为好发部位，中心静脉置管为高危因素。④门冬酰胺酶还可引起高血糖、肝功能损害、低蛋白血症，需定期监测血糖、肝功能，及时对症处理。

4. 泼尼松：对于肿瘤负荷大的患儿起始剂量 15mg/（m^2·d），逐日递增 15mg/（m^2·d），开始 1 周内逐渐增至 60mg/（m^2·d），以免发生肿瘤溶解综合征。高血糖并不少见，尤其是同时使用 L-Asp 时。激素引起的糖尿病可用胰岛素治疗，这并不是使用激素的禁忌证。激素治疗导致溃疡病发生风险增大，可予 H_2 受体阻断剂预防。如果出现持续腹痛，需予质子泵抑制剂。

■ 合并症的处理：

1. 对存在上腔静脉压迫综合征、气道梗阻的病人的处理原则：大约 10%T-LBL 可能出现严重的气道梗阻（伴或不伴上腔静脉压迫综合征），为真正肿瘤急症。

（1）对此类患儿尚未经病理确诊者，禁忌应用全身麻醉手术活检。

（2）可先予小剂量化疗（如泼尼松 60mg/m^2 口服或 VP 方案）缓解呼吸困难，并于用药后 24~48 小时内症状控制后尽早行病理检查，并应选择侵袭性最小的操作确诊，可以考虑取材顺序为：骨髓、胸腹水、浅表淋巴结、皮肤或其他浅表可疑瘤灶、深部淋巴结或肿物穿刺活检、瘤灶手术取活检。化疗前需签署未确诊化疗协议书，告知家长化疗可能影响病理结果而无法确诊。

（3）对伴有上腔静脉压迫综合征的病人应避免上肢输液。

2. 肿瘤溶解综合征的处理：存在高肿瘤负荷的、化疗前已有高尿酸血症、肾功能损害、少尿水肿的患儿为发生肿瘤溶解综合征的高危人群，需采取积极的预防和治疗措施：

(1) 严密监测各项生命体征、出入量、体重、血电解质、肝肾功能。

(2) 应用别嘌醇减少尿酸生成：10mg/(kg·d) [300mg/(m^2·d)]，分2~3次口服。G6PD正常者必要时可应用尿酸氧化酶每次0.1~0.15mg/kg可迅速降低尿酸水平。

(3) 积极水化利尿：3000ml/(m^2·d) [125ml/(m^2·h)]，用1/4~1/3张液体，一般不用含钾液。给予速尿每次0.5~1mg/kg，Q12h利尿，保证出入平衡，维持尿量大约在125ml/(m^2·h)。补充足够液体，可不必碱化，以防碱化条件下磷酸盐和黄嘌呤在肾小管沉积进一步加重肾损伤。

3. 对有神经系统侵犯或压迫的病人处理原则：尽快完善检查，尽早化疗，以防脑、脊髓或周围神经压迫或侵犯过久，造成神经系统功能恢复延迟甚至不可逆的损伤。并按CNS2、CNS3给予鞘注。

（八）化疗后评估

1. 泼尼松预治疗第8天：进行外周血幼稚细胞评估及主要瘤灶评估，以做主要瘤灶的超声检查为主，纵隔占位可行CT检查，并行肿瘤径线测量，肿瘤回缩>25%、外周血幼稚细胞<1000/mm^3为对泼尼松敏感。

2. VDLP方案第15天：有骨髓侵犯的患儿复查骨髓形态，并通过流式细胞仪检测骨髓MRD。

3. VDLP方案第33天：

(1) 骨髓缓解情况：包括骨髓形态和流式细胞仪检测骨髓MRD；骨髓融合基因阳性者需复查骨髓基因转阴。

(2) 瘤灶情况：瘤灶部位相关影像学检查。瘤灶回缩>75%为对化疗敏感。

(3) CSF检查：常规、生化、找瘤细胞，CNS3的患儿需复查流式细胞仪检测。

4. 化疗后定期复查血常规、尿常规、大便常规；肝肾功能、电解质、凝血功能和胰酶；脏器功能评估。

5. 出现感染时，需多次重复各种体液或分泌物培养、病原学检查、相关影像学检查。

（九）化疗中及化疗后治疗

1. 感染防治：

(1) 给予复方磺胺异噁唑预防卡氏肺孢子菌肺炎。

(2) 发热患儿建议立即进行病原微生物培养并使用抗菌药物，可选用头孢类抗炎治疗，3天后发热不缓解者，可考虑更换碳青霉烯类和/或糖肽类和/或抗真菌治疗；有明确脏器感染的患儿，应根据感染部位及病原微生物培养结果选用相应抗菌药物。

(3) 严重感染时可静脉输注丙种球蛋白。

2. 脏器功能损伤的相应防治：止吐、保肝、水化、碱化（必要时）、防治尿酸肾病（别嘌呤醇）、抑酸剂等。

3. 成分输血：适用于Hb<80g/L，PLT<20×10^9/L或有活动性出血的患儿，分别输浓缩红细胞、单采或多采血小板，若存在DIC倾向则PLT<50×10^9/L即应输注血小板，并酌情使用肝素等其他DIC治疗药物。有心功能不全者可放宽输血指征。

4. 造血生长因子：化疗后中性粒细胞绝对值（ANC）$\leqslant 1.0\times10^9$/L，可酌情使用粒细胞集落刺激因子（G-CSF）3～5μg/（kg·d）。

（十）出院标准

1. 一般情况良好。
2. 无需要住院处理的并发症和/或合并症。

释义

■ 患儿诱导化疗结束，并发症和/或合并症基本控制，无需继续住院处理，可以出院。

（十一）变异及原因分析

1. 治疗前、中、后有感染、贫血、出血及其他合并症者，需进行相关的诊断和治疗，可能延长住院时间并致费用增加。
2. 治疗中进展者退出路径。

释义

■ 治疗前、化疗过程中、化疗结束后，合并有肺部感染、骨髓抑制、肝损伤、心肌损害、口腔黏膜炎等合并症者，需进行相应的诊断和治疗，可能延长住院时间，导致费用增加。

■ 治疗过程中疾病进展、或评估化疗效果不明显，达到高危组标准，则退出此路径。治疗过程中患儿出现重症肺炎、呼吸衰竭、心力衰竭、感染性休克等表现，应终止本路径，转入相应流程。

（十二）LBL 护理规范

1. 病情观察：
（1）观察患儿活动受限程度、有无感染的症状和体征。
（2）观察淋巴结肿大所累及范围、大小、活动度。
（3）观察有无骨骼浸润，警惕病理性骨折、脊髓压迫的发生。
2. 一般护理：
（1）早期患儿可适当活动，有发热、明显浸润症状时应卧床休息，减少消耗，保护机体。
（2）给予高蛋白、高热量、高维生素、易消化饮食，多饮水。忌用咖啡等兴奋性饮料、辛辣刺激食物，忌油煎、霉变、腌制食物等 。
（3）保持皮肤清洁，避免一切刺激皮肤的因素，勤换内衣。
3. 对症护理：
（1）患儿发热时按发热护理常规执行。
（2）纵隔淋巴结肿大时给予氧气吸入，半卧位。根据患儿情况遵医嘱化疗。
（3）咽淋巴结病变给予流食，严重者鼻饲饮食。
（4）骨骼浸润时出现骨骼疼痛要减少活动，防止外伤，尽可能有人陪伴，警惕病理性骨折的发生。疼痛剧烈时尽量分散注意力，必要时给予镇痛药物应用。
4. 心理护理：由于病程时间长，花费高，放化疗的毒副作用，患儿思想负担重。护士应积极建立社会支持网，加强与患儿沟通，注意沟通方式，消除顾虑，减轻痛苦，增强战胜疾病的信心，取得最佳疗效。

5. 健康指导：

（1）注意个人清洁卫生，勤换内衣，适当锻炼，增强体质，教会患儿自查淋巴结的方法。

（2）加强营养，提高抵抗力，嘱其遵医嘱坚持治疗，定期复诊。

（十三）LBL 营养治疗规范

1. 注意饮食卫生：

（1）绝对不吃不洁食物，隔夜饭菜需进行彻底加热方可食用，最好食用当天新鲜的食物。

（2）就餐前彻底清洗双手，清洗碗筷。

（3）蔬果食用前可用专用的蔬果清洗剂浸泡半小时到一小时，水果去皮。

（4）冷藏食物可在室温中放置一段时间再食用，避免造成腹痛腹泻。

2. 应用门冬酰胺酶期间低脂饮食，不是无脂饮食，是减少脂肪的摄入。

（1）烹调可用蒸、煮、炖等方法，减少用油量，不可油炸食物。

（2）荤菜选用瘦肉，可去皮后再烹调，如瘦猪肉、牛肉、鸡胸肉、鸭脯肉。

（3）可食用蛋白弃蛋黄，不吃蛋糕、芝麻将、花生、巧克力等含油脂高的食物；饮用低脂牛奶或低脂酸奶，不饮用全脂牛奶。

（4）蔬菜不含脂肪，可多食用。

3. 日常饮食均衡摄入，选材多样，制作方式多样并配合当时的消化和咀嚼能力，尽量细软易消化；不可盲目给予大补的药材，如灵芝、冬虫夏草、人参等；休息与运动相结合。

（十四）LBL 患儿健康宣教

1. 保持良好的个人卫生习惯。

2. 勤洗手，保持环境清洁和通风。

3. 注意佩戴口罩，少去人口密集的公共场所。

4. 早晚刷牙，餐后漱口，保持口腔清洁。

5. 保持大便通畅，注意肛周护理。

6. 全家调整情绪，保持轻松的心态，减少因疾病而带来的过度压力，家长在患儿面前不可表现出太大的悲伤情绪，正确面对疾病。

7. 根据天气变化，适时增减衣物。

8. 休息与运动相结合。

二、推荐表单

（一）医师表单

初治儿童 LBL 临床路径医师表单

适用对象：第一诊断为初治儿童淋巴母细胞淋巴瘤拟行诱导化疗

患儿姓名：	性别：　　年龄：　　门诊号：	住院号：
住院日期：　　年　月　日	出院日期：　　年　月　日	标准住院日 40 天内

时间	住院第 1 天	住院第 2 天
主要诊疗工作	□ 询问病史及体格检查 □ 完成病历书写 □ 开检查单 □ 上级医师查房与化疗前评估 □ 根据血象及凝血功能决定是否成分输血 □ 向家属告病重或病危并签署病重或病危通知书 □ 患儿家属签署骨髓穿刺同意书、腰椎穿刺同意书、输血知情同意书、静脉插管同意书（条件允许时）	□ 上级医师查房 □ 完成入院检查 □ 骨髓穿刺：骨髓形态学检查、免疫分型、细胞遗传学和危险度分型相关基因检测、骨髓活检 □ 完成影像学检查评估肿瘤状态 □ 根据血象及凝血工作决定是否成分输血 □ 控制感染等对症支持治疗 □ 尽快完成必要的相关科室会诊，包括病理会诊 □ 完成上级医师查房记录等病历书写
重要医嘱	**长期医嘱：** □ 儿科血液病护理常规 □ 饮食 □ 抗菌药物（必要时） □ 补液治疗（水化，必要时碱化） □ 其他医嘱 **临时医嘱：** □ 血常规、尿常规、大便常规 □ 肝肾功、电解质、凝血功能、血型、输血前检查 □ 心电图、心脏彩超、超声（多部位） □ 头颅 MRI，胸、腹、盆腔 CT，血气分析（必要时） □ 静脉插管术（条件允许时） □ 病原微生物培养（必要时） □ PPD 检查 □ 输血医嘱（必要时） □ 眼底检查 □ 其他医嘱	**长期医嘱：** □ 患儿既往基础用药 □ 防治尿酸肾病（别嘌呤醇） □ 预防肺孢子菌肺炎（复方新诺明） □ 抗菌药物（必要时） □ 补液治疗（水化，必要时碱化） □ 其他医嘱 **临时医嘱：** □ 骨髓穿刺 □ 骨髓形态学、免疫分型、细胞遗传学、危险度分型相关基因检测 □ 骨髓活检 □ 血常规 □ 输血医嘱（必要时） □ 其他医嘱
病情变异记录	□ 无　□ 有，原因： 1. 2.	□ 无　□ 有，原因： 1. 2.
医师签名		

<table>
<tr><td>时间</td><td>住院第 3~5 天</td></tr>
<tr><td>主要诊疗工作</td><td>□ 根据初步骨髓结果、影像学结果制订治疗方案　　□ 化疗
□ 患儿家属签署化疗知情同意书　　□ 重要脏器保护
□ 住院医师完成病程记录　　□ 止吐
□ 上级医师查房</td></tr>
<tr><td>重要医嘱</td><td>长期医嘱：
□ 化疗医嘱（以下方案选一）
□ VDLP：VCR 1.5 mg/（m^2·d），qw，共 4 次，每次最大绝对量不超过 2mg
DNR 25 mg/（m^2·d），qw，共 4 次
L-asp 5000 U/（m^2·d），q2d，共 8 次
PDN 60 mg/（m^2·d），第 1~28 天，第 29~35 天递减至停
对于肿瘤负荷大的患儿 PDN 起始剂量［0.2~0.5mg/（kg·d）］开始 1 周内逐渐增至 60mg/（m^2·d），以免发生肿瘤溶解综合征
□ 止吐、抗感染等对症支持治疗医嘱　　□ 补液治疗（水化，必要时碱化）
□ 重要脏器功能保护：防治尿酸肾病（别嘌呤醇）、保肝、抑酸等　　□ 复方磺胺异噁唑
□ 其他医嘱
临时医嘱：
□ 输血医嘱（必要时）
□ 心电监护（必要时）
□ 复查肝肾功、电解质
□ 隔日复查血常规（必要时可每天复查）
□ 血培养（高热时）
□ 出现感染时，需多次重复各种体液或分泌物病原学检查及相关影像学检查
□ 腰椎穿刺，鞘内注射（具体剂量见住院流程）
□ 脑脊液常规、生化和细胞形态学检查、流式细胞仪检测肿瘤细胞免疫分型
□ 其他医嘱</td></tr>
<tr><td>病情变异记录</td><td>□ 无　□ 有，原因：
1.
2.</td></tr>
<tr><td>医师签名</td><td></td></tr>
</table>

时间	住院第 6~39 天	出院日
主要诊疗工作	□ 上级医师查房，注意病情变化 □ 住院医师完成病历书写 □ 复查血常规 □ 注意观察体温、血压、体重等，防治并发症 □ 成分输血、抗感染等支持治疗（必要时） □ 造血生长因子（必要时） □ 骨髓检查 □ 腰椎穿刺，鞘内注射	□ 上级医师查房，进行化疗（根据骨髓穿刺）评估，确定有无并发症情况，明确是否出院 □ 完成出院记录、病案首页、出院证明书等 □ 向患儿家属交代出院后的注意事项，如返院复诊的时间、地点，发生紧急情况时的处理等
重要医嘱	**长期医嘱：** □ 洁净饮食 □ 抗感染等支持治疗（必要时） □ 其他医嘱 **临时医嘱：** □ 血常规、尿常规、大便常规 □ 肝肾功、电解质、凝血功能 □ 输血医嘱（必要时） □ 第 8 天查外周血涂片中幼稚细胞计数 □ 第 15 天和 33 天查骨髓形态学、微小残留病 □ 腰椎穿刺，鞘内注射（具体剂量见住院流程） □ 脑脊液常规、生化和细胞形态学检查 □ 复查治疗前有肿瘤浸润改变的各项检查 □ G-CSF 3~5μg/（kg·d）（必要时） □ 感染部位影像学检查（必要） □ 病原微生物培养（必要时） □ 血培养（高热时） □ 其他医嘱	**出院医嘱：** □ 出院带药 □ 定期门诊随访 □ 监测血常规、肝肾功、电解质、凝血功能等
病情变异记录	□ 无　□ 有，原因： 1. 2.	□ 无　□ 有，原因： 1. 2.
医师签名		

（二）护士表单

初治儿童 LBL 临床路径护士表单

适用对象：第一诊断为初治儿童淋巴母细胞淋巴瘤拟行诱导化疗

患儿姓名：	性别：　年龄：　门诊号：	住院号：
住院日期：　年　月　日	出院日期：　年　月　日	标准住院日 40 天内

时间	住院第 1 天	住院第 2-39 天	出院日
健康宣教	□ 入院宣教（血液病知识） 介绍主管医师、护士 介绍环境、设施 介绍住院注意事项 介绍探视和陪伴制度 介绍贵重物品制度 介绍消毒隔离制度	□ 药物宣教 □ 饮食宣教	□ 出院宣教 □ 饮食宣教 □ 药物宣教 □ 指导患儿办理出院手续
护理处置	□ 核对患儿，佩戴腕带 □ 建立入院护理病历 □ 协助患儿留取各种标本 □ 测量体重 □ 静脉插管术（条件允许时）	□ 根据医嘱的相关采血 □ 根据医嘱发放相关药物 □ 静脉插管护理、换药	□ 办理出院手续 □ 协助取出院带药 □ 书写出院小结
基础护理	□ 级别护理 晨晚间护理 患儿安全管理	□ 级别护理 晨晚间护理 患儿安全管理	□ 级别护理 晨晚间护理 患儿安全管理
专科护理	□ 护理查体 □ 病情观察 □ 填写防跌倒、防坠床，需要时填写压疮防范表 □ 填写血栓风险评估单 □ 需要时请家属陪伴 □ 确定饮食种类 □ 心理护理	□ 病情观察 □ 遵医嘱完成相关检查 □ 心理与生活护理 □ 化疗期间嘱患儿多饮水	□ 出院指导
重点医嘱	□ 详见医嘱执行单	□ 详见医嘱执行单	□ 详见医嘱执行单
病情变异记录	□ 无　□ 有，原因： 1. 2.	□ 无　□ 有，原因： 1. 2.	□ 无　□ 有，原因： 1. 2.
护士签名			

（三）患儿表单

初治儿童 LBL 临床路径患儿表单

适用对象：第一诊断为初治儿童淋巴母细胞淋巴瘤拟行诱导化疗

患儿姓名：	性别：　　年龄：　　门诊号：	住院号：
住院日期：　　年　月　日	出院日期：　　年　月　日	标准住院日 40 天内

时间	住院第 1 天	住院第 2-39 天	出院日
医患配合	□ 配合询问病史、收集资料，请务必详细告知既往史、用药史、过敏史 □ 配合进行体格检查 □ 有任何不适请告知医生	□ 配合完善相关检查、化验，如采血、留尿、心电图、彩超，CT 或 PET-CT □ 医生与您及家属介绍病情	□ 接受出院前指导 □ 知道复查程序 □ 获取出院诊断书
护患配合	□ 配合测量体温、脉搏、呼吸 3 次、血压、体重 1 次 □ 配合完成入院护理评估（简单询问病史、过敏史、用药史） □ 接受入院宣教（环境介绍、病室规定、订餐制度、贵重物品保管等） □ 配合执行探视和陪伴制度 □ 有任何不适请告知护士	□ 配合测量体温、脉搏、呼吸 3 次、询问大便 1 次 □ 接受饮食宣教 □ 接受药物宣教	□ 接受出院宣教 □ 办理出院手续 □ 获取出院带药 □ 知道服药方法、作用、注意事项 □ 知道复印病历程序
饮食	□ 遵医嘱饮食	□ 遵医嘱饮食	□ 遵医嘱饮食
排泄	□ 正常排尿便	□ 正常排尿便	□ 正常排尿便
活动	□ 卧床休息	□ 逐渐恢复正常活动	□ 正常活动

附：原表单（2019 年版）

初治儿童 LBL 临床路径表单

适用对象：第一诊断为初治儿童淋巴母细胞淋巴瘤拟行诱导化疗

患儿姓名：	性别： 年龄： 门诊号：	住院号：
住院日期： 年 月 日	出院日期： 年 月 日	标准住院日 40 天内

时间	住院第 1 天	住院第 2 天
主要诊疗工作	□ 询问病史及体格检查 □ 完成病历书写 □ 开检查单 □ 上级医师查房与化疗前评估 □ 根据血象及凝血功能决定是否成分输血 □ 向家属告病重或病危并签署病重或病危通知书 □ 患儿家属签署骨髓穿刺同意书、腰椎穿刺同意书、输血知情同意书、静脉插管同意书（条件允许时）	□ 上级医师查房 □ 完成入院检查 □ 骨髓穿刺：骨髓形态学检查、免疫分型、细胞遗传学和危险度分型相关基因检测、骨髓活检 □ 完成影像学检查评估肿瘤状态 □ 根据血象及凝血工作决定是否成分输血 □ 控制感染等对症支持治疗 □ 尽快完成必要的相关科室会诊，包括病理会诊 □ 完成上级医师查房记录等病历书写
重要医嘱	**长期医嘱：** □ 儿科血液病护理常规 □ 饮食 □ 抗菌药物（必要时） □ 补液治疗（水化，必要时碱化） □ 其他医嘱 **临时医嘱：** □ 血常规、尿常规、大便常规 □ 肝肾功、电解质、凝血功能、血型、输血前检查 □ 心电图、心脏彩超、超声（多部位） □ 头颅 MRI，胸、腹、盆腔 CT，血气分析（必要时） □ 静脉插管术（条件允许时） □ 病原微生物培养（必要时） □ PPD 检查 □ 输血医嘱（必要时） □ 眼底检查 □ 其他医嘱	**长期医嘱：** □ 患儿既往基础用药 □ 防治尿酸肾病（别嘌呤醇） □ 预防肺孢子菌肺炎（复方新诺明） □ 抗菌药物（必要时） □ 补液治疗（水化，必要时碱化） □ 其他医嘱 **临时医嘱：** □ 骨髓穿刺 □ 骨髓形态学、免疫分型、细胞遗传学、危险度分型相关基因检测 □ 骨髓活检 □ 血常规 □ 输血医嘱（必要时） □ 其他医嘱
主要护理工作	□ 介绍病房环境、设施和设备 □ 入院护理评估	□ 宣教（血液病知识）
病情变异记录	□ 无 □ 有，原因： 1. 2.	□ 无 □ 有，原因： 1. 2.
护士签名		
医师签名		

时间	住院第3~5天
主要诊疗工作	□ 根据初步骨髓结果、影像学结果制订治疗方案 □ 患儿家属签署化疗知情同意书 □ 住院医师完成病程记录 □ 上级医师查房 □ 化疗 □ 重要脏器保护 □ 止吐
重要医嘱	**长期医嘱：** □ 化疗医嘱（以下方案选一） □ VDLP：VCR 1.5 mg/（m^2·d），qw，共4次，每次最大绝对量不超过2mg DNR 25 mg/（m^2·d），qw，共4次 L-asp 5000 U/（m^2·d），q2d，共8次 PDN 60 mg/（m^2·d），第1~28天，第29~35天递减至停 对于肿瘤负荷大的患儿PDN起始剂量［0.2~0.5mg/（kg·d）］开始1周内逐渐增至60mg/（m^2·d），以免发生肿瘤溶解综合征 □ 止吐、抗感染等对症支持治疗医嘱 □ 重要脏器功能保护：防治尿酸肾病（别嘌呤醇）、保肝、抑酸等 □ 补液治疗（水化，必要时碱化） □ 复方磺胺异噁唑 □ 其他医嘱 **临时医嘱：** □ 输血医嘱（必要时） □ 心电监护（必要时） □ 复查肝肾功、电解质 □ 隔日复查血常规（必要时可每天复查） □ 血培养（高热时） □ 出现感染时，需多次重复各种体液或分泌物病原学检查及相关影像学检查 □ 静脉插管护理、换药 □ 腰椎穿刺，鞘内注射（具体剂量见住院流程） □ 脑脊液常规、生化和细胞形态学检查、流式细胞仪检测肿瘤细胞免疫分型 □ 其他医嘱
主要护理工作	□ 观察患儿病情变化 □ 心理与生活护理 □ 化疗期间嘱患儿多饮水
病情变异记录	□ 无　□ 有，原因： 1. 2.
护士签名	
医师签名	

时间	住院第 6~39 天	出院日
主要诊疗工作	□ 上级医师查房，注意病情变化 □ 住院医师完成病历书写 □ 复查血常规 □ 注意观察体温、血压、体重等，防治并发症 □ 成分输血、抗感染等支持治疗（必要时） □ 造血生长因子（必要时） □ 骨髓检查 □ 腰椎穿刺，鞘内注射	□ 上级医师查房，进行化疗（根据骨髓穿刺）评估，确定有无并发症情况，明确是否出院 □ 完成出院记录、病案首页、出院证明书等 □ 向患儿家属交代出院后的注意事项，如返院复诊的时间、地点，发生紧急情况时的处理等
重要医嘱	**长期医嘱：** □ 洁净饮食 □ 抗感染等支持治疗（必要时） □ 其他医嘱 **临时医嘱：** □ 血常规、尿常规、大便常规 □ 肝肾功、电解质、凝血功能 □ 输血医嘱（必要时） □ 第 8 天查外周血涂片中幼稚细胞计数 □ 第 15 天和 33 天查骨髓形态学、微小残留病 □ 腰椎穿刺，鞘内注射（具体剂量见住院流程） □ 脑脊液常规、生化和细胞形态学检查 □ 复查治疗前有肿瘤浸润改变的各项检查 □ G-CSF 3~5μg/（kg·d）（必要时） □ 感染部位影像学检查（必要） □ 病原微生物培养（必要时） □ 血培养（高热时） □ 静脉插管维护、换药 □ 其他医嘱	**出院医嘱：** □ 出院带药 □ 定期门诊随访 □ 监测血常规、肝肾功、电解质、凝血功能等
主要护理工作	□ 观察患儿情况 □ 心理与生活护理 □ 化疗期间嘱患儿多饮水	□ 指导患儿办理出院手续
病情变异记录	□ 无 □ 有，原因： 1. 2.	□ 无 □ 有，原因： 1. 2.
护士签名		
医师签名		

完全缓解的儿童 LBL 临床路径释义

一、完全缓解的 LBL 临床路径标准住院流程

（一）临床路径标准住院日为 21 天内

（二）进入路径标准

1. 第一诊断必须符合儿童淋巴母细胞淋巴瘤的低危组、中危组患儿。
2. 经诱导化疗达完全缓解（CR）。
3. 当患儿同时具有其他疾病诊断时，但在住院期间不需要特殊处理也不影响第一诊断的临床路径流程实施时，可以进入路径。

（三）完善入院常规检查需 2 天（指工作日）

1. 必需的检查项目：
（1）血常规、尿常规、大便常规。
（2）肝肾功能、电解质、凝血功能、血型、输血前检查。
（3）心电图、心脏彩超。
（4）发热或疑有某系统感染者可选择：病原微生物培养、影像学检查。
（5）骨髓涂片和/或活检（必要时）、微小残留病。
2. 进行治疗前瘤灶部位的各项检查。
3. 患儿及家属签署以下同意书：化疗知情同意书、骨髓穿刺同意书、腰椎穿刺及鞘内注射同意书、输血知情同意书、静脉插管知情同意书。

（四）治疗开始于入院第 3 天内

（五）治疗方案

1. 缓解后巩固治疗：
（1）CAM 方案：
若患儿无发热、无严重感染；ANC≥500/μl，PLT≥5 万/μl 时，可于第 36 天开始第 1 轮 CAM 方案。共 2 个疗程 CAM 方案，具体药物见下：
环磷酰胺（CTX）1000mg/（m^2·d），1 次，第 1 天，水化碱化 3 天。
阿糖胞苷（Ara-C）75mg/（m^2·d），第 3~6 天，第 10~13 天，共 8 天。
6-巯基嘌呤（6-MP）60mg/（m^2·d），共 14 天。
三联鞘注，第 10 天。
休疗 1~2 周；ANC≥500/μl，PLT≥5 万/μl；无发热及严重感染；开始第 2 轮 CAM
（2）巩固治疗 M 方案：CAM2 结束后 1~2 周，无发热、无严重感染；肌酐清除率值正常；肝功能 ALT/AST≤10 倍正常上限值；胆红素≤3 倍正常上限值；ANC≥500/μl，PLT≥5 万/μl 时可以开始巩固治疗方案 M。
CAM2 后血象回升即复查骨髓穿刺，并行瘤灶评估，未见明确残留病灶，可以开始 M 方案化疗。若有明确残留，进入高危组化疗，退出本路径。具体药物如下：
大剂量甲氨蝶呤（MTX）3~5g/（m^2·d），每 2 周 1 次，共 4 次（T-LBL：每次 5g/m^2；B-LBL：每次 3g/m^2），第 8、22、36、50 天。
四氢叶酸钙（CF）15mg/m^2，6 小时 1 次，3~8 次，根据 MTX 血药浓度给予调整。
6-MP 25mg/（m^2·d），不超过 56 天，根据 WBC 调整剂量。
三联鞘注：第 8、22、36、50 天。
应用大剂量 MTX 期间需要进行水化、碱化，并监测 MTX 血药浓度。45 小时查 MTX 浓度

＜0.25μmol/L为正常。若 MTX 高于正常，根据浓度调整 CF 用量和次数。

2. 延迟强化Ⅰ治疗：

（1）VDLD 方案：当巩固方案结束后约 2 周，无发热、无严重感染；ANC≥1000/μl，PLT≥10 万/μl 时可开始此方案化疗。本疗程化疗前复查骨髓，并行瘤灶评估。

具体药物如下：

VCR 1.5mg/（m^2·d），每周 1 次，共 3 次，第 1、8、15 天，每次最大绝对量不超过 2mg。

DNR 或阿霉素（ADR）25mg/（m^2·d），每周 1 次，共 3 次，第 1、8、15 天。

L-asp10000U/（m^2·d），肌内注射，q2d，第 1、4、7、10 天，共 4 次；L-ASP 过敏可予培门冬酶（PEG-ASP）2500 IU/m^2，肌内注射，第 4 天，共 1 剂。

DXM8~10mg/（m^2·d），第 1~7 天，第 15~21 天。

三联鞘注：第 1、15 天（仅 CNS3 者增加 2 次 IT）。

（2）CAM 方案：休疗 1~2 周；ANC≥1000/μl，PLT≥10 万/μl；无发热及严重感染；肌酐值正常；开始 CAM 方案化疗。具体药物如下：

环磷酰胺（CTX）1000mg/（m^2·d），1 次，第 1 天，水化碱化 3 天。

阿糖胞苷（Ara-C）75mg/（m^2·d），第 3~6 天，第 10~13 天，共 8 天。

6-巯基嘌呤（6-MP）60mg/（m^2·d），共 14 天。

三联鞘注，第 3 天。

休疗约 2 周，无发热及严重感染；ANC≥200/μl，PLT≥5 万/μl；可开始维持治疗。

3. 中间维持治疗：Ⅰ、Ⅱ期患儿延迟强化完成后直接进入维持治疗；Ⅲ、Ⅳ期患儿插入 8 周中间维持治疗（即用 8 周 6-MP+MTX/VD 方案），具体方案为：6-MP 50mg/（m^2·d），持续睡前空腹口服共 8 周；MTX 20mg/m^2，每周 1 次，共 8 次，口服或肌内注射，根据 WBC 调整方案中 6-MP 的剂量。VCR 1.5mg/（m^2·d），1 次，第 1 天，每次最大绝对量不超过 2mg；DXM 6mg/（m^2·d），第 1~5 天。三联鞘注，第 1 天。

4. 延迟强化Ⅱ治疗：

（1）VDLD 方案：当患儿无发热、无严重感染；ANC≥1000/μl，PLT≥10 万/μl 时可开始此方案化疗。本疗程化疗前复查骨髓，并行瘤灶评估。具体药物如下：

VCR 1.5mg/（m^2·d），每周 1 次，共 3 次，第 1、8、15 天，每次最大绝对量不超过 2mg。

DNR 或阿霉素（ADR）25mg/（m^2·d），每周 1 次，共 3 次，第 1、8、15 天。

L-asp10000U/（m^2·d），肌内注射，q2d，第 1、4、7、10 天，共 4 次；L-ASP 过敏可予培门冬酶（PEG-ASP）2500 IU/m^2，肌内注射，第 4 天，共 1 剂。

DXM8~10mg/（m^2·d），第 1~7 天，第 15~21 天。

三联鞘注：第 1 天。

（2）CAM 方案：休疗 1~2 周；ANC≥1000/μl，PLT≥10 万/μl；无发热及严重感染；肌酐值正常；开始 CAM 方案化疗。具体药物如下：

环磷酰胺（CTX）1000mg/（m^2·d），1 次，第 1 天，水化碱化 3 天。

阿糖胞苷（Ara-C）75mg/（m^2·d），第 3~6 天，第 10~13 天，共 8 天。

6-巯基嘌呤（6-MP）60mg/（m^2·d），共 14 天。

三联鞘注，第 3 天。

5. 维持治疗方案：6-MP+MTX 方案期间每 4 周插入 VD 方案一次。每 8 周一个循环，共 8 个循环。

开始维持治疗时行瘤灶评估，维持治疗前 4 个循环每 8 周评估 1 次（包括骨髓检查），以后每 8 周小评估 1 次（简单影像学检查，无骨髓穿刺、腰椎穿刺），每 16 周大评估 1 次（包括脑脊液和骨髓检查）。

（1）6-MP+MTX 方案：

6-MP 50mg/（m^2·d），持续睡前空腹口服。
MTX20mg/m^2，每周 1 次，口服或肌内注射。
根据 WBC 调整方案中的 6MP 药物剂量。
（2）VD 方案：
VCR 1.5mg/（m^2·d），1 次，每次最大绝对量不超过 2mg。
DXM 6mg/（m^2·d），第 1~5 天。
总治疗疗程：2.5 年。
6. 中枢神经系统白血病（CNSL）的防治：
（1）CNS1 患儿：维持治疗中 B-LBL TIT 每 8 周 1 次，共 6 次，整个化疗过程中共 19 次；T-LBL TIT 每 4 周 1 次，共 10 次，整个化疗过程中共 23 次。以后不再鞘注，但需每 16 周（2 个循环）复查 1 次脑脊液，直至停药。
（2）对具有中枢神经系统危险因素包括 CNS2、CNS3、T-LBL 伴高肿瘤负荷、中枢邻近部位侵犯者，维持治疗期间增加 2 次鞘注。T-LBL 维持治疗期间共 12 次；B-LBL 维持期间共 8 次。
（3）各治疗组鞘注次数表（单位：次）

类别	CNS1	CNS2，T-LBL 伴高肿瘤负荷，CNS 邻近侵犯	CNS3
T-LBL	23	27	29
B-LBL	19	23	25

释义

■ 药学提示

1. 环磷酰胺：为预防出血性膀胱炎，CTX 输注过程中需要水化碱化尿液，当 CTX 剂量大于 1.0g/m^2 或既往低剂量而发生过出血性膀胱炎者，可应用美司那解救，每次用量为 CTX 剂量的 30%~40%，与 CTX 同步，每 4 小时 1 次，共 3 次。

2. 阿糖胞苷：大剂量阿糖胞苷应用时，从第 5 天起使用激素眼膏 2 d，预防角膜结膜炎；同时使用大剂量维生素 B6 预防神经毒性：从第 5 天起 150 mg/m^2，静脉注射或口服，每 12 小时 1 次，2 d，如出现神经毒性的症状：眼球震颤和/或共济失调，需立即停药。如果这些症状未能消失，或再次输注后又复出现，则不能再使用阿糖胞苷，否则会导致浦肯野细胞的不可逆损伤。

3. 6-MP：在维持治疗期间 6-MP 剂量可根据情况调整，当丙氨酸转氨酶（ALT）/天冬氨酸转氨酶（AST）＞10 倍正常上限值、胆红素＞3 倍正常上限值，可暂停 1 周。

4. MTX：大剂量 MTX 建议通过中心静脉给药，需密切监测患儿的临床指征，加强水化、碱化维持尿 pH 在 7.0~8.0；保证出入量平衡，监测生命体征和血常规；必要时给予呋塞米 0.5 mg/kg 静脉注射。根据 MTX 稳态浓度及排泄浓度进行四氢叶酸钙解救。

MTX 血药浓度监测和四氢叶酸钙（CF）解救。

1. 四氢叶酸钙（CF）解救：

监测 42 小时 MTX 血药浓度根据血药浓度予以 CF 解救，同时予以水化碱化，根据 MTX 血药浓度调整 CF 解救，每 6 小时解救 1 次，待浓度低于 0.25μmol 停止解救。

如果单次的亚叶酸钙解救量超过20mg/kg，或是600mg/m^2，为预防高钙副作用，则单次亚叶酸钙需要静点1小时给予。

MTX浓度（μmol/L）	CF解救量
0.25	无须解救
0.25~1	15mg/m^2
1~2	30mg/m^2
2~3	45mg/m^2
3~4	60mg/m^2
4~5	75mg/m^2
>5	浓度×体重（kg）

（六）治疗后恢复期复查的检查项目

1. 血常规、肝肾功能、电解质。
2. 脏器功能评估。
3. 定期的骨髓检查及微小残留病变检测。
4. 定期瘤灶评估。

释义

■ 临床治疗反应评估标准、评估时间点及内容

1. 评估标准：

（1）瘤灶缓解情况：

1）完全缓解（CR）：通过查体和影像学检查证实所有瘤灶全部消失。CT显示原肿大的淋巴结和肿块已缩小至正常范围（最大径线<1.5cm），各器官影像学可见到的所有瘤灶均已消失。PET扫描已无阳性发现。骨髓涂片/活检正常；流式细胞术进行MRD监测为阴性。

2）Unconfirmed Complete Response：虽然病灶最大径>1.5cm，但总体上病灶缩小>75%（相互垂直两条最大横径）。从影像学上无法确定是否为残留的肿瘤性病灶，应行病理活检确定，而有的病灶又可能不适于手术活检确定。

3）部分缓解（PR）：瘤灶最大径线缩小≥50%，没有新发瘤灶。

4）无反应（疾病稳定）：评估显示没有达到PR，但也没有新发瘤灶。

5）疾病进展（PD）：任何瘤灶增大≥25%或出现新发瘤灶或骨髓复发。

（2）分子生物学缓解（MCR）：监测分子生物学标志，例如通过PCR方法监测骨髓融合基因从阳性转为阴性。

（3）分子生物学复发（或阴转阳）：如有分子生物学标志，治疗后转为阴性的基因或其他融合基因再次检测为阳性。

2. 化疗期间评估时间点：

（1）CAM2方案化疗后：称为中期评估。

（2）延迟强化Ⅰ开始前。

（3）延迟强化Ⅱ开始前。

（4）维持治疗期间：维持治疗开始时：包括中间维持及大维持开始前；维持治疗前4个循环每8周评估1次（包括骨髓检查及瘤灶评估），以后每8周小评估1次（简单影像学检查，无骨穿和腰穿），每16周大评估1次（包括脑脊液和骨髓检查）。

3. 化疗过程中评估内容：包括骨髓缓解情况：包括①骨髓形态和流式细胞仪检测骨髓MRD；骨髓融合基因阳性者需复查骨髓基因转阴。②瘤灶情况：瘤灶部位相关影像学检查。

（七）化疗中及化疗后治疗

1. 感染防治：

（1）给予复方磺胺异噁唑预防卡氏肺孢子菌肺炎。

（2）发热患儿建议立即进行病原微生物培养并使用抗菌药物，可选用头孢类抗炎治疗，3天后发热不缓解者，可考虑更换碳青霉烯类和/或糖肽类和/或抗真菌治疗；有明确脏器感染患儿应根据感染部位及病原微生物培养结果选用相应抗菌药物。

（3）严重感染时可静脉输注丙种球蛋白。

2. 脏器功能损伤的相应防治：止吐、保肝、水化、碱化。

3. 成分输血：适用于Hb＜80g/L、PLT＜20×10^9/L或有活动性出血的患儿，分别输浓缩红细胞、单采或多采血小板。有心功能不全者可放宽输血指征。

4. 造血生长因子：化疗后中性粒细胞绝对值（ANC）$\leqslant1.0\times10^9$/L，可使用G-CSF 3～5μg/(kg·d)。

（八）出院标准

1. 一般情况良好。

2. 无需要住院处理的并发症和/或合并症。

（九）有无变异及原因分析

1. 治疗中、后有感染、贫血、出血及其他合并症者，进行相关的诊断和治疗，可能延长住院时间并致费用增加。

2. 中期评估（CAM2后）有残留病灶者应转入高危组方案化疗，退出本路径。

3. 若治疗过程中出现CNSL，退出本路径。

4. 治疗期间髓内和/或髓外复发者退出本路径。

释义

■ 停药后随诊时间及评估内容

1. 首次评估（停药3个月）：复查骨髓常规、基因和MRD；瘤灶评估包括B超、CT等，最好做PET/CT；复查免疫功能及心电图、心脏彩超；复查肝肾功、LDH。

2. 停药第一、二年：每3个月一次简单评估，包括骨穿和瘤灶的影像学检查（B超和CT平扫）及肝功和LDH。

每6个月一次大评估，包括骨穿和瘤灶评估：相关B超、增强CT检查或MR、免疫功能、肝功和LDH等。

3. 第三年以后：每半年评估1次，主要做骨穿和瘤灶的影像学（B超和CT平扫）及肝功和LDH。视情况加做内分泌激素及智商等检查。

■ 转诊条件

1. 当地医院没有诊疗条件、没有治疗经验的需将患儿转诊至有治疗条件的上级医院以保证疗效。

2. 具有高肿瘤负荷或肿瘤合并症的危重患儿需转诊至有经验的上级医院以挽救生命。

3. 经上级医院治疗后稳定、达到完全缓解的患儿可转诊至有治疗条件的下一级医院继续治疗，例如维持治疗的患儿。

二、推荐表单

（一）医师表单

完全缓解的儿童 LBL 临床路径医师表单

适用对象：第一诊断为儿童淋巴母细胞淋巴瘤拟行缓解后续化疗

患儿姓名：	性别：　年龄：　门诊号：	住院号：
住院日期：　年　月　日	出院日期：　年　月　日	标准住院日 21 天内

时间	住院第 1 天	住院第 2 天
主要诊疗工作	□ 询问病史及体格检查 □ 完成病历书写 □ 开检查单 □ 上级医师查房与化疗前评估 □ 患儿家属签署输血同意书、骨髓穿刺同意书、腰椎穿刺同意书、静脉插管同意书	□ 上级医师查房 □ 完成入院检查 □ 骨髓穿刺（骨髓形态学检查、微小残留病检测） □ 腰椎穿刺+鞘内注射 □ 根据血象决定是否成分输血 □ 完成必要的相关科室会诊 □ 完成上级医师查房记录等病历书写 □ 确定化疗方案和日期
重要医嘱	**长期医嘱：** □ 儿科血液病护理常规 □ 饮食：普通饮食/其他 □ 复方新诺明预防肺孢子菌肺炎 □ 抗菌药物（必要时） □ 其他医嘱 **临时医嘱：** □ 血常规、尿常规、大便常规 □ 肝肾功能、电解质、血型、凝血功能、胰酶、输血前检查 □ 胸部 X 线片、心电图、腹部超声 □ 头颅、颈胸部 MRI 或 CT，脊柱侧位片，脑电图，血气分析，超声心动（视患儿情况而定） □ 复查治疗前有白血病细胞浸润改变的各项检查 □ 病原微生物培养（必要时） □ 输血医嘱（必要时） □ 其他医嘱	**长期医嘱：** □ 患儿既往基础用药 □ 抗菌药物（必要时） □ 其他医嘱 **临时医嘱：** □ 骨髓穿刺（需要时） □ 骨髓形态学、微小残留病检测 □ 腰椎穿刺，鞘内注射（具体剂量见住院流程） □ 脑脊液常规、生化、细胞形态 □ 输血医嘱（必要时） □ 其他医嘱
病情变异记录	□ 无　□ 有，原因： 1. 2.	□ 无　□ 有，原因： 1. 2.
医师签名		

<table>
<tr><td>时间</td><td colspan="2">住院第 3 天</td></tr>
<tr><td>主要
诊疗
工作</td><td>□ 患儿家属签署化疗知情同意书
□ 上级医师查房，制订化疗方案
□ 住院医师完成病程记录</td><td>□ 化疗
□ 重要脏器保护
□ 止吐</td></tr>
<tr><td>重
要
医
嘱</td><td colspan="2">长期医嘱：
□ 化疗医嘱（以下方案选一）
□ CAM：
CTX 1000mg/（m^2·d），1 次
Ara-C 75mg/（m^2·d），共 8 天
6-MP 60mg/（m^2·d），共 14 天
□ M：
MTX 3~5g/（m^2·d），2 周 1 次，共 4 次
CF 15mg/m^2，6 小时 1 次，3~8 次，根据 MTX 血药浓度给予调整
6-MP 25mg/（m^2·d），不超过 56 天，根据 WBC 调整剂量
□ VDLD：
VCR 1.5mg/（m^2·d），qw，共 3 次
DNR 或 ADR 25mg/（m^2·d），qw，共 3 次
L-asp 10000u/（m^2·d），共 4 次
或培门冬酶（PEG-ASP）2500U/（m^2·d），共 1 次，肌内注射
DXM 10mg/（m^2·d），第 1~7 天，第 15~21 天
□ 补液治疗（水化、碱化）
□ 止吐、保肝（必要时）、抗感染等医嘱
□ 复方磺胺异噁唑
□ 其他医嘱
临时医嘱：
□ 输血医嘱（必要时）
□ 心电监护（必要时）
□ 血常规
□ 血培养（高热时）
□ 其他医嘱</td></tr>
<tr><td>病情
变异
记录</td><td colspan="2">□ 无 □ 有，原因：
1.
2.</td></tr>
<tr><td>医师
签名</td><td colspan="2"></td></tr>
</table>

时间	住院第 4~20 天	出院日
主要诊疗工作	□ 上级医师查房，注意病情变化 □ 住院医师完成常规病历书写 □ 复查血常规、肝肾功能、电解质、凝血功能 □ 注意血药浓度监测（必要时） □ 注意观察体温、血压、体重等，防治并发症 □ 成分输血、抗感染等支持治疗（必要时） □ 造血生长因子（必要时）	□ 上级医师查房，确定有无并发症情况，明确是否出院 □ 完成出院记录、病案首页、出院证明书等，向患儿交代出院后的注意事项，如返院复诊的时间、地点，发生紧急情况时的处理等
重要医嘱	**长期医嘱：** □ 洁净饮食 □ 抗感染等支持治疗 □ 其他医嘱 **临时医嘱：** □ 血常规、尿常规、大便常规 □ 肝肾功能、电解质 □ 输血医嘱（必要时） □ G-CSF 5μg/（kg·d）（必要时） □ 血培养（高热时） □ 出现感染时，需多次重复各种体液或分泌物病原学检查及相关影像学检查 □ 血药浓度监测（必要时） □ 腰椎穿刺，鞘内注射（具体剂量见住院流程） □ 脑脊液常规、生化、细胞形态 □ 其他医嘱	**出院医嘱：** □ 出院带药 □ 定期门诊随访 □ 监测血常规、肝肾功能、电解质等
病情变异记录	□ 无　□ 有，原因： 1. 2.	□ 无　□ 有，原因： 1. 2.
医师签名		

（二）护士表单

完全缓解的儿童LBL临床路径护士表单

适用对象：第一诊断为儿童淋巴母细胞淋巴瘤拟行缓解后续化疗

患儿姓名：	性别： 年龄： 门诊号：	住院号：
住院日期： 年 月 日	出院日期： 年 月 日	标准住院日21天内

时间	住院第1天	住院第2-20天	出院日
健康宣教	□ 入院宣教（血液病知识） 介绍主管医师、护士 介绍环境、设施 介绍住院注意事项 介绍探视和陪伴制度 介绍贵重物品制度 介绍消毒隔离制度	□ 药物宣教 □ 饮食宣教	□ 出院宣教 □ 饮食宣教 □ 药物宣教 □ 指导患儿办理出院手续
护理处置	□ 核对患儿，佩戴腕带 □ 建立入院护理病历 □ 入院护理评估 □ 协助患儿留取各种标本 □ 测量体重 □ 静脉插管术（有条件时）	□ 根据医嘱的相关采血 □ 根据医嘱发放相关药物 □ 静脉插管护理、换药	□ 办理出院手续 □ 协助取出院带药 □ 书写出院小结
基础护理	□ 级别护理 晨晚间护理 患儿安全管理	□ 级别护理 晨晚间护理 患儿安全管理	□ 级别护理 晨晚间护理 患儿安全管理
专科护理	□ 护理查体 □ 病情观察 □ 填写防跌倒、防坠床，需要时填写压疮防范表 □ 填写血栓风险评估单 □ 需要时请家属陪伴 □ 确定饮食种类 □ 心理护理	□ 病情观察 □ 遵医嘱完成相关检查 □ 心理与生活护理 □ 化疗期间嘱患儿多饮水	□ 出院指导
重点医嘱	□ 详见医嘱执行单	□ 详见医嘱执行单	□ 详见医嘱执行单
病情变异记录	□ 无 □ 有，原因： 1. 2.	□ 无 □ 有，原因： 1. 2.	□ 无 □ 有，原因： 1. 2.
护士签名			

（三）患儿表单

完全缓解的儿童 LBL 临床路径患儿表单

适用对象：第一诊断为儿童淋巴母细胞淋巴瘤拟行缓解后续化疗

患儿姓名：	性别： 年龄： 门诊号：	住院号：
住院日期： 年 月 日	出院日期： 年 月 日	标准住院日 21 天内

时间	住院第 1 天	住院第 2-20 天	出院日
医患配合	□ 配合询问病史、收集资料，请务必详细告知既往史、用药史、过敏史 □ 配合进行体格检查 □ 有任何不适请告知医生	□ 配合完善相关检查、化验，如采血、留尿、心电图、彩超，CT 或 PET-CT □ 医生与您及家属介绍病情	□ 接受出院前指导 □ 知道复查程序 □ 获取出院诊断书
护患配合	□ 配合测量体温、脉搏、呼吸 3 次、血压、体重 1 次 □ 配合完成入院护理评估（简单询问病史、过敏史、用药史） □ 接受入院宣教（环境介绍、病室规定、订餐制度、贵重物品保管等） □ 配合执行探视和陪伴制度 □ 有任何不适请告知护士	□ 配合测量体温、脉搏、呼吸 3 次、询问大便 1 次 □ 接受饮食宣教 □ 接受药物宣教	□ 接受出院宣教 □ 办理出院手续 □ 获取出院带药 □ 知道服药方法、作用、注意事项 □ 知道复印病历程序
饮食	□ 遵医嘱饮食	□ 遵医嘱饮食	□ 遵医嘱饮食
排泄	□ 正常排尿便	□ 正常排尿便	□ 正常排尿便
活动	□ 卧床休息	□ 逐渐恢复正常活动	□ 正常活动

附：原表单（2019 年版）

完全缓解的儿童 ALL 临床路径表单

适用对象：第一诊断为儿童淋巴母细胞淋巴瘤拟行缓解后续化疗

患儿姓名：	性别： 年龄： 门诊号：	住院号：
住院日期： 年 月 日	出院日期： 年 月 日	标准住院日 21 天内

时间	住院第 1 天	住院第 2 天
主要诊疗工作	□ 询问病史及体格检查 □ 完成病历书写 □ 开检查单 □ 上级医师查房与化疗前评估 □ 患儿家属签署输血同意书、骨髓穿刺同意书、腰椎穿刺同意书、静脉插管同意书	□ 上级医师查房 □ 完成入院检查 □ 骨髓穿刺（骨髓形态学检查、微小残留病检测） □ 腰椎穿刺+鞘内注射 □ 根据血象决定是否成分输血 □ 完成必要的相关科室会诊 □ 完成上级医师查房记录等病历书写 □ 确定化疗方案和日期
重要医嘱	**长期医嘱：** □ 儿科血液病护理常规 □ 饮食：普通饮食/其他 □ 复方新诺明预防肺孢子菌肺炎 □ 抗菌药物（必要时） □ 其他医嘱 **临时医嘱：** □ 血常规、尿常规、大便常规 □ 肝肾功能、电解质、血型、凝血功能、胰酶、输血前检查 □ 胸部 X 线片、心电图、腹部超声 □ 头颅、颈胸部 MRI 或 CT，脊柱侧位片，脑电图，血气分析，超声心动（视患儿情况而定） □ 复查治疗前有白血病细胞浸润改变的各项检查 □ 静脉插管术（有条件时） □ 病原微生物培养（必要时） □ 输血医嘱（必要时） □ 其他医嘱	**长期医嘱：** □ 患儿既往基础用药 □ 抗菌药物（必要时） □ 其他医嘱 **临时医嘱：** □ 骨髓穿刺（需要时） □ 骨髓形态学、微小残留病检测 □ 腰椎穿刺，鞘内注射（具体剂量见住院流程） □ 脑脊液常规、生化、细胞形态 □ 输血医嘱（必要时） □ 其他医嘱
主要护理工作	□ 介绍病房环境、设施和设备 □ 入院护理评估	□ 宣教（血液病知识）
病情变异记录	□ 无 □ 有，原因： 1. 2.	□ 无 □ 有，原因： 1. 2.
护士表单		
医师签名		

<table>
<tr><td>时间</td><td colspan="2">住院第 3 天</td></tr>
<tr><td>主要诊疗工作</td><td>□ 患儿家属签署化疗知情同意书
□ 上级医师查房，制订化疗方案
□ 住院医师完成病程记录</td><td>□ 化疗
□ 重要脏器保护
□ 止吐</td></tr>
<tr><td>重要医嘱</td><td colspan="2">长期医嘱：
□ 化疗医嘱（以下方案选一）
□ CAM：
CTX 1000mg/（m^2・d），1 次
Ara-C 75mg/（m^2・d），共 8 天
6-MP 60mg/（m^2・d），共 14 天
□ M：
MTX 3~5g/（m^2・d），2 周 1 次，共 4 次
CF 15mg/m^2，6 小时 1 次，3~8 次，根据 MTX 血药浓度给予调整
6-MP 25mg/（m^2・d），不超过 56 天，根据 WBC 调整剂量
□ VDLD：
VCR 1.5mg/（m^2・d），qw，共 3 次
DNR 或 ADR 25mg/（m^2・d），qw，共 3 次
L-asp 10000u/（m^2・d），共 4 次
或培门冬酶（PEG-ASP）2500U/（m^2・d），共 1 次，肌内注射
DXM 10mg/（m^2・d），第 1~7 天，第 15~21 天
□ 补液治疗（水化、碱化）
□ 止吐、保肝（必要时）、抗感染等医嘱
□ 复方磺胺异噁唑
□ 其他医嘱
临时医嘱：
□ 输血医嘱（必要时）
□ 心电监护（必要时）
□ 血常规
□ 血培养（高热时）
□ 静脉插管维护、换药
□ 其他医嘱</td></tr>
<tr><td>主要护理工作</td><td colspan="2">□ 观察患儿病情变化
□ 心理与生活护理
□ 化疗期间嘱患儿多饮水</td></tr>
<tr><td>病情变异记录</td><td colspan="2">□ 无　□ 有，原因：
1.
2.</td></tr>
<tr><td>护士签名</td><td colspan="2"></td></tr>
<tr><td>医师签名</td><td colspan="2"></td></tr>
</table>

时间	住院第 4~20 天	出院日
主要诊疗工作	□ 上级医师查房，注意病情变化 □ 住院医师完成常规病历书写 □ 复查血常规、肝肾功能、电解质、凝血功能 □ 注意血药浓度监测（必要时） □ 注意观察体温、血压、体重等，防治并发症 □ 成分输血、抗感染等支持治疗（必要时） □ 造血生长因子（必要时）	□ 上级医师查房，确定有无并发症情况，明确是否出院 □ 完成出院记录、病案首页、出院证明书等，向患儿家属交代出院后的注意事项，如返院复诊的时间、地点，发生紧急情况时的处理等
重要医嘱	**长期医嘱：** □ 洁净饮食 □ 抗感染等支持治疗 □ 其他医嘱 **临时医嘱：** □ 血常规、尿常规、大便常规 □ 肝肾功能、电解质 □ 输血医嘱（必要时） □ G-CSF 5μg/（kg·d）（必要时） □ 血培养（高热时） □ 出现感染时，需多次重复各种体液或分泌物病原学检查及相关影像学检查 □ 血药浓度监测（必要时） □ 静脉插管维护、换药 □ 腰椎穿刺，鞘内注射（具体剂量见住院流程） □ 脑脊液常规、生化、细胞形态 □ 其他医嘱	**出院医嘱：** □ 出院带药 □ 定期门诊随访 □ 监测血常规、肝肾功能、电解质等
主要护理工作	□ 观察患儿情况 □ 心理与生活护理 □ 化疗期间嘱患儿多饮水	□ 指导患儿办理出院手续
病情变异记录	□ 无 □ 有，原因： 1. 2.	□ 无 □ 有，原因： 1. 2.
护士签名		
医师签名		

第五十章

儿童间变性淋巴瘤激酶阳性（ALK⁺）间变性大细胞淋巴瘤临床路径释义

【医疗质量控制指标】（专家建议）

指标一、完全缓解率≥90%。

指标二、住院死亡率<5%。

指标三、平均住院日：初治出院患儿平均住院日≤21天；完全缓解出院患儿平均住院日≤14天。

一、儿童 ALK⁺间变性大细胞淋巴瘤编码

疾病名称及编码：无中枢神经系统（CNS）侵犯的间变性淋巴瘤（ICD-10：C85.705 M97141/3）

激酶阳性（ALK⁺）儿童间变性大细胞淋巴瘤（ALCL）（ICD-10：C85.709 M97142/3）

二、临床路径检索方法

C85.705 M97141/3、C85.709 M97142/3

三、国家医疗保障疾病诊断相关分组（CHS-DRG）

MDC 编码：MDCR（骨髓增生疾病和功能障碍，低分化肿瘤）

ADRC 编码：RS1（淋巴瘤及其他类型白血病）

四、儿童间变性淋巴瘤激酶阳性（ALK⁺）间变性大细胞淋巴瘤（ALCL）临床路径标准住院流程

（一）适用对象

第一诊断为无中枢神经系统（CNS）侵犯的间变性淋巴瘤（ICD-10：C85.705 M97141/3）激酶阳性（ALK⁺）儿童间变性大细胞淋巴瘤（ALCL）（ICD-10：C85.709 M97142/3）患儿。

释义

■ 间变大细胞淋巴瘤激酶（ALK）阳性的间变性大细胞淋巴瘤（anaplastic large cell lymphoma，ALCL）是一种T细胞淋巴瘤，肿瘤细胞经常有丰富的胞浆，多形性，常有马蹄形细胞核。有涉及 ALK 的融合基因，其中90%患儿为 NPM-ALK，表达 ALK 蛋白。表达 CD30 抗原。

■ 本方案适用于无 CNS 侵犯的患儿，有 CNS 侵犯的患儿使用 CNS 阳性的成熟B细胞淋巴瘤治疗方案。

（二）诊断依据

根据 WHO Classification of Tumours of Haematopoietic and Lymphoid Tissues 2008 版，《诸福棠实用儿科学（第8版）》（人民卫生出版社，2015）。

1. 体检：可有发热、皮肤软组织结节、淋巴结及肝脾大等。

2. 病理诊断：病理活检根据 WHO Classification of Tumours of Haematopoietic and Lymphoid Tissues 2008 版分型诊断标准。

3. NPM-ALK（血，骨髓）：非 NPM-ALK 基因易位除外。

4. 颈部及腹部超声，头、颈、胸腹（瘤灶部位最好为增强）CT/MR，如果为颅脑和脊髓部位瘤灶则需做相应部位 MR。

释义

■ 临床表现：间变大细胞淋巴瘤激酶（ALK^+）阳性的间变性大细胞淋巴瘤患儿常伴有发热等 B 组症状。绝大多数患儿出现淋巴结肿大，外周淋巴结最常受累，其次是腹膜后和纵隔淋巴结。本病较其他亚型的 NHL 更多出现结外侵犯，软组织和皮肤侵犯最常见，其次为骨和肺。患儿在诊断时较少出现中枢神经系统和骨髓侵犯。睾丸受累也较为罕见。部分患儿合并噬血细胞综合征。

■ 病理：本病肿瘤细胞强表达 CD30，特征性窦内生长。这些肿瘤细胞大且具有多形性，通常有丰富的胞质，有偏的、马蹄型或肾型细胞核，核旁常见嗜酸性区域，这些肿瘤细胞被称为标志性细胞（hallmark cells）。少数病例可见到形态相似的小细胞。ALK^+ALCL 具有广泛的形态谱，如普通型、淋巴组织细胞型、小细胞型等。常伴有程度不同的炎性背景。免疫组化大部分患儿 EMA 阳性。多数患儿表达一个或多个 T 细胞抗原。部分患儿丢失了 T 细胞抗原而成为“裸细胞（null cell）”表型，但在基因水平可以找到其来源于 T 细胞系的依据。TIA1、granzyme B 和/或穿孔素等细胞毒相关抗原多阳性。由 t（2；5）/NPM-ALK 转录的 NPM-ALK 融合蛋白，由于 NPM 为转运蛋白穿梭于胞质和胞核间，使 ALK 染色同时分布于胞质和胞核。而 ALK 与其他伙伴基因易位（X-ALK）转录形成的融合蛋白多分布于细胞膜或胞质。

■ 国内外均有报道，利用 RT-PCR 法检测患儿骨髓及外周血中 NPM-ALK 融合基因的表达，阳性结果可以证实患儿循环中存在 ALK 阳性肿瘤细胞的播散，且与患儿预后不良明显相关。

（三）危险度分组标准

1. A 组：完全切除的Ⅰ期。

2. B 组：预后好的一组。

（1）无皮肤浸润。

（2）无纵隔受累。

（3）病理无淋巴组织细胞变异的证据，非小细胞变异亚型。

（4）骨髓无噬血现象，不合并噬血细胞综合征。

（5）非 ALCL 白血病阶段。

（6）骨髓和外周血 $NPM-ALK^{(-)}$。

3. C 组：预后差的一组，包括以下特点的患儿。

（1）皮肤活检证实有皮肤损害（不是Ⅰ期）。

（2）有纵隔和/或肺脏受累。

（3）病理有淋巴组织细胞变异，或为小细胞变异亚型。

（4）骨髓可见噬血现象，或合并噬血细胞综合征。

（5）ALCL 白血病阶段。

（6）骨髓或外周血 $NPM-ALK^{(+)}$。

4. D 组：有 CNS 受累的患儿。

释义

■ 已有报道，纵隔、内脏、皮肤、骨髓侵犯，病理为淋巴组织细胞亚型或小细胞亚型，在循环（骨髓和/或外周血）中检测到微小肿瘤播散，合并噬血细胞综合征等均为预后不良因素。而完全切除的Ⅰ期 ALCL 预后好。

■ 故将完全切除的Ⅰ期归入 A 组，没有不良预后因素的非Ⅰ期患儿归入 B 组，有不良预后因素的归入 C 组。而有中枢神经系统侵犯的患儿归入 D 组，使用成熟 B 细胞淋巴瘤中枢侵犯组方案治疗。

（四）选择治疗方案的依据

根据《诸福棠实用儿科学（第 8 版）》（人民卫生出版社）。

1. 减积治疗：Course P 方案。

地塞米松 5mg/m² iv 或者 po，qd，d1～d2；5mg/m² iv 或者 po，bid，d3～d5。

环磷酰胺 200mg/（m²・d），iv15min 入，d1～d2。

IT（三联）d1。

注：①化疗同时水化、碱化，并可服用别嘌呤醇 300 mg/（m²・d），bid 或 tid；②第五天做评估。

2. 强化疗：Course AV 方案和 Course BV 方案交替化疗，共 6 个疗程。

（1）Course AV1/AV2/AV3 方案如下：第一疗程开始于化疗的第 6 天，若 ANC＞0. 5×10⁹/L，PLT＞50×10⁹/L，随后的疗程开始于前 1 个疗程的第 21 天。

地塞米松 5mg/m² po/iv，bid，d1～d5。

甲氨蝶呤 3g/m² iv3h，d1。

亚叶酸钙 15 mg/m² iv（用 MTX 后 24h 开始，48 小时测 MTX 血浓度，每 6 小时解救 1 次，直至 MTX 浓度＜0. 15μmol/L，则不再解救。）

IT（三联）d2（用 MTX 后 24h）。

异环磷酰胺 800mg/m² iv1h 入，d1～d5（第一天于 MTX 前静脉滴注）。

美司钠 330 mg/m²静注，用 IFO 的 0、4、8h。

阿糖胞苷 150mg/m² iv1h 入，Q12h，d4～d5。

依托泊苷 100mg/m² iv2h，d4～d5（在 Ara-C 后给予）。

长春碱 6mg/m² iv，d1（最大量不超过 10mg），亦可使用长春地辛 3mg/m² iv，d1（最大量不超过 4mg）。

注：①AV1 方案激素需 5 天减停；②甲氨蝶呤和环磷酰胺应用时要水化、碱化。

（2）Course BV1/BV2/BV3 方案如下：

若 ANC＞0. 5×10⁹/L，PLT＞50×10⁹/L，随后疗程开始于前 1 疗程的第 21 天。

地塞米 5mg/m² po/iv，bid，d1～d5。

甲氨蝶呤 3g/m² iv3h，d1。

亚叶酸钙 15 mg/m² iv（用 MTX 后 24 小时开始，48 小时测 MTX 血浓度，每 6 小时解救 1 次，直至 MTX 浓度＜0. 15μmol/L，则不再解救）。

IT（三联）d2（用 MTX 后 24h）；

环磷酰胺 200mg/m² iv 60min，d1～d5（d1 于 MTX 前）。

柔红霉素 25mg/m² iv6h，d4～d5。

长春碱 $6mg/m^2$iv，d1（最大量不超过 10mg），亦可使用长春地辛 $3mg/m^2$ iv，d1（最大量不超过 4mg）。

注：甲氨蝶呤和环磷酰胺应用时要水化、碱化。

3. 长春碱（VBL）维持治疗方案：

（1）长春碱 $6mg/m^2$ iv，qw（最大量不超过 10mg）。第 1 次维持用药与 course BV3 间隔 21 天，亦可使用长春地辛 $3mg/m^2$ iv，qw（最大量不超过 4mg）。

（2）维持时间：低危组维持 12 个月；高危组维持 24 个月。

AV 和 BV 交替共 6 个疗程。3 个疗程结束后进行中期评估，如中期评估或维持前评估仍有残留病灶和/或中期评估及以后 NPM-ALK 为（+），VBL 维持至 2 年。

（3）应用 VBL 注意事项：注意神经系统症状及血常规，应保证 ANC＞0.5×10^9/L、PLT＞50×10^9/L。用药过程中如出现骨髓抑制（中性粒细胞＜$500/mm^3$），可适当减低 VBL 剂量 1/3~1/2，合并感染可暂时停用 VBL。感染控制、血象恢复后尽早恢复用药。

（4）维持期间 CNS 转移的预防：虽然本病 CNS 发病率较低，但仍有在 VBL 维持期间发生脑转移的报道，因此对于外周血或骨髓 NPM-ALK 持续阳性的患儿应在 VBL 维持期间每 3 个月给予鞘注 1 次。

（5）如治疗中进展，需出组考虑靶向治疗。

4. 中枢神经系统鞘注治疗具体药物剂量如下：

药物 / 年龄（岁）	MTX（mg）	Dex（mg）	Ara-C（mg）
＜1	8	2	15
1~2	10	2	20
2~3	12	4	25
＞3	15	4	30

（五）根据患儿的疾病状态选择路径

初治 ALK^+儿童间变性大细胞淋巴瘤临床路径和完全缓解（CR）的 ALK^+儿童间变性大细胞淋巴瘤临床路径（附后）。

五、儿童间变性淋巴瘤激酶阳性（ALK^+）间变性大细胞淋巴瘤护理规范

1. 密切观察患儿生命体征，有无呼吸困难，观察患儿活动受限的程度、有无感染的症状和体征，肿大淋巴结的部位、大小、活动度，观察有无尿量减少，患儿的体重变化及营养状况，化疗后观察血象及不良反应。

2. 保持病房安静、安全、舒适、整洁，协助患儿取舒适卧位，加强心理护理，注意观察患儿情绪，讲解必要的疾病知识，增加患儿治疗的信心，加强营养，少食多餐，戒烟酒及刺激性食物。每周测量体重，注意观察大便的颜色，保持大便通畅，纵隔淋巴结受累时，可发生发绀、呼吸困难或上腔静脉综合征，应取半坐卧位，高流量氧气吸入，若患儿有腹痛、腹泻、腹水、腹块或肠梗阻现象，表示有腹腔淋巴结或肠道受累，应及时报告医师，化疗患儿注意保护血管，预防化疗药物刺激产生静脉炎，避免药物外渗。加强保护性隔离，防止感染。化疗期间及化疗后应每周至少化验血常规 1 次。

3. 健康教育，心理指导。关心体贴患儿，多于患儿及家属沟通，耐心向患儿解释，树立战胜疾病的信心，争取早日康复。

4. 药物指导：向患儿讲解药物的作用不良反应，告知患儿应注意的事项。化疗期间因骨髓抑制、抵抗力低下，有感染的危险，保持病房新鲜空气外，做好消毒隔离工作。做好患儿的

基础护理，防止受寒感冒。向其讲解化疗期间的注意事项，取得患儿的配合。告知患儿化疗期间常见的反应，减少患儿恐惧，指导患儿化疗后黏膜炎及皮肤护理，以免破溃影响治疗。

5. 出院指导：嘱患儿预防感冒，适当增减衣物，遵医嘱服药，定期复诊，劳逸结合，有情况随诊。

六、儿童间变性淋巴瘤激酶阳性（ALK^+）间变性大细胞淋巴瘤营养治疗规范

1. 常规饮食指导：以干净卫生好消化为原则。应给予足量的蛋白质、碳水化合物，维生素和热量的摄入，应少食多餐，不吃过冷、过热、过硬的食物，禁忌暴饮暴食，多吃新鲜蔬菜等，保持大便通畅。

2. 特殊饮食指导：初诊患儿，当瘤灶侵犯肠道时（有黑便、消化道出血、肠套叠、肠道黏膜肿胀）需进流食或禁食水。

七、儿童间变性淋巴瘤激酶阳性（ALK^+）间变性大细胞淋巴瘤患儿健康宣教

多休息，休疗期适度活动，保持大便通畅。保证营养摄入，食物以清淡、易消化、无刺激为宜。多饮水。病室保护整洁，空气流通。减少陪伴探视人员，患有感冒的人员勿探视。加强皮肤、口鼻及会阴部的清洁，便后坐盆。监测体温，及早发现感染征兆，如咽部不适，咳嗽等马上告知医务人员。注意安全，避免外伤，穿刺后延长按压时间至不出血为止。饮食：注意饮食的合理搭配及饮食均衡。营养原则为高热量、高蛋白、高维生素、避免刺激性食物。服药与就诊：遵医嘱按时服药，定期复查及化疗。如出现发生、出血、肿块等不适时及时随诊。

初治儿童 ALK^+ALCL 临床路径

一、初治儿童 ALK+ALCL 临床路径标准住院流程

（一）标准住院日为 25 天内（建议出入院 1~2 次，住院时间 10~25 天）

释义

■ 初治患儿首次入院需在化疗前进行瘤灶和脏器功能评估，完成分期和分组。化疗包括 Course P 方案（5 天）及 AV 方案（化疗 5 天，激素减停 5 天）。化疗后多数患儿会出现全血细胞减少，部分患儿会合并黏膜炎、感染等合并症。故标准住院日为 25 天之内。

（二）进入路径标准

1. 第一诊断必须符合儿童 ALK^+间变性大细胞淋巴瘤（ALK^+ ALCL）（ICD-10：C85.705 M97141/3+Z51.1 或 ICD-10：C85.709 M97142/3+Z51.1）的患儿。

2. 当患儿同时具有其他疾病诊断时，但在住院期间不需要特殊处理也不影响第一诊断的临床路径流程实施时，可以进入路径。

释义

■ 患儿同时具有其他疾病影响第一诊断的临床路径流程实施时不适合进入临床路径。

（三）明确诊断及入院常规检查需3~5天（指工作日）

1. 必需的检查项目：

（1）血常规、尿常规、大便常规。

（2）肝肾功能、电解质、胰酶、凝血功能、血型、输血前检查；骨髓常规，（髂后）骨髓活检，血生化全套、免疫功能测定（CD/Ig）；红细胞沉降率；病毒血清学以及肝炎病毒，心电图，心脏彩超评价心脏功能；肺功能测定；铁蛋白，NPM-ALK（血，骨髓）。

（3）颈部、腹部、睾丸超声，头、颈、胸腹（瘤灶部位最好为增强）CT/MR，如果为颅脑和脊髓部位瘤灶则需做相应部位MR。眼底检查。

（4）发热或疑有感染者可选择：病原微生物培养、影像学检查。

（5）有条件者全部治疗前行全身PET检查。

（6）脑脊液常规、生化和细胞形态学检查，在治疗开始4天内，鞘内注射化疗药物。

2. 患儿及家属签署以下同意书：病重或病危通知书、骨髓穿刺同意书、腰椎穿刺及鞘内注射同意书、化疗知情同意书、输血知情同意书、静脉插管同意书（有条件时）。

释义

■ 部分检查可以在门诊完成。

■ 病原学检查根据情况，对痰、便、尿、血液等标本进行涂片、培养、药物敏感实验，也包括血清抗体检测。化疗前还需完善PPD检查或结核杆菌γ干扰素释放试验除外结核感染。

■ 根据病情可选择与疾病处置密切相关部分项目进行检查。

■ 静脉插管应注意患儿凝血功能状况。

（四）化疗前准备

1. 发热患儿建议检查血常规及CRP并找感染灶，如果有感染立即进行病原微生物培养并使用抗菌药物，可选用头孢类（或青霉素类）抗炎治疗，3天后发热不缓解者，可考虑升级抗菌药物，有明确脏器感染患儿应根据感染部位及病原微生物培养结果选用相应抗菌药物。如果无明确感染灶，发热考虑为B症状时，可以开始化疗。

2. 仔细查体、重点记录可触及的淋巴结以及其位置。

3. 整理所有评估结果，分期定危险度。

4. 对于Hb＜60g/L，PLT＜20×10^9/L或有活动性出血的患儿，分别输浓缩红细胞、单采或多采血小板。

释义

■ 淋巴瘤患儿为特殊人群，发热患儿的治疗原则应遵循免疫低下人群或中性粒细胞减少伴发热的治疗原则。化疗前需完善PPD检查或结核杆菌γ干扰素释放试验除外结核感染，如为阳性需请结核专业医生指导抗痨治疗。

（五）化疗开始于诊断第1~5天

释义

■ 病理确诊后需进一步完善分期及分组，尽早上化疗。

■ 合并噬血细胞综合征、高细胞因子血症的患儿易合并超敏状态，注意避免使用万古霉素等易引发过敏的药物。

（六）化疗方案

1. Course P 方案减积治疗：

地塞米松 5mg/m^2 iv 或者 po，qd，d1~2；5mg/m^2 iv 或者 po，bid，d3~d5。

环磷酰胺 200mg/（m^2·d），iv15min 入，d1~d2。

IT（三联）d1。

注：①化疗同时水化、碱化，并可服用别嘌呤醇 300 mg/（m^2·d），bid 或 tid。②第五天做瘤灶部位影像学评估，瘤灶缩小大于 25%提示对化疗敏感。颈部超声和/或 MRI；胸部 CT 或增强 CT；腹部超声和/或增强 CT；盆腔超声和/或增强 CT；NPM-ALK［血和/或骨髓］。

2. Course AV1 方案：开始于化疗的第 6 天。

地塞米松 5mg/m^2 po/iv，bid，d1~d5；5 天减停。

甲氨蝶呤 3g/m^2 iv3h，d1。

亚叶酸钙 15 mg/m^2 iv（用 MTX 后 24 小时开始，48 小时测 MTX 血浓度，每 6 小时解救 1 次，直至 MTX 浓度< 0. 15μmol/L，则不再解救。）

IT（三联）d2（用 MTX 后 24h）。

异环磷酰胺 800mg/m^2 iv1h 入，d1~d5（第一天于 MTX 前静脉滴注）。

美司钠 330 mg/m^2静注，用 IFO 的 0、4、8h。

阿糖胞苷 150mg/m^2 iv1h 入，q12h，d4~d5。

依托泊苷 100mg/m^2 iv2h，d4~d5（在 Ara-C 后给予）。

长春碱 6mg/m^2 iv，d1（最大量不超过 10mg），亦可使用长春地辛 3mg/m^2 iv，d1（最大量不超过 4mg）。

注：甲氨蝶呤和环磷酰胺应用时要水化、碱化。

释义

■ 本病治疗中极少发生肿瘤溶解综合征，但肿瘤负荷大的患儿初治时仍需监测尿酸、肾功能、电解质等相关指标。

■ 甲氨蝶呤使用时需要水化碱化 5% $NaHCO_3$ 130~150ml/m^2，水化 3000~3500mg/m^2。需严密监测出入量。甲氨蝶呤使用过程中需避免使用影响药物代谢的药物，如非甾体抗炎药、磺胺类药物、质子泵抑制剂、两性霉素、阿昔洛韦等。如出现甲氨蝶呤超高血药浓度，需增加亚叶酸钙解救剂量。

■ 依托泊苷建议配制使用 0.9%氯化钠，氯化钠与依托泊苷的配比 4∶1。

■ 已有大量临床研究证实长春碱对间变性大细胞淋巴瘤有较好疗效。长春地辛的疗效目前尚不肯定。但由于药物可及性的原因，无法获得长春碱的患儿可选用长春地辛。

（七）化疗后必须复查的检查项目

1. 血常规、尿常规、大便常规。
2. 脑脊液检查。
3. 肝肾功能、电解质、凝血功能和胰酶等脏器功能检查。
4. 出现感染时，需多次重复各种体液或分泌物培养、病原学检查、相关影像学检查。

释义

■ 化疗后需监测血常规，及时对化疗后出现的骨髓抑制进行处理。

■ 化疗中每次鞘注均需送检脑脊液常规、生化、离心标本涂片找肿瘤细胞检查，如有条件可行流式细胞检测。

（八）化疗中及化疗后治疗

1. 感染防治：
（1）给予复方磺胺甲嘧唑预防肺孢子菌肺炎。
（2）发热患儿建议立即进行病原微生物培养并使用抗菌药物，可选用头孢类抗炎治疗，3 天后发热不缓解者，可考虑更换碳青霉烯类和/或糖肽类和/或抗真菌治疗；有明确脏器感染的患儿，应根据感染部位及病原微生物培养结果选用相应抗菌药物。对于化疗后骨髓抑制，伴有粒细胞缺乏的患儿，一旦出现发热，建议直接应用碳青霉烯类抗感染。
（3）严重感染时可静脉输注丙种球蛋白。
2. 脏器功能损伤的相应防治：止吐、保肝、水化、碱化（必要时）、防治尿酸肾病（别嘌呤醇）、抑酸剂等。
3. 成分输血：适用于 Hb＜60g/L，PLT＜20×10^9/L 或有活动性出血的患儿，分别输浓缩红细胞、单采或多采血小板。有心功能不全者可放宽输血指征。
4. 造血生长因子：化疗后中性粒细胞绝对值（ANC）≤1.0×10^9/L，可酌情使用粒细胞集落刺激因子（G-CSF）3~5μg/（kg·d）。

释义

■ 对出现中性粒细胞缺乏的患儿可给予粒细胞集落刺激因子，血红蛋白＜80g/L可考虑输血治疗，血小板＜20×10^9可考虑输血小板（有明显出血倾向的患儿可放宽指征）。

■ 发热的治疗原则应遵循免疫低下人群或中性粒细胞减少伴发热的治疗原则。

（九）出院标准

1. 一般情况良好。
2. 无需要住院处理的并发症和/或合并症。

释义

■ 患儿血象恢复，无明显需住院处理的并发症可准予出院，如果出现并发症，是否需要住院处理，由主管医师具体决定。

（十）变异及原因分析

1. 治疗前、中、后有感染、贫血、出血及其他合并症者，需进行相关的诊断和治疗，可能延长住院时间并致费用增加。
2. 诱导缓解治疗未达完全缓解者退出路径。

释义

■ 微小变异：因为医院检验项目的不及时性，不能按照要求完成检查；因为节假日不能按照要求完成检查；患儿不愿配合完成相应检查，短期不愿按照要求出院随诊。

■ 重大变异：因基础疾病需要进一步诊断和治疗；因治疗前、中、后合并严重并发症需要其他治疗措施；医院与患儿或家属发生医疗纠纷，患儿要求离院或转院；不愿按照要求出院随诊而导致入院时间明显延长。

二、推荐表单

（一）医师表单

初治儿童 ALCL 临床路径医师表单

适用对象：第一诊断为初治儿童 ALK^+ ALCL 间变性大细胞淋巴瘤拟行诱导化疗

患儿姓名：	性别：　年龄：　门诊号：	住院号：
住院日期：　年　月　日	出院日期：　年　月　日	标准住院日 25 天内

时间	住院第 1 天	住院第 2 天
主要诊疗工作	□ 询问病史及体格检查 □ 完成病历书写 □ 开实验室检查单 □ 上级医师查房与化疗前评估 □ 根据血象及凝血功能决定是否成分输血 □ 向家属告病重或病危并签署病重或病危通知书 □ 患儿家属签署骨髓穿刺同意书、腰椎穿刺同意书、输血知情同意书、静脉插管同意书（条件允许时）	□ 上级医师查房 □ 完成入院检查 □ 骨髓穿刺：骨髓形态学检查、免疫分型、细胞遗传学、和危险度分型相关基因检测 □ 根据血象及凝血工作决定是否成分输血 □ 控制感染等对症支持治疗 □ 完成必要的相关科室会诊 □ 完成上级医师查房记录等病历书写
重要医嘱	**长期医嘱：** □ 儿科血液病护理常规 □ 饮食 □ 抗菌药物（必要时） □ 补液治疗（水化，必要时碱化） □ 其他医嘱 **临时医嘱：** □ 血常规、尿常规、大便常规 □ 肝肾功、电解质、凝血功能、血型、输血前检查、NPM-ALK □ 胸部 X 线平片、心电图、超声（多部位） □ 头颅、颈胸部 MRI 或 CT，脊柱侧位片，脑电图，血气分析（必要时） □ 静脉插管术（条件允许时） □ 病原微生物培养（必要时） □ 输血医嘱（必要时） □ 眼底检查 □ 其他医嘱	**长期医嘱：** □ 患儿既往基础用药 □ 防治尿酸肾病（别嘌呤醇） □ 预防肺孢子菌肺炎（复方新诺明） □ 抗菌药物（必要时） □ 补液治疗（水化，必要时碱化） □ 其他医嘱 **临时医嘱：** □ 骨髓穿刺 □ 骨髓形态学、免疫分型、细胞遗传学、危险度分型相关基因检测 □ 血常规 □ 输血医嘱（必要时） □ 其他医嘱
病情变异记录	□ 无　□ 有，原因： 1. 2.	□ 无　□ 有，原因： 1. 2.
医师签名		

时间	住院第3~5天
主要诊疗工作	□ 根据初步骨髓结果制订治疗方案 □ 患儿家属签署化疗知情同意书 □ 住院医师完成病程记录 □ 上级医师查房 □ 化疗 □ 重要脏器保护 □ 止吐
重要医嘱	**长期医嘱：** □ 化疗医嘱 COURSE P： 地塞米松 5mg/m² iv 或者 po qd d1~d2 5mg/m² iv 或者 po bid d3~d5 环磷酰胺 200mg/（m²·d） iv 15min 入 d1~d2 IT（三联） d1 ①化疗同时水化、碱化，并可服用别嘌呤醇 300 mg/（m²·d）po. bid 或 tid ②第五天做瘤灶部位影像学评估，血 NPM-ALK 检查 AV1：化疗第6天开始 地塞米松 5mg/m² po/iv bid d1~5，减停5天 甲氨蝶呤 3g/m² iv3h d1 亚叶酸钙 15 mg/m² iv （用 MTX 后 24h 开始，48 小时测 MTX 血浓度每 6 小时解救 1 次，直至 MTX 浓度＜0.15μmol/L，则不再解救。） IT（三联） d2（用 MTX 后 24h） 异环磷酰胺 800mg/m² iv1h d1~d5（第一天于 MTX 前 IV） 美司钠 330 mg/m² 静注 用 IFO 的 0，4，8h 阿糖胞苷 150mg/m² iv1h Q12h d4~d5 依托泊苷 100mg/m² iv2h d4~d5（在 Ara-C 后给予） 长春碱 6mg/m² iv d1（最大量不超过 10mg），亦可使用长春地辛 3mg/m² iv，d1（最大量不超过 4mg） 注意：甲氨蝶呤和环磷酰胺应用时要水化、碱化。 □ 止吐、抗感染等对症支持治疗医嘱 □ 重要脏器功能保护：防治尿酸肾病（别嘌呤醇）、保肝、抑酸等 □ 补液治疗（水化，必要时碱化） □ 复方磺胺异噁唑 □ 其他医嘱 **临时医嘱：** □ 输血医嘱（必要时） □ 心电监护（必要时） □ 复查肝肾功、电解质 □ 隔日复查血常规（必要时可每天复查） □ 血培养（高热时） □ 出现感染时，需多次重复各种体液或分泌物病原学检查及相关影像学检查 □ 静脉插管护理、换药 □ 腰椎穿刺，鞘内注射（具体剂量见住院流程） □ 脑脊液常规、生化和细胞形态学检查 □ 其他医嘱
病情变异记录	□ 无 □ 有，原因： 1. 2.
医师签名	

时间	住院第 6~25 天	出院日
主要诊疗工作	□ 上级医师查房，注意病情变化 □ 住院医师完成病历书写 □ 复查血常规 □ 注意观察体温、血压、体重等，防治并发症 □ 成分输血、抗感染等支持治疗（必要时） □ 造血生长因子（必要时） □ 骨髓检查 □ 腰椎穿刺，鞘内注射	□ 上级医师查房，进行化疗（根据骨髓穿刺）评估，确定有无并发症情况，明确是否出院 □ 完成出院记录、病案首页、出院证明书等 □ 向患儿家属交代出院后的注意事项，如返院复诊的时间、地点，发生紧急情况时的处理等
重要医嘱	**长期医嘱：** □ 洁净饮食 □ 抗感染等支持治疗（必要时） □ 其他医嘱 **临时医嘱：** □ 血常规、尿常规、大便常规 □ 肝肾功、电解质、凝血功能 □ 输血医嘱（必要时） □ courseP 第 5 天进行瘤灶部位的影像学评估，血 NPM-ALK 检测 □ 腰椎穿刺，鞘内注射（具体剂量见住院流程） □ 脑脊液常规、生化和细胞形态学检查 □ 复查治疗前有白血病细胞浸润改变的各项检查 □ G-CSF 3~5μ/（kg·d）（必要时） □ 影像学检查（必要） □ 病原微生物培养（必要时） □ 血培养（高热时） □ 静脉插管维护、换药 □ 其他医嘱	**出院医嘱：** □ 出院带药 □ 定期门诊随访 □ 监测血常规、肝肾功、电解质、凝血功能等
病情变异记录	□ 无 □ 有，原因： 1. 2.	□ 无 □ 有，原因： 1. 2.
医师签名		

（二）护士表单

初治儿童 ALCL 临床路径护士表单

适用对象：第一诊断为初治儿童 ALK^{+}ALCL 间变性大细胞淋巴瘤拟行诱导化疗

患儿姓名：	性别：　　年龄：　　门诊号：	住院号：
住院日期：　　年　月　日	出院日期：　　年　月　日	标准住院日 25 天内

时间	住院第 1 天	住院期间	出院日
健康宣教	□ 入院宣教（血液病知识） 介绍主管医师、护士 介绍环境、设施 介绍住院注意事项 介绍探视和陪伴制度 介绍贵重物品制度 介绍消毒隔离制度	□ 药物宣教 □ 饮食宣教	□ 出院宣教 □ 饮食宣教 □ 药物宣教 □ 指导患儿办理出院手续
护理处置	□ 核对患儿，佩戴腕带 □ 建立入院护理病历 □ 协助患儿留取各种标本 □ 测量体重 □ 静脉插管术（条件允许时）	□ 根据医嘱的相关采血 □ 根据医嘱发放相关药物 □ 静脉插管护理、换药	□ 办理出院手续 □ 协助取出院带药 □ 书写出院小结
基础护理	□ 级别护理 晨晚间护理 患儿安全管理	□ 级别护理 晨晚间护理 患儿安全管理	□ 级别护理 晨晚间护理 患儿安全管理
专科护理	□ 护理查体 □ 病情观察 □ 填写防跌倒、防坠床，需要时填写压疮防范表 □ 填写血栓风险评估单 □ 需要时请家属陪伴 □ 确定饮食种类 □ 心理护理	□ 病情观察 □ 遵医嘱完成相关检查 □ 心理与生活护理 □ 化疗期间嘱患儿多饮水	□ 出院指导
病情变异记录	□ 无　□ 有，原因： 1. 2.	□ 无　□ 有，原因： 1. 2.	□ 无　□ 有，原因： 1. 2.
护士签名			

（三）患儿表单

初治儿童 ALCL 临床路径患儿表单

适用对象：第一诊断为初治儿童 ALK^{+}ALCL 间变性大细胞淋巴瘤拟行诱导化疗

患儿姓名：	性别：　　年龄：　　门诊号：	住院号：
住院日期：　　年　月　日	出院日期：　　年　月　日	标准住院日 25 天内

时间	住院第 1 天	住院第 2 天
医患配合	□ 接受询问病史、收集资料，请家属务必详细告知既往史、用药史、过敏史 □ 请明确告知既往用药情况 □ 配合进行体格检查 □ 有任何不适请告知医师 □ 配合进行相关检查 □ 签署相关知情同意书	□ 配合完成相关检查 □ 配合完成化验：血常规、生化等 □ 配合骨穿等 □ 配合用药 □ 有任何不适请告知医师
护患配合	□ 配合测量体温、脉搏、呼吸、血压、身高、体重 □ 配合完成入院护理评估（简单询问病史、过敏史、用药史） □ 接受入院宣教（环境介绍、病室规定、探视陪伴制度、送餐订餐制度、贵重物品保管等） □ 接受用药指导 □ 接受化疗知识指导 □ 接受预防感染和出血指导 □ 接受安全教育 □ 有任何不适请告知护士	□ 配合测量体温、脉搏、呼吸，询问排便 □ 配合各项检查（需要空腹的请遵照执行） □ 配合采集血标本 □ 接受疾病知识介绍 □ 接受骨穿宣教 □ 接受用药指导 □ 接受化疗知识指导 □ 接受心理护理 □ 接受基础护理 □ 接受预防感染和出血指导 □ 接受安全教育 □ 有任何不适请告知护士
饮食	□ 遵照医嘱饮食	□ 遵照医嘱饮食
排泄	□ 便尿异常时及时告知医护人员	□ 便尿异常时及时告知医护人员
活动	□ 根据病情适当活动 □ 有出血倾向的需卧床休息，减少活动，注意安全	□ 根据病情适当活动 □ 有出血倾向的需卧床休息，减少活动，注意安全

时间	住院第 3~25 天	出院日
医患配合	□ 配合相关检查 □ 配合用药 □ 配合各种治疗 □ 有任何不适请告知医师	□ 接受出院前指导 □ 知道复查程序 □ 获取出院诊断书
护患配合	□ 配合定时测量生命体征、每日询问排便 □ 配合各种相关检查 □ 配合采集血标本 □ 接受疾病知识介绍 □ 接受用药指导 □ 接受心理护理 □ 接受基础护理 □ 接受预防感染和出血指导 □ 接受安全教育 □ 有任何不适请告知护士	□ 接受出院宣教 □ 办理出院手续 □ 获取出院带药 □ 知道服药方法、作用、注意事项 □ 知道复印病历程序
饮食	□ 洁净饮食	□ 遵医嘱饮食
排泄	□ 尿便异常时及时告知医护人员	□ 正常排尿便
活动	□ 根据病情适当活动 □ 有出血倾向的需卧床休息，减少活动，注意安全	□ 正常活动

附：原表单（2019 年版）

初治儿童 ALCL 临床路径表单

适用对象：第一诊断为初治儿童 ALK⁺ALCL 间变性大细胞淋巴瘤拟行诱导化疗

患儿姓名：	性别： 年龄： 门诊号：	住院号：
住院日期： 年 月 日	出院日期： 年 月 日	标准住院日 25 天内

时间	住院第 1 天	住院第 2 天
主要诊疗工作	□ 询问病史及体格检查 □ 完成病历书写 □ 开实验室检查单 □ 上级医师查房与化疗前评估 □ 根据血象及凝血功能决定是否成分输血 □ 向家属告病重或病危并签署病重或病危通知书 □ 患儿家属签署骨髓穿刺同意书、腰椎穿刺同意书、输血知情同意书、静脉插管同意书（条件允许时）	□ 上级医师查房 □ 完成入院检查 □ 骨髓穿刺：骨髓形态学检查、免疫分型、细胞遗传学、和危险度分型相关基因检测 □ 根据血象及凝血工作决定是否成分输血 □ 控制感染等对症支持治疗 □ 完成必要的相关科室会诊 □ 完成上级医师查房记录等病历书写
重要医嘱	**长期医嘱：** □ 儿科血液病护理常规 □ 饮食 □ 抗菌药物（必要时） □ 补液治疗（水化，必要时碱化） □ 其他医嘱 **临时医嘱：** □ 血常规、尿常规、大便常规 □ 肝肾功、电解质、凝血功能、血型、输血前检查、NPM-ALK □ 胸部 X 线平片、心电图、超声（多部位） □ 头颅、颈胸部 MRI 或 CT，脊柱侧位片，脑电图，血气分析（必要时） □ 静脉插管术（条件允许时） □ 病原微生物培养（必要时） □ 输血医嘱（必要时） □ 眼底检查 □ 其他医嘱	**长期医嘱：** □ 患儿既往基础用药 □ 防治尿酸肾病（别嘌呤醇） □ 预防肺孢子菌肺炎（复方新诺明） □ 抗菌药物（必要时） □ 补液治疗（水化，必要时碱化） □ 其他医嘱 **临时医嘱：** □ 骨髓穿刺 □ 骨髓形态学、免疫分型、细胞遗传学、危险度分型相关基因检测 □ 血常规 □ 输血医嘱（必要时） □ 其他医嘱
主要护理工作	□ 介绍病房环境、设施和设备 □ 入院护理评估	□ 宣教（血液病知识）
病情变异记录	□ 无 □ 有，原因： 1. 2.	□ 无 □ 有，原因： 1. 2.
护士签名		
医师签名		

<table>
<tr><td>时间</td><td>住院第 3~5 天</td></tr>
<tr><td>主要诊疗工作</td><td>□ 根据初步骨髓结果制订治疗方案　□ 化疗
□ 患儿家属签署化疗知情同意书　□ 重要脏器保护
□ 住院医师完成病程记录　□ 止吐
□ 上级医师查房</td></tr>
<tr><td>重要医嘱</td><td>长期医嘱：
□ 化疗医嘱
COURSE P：
地塞米松　5mg/m^2　iv 或者 po　qd　d1~d2
5mg/m^2　iv 或者 po　bid　d3~d5
环磷酰胺　200mg/（m^2·d）　iv 15min 入　d1~d2
IT（三联）d1
①化疗同时水化、碱化，并可服用别嘌呤醇 300 mg/（m^2·d）po. bid 或 tid
②第五天做瘤灶部位影像学评估，血 NPM-ALK 检查
AV1：化疗第 6 天开始
地塞米松　5mg/m^2　po/iv　bid　d1~d5，减停 5 天
甲氨蝶呤　3g/m^2　iv3h　d1
亚叶酸钙　15 mg/m^2　iv
（用 MTX 后 24h 开始，48 小时测 MTX 血浓度每 6 小时解救 1 次，直至 MTX 浓度＜0. 15μmol/L，则不再解救。）
IT（三联）　d2（用 MTX 后 24h）
异环磷酰胺　800mg/m^2　iv1h　d1~5（第一天于 MTX 前 IV）
美司钠　330 mg/m^2　静注　用 IFO 的 0，4，8h
阿糖胞苷　150mg/m^2　iv1h　Q12h　d4~5
依托泊苷　100mg/m^2　iv2h　d4~5（在 Ara-C 后给予）
长春碱　6mg/m^2　iv　d1（最大量不超过 10mg），亦可使用长春地辛 3mg/m2 iv，d1（最大量不超过 4mg）
注意：甲氨蝶呤和环磷酰胺应用时要水化、碱化。
□ 止吐、抗感染等对症支持治疗医嘱　□ 补液治疗（水化，必要时碱化）
□ 重要脏器功能保护：防治尿酸肾病（别嘌呤醇）、保肝、抑酸等　□ 复方磺胺异噁唑
□ 其他医嘱
临时医嘱：
□ 输血医嘱（必要时）
□ 心电监护（必要时）
□ 复查肝肾功、电解质
□ 隔日复查血常规（必要时可每天复查）
□ 血培养（高热时）
□ 出现感染时，需多次重复各种体液或分泌物病原学检查及相关影像学检查
□ 静脉插管护理、换药
□ 腰椎穿刺，鞘内注射（具体剂量见住院流程）
□ 脑脊液常规、生化和细胞形态学检查
□ 其他医嘱</td></tr>
</table>

续 表

时间	住院第3~5天
主要护理工作	□ 观察患儿病情变化 □ 心理与生活护理 □ 化疗期间嘱患儿多饮水
病情变异记录	□ 无 □ 有，原因： 1. 2.
护士签名	
医师签名	

时间	住院第 6~25 天	出院日
主要诊疗工作	□ 上级医师查房，注意病情变化 □ 住院医师完成病历书写 □ 复查血常规 □ 注意观察体温、血压、体重等，防治并发症 □ 成分输血、抗感染等支持治疗（必要时） □ 造血生长因子（必要时） □ 骨髓检查 □ 腰椎穿刺，鞘内注射	□ 上级医师查房，进行化疗（根据骨髓穿刺）评估，确定有无并发症情况，明确是否出院 □ 完成出院记录、病案首页、出院证明书等 □ 向患儿家属交代出院后的注意事项，如返院复诊的时间、地点，发生紧急情况时的处理等
重要医嘱	**长期医嘱：** □ 洁净饮食 □ 抗感染等支持治疗（必要时） □ 其他医嘱 **临时医嘱：** □ 血常规、尿常规、大便常规 □ 肝肾功、电解质、凝血功能 □ 输血医嘱（必要时） □ courseP 第 5 天进行瘤灶部位的影像学评估，血 NPM-ALK 检测 □ 腰椎穿刺，鞘内注射（具体剂量见住院流程） □ 脑脊液常规、生化和细胞形态学检查 □ 复查治疗前有白血病细胞浸润改变的各项检查 □ G-CSF 3~5μ/（kg·d）（必要时） □ 影像学检查（必要） □ 病原微生物培养（必要时） □ 血培养（高热时） □ 静脉插管维护、换药 □ 其他医嘱	**出院医嘱：** □ 出院带药 □ 定期门诊随访 □ 监测血常规、肝肾功、电解质、凝血功能等
主要护理工作	□ 观察患儿情况 □ 心理与生活护理 □ 化疗期间嘱患儿多饮水	□ 指导患儿办理出院手续
病情变异记录	□ 无　□ 有，原因： 1. 2.	□ 无　□ 有，原因： 1. 2.
护士签名		
医师签名		

完全缓解的儿童 ALK+ALCL 临床路径

一、完全缓解的 ALK+ALCL 临床路径标准住院流程

（一）临床路径标准住院日为 21 天内

释义

■ 如果患儿血象恢复，无明显并发症可准予出院。临床路径可控制在 21 天内。

（二）进入路径标准

1. 第一诊断必须符合儿童 ALK^{+}间变性大细胞淋巴瘤（ALK^{+}ALCL）（ICD-10：Z51.1）疾病编码的患儿。

2. 经诱导化疗达完全缓解（CR）。

3. 当患儿同时具有其他疾病诊断时，但在住院期间不需要特殊处理也不影响第一诊断的临床路径流程实施时，可以进入路径。

释义

■ 患儿同时具有其他疾病影响第一诊断的临床路径流程实施时不适合进入临床路径。

（三）完善入院常规检查需 2 天（指工作日）

1. 必需的检查项目：

（1）血常规、尿常规、大便常规。

（2）肝肾功能、电解质、凝血功能、血型、输血前检查；NPM-ALK。

（3）胸部 X 线平片、心电图、腹部超声。

（4）发热或疑有某系统感染者可选择：病原微生物培养、影像学检查。

（5）骨髓涂片和/或活检（必要时）。

2. 第四疗程（包括 courseP）后需复查瘤灶部位影像学检查。

3. 患儿及家属签署以下同意书：化疗知情同意书、骨髓穿刺同意书、腰椎穿刺及鞘内注射同意书、输血知情同意书、静脉插管知情同意书。

释义

■ 化疗前需完善血尿便三大常规、肝肾功能及心电图等检查。

■ 发热患儿根据其临床症状可酌情行病原微生物、胸腹部 CT、MRI 等相关检查。

■ 有条件应尽量监测骨髓或外周血 NPM-ALK，以了解有无循环中肿瘤微小播散。

■ 进行化疗及有创操作前要向患儿及家属告知毒副作用和风险，并需要患儿及家属签署知情同意书。

（四）治疗开始于入院第 3 天内

释义

■ 如无特殊情况，如发热、感染等治疗可在入院 3 日内开始。

（五）治疗方案

1. 缓解后巩固治疗：

（1）Course BV1/BV2/BV3 方案如下：

若 ANC＞0.5×10^9/L，PLT＞50×10^9/L，随后疗程开始于前 1 个疗程的第 21 天。

地塞米松 5mg/m^2 po/iv，bid，d1～d5。

甲氨蝶呤 3g/m^2 iv3h，d1。

亚叶酸钙 15 mg/m^2 iv（用 MTX 后 24 小时开始，48 小时测 MTX 血浓度，每 6 小时解救 1 次，直至 MTX 浓度＜0.15μmol/L，则不再解救。）

IT（三联）d2（用 MTX 后 24h）。

环磷酰胺 200mg/m^2 iv 60min，d1～d5（第一天于 MTX 前）。

柔红霉素 25mg/m^2 iv6h，d4～d5。

长春碱 6mg/m^2iv，d1（最大量不超过 10mg），亦可使用长春地辛 3mg/m^2 iv，d1（最大量不超过 4mg）。

注：甲氨蝶呤和环磷酰胺应用时要水化、碱化。

（2）Course AV2/AV3 方案如下：

若 ANC＞0.5×10^9/L，PLT＞50×10^9/L，随后的疗程开始于前 1 个疗程的第 21 天。

地塞米松 5mg/m^2 po/iv，bid，d1～d5。

甲氨蝶呤 3g/m^2 iv3h，d1。

亚叶酸钙 15 mg/m^2 iv（用 MTX 后 24h 开始，48 小时测 MTX 血浓度，每 6 小时解救 1 次，直至 MTX 浓度＜0.15μmol/L，则不再解救。）

IT（三联）d2（用 MTX 后 24 小时）。

异环磷酰胺 800mg/m^2 iv1h 入，d1～d5（第一天于 MTX 前静脉滴注）。

美司钠 330 mg/m^2静注，用 IFO 的 0、4、8 小时。

阿糖胞苷 150mg/m^2 iv1h 入，q12h，d4～d5。

依托泊苷 100mg/m^2 iv2h，d4～d5（在 Ara-C 后给予）。

长春碱 6mg/m^2 iv，d1（最大量不超过 10mg），亦可使用长春地辛 3mg/m^2 iv，d1（最大量不超过 4mg）。

注：甲氨蝶呤和环磷酰胺应用时要水化、碱化。

2. 长春碱（VBL）维持治疗：

（1）长春碱 6mg/m^2 iv，qw（最大量不超过 10mg）。第 1 次维持用药与 course BV3 间隔 21 天，亦可使用长春地辛 3mg/m^2 iv，qw（最大量不超过 4mg）。

（2）维持时间：低危组维持 12 月；高危组维持 24 月。

AV 和 BV 交替共 6 个疗程。三个疗程结束后进行中期评估，如中期评估或维持前评估仍有残留病灶和/或中期评估及以后 NPM-ALK 为（+），VBL 维持至 2 年。

（3）应用 VBL 注意事项：注意神经系统症状及血常规，应保证 ANC＞0.5×10^9/L，PLT＞50×10^9/L。用药过程中如出现骨髓抑制（中性粒细胞小于 500/mm^3），可适当减低 VBL 剂量 1/3～1/2，合并感染可暂时停用 VBL。感染控制、血象恢复后尽早恢复用药。

（4）维持期间 CNS 转移的预防：对于外周血或骨髓 NPM-ALK 持续阳性的患儿应在 VBL 维持期间每 3 个月给予鞘注 1 次。

3. 中枢神经白血病（CNSL）的防治：具体剂量如下

药物 年龄（岁）	MTX （mg）	Dex （mg）	Ara-C （mg）
<1	8	2	15
1-2	10	2	20
2-3	12	4	25
>3	15	4	30

释义

■ 三个疗程（AV/BV/AV）后进行中期评估，六疗程（AV/BV/AV/BV/AV/BV）后进行维持前评估。如为部分缓解，仍有残留病灶，和/或中期评估及以后虽瘤灶消失但 NPM-ALK 为（+），则 VBL 维持延长至 2 年。如中期评估或维持前评估显示瘤灶进展，需出组使用二线方案治疗。

■ 应用 VBL 期间注意神经系统症状，如便秘、麻痹性肠梗阻、足趾麻木等外周神经症状。

■ VBL 脑脊液中的药物浓度不足以预防中枢神经系统转移。对于外周血或骨髓 NPM-ALK 持续阳性的患儿应在 VBL 维持期间每 3 个月给予鞘注 1 次。

（六）治疗后恢复期复查的检查项目

1. 血常规、肝肾功能、电解质。
2. 脏器功能评估。
3. 骨髓检查（必要时）。
4. 第四疗程（包括 courseP）后需复查瘤灶部位影像学检查。

释义

■ 患儿 VBL 维持期间每 3 个月进行一次瘤灶评估。

■ 停药后 3 个月首次瘤灶检查最好做 PET/CT。停药第一、二年每 3 个月一次评估，主要做瘤灶影像（B 超、CT、MRI）、肝功、LDH，骨髓或外周血 NPM-ALK。第三年以后每半年评估 1 次。

（七）化疗中及化疗后治疗

1. 感染防治：

（1）给予复方磺胺甲噁唑预防肺孢子菌肺炎。

（2）发热患儿建议立即进行病原微生物培养并使用抗菌药物，可选用头孢类抗炎治疗，3 天后发热不缓解者，可考虑更换碳青霉烯类和/或糖肽类和/或抗真菌治疗；有明确脏器感染患儿应根据感染部位及病原微生物培养结果选用相应抗菌药物；对于化疗后骨髓抑制，出现粒细胞缺乏的患儿，一旦出现发热，建议直接应用碳青霉烯类抗感染。

（3）严重感染时可静脉输注丙种球蛋白。

2. 脏器功能损伤的相应防治：止吐、保肝、水化、碱化。

3. 成分输血：适用于Hb＜60g/L，PLT＜20×10^9/L或有活动性出血的患儿，分别输浓缩红细胞、单采或多采血小板。有心功能不全者可放宽输血指征。

4. 造血生长因子：化疗后中性粒细胞绝对值（ANC）≤1.0×10^9/L，可使用G-CSF 3～5μg/(kg·d)。

释义

■ 发热患儿的治疗原则应遵循免疫低下人群或中性粒细胞减少伴发热的治疗原则。

■ 复方磺胺甲嘧唑预防肺孢子菌肺炎至少持续到停药后3个月。

（八）出院标准

1. 一般情况良好。

2. 无需要住院处理的并发症和/或合并症。

释义

■ 患儿血象恢复，无明显并发症和/或合并症可准予出院，如果出现并发症，是否需要住院处理，由主管医师具体决定。

（九）有无变异及原因分析

1. 治疗中、后有感染、贫血、出血及其他合并症者，进行相关的诊断和治疗，可能延长住院时间并致费用增加。

2. 若治疗过程中出现疾病进展或复发退出本路径，进入相关路径。

释义

■ 微小变异：因为医院检验项目的不及时性，不能按照要求完成检查；因为节假日不能按照要求完成检查；患儿不愿配合完成相应检查，短期不愿按照要求出院随诊。

■ 重大变异：存在CNSL者退出路径，因治疗期间出现髓内和/或髓外复发退出路径者；因基础疾病需要进一步诊断和治疗；因治疗前、中、后合并严重并发症需要其他治疗措施；医院与患儿或家属发生医疗纠纷，患儿要求离院或转院；不愿按照要求出院随诊而导致入院时间明显延长。治疗中出现严重并发症明显延长住院时间并致费用增加。

二、推荐表单

（一）医师表单

完全缓解的儿童 ALK^{+}ALCL 临床路径医师表单

适用对象：第一诊断为儿童 ALK+间变性大细胞淋巴瘤达 CR 者拟行缓解后续化疗

患儿姓名：	性别： 年龄： 门诊号：	住院号：
住院日期： 年 月 日	出院日期： 年 月 日	标准住院日 21 天内

时间	住院第 1 天	住院第 2 天
主要诊疗工作	□ 询问病史及体格检查 □ 完成病历书写 □ 开实验室检查单 □ 上级医师查房与化疗前评估 □ 患儿家属签署输血同意书、骨髓穿刺同意书、腰椎穿刺同意书、静脉插管同意书	□ 上级医师查房 □ 完成入院检查 □ 骨髓穿刺（骨髓形态学检查、微小残留病变检测） □ 腰椎穿刺+鞘内注射 □ 根据血象决定是否成分输血 □ 完成必要的相关科室会诊 □ 完成上级医师查房记录等病历书写 □ 确定化疗方案和日期
重要医嘱	**长期医嘱：** □ 儿科血液病护理常规 □ 饮食：普通饮食/其他 □ 复方新诺明预防肺孢子菌肺炎 □ 抗菌药物（必要时） □ 其他医嘱 **临时医嘱：** □ 血常规、尿常规、大便常规 □ 肝肾功能、电解质、血型、凝血功能、胰酶、输血前检查、NPM-ALK □ 胸部 X 线片、心电图、腹部超声 □ 头颅、颈胸部 MRI 或 CT，脊柱侧位片，脑电图，血气分析，超声心动（视患儿情况而定） □ 复查治疗前有白血病细胞浸润改变的各项检查 □ 静脉插管术（有条件时） □ 病原微生物培养（必要时） □ 输血医嘱（必要时） □ 其他医嘱	**长期医嘱：** □ 患儿既往基础用药 □ 抗菌药物（必要时） □ 其他医嘱 **临时医嘱：** □ 骨髓穿刺（需要时） □ 骨髓形态学、微小残留病变检测 □ 腰椎穿刺，鞘内注射（具体剂量见住院流程） □ 脑脊液常规、生化、细胞形态 □ 输血医嘱（必要时） □ 其他医嘱
主要护理工作	□ 介绍病房环境、设施和设备 □ 入院护理评估	□ 宣教（血液病知识）
病情变异记录	□ 无 □ 有，原因： 1. 2.	□ 无 □ 有，原因： 1. 2.
医师签名		

时间	住院第 3 天	
主要诊疗工作	□ 患儿家属签署化疗知情同意书 □ 上级医师查房，制订化疗方案 □ 住院医师完成病程记录	□ 化疗 □ 重要脏器保护 □ 止吐
重要医嘱	**长期医嘱：** □ 化疗医嘱（以下方案选一） □ Course AV 地塞米松　5mg/m^2　po/iv　bid　d1～d5 甲氨蝶呤　3g/m^2　iv3h　d1 亚叶酸钙　15 mg/m^2　iv （用 MTX 后 24h 开始，48 小时测 MTX 血浓度每 6 小时解救 1 次，直至 MTX 浓度＜0. 15μmol/L，则不再解救。） IT（三联）　d2（用 MTX 后 24h） 异环磷酰胺　800mg/m^2　iv1h　d1～d5（第一天于 MTX 前 IV） 美司钠　330 mg/m^2　静注　用 IFO 的 0，4，8h 阿糖胞苷　150mg/m^2　iv1h　Q12h　d4～d5 依托泊苷　100mg/m^2　iv2h　d4～d5（在 Ara-C 后给予） 长春碱　6mg/m^2　iv　d1（最大量不超过 10mg），亦可使用长春地辛 3mg/m^2 iv，d1（最大量不超过 4mg） □ Course BV 地塞米松　5mg/m^2　po/iv　bid　d1～d5 甲氨蝶呤　3g/m^2　iv3h　d1 亚叶酸钙　15 mg/m^2　iv （用 MTX 后 24h 开始，每 6 小时解救 1 次，48 小时测 MTX 血浓度，直至 MTX 浓度＜0. 15μmol/L，则不再解救。） IT（三联）　d2（用 MTX 后 24h） 环磷酰胺　200mg/m^2　iv 60min　d1～d5（第一天于 MTX 前） 柔红霉素　25mg/m^2　iv6h　d4～d5 长春碱　6mg/m^2　iv　d1（最大量不超过 10mg），亦可使用长春地辛 3mg/m^2 iv，d1（最大量不超过 4mg） 长春碱（VBL）维持治疗 □ 长春碱维持治疗　6mg/m^2　iv　qw（最大量不超过 10mg，根据 WBC 调整剂量），亦可使用长春地辛 3mg/m^2 iv，qw（最大量不超过 4mg） □ 补液治疗（水化、碱化） □ 止吐、保肝（必要时）、抗感染等医嘱 □ 复方磺胺异噁唑 □ 其他医嘱 **临时医嘱：** □ 输血医嘱（必要时） □ 心电监护（必要时） □ 血常规 □ 血培养（高热时） □ 静脉插管维护、换药 □ 其他医嘱	
主要护理工作	□ 观察患儿病情变化 □ 心理与生活护理 □ 化疗期间嘱患儿多饮水	

续 表

时间	住院第3天
病情变异记录	□无 □有，原因： 1. 2.
医师签名	

时间	住院第 4~20 天	出院日
主要诊疗工作	□ 上级医师查房，注意病情变化 □ 住院医师完成常规病历书写 □ 复查血常规、肝肾功能、电解质、凝血功能 □ 注意血药浓度监测（必要时） □ 注意观察体温、血压、体重等，防治并发症 □ 成分输血、抗感染等支持治疗（必要时） □ 造血生长因子（必要时）	□ 上级医师查房，确定有无并发症情况，明确是否出院 □ 完成出院记录、病案首页、出院证明书等，向患儿家属交代出院后的注意事项，如返院复诊的时间、地点，发生紧急情况时的处理等
重要医嘱	**长期医嘱：** □ 洁净饮食 □ 抗感染等支持治疗 □ 其他医嘱 **临时医嘱：** □ 血常规、尿常规、大便常规 □ 肝肾功能、电解质 □ 输血医嘱（必要时） □ G-CSF 5μg/（kg·d）（必要时） □ 血培养（高热时） □ 出现感染时，需多次重复各种体液或分泌物病原学检查及相关影像学检查 □ 血药浓度监测（必要时） □ 静脉插管维护、换药 □ 腰椎穿刺，鞘内注射（具体剂量见住院流程） □ 脑脊液常规、生化、细胞形态 □ 其他医嘱	**出院医嘱：** □ 出院带药 □ 定期门诊随访 □ 监测血常规、肝肾功能、电解质等
主要护理工作	□ 观察患儿情况 □ 心理与生活护理 □ 化疗期间嘱患儿多饮水	□ 指导患儿办理出院手续
病情变异记录	□ 无　□ 有，原因： 1. 2.	□ 无　□ 有，原因： 1. 2.
医师签名		

（二）护士表单

完全缓解的儿童 ALK⁺ALCL 临床路径护士师表单

适用对象：第一诊断为儿童 ALK+间变性大细胞淋巴瘤达 CR 者拟行缓解后续化疗

患儿姓名：	性别：　　年龄：　　门诊号：	住院号：
住院日期：　　年　月　日	出院日期：　　年　月　日	标准住院日 21 天内

时间	住院第 1 天	住院期间	出院日
健康宣教	□ 入院宣教（血液病知识） 介绍主管医师、护士 介绍环境、设施 介绍住院注意事项 介绍探视和陪伴制度 介绍贵重物品制度 介绍消毒隔离制度	□ 药物宣教 □ 饮食宣教	□ 出院宣教 □ 饮食宣教 □ 药物宣教 □ 指导患儿办理出院手续
护理处置	□ 核对患儿，佩戴腕带 □ 建立入院护理病历 □ 协助患儿留取各种标本 □ 测量体重 □ 静脉插管术（条件允许时）	□ 根据医嘱的相关采血 □ 根据医嘱发放相关药物 □ 静脉插管护理、换药	□ 办理出院手续 □ 协助取出院带药 □ 书写出院小结
基础护理	□ 级别护理 晨晚间护理 患儿安全管理	□ 级别护理 晨晚间护理 患儿安全管理	□ 级别护理 晨晚间护理 患儿安全管理
专科护理	□ 护理查体 □ 病情观察 □ 填写防跌倒、防坠床，需要时填写压疮防范表 □ 填写血栓风险评估单 □ 需要时请家属陪伴 □ 确定饮食种类 □ 心理护理	□ 病情观察 □ 遵医嘱完成相关检查 □ 心理与生活护理 □ 化疗期间嘱患儿多饮水	□ 出院指导
病情变异记录	□ 无　□ 有，原因： 1. 2.	□ 无　□ 有，原因： 1. 2.	□ 无　□ 有，原因： 1. 2.
护士签名			

（三）患儿表单

适用对象：第一诊断为儿童 ALK+间变性大细胞淋巴瘤达 CR 者拟行缓解后续化疗

患儿姓名：	性别：　　年龄：　　门诊号：	住院号：
住院日期：　　年　月　日	出院日期：　　年　月　日	标准住院日 21 天内

时间	住院第 1 天	住院第 2 天
医患配合	□ 接受询问病史、收集资料，请家属务必详细告知既往史、用药史、过敏史 □ 请明确告知既往用药情况 □ 配合进行体格检查 □ 有任何不适请告知医师 □ 配合进行相关检查 □ 签署相关知情同意书	□ 配合完成相关检查 □ 配合完成化验：血常规、生化等 □ 配合骨穿等 □ 配合用药 □ 有任何不适请告知医师
护患配合	□ 配合测量体温、脉搏、呼吸、血压、身高、体重 □ 配合完成入院护理评估（简单询问病史、过敏史、用药史） □ 接受入院宣教（环境介绍、病室规定、探视陪伴制度、送餐订餐制度、贵重物品保管等） □ 接受用药指导 □ 接受化疗知识指导 □ 接受预防感染和出血指导 □ 接受安全教育 □ 有任何不适请告知护士	□ 配合测量体温、脉搏、呼吸，询问排便 □ 配合各项检查（需要空腹的请遵照执行） □ 配合采集血标本 □ 接受疾病知识介绍 □ 接受骨穿宣教 □ 接受用药指导 □ 接受化疗知识指导 □ 接受心理护理 □ 接受基础护理 □ 接受预防感染和出血指导 □ 接受安全教育 □ 有任何不适请告知护士
饮食	□ 遵照医嘱饮食	□ 遵照医嘱饮食
排泄	□ 尿便异常时及时告知医护人员	□ 尿便异常时及时告知医护人员
活动	□ 根据病情适当活动 □ 有出血倾向的需卧床休息，减少活动，注意安全	□ 根据病情适当活动 □ 有出血倾向的需卧床休息，减少活动，注意安全

时间	住院第4~20天	出院日
医患配合	□ 配合相关检查 □ 配合用药 □ 配合各种治疗 □ 有任何不适请告知医师	□ 接受出院前指导 □ 知道复查程序 □ 获取出院诊断书
护患配合	□ 配合定时测量生命体征、每日询问排便 □ 配合各种相关检查 □ 配合采集血标本 □ 接受疾病知识介绍 □ 接受用药指导 □ 接受心理护理 □ 接受基础护理 □ 接受预防感染和出血指导 □ 接受安全教育 □ 有任何不适请告知护士	□ 接受出院宣教 □ 办理出院手续 □ 获取出院带药 □ 知道服药方法、作用、注意事项 □ 知道复印病历程序
饮食	□ 洁净饮食	□ 遵医嘱饮食
排泄	□ 尿便异常时及时告知医护人员	□ 正常排尿便
活动	□ 根据病情适当活动 □ 有出血倾向的需卧床休息，减少活动，注意安全	□ 正常活动

附：原表单（2019 年版）

完全缓解的儿童 ALK⁺ALCL 临床路径表单

适用对象：第一诊断为儿童 ALK+间变性大细胞淋巴瘤达 CR 者拟行缓解后续化疗

患儿姓名：	性别：　　年龄：　　门诊号：	住院号：
住院日期：　　年　月　日	出院日期：　　年　月　日	标准住院日 21 天内

时间	住院第 1 天	住院第 2 天
主要诊疗工作	□ 询问病史及体格检查 □ 完成病历书写 □ 开实验室检查单 □ 上级医师查房与化疗前评估 □ 患儿家属签署输血同意书、骨髓穿刺同意书、腰椎穿刺同意书、静脉插管同意书	□ 上级医师查房 □ 完成入院检查 □ 骨髓穿刺（骨髓形态学检查、微小残留病变检测） □ 腰椎穿刺+鞘内注射 □ 根据血象决定是否成分输血 □ 完成必要的相关科室会诊 □ 完成上级医师查房记录等病历书写 □ 确定化疗方案和日期
重要医嘱	**长期医嘱：** □ 儿科血液病护理常规 □ 饮食：普通饮食/其他 □ 复方新诺明预防肺孢子菌肺炎 □ 抗菌药物（必要时） □ 其他医嘱 **临时医嘱：** □ 血常规、尿常规、大便常规 □ 肝肾功能、电解质、血型、凝血功能、胰酶、输血前检查、NPM-ALK □ 胸部 X 线片、心电图、腹部超声 □ 头颅、颈胸部 MRI 或 CT，脊柱侧位片，脑电图，血气分析，超声心动（视患儿情况而定） □ 复查治疗前有白血病细胞浸润改变的各项检查 □ 静脉插管术（有条件时） □ 病原微生物培养（必要时） □ 输血医嘱（必要时） □ 其他医嘱	**长期医嘱：** □ 患儿既往基础用药 □ 抗菌药物（必要时） □ 其他医嘱 **临时医嘱：** □ 骨髓穿刺（需要时） □ 骨髓形态学、微小残留病变检测 □ 腰椎穿刺，鞘内注射（具体剂量见住院流程） □ 脑脊液常规、生化、细胞形态 □ 输血医嘱（必要时） □ 其他医嘱
主要护理工作	□ 介绍病房环境、设施和设备 □ 入院护理评估	□ 宣教（血液病知识）
病情变异记录	□ 无　□ 有，原因： 1. 2.	□ 无　□ 有，原因： 1. 2.
护士签名		
医师签名		

<table>
<tr><td>时间</td><td colspan="2">住院第 3 天</td></tr>
<tr><td>主要诊疗工作</td><td>□ 患儿家属签署化疗知情同意书
□ 上级医师查房，制订化疗方案
□ 住院医师完成病程记录</td><td>□ 化疗
□ 重要脏器保护
□ 止吐</td></tr>
<tr><td>重要医嘱</td><td colspan="2">长期医嘱：
□ 化疗医嘱（以下方案选一）
□ Course AV
地塞米松 5mg/m² po/iv bid d1～d5
甲氨蝶呤 3g/m² iv3h d1
亚叶酸钙 15 mg/m² iv
（用 MTX 后 24h 开始，48 小时测 MTX 血浓度每 6 小时解救 1 次，直至 MTX 浓度＜0.15μmol/L，则不再解救。）
IT（三联） d2（用 MTX 后 24h）
异环磷酰胺 800mg/m² iv1h d1～d5（第一天于 MTX 前 IV）
美司钠 330 mg/m² 静注 用 IFO 的 0，4，8h
阿糖胞苷 150mg/m² iv1h Q12h d4～d5
依托泊苷 100mg/m² iv2h d4～d5（在 Ara-C 后给予）
长春碱 6mg/m² iv d1（最大量不超过 10mg），亦可使用长春地辛 3mg/m² iv，d1（最大量不超过 4mg）
□ Course BV
地塞米松 5mg/m² po/iv bid d1～d5
甲氨蝶呤 3g/m² iv3h d1
亚叶酸钙 15 mg/m² iv
（用 MTX 后 24h 开始，每 6 小时解救 1 次，48 小时测 MTX 血浓度，直至 MTX 浓度＜0.15μmol/L，则不再解救。）
IT（三联） d2（用 MTX 后 24h）
环磷酰胺 200mg/m² iv 60min d1～d5（第一天于 MTX 前）
柔红霉素 25mg/m² iv6h d4～d5
长春碱 6mg/m² iv d1（最大量不超过 10mg），亦可使用长春地辛 3mg/m² iv，d1（最大量不超过 4mg）
长春碱（VBL）维持治疗
□ 长春碱维持治疗 6mg/m² iv qw（最大量不超过 10mg，根据 WBC 调整剂量），亦可使用长春地辛 3mg/m² iv，qw（最大量不超过 4mg）
□ 补液治疗（水化、碱化）
□ 止吐、保肝（必要时）、抗感染等医嘱
□ 复方磺胺异噁唑
□ 其他医嘱
临时医嘱：
□ 输血医嘱（必要时）
□ 心电监护（必要时）
□ 血常规
□ 血培养（高热时）
□ 静脉插管维护、换药
□ 其他医嘱</td></tr>
<tr><td>主要护理工作</td><td colspan="2">□ 观察患儿病情变化
□ 心理与生活护理
□ 化疗期间嘱患儿多饮水</td></tr>
</table>

续 表

时间	住院第 3 天
病情变异记录	□ 无 □ 有，原因： 1. 2.
护士签名	
医师签名	

时间	住院第 4~20 天	出院日
主要诊疗工作	□ 上级医师查房，注意病情变化 □ 住院医师完成常规病历书写 □ 复查血常规、肝肾功能、电解质、凝血功能 □ 注意血药浓度监测（必要时） □ 注意观察体温、血压、体重等，防治并发症 □ 成分输血、抗感染等支持治疗（必要时） □ 造血生长因子（必要时）	□ 上级医师查房，确定有无并发症情况，明确是否出院 □ 完成出院记录、病案首页、出院证明书等，向患儿家属交代出院后的注意事项，如返院复诊的时间、地点，发生紧急情况时的处理等
重要医嘱	**长期医嘱：** □ 洁净饮食 □ 抗感染等支持治疗 □ 其他医嘱 **临时医嘱：** □ 血常规、尿常规、大便常规 □ 肝肾功能、电解质 □ 输血医嘱（必要时） □ G-CSF 5μg/（kg·d）（必要时） □ 血培养（高热时） □ 出现感染时，需多次重复各种体液或分泌物病原学检查及相关影像学检查 □ 血药浓度监测（必要时） □ 静脉插管维护、换药 □ 腰椎穿刺，鞘内注射（具体剂量见住院流程） □ 脑脊液常规、生化、细胞形态 □ 其他医嘱	**出院医嘱：** □ 出院带药 □ 定期门诊随访 □ 监测血常规、肝肾功能、电解质等
主要护理工作	□ 观察患儿情况 □ 心理与生活护理 □ 化疗期间嘱患儿多饮水	□ 指导患儿办理出院手续
病情变异记录	□ 无 □ 有，原因： 1. 2.	□ 无 □ 有，原因： 1. 2.
护士签名		
医师签名		

参考文献

[1] Avramis VI, Sencer S, Periclou AP, et al. A Randomized comparison of native Ecoli asp and PEGasp for treatment of children with newly diagnosed standard-risk acute lymphoblastic leukemia: a CCG study [J]. Blood, 2002, 99: 1986-1994.

[2] Barros MM, Blajchman MA, Bordin JO. Warm autoimmune hemolytic anemia: recent progress in understanding the immunobiology and the treatment. Transfus Med Rev, 2010, 24: 195-210.

[3] Camp KM, Parisi MA, Acosta PB, et al. Phenylketonuria Scientific Review Conference: state of the science and future research needs. Mol Genet Metab. 2014 Jun; 112 (2): 87-122. doi: 10.1016/j.ymgme.2014.02.013. Epub 2014 Mar 6.

[4] Camp KM, Parisi MA, Acosta PB, et al. Phenylketonuria Scientific Review Conference: state of the science and future research needs. Mol Genet Metab. 2014 Jun; 112 (2): 87-122. doi: 10.1016/j.ymgme.2014.02.013. Epub 2014 Mar 6.

[5] Charles H. Packman. The Clinical Pictures of Autoimmune Hemolytic Anemia. Transfus Med Hemother, 2015, 42: 317-324.

[6] Chaudhary R K, Sudipta Sekhar Das. Autoimmune hemolytic anemia: From lab to bedside. Asian J Transfus Sci, 2014, 8: 5-12.

[7] Craig ME, Jefferies C, Dabelea D, et al. ISPAD Clinical Practice Consensus Guidelines 2014. Pediatr Diabetes, 2014.

[8] Diabetes Mellitus in Clinical Practice. Int J Endocrinol, 2014, 526-591.

[9] Lechner K, Jeger U. How I treat autoimmune hemolytic anemias in adults. Blood, 2010, 116: 1831-1838.

[10] Management of suspected viral encephalitis in children - Association of British Neurologists and British Paediatric Allergy, Immunology and Infection Group National Guidelines. Journal of infection, May 2012Volume 64, Issue 5, Pages 449-477.

[11] NCCN, National Comprehensive Cancer Network: NCCN Clinical Practice Guidelines in Oncology: Acute Myeloid Leukemia (Version 2.2014、Version 2.2016).

[12] Niu DM. Disorders of BH4 metabolism and the treatment of patients with 6-pyruvoyl-tetrahydropterin synthase deficiency in Taiwan. Brain Dev. 2011. Nov; 33 (10): 847-855. doi: 10.1016/j.braindev.2011.07.009. Epub 2011 Aug 30.

[13] S Ozen, N Ruperto, et al. EULAR/PReS endorsed consensus criteriafor theclassification of childhood vasculitides. Ann Rheum Dis, 2006, 65: 936-941.

[14] Sweet DG, Carnielli V, Greisen G, et al. European consensus guidelines on the management of respiratory distress syndrome-2016 update. Neonatology, 2017, 111: 107-125.

[15] Wilma B. New Insights in the Pathogenesis of Autoimmune Hemolytic Anemia. Transfus Med Hemother, 2015, 42: 287-293.

[16] Zanella A, Barcellini W. Treatment of autoimmune hemolytic anemias. Haematologica, 2014, 99: 1547-1554.

[17] 中华医学会儿科学分会呼吸学组．儿童支气管哮喘诊断与防治指南（2016年版）[J]．中

华儿科杂志，2016，54（3）：167-181.

[18] 巩纯秀，曹冰燕．地特胰岛素在儿童和青少年糖尿病患儿中的应用［J］．中华糖尿病杂志，2011，3（6）：508-510.

[19] 巩纯秀，杨秋兰．中华医学会儿科学分会内分泌遗传代谢学组．儿童糖尿病酮症酸中毒诊疗指南（2009年版）［J］．中华儿科杂志，2009，47（6）：421-425.

[20] 巩纯秀．儿童1型糖尿病的规范治疗［J］．中国实用内科杂志，2016，（7）：551-556.

[21] 巩纯秀．改善对儿童青少年糖尿病的管理与教育［J］．中国糖尿病杂志，2012，20（11）：805-806.

[22] 谷奕，巩纯秀．糖尿病专业教育和儿童糖尿病的治疗［J］．临床儿科杂志，2011，29（12）：1101-1104.

[23] 张清友，简佩君，杜军保．风湿热、心内膜炎及川崎病委员会，美国心脏病学会及美国儿科学会川崎病的诊断、治疗及长期随访指南介绍［J］．中华实用儿科临床杂志，2012，27（13）：1049-1056.

[24] 胡亚美．诸福棠实用儿科学［M］．北京：人民卫生出版社，2002.

[25] 胡亚美，江载芳，申昆玲．诸福棠实用儿科学［M］．第8版．北京：人民卫生出版社，2015.

[26] 胡亚美，谢建军．诸福棠实用儿科学［M］．第8版．北京：人民卫生出版社，2015.

[27] 中华医学会．临床诊疗指南·癫痫病分册［M］．北京：人民卫生出版社，2007.

[28] 中华医学会儿科学分会神经学组．热性惊厥诊断治疗与管理专家共识（2016）［J］．中华儿科杂志，2016，54（10）：723-727.

[29] 邵肖梅，叶鸿瑁，丘小汕．实用新生儿学［M］．北京：人民卫生出版社，2011.

[30] 申昆玲，张国成，尚云晓．《重组人干扰素-α1b在儿科的临床应用专家共识》解读［J］．中华实用儿科临床杂志，2015，30（16）：1214-1218.

[31] 中华医学会．临床诊疗指南．神经病学分册［M］．北京：人民卫生出版社，2006.

[32] 张爱知，马伴吟．实用儿科药物手册［M］．上海：上海科学技术出版社，2001.

[33] 王艺，万朝敏．中国0至5岁儿童病因不明的急性发热诊断处理指南（简化版）［J］．Chin J Evid Based Pediatr，2009，4（3）：310.

[34] 魏丽亚，巩纯秀，吴迪，等．2010~2012年儿童及青少年新发病1型糖尿病患儿合并酮症酸中毒的情况调查［J］．中华内分泌代谢杂志，2015，31（9）：752-757.

[35] 中华医学会围产医学分会新生儿复苏学组．新生儿窒息诊断的专家共识［J］．中华围产医学杂志，2016，（1）：3-6.

[36] “新诊断儿童癫痫的初始单药治疗专家共识”解读［J］．中华儿科杂志，2015，53（10）：734-737.

[37] 杨思源，陈树宝．小儿心脏病学［M］．北京：人民卫生出版社，2012.

[38] 中华医学会儿科学分会呼吸学组．儿童流感诊断与治疗专家共识（2015年版）［J］．中华实用儿科临床杂志，2015，30（17）：1296-1303.

[39] 中华医学会儿科学分会感染学组．儿童巨细胞病毒性疾病诊断和防治的建议［J］．中华儿科杂志，2012，50（4）：290-292.

[40] 中华医学会儿科学分会呼吸学组．儿童社区获得性肺炎管理指南（2013修订）［J］．中华儿科杂志，2013，51（11）：856-862.

[41] 中华医学会儿科学分会呼吸学组．毛细支气管炎诊断、治疗与预防专家共识［J］．中华儿科杂志，2015，53（3）：168-171.

[42] 中华医学会儿科学分会免疫学组．儿童过敏性紫癜循证诊治建议［J］．中华儿科杂志，2013，51（7）：502-507.

[43] 中华医学会儿科学分会内分泌遗传代谢学组．基因重组人生长激素儿科临床规范应用的建

议［J］．中华儿科杂志，2013，51：426-432.
［44］中华医学会儿科学分会内分泌遗传代谢学组．矮身材儿童诊治指南［J］．中华儿科杂志，2008，46：428-430.
［45］中华医学会儿科学分会消化学组．中国儿童急性感染性腹泻病临床实践指南［J］．中华儿科杂志，2016，54（7）：483-488.
［46］中华医学会儿科学分会新生儿学组．新生儿高胆红素血症诊断和治疗专家共识［J］．中华儿科杂志，2014，52（10）：745-748.
［47］中华医学会血液学分会．急性早幼粒细胞白血病（APL）治疗的专家共识［J］．中华血液学杂志，2014，35：475.
［48］中华医学会儿科学分会内分泌遗传代谢学组．中枢性性早熟诊断与治疗共识（2015）［J］．中华儿科杂志，2015，53（6）：412-418.
［49］《重组人干扰素-α1b 在儿科的临床应用专家共识》解读［J］．中华实用儿科临床杂志，2015，30（16）：1214-1219.
［50］代文琼，黄秋芳．胃肠安丸治疗小儿轮状病毒感染临床疗效观察［J］．世界最新医学信息文摘，2016，62：117-119.
［51］中华医学会儿科学分会消化学组．婴儿急性腹泻的临床营养干预路径［J］．中华儿科杂志，2012，50（9）：682-683.
［52］江载芳、申昆玲、沈颖，等．《诸福棠实用儿科学》．第 8 版．北京：人民卫生出版社，2015 年．
［53］陆权，王雪峰，陈慧中，等．儿童咳嗽中西医结合诊治专家共识．中国实用儿科杂志．2010，25（06）：439-443.
［54］辛德莉，徐保平，周薇，等．中西医结合治疗儿童肺炎支原体下呼吸道感染的多中心临床研究．中华实用儿科临床杂志．2014，29（23）：1818-1821.
［55］中华医学会儿科学分会消化学组．中国儿童急性感染性腹泻病临床实践指南［J］．中华儿科杂志，2016，54（7）：483-488.
［56］Zeng J，Wang S J，Li Y M，et al. Yinzhihuang oral liquid in the treatment of neonatal jaundice：a meta-analysis.［J］. Pharmaceutical Biology，2017，55（1）：554.
［57］乔勇，余霞辉，邓骥，等．阿莫西林克拉维酸钾联合糜蛋白酶治疗儿童急性化脓性扁桃体炎疗效观察［J］．实用医院临床杂志，2015（3）：97-99.
［58］洪建国，陈强，陈志敏，等．儿童常见呼吸道疾病雾化吸入治疗专家共识．中国实用儿科杂志，2012，27（4）：265-269.
［59］卫生部手足口病临床专家组．肠道病毒 71 型（EV71）感染重症病例临床救治专家共识［J］．中华儿科杂志，2011，49（9）：675-678.

附录 1

支气管肺炎临床路径病案质量监控表单

1. 进入临床路径标准

第一诊断　支气管肺炎：（ICD-10：J18.0）

2. 病案质量监控表

<table>
<tr><th colspan="2">监控重点
监控项目
住院时间</th><th colspan="2">评估要点</th><th>监控内容</th><th>分数</th><th>减分
理由</th><th>备注</th></tr>
<tr><td colspan="2" rowspan="3">首页</td><td colspan="2">主要诊断
名称及编码</td><td>支气管肺炎（ICD-10：J18.0）</td><td rowspan="2">5□
4□
3□
1□
0□</td><td rowspan="2"></td><td rowspan="2"></td></tr>
<tr><td colspan="2">其他诊断
名称及编码</td><td>无遗漏，编码准确</td></tr>
<tr><td colspan="2">其他项目</td><td>内容完整、准确、无遗漏</td><td>5□
4□
3□
1□
0□</td><td></td><td></td></tr>
<tr><td rowspan="2">住院第 1 天</td><td rowspan="2">入院记录</td><td rowspan="2">现病史</td><td>主要
症状</td><td>是否记录：
1. 发热：体温 38~39℃，亦可高达 40℃
2. 咳嗽：早期为干咳，极期咳减少，恢复期咳嗽加重，痰增多
3. 气促，重症可表现呼吸困难等
4. 其他系统症状与体征</td><td>5□
4□
3□
1□
0□</td><td></td><td rowspan="2">入院
24 小时
内完成</td></tr>
<tr><td>病情
演变
过程</td><td>是否描述病情的演变过程：慢性或急性起病，咳嗽加剧，伴喘憋，呼吸困难</td><td>5□
4□
3□
1□
0□</td><td></td></tr>
</table>

续　表

<table>
<tr><th colspan="2">监控重点
监控项目
住院时间</th><th colspan="2">评估要点</th><th>监控内容</th><th>分数</th><th>减分理由</th><th>备注</th></tr>
<tr><td rowspan="5">住院第 1 天</td><td rowspan="5">入院记录</td><td rowspan="2">现病史</td><td>其他伴随症状</td><td>是否记录伴随症状，如：
1. 烦躁不安、精神萎靡、嗜睡
2. 恶心呕吐，食欲下降
3. 除外其他肺外损害的伴发症，如脑膜炎神经根炎，心肌炎心包炎肾炎血小板减少，溶血性贫血及皮疹等症状</td><td>5□
4□
3□
1□
0□</td><td></td><td rowspan="5">入院
24 小时
内完成</td></tr>
<tr><td>院外诊疗过程</td><td>重点记录：
1. 院外检查结果，血常规、CRP 结果；X 线胸片
2. 药物治疗情况，如使用的抗菌药物种类及效果，对症治疗药物名称、剂量、用药时间及用药效果等</td><td>5□
4□
3□
1□
0□</td><td></td></tr>
<tr><td colspan="2">既往史
个人史
家族史</td><td>是否按照病历书写规范记录，并重点记录：
1. 个人史：是否到过疫区等
2. 既往史
3. 预防接种史：卡介苗、百白破接种史
4. 传染病史及接触史：结核病病史及接触史
5. 外伤及手术史
6. 药物及食物过敏史
7. 家族中有结核患儿</td><td>5□
4□
3□
1□
0□</td><td></td></tr>
<tr><td colspan="2">体格检查</td><td>是否按照病历书写规范记录，并记录重要体征，无遗漏：
1. 具体生命体征数值
2. 是否存在喘憋、呼吸困难：小婴儿注意口周及四肢发绀、鼻翼扇动、三凹征等
3. 重点描述肺部体征，如肺部无任何阳性体征是本病特点，少数病例有呼吸音减弱，有细湿啰音
4. 有肺外损害时应有相应体征的描述，以除外肺外并发症，如神经系统、心血管系统、皮肤、肌肉和关节等阳性体征</td><td>5□
4□
3□
1□
0□</td><td></td></tr>
<tr><td colspan="2">辅助检查</td><td>是否记录住院前所做的辅助检查：
1. 血常规
2. X 线胸片</td><td>5□
4□
3□
1□
0□</td><td></td></tr>
</table>

续 表

监控重点 监控项目 住院时间		评估要点	监控内容	分数	减分理由	备注
住院第1天	首次病程记录	病例特点	简明扼要归纳： 1. 发病为急性或慢性起病 2. 是否有诱因 3. 主要表现为发热、咳嗽和气促 4. 主要体征有呼吸增快，口周及指、趾端发绀，以及肺部中细湿啰音 5. X线胸片可见斑片状阴影	5□ 4□ 3□ 1□ 0□		入院8小时内完成
		初步诊断	第一诊断为：支气管肺炎（ICD－10：J18.0）	5□ 4□ 3□ 1□ 0□		
		诊断依据	是否充分、分析合理： 1. 急性起病，发热，咳嗽、气促 2. 肺部中细湿啰音 3. 胸部X线：沿支气管分布的小斑片状肺实质浸润阴影，以双肺底部、中内带及心膈角较多 4. 实验室检查： （1）外周血常规和CRP：细菌感染时，白细胞总数和中性粒细胞增多，CRP有不同程度升高；病毒性肺炎时，白细胞总数正常或减少，CRP正常或轻度升高 （2）呼吸道病原学检测：本病可由不同病原所致，需要进行常见的呼吸道病毒检测、支原体、衣原体、细菌培养和药敏试验。	5□ 4□ 3□ 1□ 0□		
		鉴别诊断	是否根据病理特点与下列疾病鉴别： 1. 支原体肺炎 2. 急性支气管炎 3. 急性粟粒性肺结核 4. 支气管异物			

续 表

监控重点 监控项目 住院时间		评估要点	监控内容	分数	减分理由	备注
住院第1天	首次病程记录	诊疗计划	是否全面并具有个性化： 1. 抗菌药物治疗：合理选用敏感抗菌药物，选择最佳给药方案，及时、足量、必要时联合应用 2. 对症治疗 （1）降温：高热者可用物理降温或药物降温 （2）镇咳：咳嗽者可用止咳祛痰剂 （3）平喘：气喘者可用解痉平喘药；有低氧症状者吸氧 3. 一般治疗：保持适当的室温（18~20℃）及湿度（55%），注意休息，保持呼吸道通畅 4. 支持疗法：病情较重、病程较久、体弱、营养不良者可考虑输血浆等支持疗法，提高机体抵抗力 5. 根据病情做以下检查 （1）血常规、尿常规、便常规、肝肾功能 （2）X线胸片，CRP，血清肺炎支原体抗体测定或血清冷凝集试验或咽拭子分离、细菌培养及药敏试验	5□ 4□ 3□ 1□ 0□		入院 8小时 内完成
	病程记录	上级医师查房记录	重点记录： 1. 对病历点评，有无补充病史，核对体征 2. 对诊断分析及病情评估 3. 诊疗意见 4. 防治并发症的意见，提示需要观察的内容	5□ 4□ 3□ 1□ 0□		入院 48小时 内完成
		住院医师查房记录	是否记录，分析全面： 1. 入院后病情变化，如体温、呼吸、心率及咳喘 2. 检查结果 3. 记录上级医师查房意见执行情况	5□ 4□ 3□ 1□ 0□		

续 表

监控重点 监控项目 住院时间		评估要点	监控内容	分数	减分理由	备注
住院第2天	病程记录	住院医师查房记录	是否记录： 1. 患儿症状：发热、咳嗽好转消失或加重 2. 体征：肺部的描述如：啰音消失，X线胸片肺部阴影吸收等 3. 药物治疗情况：用药、剂量 4. 记录上级医师查房意见及执行情况，医嘱变动内容及分析 5. 注意并发症：神经系统、心脏、肝 6. 辅助检查结果及分析，包括需要复查项目	5□ 4□ 3□ 1□ 0□		
		上级医师查房记录	是否记录： 1. 入院后病情及治疗评估 2. 分析目前病情治疗中的主要问题 3. 下一步治疗方案	5□ 4□ 3□ 1□ 0□		
住院第3天	病程记录	住院医师查房记录	是否记录，分析全面： 1. 收集各类实验室检查报告 2. 分析治疗情况 3. 评估病情状况	5□ 4□ 3□ 1□ 0□		
		上级医师查房记录	是否记录： 1. 评估治疗情况 2. 为下一步治疗确定方案	5□ 4□ 3□ 1□ 0□		
住院第4天	病程记录	住院医师查房记录	是否记录，分析全面： 1. 观察患儿病情（体温波动、肺部体征） 2. 分析各项实验室检查结果 3. 详细记录实验室检查结果 4. 根据病情变化给予进一步处理（营养心肌、保护肝脏等）	5□ 4□ 3□ 1□ 0□		
		上级医师查房记录	是否记录： 1. 观察患儿病情（体温波动、肺部体征） 2. 分析各项实验室检查结果 3. 详细记录实验室检查结果 根据病情变化给予进一步处理（营养心肌、保护肝脏等）	5□ 4□ 3□ 1□ 0□		

续　表

监控重点 监控项目 住院时间		评估要点	监控内容	分数	减分 理由	备注
住院第5~9天	病程记录	住院医师 查房记录	完成病程记录，详细记录医嘱变动情况（原因和更改内容）	5□ 4□ 3□ 1□ 0□		
		上级医师 查房记录	是否记录： 1. 评估治疗情况 2. 确定治疗效果，准备出院	5□ 4□ 3□ 1□ 0□		
住院第10~14天（出院日）	出院记录		是否记录： 1. 进行体格检查 2. 完成出院小结 3. 向患儿及其家长交代出院后注意事项，如来院复诊时间、预防交叉感染等			住院 医师
	特殊检查、特殊治疗同意书的医学文书		内容包括：自然项目（另页书写时），特殊检查、特殊治疗项目名称、目的、可能出现的并发症及风险或替代治疗方案，患儿或家属签署是否同意检查或治疗，患儿签名，医师签名等	5□ 4□ 3□ 1□ 0□		
	病危（重）通知书		自然项目（另页书写时）、目前诊断、病情危重情况，患方签名、医师签名并填写日期	5□ 4□ 3□ 1□ 0□		
医嘱	长期医嘱	住院第1天	1. 肺炎护理常规 2. 饮食 3. 抗菌药物 4. 祛痰剂 5. 雾化吸入治疗 6. 对症治疗	5□ 4□ 3□ 1□ 0□		
		住院第2天	1. 肺炎护理常规 2. 饮食 3. 抗菌药物 4. 祛痰剂 5. 雾化吸入治疗 6. 对症治疗 7. 心肌酶谱异常者加护心肌治疗 8. 肝功能异常者保肝治疗			

续 表

监控重点 监控项目 住院时间		评估要点	监控内容	分数	减分理由	备注
医嘱	长期医嘱	住院第3天	1. 肺炎护理常规 2. 饮食 3. 抗菌药物 4. 祛痰剂 5. 吸氧 6. 吸痰 7. 压缩雾化吸入	5□ 4□ 3□ 1□ 0□		
		住院第4天	1. 儿内科护理常规 2. 饮食 3. 抗菌药物 4. 祛痰剂 5. 吸氧 6. 吸痰 7. 压缩雾化吸入 8. 对症治疗			
		住院第5~9天	1. 肺炎护理常规 2. 饮食 3. 抗菌药物 4. 祛痰剂 5. 雾化吸入治疗 6. 对症治疗 7. 心肌酶谱异常者继续护心肌治疗 8. 肝功能异常者继续保肝治疗			
		住院10天 （出院日）	1. 出院带药 2. 门诊随诊			
	临时医嘱	住院第1天	1. 血常规、尿常规、大便常规 2. CRP、肝肾功能 3. 血清肺炎支原体抗体测定或血清冷凝集试验或咽拭子分离支原体试验 4. X线胸片 5. 必要时血气分析、心肌酶谱	5□ 4□ 3□ 1□ 0□		
		住院第2天	1. 血气分析（必要时） 2. 胸部CT（酌情） 3. 肺功能（酌情） 4. 其他检查			

续　表

监控重点 / 监控项目 / 住院时间		评估要点	监控内容	分数	减分理由	备注
医嘱	临时医嘱	住院第 3 天	1. 支气管镜（必要时） 2. 血清过敏原检查（必要时） 3. 其他检查	5□ 4□ 3□ 1□ 0□		
		住院第 4 天	1. 复查血清支原体抗体（必要时） 2. 其他			
		住院第 5~9 天	1. 复查 X 线胸片 2. 其他			
		住院 10 天（出院日）	1. 出院带药 2. 门诊随诊			
一般书写规范		各项内容	完整、准确、清晰、签字	5□ 4□ 3□ 1□ 0□		
变异情况		变异条件及原因	1. 难治性肺炎：即对常规抗感染治疗不能控制疾病，包括以下几个方面 （1）发热不退、肺炎体征没有明显缓解，需要改用其他抗菌药物 （2）病情进行性加重，出现肺外并发症，需要加用其他治疗方案 （3）肺炎吸收不明显 2. 由于上述原因导致治疗费用和延长住院时间	5□ 4□ 3□ 1□ 0□		

附录 2

制定/修订《临床路径释义》的基本方法与程序

曾宪涛　蔡广研　陈香美　陈新石　葛立宏　高润霖　顾　晋　韩德民
贺大林　胡盛寿　黄晓军　霍　勇　李单青　林丽开　母义明　钱家鸣
任学群　申昆玲　石远凯　孙　琳　田　伟　王　杉　王行环　王宁利
王拥军　邢小平　徐英春　鱼　锋　张力伟　郑　捷　郎景和

中华人民共和国国家卫生和计划生育委员会采纳的临床路径（Clinical pathway）定义为针对某一疾病建立的一套标准化治疗模式与诊疗程序，以循证医学证据和指南为指导来促进治疗和疾病管理的方法，最终起到规范医疗行为，减少变异，降低成本，提高质量的作用。世界卫生组织（WHO）指出临床路径也应当是在循证医学方法指导下研发制定，其基本思路是结合诊疗实践的需求，提出关键问题，寻找每个关键问题的证据并给予评价，结合卫生经济学因素等，进行证据的整合，诊疗方案中的关键证据，通过专家委员会集体讨论，形成共识。可以看出，遵循循证医学是制定/修订临床路径的关键途径。

临床路径在我国已推行多年，但收效不甚理想。当前，在我国推广临床路径仍有一定难度，主要是因为缺少系统的方法论指导和医护人员循证医学理念薄弱[1]。此外，我国实施临床路径的医院数量少，地域分布不平衡，进入临床路径的病种数量相对较少，病种较单一；临床路径实施的持续时间较短[2]，各学科的临床路径实施情况也参差不齐。英国国家与卫生保健研究所（NICE）制定临床路径的循证方法学中明确指出要定期检索证据以确定是否有必要进行更新，要根据惯用流程和方法对临床路径进行更新。我国三级综合医院评审标准实施细则（2013 年版）中亦指出"根据卫生部《临床技术操作规范》《临床诊疗指南》《临床路径管理指导原则（试行）》和卫生部各病种临床路径，遵循循证医学原则，结合本院实际筛选病种，制定本院临床路径实施方案"。我国医疗资源、医疗领域人才分布不均衡[3]，并且临床路径存在修订不及时和篇幅限制的问题，因此依照国家卫生和计划生育委员会颁发的临床路径为蓝本，采用循证医学的思路与方法，进行临床路径的释义能够为有效推广普及临床路径、适时优化临床路径起到至关重要的作用。

基于上述实际情况，为规范《临床路径释义》制定/修订的基本方法与程序，本团队使用循证医学[4]的思路与方法，参考循证临床实践的制定/修订的方法[5]制定本共识。

一、总则

1. 使用对象：本《制定/修订<临床路径释义>的基本方法与程序》适用于临床路径释义制定/修订的领导者、临床路径的管理参加者、评审者、所有关注临床路径制定/修订者，以及实际制定临床路径实施方案的人员。

2. 临床路径释义的定义：临床路径释义应是以国家卫生和计划生育委员会颁发的临床路径为蓝本，克服其篇幅有限和不能及时更新的不足，结合最新的循证医学证据和更新的临床实践指南，对临床路径进行解读；同时在此基础上，制定出独立的医师表单、护士表单、患儿表单、临床药师表单，从而达到推广和不断优化临床路径的目的。

3. 制定/修订必须采用的方法：制定/修订临床路径释义必须使用循证医学的原理及方法，更要结合我国的国情，注重应用我国本土的医学资料，整个过程避免偏倚，符合便于临床使用的需求。所有进入临床路径释义的内容均应基于对现有证据通过循证评价形成的证据以及对各种可选的干预方式进行利弊评价之后提出的最优指导意见。

4. 最终形成释义的要求：通过提供明晰的制定/修订程序，保证制定/修订临床路径释义的流程化、标准化，保证所有发布释义的规范性、时效性、可信性、可用性和可及性。

5. 临床路径释义的管理：所有临床路径的释义工作均由卫生和计划生育委员会相关部门统一管理，并委托相关学会、出版社进行制定/修订，涉及申报、备案、撰写、表决、发布、试用反馈、实施后评价等环节。

二、制定/修订的程序及方法

1. 启动与规划：临床路径释义制定/修订前应得到国家相关管理部门的授权。被授权单位应对已有资源进行评估，并明确制定/修订的目的、资金来源、使用者、受益者及时间安排等问题。应组建统一的指导委员会，并按照学科领域组建制定/修订指导专家委员会，确定首席专家及所属学科领域各病种的组长、编写秘书等。

2. 组建编写工作组：指导委员会应由国家相关管理部门的领导、临床路径所涉及的各个学科领域的专家、医学相关行业学会的领导、卫生经济学领域专家、循证医学领域专家、期刊编辑与传播领域专家、出版社领导、病案管理专家、信息部门专家、医院管理者等构成。按照学科组建编写工作小组，编写小组由首席专家、组长、编写秘书等人员组成，首席专家应由该学科领域具有权威性与号召力的专家担任，负责总体的设计和指导，并具体领导工作的开展。应为首席专家配备1~2名编写秘书，负责整个制定/修订过程的联络工作。按照领域疾病具体病种来遴选组长，再由组长遴选参与制定/修订的专家及秘书。例如，以消化系统疾病的临床路径释义为例，选定首席专家及编写秘书后，再分别确定肝硬化腹水临床路径释义、胆总管结石临床路径释义、胃十二指肠临床路径释义等的组长及组员。建议组员尽量是由具有丰富临床经验的年富力强的且具有较高编写水平及写作经验的一线临床专家组成。

3. 召开专题培训：制定/修订工作小组成立后，在开展释义制定/修订工作前，就流程及管理原则、意见征询反馈的流程、发布的注意事项、推广和实施后结局（效果）评价等方面，对工作小组全体成员进行专题培训。

4. 确定需要进行释义的位点：针对国家正式发布的临床路径，由各个专家组根据各级医疗机构的理解情况、需要进一步解释的知识点、当前相关临床研究及临床实践指南的进展进行讨论，确定需要进行释义的位点。

5. 证据的检索与重组：对于固定的知识点，如补充解释诊断的内容可以直接按照教科书、指南进行释义。诊断依据、治疗方案等内容，则需要检索行业指南、循证医学证据进行释义。与循证临床实践指南[5]类似，其证据检索是一个“从高到低”的逐级检索的过程。即从方法学质量高的证据向方法学质量低的证据的逐级检索。首先检索临床实践指南、系统评价/Meta分析、卫生技术评估、卫生经济学研究。如果有指南、系统评价/Meta分析则直接作为释义的证据。如果没有，则进一步检索是否有相关的随机对照试验（RCT），再通过RCT系统评价/Meta分析的方法形成证据体作为证据。除临床大数据研究或因客观原因不能设计为RCT和诊断准确性试验外，不建议选择非随机对照试验作为释义的证据。

6. 证据的评价：若有质量较高、权威性较好的临床实践指南，则直接使用指南的内容；指南未涵盖的使用系统评价/Meta分析、卫生技术评估及药物经济学研究证据作为补充。若无指南或指南未更新，则主要使用系统评价/Meta分析、卫生技术评估及药物经济学研究作为证据。此处需注意系统评价/Meta分析、卫生技术评估是否需要更新或重新制作，以及有无临床大数据研究的结果。需要采用AGREE Ⅱ工具[5]对临床实践指南的方法学质量进行评估，使用AMSTAR工具或ROBIS工具评价系统评价/Meta分析的方法学质量[6-7]，使用Cochrane风险偏倚评估工具评价RCT的方法学质量[7]，采用QUADAS-2工具评价诊断准确性试验的方法学质量[8]，采用NICE清单、SIGN清单或CASP清单评价药物经济学研究的方法学质量[9]。

证据质量等级及推荐级别建议采用GRADE方法学体系或牛津大学循证医学中心（Oxford Centre for Evidence－Based Medicine，OCEBM）制定推出的证据评价和推荐强度体系[5]进行评价，亦可由临床路径释义编写工作组依据OCEBM标准结合实际情况进行修订并采用修订的标准。为确保整体工作的一致性和完整性，对于质量较高、权威性较好的临床实践指南，若其采用的证据质量等级及推荐级别与释义工作组相同，则直接使用；若不同，则重新进行评价。应优先选用基于我国人群的研究作为证据；若非基于我国人群的研究，在进行证据评价和推荐分级时，应由编写专家组制定适用性评价的标准，并依此进行证据的适用性评价。

7. 利益冲突说明：WHO对利益冲突的定义为："任何可能或被认为会影响到专家提供给WHO建议的客观性和独立性的利益，会潜在地破坏或对WHO工作起负面作用的情况。"因此，其就是可能被认为会影响专家履行职责的任何利益。

因此，参考国际经验并结合国内情况，所有参与制定/修订的专家都必须声明与《临床路径释义》有关的利益关系。对利益冲突的声明，需要做到编写工作组全体成员被要求公开主要经济利益冲突（如收受资金以与相关产业协商）和主要学术利益冲突（如与推荐意见密切相关的原始资料的发表）。主要经济利益冲突的操作定义包括咨询服务、顾问委员会成员以及类似产业。主要学术利益冲突的操作定义包括与推荐意见直接相关的原始研究和同行评议基金的来源（政府、非营利组织）。工作小组的负责人应无重大的利益冲突。《临床路径释义》制定/修订过程中认为应对一些重大的冲突进行管理，相关措施包括对相关人员要求更为频繁的对公开信息进行更新，并且取消与冲突有关的各项活动。有重大利益冲突的相关人员，将不参与就推荐意见方向或强度进行制定的终审会议，亦不对存在利益冲突的推荐意见进行投票，但可参与讨论并就证据的解释提供他们的意见。

8. 研发相关表单：因临床路径表单主要针对医师，而整个临床路径的活动是由医师、护师、患儿、药师和检验医师共同完成的。因此，需要由医师、护师和方法学家共同制定/修订医师表单、护士表单和患儿表单，由医师、药师和方法学家共同制定/修订临床药师表单。

9. 形成初稿：在上述基础上，按照具体疾病的情况形成初稿，再汇总全部初稿形成总稿。初稿汇总后，进行相互审阅，并按照审阅意见进行修改。

10. 发布/出版：修改完成，形成最终的文稿，通过网站进行分享，或集结成专著出版发行。

11. 更新：修订《临床路径释义》可借鉴医院管理的PDSA循环原理［计划（plan），实施（do），学习（study）和处置（action）］对证据进行不断的评估和修订。因此，发布/出版后，各个编写小组应关注研究进展、读者反馈信息，适时的进行《临床路径释义》的更新。更新/修订包括对知识点的增删、框架的调改等。

三、编制说明

在制定/修订临床路径释义的同时，应起草《编制说明》，其内容应包括工作简况和制定/修订原则两大部分。

1. 工作简况：包括任务来源、经费来源、协作单位、主要工作过程、主要起草人及其所做工作等。

2. 制定/修订原则：包括以下内容：（1）文献检索策略、信息资源、检索内容及检索结果；（2）文献纳入、排除标准，论文质量评价表；（3）专家共识会议法的实施过程；（4）初稿征求意见的处理过程和依据：通过信函形式、发布平台、专家会议进行意见征询；（5）制定/修订小组应认真研究反馈意见，完成意见汇总，并对征询意见稿进行修改、完善，形成终稿；（6）上一版临床路径释义发布后试行的结果：对改变临床实践及临床路径执行的情况，患儿层次、实施者层次和组织者层次的评价，以及药物经济学评价等。

参考文献

[1] 于秋红，白水平，栾玉杰，等．我国临床路径相关研究的文献回顾［J］．护理学杂志，2010，25（12）：85-87. DOI：10.3870/hlxzz.2010.12.085.

[2] 陶红兵，刘鹏珍，梁婧，等．实施临床路径的医院概况及其成因分析［J］．中国医院管理，2010，30（2）：28-30. DOI：10.3969/j.issn.1001-5329.2010.02.013.

[3] 彭明强．临床路径的国内外研究进展［J］．中国循证医学杂志，2012，12（6）：626-630. DOI：10.3969/j.issn.1672-2531.2010.06.003.

[4] 曾宪涛．再谈循证医学［J］．武警医学，2016，27（7）：649-654. DOI：10.3969/j.issn.1004-3594.2016.07.001.

[5] 王行环．循证临床实践指南的研发与评价［M］．北京：中国协和医科大学出版社，2016：1-188.

[6] Whiting P, Savović J, Higgins JP, et al. ROBIS：A new tool to assess risk of bias in systematic reviews was developed［J］. J Clin Epidemiol，2016，69：225-234. DOI：10.1016/j.jclinepi.2015.06.005.

[7] 曾宪涛，任学群．应用 STATA 做 Meta 分析［M］．北京：中国协和医科大学出版社，2017：17-24.

[8] 邬兰，张永，曾宪涛．QUADAS-2 在诊断准确性研究的质量评价工具中的应用［J］．湖北医药学院学报，2013，32（3）：201-208. DOI：10.10.7543/J.ISSN.1006-9674.2013.03.004.

[9] 桂裕亮，韩晟，曾宪涛，等．卫生经济学评价研究方法学治疗评价工具简介［J］．河南大学学报（医学版），2017，36（2）：129-132. DOI：10.15991/j.cnki.41-1361/r.2017.02.010.

DOI：10.3760/cma.j.issn.0376-2491.2017.40.004

基金项目：国家重点研发计划专项基金（2016YFC0106300）

作者单位：430071 武汉大学中南医院泌尿外科循证与转化医学中心（曾宪涛、王行环）；解放军总医院肾内科（蔡广研、陈香美），内分泌科（母义明）；《中华医学杂志》编辑部（陈新石）；北京大学口腔医学院（葛立宏）；中国医学科学院阜外医院（高润霖、胡盛寿）；北京大学首钢医院（顾晋）；首都医科大学附属北京同仁医院耳鼻咽喉头颈外科（韩德民），眼科中心（王宁利）；西安交通大学第一附属医院泌尿外科（贺大林）；北京大学人民医院血液科（黄晓军），胃肠外科（王杉）；北京大学第一医院心血管内科（霍勇）；中国医学科学院北京协和医院胸外科（李单青），消化内科（钱家鸣），内分泌科（邢小平），检验科（徐英春），妇产科（郎景和）；中国协和医科大学出版社临床规范诊疗编辑部（林丽开）；河南大学淮河医院普通外科（任学群）；首都医科大学附属北京儿童医院（申昆玲、孙琳）；中国医学科学院肿瘤医院（石远凯）；北京积水潭医院脊柱外科（田伟、鱼锋）；首都医科大学附属北京天坛医院（王拥军、张力伟）；上海交通大学医学院附属瑞金医院皮肤科（郑捷）

通信作者：郎景和，Email：langjh@hotmil.com